JN312267

臨床のための
神経形態学入門

後藤　昇
柳下　章
大浜栄作
宮田　元

三輪書店

はじめに

　神経系，特に中枢神経系の形態を理解するのは，初学者，ことに学生にとって最大の難関である．その難関は，まず神経解剖学の理解が簡単にはできないという「ジレンマ」に始まる．神経解剖学は正常構造の立体的な把握が，まず越えなければならない高いハードルである．さらにその先には神経病理学という病的な形態学の理解があり，次に踏破しなければならない現実的な難所である．この2つの難所だけなら，労を厭う人やこの分野が嫌いな人は避けてしまえばよいわけであるが，現実はそれを許してはくれない．それは神経画像診断学の急速な進歩のためでもある．現在では，医師・医学生のみではなく，看護・リハビリテーション・診療放射線をはじめとする医療に携わるコメディカル全体，さらに社会一般の人たちまでも中枢神経系を知ろうとする意識がきわめて高くなっている．したがって，これら医療全般の本来はまず神経形態学を学ばなくてはならない立場の人たちには，この領域を楽しく勉強できるよい教科書がなく，たいへんな不便を感じているという話も聞くし，それが現実でもある．著者らはこのような諸般の事情を十分に考慮して本書の出版を企画した．また，本書は神経解剖学・神経病理学・神経放射線学・神経生理学・神経生化学・神経薬理学・法医学・神経内科学・脳神経外科学・小児神経学・精神医学・救急医学・リハビリテーション医学・老年医学などの医学のみでなく，看護学・理学療法学・作業療法学・診療放射線学など読者対象の専攻が広範囲にわたり，医療人全般の学力には幅があるので，書籍の記述にはかなりの工夫が必要である．最新の情報をも含めて神経形態学全般の理解を容易にして誤解を防ぐためには，平易な記述と視覚的に提供できる情報が多く盛り込まれていることが大切である．本書はその点を重視してまとめてある．また，多くの方々の勉強のお役に立つなら望外の喜びである．

　神経形態学の執筆にあたり，解剖学・画像医学・病理学でそれぞれが使用している用語の一部に違いがあることが分かった．どれかに統一すると，他の領域の用語を否定することになりかねないので，各領域での用語は原則として残し，必要に応じて註釈を付けた．欧語は英語を主としたが，英語圏でラテン語の定着している用語と使用頻度の低い用語はラテン名とした．

　最後に，本書は出版の企画以来早くも7年の歳月を経ている．これは神経解剖学・画像診断学・神経病理学などの既成の領域概念を超えて，症候からの神経形態学を目指しての執筆であるために，著者らは試行錯誤を重ねたことと，よりよい成果を期待しての修正作業を重ねたためでもある．また，執筆・編集の過程では三輪書店の皆さんには忍耐を強いた．さらに，実に多くの方々にご助言やご協力をいただいた．あわせて衷心からお礼を申し上げる．

2008年11月

後藤　昇・柳下　章・大浜栄作・宮田　元

【著者略歴】

後藤　昇（ごとう　のぼる）

1. **生年月日**　1940年1月4日
2. **学歴および職歴**

1966年3月	日本大学医学部卒業，4月～日本大学板橋病院で臨床研修
1967年4月～	日本大学　助手（医学部第2解剖学）
1972年11月～	日本大学　専任講師（医学部第2解剖学）
1973年8月～1975年7月	日本大学医学部海外派遣研究員として英国ロンドンの National Hospital (Queen Square), Institute of Neurology に留学，臨床神経学および神経病理学専攻
1977年4月～	日本大学　助教授（医学部第2解剖学）
1991～2005年	昭和大学　教授（医学部第2解剖学講座主任）
2005年4月～（現職）	昭和大学医学部　客員教授
	郡山健康科学専門学校名誉学校長，医師，医学博士，内科認定医，神経内科専門医，脳卒中専門医，産業医，Professional Member of the American Heart Association and the American Stroke Association

3. **所属学会**　日本解剖学会，日本神経病理学会（評議員），日本神経学会，日本脳卒中学会（評議員），American Heart Association（評議員）および同 Stroke Council（評議員）
4. **主な研究分野**　神経解剖学，神経病理学，臨床神経学
5. **著書**
    - 小島徳造（監修），後藤　昇（著）：脳・脊髄血管の解剖．医歯薬出版，1971．
    - 後藤　昇：脳血管の解剖：血管障害の理解のために．メディカルトリビューン，1986．
    - 後藤　昇：脳幹小脳アトラス．メディカルトリビューン，1989．
    - 後藤　昇，後藤　潤：臨床解剖断面アトラス．三輪書店，2004．

柳下　章（やぎした　あきら）

1. **生年月日**　1947年9月6日
2. **学歴および職歴**

1973年3月	慶應義塾大学医学部卒業，4月同放射線科研修医
1976年	同　放射線診断部　助手
1978年	フランス　マルセーユ大学医学部神経放射線科に留学
1980年	帰国，慶應義塾大学医学部放射線診断部　助手
1982年	都立広尾病院放射線科　医長
1984年～（現職）	都立神経病院神経放射線科　医長，医学博士

3. **所属学会**　日本医学放射線学会，日本神経放射線学会
4. **主な研究分野**　神経系の画像診断（神経放射線）
5. **著書**
    - 柳下　章（編）：エキスパートのための脊椎脊髄疾患のMRI．三輪書店．2004
    - 柳下　章，新井信隆（編）：難治性てんかんの画像と病理．秀潤社，2007
    - 柳下　章，林　雅晴：症例から学ぶ神経疾患の画像と病理．医学書院，2008

大浜栄作（おおはま　えいさく）

1. **生年月日**　1943年4月18日
2. **学歴および職歴**

1968年3月	熊本大学医学部卒業
1968～1970年	熊本大学医学部第一内科（徳臣晴比古教授）にて臨床研修
1970年	新潟大学脳研究所神経病理学部門　副手
1973年	同　実験神経病理学部門（生田房弘教授）助手
1979～1980年	文部省在外研究員として米国ニューヨーク市モンテフィオーレ病院神経病理学部門

	（平野朝雄教授）ならびにアルバート・アインシュタイン医科大学病理学教室（Robert D. Terry 教授）に留学
1980 年	新潟大学脳研究所実験神経病理学部門（生田房弘教授）助教授
1990 年	鳥取大学医学部附属脳幹性疾患研究施設脳神経病理部門　教授
1998 年～（現職）	同　施設長併任，医学博士

3．所属学会　　　　日本神経病理学会（理事），日本神経学会（評議員），日本脳腫瘍病理学会（世話人），日本病理学会，日本小児神経学会，日本自律神経学会，日本認知症学会

4．主な研究分野　　神経病理学

5．著書
- 大浜栄作：DRPLA，病理．内藤明彦，小柳新策（編）：進行性ミオクローヌスてんかん．医学書院，東京，1989，pp92-101.
- Wakabayashi K, Takahashi H, Ohama E, Takeda S, Ikuta F：Lewy bodies in the visceral autonomic nervous system in Parkinson's disease. Ikuta F（ed）：Neuropathology in brain research. Amsterdam, Excerpta Medica, 1991, pp133-141.
- 湯浅龍彦，大浜栄作：Machado-Joseph 病．朝長正徳，桶田理喜（編）：神経病理学―基礎と臨床―．朝倉書店，東京，1992，pp242-248.
- 桧前　薫，大浜栄作，小柳清光：Chiari 奇形に伴った脊髄空洞症の病理．阿部　弘（編）：脊髄空洞症．医学書院，東京，1993，pp46-53.
- 大浜栄作：多発性硬化症（病理／成因，病態生理）．井村裕夫，他（編）：最新内科学体系 67 巻．中山書店，東京，1996，pp226-235.
- 大浜栄作：神経系（2）炎症，変性，循環障害，代謝異常．松原　修，真鍋俊明，吉野　正（編）：カラーアトラス病理組織の見方と鑑別診断　第 5 版．医歯薬出版，東京，2007，pp373-404.

宮田　元（みやた　はじめ）

1．生年月日　1967 年 9 月 5 日

2．学歴および職歴

1992 年 3 月	鳥取大学医学部医学科卒業
1996 年	同　大学院医学系研究科外科系専攻博士課程修了　医学博士
1996 年 4 月～9 月	医療法人十字会野島病院脳神経外科　医師
1996 年 10 月	鳥取大学医学部附属脳幹性疾患研究施設脳神経病理部門　助手
2001～2002 年	UCLA Medical Center 神経病理部門　文部科学省長期在外研究員
2002～2003 月	UCLA Medical Center 神経病理部門　研究員
2003 年 7 月	鳥取大学医学部附属脳幹性疾患研究施設脳神経病理部門　助手
2007 年 4 月	同　助教
2008 年 4 月～（現職）	秋田県立脳血管研究センター病理学研究部　部長

3．所属学会　　　　日本神経病理学会（評議員），日本脳腫瘍病理学会，日本脳神経外科学会，日本てんかん学会，日本小児神経学会，日本脳ドック学会，International Society of Neuropathology, European Confederation of Neuropathological Societies

4．主な研究分野　　神経病理学

5．著書
- Kato N（ed）：The Hippocampus：Functions and Clinical Relevance. Elsevier Science B. V., Amsterdam, 1996.
- Wallace SJ, Farrell K（eds）：Epilepsy in Children, 2nd ed. Edward Arnold, London, 2004.
- Golden JA, Harding BN（eds）：Pathology & Genetics. Developmental Neuropathology. ISN Neuropath Press, Basel, 2004.
- McLendon RE, Rosenblum MK, Bigner DD（eds）：Russell & Rubinstein's Pathology of Tumors of the Nervous System, 7th ed. Edward Arnold, London, 2006.
- Engel J, Pedley TA（eds）：Epilepsy：A Comprehensive Textbook, 2nd ed. Lippincott Williams & Wilkins, Philadelphia, 2008.

切片標本や画像の供覧上の注意
　神経解剖学・神経病理学と画像医学では切片標本や画像の供覧方法に違いがある．症例の左右を問題とするときには，注意して見る必要がある．特別な指示がない限り次のような原則がある．
- 神経解剖学・神経病理学では染色切片は，大脳などの前額断では後方から，水平断では背方から，脳幹や脊髄では下方から見る位置で，腹側を下方で示してある．標本の症例の右は観察者の右側になる．
- 画像医学では，腹側を上方，背側を下方，症例の左は観察者の右側になる．

臨床のための神経形態学入門

CONTENTS

第1章 正常構造と画像解剖　1

- 神経系の分類 …… 3
- 脳の区分 …… 4
- 中枢神経系を容れる骨の構造 …… 5
  - 頭蓋腔　5
  - 脊椎の形態　6
- 脳幹の表面構造と脳神経 …… 9
- 大脳の葉 …… 10
- 大脳の断面 …… 12
- 大脳の内部構造 …… 14
- 脳幹・小脳の内部構造 …… 19
- 頭蓋底と脳神経の根 …… 24
- 脊髄の肉眼構造 …… 25
- 脳の正常画像 …… 27
  - T2強調画像　横断像　27
  - 中心溝・運動皮質のMRIでの同定　30
  - 内包後脚内の正常皮質脊髄路のMRIでの描出　30
  - 正常画像　冠状断（あるいは前額断）像　31
  - T1強調画像　矢状断像　33
  - 正常MRアンギオグラフィー像　33
- 脊髄の正常画像 …… 34

第2章 症候から見た神経形態学　37

1. 運動麻痺　39

- 運動麻痺とは …… 39
- 運動麻痺の種類と関連部位 …… 39
- 神経伝導路 …… 39
- 運動麻痺の画像 …… 44
  - 運動皮質の異常　44
  - 内包後脚内の皮質脊髄路の異常とMRIでのその描出　44
- 運動麻痺の病理 …… 46
  - 筋萎縮性側索硬化症　46
  - 家族性筋萎縮性側索硬化症　49
  - 認知症（痴呆）を伴う筋萎縮性側索硬化症　50
  - ヒトTリンパ球向性ウイルス脊髄症　52

2. 運動失調　54

- 運動失調とは …… 54
- 運動失調の関連構造 …… 54
- 運動失調関連の伝導路 …… 58
- 運動失調の画像 …… 59
  - 多系統萎縮症　59
  - 皮質性小脳変性症　60
  - 常染色体優性遺伝性脊髄小脳変性症　61
- 運動失調の病理 …… 63
  - 多系統萎縮症　63
  - 皮質性小脳萎縮症　67
  - CAGリピート病　68
  - マシャドージョセフ病　68
  - 歯状核赤核淡蒼球ルイ体萎縮症　70
  - フリードライヒ運動失調症　73
  - 傍腫瘍性小脳変性症　73

3. 不随意運動　77

- 不随運動とは …… 77
- 不随運動と関連構造 …… 77
- 不随運動の画像 …… 78
  - ハンチントン病　78

不随意運動の病理 ……………………… 79
 ハンチントン病　79

4. 錐体外路症候 —————————— 82

錐体外路症候とは ……………………… 82
錐体外路系とその関連構造 ……………… 82
錐体外路系の伝導路 ……………………… 82
錐体外路症候の画像 ……………………… 84
 パーキンソン病　84
 進行性核上性麻痺　84
錐体外路症候の病理 ……………………… 86
 パーキンソン病　86
 進行性核上性麻痺　89

5. 知覚障害 ————————————— 94

知覚障害とは ……………………………… 94
知覚の種類 ………………………………… 97
知覚関連構造 ……………………………… 97
知覚終末装置 ……………………………… 97
知覚伝導路 ………………………………… 97
知覚障害の画像 …………………………… 102
 視床出血　102
知覚障害の病理 …………………………… 103
 視床症候群　103
 外側延髄症候群　103
 完全横断脊髄障害　105
 脊髄半側横断障害　105
 加齢に伴う触覚小体の変化　105

6. 高次脳機能障害 ———————————— 106

高次脳機能障害とは ……………………… 106
高次脳機能障害の関連構造 ……………… 106
高次脳機能障害の画像 …………………… 111
 大脳皮質基底核変性症　111
高次脳機能障害の病理 …………………… 113
 大脳皮質基底核変性症　113

7. 認知症（痴呆） ———————————— 116

認知症（痴呆）とは ……………………… 116
正常脳の加齢による形態学的変化 ……… 116
 脳重量と加齢　116
 脳の体積と加齢　116
 大脳の皮質髄質比率と加齢・性差　117
 脳の生理的萎縮　118
 脳の組織学的な生理的変化　119
認知症（痴呆）の画像 …………………… 121
 アルツハイマー病　121
 ピック病　121
 クロイツフェルト-ヤコブ病　122
認知症（痴呆）の病理 …………………… 123
 アルツハイマー病　123
 レビー小体型認知症（痴呆）　127
 ピック病　130
 前頭側頭型認知症（痴呆）　131
 タウオパチー　132
 プリオン病　135

8. 頭蓋内圧亢進と脳ヘルニア ———— 147

頭蓋内圧亢進と脳ヘルニアとは ………… 147
頭蓋内圧亢進と脳ヘルニアの関連構造 … 147
頭蓋内圧亢進と脳ヘルニアの画像 ……… 148
 帯状回ヘルニア（大脳鎌下ヘルニア）　148
 上行性テント切痕ヘルニア　148
頭蓋内圧亢進と脳ヘルニアの病理 ……… 149
 脳回の扁平化，脳溝の狭小化　149
 正中線の偏位，帯状回ヘルニア　149
 テント切痕ヘルニア（鉤ヘルニア，海馬回ヘルニア，上行性テント切痕ヘルニア）　149
 小脳扁桃ヘルニア　149
 後頭葉の出血性梗塞　149
 二次性脳幹出血　151
 眼窩回ヘルニア　152

9. 血管障害 ————————————— 153

血管障害とは ……………………………… 153

脳脊髄血管の解剖 ………………………… 153
血管障害の画像 …………………………… 161
　脳葉あるいは皮質下出血　163
　高血圧性脳内出血　163
　脳梗塞　165
　脳動静脈奇形　165
　海綿状血管腫　168
　くも膜下出血　169
　嚢状動脈瘤　171
血管障害の病理 …………………………… 172
主な脳血管障害 …………………………… 173
　脳出血　173
　くも膜下出血　175
　脳動静脈奇形　176
　脳梗塞　177
　血管性認知症（痴呆）　178

10. 頭部外傷と脊髄損傷 — 182

頭部外傷・脊髄損傷とは …………………… 182
頭部外傷と脊髄損傷の関連構造 …………… 182
頭部外傷と脊髄損傷の画像 ………………… 185
　脳挫傷　185
　硬膜外血腫　185
　硬膜下血腫　186
頭部外傷と脊髄損傷の病理 ………………… 188
　頭蓋骨骨折　188
　脳挫傷，外傷性くも膜下出血　190
　硬膜外血腫　191
　硬膜下血腫　191
　びまん性軸索損傷　193
　脊髄外傷，脊髄圧迫性変化　196

11. 脳腫瘍 — 197

脳腫瘍とは ………………………………… 197
脳腫瘍の症候 ……………………………… 197
脳腫瘍の理解に必要な解剖 ………………… 197
脳腫瘍の画像 ……………………………… 199
　線維性星状膠細胞腫　199
　膠芽腫　200
　髄膜腫　201

　下垂体腺腫（微小腺腫）　201
　胚芽異形成性神経上皮腫瘍　202
頭蓋内および脊柱管内に発生する腫瘍・腫瘍性病変
　の病理 …………………………………… 203
　神経上皮組織腫瘍　206
　末梢神経腫瘍　215
　髄膜腫瘍　218
　リンパ腫および造血器腫瘍　221
　胚細胞性腫瘍　222
　トルコ鞍部腫瘍　223
　転移性腫瘍　225

12. 髄膜と脳脊髄液の異常 — 227

髄膜と脳脊髄液の異常とは ………………… 227
髄膜の形態と脳脊髄液の産生・排出 ……… 227
髄膜の神経支配と血管分布 ………………… 229
髄膜と脳脊髄液の異常の画像 ……………… 230
　水頭症　230
　正常圧水頭症　231
　低髄液圧症候群（髄液圧低下症候群）　231
　単純ヘルペス脳炎　233
髄液と脳脊髄液の異常の病理 ……………… 234
　急性化膿性髄膜炎　234
　単純ヘルペス脳炎　234
　亜急性硬化性全脳炎　236
　進行性多巣性白質脳症　239

13. 脊髄と脊髄神経の障害 — 241

脊髄と脊髄神経の障害とは ………………… 241
脊髄と脊髄神経の構造 ……………………… 241
　脊髄の肉眼構造　241
　脊髄神経の肉眼構造　241
脊髄の内部構造 …………………………… 243
脊髄と脊髄神経の障害の画像 ……………… 248
　脊髄血管の解剖　248
　脊髄梗塞　250
脊髄と脊髄神経の障害の病理 ……………… 251
　圧迫性脊髄障害　251
　脊髄腫瘍　254
　筋萎縮性側索硬化症　255

多発性硬化症　256
フリードライヒ運動失調症　256
ヒトTリンパ球向性ウイルス脊髄症　256
二分脊椎　256
脊髄の血管奇形　256
亜急性脊髄連合変性症　256

14. 顔面の異常 ──── 258

顔面の異常とは ……………………………… 258
表情筋と顔面神経の形態 …………………… 259
顔面の異常の画像 …………………………… 262
　顔面神経鞘腫　262
顔面の異常の病理 …………………………… 263

15. 眼と視覚の異常 ──── 264

眼と視覚の異常とは ………………………… 264
眼と視覚の構造 ……………………………… 264
　視覚伝導路　264
　網膜の形態　264
　視神経　264
　視交叉　265
　視索　265
　外側膝状体　266
　視放線　266
　有線領　266
眼と視覚の異常の画像 ……………………… 267
　多発性硬化症　267
　後大脳動脈梗塞　268
　内側縦束症候群　269
眼と視覚の異常の病理 ……………………… 270
　多発性硬化症　270

16. 耳・聴覚・平衡覚の異常 ──── 273

耳・聴覚・平衡覚の異常とは ……………… 273
耳の構造 ……………………………………… 273
　蝸牛とラセン器（コルチ器）　274
　半規管，卵形囊，球形囊　274
内耳神経（前庭蝸牛神経） ………………… 276
　前庭神経　276

　蝸牛神経　276
聴覚伝導路 …………………………………… 276
　聴覚伝導路　276
　蝸牛神経腹側核と背側核　276
　内側上オリーブ核　279
　外側毛帯　279
　下丘　279
　下丘腕　279
　内側膝状体　279
　聴放線　279
　横側頭回　279
平衡覚伝導路 ………………………………… 280
耳・聴覚・平衡覚の異常の画像 …………… 281
　聴神経腫瘍　281
耳・聴覚・平衡覚の異常の病理 …………… 282
　聴神経腫瘍　282
　老人性難聴　282
　中枢性頭位眩暈　283

17. 舌・咽頭・喉頭の異常 ──── 284

舌・咽頭・喉頭の異常とは ………………… 284
　舌・咽頭・喉頭の観察　284
　舌の運動障害　284
　舌の知覚と味覚の障害　284
　咽頭の運動障害　284
　咽頭などの知覚障害　284
　咽頭の運動障害　284
舌・咽頭・喉頭の形態と神経支配 ………… 286
味覚伝導路 …………………………………… 288
舌・咽頭・喉頭の異常の画像 ……………… 289
　脊髄空洞症・延髄空洞症　289
舌・咽頭・喉頭の異常の病理 ……………… 290
　口蓋ミオクローヌス　290

18. けいれん発作 ──── 295

けいれん発作とは …………………………… 295
けいれん発作の関連構造 …………………… 296
けいれん発作の画像 ………………………… 298
　限局性皮質異形成　298
　結節性硬化症，皮質結節　299

孤発性皮質結節　*299*
　　　滑脳症　*300*
　　　多小脳回　*300*
　　　片側巨脳症　*301*
　　　内側側頭葉硬化症（海馬硬化症）　*301*
　　　スタージ-ウェーバー症候群　*302*
　けいれん発作の病理　*303*
　　　片側顔面けいれん　*303*
　　　てんかん　*304*

19. 自律神経異常　*315*

自律神経異常とは　*315*
自律神経系とは　*315*
　　交感神経　*315*
　　副交感神経　*315*
　　生理活性物質　*315*
視床下部の構造　*319*
下垂体門脈系　*319*
自律神経異常の画像　*321*
自律神経異常の病理　*321*

20. 神経系の発生と発生異常　*322*

神経系の発生とは　*322*
神経系の正常発生　*322*
　　中枢神経系の初期発生　*322*
　　中枢神経系の表面成熟　*323*
　　脳の内部構造の成熟　*326*
　　脳の重量と体積の発達　*326*
中枢神経系の発生異常　*328*
神経系の発達の画像　*329*
　　髄鞘形成　*329*
神経系の発達障害の画像　*331*
　　脊髄髄膜瘤　*331*
　　孔脳症　*331*
　　裂脳症　*332*
発生異常・奇形の病理　*333*
　　神経管欠損，癒合不全・閉鎖不全　*333*
　　前脳の左右分離障害　*336*
　　脳破壊性病変　*338*
　　先天性水頭症　*339*
　　小脳の奇形　*340*
　　脊髄の奇形　*342*

21. 筋と筋力の異常　*344*

筋と筋力の異常とは　*344*
　　筋力の異常　*344*
　　筋緊張の異常　*344*
　　筋の動きの異常　*344*
　　筋の形やサイズの異常　*345*
筋の形態　*345*
筋の筋力の異常の画像　*349*
　　大腿中央部の筋肉　*349*
　　多発性筋炎，皮膚筋炎　*349*
　　封入体筋炎　*350*
筋と筋力の異常の病理　*351*
　　神経原性筋萎縮　*351*
　　神経筋接合部の異常による筋疾患　*351*
　　筋原性疾患（ミオパチー）　*352*

22. 中毒性疾患　*354*

中毒性疾患とは　*354*
　　一酸化炭素中毒　*354*
　　アルコール性神経障害　*354*
　　キノホルム中毒　*354*
　　有機水銀中毒（水俣病）　*354*
　　鉛中毒　*355*
　　有機リン中毒　*355*
　　有機溶剤中毒　*355*
　　麻薬中毒　*355*
中毒性疾患の画像　*356*
　　一酸化炭素中毒　*356*
　　アルコール性小脳萎縮症　*356*
中毒性疾患の病理　*357*
　　一酸化炭素中毒　*357*
　　アルコール性小脳変性症　*359*

23. 代謝性疾患　*361*

代謝性疾患とは　*361*
　　リピドーシス　*361*

アミノ酸代謝異常　361
　　レッシュ-ナイハン症候群（プリン代謝異常）
　　　361
　　ポルフィリン症　361
　　ウィルソン病　361
　　アミロイドーシス　362
　　ビタミン欠乏症　362
　　糖尿病性神経障害　362
　　尿毒症性神経障害　362
代謝性疾患の画像 ……………………………… 363
　　慢性後天性肝脳変性　363
　　ウェルニッケ脳症　364
代謝性疾患の病理 ……………………………… 365
　　ウェルニッケ脳症，ウェルニッケ-コルサコフ症
　　　候群　365

　　亜急性脊髄連合変性症　366
　　橋中心髄鞘崩壊，橋外髄鞘崩壊　368

24. 大脳白質の病変 ——————————— 371

大脳白質の病変とは ……………………………… 371
　　白質ジストロフィー　371
　　白質粗鬆化　371
　　縊死脳病変　371
　　ビンスワンガー病　371
大脳白質の病変の画像 …………………………… 372
　　副腎白質ジストロフィー　372
大脳白質の病変の病理 …………………………… 373
　　縊死脳病変　373
　　ビンスワンガー病　373

第3章　補遺：その他の知っておきたい事項　375

1. 脳血管障害の大型染色切片 ——————— 377

2. 神経皮膚症候群（母斑症）——————— 380

　　神経線維腫症1型　380
　　神経線維腫症2型　380

　　フォン ヒッペル-リンドウ病　380
　　スタージ-ウェーバー症候群　380
　　結節性硬化症あるいはブルヌビル-プリングル病
　　　382

3. 神経形態学人名録 ——————————— 383

索　引 …………………………………………… 409

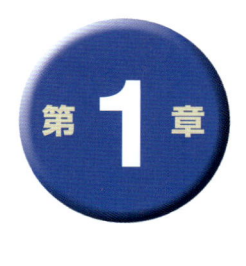

第1章 正常構造と画像解剖

正常構造と画像解剖

神経系の分類

神経系を構成するものを次のように分類する（図1）．

神経系
- 中枢神経系 central nervous system
  - 脳 brain, encephalon
  - 脊髄 spinal cord, medulla spinalis
- 末梢神経系 peripheral nervous system
  - 脳脊髄神経系 craniospinal nervous system
    - 脳神経 cranial nerves
    - 脊髄神経 spinal nerves
  - 自律神経系 autonomic nervous system
    - 交感神経系 sympathetic nervous system
    - 副交感神経系 parasympathetic nervous system

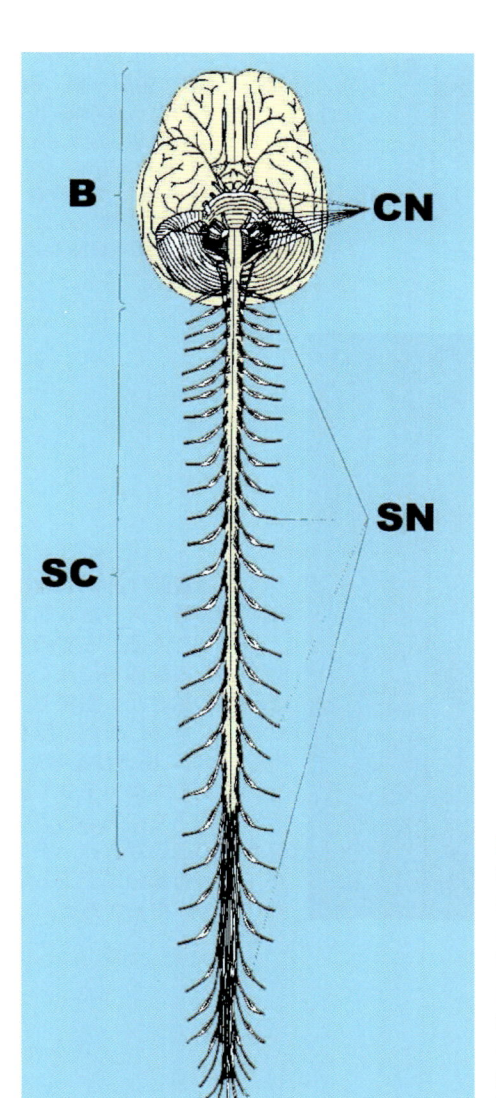

図1　神経系の全体像
神経系の全貌を模型図で表したもので，中枢神経系と末梢神経系に分けることができ，中枢神経系は脳（B）と脊髄（SC）に，末梢神経系は，脳に出入りする脳神経（CN）と，脊髄に出入りする脊髄神経（SN）に分けることができる．脳神経と脊髄神経を合わせて脳脊髄神経系という．図にはないが，これらのほかに自律神経系がある．
略号：B＝脳 brain，CN＝脳神経 cranial nerve(s)，SC＝脊髄 spinal cord，SN＝脊髄神経 spinal nerve(s)

第1章　正常構造と画像解剖

脳の区分

　脳を終脳 telencephalon・間脳 diencephalon・中脳 mesencephalon・橋 pons・小脳 cerebellum・延髄 medulla oblongata に分ける（図2）．終脳・間脳・中脳を合わせて大脳 cerebrum といい，終脳と間脳を合わせて前脳 prosencephalon という．橋と小脳を合わせて後脳 metencephalon，それに延髄を加えて菱脳 rhombencephalon という．中脳・橋・延髄を脳幹 brainstem，truncus encephali という．

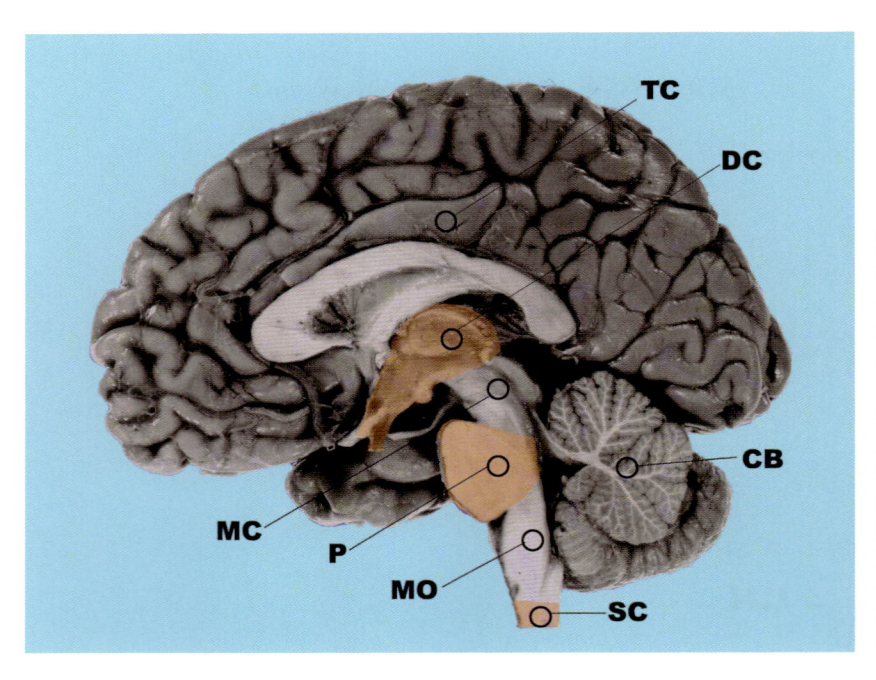

図2　脳の区分
脳をどのような部位（脳の区分）に分けるかを理解してほしい．そのためには脳の正中矢状断の図が理解しやすい．最も大きな部分を占めるのが終脳（TC），それに続く間脳（DC），さらに中脳（MC），橋（P），延髄（MO）と続き，その下方は脊髄（SC）に連なる．脳幹（中脳・橋・延髄）の後方には樹木のような小脳（CB）がある．
略号：CB＝小脳 cerebellum, DC＝間脳 diencephalon, MC＝中脳 mesencephalon, MO＝延髄 medulla oblongata, P＝橋 pons, SC＝脊髄 spinal cord, TC＝終脳 telencephalon

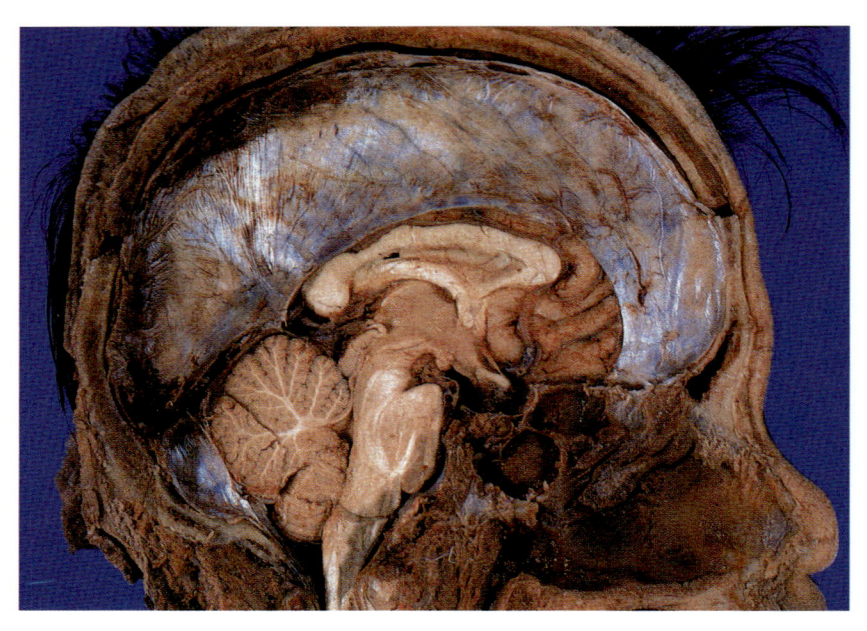

図3　頭蓋腔（正中矢状断）
脳が頭蓋腔に入った状態で観察することは大切である．左右の大脳半球を分ける大脳縦裂の中に深く入り込んでいる硬膜の続きが大脳鎌で，その形からの命名である．また，脳を小脳テント（どの部位にあるかを考えてみよう）の上方にあるもの（テント上）と，小脳テントの下方にあるもの（テント下）に分けることがある．テント上とテント下の移行部分はテント切痕といい，その部分に中脳がある．

中枢神経系を容れる骨の構造

中枢神経系を容れている部位は頭蓋腔 cranial cavity（図3）と脊柱管 vertebral canal，spinal canal である（図4）．

1）頭蓋腔 cranial cavity

後頭骨・側頭骨・頭頂骨・蝶形骨・前頭骨などの頭蓋骨が形成する頭蓋 cranium の中にある．内頭蓋底をみると，左右1対の前・中・後頭蓋窩 anterior, middle, posterior cranial fossae があり，それぞれ前頭葉，側頭葉，脳幹と小脳を容れている．

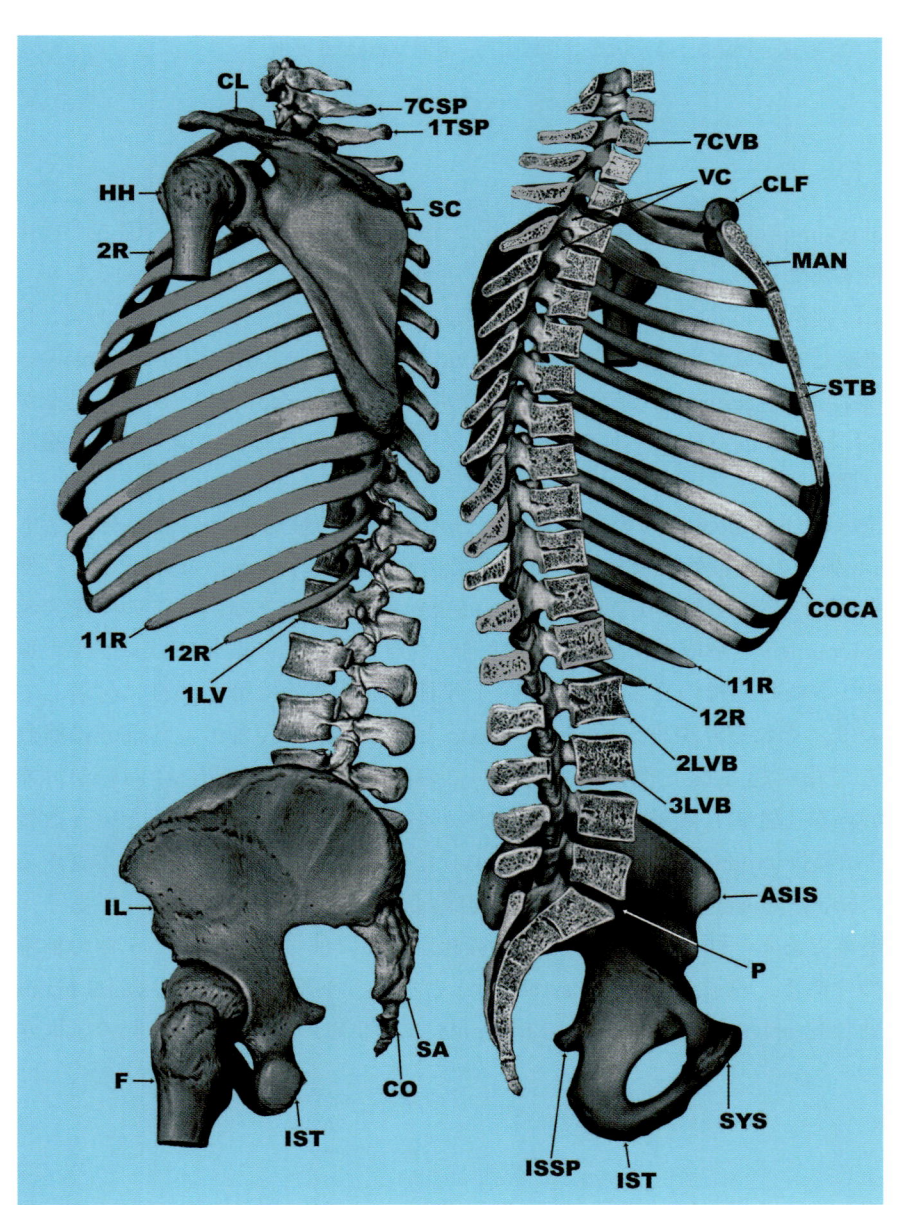

図4　脊柱管（脊柱の正中矢状断）
（Sobotta, 1941[9]を改変）

脊髄を容れている部分を脊柱管といい，人体の体腔の一つである．脊柱管は椎骨の中央にある椎孔が上下に連なって形成され，靱帯で連結が補強されている．脊柱管の内部には袋状の脊髄硬膜が入っていて，そのさらに内部にくも膜に包まれた脊髄がある．

略号：11R＝第11肋骨 eleventh rib，12R＝第12肋骨 twelfth rib，1LV＝第1腰椎 first lumbar vertebra，1TSP＝第1胸椎棘突起 first thoracic spinous process，2LVB＝第2腰椎椎体 second lumbar vertebral body，2R＝第2肋骨 second rib，3LVB＝第3腰椎椎体 third lumbar vertebral body，7CVB＝第7頸椎椎体 seventh cervical vertebral body，7CSP＝第7頸椎棘突起 seventh cervical spinous process，ASIS＝上前腸骨棘 anterior superior ischiac spine，CL＝鎖骨 clavicula（＝clavicle），CLF＝鎖骨胸骨面 clavicular facet，CO＝尾骨 coccygea，COCA＝肋軟骨 costal cartilage，F＝大腿骨 femur，HH＝上腕骨頭 head of humerus，IL＝腸骨 ilium，ISSP＝坐骨棘 ischial spine，IST＝坐骨結節 ischial tuberosity，MAN＝胸骨柄 manubrium，P＝岬角 promontrium，SA＝仙骨 sacrum，SC＝肩甲骨 scapula，STB＝胸骨体 sternal body，SYS＝恥骨結合面 synphisis pubis，VC＝脊柱管 vertebral canal

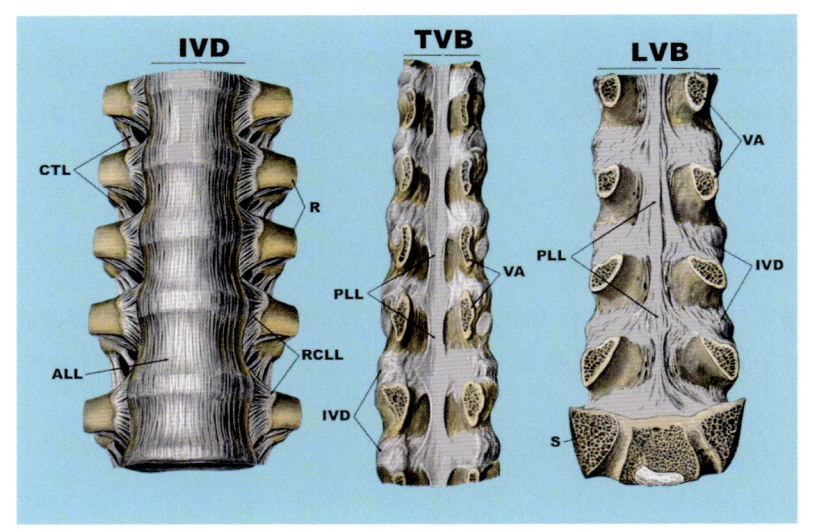

図5 脊柱を支える靭帯（Sobotta, 1941[9]を改変）

図の左から脊柱前面，胸部脊柱管の前面（椎体後面），腰部脊柱管の前面（椎体後面）の図である．脊柱を支えている靭帯がある．前縦靭帯，後縦靭帯などがある．
略号：ALL＝前縦靭帯 anterior longitudinal ligament, CTL＝肋横突靭帯 costotransverse ligament, IVD＝椎間板 intervertebral disc, LVB＝腰椎体 lumbar vertebral body, PLL＝後縦靭帯 posterior longitudinal ligament, R＝肋骨 rib, RCLL＝放線状肋骨頭靭帯 radiating costocapillary ligaments, S＝仙骨 sacrum, TVB＝胸椎体 thoracic vertebral body, VA＝椎骨弓 vertebral arch

2）脊椎の形態 morphology of vertebrae

　脊柱管を形成する脊柱 vertebral column には椎骨を連結するいくつかの靭帯 ligament がある（図5）．脊柱は可動性を保ちながら身体を支持するという，相反する「動」と「不動」を可能にしている形態であり，内部に脊柱管をもっており，そこに髄膜 meninges に包まれた脊髄を入れて保護するという役割もある．脊柱は30数個の椎骨 vertebrae が連結して形成される．7個の頸椎 cervical vertebrae，12個の胸椎 thoracic vertebrae，5個の腰椎 lumbar vertebrae，仙骨 sacrum（5個の仙椎が融合する），尾骨 coccyx（3～5個の尾椎がある）が連結している．脊柱全体には生理的彎曲 physical curvatures があり，頸部と腰部で前方凸の，胸部と仙骨部で後方凸の彎曲がある（図4，6）．

　椎骨の基本構造は円柱形の椎体 vertebral bodies の後方に形成される馬蹄形の椎弓 vertebral arch とともに椎孔 vertebral foramen を形成し，椎弓の基部から外方に伸びる横突起 transverse process，正中で後方に伸びる棘突起 spinous process，上下にそれぞれ伸びる関節突起 articular process などがある．上下の関節突起が合わさって椎間孔 intervertebral foramina を形成し（図7），脊髄神経や血管が通る．椎骨にはレベルの違いによる形態の特徴がある（図8）．7個の頸椎のうちで，特に第1頸椎の椎体部分は第2頸椎に付着していて形が他の頸椎とはかなり異なり，それぞれ環椎 atlas と軸椎 axis という．第1頸椎の椎体部分は離れて，第2頸椎の椎体部分に融合して歯突起 dens を形成している．この部分を軸にして頭部の回転が可能となるために，軸椎という名称がある（図8）．頸椎は一般的に椎体が小さく，横突起に横突孔という血管が通る穴がある．また，第7頸椎は隆椎 prominent vertebra とよばれ，その棘突起は長く大きくて体表からわかる．胸椎は12個あり，肋骨 costae, costal と連結するための関節面（肋骨窩と横突肋骨窩）がある．腰椎は5個あり，全体に大きく堅牢である．肋骨が癒合した肋骨突起がある．仙骨はもともと5個の仙椎が癒合して特別な形となったものである．椎孔は仙骨管 sacral canal となり，下端は仙骨裂孔 sacral hiatus である．椎間孔はさらに前後の仙骨孔 pelvic and dorsal sacral foramina に連なる．尾骨は3～6個の尾椎から成る．

正常構造と画像解剖

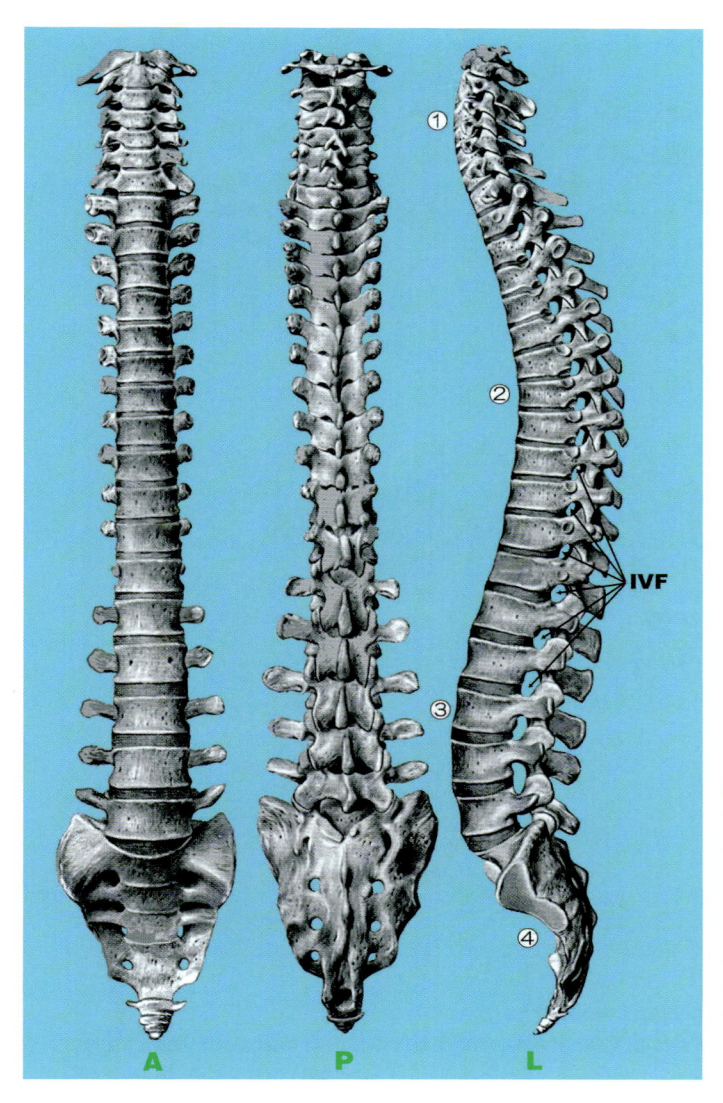

図6 脊柱の全体像（Sobotta, 1941[9]を改変）

脊柱は身体の中心あり，椎骨が上下に連結してできている．前面と後面で形が異なっている．図の右にあるように，側面では生理的弯曲がある．脊柱は体軸として身体の保持をすると同時に前後左右への屈曲と回旋などの運動が可能である．
A＝脊柱の前面，P＝脊柱の後面，L＝脊柱の左外側面
略号：①〜④＝脊柱の生理的弯曲，①＝頚椎の前方凸の弯曲，②＝胸椎の後方凸の弯曲，③＝腰椎の前方凸の弯曲，④＝仙骨の後方凸の弯曲，IVF＝椎間孔 interventricular foramen

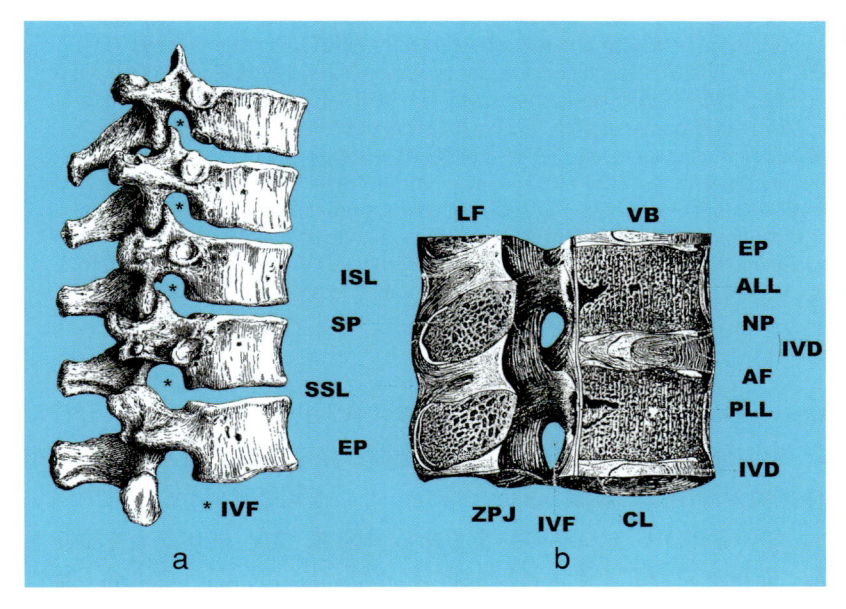

図7 椎間孔と脊柱と靭帯

椎骨が上下に連なることにより，椎体間には一定の間隙を生じ，その間隙には椎間円板（椎間板）という運動時に形が変わる特別な構造がある．

- a：椎骨の連結（Schäfer ら，1915[10]を改変）
- b：椎骨と靭帯（Toldt-Hochstetter, 1979[11]を改変）

略号：AF＝線維輪 anulus fibrosus, ALL＝前縦靭帯 anterior longitudinal ligament, CL＝軟骨層 chondral layer, EP＝骨端 epiphysis, ISL＝棘間靭帯 interspinous ligament, IVD＝椎間板 intervertebral disc, IVF＝椎間孔 intervertebral foramen, LF＝黄色靭帯 ligamentum flavum, NP＝髄核 nucleus pulposus, PLL＝後縦靭帯 posterior longitudinal ligament, SP＝棘突起 spinous process, SSL＝棘上靭帯 supraspinous ligament, VB＝椎体 vertebral body, ZPJ＝椎間関節 zygapophyseal joint

第 1 章　正常構造と画像解剖

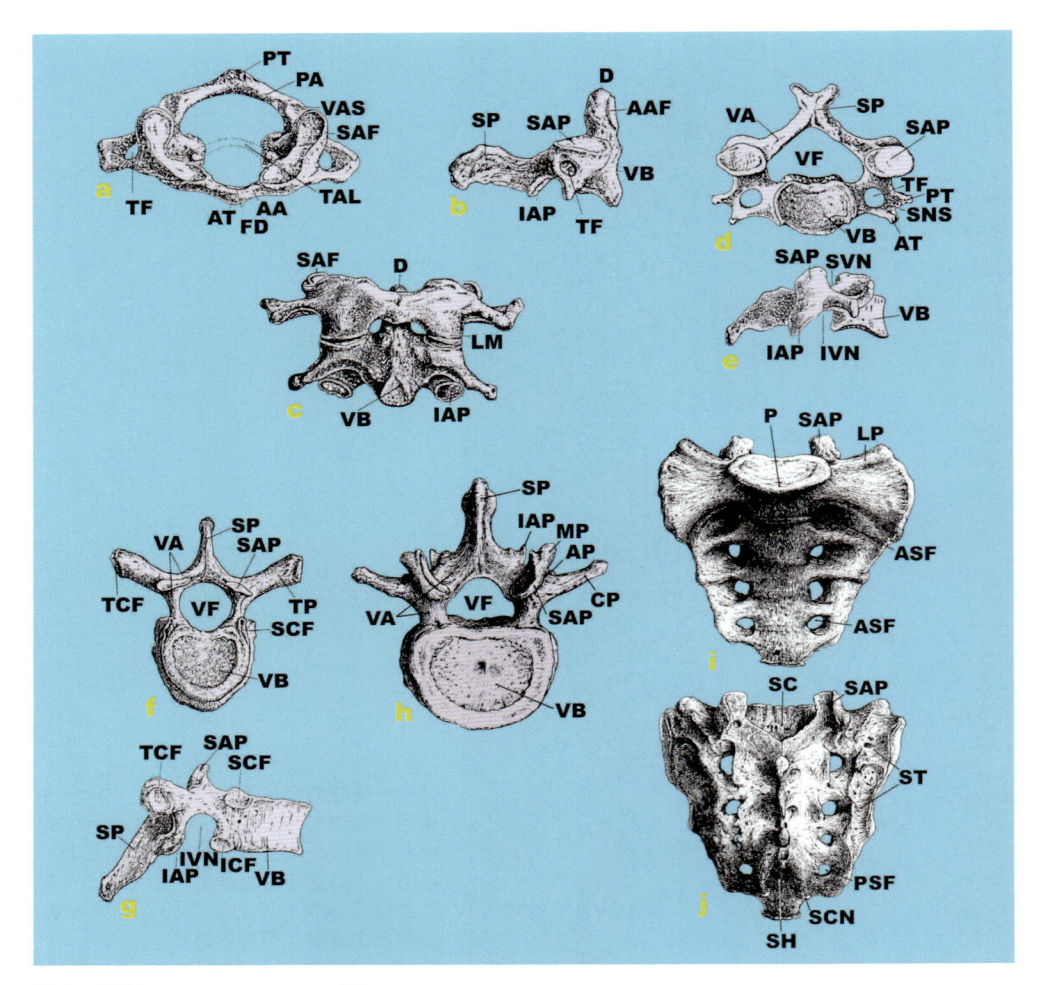

図 8　椎骨の形態（Schäferら，1915[10]を改変）
椎骨はレベルによって形が異なるので，その違いを明確に理解してほしい．
略号：a＝環椎上面 upper view of atlas，b＝軸椎側面 lateral view of axis，c＝環椎と軸椎の前面 anterior view of atlas and axis，d＝第 4 頸椎上面 upper view of fourth cervical vertebra，e＝第 4 頸椎側面 lateral view of fourth cervical vertebra，f＝第 6 胸椎上面 upper view of sixth thoracic vertebra，g＝第 6 胸椎側面 lateral view of sixth thoracic vertebra，h＝第 3 腰椎上面 upper view of third lumbar vertebra，i＝仙骨前面 anterior view of sacrum，j＝仙骨後面 posterior view of sacrum，AA＝前弓 anterior arch，AAF＝前関節面 anterior articular face，AP＝副突起 accessory process，ASF＝前仙骨孔 anterior sacral foramen，AT＝前結節 anterior tubercle，CP＝肋骨突起 costal process，D＝歯突起 dens，FD＝歯突起窩 fovea dentis，IAP＝下関節突起 inferior articular process，ICF＝下肋骨窩 inferior costal facet，IVN＝下椎切痕 inferior vertebral notch，LM＝外側塊 lateral mass，LP＝外側部 lateral part，MP＝乳頭突起 mamillary process，P＝岬角 promontrium，PA＝後弓 posterior arch，PSF＝後仙骨孔 posterior sacral foramen，PT＝後結節 posterior tubercle，SAF＝上関節窩 superior articular fossa，SAP＝上関節突起 superior articular process，SC＝仙骨管 sacral canal，SCF＝上肋骨窩 superior costal facet，SCN＝仙骨角 sacral cornu，SH＝仙骨裂孔 sacral hiatus，SNS＝脊髄神経溝 sulcus nervi spinalis（＝groove for spinal nerve），SP＝棘突起 spinous process，ST＝仙骨粗面 sacral tuberositus，SVN＝上椎切痕 superior vertebral notch，TAL＝環椎横靱帯 transverse atlantic ligament，TCF＝横突肋骨窩 transverse costal facet，TF＝横突孔 transverse foramen，TP＝横突起 transverse process，VA＝椎弓 vertebral arch，VAS＝椎骨動脈溝 vertebral arterial sulcus，VB＝椎体 vertebral body，VF＝椎孔 vertebral foramen

　上下に連結する椎体間には椎間板 intervertebral disci（正式な解剖学名は，椎間円板）があって，脊柱に可動性を与えていると同時に椎体間に一定の間隔を与えてもいる．この椎間板は 2 つの部分から成り，中央部の髄核 nucleus pulposus という膠様組織の周囲に線維輪 anulus fibrosus という線維軟骨が付いている．そのほかに，脊柱の椎骨の連結を補強しているのがいくつかの靱帯である（図 5，7）．椎体前面を縦走する前縦靱帯 anterior longitudinal ligament，椎体後面を縦走する後縦靱帯 posterior longitudinal ligament，椎弓間にある黄色靱帯 ligamentum flavum，棘突起間にある棘間靱帯 interspinous ligament，棘突起の先端にある棘上靱帯 supraspinous ligament，横突起間にある横突間靱帯 intertransverse ligament などがある．椎骨間の動きを可能にすると同時に，その過剰な動きに制限を加える働きもある．

正常構造と画像解剖

脳幹の表面構造と脳神経

脳幹を底面からみると，橋と延髄は観察できるが，中脳はほとんどみえない（図9）．脳幹には嗅神経と視神経を除く脳神経の根が出入りする（図10）．脳幹の背面には小脳があり，小脳と脳幹の間には第四脳室 ventriculus quartus, fourth ventricle がある．小脳を除去すると，菱形窩 fossa rhomboidea が観察できる（図11）．

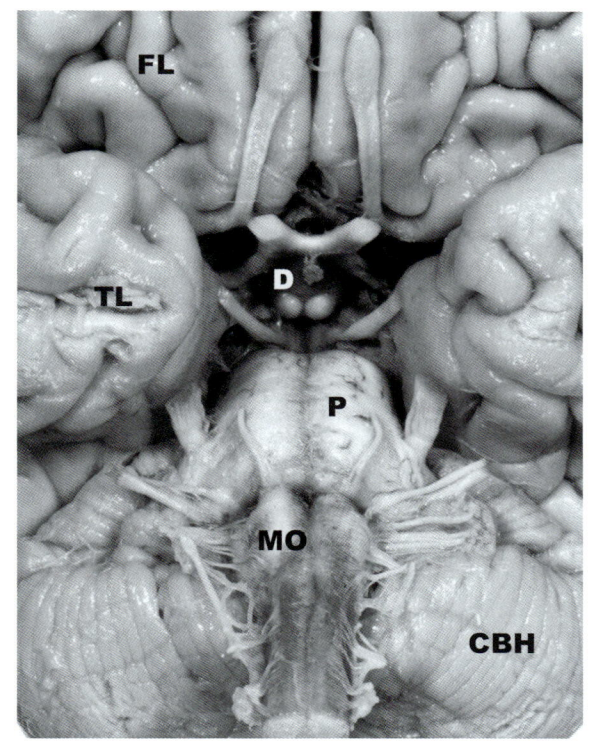

図9 脳幹の表面（腹側面）
脳幹のうちの中脳はほとんどみえない．
脳幹の表面構造は複雑である（図9〜11）．
略号：CBH＝小脳半球 cerebellar hemisphere，D＝間脳 diencephalons，FL＝前頭葉 frontal lobe，MO＝延髄 medulla oblongata，P＝橋 pons，TL＝側頭葉 temporal lobe

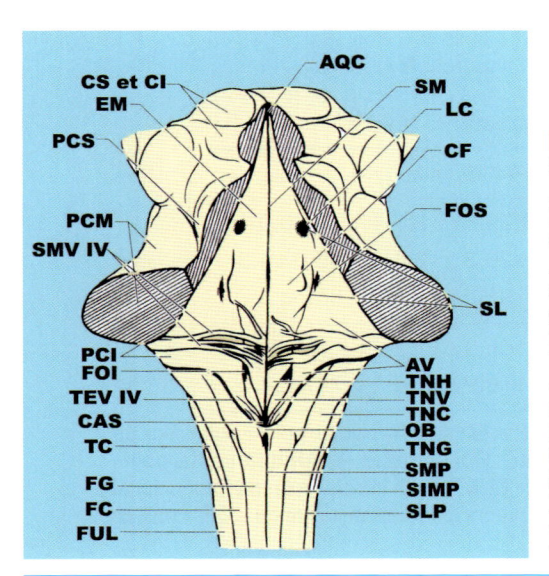

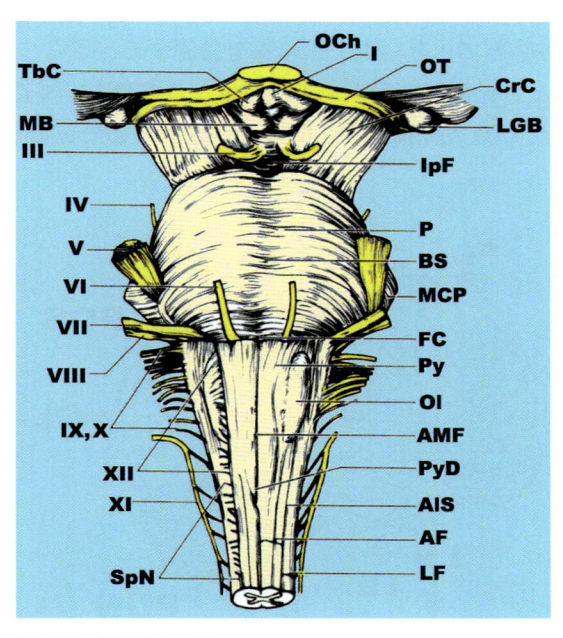

図10 脳神経の根
図9と比較しながら名称を確認するとよい．
略号：Ⅲ＝動眼神経 oculomotor nerve，Ⅳ＝滑車神経 trochlear nerve，Ⅴ＝三叉神経 trigeminal nerve，Ⅵ＝外転神経 abducens nerve，Ⅶ＝顔面神経 facial nerve，Ⅷ＝内耳神経 vestibulocochlear nerve，Ⅸ＝舌咽神経 glossopharyngeal nerve，Ⅹ＝迷走神経 vagus nerve，Ⅺ＝副神経 accessory nerve，Ⅻ＝舌下神経 hypoglossal nerve，AF＝前索 anterior funiculus，AIS＝前外側溝 anterolateral sulcus，AMF＝前正中裂 anterior median fissure，BS＝脳底溝 basilar sulcus，CrC＝大脳脚 crus cerebri，FC＝盲孔 foramen cecum，I＝漏斗 infundibulum，IpF＝脚間窩 interpeduncular fossa，LF＝側索 lateral funiculus，LGB＝外側膝状体 lateral geniculate body，MB＝乳頭体 mamillary body（＝corpus mamillare），MCBP＝中小脳脚 middle cerebellar peduncle，OCh＝視交叉 optic chiasma（＝chiasma opticum），OI＝オリーブ oliva，OT＝視索 optic tract（＝tractus opticus），P＝橋 pons，Py＝錐体 pyramis，PyD＝錐体交叉 pyramidal deccusation（＝decussatio pyramidum），SpN＝脊髄神経 spinal nerves（＝nervi spinales），TbC＝灰白隆起 tuber cinereum

図11 脳幹の表面（背側面）と菱形窩
左の図は小脳を切り離して，脳幹の背面の第四脳室底にある菱形窩をみたものである．
略号：AQC＝中脳水道 aqueductus cerebri，AV＝前庭野 area vestibularis，CAS＝筆尖 calamus scriptorius，CF＝顔面神経丘 colliculus facialis，CI＝下丘 colliculus inferior，CS＝上丘 colliculus superior，EM＝内側隆起 eminentia medialis，FC＝楔状束 fasciculus cuneatus，FG＝薄束 fasciculus gracilis，FOI＝下窩 fovea inferior，FOS＝上窩 fovea superior，FUL＝側索 funiculus lateralis，LC＝青斑 locus coeruleus，OB＝カンヌキ obex，PCI＝下小脳脚 pedunculus cerebellaris inferior，PCM＝中小脳脚 pedunculus cerebellaris medius，PCS＝上小脳脚 pedunculus cerebellaris superior，SIMP＝後中間溝 sulcus intermedius posterior，SL＝限界溝 sulcus limittans，SM＝正中溝 sulcus medianus，SMP＝後正中溝 sulcus medianus posterior，SMVⅣ＝第四脳室髄条 stria medullaris ventriculi quarti，TC＝灰白結節 tuber cinereum，TEVⅣ＝第四脳室ヒモ tenia ventriculi quarti，TNC＝楔状束結節 tuber nuclei cuneati，TNG＝薄束結節 tuber nuclei gracilis，TNH＝舌下神経三角 trigonum nuclei hypoglossi，TNV＝迷走神経三角 trigonum nervi vagi

第1章　正常構造と画像解剖

大脳の葉

　大脳の葉 cerebral lobes には，前頭葉・頭頂葉・後頭葉・側頭葉・島があるが，これらの葉を分ける目標となる部位は，①中心溝，②外側溝後枝，③頭頂後頭溝，④後頭前切痕である（**図12**）．これらの目標は時に同定し難いことがあるので，計測値から推定する方法[13]を紹介しておきたい．

　大脳外側面からみて，前頭極（FP）と後頭極（OP）の位置を確認する．次いで正中矢状面に近い部位でFPとOPを結ぶFO周長を計測する．さらに，中心溝（CS）と頭頂後頭溝（POS）の位置がFO周長上のどの部位にあるかをFC周長ならびにFP周長として求め，百分率値を算出する（**図13**）．そのほか，後頭前切痕（PON）の部位はFO線上のどの位置にあるかを求める．224半球での計測した平均値を挙げて

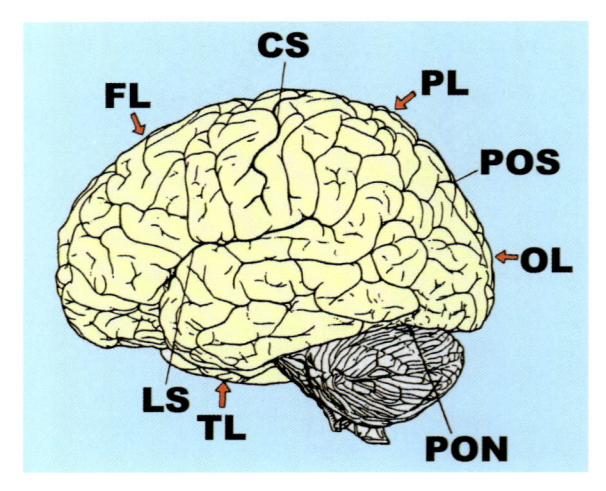

図12　大脳の葉を分ける部位
脳の左外側面の略図である．前頭葉・頭頂葉・後頭葉・側頭葉などの葉を分ける部位を正しく理解しておこう．中心溝（CS）をローランド Rolando 溝ともいう．
略号は**図13**を参照．細部の名称は**図14**と**図15**を参照．

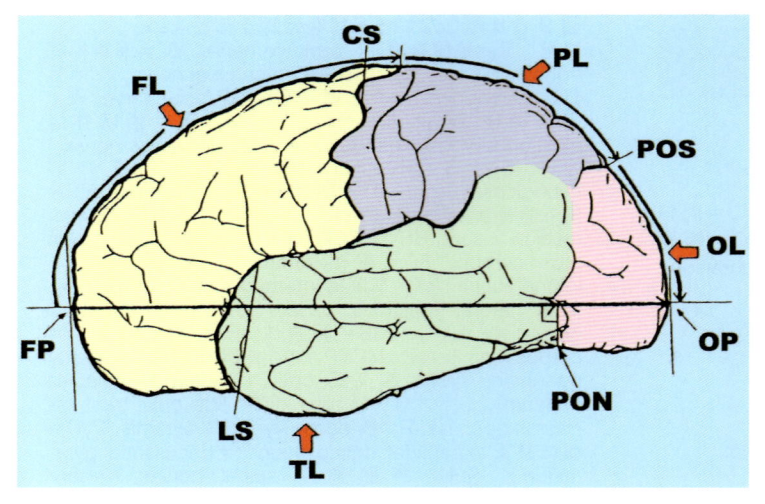

図13　大脳の葉を分ける部位の計測による決定法
大脳溝の一部（中心溝と頭頂後頭溝）の確認を主観によらないで，計測をして決めるための方法である．前頭極（FP）と後頭極（OP）を決め，正中矢状面近くで周長（FO）に対する距離％で中心溝と頭頂後頭溝の位置を決める（**表9-2**参照）．
略号：CS＝中心溝 central sulcus, FL＝前頭葉 frontal lobe, FP＝前頭極 frontal pole, LS＝外側溝後枝 lateral sulcus (posterior branch)*, OL＝後頭葉 occipital lobe, OP＝後頭極 occipital pole, PL＝頭頂葉 parietal lobe, PON＝後頭前切痕 preoccipital notch, POS＝頭頂後頭溝 parietooccipital sulcus, TL＝側頭葉 temporal lobe
*外側溝後枝を臨床ではシルビウス裂 Sylvian fissure と呼んでいる．

表1　脳の葉を分ける大脳溝の位置とFO周長（Kawamataら，1996[14]）

		平均値（mm）	％
周長	前頭極-後頭極（FO）	229.5±12.7	100.0
	前頭極-中心溝（FC）	126.3±12.4	55.0±4.3
	前頭極-頭頂後頭溝（FPO）	192.2±12.4	83.6±3.7
直線距離	前頭極-後頭極（FOD）	155.3±7.2	100.0
	前頭極-後頭前切痕（FPOD）	118.9±7.6	76.6±4.0

略号：C＝中心溝 central sulcus, F＝前頭極 frontal pole, FC＝前頭極-中心溝 frontal pole-central sulcus perimeter, FO＝前頭極-後頭極 frontal pole-occipital pole perimeter, FOD＝前頭極-後頭極距離 frontal pole-occipital pole distance, FP＝前頭極 frontal pole, FPO＝前頭極-頭頂後頭溝 frontal pole-parietooccipital sulcus perimeter, FPOD＝前頭極-後頭前切痕距離 frontal pole-preoccipital notch distance, OP＝後頭極 occipital pole, POS＝頭頂後頭溝 parietooccipital sulcus

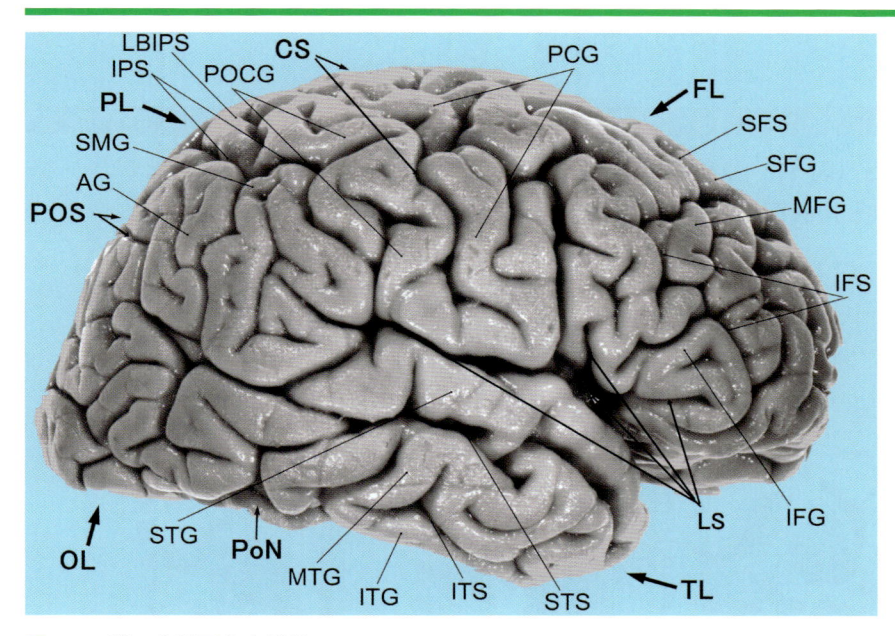

図14 脳の大脳回と大脳溝（外側面）
大脳半球外側面と内側面（正中矢状面）の構造を勉強するためには，まず，前頭葉・頭頂葉・側頭葉・後頭葉などの境となる構造の名称から始めよう．次いで機能のわかっている構造（中心前回・中心後回・有線領・横側頭回など）の正しい部位を理解しよう．

略号：AG＝角回 angular gyrus，AS＝有線領 area striata，CAS＝鳥距溝 calcarine sulcus，CCG＝脳梁膝 corpus callosum genu，CCSP＝脳梁膨大 corpus callosum splenium，CCT＝脳梁幹 corpus callosum trimcus，CIG＝帯状回 cingulate gyrus，CIS＝帯状溝 cingulate sulcus，CLS＝側副溝 collateral sulcus，CS＝中心溝 central sulcus（Rolando），FL＝前頭葉 frontal lobe，HS＝海馬溝 hippocampal sulcus，IFG＝下前頭回 inferior frontal gyrus，IFS＝下前頭溝 inferior frontal sulcus，IPS＝頭頂間溝 intraparietal sulcus，ITG＝下側頭回 inferior temporal gyrus，ITS＝下側頭溝 inferior temporal sulcus，LBIPS＝上頭頂小葉 lobulus intraparietalis superior，LOTG＝外側後頭側頭回 lateral occipitotemporal gyrus，LS＝外側溝（前枝，上行枝，後枝に分ける）lateral sulcus，MFG＝中前頭回 middle frontal gyrus，MOTG＝内側後頭側頭回 middle occipitotemporal gyrus，MTG＝中側頭回 middle temporal gyrus，OL＝後頭葉 occipital lobe，OTS＝後頭側頭溝 occipitotemporal sulus，Pc＝楔前部 precuneus，PCG＝中心前回 precentral gyrus，PCLB＝中心傍小葉 paracentral lobule，PHG＝海馬傍回 parahippocampal gyrus，PL＝頭頂葉 parietal lobe，POCG＝中心後回 postcentral gyrus，PoN＝後頭前切痕 preoccipital notch，POS＝頭頂後頭溝 parietooccipital sulcus，SCC＝脳梁溝 sulcus corporis callosi，SFG＝上前頭回 superior frontal gyrus，SFS＝上前頭溝 superior frontal sulcus，SMG＝縁上回 supramarginal gyrus，STS＝上側頭溝 superior temporal sulcus，TL＝側頭葉 temporal lobe，U＝鉤 uncus

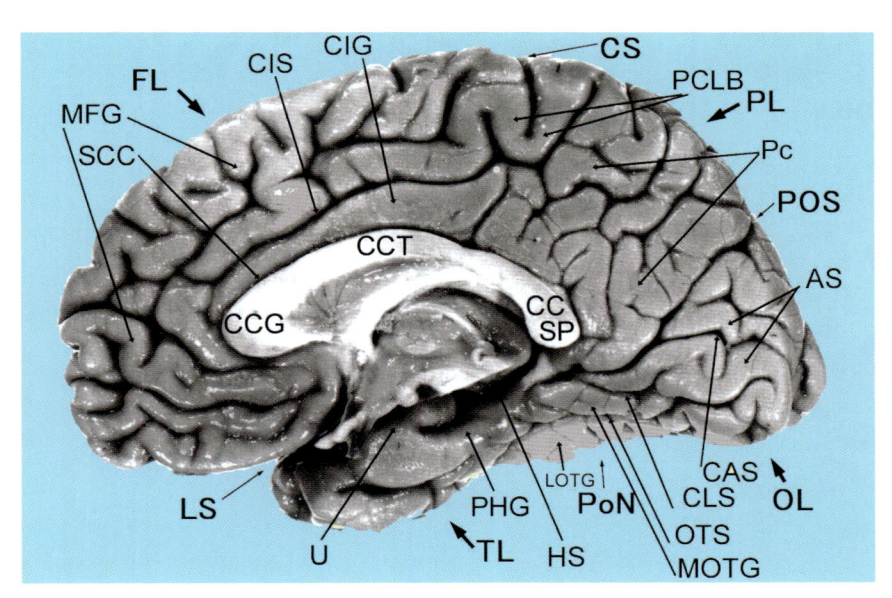

図15 脳の大脳回と大脳溝（内側面）
略号は図14を参照．

おく（表1）．FC周長は55%，FPO周長は83.6%である．PONからFO線上に引いた垂線との交点までのFPからの距離FPODは，FODの76.6%である．これらのデータはX線やMRIなどの側面画像から大脳の葉の部位を推定する場合にも活用できる．

　大脳の連続切断面の葉の面積を計測し，これから各葉の体積値を算出すると，各葉の体積値は次のようになる．前頭葉49.7%，頭頂葉22.5%，側頭葉15.8%，後頭葉10.7%，島1.4%である．これらの方法と平均計測値を把握しておくと，病的状態の判定基準になり，状態を理解しやすい．

大脳の断面

　大脳を前額断（図16）と水平断（図17）で観察すると，それぞれの切断面で構造が違うことがわかる．ここでは，終脳の葉および側脳室と切断面の位置関係を理解することを目的とした図を示す．

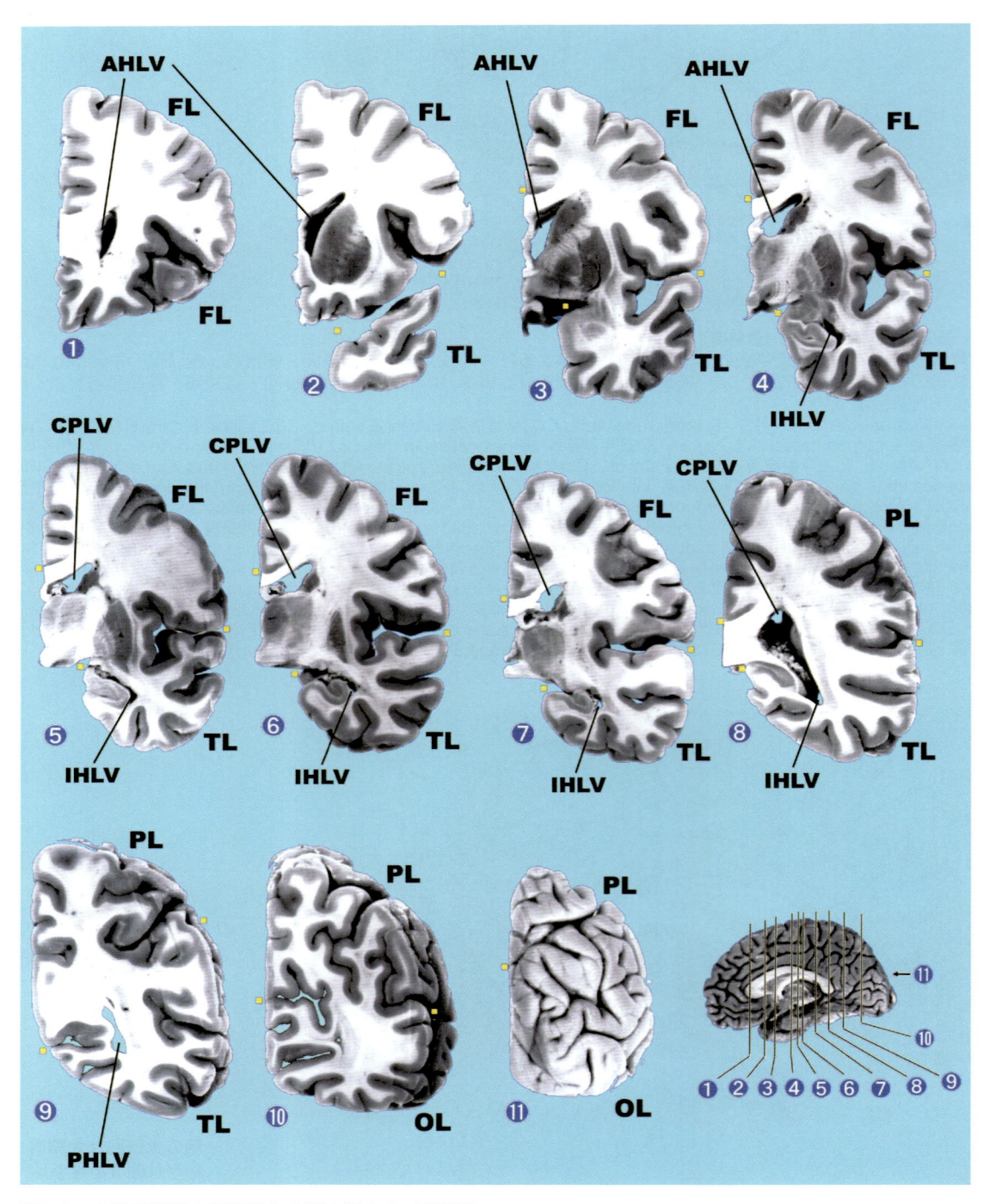

図16　大脳前額断の切断面と大脳の葉および側脳室
右大脳半球連続前額断面を後方からみている．黄色の点は葉を分ける部位．
略号：AHLV＝側脳室前角 anterior horn of lateral ventricle，CPLV＝側脳室中心部 central part of lateral ventricle，FL＝前頭葉 frontal lobe，IHLV＝側脳室下角 inferior horn of lateral ventricle，OL＝後頭葉 occipital lobe，PHLV＝側脳室後角 posterior horn of lateral ventricle，PL＝頭頂葉 parietal lobe，TL＝側頭葉 temporal lobe

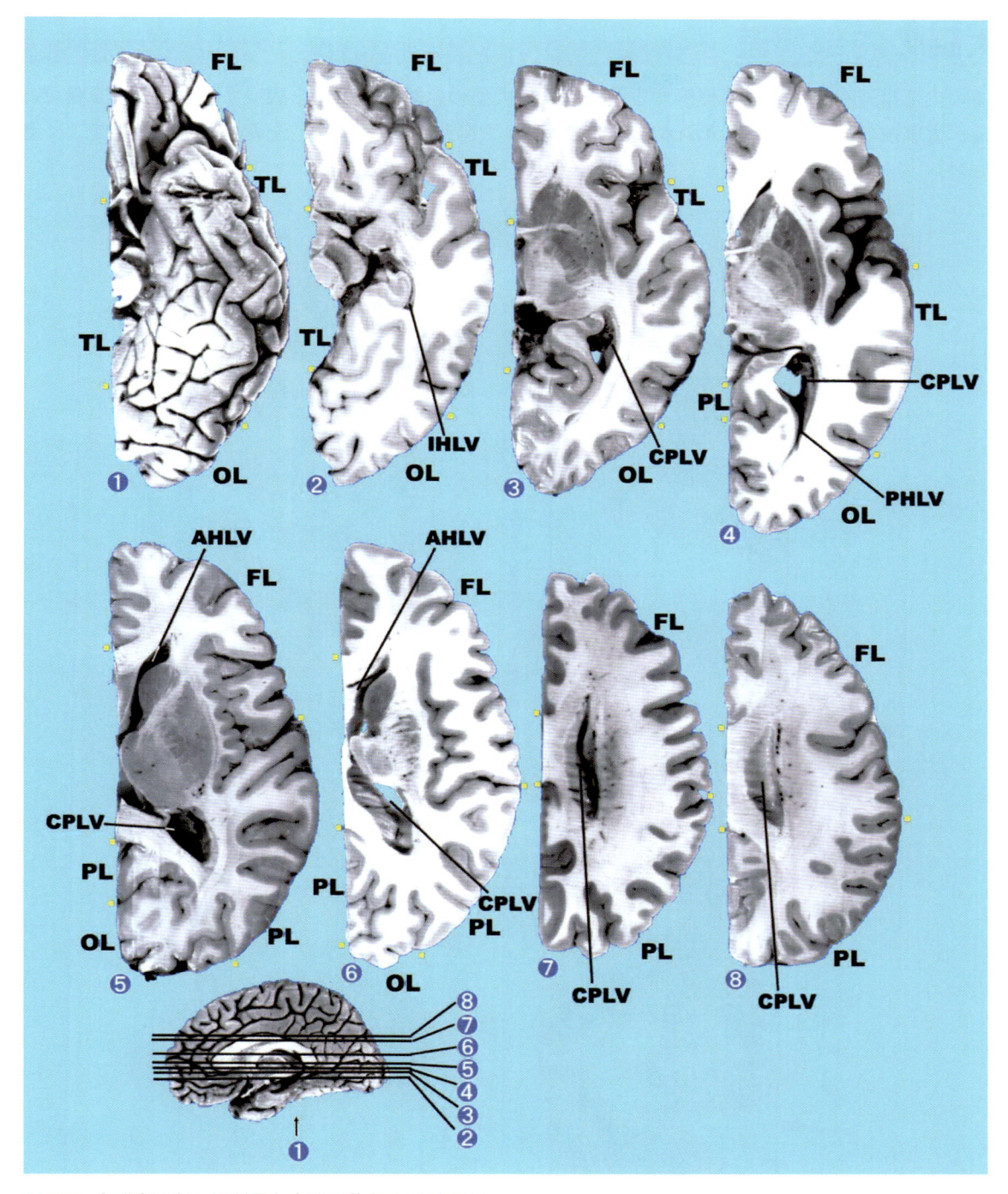

図17 大脳水平断の切断面と大脳の葉および側脳室
大脳の構造を肉眼レベルで理解するためには，前額断（**図12**），水平断（**図13**），矢状断の切り方のうち，少なくとも異なる2方向での観察をお勧めする．特に前額断と水平断をお勧めする．脳室の形や大脳核・間脳を三次元構造として理解してほしい．また，前頭葉・頭頂葉・後頭葉・側頭葉・島は切断面でどこにあるかをぜひとも確認してほしい．島は**図18**，**図19**を参照．
略号：AHLV＝側脳室前角 anterior horn of lateral ventricle，CPLV＝側脳室中心部 central part of lateral ventricle，IHLV＝側脳室下角 inferior horn of lateral ventricle，FL＝前頭葉 frontal lobe，OL＝後頭葉 occipital lobe，PHLV＝側脳室後角 posterior horn of lateral ventricle，PL＝頭頂葉 parietal lobe，TL＝側頭葉 temporal lobe

第1章　正常構造と画像解剖

大脳の内部構造

　大脳の内部構造を三次元的に理解するためには，大型の連続染色切片を観察するのが最も正確で，早道である．大脳前額断（**図18**），大脳水平断（**図19**），大脳矢状断（**図20**）をみて，内部構造をよく理解してほしい．

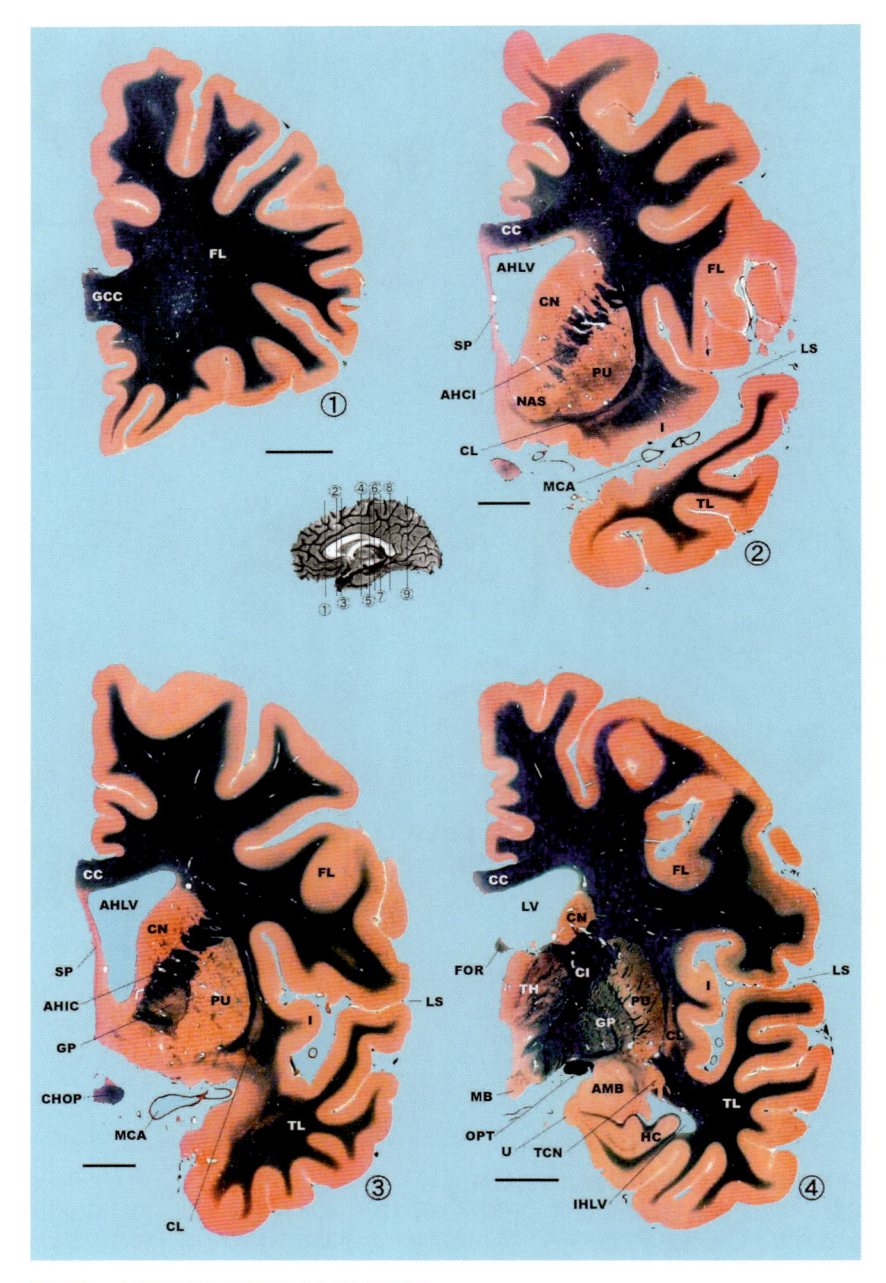

図18　大脳半球前額断染色切片組写真（Pal-carmine 染色）
金沢医科大学解剖学第二講座所蔵標本．関泰志教授（故）のご厚意による．
スケールバーは 10 mm．
前額断の切片は以前から作られたので，一部の人たちには馴染みのある存在であるが，若い人たちにはむしろ MRI などの画像での知識から必ずしも前額断は馴染みがあるとはいえない．切片1枚をみてどのレベルのものかの判断ができるようにすることが肝要である．また，大脳の葉や脳室系との関連を確認しながら内部構造を観察してほしい．

正常構造と画像解剖

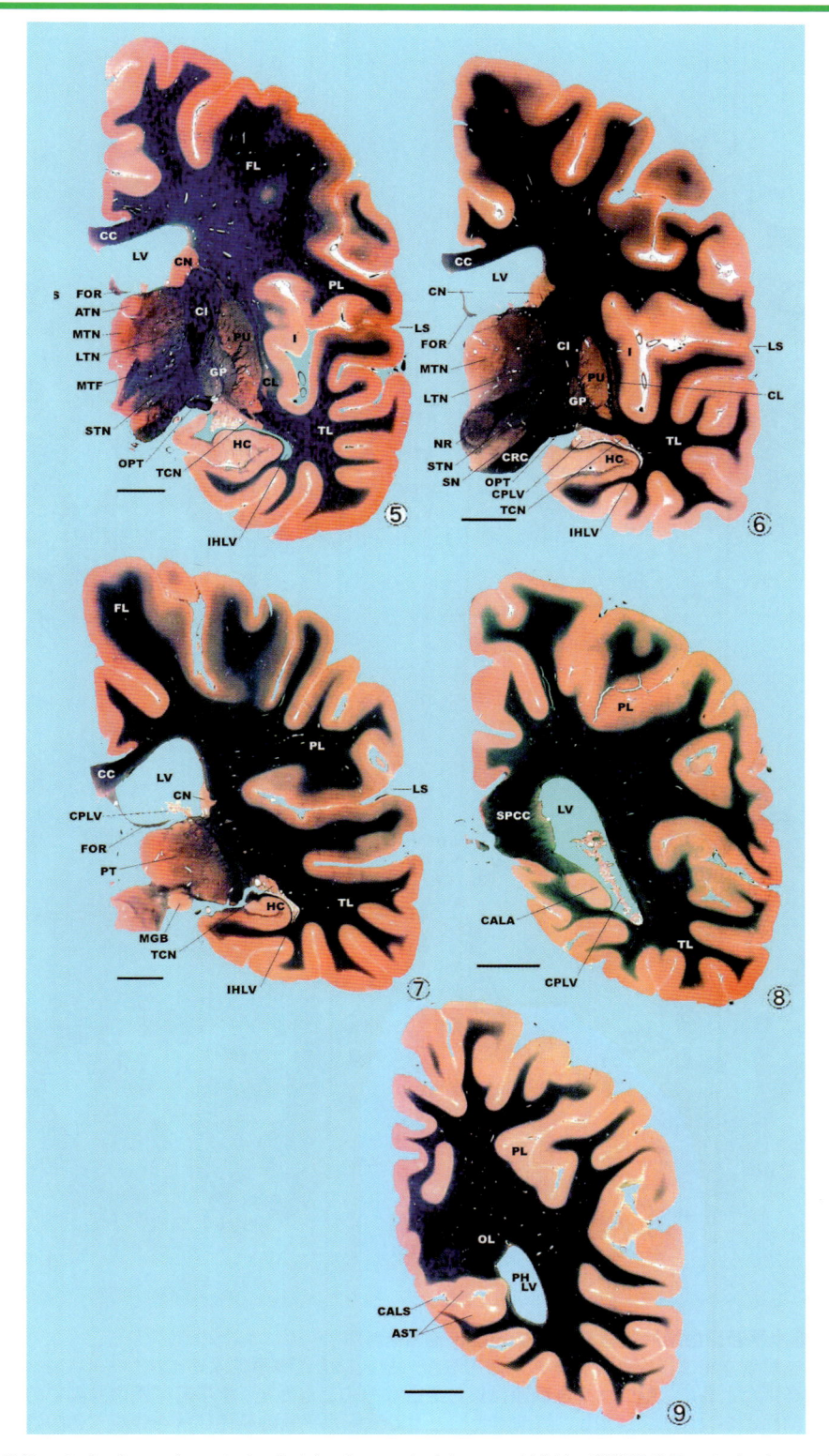

略号：AHCI＝内包前角 anterior horn（＝anterior limb）of capsula interna, AHLV＝側脳室前角 anterior horn of lateral ventricle, AMB＝扁桃体 amygdaloid body, AST＝有線領 area striata, ATN＝視床前核 anterior thalamic nucleus, CALA＝鳥距 calcala avis, CALS＝鳥距溝 calcarine sulcus, CC＝脳梁 corpus callosum, CHOP＝視交叉 chiasma opticum, CI＝内包 capsula interna, CL＝前障 claustrum, CN＝尾状核 caudate nucleus, CPLV＝側脳室脈絡叢 chorioid plexus of lateral ventricle, CRC＝大脳脚 crus cerebri, FL＝前頭葉 frontal lobe, FOR＝脳弓 fornix, GCC＝脳梁膝 genu corporis callosi, GP＝淡蒼球 globus pallidus, HC＝海馬 hippocampus, I＝島 insula（Reil）, IHLV＝側脳室下角 inferior horn of lateral ventricle, LS＝外側溝 lateral sulcus, LTN＝視床外側核 lateral thalamic nucleus, LV＝側脳室 lateral ventricle, MB＝乳頭体 mamillary body, MCA＝中大脳動脈 middle cerebral artery, MGB＝内側膝状体 medial geniculate body, MTF＝乳頭視床束 mamillothalamic fascicle, MTN＝視床内側核 medial thalamic nucleus, NAS＝側座核 nucleus accumbens septi, NR＝赤核 nucleus ruber, OL＝後頭葉 occipital lobe, OPT＝視索 optic tract, PHLV＝側脳室後角 posterior horn of lateral ventricle, PL＝頭頂葉 parietal lobe, PT＝視床枕 pulvinar thalami, PU＝被殻 putamen, SN＝黒質 substantia nigra, SP＝透明中隔 septum pellucidum, SPCC＝脳梁膨大 splenium corporis callosi, STN＝視床下核（Luys体）subthalamic nucleus, TCN＝尾状核尾 tail of caudate nucleus（＝cauda nuclei caudate）, TH＝視床 thalamus, TL＝側頭葉 temporal lobe, U＝海馬鈎 uncus

第1章　正常構造と画像解剖

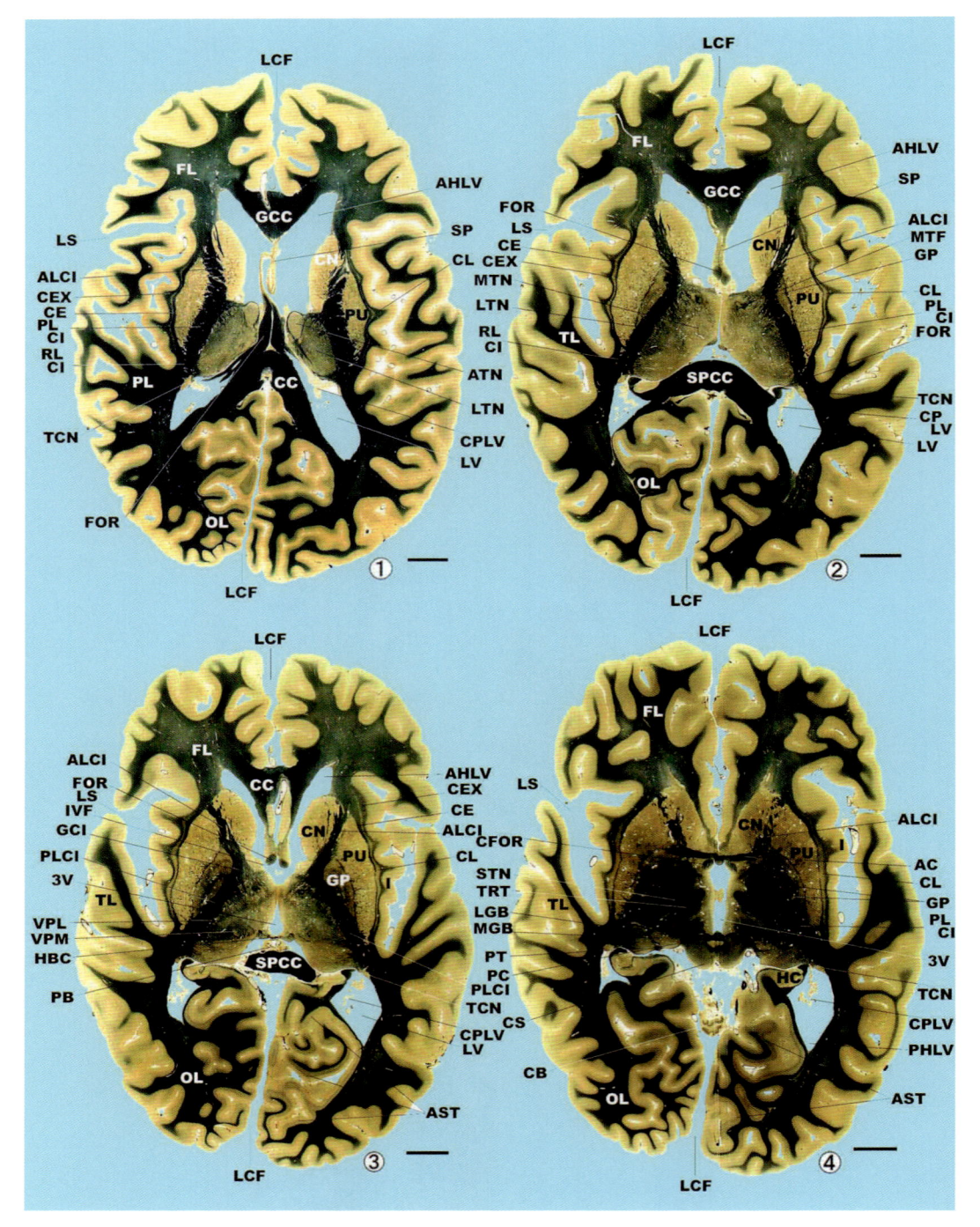

図19　大脳水平断染色切片組写真（Kultscitzky 髄鞘染色）
金沢医科大学解剖学第二講座所蔵標本．関泰志教授（故人）のご厚意による．スケールバーは 10 mm.
画像診断の進歩とともに，脳の水平断観察は最も身近なものとなった．水平断は画像診断での撮像で最も採用される断面ともいえる．しかし，解剖学者にとって大脳水平断の染色切片を作成するのは時間と高度の技術を要するので，切片を作製しようと試みる人は現実にはほとんどいない．どうか貴重な切片を活用して，レベルを確認しながら内部構造を勉強してほしい．

正常構造と画像解剖

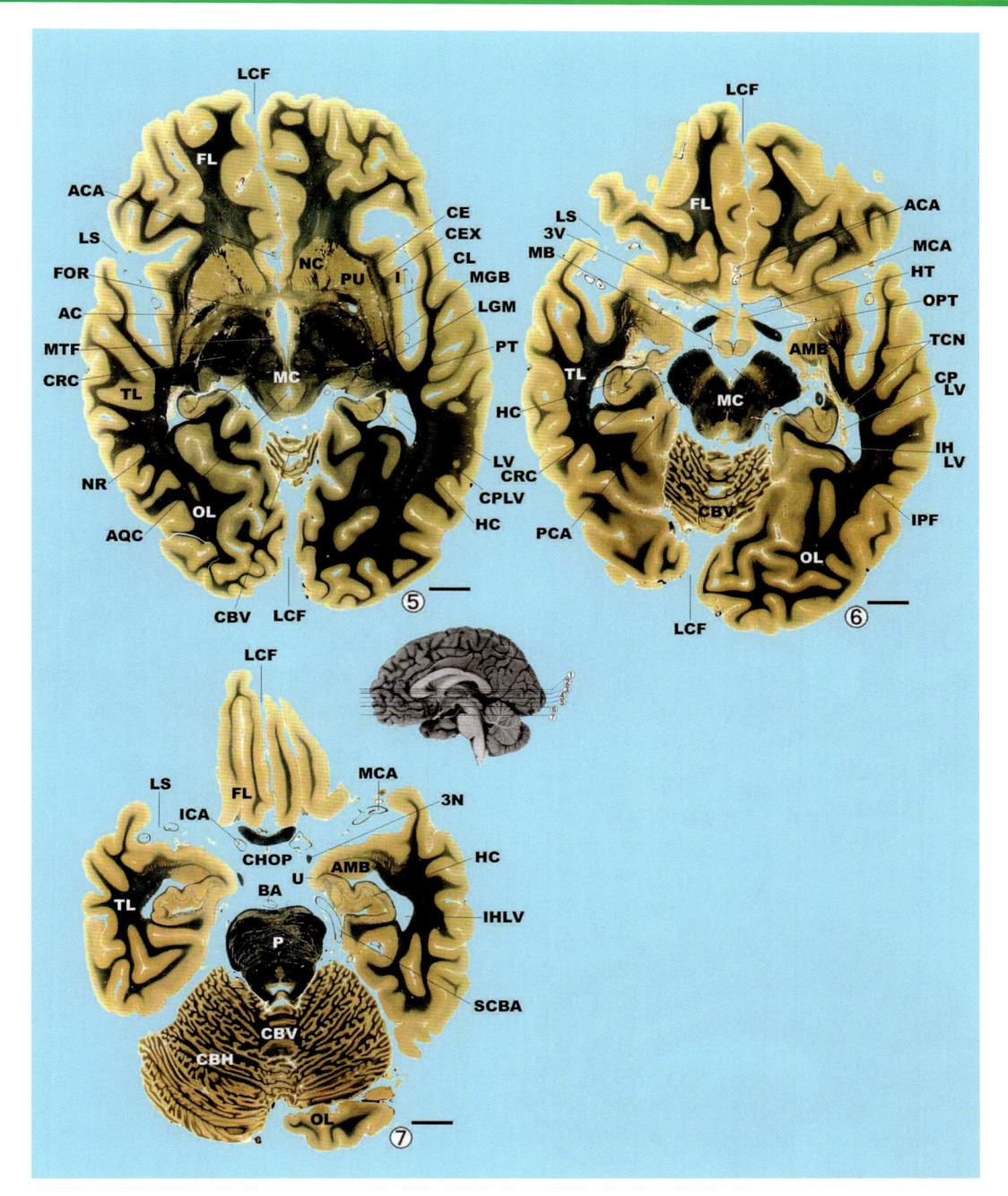

略号：3N＝動眼神経 oculomotor nerve，3V＝第三脳室 third ventricle，AC＝前交連 anterior commissure，ACA＝前大脳動脈 anterior cerebral artery，AHLV＝側脳室前角 anterior horn of lateral ventricle，ALCI＝内包前脚 anterior limb of capsula interna，AMB＝扁桃体 amygdaloid body，AQC＝中脳水道 aqueductus cerebri，AST＝有線領 area striata，ATN＝視床前核 anterior thalamic nucleus，BA＝脳底動脈 basilar artery，CB＝小脳 cerebellum，CBV＝小脳虫部 cerebellar vermis，CC＝脳梁 corpus callosum，CE＝外包 capsula externa，CEX＝最外包 capsula extrema，CFOR＝脳弓柱 columna fornicis，CHOP＝視交叉 chiasma opticum（＝optic chiasma），CL＝前障 claustrum，CN＝尾状核 caudate nucleus，CPLV＝側脳室脈絡叢 chorioid plexus of lateral ventricle，CRC＝大脳脚 crus cerebri，CS＝上丘 colliculus superior，FL＝前頭葉 frontal lobe，FOR＝脳弓 fornix，GCC＝脳梁膝 genu corporis callosi，GCI＝内包膝 genu capsulae internae，GP＝淡蒼球 globus pallidus，HBC＝手綱交連 habenular commissure，HC＝海馬 hippocampus，HT＝視床下部 hypothalamus，I＝島 insula（Reil），ICA＝内頚動脈 internal carotid artery，IPF＝脚間窩 interpeduncula fossa，IVF＝室間孔 interventricular foramen，LCF＝大脳縦裂 longitudinal cerebral fissure，LGB＝外側膝状体 lateral geniculate body，LS＝外側溝 lateral sulcus，LTN＝視床外側核 lateral thalamic nucleus，LV＝側脳室 lateral ventricle，MB＝乳頭体 mamillary body，MC＝中脳 mesencephalon，MCA＝中大脳動脈 middle cerebral artery，MGB＝内側膝状体 medial geniculate body，MTF＝乳頭視床束 mamillothalamic fascicle，MTN＝視床内側核 medial thalamic nucleus，NR＝赤核 nucleus ruber，OL＝後頭葉 occipital lobe，OPT＝視索 optic tract，P＝橋 pons，PB＝松果体 pineal body，PC＝後交連 posterior commissure，PCA＝後大脳動脈 posterior cerebral artery，PLCI＝内包後脚 posterior limb of capsula interna，PT＝視床枕 pulvinar thalami，PU＝被殻 putamen，RLCI＝内包レンズ核後部 retrolenticular part of capsula interna，SP＝透明中隔 septum pellucidum，SPCC＝脳梁膨大 splenium corporis callosi，STN＝視床下核 subthalamic nucleus，TCN＝尾状核尾 tail of caudate nucleus，TRT＝赤核視床路 tractus rubrothalamicus，U＝海馬鉤 uncus，VPL＝視床外側後腹側核 ventral posterolateral thalamic nucleus，VPM＝視床内側後腹側核 ventral posteromedial thalamic nucleus

第 1 章　正常構造と画像解剖

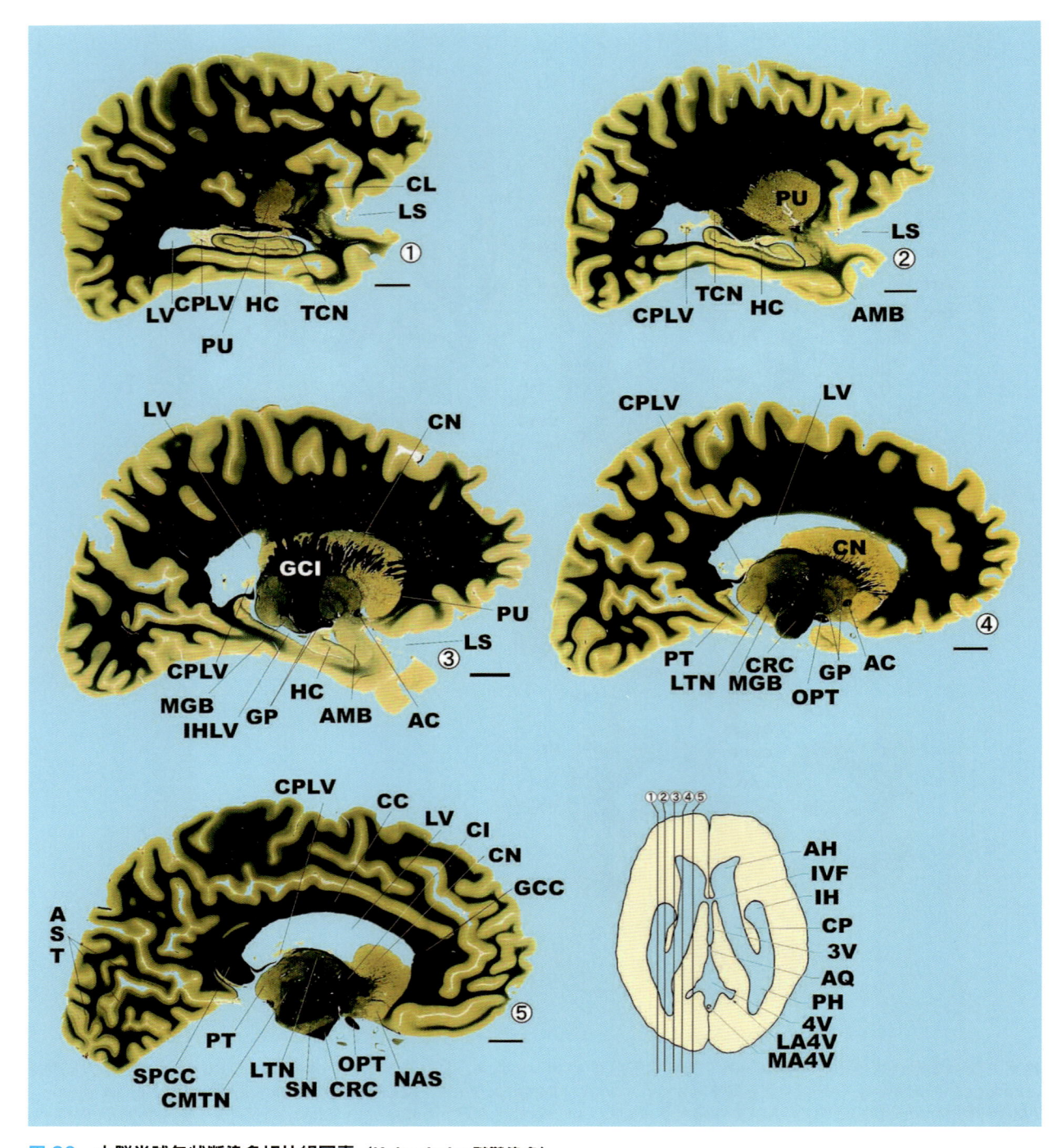

図 20　大脳半球矢状断染色切片組写真（Kultscitzky 髄鞘染色）
大脳半球の矢状断面の染色切片は馴染みの少ないものであった．しかし，現在では画像診断の進歩とともに矢状断面をみる機会が増えてきた．この図を活用して，大脳の葉との関連を考慮しつつ，大脳核や間脳の勉強をしておくことをお勧めする．スケールバーは 10 mm．金沢医科大学解剖学第二講座所蔵標本．関泰志教授（故人）のご厚意による．
略号：3V＝第三脳室 third ventricle, 4V＝第四脳室 fourth ventricle, AC＝前交連 anterior commissure, AH＝側脳室前角 anterior horn of lateral ventricle, AMB＝扁桃体 amygdaloid body, AQ＝中脳水道（Sylvius 水道）aqueductus cerebri, AST＝有線領 area striata, CC＝脳梁 corpus callosum, CI＝内包 capsula interna, CL＝前障 claustrum, CMTN＝視床中心正中核 centromedian thalamic nucleus, CN＝尾状核 caudate nucleus, CP＝側脳室中心部 central part（of lateral ventricle）, CPLV＝側脳室脈絡叢 chorioid plexus of lateral ventricle, CRC＝大脳脚 crus cerebri, GCC＝脳梁膝 genu corporis callosi, GCI＝内包膝 genu capsulae internae, GP＝淡蒼球 globus pallidus, HC＝海馬 hippocampus, IH＝側脳室下角 inferior horn（of lateral ventricle）, IHLV＝側脳室下角 inferior horn of lateral ventricle, IVF＝室間孔（Monro 孔）interventricular foramen, LA4V＝第四脳室外側口（Luschka 口）lateral aperture of fourth ventricle, LS＝外側溝 lateral sulcus, LTN＝視床外側核 lateral thalamic nucleus, LV＝側脳室 lateral ventricle, MA4V＝第四脳室正中口（Magendie 口）median aperture of fourth ventricle, MGB＝内側膝状体 medial geniculate body, NAS＝側座核 nucleus accumbens septi, OPT＝視索 optic tract, PH＝側脳室後角 posterior horn（of lateral ventricle）, PT＝視床枕 pulvinar thalami, PU＝被殻 putamen, SN＝黒質 substantia nigra, SPCC＝脳梁膨大 splenium corporis callosi, TCN＝尾状核尾 tail of caudate nucleus

脳幹・小脳の内部構造

　脳幹の内部構造を正しく理解するのはかなりの困難を伴うが，脳幹を理解しないと脳全体が理解できない．脳幹の連続横断染色切片を作製して肉眼観察および弱拡大の顕微鏡観察をするのが最も優れた方法である．連続切片の染色としては，全体の形を把握するためにはヘマトキシリンを使うWeigert系の髄鞘染色がよいし，神経細胞の集まった神経核を観察するためにはKlüver-Barrera染色法がよい（図21）．脳幹の内部には，神経線維束と脳神経の起始核（運動核）と同終止核（知覚核）およびその他の神経核がある．これらの部位やその形態を立体的に確実に理解することが大切である．

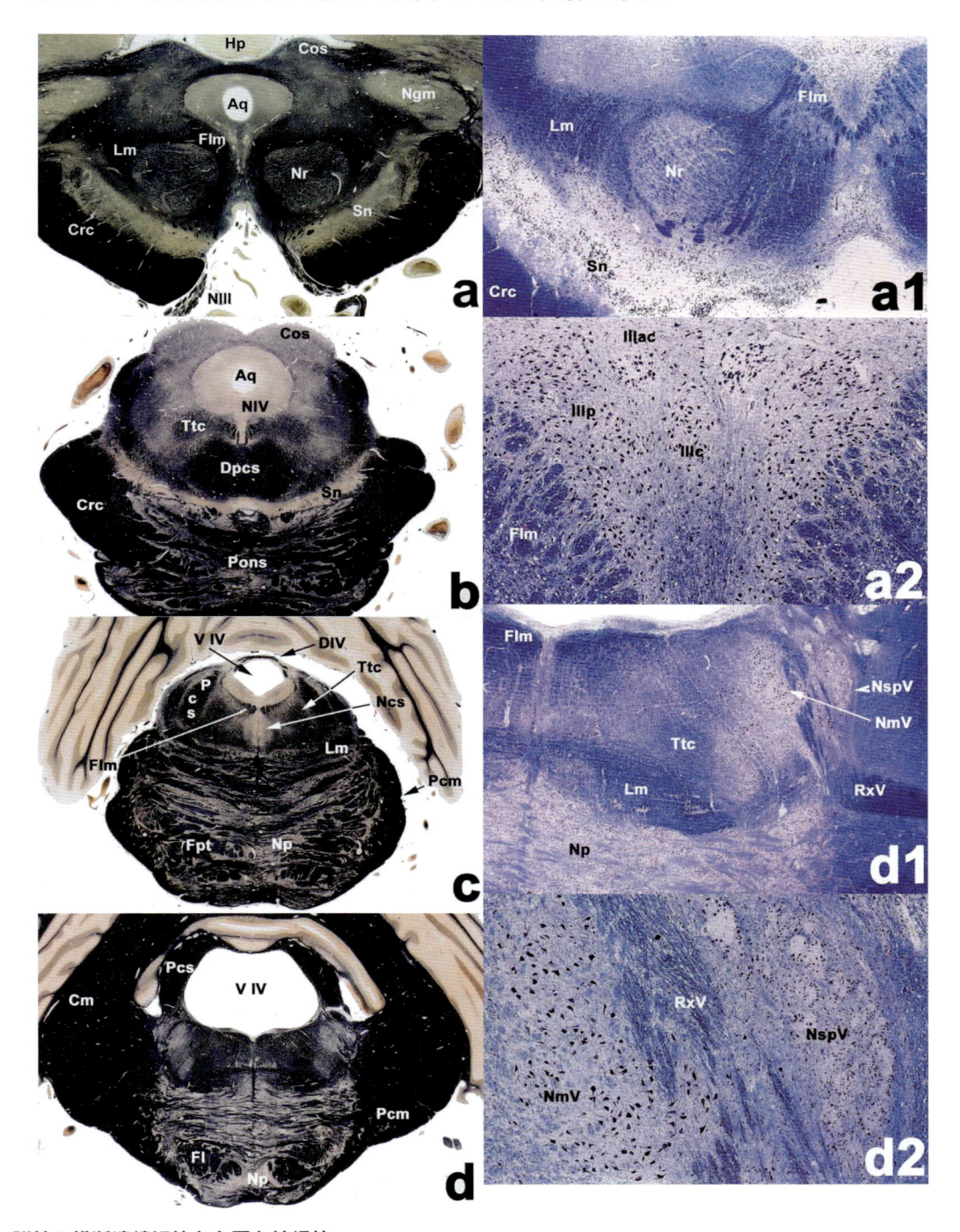

図21　脳幹の横断連続切片と主要な神経核
染色は，Kultschitzky髄鞘染色法（黒）とKlüver-Barrera染色法（青）．
脳全体を理解するためには避けて通れない勉強がある．それは最も構造が複雑な脳幹をどのように攻略するかが重要なポイントである．各レベルの略図を描いて，いろいろな構造を確認しながら，いろいろな構造の名称を入れていくという過程を繰り返すのが早道である．

第 1 章　正常構造と画像解剖

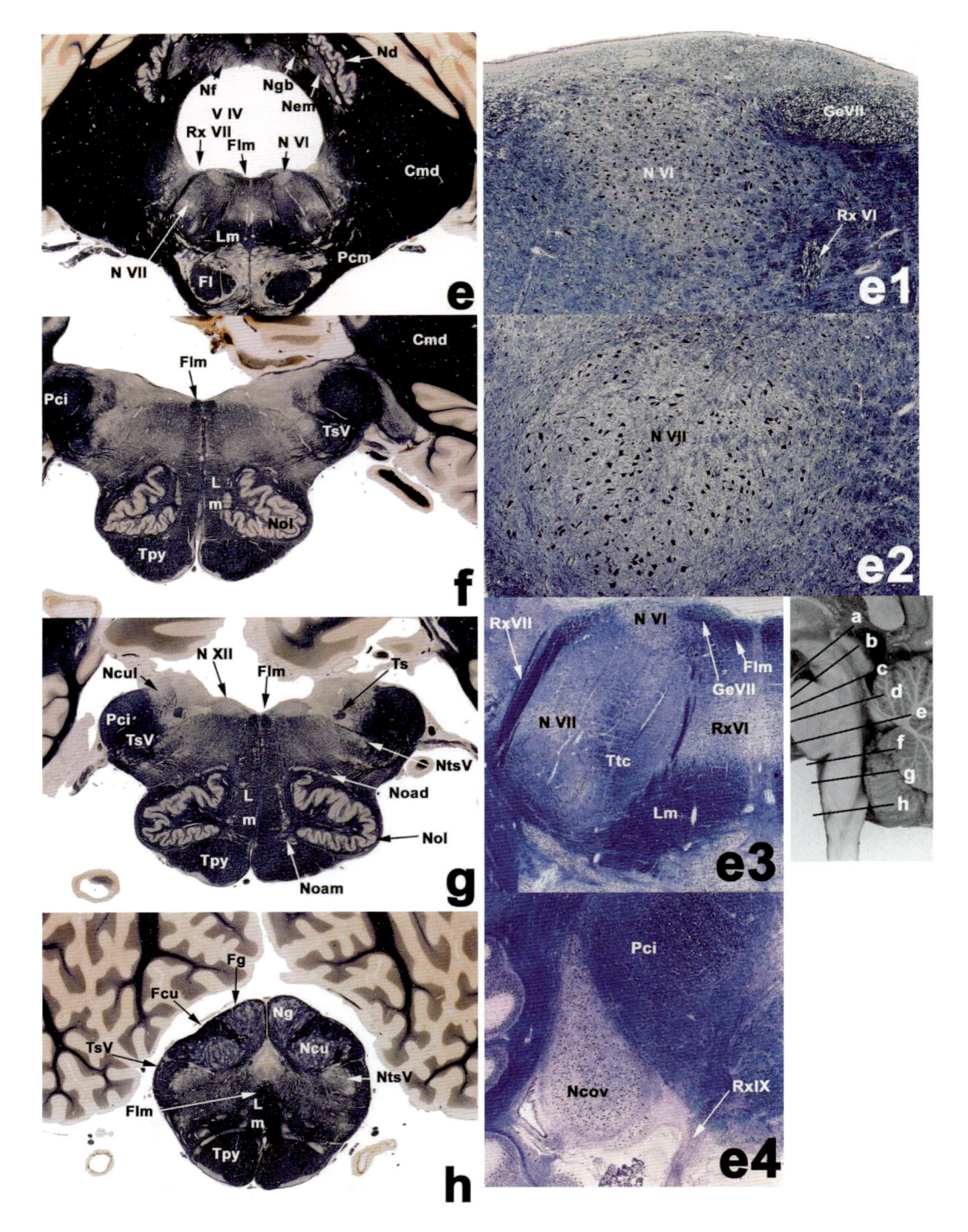

略号：Ⅲac＝動眼神経副核（Edinger-Westphal）nucleus accessories nervi oculomotorii，Ⅲc＝動眼神経中心核（Perlia）nucleus centralis nervi oculomotorii，Ⅲp＝動眼神経主核 nucleus principalis nervi oculomotorii，Aq＝中脳水道（Sylvius水道）aqueductus cerebri，Cmd＝髄体 corpus medullaris，Cos＝上丘 colliculus superior，Crc＝大脳脚 crus cerebri，DⅣ＝滑車神経交叉 decussatio nervi trochlearis，Dpcs＝上小脳脚交叉 decussatio pedunculorum cerebellarim superiorum，Fcu＝楔状束 fasciculus cuneatus，Fg＝薄束 fasciculus gracilis，Fl＝縦束 fasciculi longitudinales，Flm＝内側縦束 fasciculus longtudinalis medialis，Fpt＝横橋線維 fibrae pontis transversae，GeⅦ＝顔面神経膝 genu nurvi facialis，Lm＝内側毛帯 lemniscus medialis，NⅢ＝動眼神経核 nucleus nervi oculomotorii，NⅣ＝滑車神経核 nucleus nervi trochlearis，NⅥ＝外転神経核 nucleus nervi abducentis，NⅦ＝顔面神経核 nucleus nervi facialis，NⅫ 舌下神経核 nucleus nervi hypoglossi，Ncov＝蝸牛神経腹側核 nucleus nervi cochlearis ventralis，Ncs＝上中心核 nucleus centralis superior，Ncu＝楔状束核 nucleus cuneatus，Ncul＝外側楔状束核 nucleus cuneatus lateralis，Nd＝歯状核 nucleus dentatus，Nem＝栓状核 nucleus emboliformis，Nf＝室頂核 nucleus fastigii，Ng＝薄束核 nucleus gracilis，Ngb＝球状核 nucleus globosus，Ngm＝内側膝状体核 nucleus geniculatus medialis，NmⅤ＝三叉神経運動核 nucleus motorius nervi trigemini，Noad＝背側副オリーブ核 nucleus olivaris accessorius dorsalis，Noam＝内側副オリーブ核 nucleus olivaris accessorius medialis，Nol＝オリーブ核 nucleus olivaris，Np＝橋核 nuclei pontis，Nr＝赤核 nucleus ruber，NspⅤ＝三叉神経主知覚枝 nucleus sensorius principalis nervi trigemini，NtsⅤ＝三叉神経脊髄路核 nucleus tractus spinalis nervi trigemini，Pci＝下小脳脚 pedunculus cerebellaris inferior，Pcm＝中小脳脚 pedunculus cerebellaris medius，Pcs＝上小脳脚 pedunculus cerebellaris superior，Pons＝橋 pons，RxⅤ＝三叉神経根 radix nervi trigemini，RxⅥ＝外転神経根 radix nervi abducentis，RxⅦ＝顔面神経根 radix nervi facialis，RxⅨ＝舌咽神経根 radix nervi hypoglossi，Sn＝黒質 substantia nigra，Tpy＝錐体路 tractus pyramidalis，Ts＝弧束 tractus solitarius，TsⅤ＝三叉神経脊髄路 tractus spinalis nervi trigemini，Ttc＝中心被蓋路 tractus tegmentalis centralis，ⅤⅣ＝第四脳室 ventriculus quartus

正常構造と画像解剖

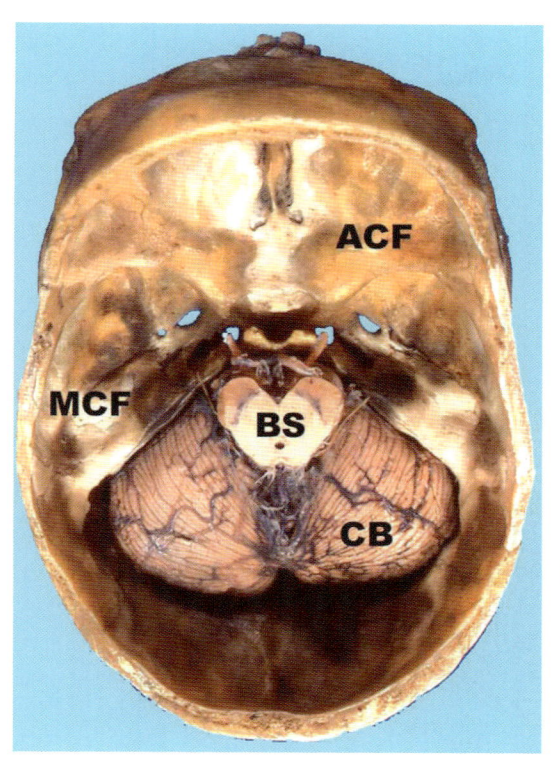

図22　内頭蓋底と脳幹小脳
後頭蓋窩に入っている脳幹と小脳の位置を示している．
脳幹＝中脳＋橋＋延髄
中脳はテント切痕にある．
略号：ACF＝前頭蓋窩 anterior cranial fossa（＝fossa cranii anterior），BS＝脳幹 brain stem（＝truncus encephali），CB＝小脳 cerebellum，MCF＝中脳蓋窩 middle cranial fossa（＝fossa cranii media）

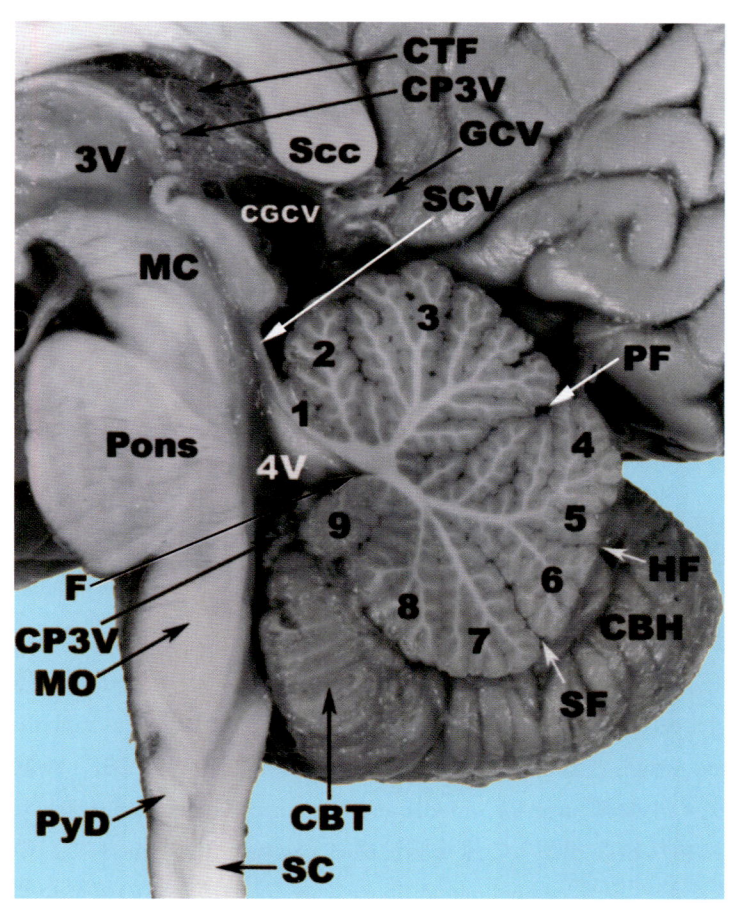

図23　脳幹小脳の正中矢状断と第四脳室
脳幹と小脳の間に形成される第四脳室と，その周囲の名称を示してある．
脳幹と小脳を矢状断にすると，多くの構造を観察することができる．まず，位置関係の概略を理解してから細部をみるとよい．
略号：1〜9＝小脳虫部 vermis cerebelli，1＝小脳小舌 lingula cerebelli，2＝中心小葉 lobulus centralis，3＝山頂 culmen，4＝山腹 declive，5＝虫部葉 folium vermis，6＝虫部隆起 tuber vermis，7＝虫部錐体 pyramis vermis，8＝虫部垂 uvula vermis，9＝小節 nodulus，3V＝第三脳室 third ventricle（＝ventriculus tertius），4V＝第四脳室 fourth ventricle（＝ventriculus quartus），AQ＝中脳水道 aqueductus cerebri，CBH＝小脳半球 cerebellar hemisphere，CBT＝小脳扁桃 cerebellar tonsil，CGCV＝大大脳静脈槽 cistern of great cerebral vein，CP3V＝第三脳室脈絡叢 choroid plexus of the third ventricle，CP4V＝第四脳室脈絡叢 choroid plexus of the fourth ventricle，CTF＝大脳横裂 cerebral transverse fissure，F＝室頂 fastigium，GCV＝大大脳静脈（Galenus 静脈）great cerebral vein（＝vein of Galenus，米国では vein of Galen と表現しているが，人名としては正しくない），HF＝水平裂 horizontal fissure，MC＝中脳 mesencephalon，MO＝延髄 medulla oblongata，PF＝第一裂 primary fissure，Pons＝橋 pons，PyD＝錐体交叉 pyramidal decussation，SC＝脊髄 spinal cord，Scc＝脳梁膨大 splenium corporis callosi，SF＝第二裂 secondary fissure，SMV＝上髄帆 superior medullary velum

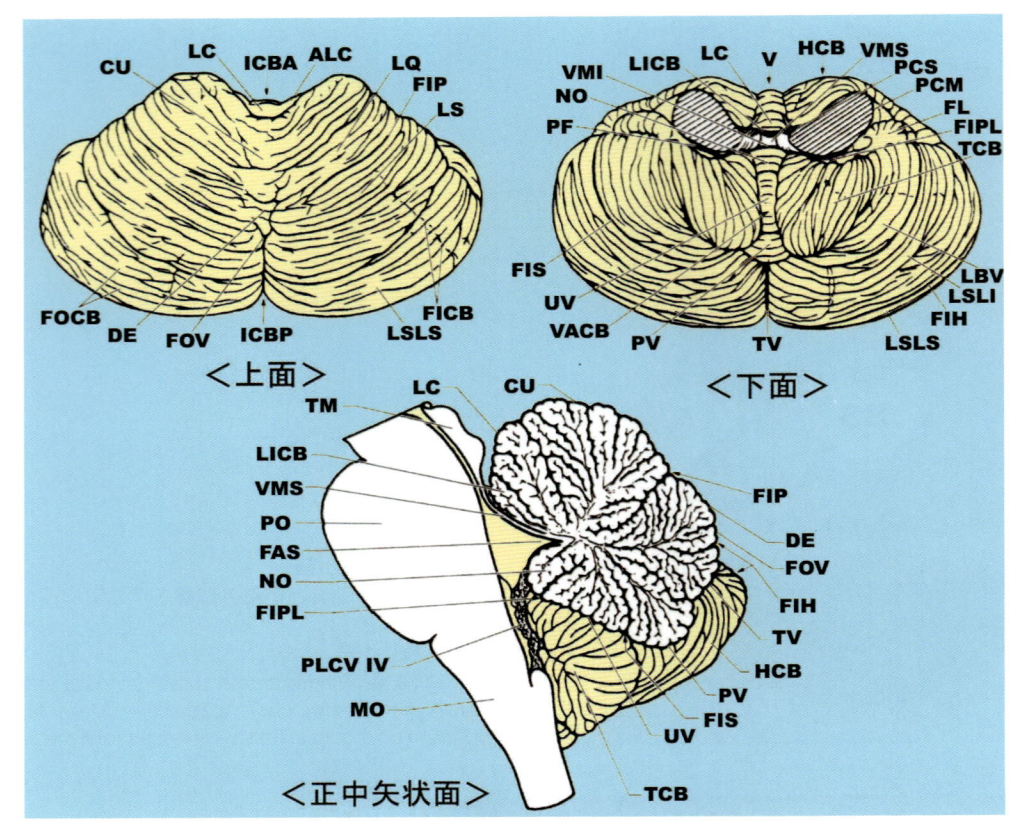

図24　小脳の表面構造

小脳の部位を理解するためには，次の手順で勉強を進めるのがよい．まず，小脳虫部と左右の小脳半球がどこにあるかを確認する．次いで，旧小脳，前庭小脳，新小脳がどこにあるかをみる．最後に小脳の細部の名称を確認する．

略号：ALC＝中心小葉翼 ala lobubi centralis, CU＝山頂 culmen, DE＝山腹 declive, FAS＝室頂 fastigium, FICB＝小脳溝 fissurae cerebelli, FIH＝水平裂 fissura horizontalis, FIP＝第一裂 fissura prima, FIPL＝後外側裂 fissure posterolateralis, FIS＝第二裂 fissure secunda, FL＝片葉 flocculus, FOCB＝小脳回 foliae cerebellares, FOV＝虫部垂 folium vermis, HCB＝小脳半球 hemispherium cerebelli, ICBA＝前小脳切痕 incisura cerebellaris anterior, ICBP＝後小脳切痕 incisura cerebellaris posterior, LBV＝二腹小葉 lobulus biventer, LC＝中心小葉 lobulus centralis, LICB＝小舌 lingula cerebelli, LQ＝四角小葉 lobulus quadrangularis, LS＝単小葉 lobulus simplex, LSLI＝下半月小葉 lobulus semilunaris inferior, LSLS＝上半月小葉 lobulus semilunaris superior, MO＝延髄 medulla oblongata, NO＝小節 nodulus, PCM＝中小脳脚 pedunculus cerebellaris medius, PCS＝上小脳脚 pedunculus cerebellaris superior, PF＝片葉脚 pedunculus flocculi, PLCV Ⅳ＝第四脳室脈絡叢 plexus chorioideus ventriculi quarti, PO＝橋 pons, PV＝虫部錐体 pyramis vermis, TCB＝小脳扁桃 tonsilla cerebelli, TM＝中脳蓋 tectum mesencephali, TV＝虫部隆起 tuber vermis, UV＝虫部垂 uvula vermis, V＝虫部 vermis, VACB＝小脳谷 vallecula cerebelli, VMI＝下髄帆 velum medullare inferius, VMS＝上髄帆 velum medullare superius

　内頭蓋底と脳幹と小脳の位置を図で示す（**図22**）．小脳と脳幹の間には第四脳室がある（**図23**）．小脳表面の主な構造を**図24**に示しておく．小脳内部の構造としては小脳皮質の構造（**図25**）と，小脳髄体 corpus medullare の中にある4つの小脳核 nuclei cerebelli（歯状核 nucleus dentatus，栓状核 nucleus emboliformis，球状核 nucleus globosus，室頂核 nucleus fastigii）を理解しておかなければならない（**図26**）．小脳と脳幹や脊髄を連絡するのは上・中・下の3対の小脳脚 superior, middle and inferior cerebellar peduncles である．上小脳脚の大部分の線維は小脳核，特に歯状核などからの遠小脳性線維 cerebellofugal fibers で，中脳や視床に連絡するが，中および下小脳脚は求小脳性線維 cerebellopetal fibers である．橋核からの線維などは中小脳脚を経て，オリーブ核・脊髄の Clarke 背核・網様体・三叉神経核などからの線維は下小脳脚を経て，それぞれ小脳の皮質に連絡する（「2．運動失調」の項を参照）．

正常構造と画像解剖

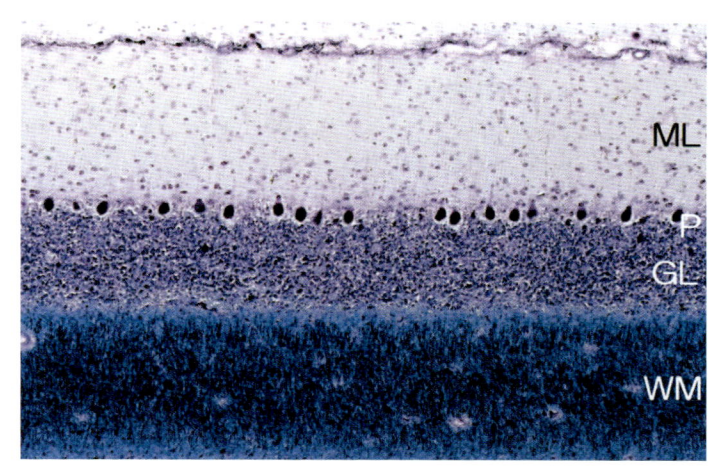

図 25　小脳皮質の構造
Klüver-Barrera 染色切片の顕微鏡像．
小脳皮質の基本的な構造は，小脳の部位の違いによって変わることはない．「2. 運動失調」の項の**図 2-2** と**図 2-3** も参照すること．
略号：GL＝顆粒層 granular layer, ML＝分子層 molecular layer, P＝プルキンエ細胞 Purkinje cell, WM＝白質 white matter

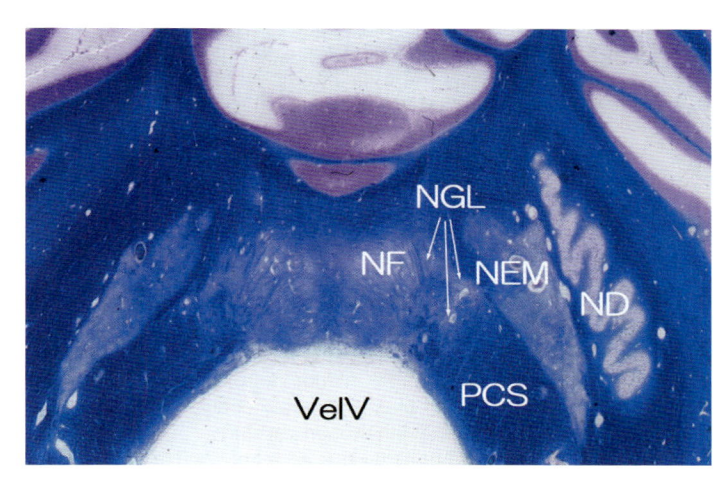

図 26　小脳核
室頂 fastigium の近くの Klüver-Barrera 染色切片の顕微鏡像．
小脳核は室頂の 5 mm 位を上端として下方に存在し，左右のレベルのわずかな差で，図のように片側の歯状核が断面に出ないこともありうる．
略号：ND＝歯状核 nucleus dentatus, NEM＝栓状核 nucleus emboliformis, NF＝室頂核 nucleus fastigii, NGL＝球状核 nucleus globosus, PCS＝上小脳脚 pedunculus cerebellaris superior, Ve Ⅳ＝第四脳室 fourth ventricle（＝ventriculus quartus）

第 1 章　正常構造と画像解剖

頭蓋底と脳神経の根

　脳幹から出入りする脳神経が，頭蓋腔を出入りするまでの三次元的な走行はなかなか理解が困難である．内頭蓋底と脳幹の位置と脳神経の走行のわかる図を示しておく（**図 27**）．

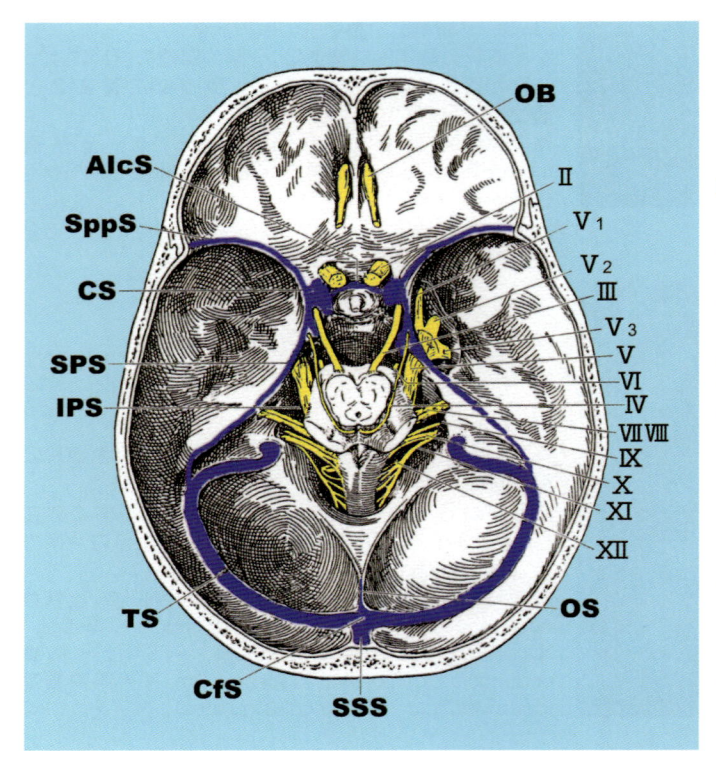

図 27　内頭蓋底と脳神経の走行（Corning, 1923[12]）を改変）
脳幹に出入りする脳神経の走行をわかりやすく描いてある．Ⅲ，Ⅳ，ⅥおよびⅤの第 1 枝と第 2 枝は海綿静脈洞の外側壁内を通過する（**図 9-14**）．
略号：Ⅱ＝視神経 optic nerve, Ⅲ＝動眼神経 oculomotor nerve, Ⅳ＝滑車神経 trochlear nerve, Ⅴ＝三叉神経 trigeminal nerve, V_1＝眼神経 ophthalmic nerve, V_2＝上顎神経 maxillary nerve, V_3＝下顎神経 mandibular nerve, Ⅵ＝外転神経 abducens nerve, Ⅶ＝顔面神経 facial nerve, Ⅷ＝内耳神経（前庭蝸牛神経）vestibulocochlear nerve, Ⅸ＝舌咽神経 glossopharyngeal nerve, Ⅹ＝迷走神経 vagus nerve, Ⅺ＝副神経 accessory nerve, Ⅻ＝舌下神経 hypoglossal nerve, AIcS＝前海綿間静脈洞 anterior intercavernous sinus, CfS＝静脈洞交会 confluens sinuum, CS＝海綿静脈洞 cavernous sinus, IPS＝下錐体静脈洞 inferior petrosal sinus, OB＝嗅球 olfactory bulb, OS＝後頭静脈洞 occipital sinus, SppS＝蝶形頭頂静脈洞 sphenoparietal sinus, SPS＝上錐体静脈洞 superior petrosal sinus, SSS＝上矢状静脈洞 superior sagittal sinus, TS＝横静脈洞 transverse sinus

正常構造と画像解剖

脊髄の肉眼構造

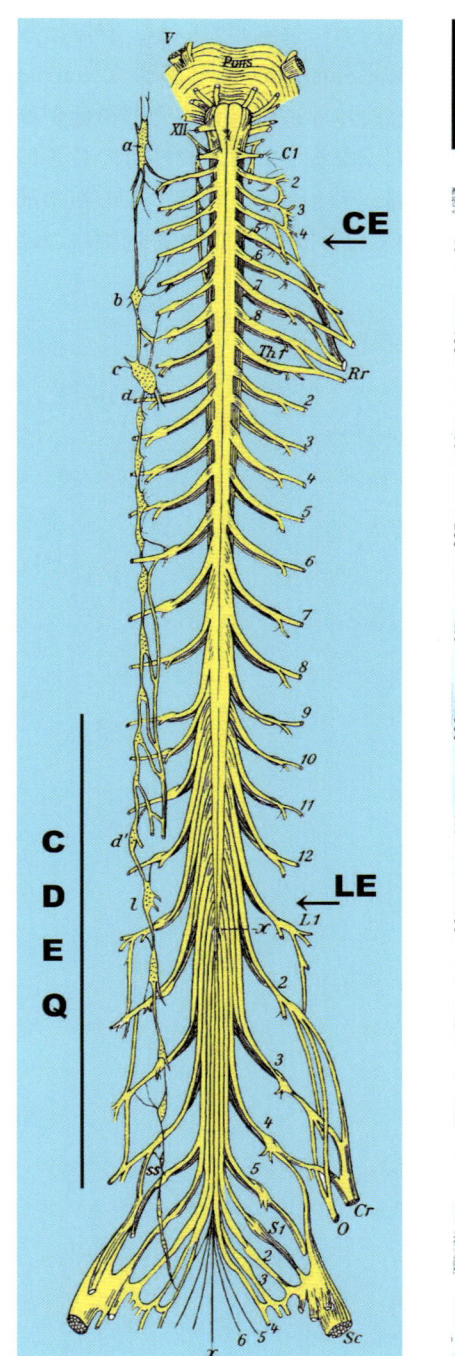

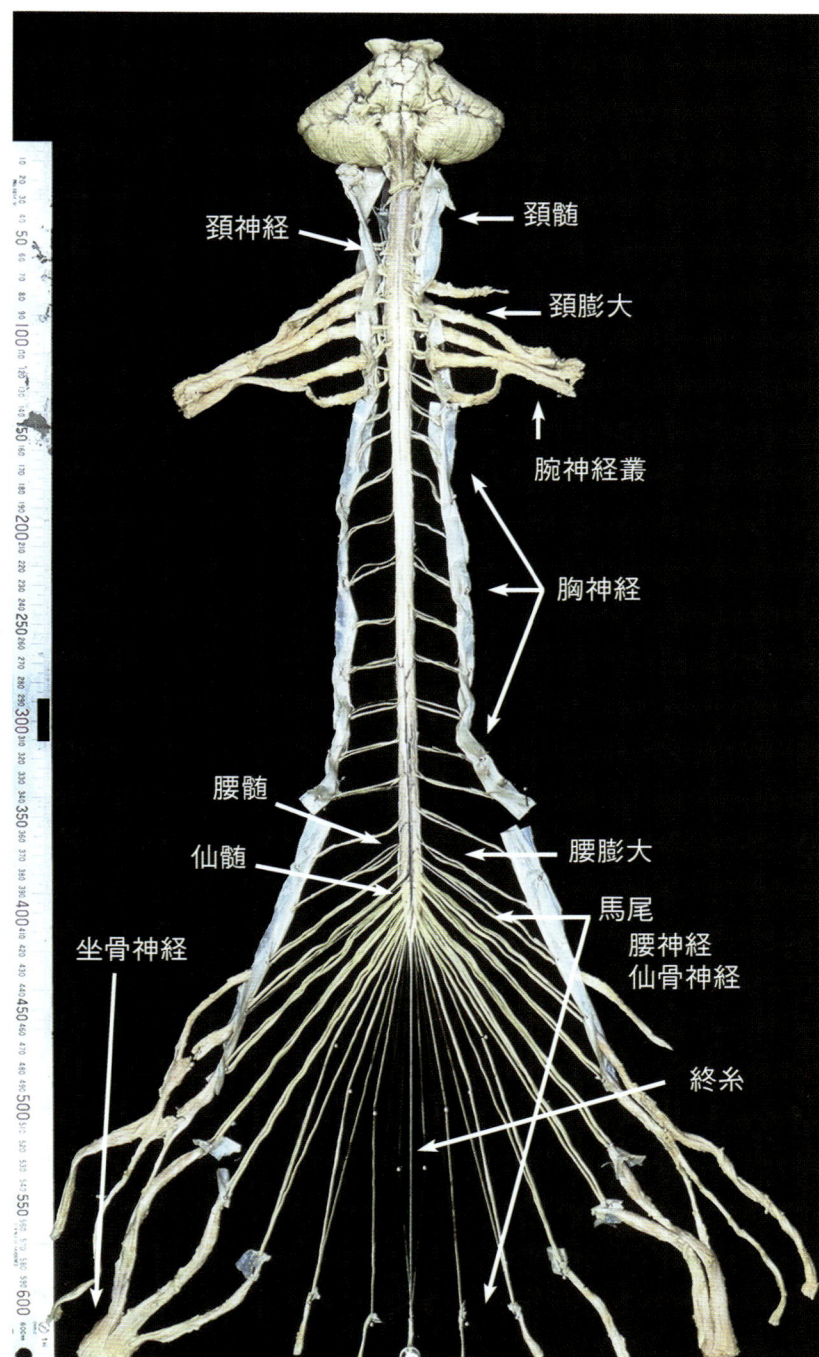

図 28 頸膨大・腰膨大・馬尾・交感神経幹の図と解剖所見（図は左半はKopsch, 1943[13]を改変）
この図は脊髄全長と頸膨大，腰膨大，脊髄神経，馬尾，腕神経叢，腰神経叢，仙骨神経叢，交感神経幹と幹神経節，脳幹と脳神経などが同時に描かれている．説明が入っていなくても注意してみるとわかる．
略号：CE＝頸膨大 cervical enlargement，CDEQ＝馬尾 cauda equina，LE＝腰膨大 lumbar enlargement，a・b・c・d・l・ss＝交感神経幹の幹神経節，a＝上頸神経節 superior cervical ganglion，b＝中頸神経節 middle cervical ganglion，c＝下頸神経節 inferior cervical ganglion，d＝胸神経節 thoracic ganglion，l＝腰神経節 lumbar ganglion，ss＝仙骨神経節 sacral ganglion，c＋d＝頸胸神経節（星状神経節）

第 1 章　正常構造と画像解剖

　成人の脊髄は直径 10〜15 mm 程度の白色の索状物で，長さが 40〜45 cm であり，椎骨と靭帯で形成される脊柱管の中に納まっている．上方は延髄に連なり，下方は細くなって脊髄円錐 conus medullaris となり，第 1〜2 腰椎レベルで神経細胞や神経線維などの成分を含まない細い終枝 filum terminale となって，脳脊髄液 cerebrospinal fluid を容れたくも膜下腔 subarachnoid space を脊髄神経の根とともに下行し，S2 レベル以下ではくも膜下腔がなくなって髄膜のみに包まれ，仙骨管で分散して仙骨後面に付着している．脊髄は頚部下半と腰部上部で 2 箇所で太い部分があり，それぞれ頚膨大 cervical enlargement と腰膨大 lumbar enlargement という（**図 28**）．それぞれ上肢と下肢を支配する部位に相当し，体幹に比較して脊髄神経が豊富であるために対応するレベルの灰白質も豊富にあり，脊髄全体として太くなっている．脊柱管の長さに対して，脊髄の長さは約 2/3 であり，不足部分は脊髄神経の根が伸びて補う形となっている．この根の部分を馬尾 cauda equina という（**図 28**）．脊髄の内部構造と脊髄神経については，「13. 脊髄と脊髄神経の障害」の項を参照してほしい．

　神経系の勉強のための参考書を文献欄に挙げておく[1〜8]．

正常構造と画像解剖　[画像]

脳の正常画像

■T2 強調画像　横断像（図29〜39）

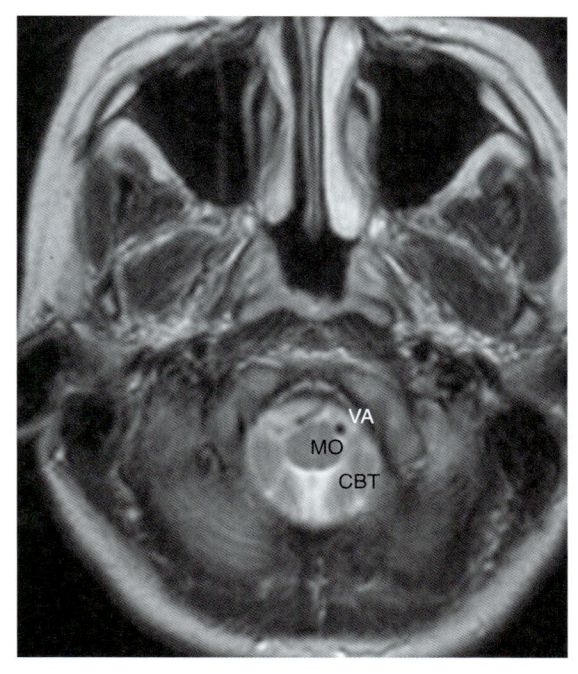

図29　延髄下部（横断像）
略号：CBT＝小脳扁桃 cerebellar tonsil, MO＝延髄 medulla oblongata, VA＝椎骨動脈 vertebral artery

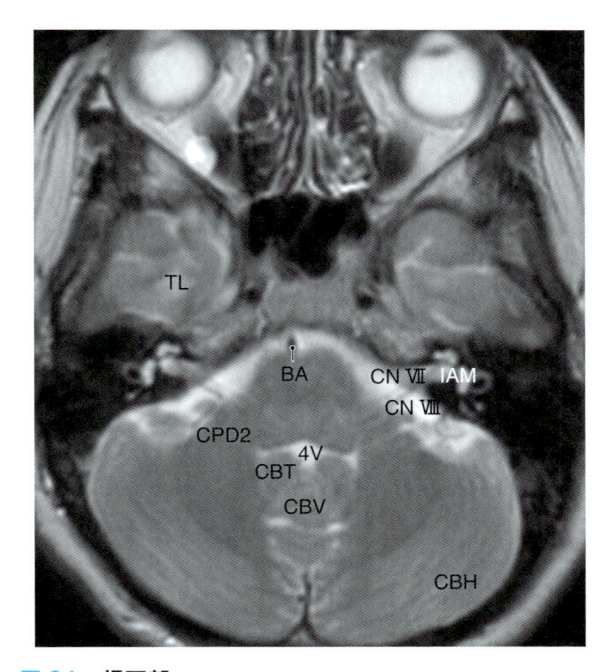

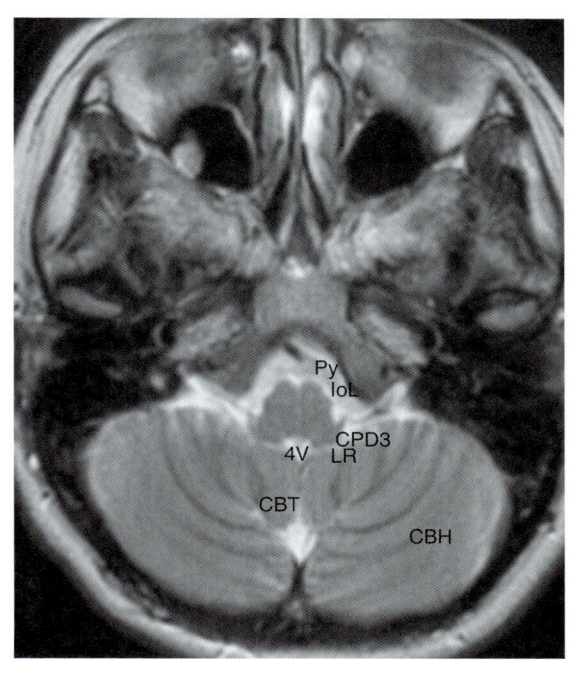

図30　延髄上部
略号：4V＝第四脳室 fourth ventricle, CBH＝小脳半球 cerebellar hemisphere, CBT＝小脳扁桃 cerebellar tonsil, CPD3＝下小脳脚 inferior cerebellar peduncle, IoL＝下オリーブ核 inferior olivary nucleus, LR＝外側陥凹（第四脳室）lateral recess, Py＝延髄錐体 medullary pyramis

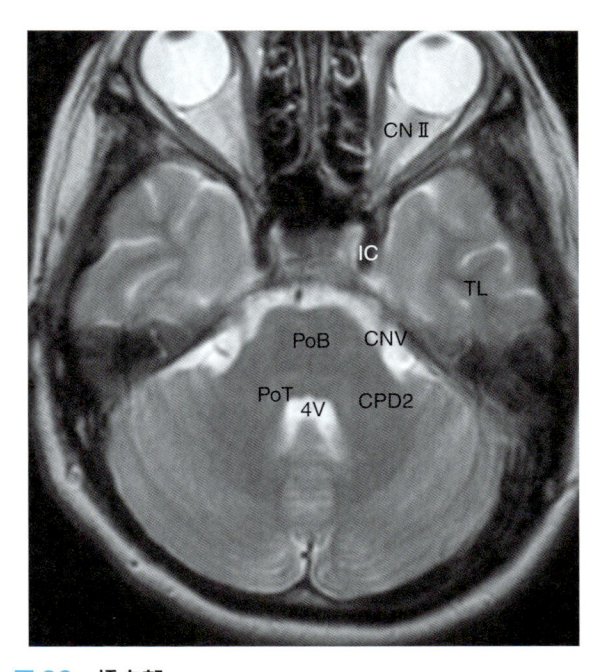

図31　橋下部
略号：4V＝第四脳室 fourth ventricle, BA＝脳底動脈 basilar artery, CBH＝小脳半球 cerebellar hemisphere, CBT＝小脳扁桃 cerebellar tonsil, CBV＝小脳虫部 cerebellar vermis, CN Ⅶ＝顔面神経 facial nerve, CNⅧ＝前庭蝸牛神経 vestibulocochlear nerve, CPD2＝中小脳脚 middle cerebellar peduncle, IAM＝内耳道 internal auditory meatus, TL＝側頭葉 temporal lobe

図32　橋中部
略号：4V＝第四脳室 fourth ventricle, CN Ⅱ＝視神経 optic nerve, CN V＝三叉神経 trigeminal nerve, CPD2＝中小脳脚 middle cerebellar peduncle, IC＝内頸動脈 internal carotid artery, PoB＝橋底部 pontine base, PoT＝橋被蓋 pontine tegmentum, TL＝側頭葉 temporal lobe

27

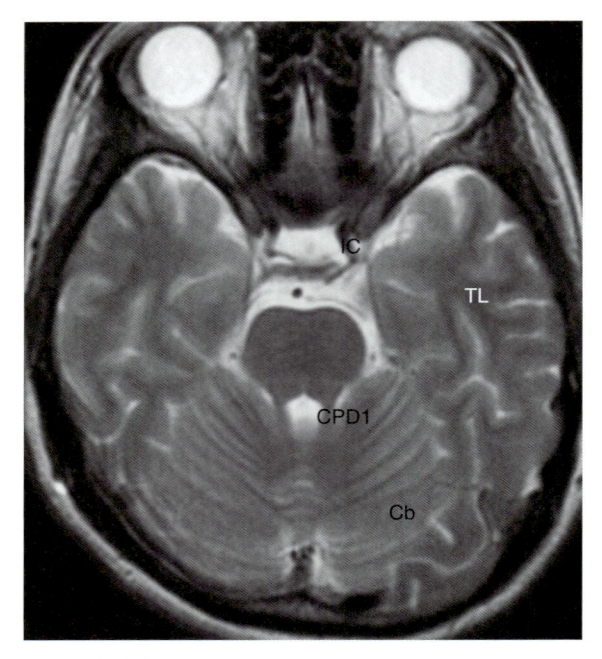

図33 橋上部

略語：Cb＝小脳 cerebellum, CPD1＝上小脳脚 superior cerebellar peduncle, IC＝内頚動脈 internal carotid artery, TL＝側頭葉 temporal lobe

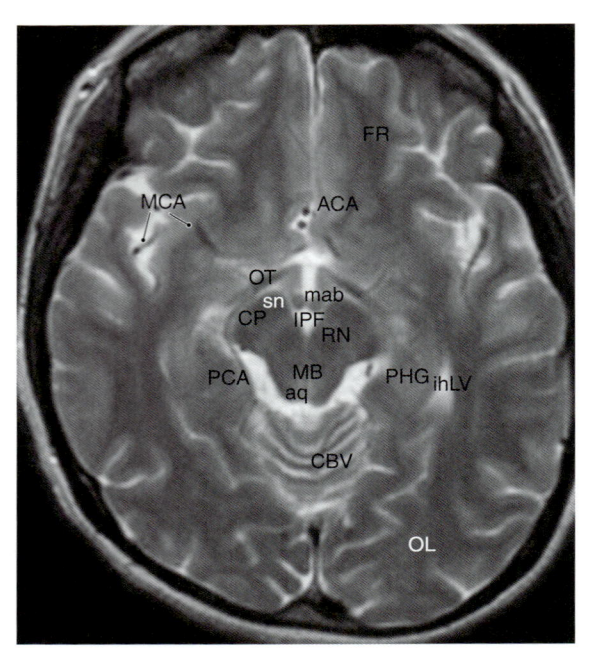

図34 中脳

略語：ACA＝前大脳動脈 anterior cerebral artery, aq＝中脳水道 cerebral aqueduct, CBV＝小脳虫部 cerebellar vermis, CP＝大脳脚 crus cerebri, FR＝前頭葉 frontal lobe, ihLV＝側脳室下角 inferior horn of lateral ventricle, IPF＝脚間窩 interpeduncular fossa, mab＝乳頭体 mamillary body, MB＝中脳 midbrain, MCA＝中大脳動脈 middle cerebral artery, OL＝後頭葉 occipital lobe, OT＝視索 optic tract, PCA＝後大脳動脈 posterior cerebral artery, PHG＝海馬傍回 parahippocampal gyrus, RN＝赤核 red nucleus, sn＝黒質 substantia nigra

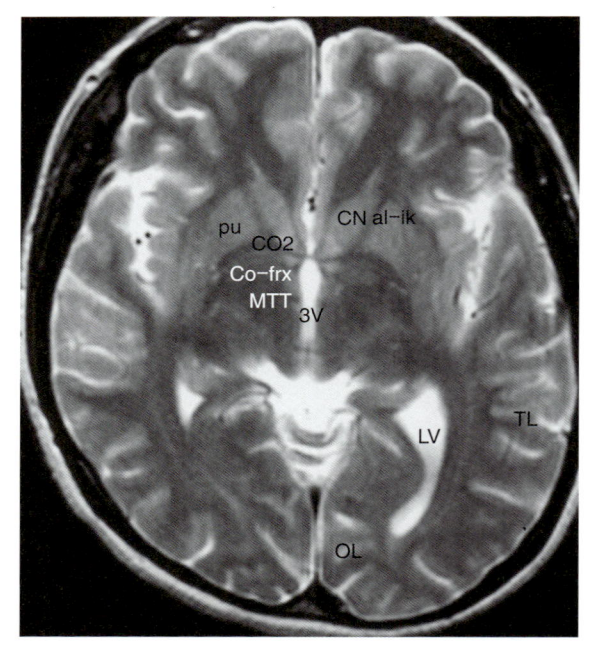

図35 前交連

略語：3V＝第三脳室 third ventricle, al-ik＝内包前脚 anterior limb of internal capsule, CN＝尾状核 caudate nucleus, CO2＝前交連 anterior commissure, Co-frx＝脳弓交連 commissure of fornix, LV＝側脳室 lateral ventricle, MTT＝視床乳頭路 mamillothalamic fascicle, OL＝後頭葉 occipital lobe, pu＝被殻 putamen, TL＝側頭葉 temporal lobe

正常構造と画像解剖 [画像]

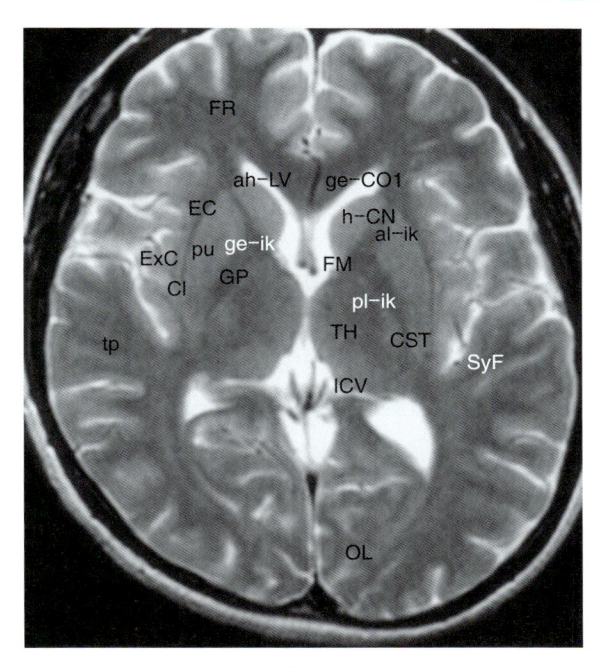

図36 モンロー孔（室間孔）レベル
略語：ah-LV＝側脳室前角 anterior horn of lateral ventricle, al-ik＝内包前脚 anterior limb of internal capsule, Cl＝前障 claustrum, CST＝皮質脊髄路 corticospinal tract, EC＝外包 external capsule, ExC＝最外包 capsula extrema, ge-ik＝内包膝部 genu of internal capsule, FM＝モンロー孔 foramen of Monro（室間孔 interventricular foramen）, FR＝前頭葉 frontal lobe, ge-CO1＝脳梁膝部 genu of corpus callosum, h-CN＝尾状核頭 head of caudate nucleus, ICV＝内大脳静脈 internal cerebral vein, OL＝後頭葉 occipital lobe, pl-ik＝内包後脚 posterior limb of internal capsule, pu＝被殻 putamen, SyF＝シルビウス裂 Sylvian fissure（外側溝 lateral sulcus）, TH＝視床 thalamus, tp＝側頭葉 temperal lobe

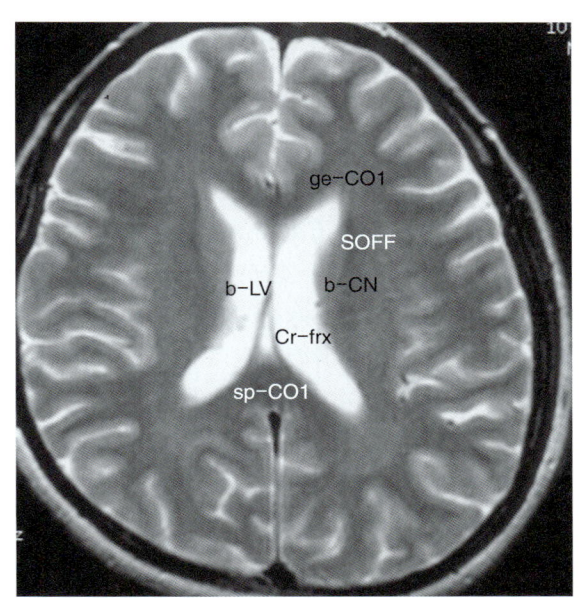

図37 側脳室体部（中心部）レベル
略語：b-CN＝尾状核体部 body of caudate nucleus, b-LV＝側脳室体部 body of lateral ventricle（側脳室中心部 central part of lateral ventricle）, Cr-frx＝脳弓交連 commissure of fornix, ge-CO1＝脳梁膝部 genu of corpus callosum, SOFF＝上後頭前頭束 superior occipitofrontal fascicle, sp-CO1＝脳梁膨大 splenium

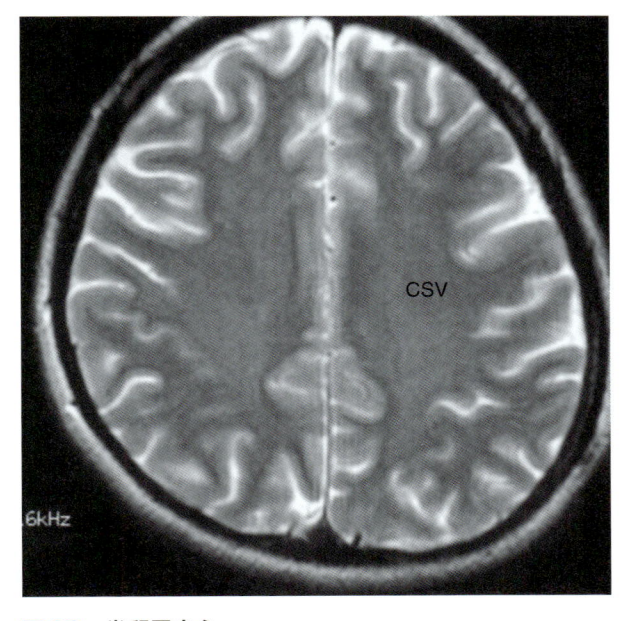

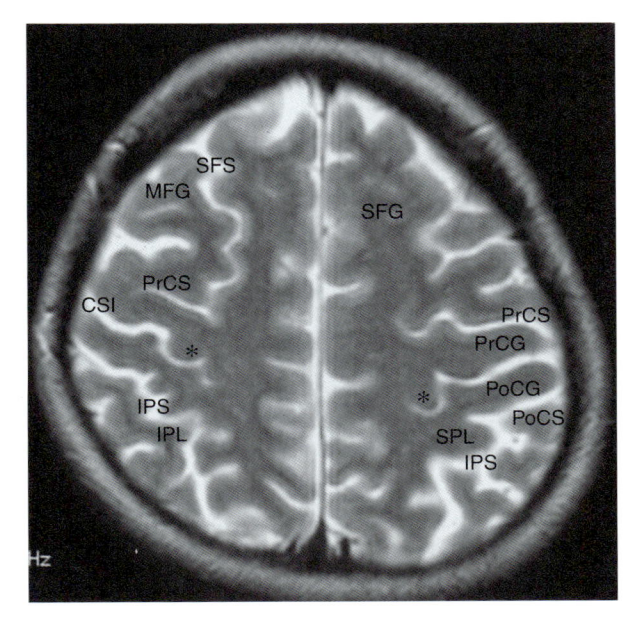

図38 半卵円中心
略語：CSV＝半卵円中心 centrum semiovale

図39 大脳上部
略語：CSl＝中心溝 central sulcus, IPL＝下頭頂小葉 inferior parietal lobulus, IPS＝頭頂間溝 intraparietal lobulus, MFG＝中前頭回 middle frontal gyrus, PoCG＝中心後回 post central gyrus, PoCS＝中心後溝 post central sulcus, PrCG＝中心前回 precentral gyrus, PrCS＝中心前溝 precentral sulcus, SFG＝上前頭回 superior frontal gyrus, SFS＝上前頭溝 superior frontal sulcus, SPL＝上頭頂回 superior parietal lobulus, ＊＝前中心円丘 precentral knob

■中心溝・運動皮質のMRIでの同定

運動皮質（運動野）は，中心前回の中心溝よりの皮質である．中心前回および中心溝の同定は重要である．軸位（横断）像における中心溝の同定において通常使用されているのは，中心溝は深くて独立するが，中心前溝は上・下前頭溝と合流することを利用する方法であり，最も簡便で有用性が高い．MRIにおけるこの方法は88%の例に有効である．さらに，中心後溝は頭頂間溝と合流する．中心前回はprecentral knob sign（後方に凸）を示す．しかし，上前頭溝より低い位置では上記の方法を利用できない．そのようなときには矢状断像から中心溝を同定する[1〜3]．

矢状断像からの中心溝の同定は，最初に外側溝から上方に向かう外側溝前上行枝を見つける（図40 A）．その後方にある脳回が下前頭回弁蓋部である．弁蓋部の後方に位置する脳溝が中心前溝である．それより後方に位置する脳回が中心前回であり，さらにその後方に中心溝が位置する（図40 B）．

外側溝の最後部の周囲に存在する脳回が縁上回である（図40 A）．また，上側頭溝の最後部周囲にあるのが角回である[1〜3]．

■内包後脚内の正常皮質脊髄路のMRIでの描出

内包後脚内の皮質脊髄路は，T2強調画像にて，内包後脚内後部に周囲の白質に比べると高信号を示す限局した領域として描出される（図36）．それらは左右対称性で，3〜4 mmの大きさであり，円型または楕円形を示し，均一な構造で腫瘤効果を示さない．さらに，その信号強度はT2強調画像にて皮質と等信号またはわずかに高信号であり，T1強調画像では白質よりは低信号で，皮質と等信号である．プロトン強調画像では白質と等信号または低信号を示し，決して白質より高信号領域になることはない．この正常高信号領域は，使用している機種の磁場強度によらず同定できる．われわれの観察では，T2強調画像では正常100例中76例，T1強調画像では90例に同定できた[4,5]．

A|B

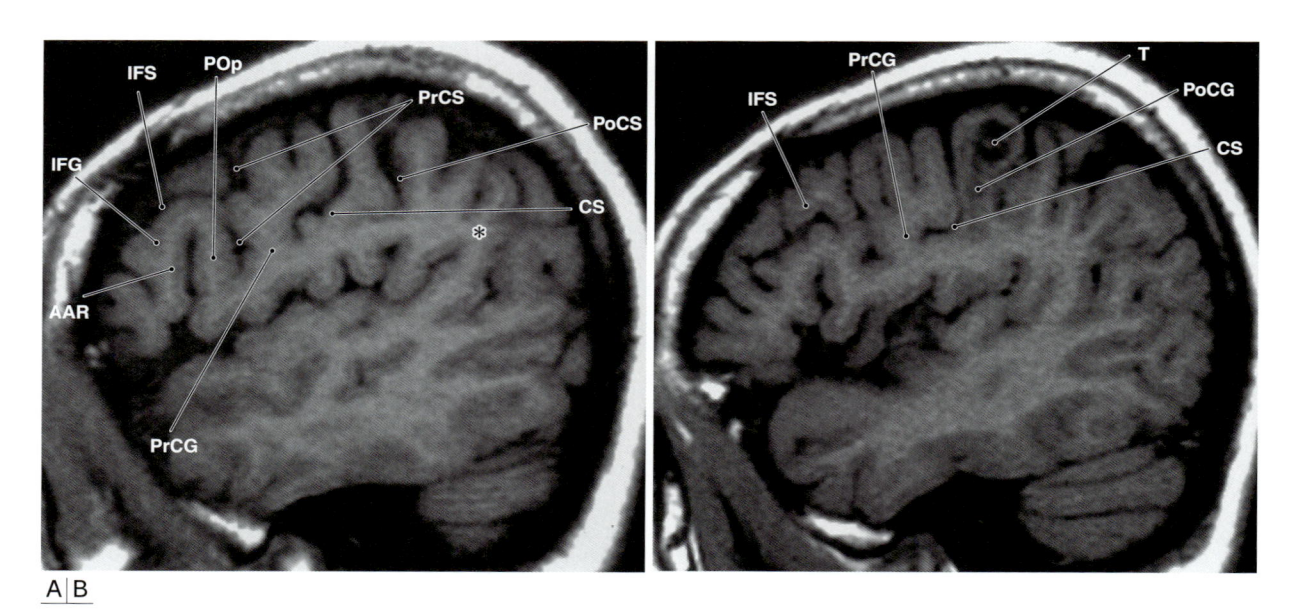

図40　軸位像および矢状断像による中心溝の同定

A：外側溝から上方に伸びる外側溝前上行枝（AAR）を最初に同定する．その後方の脳回が下前頭回弁蓋部（POp）であり，さらに，その後方に中心前溝（PrCS）がある．中心前溝の後方の脳回が中心前回（PrCG）となり，その後縁に中心溝（CS）が位置する．この方法によれば，上前頭溝のみえない低い位置でも中心前回を同定できる．シルビウス裂の最後部の周囲にある脳回が縁上回（＊）である．

B：さらに，内側にたどり中心溝（CS）を同定し，病変（T）が中心後回（PoCG）にあることを確認できる．

略号：AAR＝外側溝前上行枝 anterior ascending ramus, CS＝中心溝 central sulcus, IFG＝下前頭回 inferior frontal gyrus, IFS＝下前頭溝 inferior frontal sulcus, PoCG＝中心後回 post central gyrus, PoCS＝中心後溝 post central sulcus, POp＝下前頭回弁蓋部 operular part of inferior frontal gyrus, PrCG＝中心前回 precentral gyrus, PrCS＝中心前溝 precentral sulcus, T＝病変 tumor (lesion)

■正常画像　冠状断（あるいは前額断）像（図41〜図48）

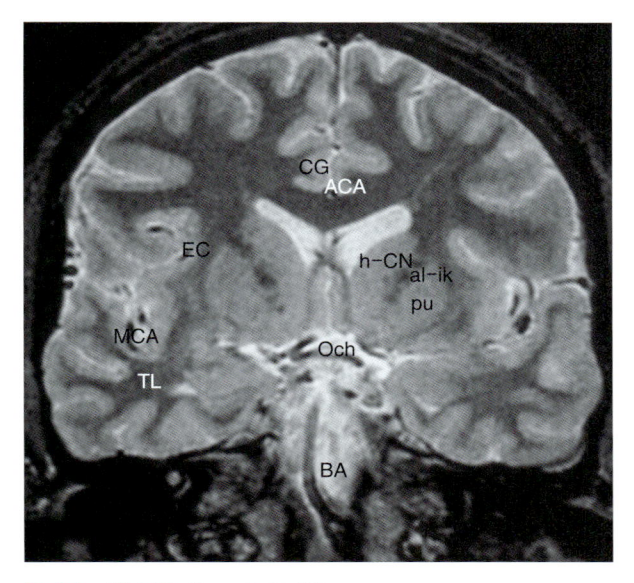

図41　視交叉（fast STIR 法）
略号：ACA＝前大脳動脈 anterior cerebral artery, al-ik＝内包前脚 anterior limb of internal capsule, BA＝脳底動脈 basilar artery, CG＝帯状回 cingulate gyrus, EC＝外包 external capsule, h-CN＝尾状核頭 head of caudate nucleus, MCA＝中大脳動脈 middle cerebral artery, Och＝視交叉 optic chiasma, pu＝被殻 putamen, TL＝側頭葉 temperal lobe

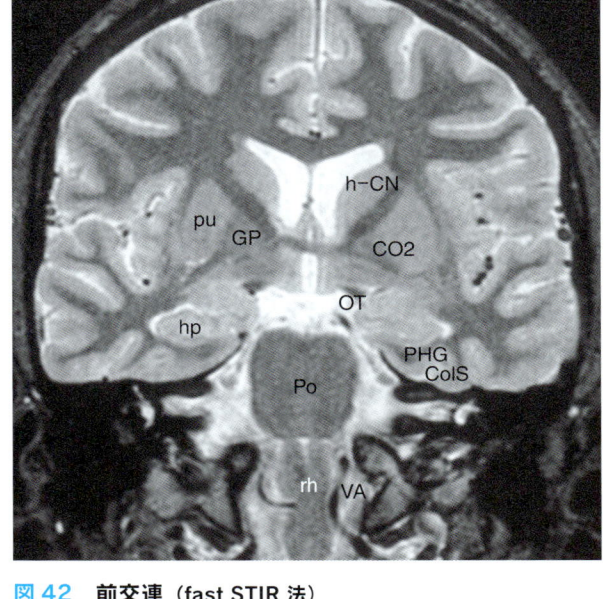

図42　前交連（fast STIR 法）
略号：CO2＝前交連 anterior commissure, Cols＝側副溝 collateral sulcus, GP＝淡蒼球 globus pallidus, h-CN＝尾状核頭 head of caudate nucleus, hp＝海馬 hippocampus, OT＝視索 optic tract, PHG＝海馬傍回 parahippocampal gyrus, Po＝橋 pons, pu＝被殻 putamen, rh＝延髄 medulla oblongata, VA＝椎骨動脈 vertebral artery

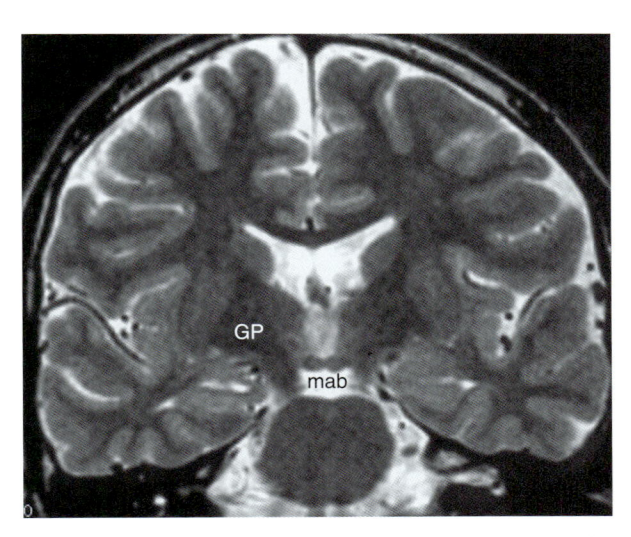

図43　乳頭体（T2強調画像）
略号：GP＝淡蒼球 globus pallidus, mab＝乳頭体 mamillary body

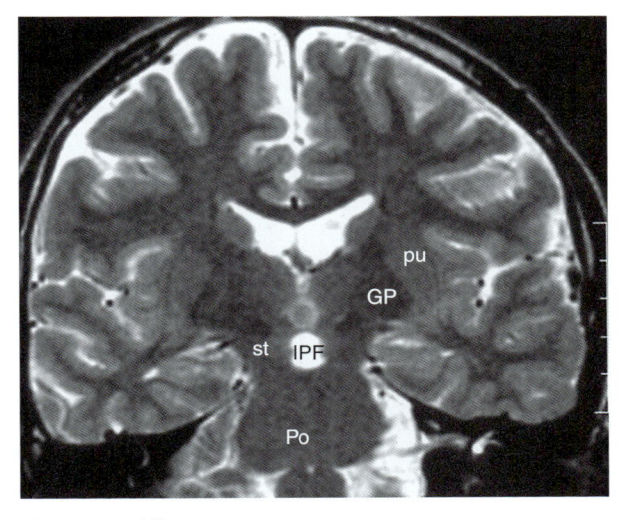

図44　ルイ体（T2強調画像）
略号：GP＝淡蒼球 globus pallidus, IPF＝脚間窩 interpeduncular fossa, Po＝橋 pons, pu＝被殻 putamen, st＝視床下核 subthalamic nucleus（ルイ体 corpus Luysi）

第 1 章　正常構造と画像解剖　[画像]

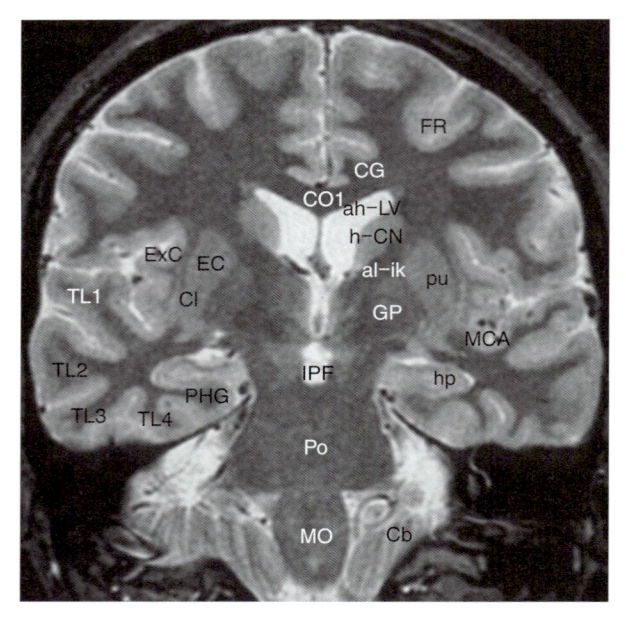

図 45　脚間窩（fast STIR 法）
略号：ah-LV＝側脳室前角 anterior horn of lateral ventricle, al-ik＝内包前脚 anterior limb of internal capsule, Cb＝小脳 cerebellum, CG＝帯状回 cingulate gyrus, CO1＝脳梁 corpus callosum, EC＝外包 external capsule, ExC＝最外包 capsula extrema, FR＝前頭葉 frontal lobe, GP＝淡蒼球 globus pallidus, h-CN＝尾状核頭 head of caudate nucleus, hp＝海馬 hippocampus, IPF＝脚間窩 interpeduncular fossa, MCA＝中大脳動脈 middle cerebral artery, PHG＝海馬傍回 parahippocampal gyrus, Po＝橋 pons, pu＝被殻 putamen, MO＝延髄 medulla oblongata, TL1＝上側頭回 temporal lobe（TL 2＝中側頭回, TL 3＝下側頭回, TL 4＝紡錘状回）

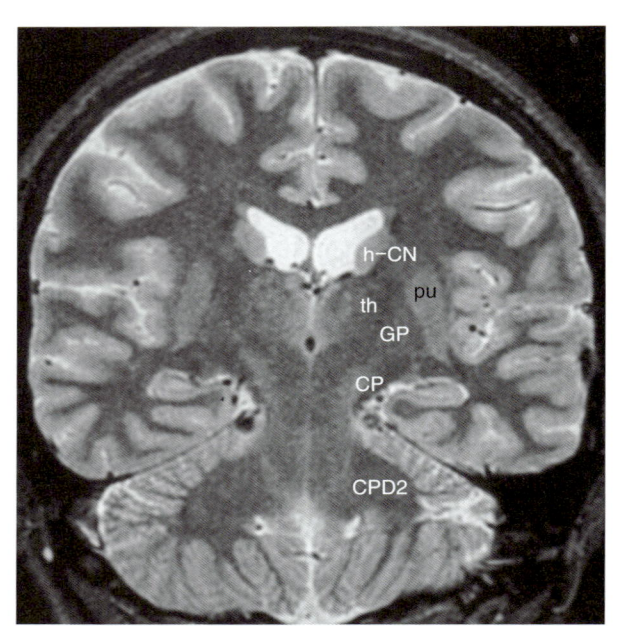

図 46　中小脳脚（fast STIR 法）
略号：CP＝大脳脚 crus cerebri, CPD2＝中小脳脚 middle cerebellar peduncle, GP＝淡蒼球 globus pallidus, h-CN＝尾状核頭 head of caudate nucleus, pu＝被殻 putamen, th＝視床 thalamus

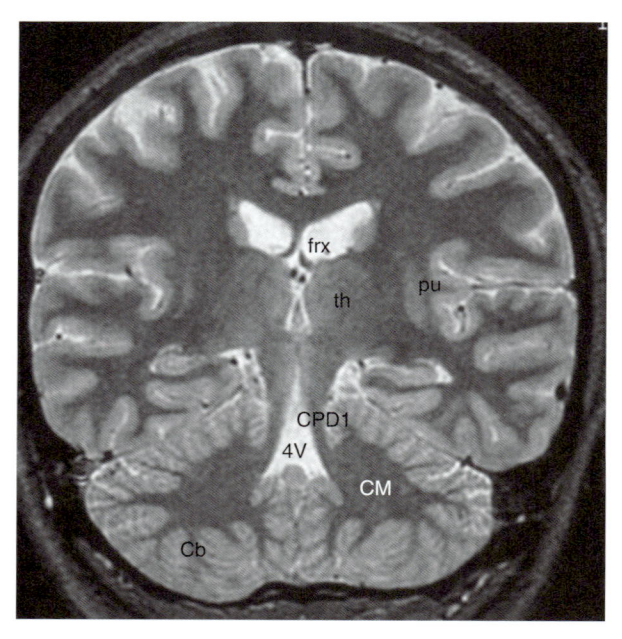

図 47　上小脳脚（fast STIR 法）
略号：4V＝第四脳室 fourth ventricle, Cb＝小脳 cerebellum, CM＝小脳髄体 corpus medullare, CPD1＝上小脳脚 superior cerebellar peduncle, frx＝脳弓 fornix, pu＝被殻 putamen, th＝視床 thalamus

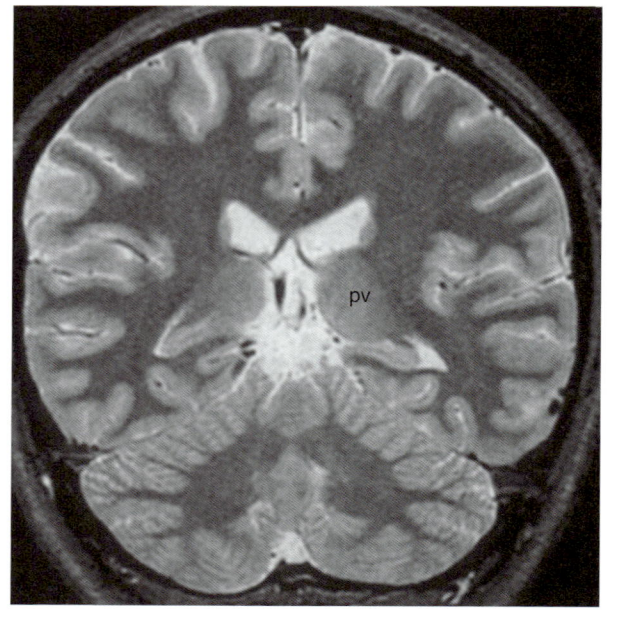

図 48　視床後部（fast STIR 法）
略号：pv＝視床枕 pulvinar（pulvinar thalami）

■T1 強調画像　矢状断像

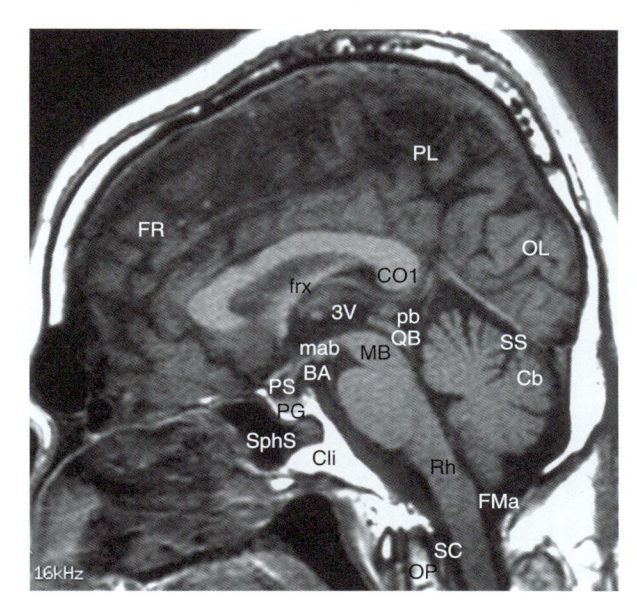

図49　T1 強調画像
略号：3V＝第三脳室 third ventricle，BA＝脳底動脈 basilar artery，Cb＝小脳 cerebellum，Cli＝斜台 clivus，CO1＝脳梁 corpus callosum，FMa＝大後頭孔 foramen magnum，FR＝前頭葉 frontal lobe，frx＝脳弓 fornix，mab＝乳頭体 mamillary body，MB＝中脳 midbrain，OL＝後頭葉 occipital lobe，OP＝歯状突起 odontoid process，pb＝松果体 pineal body，PG＝下垂体 pituitary gland，PL＝頭頂葉 parietal lobe，PS＝下垂体茎 pituitary stalk，QB＝四丘体 quadrigeminal body，Rh＝延髄 medulla oblongata，SC＝脊髄 spinal cord，SphS＝蝶形骨洞 sphenoid sinus，SS＝直静脈洞 straight sinus

■正常 MR アンギオグラフィー像

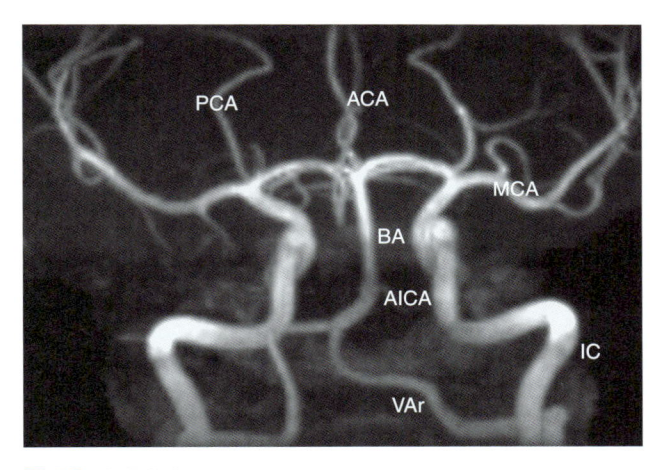

図50　MRA 1（正面像）
略号：ACA＝前大脳動脈 anterior cerebral artery，AICA＝前下小脳動脈 anterior inferior cerebellar artery，BA＝脳底動脈 basilar artery，IC＝内頚動脈 internal carotid artery，MCA＝中大脳動脈 middle cerebral artery，PCA＝後大脳動脈 posterior cerebral artery，VA＝椎骨動脈 vertebral artery

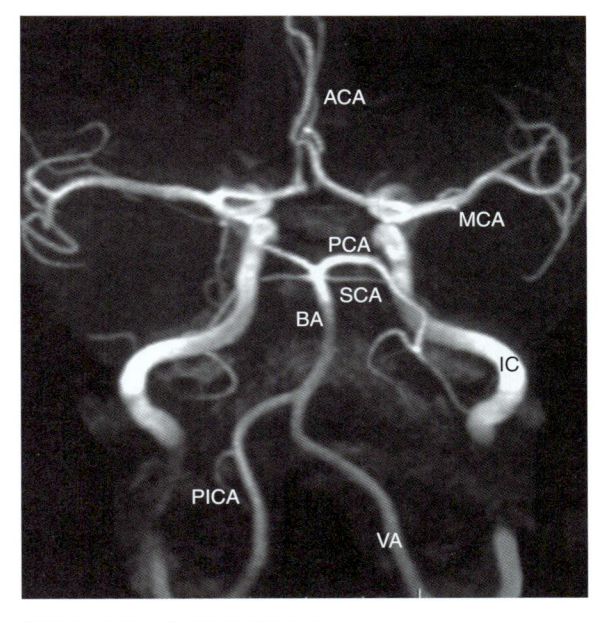

図51　MRA 2（角度が異なる）
略号：ACA＝前大脳動脈 anterior cerebral artery，BA＝脳底動脈 basilar artery，IC＝内頚動脈 internal carotid artery，MCA＝中大脳動脈 middle cerebral artery，PCA＝後大脳動脈 posterior cerebral artery，PICA＝後下小脳動脈 posterior inferior cerebellar artery，SCA＝上小脳動脈 superior cerebellar artery，VA＝椎骨動脈 vertebral artery

第1章 正常構造と画像解剖 [画像]

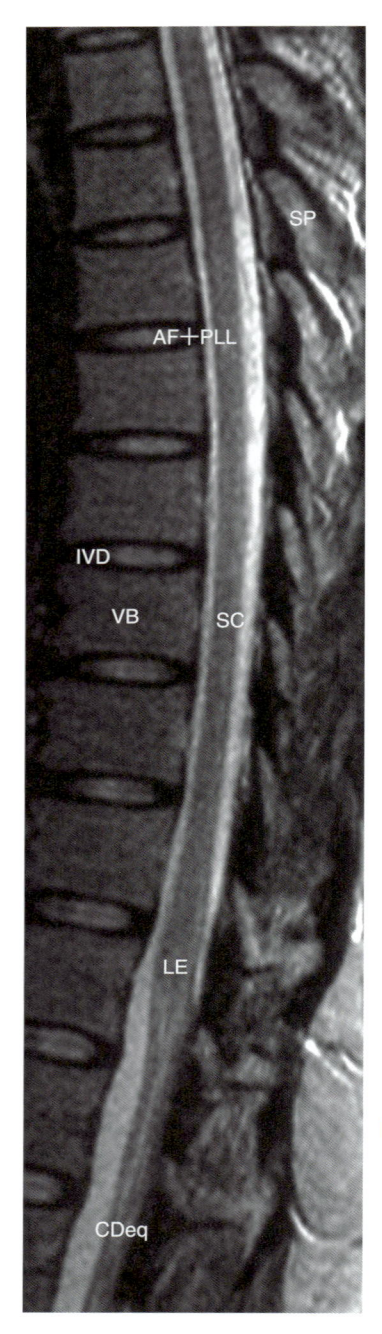

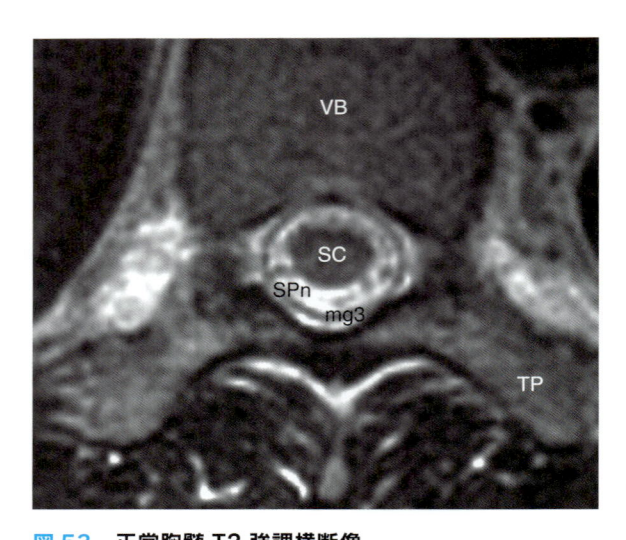

脊髄の正常画像

図 53　正常胸髄 T2 強調横断像
略号：mg3＝硬膜 dura mater, SC＝脊髄 spinal cord, SPn＝脊髄神経 spinal nerves, TP＝横突起 transverse process, VB＝椎体 vertebral body

図 52　正常胸髄および腰髄 T2 強調矢状断像
略号：AF＝線維輪 annulus fibrosus, CDeq＝馬尾 cauda equina, IVD＝椎間板 intervertebral disc, LE＝腰膨大 lumbar enlargement, PLL＝後縦靭帯 posterior longitudinal ligament, SC＝脊髄 spinal cord, SP＝棘突起 spinous process, VB＝椎体 vertebral body

---

参考文献

【解剖】
1) 萬年　甫, 原　一之：脳解剖学. 南江堂, 東京, 1997.
2) 佐野　豊：神経解剖学. 南山堂, 東京, 1974.
3) 新見嘉兵衛：神経解剖学. 朝倉書店, 東京, 1976.
4) 相磯貞和（訳）：学生版ネッター解剖学図譜第3版. 丸善, 東京, 2004.
5) 後藤　昇, 後藤　潤：脳幹と脳神経. マスターの要点；神経解剖学. 理学療法 18：448-452, 2001.
6) 後藤　昇, 後藤　潤：間脳. マスターの要点；神経解剖学. 理学療法 18：638-642, 2001.

7) 後藤　昇, 後藤　潤：終脳. マスターの要点；神経解剖学. 理学療法 18：730-735, 2001.
8) Parent A: Carpenter's human neuroanatomy, 9th ed. Williams & Wilkins, Baltimore, 1996.
9) Sobotta J: Atlas der deskriptiven Anatomie des Menschen. JF Lehmanns Verlag, Munchen, Berlin, 1941.
10) Schäfer EA, Symington J, Bruce TH（eds）: Quain's elements of anatomy, 11th ed. Longmans, London, 1915.
11) Toldt C, Hochstetter F（eds）: Anatomischer Atlas, 27th Auflage. Urban & Schwarzenberg, München, Wien, Baltimore, 1979.
12) Corning HK: Lehrbuch der topographischen Anatomie für Studierende und Ärzte. Verlag von JF Bergmann, München, 1923.
13) Kopsch FR: Rauber-Kopsch Lehrbuch und Atlas der Anatomie des Menschen. BandⅢ. Georg Thieme Verlag, Leipzig, 1943.
14) Kawamata T, Matsumoto K, Goto N, Kohda M: Morphometric anatomy of superficial cerebral veins and cerebral sulci. Showa Univ J Med Sci 8: 103-111, 1996.

【画像】
1) 高橋昭喜（編）：脳 MRI 1. 正常解剖. 秀潤社, 東京, 2001, pp12-30.
2) Naidich TP, Valavanis AG, Kubik S: Anatomic relationships along the low-middle convexity: Part 1—Normal specimens and magnetic resonance imaging. Neurosurgery 36: 517-532, 1995.
3) Naidich TP, Valavanis AG, Kubik S: Anatomic relationships along the low-middle convexity: Part 2—lesion localization. Int J Neuroradiol 3: 393-409, 1997.
4) Yagishita A, Nakano I, Oda M, Hirano A: Location of the corticospinal tract in the internal capsule at MR imaging. Radiology 191: 455-460, 1994.
5) 柳下　章：ALS の画像—MRI 内包後脚. 神経内科 50：516-524, 1999.

第2章 症候から見た神経形態学

1. 運動麻痺

運動麻痺とは

　運動麻痺 motor paralysis は，錐体路 pyramidal tract から筋肉に至るまでのどの部位に障害があっても生じる．麻痺の分布としては，片麻痺 hemiplegia，対麻痺 paraplegia，四肢麻痺 tetraplegia，単麻痺 monoplegia などがあり，麻痺の程度としては完全麻痺 paralysis と不全麻痺 paresis がある．麻痺に伴う筋緊張の状態により弛緩性麻痺 flaccid paralysis と痙性麻痺 spastic paralysis があり，また，片麻痺の特殊な型に交叉性片麻痺 crossed hemiplegia，交代性片麻痺 alternating hemiplegia（通常は，脳神経の麻痺と反対側上下肢の麻痺が合わさったもので，動眼神経性，外転神経性，顔面神経性，舌下神経性などの交代性片麻痺がある）などがある．徒手筋力検査については，「21．筋と筋力の異常」の項を参照．錐体路のうち皮質脊髄路の障害があるときに出る反射を病的反射という．これには有名な Babinski 反射のほか，Chaddock 反射，Rossolimo 反射，Hoffmann 反射，Trömner 反射，Wartenberg 指屈曲反射，Wartenberg 徴候，Marie-Foix 反射などがある．

運動麻痺の種類と関連部位

　錐体路に障害があれば運動麻痺が出現するが，病初期は弛緩性麻痺のことが多く，日時の経過とともに痙性麻痺となる．

　片麻痺は反対側の内包に病変のあるものがきわめて多いが，中脳から延髄までの脳幹の病変では，通常は同側の脳神経の麻痺が加わる．中脳では動眼神経性交代性片麻痺，橋下部では外転神経性交代性片麻痺や顔面神経性交代性片麻痺，延髄では舌下神経性交代性片麻痺などが現れる．橋底部に病変があると，四肢麻痺を起こしたり，片麻痺であったり，時には対麻痺であったりと，いろいろな型の麻痺を起こす．延髄の錐体交叉の部位に病変があるときには，四肢麻痺であったり，上下肢の麻痺側が異なる交叉性麻痺が出現する．脊髄の病変では対麻痺が現れたり，片麻痺であったりする．延髄の脳神経運動核の障害により生じる構音障害・嚥下障害・舌麻痺を球麻痺 bulbar palsy という．大脳皮質から延髄に至るまでの皮質核路の障害で球麻痺と同じ症候を起こすものを仮性球麻痺 pseudobulbar palsy という．前頭葉病変や橋病変などで仮性球麻痺をみることがある．

　単麻痺を起こす病変は，末梢神経，腰髄レベル以下の脊髄，大脳内側面の皮質などと広範囲にわたる．

神経伝導路

　運動麻痺に最も関連のある神経伝導路は，下行性伝導路 descending pathways の中の錐体路[1～7]である（図 1-1）．錐体路をさらに皮質脊髄路 corticospinal tract と皮質核路 corticonuclear tract に分ける．前者は，大脳皮質の運動野 motor area などから，放線冠 corona radiata，内包 capsula interna，大脳脚 crus cerebri，橋縦束 fasciculi longitudinales pontis，錐体 pyramis，錐体交叉 pyramidal decussation，錐体側索路と錐体前索路 lateral and anterior funicular pyramidal tracts を通って脊髄の前角細胞に連絡する（図 1-1）．後者は，錐体路の経過の途中で分かれた線維が反対側の脳神経運動核（動眼神経核・滑車神経核・三叉神経運動核・外転神経核・顔面神経核・疑核・舌下神経核など）に連絡している（図 1-1）．

　皮質脊髄路と皮質核路から成る錐体路の起始細胞については，中心前回（前頭葉の後端）が主な起始で，Penfield と Rasmussen がヒトの脳の手術中に行った電気刺激による motor responses のあった刺激点は中心前回に約 80%で，中心後回に約 20%があったとしている（図 1-2）[4]．さらに，中心前回には下方から上方に向かって，舌-顔-手-前腕-上腕-体幹-大腿-下腿-足という配列が確認されている（図 1-3）[8]．

第2章 症候から見た神経形態学

錐体路関連の文献は多数あるが，いくつかを文献欄に挙げておく[1〜6]．

錐体路の構成神経線維数は，以前は片側100万本といわれたが，最近，片側数万本しかないことが証明された．残りの90万本以上は神経膠（大部分は星状膠細胞）の突起であることが判明した[7]．これらは，鍍銀法では無髄線維であるとされていた．片側の錐体路変性例をMarchi法で染め出した実例を示しておく（**図1-4**）．錐体路の末端と脳神経運動核や脊髄前角の起始細胞との間には介在ニューロンinternuncial neuron（Renshow）があるとされているが，ヒトでは証明されていない．

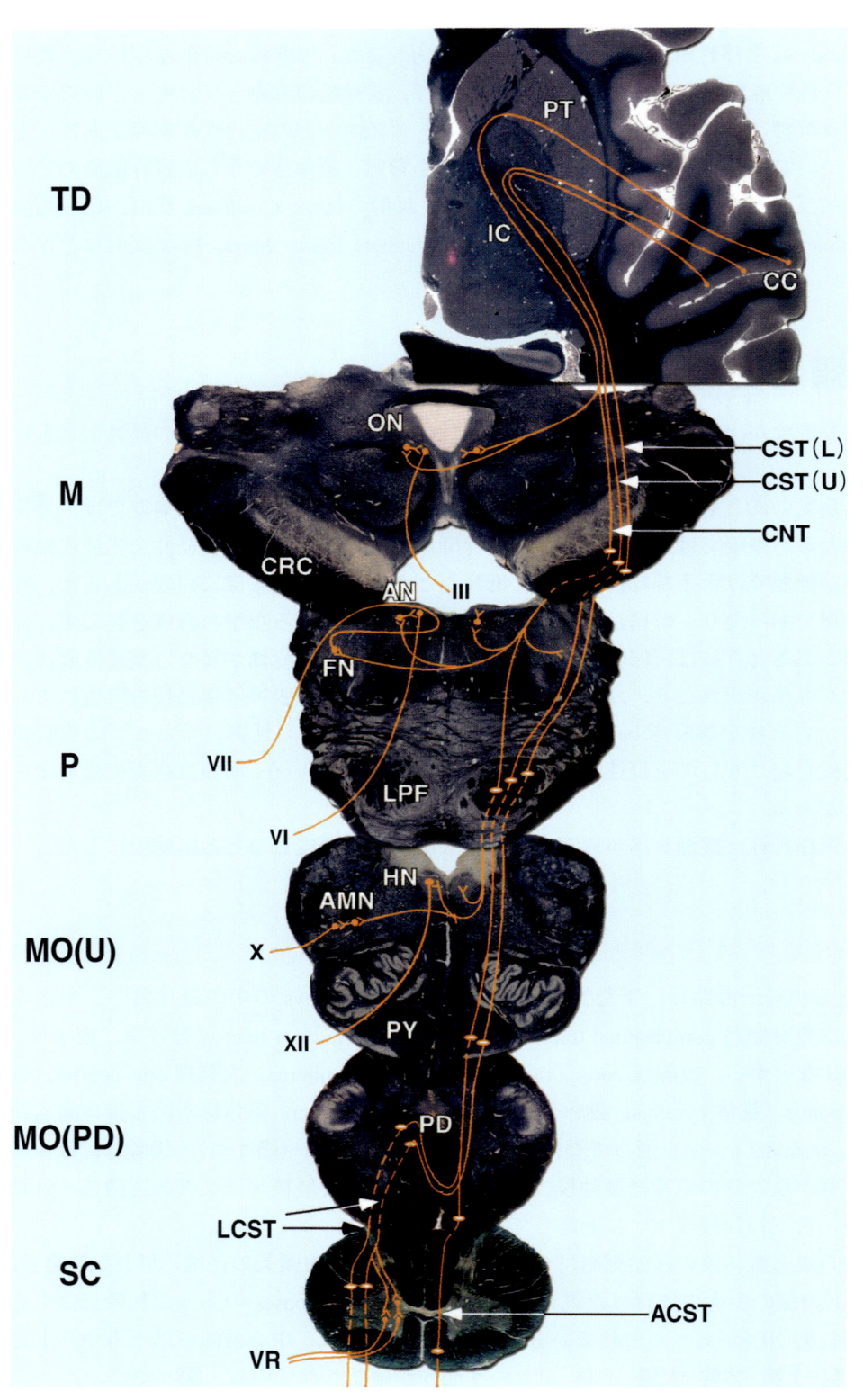

図1-1 錐体路の走行
錐体路の走行を理解するために大切なことは各レベルの脳の構造を理解しておくことである．脳の構造を三次元的に理解できれば，神経伝導路の知識は身についたものとなる．

略号：ACST＝前皮質脊髄路 anterior corticospinal tract, AMN＝疑核 ambiguus nucleus, AN＝外転神経核 abducens nucleus, CC＝大脳皮質 corpus callosum, CNT＝皮質核路 corticonuclear tract, CRC＝大脳脚 crus cerebri, CST(L)＝皮質脊髄路（下肢）corticospinal tract (lower extremity), CST(U)＝皮質脊髄路（上肢）corticospinal tract (upper extremity), FN＝顔面神経核 facial nucleus, HN＝舌下神経核 hypoglossal nucleus, IC＝内包 internal capsule, LCST＝外側皮質脊髄路 lateral corticospinal tract, LPF＝橋縦束 longitudinal pontine fascicle, M＝中脳 mesencephalon, MO(PD)＝延髄（錐体交叉）medulla oblongata (pyramidal decussation), MO(U)＝延髄（上部）medulla oblongata (upper level), ON＝動眼神経核 oculomotor nucleus, P＝橋 pons, PD＝錐体交叉 pyramidal decussation, PT＝被殻 putamen, PY＝錐体 pyramis, SC＝脊髄 spinal cord, TD＝終脳・間脳 telencephalon and diencephalon, VR＝前根 ventral root, Ⅵ＝外転神経 abducens nerve, Ⅶ＝顔面神経 facial nerve, Ⅹ＝迷走神経 vagus nerve, Ⅻ＝舌下神経 hypoglossal nerve

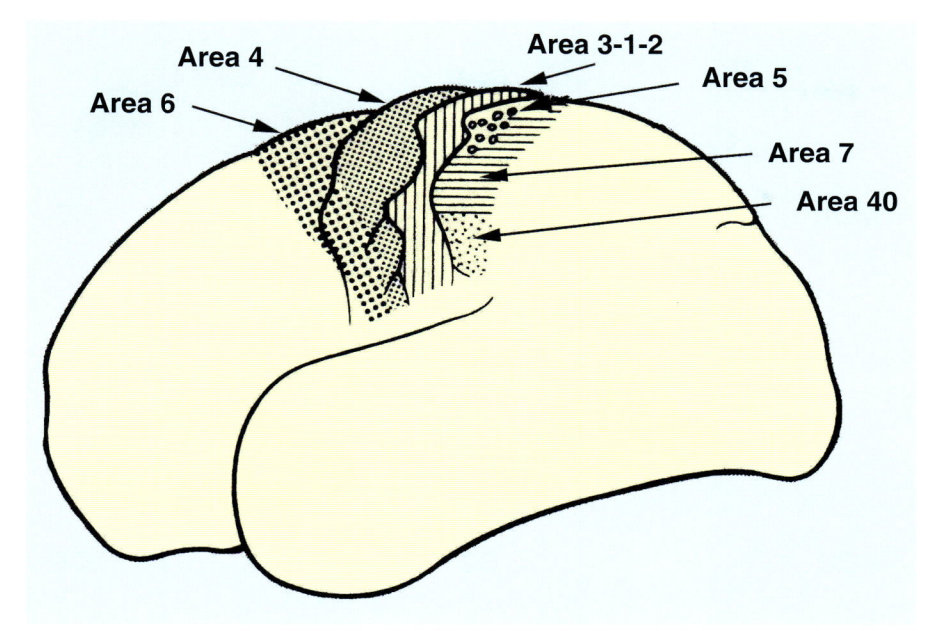

図1-2 錐体路の起始
錐体路の起始についての報告をまとめたものである[4]．BrodmannのArea 4だけではないということは以前の結論であった．

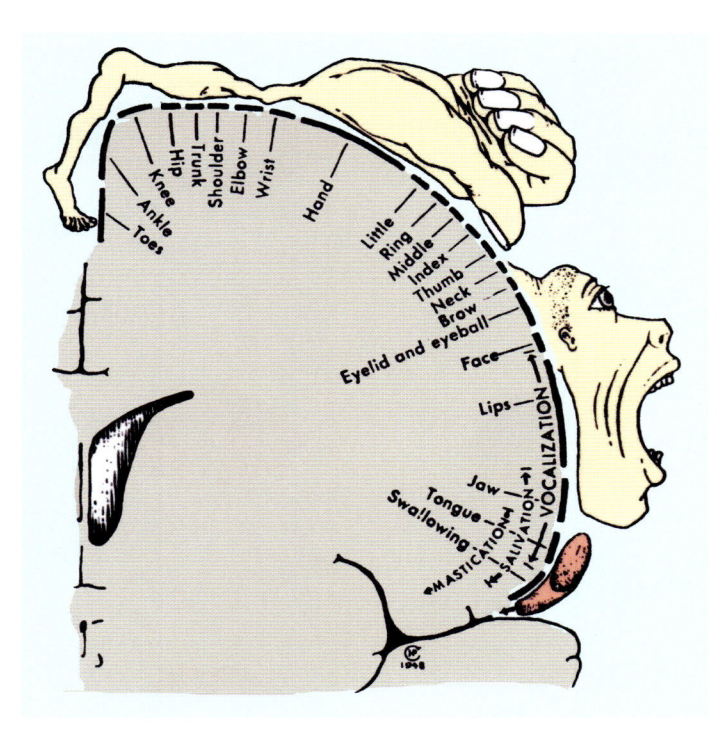

図1-3 中心前回の身体部位局在 (Penfield-Rasmussen, 1957[8] より)
PenfieldとRasmussenの著書にある有名な図である．これは脳外科手術の際に調べたデータをまとめたものである．この図のヒトの絵は「Penfieldの小人」と俗にいわれている．

〔錐体路の命名〕
　延髄錐体を通る伝導路について命名されたのが錐体路である．系統発生学的に最も新しいのが錐体路であり，哺乳類になって認められる．特にヒトではその形成は遅く，髄鞘発生は生後2カ月頃である．延髄錐体を通るもの以外に皮質核路 corticonuclear tract も錐体路に含まれる神経路である．

〔錐体路の起始〕
　錐体路は皮質脊髄路と皮質核路から成り，その起始は前頭葉後端にある体運動領（中心前回，BrodmannのArea 4）の第5層の内錐体細胞層の神経細胞が中心と一般的には考えられている[1]．そのほかArea 6（内側面のsupplementary motor areaを含む）と，頭頂葉の中心後回のArea 3-1-2,さらにその後方のArea 5, Area 7, Area 40などの一部からも錐体路に線維を送るとされている．しかし，Area 4とArea 3-1-2以

第 2 章　症候から見た神経形態学

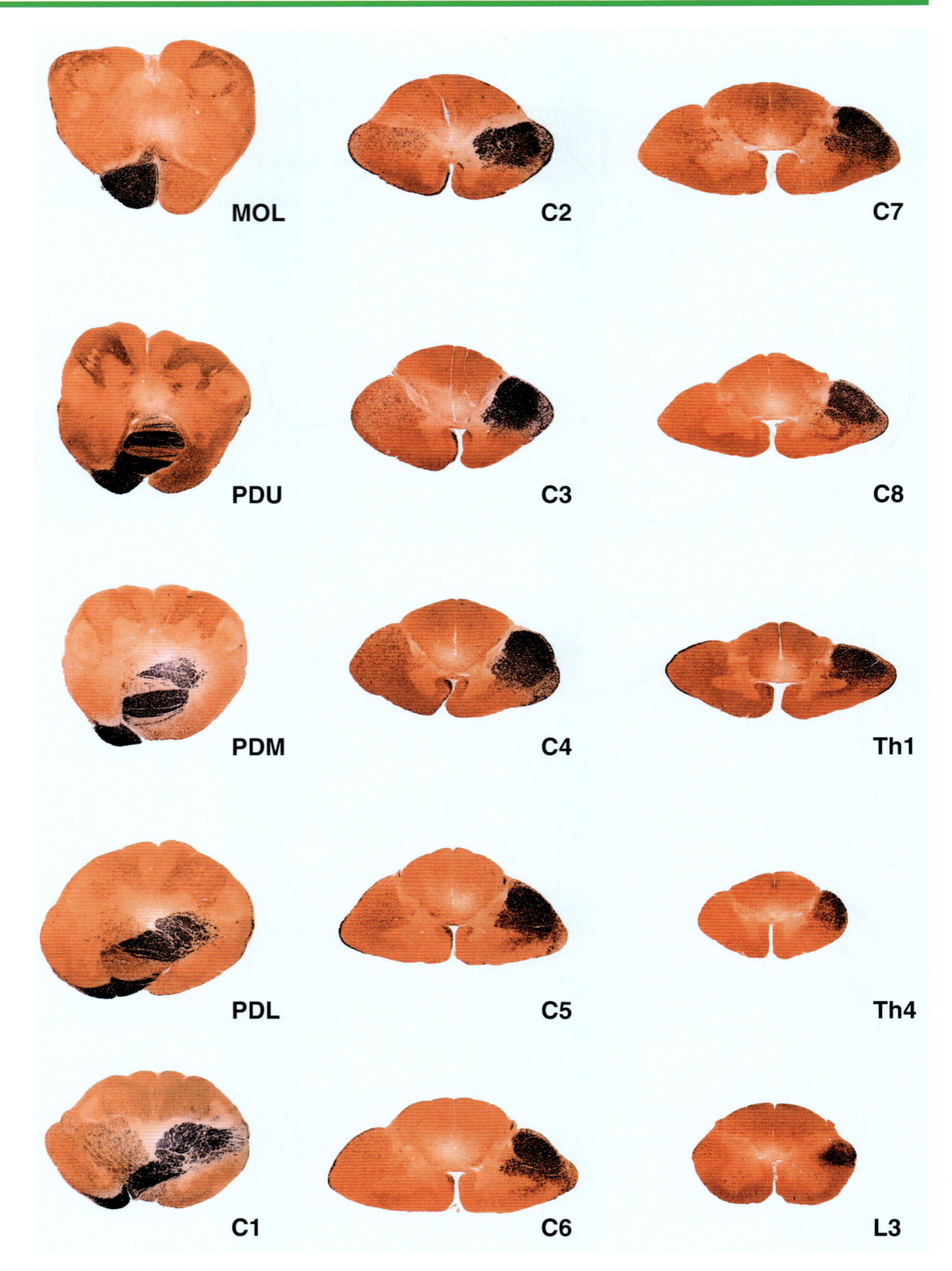

図 1-4　片側錐体路の変性（Marchi 法）
C2-7 には錐体前索路（前皮質脊髄路）が確認できる．C3, C4 では錐体側索路（外側皮質脊髄路）が脊髄表面に近接している〔Dr. Marion Smith（故人）のご厚意による〕．
著者の一人（後藤）は，1973〜1975 年まで London の National Hospital, Queen Square に付設の Institute of Neurology に留学した．当時そこで活躍しておられた Dr. Marion Smith（神経解剖学者）をお訪ねすると，優雅な貴婦人の趣のある彼女は，とても喜んで海外から解剖学者が訪ねてきたのは僕が初めてで，その点が一番嬉しいことだ．自分の調べた標本はすべて見ていきなさいと，膨大な量の切片標本を貸していただいた．そして，将来の教育目的のための資料として必ず写真を撮影することを忘れてはいけないと何度も念を押された．今は故人となられた彼女の霊に教育資料として活用していることを謹んで報告しお礼を申し述べる．
略号：MOL＝延髄下部 medulla oblongata, lower level, PDU＝錐体交叉上部 pyramidal decussation, upper level, PDM＝錐体交叉中央レベル pyramidal decussation, middle level, PDL＝錐体交叉下部 pyramidal decussation, lower level, C1〜C8＝頚髄 cervical spinal cords, Th＝胸髄 thoracic spinal cords, L＝腰髄 lumbar spinal cord

外は動物実験のデータでの対応部位であり，ヒトではまだわかっていない．Betz 細胞以外の Area 4 の第 5 層の神経細胞については，錐体路の起始細胞として同定されているわけでもない．

　ヒトでは，Penfield と Rasmussen が脳の手術中に行った電気刺激で，motor responses のあった刺激点の約 80％は中心前回に，約 20％が中心後回であり，中心前回では下方から上方に向かって，顔面-上肢-体幹-下肢という配列が確認されている（**図 1-3**）[8]．この配列を身体部位局在 somatotopic localization という．Holmes と May[4]の「Betz の細胞が錐体路の起始である」という説は，これまで長らく錐体路の線維数が片側で 100 万本というデータから類推して 2～4％にしかすぎないと考えられてきた．しかし，われわれのデータ[7]では片側錐体路の有髄線維数は 49,000～67,000 であり，Lassek ら[9]が 90％は無髄線維であるとしたものはすべてグリアの突起であることを証明した．このことは，錐体路の有髄線維数と Betz 細胞数の間に大きな開きがないことを表している．

運動麻痺の画像

1) 運動皮質の異常 abnormality of motor cortex

運動皮質を侵す病変の代表は，筋萎縮性側索硬化症 amyotrophic lateral sclerosis（ALS）である．ALS では T2 強調画像において運動皮質は低信号を示し，その前部の白質内に高信号を認める（図 1-5）．この高信号領域は，中心前回の運動皮質よりにあることが特徴である[1~3)]．

2) 内包後脚内の皮質脊髄路の異常と MRI でのその描出 abnormality of corticospinal tract in the posterior limb of internal capsule, and its presentation with MRI

MRI にて内包後脚内の皮質脊髄路の異常は，脳梗塞，二次変性，ALS，副腎脊髄ニューロパチー adrenomyeloneuropathy（AMN），ヒト T リンパ球向性ウイルス脊髄症（HAM）などで認められる．二次変性の一部を除いて，この異常は T2 強調画像にて皮質よりに高信号領域として描出される（図 1-6，図 1-7）．プロトン強調画像でも高信号領域を示すことも重要な所見である[4,5)]．

ALS では，内包後脚内の病変は皮質脊髄路のみに限局し，内包後脚の他の部位に異常信号領域が及ばないのが特徴である．HAM では内包後脚内の皮質脊髄路が侵されるが，脊髄においては皮質脊髄路以外にも病変を認めることがある（図 1-7）[6)]．

一方，大脳皮質の病変による皮質脊髄路の二次変性（ワーラー変性）においては，初期（発症 4～14 週）には変性した皮質脊髄路は低信号を示し，その後高信号に変化する．

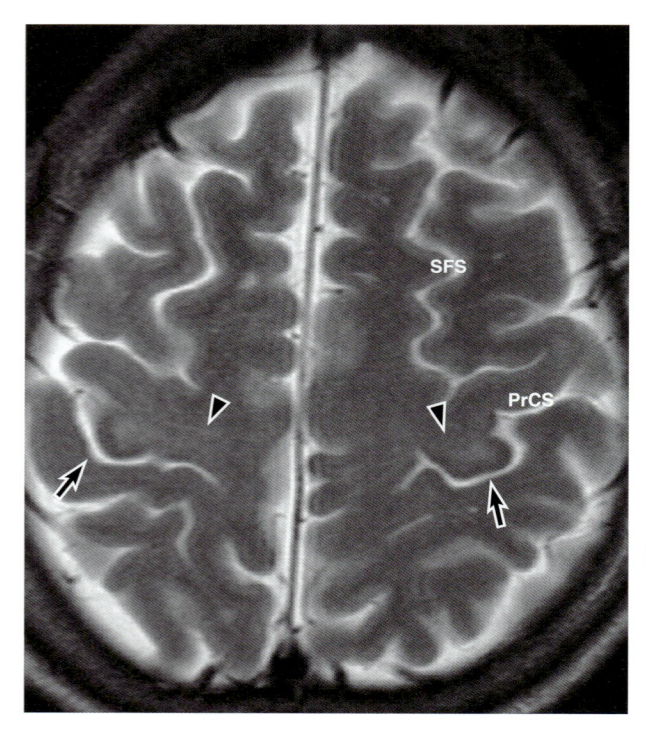

図 1-5 筋萎縮性側索硬化症（61 歳，女性） 痙性四肢麻痺
MRI T2 強調画像（fast spin echo 法）にて運動皮質に限局した低信号領域があり（→），その前の中心前回白質内に高信号を認める（▶）．ALS に特徴的な画像所見である．
略号：PrCS＝中心前溝 precentral sulcus，SFS＝上前頭溝 superior frontal sulcus

1. 運動麻痺 ［画像］

A|B

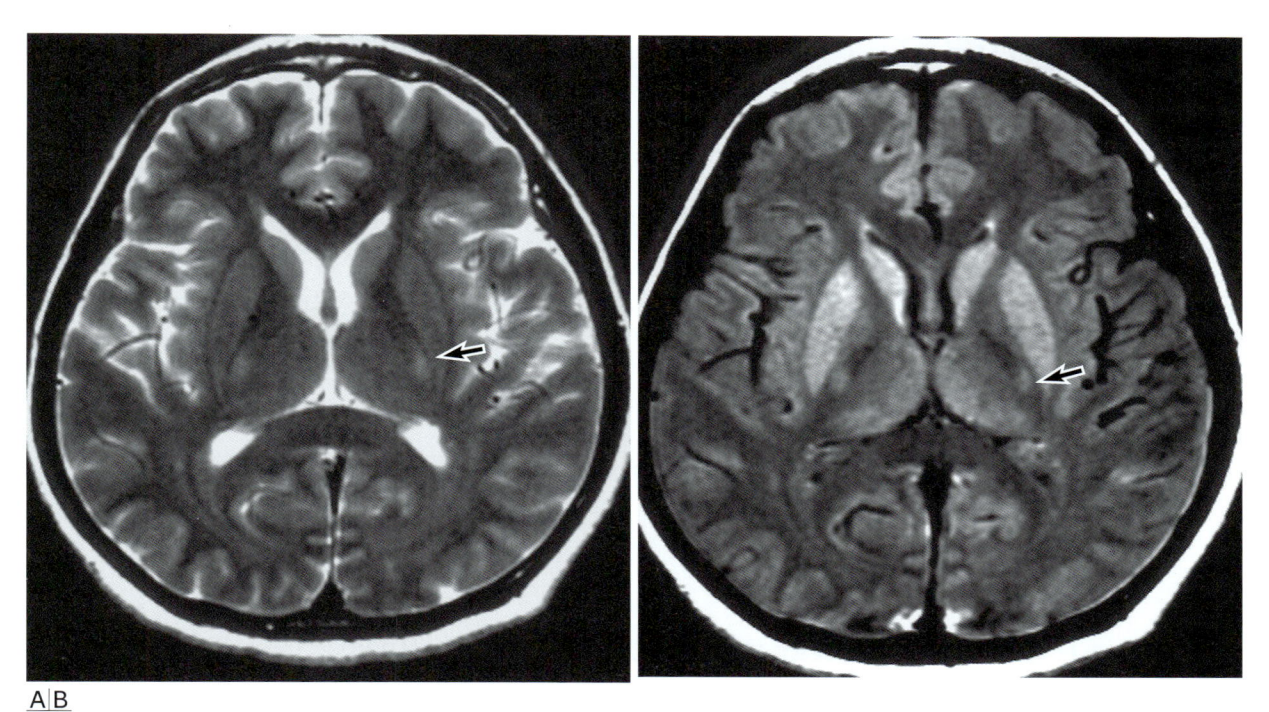

図 1-6 筋萎縮性側索硬化症（76 歳，女性） 痙性対麻痺にて発症
内包後脚内の錐体路に限局した高信号を認める（→）．T2 強調画像（**A**）では皮質よりも高信号を示し，プロトン強調画像（**B**）でも高信号を示し，異常である．

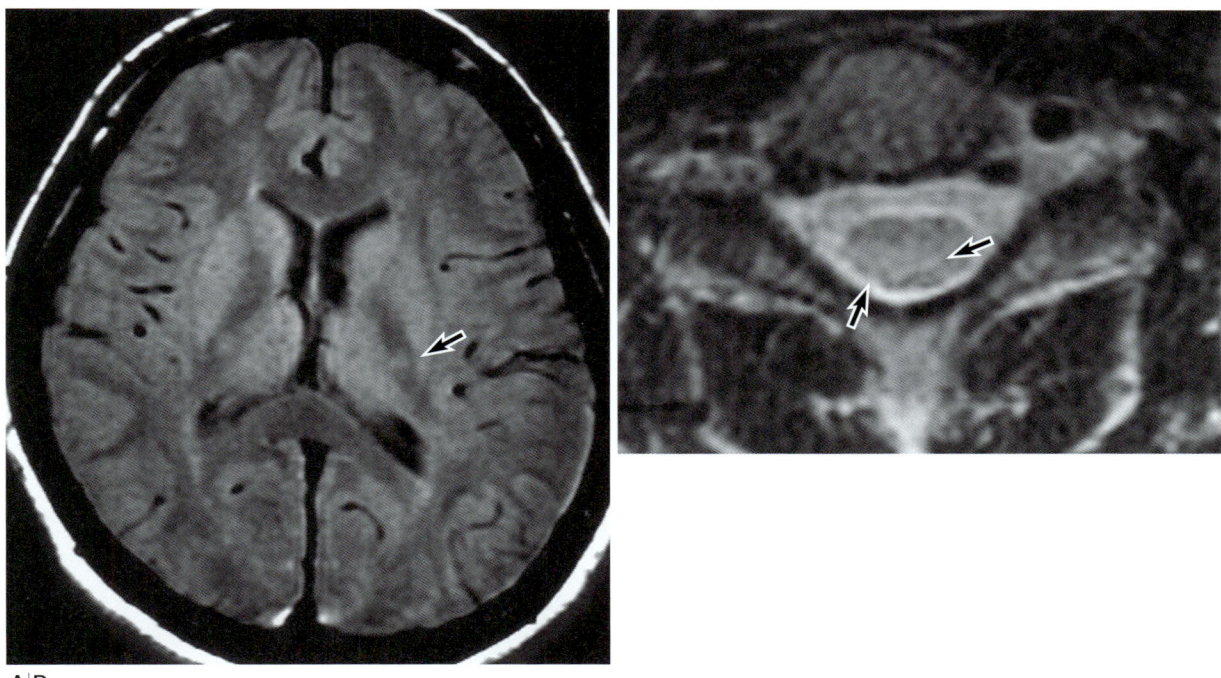

A|B

図 1-7 ヒト T リンパ球向性ウイルス脊髄症（HAM）（36 歳，女性） 痙性対麻痺（文献 6）より引用）
A：頭部プロトン強調画像にて内包後脚内の皮質脊髄路に異常高信号を認める（→）．
B：頚髄では T2 強調画像にて皮質脊髄路を含んで，より広範な領域に異常高信号を認める（→）．皮質脊髄路以外にも高信号を認めるので，ALS 以外の疾患がさらに考えられる．HAM は鑑別診断の一つである．

運動麻痺の病理

1）筋萎縮性側索硬化症 amyotrophic lateral sclerosis（ALS）

随意運動の神経路をつくっている上位および下位運動ニューロンが選択的，系統的に変性・脱落する孤発性（非遺伝性）神経変性疾患である．多くの例は40歳代以後に，四肢筋や舌筋の萎縮，脱力で緩徐に発病し，進行性に経過して最終的には呼吸筋麻痺により自然経過の場合3～5年で死亡する．人工呼吸器による呼吸管理を行うと，感染症などの合併症を併発しなければ，生命予後は数年～20年延長する．

臨床事項

厚生省（現・厚生労働省）神経変性疾患調査研究班による診断の手引きを表1-1に示す．

表1-1 厚生省特定疾患神経変性疾患調査研究班のALS診断基準（1995）

〈診断基準〉
1．神経所見
　ア）球症状：舌の麻痺・萎縮，筋線維束性収縮（fasciculation），構音障害，嚥下障害
　イ）上位ニューロン徴候（錐体路徴候）：痙縮，深部腱反射亢進，病的反射出現
　ウ）下位ニューロン徴候（前角細胞徴候）：筋線維束性収縮，筋萎縮，筋力低下
2．臨床検査所見
　ア）筋電図：高振幅電位，多相性電位
3．鑑別診断
　ア）下位ニューロン障害のみを示す変性疾患：脊髄性進行性筋萎縮症
　イ）上位ニューロン障害のみを示す変性疾患：原発性側索硬化症
　ウ）脳幹病変によるもの：腫瘍，多発性硬化症など
　エ）脊髄病変によるもの：頚椎症，後縦靭帯骨化症，椎間板ヘルニア，腫瘍，脊髄空洞症，脊髄炎など
　オ）末梢神経病変によるもの：多発神経炎（遺伝性，非遺伝性）
　カ）筋病変によるもの：筋ジストロフィー，多発筋炎など
　キ）偽性球麻痺

〈診断の判定〉
　次の①～⑤のすべてを満たすものを，ALSと診断する．
　　①成人発症である．
　　②経過は進行性である．
　　③神経所見で，上記1．ア），イ），ウ）のいずれか2つ以上がみられる．
　　④筋電図で上記2．の所見がみられる．
　　⑤鑑別診断で，上記3．のいずれでもない．

〈参考事項〉
　診断上，次の事項が参考となる．
　　①遺伝性を示す例がある．
　　②下肢から発症する場合は早期から下肢の深部腱反射が低下，消失することがある（下肢型）．
　　③稀に初期から認知症（痴呆）を伴う例がある．
　　④感覚障害，眼球運動障害，膀胱直腸障害，小脳症状を欠く．ただし長期の経過では，これらの一部が認められることがある．

1. 運動麻痺 ［病理］

> 病理所見

　肉眼的に全例に共通して認められる所見は，脊髄前根と舌下神経根の灰白色の変化を伴う萎縮のみである．脊髄では頸膨大部や腰膨大部の萎縮と扁平化がみられる例があり，割面で両側皮質脊髄路に一致して白色の変化を認めることが多い．

　組織学的には，中心前回の運動皮質に位置する上位運動ニューロン，特に第5層のBetz巨細胞の変性・脱落（図1-8）とその投射線維のつくる錐体路（皮質脊髄路および皮質核路）の変性がみられる．錐体路の変性は，内包では後脚を4等分し，前から3番目の部位（図1-9A，B），中脳では大脳脚の中央1/3の部，橋底部の橋縦束，延髄錐体（図1-9C）および脊髄全長にわたって認められ（図1-9D），遠位部ほど程度が強い．進行例や長期生存例では，内包後脚以下の錐体路の全長にわたって認められるが，橋縦束や大脳脚での変性が目立たない例もある．変性は髄鞘と軸索の崩壊・脱落，マクロファージの浸潤，グリオーシスより成り，髄鞘（Klüver-Barrera）染色，軸索（Bodian, Bielschowsky）鍍銀法で淡明化する．Sudan染色などの脂肪染色では，髄鞘の崩壊産物である中性脂肪顆粒が多数認められる．頸髄や上部胸髄では，外側皮質脊髄路に加えて，前皮質脊髄路の変性も認められる．

　下位運動ニューロンでは，脊髄前角（図1-10A）と延髄舌下神経核（図1-9C▶）の変性・脱落が最も強くかつ恒常的である．脳幹の運動性脳神経核のうち，顔面神経核と三叉神経運動核の運動ニューロンの変性・脱落は軽度であり，外眼筋を支配する動眼，滑車および外転神経核の運動ニューロンは通常よく保たれる．また，第2仙髄前角に位置し，膀胱・直腸の外括約筋を支配するオヌフOnufrowicz核は常に無傷である[1]（図1-10B）．

　重要な所見として，主に脊髄前角や舌下神経核の残存運動ニューロンの胞体に，ブニナ小体Bunina bodyやスケイン様封入体，球状硝子様封入体などの出現することが挙げられる[2]．特にブニナ小体[3]は，好酸性，球状またはドーナツ形，2〜4μ径の小さな封入体で，ALSのすべての病型（孤発性ALS，家族性ALS，認知症（痴呆）を伴うALS，神経原線維変化を伴うALS）で，残存運動ニューロン，時に非運動ニューロンに通常1〜2個，時に数個が数珠状に連なって認められる（図1-10C）．

　免疫組織化学染色では，ブニナ小体はcystatin Cに対する抗体で陽性に染色され[3]，スケイン様封入体はユビキチン陽性である[4]．ブニナ小体の本態や形成機序はいまだ不明であるが[5]，これまでのところALS以外の疾患でブニナ小体が出現することは確認されておらず，ALSに特異的な所見として診断的価値は高い．本症における運動ニューロンの変性（細胞死）と密接に関連して形成されるものと考えられる．

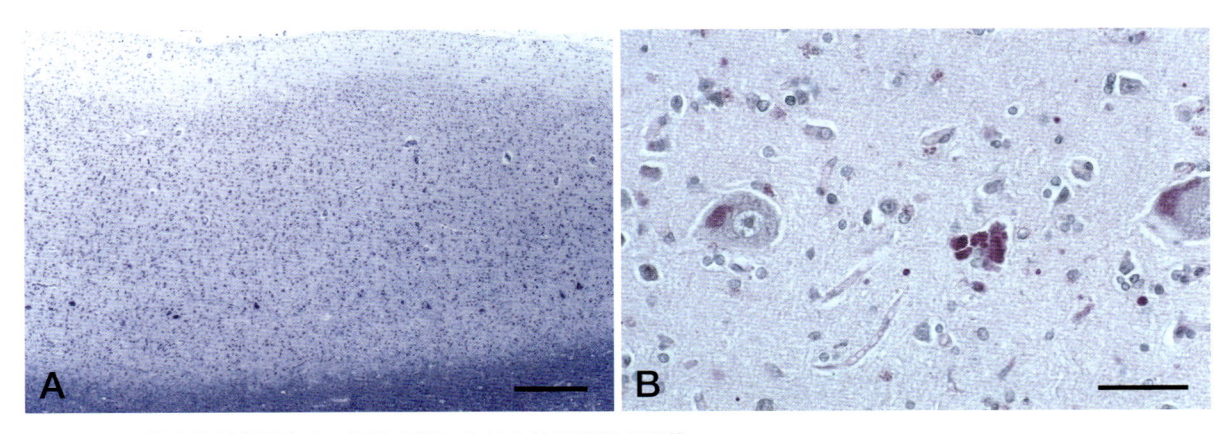

図1-8 筋萎縮性側索硬化症の運動皮質における神経細胞の脱落
A：KB染色にて第5層のBetz巨細胞の脱落がみられる．スケールバーは500μm．
B：PAS染色にてBetz巨細胞が消失し，赤染するリポフスチンのみが残存している．スケールバーは50μm．

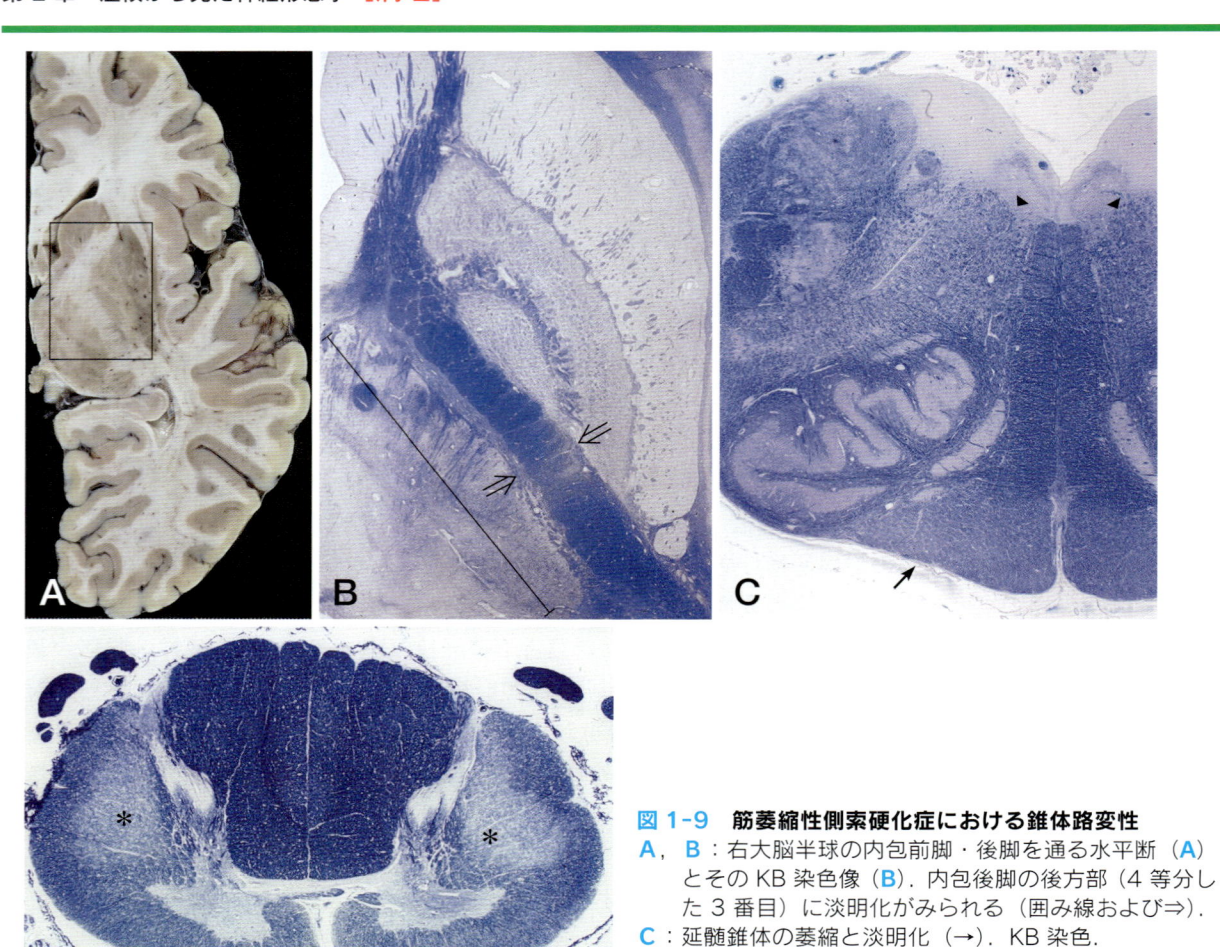

第 2 章　症候から見た神経形態学　[病理]

図 1-9　筋萎縮性側索硬化症における錐体路変性
A，B：右大脳半球の内包前脚・後脚を通る水平断（A）とその KB 染色像（B）．内包後脚の後方部（4 等分した 3 番目）に淡明化がみられる（囲み線および⇒）．
C：延髄錐体の萎縮と淡明化（→）．KB 染色．
D：頸髄．外側皮質脊髄路（＊）の淡明化と前角の萎縮．KB 染色．

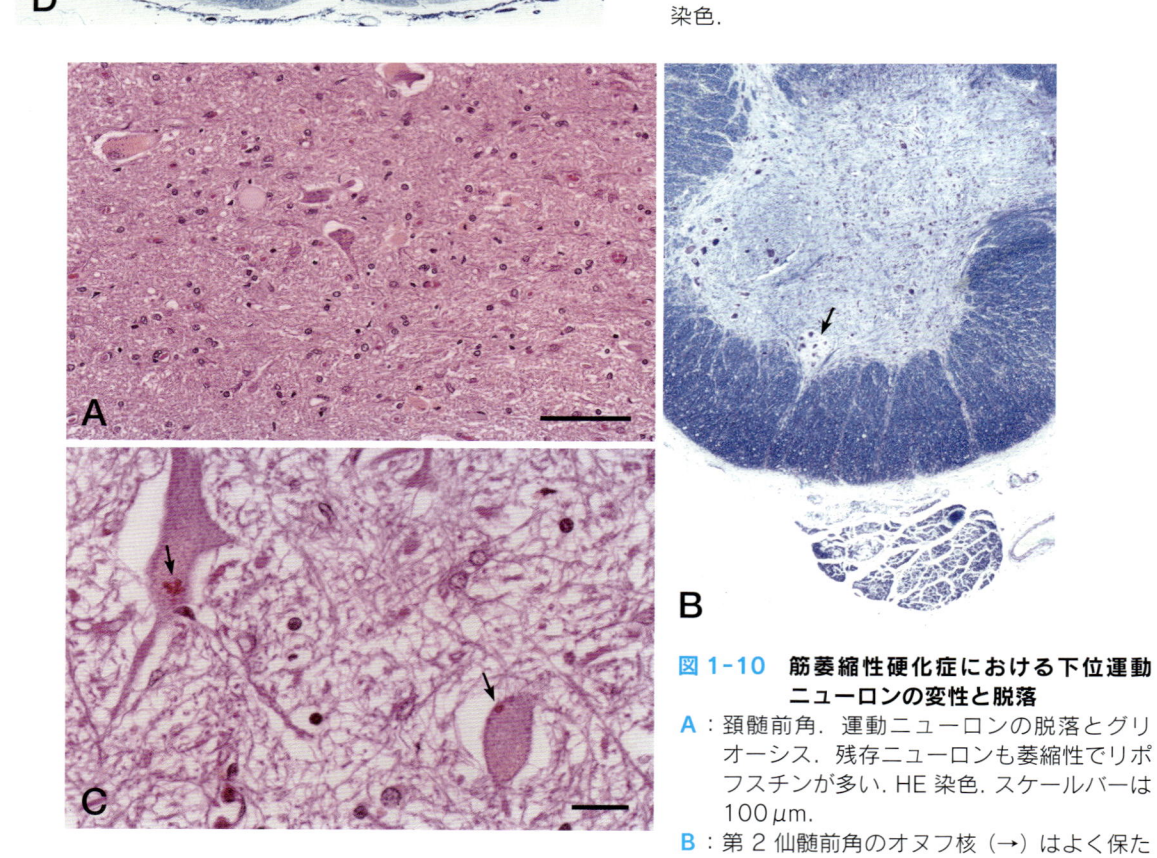

図 1-10　筋萎縮性硬化症における下位運動ニューロンの変性と脱落
A：頸髄前角．運動ニューロンの脱落とグリオーシス．残存ニューロンも萎縮性でリポフスチンが多い．HE 染色．スケールバーは 100μm．
B：第 2 仙髄前角のオヌフ核（→）はよく保たれている．KB 染色．
C：脊髄前角の残存ニューロン内のブニナ小体（→）．HE 染色．スケールバーは 20μm．

2）家族性筋萎縮性側索硬化症 familial ALS（FALS）

ALSは臨床病理学的に孤発性ALSのほかに，家族性（遺伝性）ALS（familial ALS：FALS），認知症（痴呆）を伴うALS（ALS with dementia：ALSD），および神経原線維変化を伴うALS（ALS with neurofibrillary tangles）の3病型がある．孤発性ALSがALS全体のほぼ90%，FALSが約5%を占める．3病型とも孤発性ALSの病理所見に加えて，それぞれ特徴的な所見を示す．

臨床事項

FALSの多くは常染色体優性遺伝形式をとる．臨床的には，家族内発症を示す点を除き孤発性ALSと区別できない例もあるが，次のような特徴が挙げられている[6]．
①発症年齢が孤発性ALSに比し若い．
②偽多発神経炎型が多く，球麻痺型が少ない．
③錐体路徴候や球麻痺症状をしばしば欠く．
④進行は緩徐な例もあるが，急速な例もある．
⑤臨床像は同一家系内では類似するが，家系間ではかなり異なる．

病理所見

FALSは病理所見から古典型と後索型の2つの亜型に大別される．後索型が約70%を占める．古典型は，孤発性ALSと同様に病変が上位および下位運動ニューロンに限局する．後索型は孤発性ALSの病変に加えて，次の3つの病変を示す[7,8]．
①脊髄後索中間根帯 middle root zone の変性（図1-11A，B）．
②クラーク柱のニューロンとその投射線維より成る後脊髄小脳路の変性（図1-11B）．
③脊髄前角や舌下神経核の残存運動ニューロンの胞体に，光顕的にレビー小体（レビー小体は図4-5パーキンソン病を参照）に類似する硝子様封入体 Lewy body-like hyaline inclusion（LBHI）（図1-11C，D）が出現する．

LBHIは，後索型ALSを特徴づける所見の一つであり，ヘマトキシリン・エオジン染色で好酸性に染まるコア core と淡く染まる暈 halo を有し，パーキンソン病で出現するレビー小体に類似するが，電顕的にはレビー小体と異なり，直径15～25 nmの granule-coated fibril と顆粒状構造物から成り，これらの間に正常構造であるニューロフィラメントが混在している[2]．

〔FALSにおける遺伝子変異〕

1991年に後索型FALSの家系で21番染色体長腕に原因遺伝子が存在することが明らかにされ，1993年にはそれが銅・亜鉛スーパーオキシドジスムターゼ Cu/Zn superoxide dismutase（SOD1）であることが明らかにされた[9]．SOD1は，好気性代謝過程で細胞内に生じる活性酸素の一種であるスーパーオキシド superoxide（O_2^-）を不均化して，酸素と過酸化水素 H_2O_2 を産生する酵素であり，好気性代謝を営む細胞の胞体内に広く発現している．ヒトではすべての細胞に存在し，特に神経系の運動ニューロンには発現量が多い．抗SOD1抗体を用いた免疫組織化学により，後索型FALSに出現するLBHIの周囲部（halo）が強陽性に染色される（図1-11D）ことが明らかにされ，後索型FALSの病理所見と遺伝子変異が密接に関連していることが判明した[10]．

また，SOD1遺伝子変異を有する後索型FALSの長期生存例では，LBHIは残存運動ニューロンのみならず，大脳皮質や視床下核，扁桃核，脳幹，小脳歯状核などの非運動ニューロンおよび大脳皮質や白質，大脳基底核，脳幹，小脳，脊髄などのアストロサイトの胞体内にも多数出現する[8]．

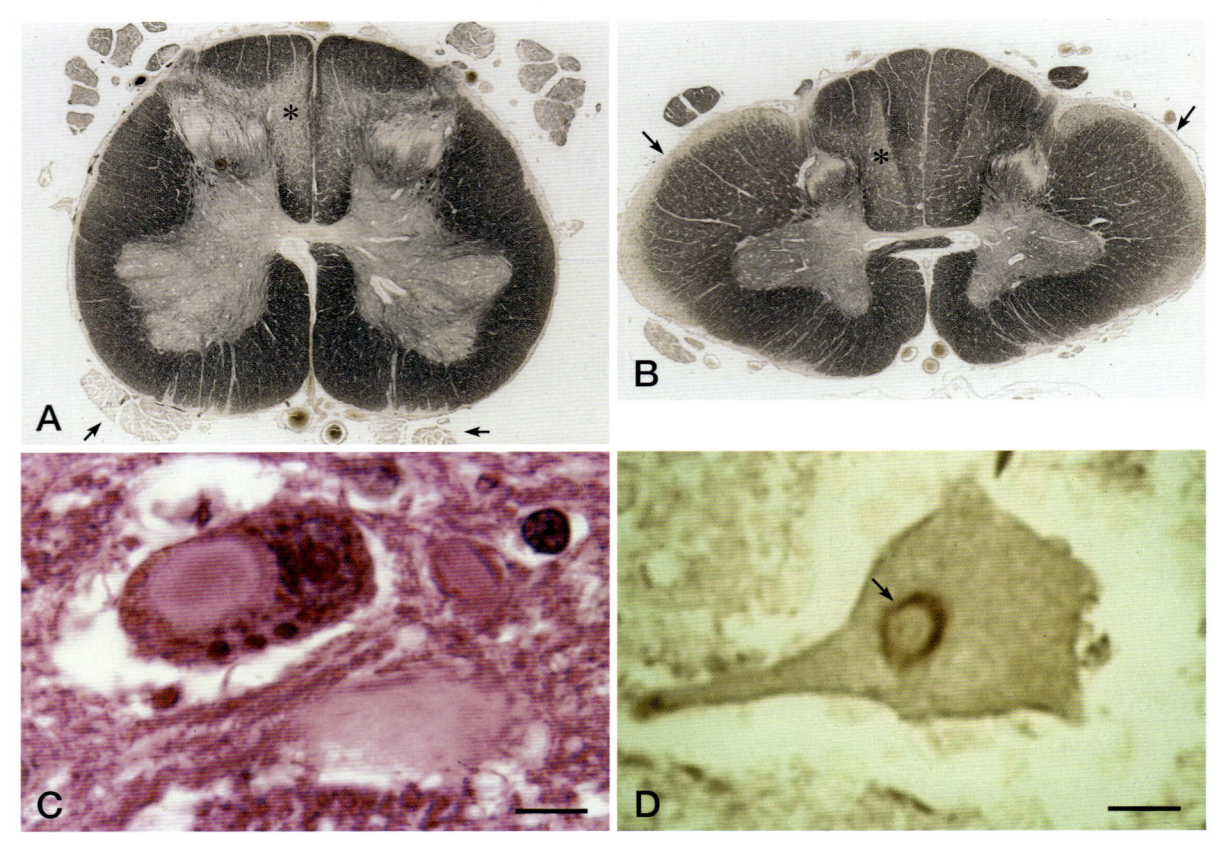

図1-11　家族性筋萎縮性側索硬化症（後索型）
A：腰髄後索の中間根帯（＊）の左優位の淡明化．皮質脊髄路の淡明化はみられない．脊髄前根（→）は著明に淡明化し萎縮している．Woelke髄鞘染色．
B：頸髄．前および後脊髄小脳路（→）の高度の淡明化．中間根帯の淡明化は軽減し，脊髄前根は著しく萎縮し淡明化している．Woelke髄鞘染色．
C：脊髄前角の残存運動ニューロン内のレビー小体様硝子様封入体．HE染色．スケールバーは10μm．
D：脊髄前角の残存運動ニューロン内のレビー小体様硝子様封入体（→）は周囲のhaloの部がSOD1免疫染色で陽性に染まる．スケールバーは10μm．

3）認知症（痴呆）を伴う筋萎縮性側索硬化症 ALS with dementia

　ALSの患者の一部は特徴的な痴呆症状を呈し，「認知症（痴呆）を伴うALSあるいはALS with dementia（ALSD）」または「運動ニューロン疾患を伴う初老期認知症（痴呆）dementia with motor neuron diseaseあるいはfrontotemporal dementia（FTD）with MND」とよばれ，ALSの1病型とされている．認知症（痴呆）症状がALS症状に先行する例が多い．認知症（痴呆）症状は，前頭側頭型認知症（痴呆）に類似し，性格変化や行動異常，記憶障害などが主体である．

　神経病理所見は，ALSの所見に加えて，次の所見が特徴的である[11]．
①側頭葉極内側部皮質の第2～3層の神経細胞脱落と海綿状変化
②海馬足のCA1-支脚移行部の神経細胞脱落
③扁桃体，迂回回，吻側海馬傍回の神経細胞脱落
④海馬歯状回顆粒細胞，内嗅野，側頭葉皮質，前頭葉皮質などの小型ニューロンの胞体にユビキチン陽性，タウ陰性の封入体の出現
⑤黒質メラニン含有神経細胞の脱落

1．運動麻痺　[病理]

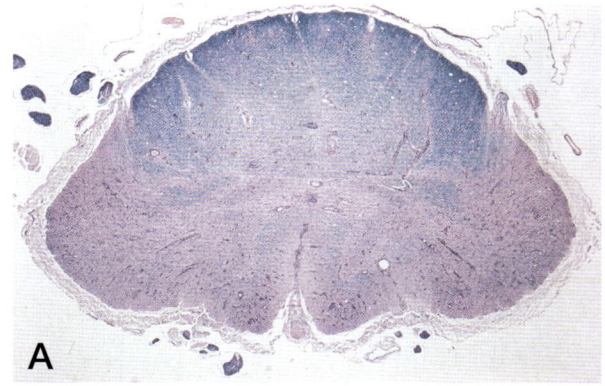

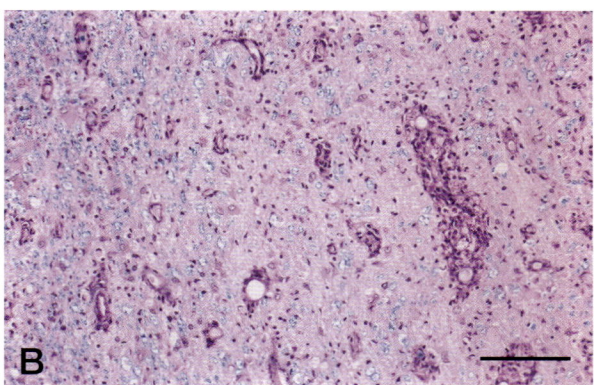

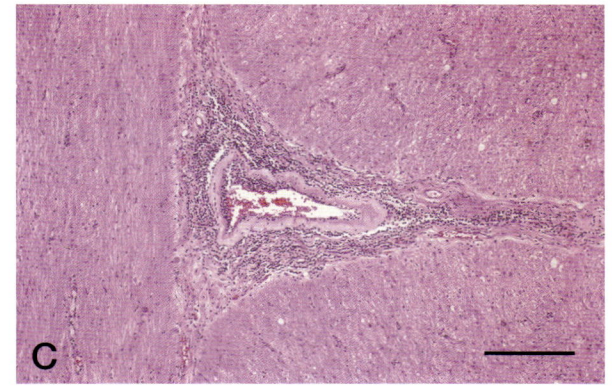

図1-12　ヒトTリンパ球向性ウイルス脊髄症（HAM）
A：下部胸髄．側索，前索および後索腹側部の髄鞘脱落．KB染色．
B：胸髄側索．髄鞘の脱落とリンパ球，マクロファージの血管周囲および実質内浸潤．KB染色．スケールバーは50μm．
C：腰髄前正中裂．くも膜下腔の血管壁の硝子様肥厚とリンパ球浸潤．HE染色．スケールバーは100μm．

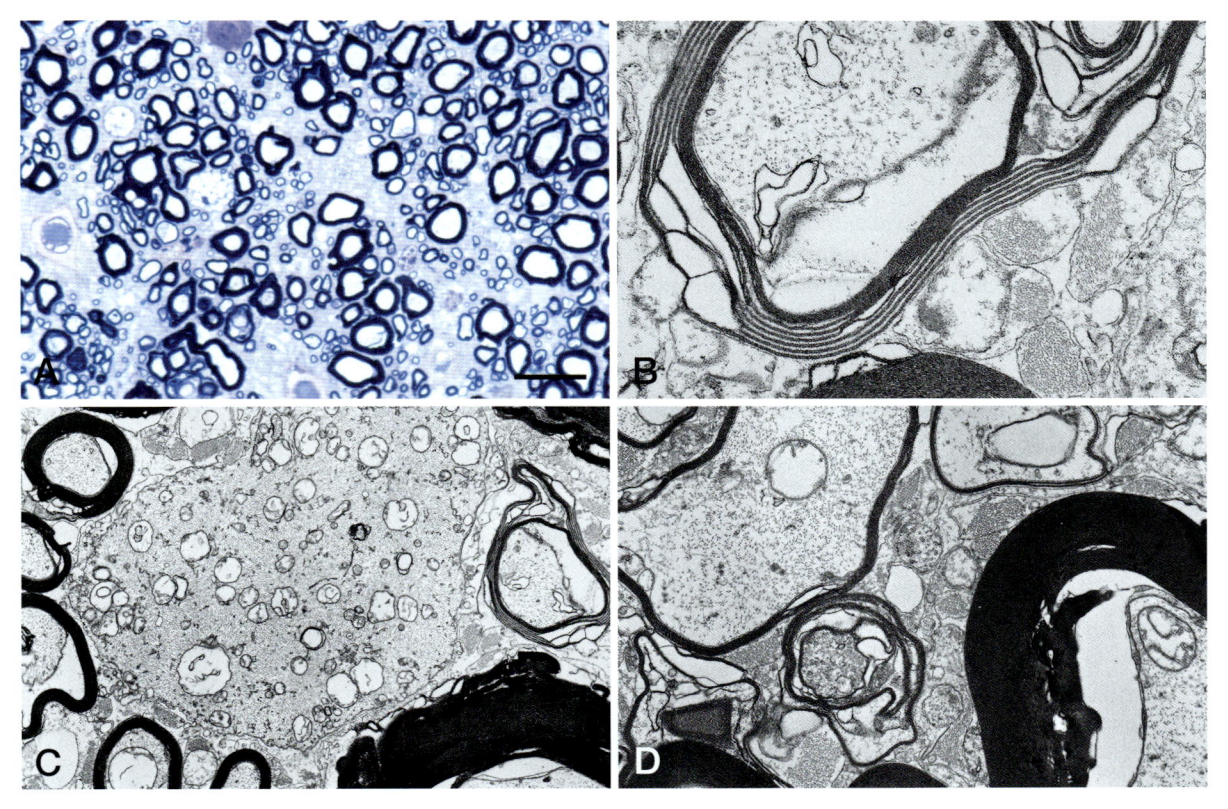

図1-13　ヒトTリンパ球向性ウイルス脊髄症（HAM）の慢性化病変
A：第12胸髄側索．大径有髄線維の脱落と軸索径に比し薄い髄鞘を有する再生線維が散在している．中央左寄りにマクロファージがみられる．エポン切片．トルイジンブルー・サフラニン染色．スケールバーは25μm．
B：髄鞘の規則的離開（脱髄病変であることを示す）．
C：髄鞘が消失し軸索が裸の状態で存在する（denuded axon）．
D：軸索径に比し薄い髄鞘を有する再生線維がみられる．

4）ヒト T リンパ球向性ウイルス脊髄症 HTLV-Ⅰ-associated myelopathy（HAM）

　human T-lymphotropic virus typeⅠ（HTLV-Ⅰ）が関与した慢性炎症性脊髄炎である．臨床的には緩徐進行性，対称性の痙性対麻痺を呈し，髄液および血清の抗 HTLV-Ⅰ抗体が陽性を示す．成人発症の孤発例が多いが，若年発症例および輸血後発症例も存在する．しばしば膀胱直腸障害を伴い，髄節性，軽度の感覚障害を認めることが多い．副腎皮質ホルモンの投与によりしばしば症状の改善を示す[12,13]．

　病理学的には，錐体路を含む側索と前索，症例によっては後索の一部で，髄鞘，軸索の脱落がみられ，特に下部胸髄で最も強い（図 1-12A）．病巣内外やくも膜下腔に血管周囲性リンパ球浸潤とマクロファージの浸潤がみられ，肥大したアストロサイトが増加する[14,15]（図 1-12B，C）．

　HAM の慢性化した病巣は，髄鞘染色では側索と前索が萎縮して軽度の淡明化を示し，脊髄軟膜の線維性肥厚と軽度のリンパ球の浸潤がみられるのみである．しかし，エポン切片で観察すると，有髄線維，特に大径有髄線維の脱落と，軸索径に比し薄い髄鞘を有する再生線維が多数みられる（図 1-13A）．さらに，電顕で観察すると，脱髄所見を示唆する髄鞘の minor dense line での規則的な離開（図 1-13B），髄鞘が消失し軸索が裸の状態で存在する denuded axon（図 1-13C），軸索径に比し薄い髄鞘を有する再生有髄線維（図 1-13D）などがみられる[16]．

引用文献

【症候と解剖】

1) 後藤　昇：脊髄の伝導路，(2) 錐体路．臨床のための解剖学．脊椎脊髄 1：164-166, 1988．
2) 関　泰志：錐体路の解剖学．金沢医大誌 1：1-12, 1976．
3) 後藤　昇，後藤　潤，江連博光：伝導路 (1) 錐体路と小脳系以外の錐体外路．マスターの要点；神経解剖学．理学療法 18：912-917, 2001．
4) Holmes G, May WP: On the exact origin of the pyramidal tracts in man and other mammals. Brain 32: 1-43, 1909.
5) Smith MC: Nerve fibre degeneration in the brain in amyotrophic lateral sclerosis. J Neurol Neurosurg Psychiat 23: 269-282, 1960.
6) Hirayama K, Tsubaki T, Toyokura Y, Okinaka S: The representation of the pyramidal tract in the internal capsule and basis pedunculi. A study based on three cases of amyotrophic lateral sclerosis. Neurology 12: 337-342, 1962.
7) Wada A, Goto J, Goto N, Kawamura N, Matsumoto K: Are there one million nerve fibers in the human medullary pyramid? Okajimas Folia Anat Jpn 77: 221-224, 2001.
8) Penfield W, Rasmussen T: The cerebral cortex of man: a clinical study of localization of function. The MacMillan Co, New York, 1957.
9) Lassek AM, Rasmussen GL: The human pyramidal tract. Ⅳ. A fiber and numerical analysis. Arch Neurol Psychiat 42: 872-876, 1939.

【画像】

1) Oba H, Araki T, Ohtomo K, Monzawa S, Uchiyama G, Koizumi K, Nogata Y, Kachi K, Shiozawa Z, Kobayashi M: Amyotrophic lateral sclerosis: T2 shortening in motor cortex at MR imaging. Radiology 191: 870-871, 1994.
2) Hirai T, Korogi Y, Sakamoto Y, Hamatake S, Ikushima I, Takahashi M: T2 shortening in the motor cortex: effect of aging and cerebrovascular diseases. Radiology 199: 799-803, 1996.
3) 柳下　章：筋萎縮性側索硬化症の脳の MRI．臨床神経学 35：1554-1556, 1995．
4) Yagishita A, Nakano I, Oda M, Hirano A: Location of the corticospinal tract in the internal capsule at MR imaging. Radiology 191: 455-460, 1994.
5) 柳下　章：ALS の画像—MRI 内包後脚．神経内科 50：516-534, 1999．
6) 柳下　章：ヒト T リンパ球向性ウイルス脊髄症．柳下　章（編）：エキスパートのための脊椎脊髄疾患の MRI．三輪書店，2004, pp236-237．

【病理】

1) Mannen T, Iwata M, Toyokura Y, Nagashima K: Preservation of a certain motoneurone group of the sacral cord in amyotrophic lateral sclerosis: its clinical significance. J Neurol Neurosurg Psychiatry 40: 464-469, 1977.
2) 加藤信介，加藤雅子，大浜栄作：ALS 運動ニューロンの細胞病理．神経進歩 48：357-368, 2004．

3) 岡本幸市：Bunina body．神経進歩 40：16-24，1996．
4) 水澤英洋：ユビキチン化封入体．神経進歩 40：5-15，1996．
5) Takahashi H, Ohama E, Ikuta F: Are bunina bodies of endoplasmic reticulum origin? An ultrastructural study of subthalamic eosinophilic inclusions in a case of atypical motor neuron disease. Acta Pathol Jpn 41: 889-894, 1991.
6) 向井栄一郎，高橋 昭，榊原敏正，他：家族性筋委縮性側索硬化症の臨床特徴．神経内科 20：140-147，1984．
7) Hirano A, Kurland LT, Sayre GP: Familial amyotrophic lateral sclerosis. A subgroup characterized by posterior and spinocerebellar tract involvement and hyaline inclusions in the anterior horn cells. Arch Neurol 16: 232-243, 1967.
8) Kato S, Shimoda M, Watanabe Y, Nakashima K, Takahashi K, Ohama E: Familial amyotrophic lateral sclerosis with a two base pair deletion in superoxide dismutase 1: gene multisystem degeneration with intracytoplasmic hyaline inclusions in astrocytes. J Neuropathol Exp Neurol 55: 1089-1101, 1996.
9) Rosen DR, Siddique T, Patterson D, Figlewicz DA, Sapp P, Hentati A, Donaldson D, Goto J, O'Regan JP, Deng HX: Mutations in Cu/Zn superoxide dismutase gene are associated with familial amyotrophic lateral sclerosis. Nature 362: 59-62, 1993.
10) Shibata N, Hirano A, Kobayashi M, Siddique T, Deng HX, Hung WY, Kato T, Asayama K: Intense superoxide dismutase-1 immunoreactivity in intracytoplasmic hyaline inclusions of familial amyotrophic lateral sclerosis with posterior column involvement. J Neuropathol Exp Neurol 55: 481-490, 1996.
11) 中野今治：ALS と痴呆．神経進歩 40：63-74，1996．
12) Nakagawa M, Izumo S, Ijichi S, Kubota H, Arimura K, Kawabata M, Osame M: HTLV-Ⅰ-associated myelopathy: analysis of 213 patients based on clinical features and laboratory findings. J Neurovirol 1: 50-61, 1995.
13) 納 光弘，宇宿功市郎，梅原藤雄，斉藤峰輝，古川良尚，久保田龍二，永井将弘，樋口逸郎，中川正法，有村公良，出雲周二：HAM の病態と治療．日内会誌 92：1673-1682，2003．
14) Akizuki S, Setoguchi M, Nakazato O, Yoshida S, Higuchi Y, Yamamoto S, Okajima T: An autopsy case of human T-lymphotropic virus type Ⅰ-associated myelopathy. Hum Pathol 19: 988-990, 1988.
15) Izumo S, Umehara F, Kashio N, Kubota R, Sato E, Osame M: Neuropathology of HTLV-1-associated myelopathy (HAM/TSP). Leukemia 11 (Suppl 3): 82-84, 1997.
16) Ohama E, Horikawa Y, Shimizu T, Morita T, Nemoto K, Tanaka H, Ikuta F: Demyelination and remyelination in spinal cord lesions of human lymphotropic virus type Ⅰ-associated myelopathy. Acta Neuropathol (Berl) 81: 78-83, 1990.

2. 運動失調

運動失調とは

運動失調 ataxia は，筋力が正常であるが運動に関与する筋群間の連携がうまく保たれないために円滑な運動ができない状態である．これには，次のような4つの型がある．すなわち，①脊髄後索性失調症 spinal posterior funicular ataxia，②小脳性失調症 cerebellar ataxia，③大脳性失調症 cerebral ataxia，④迷路性失調症 labyrinthine ataxia である．

運動失調を起こす疾患には，老年者の一部に下半身からの後索線維が変性する脊髄後索性失調症がみられる．また梅毒の感染後，長期間を経て現れる脊髄癆 tabes dorsalis，悪性貧血や胃切除後にみられる亜急性連合性脊髄変性症 subacute combined degeneration（SCD），脊髄小脳失調症 spinocerebellar ataxia（SCA）のグループの中で，特に多系統萎縮症 multiple system atrophy（MSA）や脊髄に病変があるものとしてフリードライヒ失調症 Friedreich ataxia がある．

小脳性運動失調症の症候は，円滑な協調運動の障害であり，歩行や姿勢の異常，断綴性言語，眼振などを認める．随意運動開始の遅延，運動測定障害，筋緊張の低下，拮抗運動の反復不能などの徴候が観察できる．小脳性運動失調症の最近の分類は，a）先天性遺伝性運動失調症，b）代謝障害あるいは他の原因による運動失調症，c）原因不明の早期発症の運動失調症，d）晩期発症運動失調症，e）遺伝性痙性不全対麻痺に分けられている．

大脳性失調症に伴う前頭葉症候として挙げられているものには，著しい性格変化や欲動障害があり，ふざけ症・モリア・上機嫌などの感情変化のほか，前頭葉性運動失調，手探り，強制把握，吸い付き反射などの原始反射があり，発動性低下が目立つ．頭頂葉症候としては，失認，失行，失読，失書，身体認知障害などが現れる．

迷路に障害があると，めまいや眼振のほかに体位性平衡障害をきたし，防御反応のための運動失調を起こす（「16. 耳・聴覚・平衡覚の異常」の項を参照）．なお，運動失調という用語にも歴史的な使われ方の変遷があり，現在でも学者により使用法が異なっている[1]．ロンベルグ試験 Romberg test は後索性あるいは迷路性の失調を見つける方法である．

運動失調の関連構造

運動失調の関連構造としては，脊髄後索 spinal posterior funiculus，下オリーブ核 inferior olivary nucleus，オリーブ小脳線維 olivocerebellar fibers，橋核 pontine nuclei，横橋線維 transverse pontine fibers，小脳 cerebellum とその連絡路の小脳脚 cerebellar peduncles，歯状核 dentate nucleus，前頭葉と頭頂葉 frontal and parietal lobes，迷路とその関連部分 labyrinth and related structures などを挙げることができる．

脊髄の後索は，脊髄の灰白質の周囲を囲む白質のうち，後正中溝と後外側溝に挟まれる線維群の総称である（図2-1）．頸髄レベルでは内外2束になり，内側の縦走線維群を薄束 fasciculus gracilis（Goll 束），外側の縦走線維群を楔状束 fasciculus cuneatus（Burdach 束）という．それぞれ下半身と上半身からの上行性線維束である．後索の線維群は，背内側から腹外側に向かって身体の下方から上方への身体部位局在がある．後索の線維群は，運動覚 kinesthesia，関節位置覚 joint position sense，振動覚 pallesthesia or vibratory sense，立体覚 stereognosis，識別触覚 discriminative sense などの意識に上る深部知覚 deep sensation を伝える．

小脳は，左右1対の大きな小脳半球 cerebellar hemispheres と，正中部分にある無対の小脳虫部 cerebellar vermis から成る．小脳の表面は上面・後下面・前下面の3面があり，多数の小脳溝で形成される小脳回 cerebellar folia を認める（「第1章　正常構造と画像解剖」図24）．小脳の組織学的構造を理解するには，

2. 運動失調

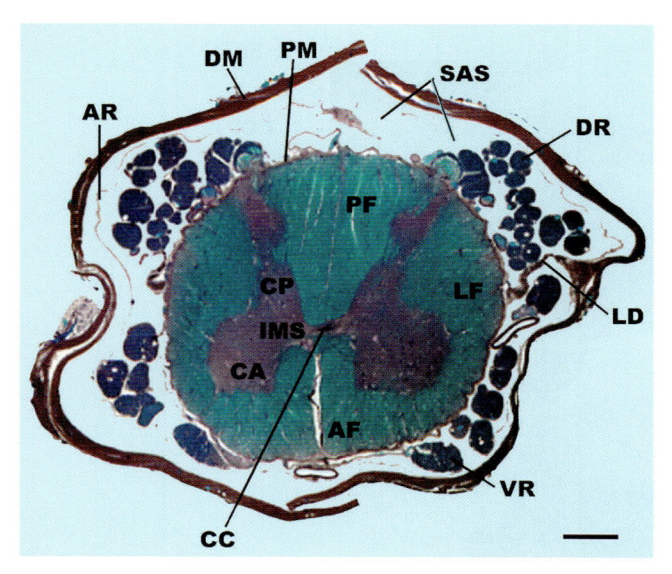

図 2-1　脊髄横断面
腰髄レベル（L1）の脊髄・硬膜・くも膜・軟膜・前根・後根などを観察できる．LPH 染色，スケールバーは 1 mm．
略号：AF＝前索 anterior funiculus, AR＝くも膜 arachnoidea, CA＝前角（前柱）cornu anterius（anterior or ventral horn），CC＝中心管 central canal, CP＝後角（後柱）cornu posterius（posterior or dorsal horn），DM＝硬膜 dura mater, DR＝後根 dorsal root, IMS＝中間質 intermediate substance, LD＝歯状靭帯 ligamentum denticulatum（＝denticulate ligament），LF＝側索 lateral fasciculus, PF＝後索 posterior fasciculus, PM＝軟膜 pia mater, SAS＝くも膜下腔 subarachnoid space, VR＝前根 ventral root

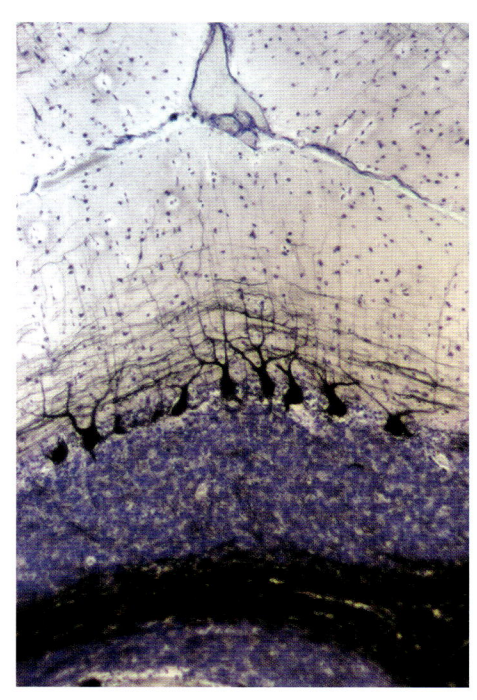

図 2-3　小脳の Gross-Nissl 像
小脳皮質の観察に適している．プルキンエ細胞とその樹状突起，籠細胞の軸索などを見ることができる．

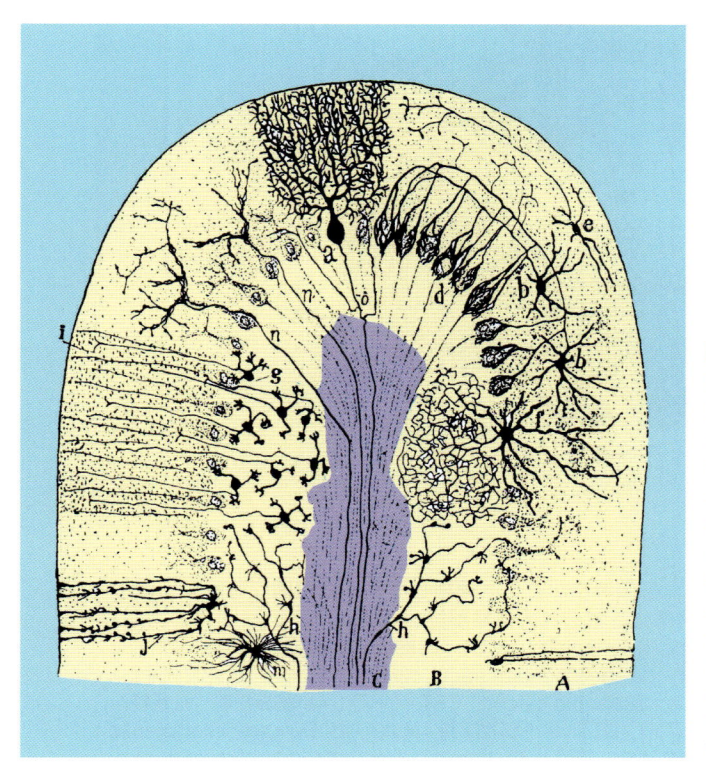

図 2-2　小脳の鍍銀像のまとめ（Cajal, 1955[2]による）
Ramón y Cajal の著書の中にある小脳鍍銀のまとめの図である．これは有名な図で，いろいろな書物に引用されている．小脳白質は髄体と白質板からなる．白質板は小脳皮質が覆って全体として樹木のような構造となる．小脳活樹 arbor vitae cerebelli という．
略号：A＝分子層 molecular layer, B＝顆粒層 granular layer, C＝白質板 lamina alba, white plate, a＝プルキンエ細胞 Purkinje cell, b＝籠細胞 basket cell, d＝籠 basket, e＝小皮質細胞（カハール細胞）cortical small cell（Cajal cell），f＝ゴルジ細胞 Golgi cell, g＝顆粒細胞 granule cell, h＝苔状線維 mossy fiber, i＝顆粒細胞軸索 axon of granule cells, j＝箒状神経膠細胞 broom pattern neuroglial cell, m＝神経膠細胞 neuroglial cell, n＝登上線維 climbing fibers, o＝プルキンエ細胞の軸索

第2章 症候から見た神経形態学

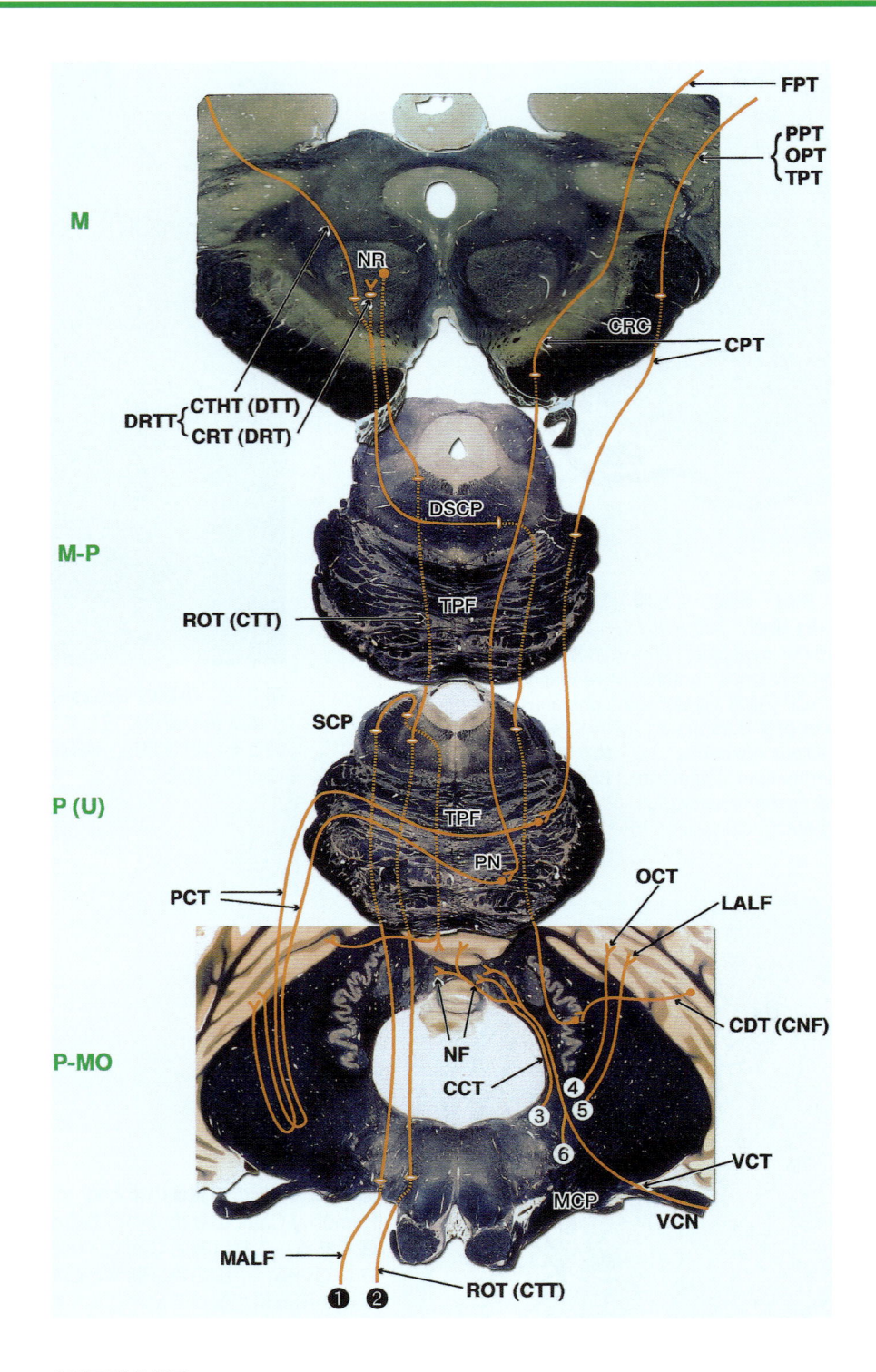

図2-4 小脳系錐体外路
小脳に関連のある伝導路をまとめたものである．各伝導路がどこへ連絡しているかを図で確認してほしい．2分割された図の1, 2, 3, 4, 5, 6の番号はそれぞれの連絡部位を示している．
略号：CBC（AL）＝小脳皮質（前葉）cerebellar cortex（anterior lobe），CCT＝副楔状束核小脳路 cuneocerebellar tract，CDT（CNF）＝小脳皮質歯状核路（皮質核線維）cerebellodentate tract（cerebellonuclear fibers），CPT＝皮質橋路（皮質橋核路）corticopontine tract，CRC＝大脳脚 crus cerebri，CRT（DRT）＝小脳赤核路（歯状核赤核路）cerebellorubral tract（dentatorubral tract），CTHT（DTT）＝小脳視床路（歯状核視床路）cerebellothalamic tract（dentatothalamic tract），DNC（LT）＝クラーク背核（躯幹下半）dorsal nucleus of Clarke（lower trunk），DRTT＝歯状核赤核視床路 dentatorubrothalamic tract，DSCP＝上小脳脚交叉 decussation of superior cerebellar peduncle，F＝片葉 flocculus，FPT＝前頭橋（核）路 frontopontine tract，ICP＝下小脳脚 inferior cerebellar peduncle，LALF＝外側前外側線維 lateral anterolateral fibers，M＝中脳 mesencephalon（＝midbrain）

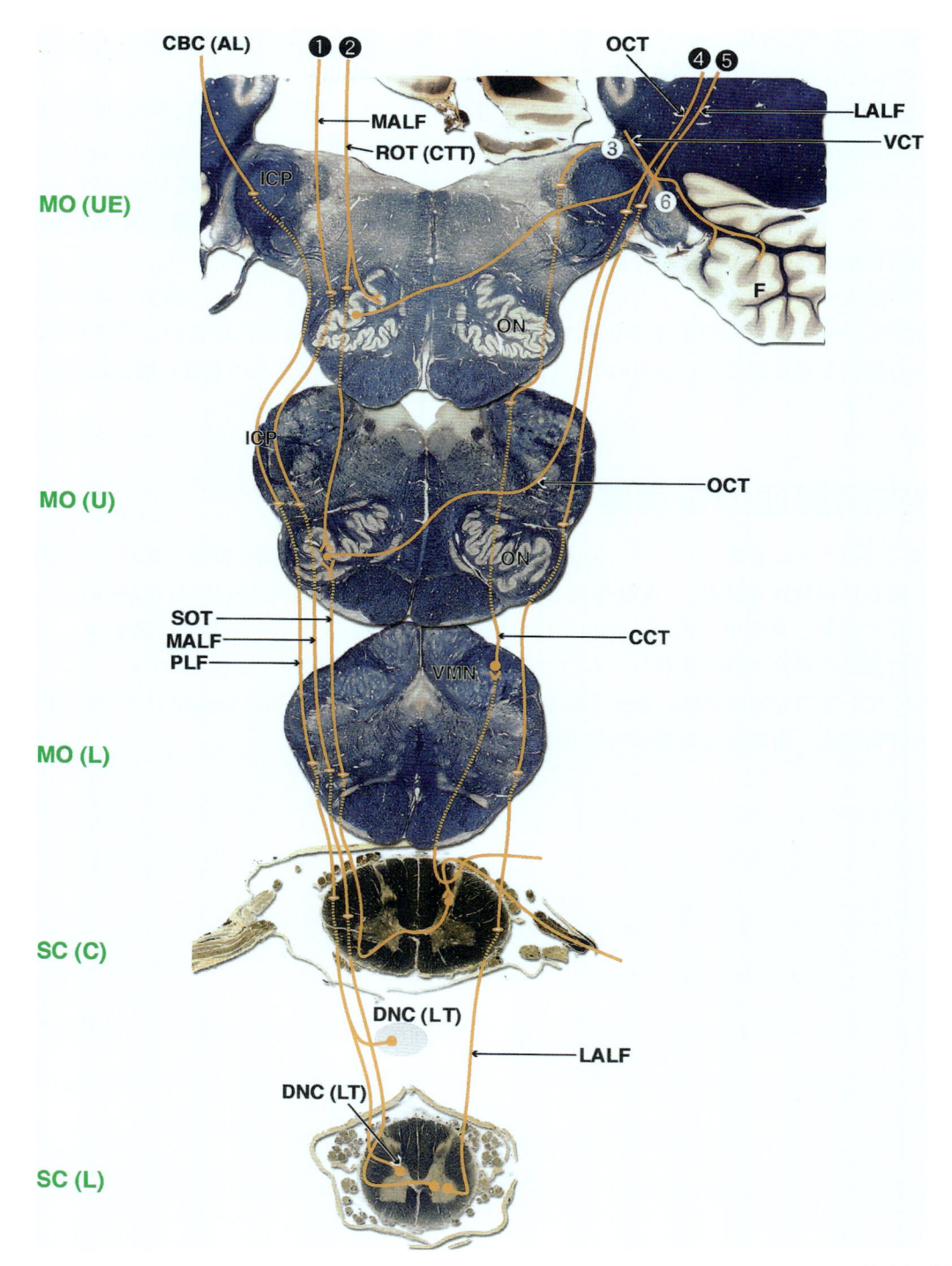

MALF＝内側前外側線維 medial anterolateral fibers, MCP＝中小脳脚 middle cerebellar peduncle, MO(L)＝延髄（下部）medulla oblongata (lower level), MO(U)＝延髄（上部）medulla oblongata (upper level), MO(UE)＝延髄（上端）medulla oblongata (upper end level), M-P＝中脳橋移行部 mesencephalo-pontine junction, NF＝室頂核 nucleus fastigii, NR＝赤核 nucleus ruber, OCT＝オリーブ小脳路 olivocerebellar tract, ON＝主オリーブ核 olivary nucleus, OPT＝後頭橋（核）路 occipitopontine tract, P(U)＝橋（上部）pons (upper level), PCT＝橋小脳路 pontocerebellar tract, PLF＝後外側線維 posterolateral fibers, P-MD＝橋延髄移行部 pontomedullary junction, PN＝橋核 pontine nuclei, PPT＝頭頂橋（核）路 parietopontine tract, ROT (CTT)＝赤核オリーブ路（中心被蓋）路 rubroolivary tract (＝central tegmental tract), SC (C)＝脊髄（頚髄）spinal cord (cervical), SC (L)＝脊髄（腰髄）spinal cord (lumbar), SCP＝上小脳脚 superior cerebellar peduncle, SOT＝脊髄オリーブ路 spinoolivary tract, TPF＝横橋線維 transverse pontine fibers, TPT＝側頭橋（核）路 temporopontine tract, VCN＝前庭蝸牛神経（内耳神経）vestibulocochlear nerve, VCT＝前庭小脳路 vestibulocerebellar tract, VMN＝副楔状束核，外側楔状束核 von Monakow's nucleus (＝accessory cuneate nucleus, lateral cuneate nucleus), 躯幹上半からの後索上行線維の一部が, 副楔状束核でニューロンをかえて副楔状束核小脳路として小脳へ.

Cajal が鍍銀法で調べた所見を描いた図が最もよい（**図 2-2**）．初心者が見てわかりやすい小脳の鍍銀切片は，Gross-Nissl 法によるものである（**図 2-3**）．

　前頭葉と頭頂葉は，外套 pallium の中で大きな容積を占めている（第 1 章の「大脳の葉」を参照）．前頭葉は，中心溝 central sulcus で頭頂葉と分けられている．中心溝の前方には，中心前回 precentral gyrus とよばれる運動領野 motor area がある．前頭葉内側面の中心前回より前方にある補足運動野 supplementary motor area は，あらゆる運動が起きる前に準備状態を用意する．頭頂葉は，中心溝，外側溝後枝，頭頂後頭溝と後頭前切痕を結ぶ線で囲まれる部分である．

　迷路とその関連構造の機能は，平衡機能 function of equilibrium である．ヒトの頭部と身体の位置の受容は内耳の前庭に，受動的運動の受容は半規管にある．これらと脳との連絡に障害があっても，いずれも平衡障害による運動失調を起こす．脳幹の構造は複雑なので，**図 2-4** の細部の名称は**図 21** および文献で部位を確認するとよい[3]．

運動失調関連の伝導路

　運動失調に関連する伝導路としては，後索内側毛帯系，小脳系錐体外路と脊髄小脳路，皮質橋核路（前頭橋核路と頭頂後頭側頭橋核路），前庭神経と内側前庭脊髄路と外側前庭神経路などがある．大部分はそれぞれの項目の記載と重複するので，本項では小脳系錐体外路の図を示しておく（**図 2-4**）．解剖学書の脊髄小脳路の記述は動物実験に準拠したもので，前後の脊髄小脳路に分けられているが，これはヒトでは誤っている．ヒトでの脊髄小脳路の走行を明らかにしたのは Smith であり，Marchi 法での検討で後外側線維，外側前外側線維，内側前外側線維の 3 種類があるという[4〜7]．

運動失調の画像

小脳性運動失調を示す症例は，画像では小脳萎縮として表される．小脳失調を呈する脳変性疾患は脊髄小脳変性症とよばれ，運動失調を主症状とする非遺伝性ならびに遺伝性の神経変性疾患の総称である．その代表は多系統萎縮症と皮質性小脳変性症である．

1）多系統萎縮症 multiple system atrophy（MSA）

多系統萎縮症は，成人発症の非遺伝性の変性疾患である．進行性に小脳失調，パーキンソン症状，および自律神経障害を種々の程度の組み合わせで呈する．乏突起膠細胞の胞体内に疾患特異性をもった細胞封入体が見つかり，一疾患単位として確立した．

MSA は変性疾患の中では，最も早期より特徴的な MRI 所見を示す．その臨床型および画像所見はパーキンソン症状が主症状である MSA-P 型と，小脳失調が主症状である MSA-C 型とに，大きく分けられる．症状の進行とともに，両者それぞれに特徴的な画像所見を呈するようになる[1]．なお，画像では自律神経症状に関与する部位の異常は指摘できない．

MSA-C 型の画像所見

MSA-C 型の画像所見は小脳・橋底部・中小脳脚の萎縮（図 2-5）と，橋横走線維（解剖学名は横橋線維）の変性を認めることにある[2〜4]（図 2-5）．これらの所見は MSA-C 型では早期より認められる．

橋核から起始する橋小脳線維は反対側の中小脳脚を通り，小脳半球の全域と小脳虫部の一部に終止する．本症ではこの領域に変性が認められ，MRI はその変化を忠実に反映する．橋内の橋小脳線維は横走することから，橋横走線維とよばれる．それに対して，皮質脊髄路は縦走線維である．橋横走線維の変性は T2 強調画像にて異常高信号領域として認められ，橋底部の傍正中部にはじまり，内側毛帯の前部，中小脳脚に及ぶ．逆 T 字状に高信号領域が認められる．この高信号領域は横走線維がたくさん集まり，変性が MRI でとらえやすい部位を示していると考えられる．それに対して，皮質脊髄路の信号強度は保たれる．また，歯状核および上小脳脚も萎縮や信号強度の変化は示さない．橋被蓋の信号強度も保たれる．正常の T2 強調画像では橋被蓋傍正中部は線状に前後に信号強度が高いことが多いので，その所見を異常ととらえてはならない．

橋横走線維の変性が初期の段階で軽い場合には，T2 強調画像で橋底部の前後に伸びた高信号領域として認められる．この所見は橋・延髄移行部および中脳・橋移行部では，時に正常者にも認められる．しかし，健常者においては，連続する 2 つのスライス（5 mm のスライス厚）において橋底部全体を占める線状の高信号領域が認められることはない．したがって T2 強調画像で橋の萎縮を伴い，連続する 2 つのスライスにて，橋底部全体に前後に線状に伸びた高信号領域を認めるときは，橋横走線維の軽度の変性を示していると考えられる．

MSA-C 型では進行とともに，T2 強調画像にて小脳白質の信号強度が上昇する．冠状断像で大脳白質の信号強度と比べると，信号強度の上昇が容易に判断できる．小脳白質の信号強度の上昇に伴い，小脳歯状核の低信号領域がより目立ってくる．

高度の変性を有する例では，下オリーブ核の信号強度も T2 強調画像で上昇する．MSA-C 型においても症状の進行とともに被殻の変性が起こり，線状の高信号が被殻外側に T2 強調画像で認められる．この被殻の MRI での異常所見は，出現するのが遅いこともある．

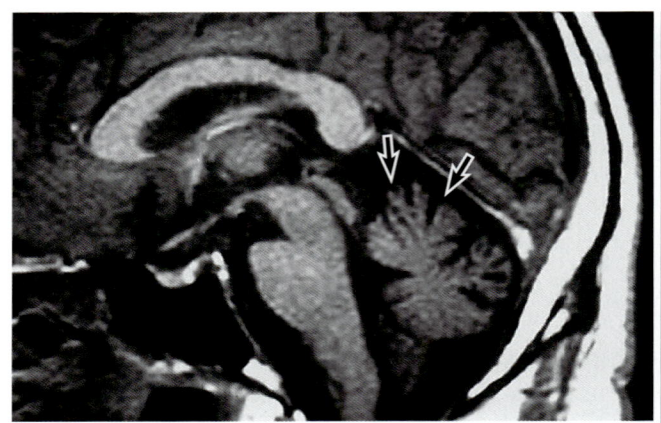

図 2-5　多系統萎縮症　小脳失調にて発症 1 年後
A：矢状断像で小脳の萎縮を認める（→）．
B：その翌年に撮像した T2 強調画像では，橋，小脳に萎縮があり，橋横走線維（→）に高信号領域を認める．

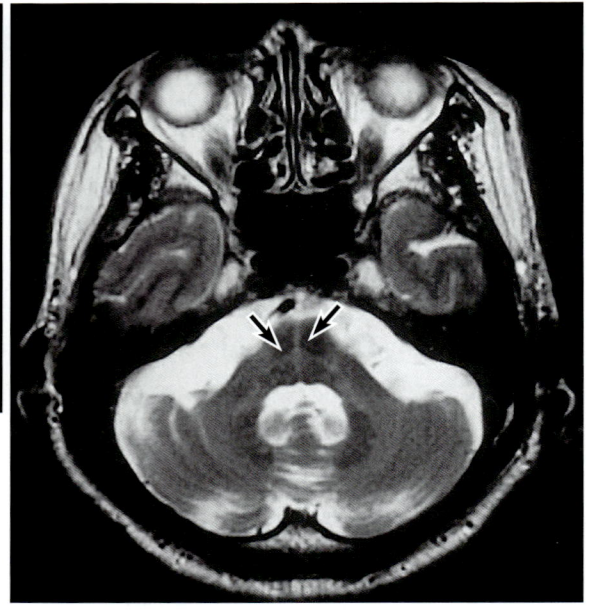

MSA-P 型の画像所見

　MSA-P 型の最も特異的な所見は，被殻の萎縮と T2 強調画像での被殻内の外側部の線状の高信号領域の存在である（図 2-6）．この高信号領域はパーキンソン症状があれば，初期より大多数の例に認められる．MSA における被殻の神経細胞の消失は，被殻の外側かつ背側に強い．T2 強調画像での異常高信号領域は，その変化を反映し被殻の尾側，外側および背側にはじまり，症状の進行とともに，被殻の前方および頭側に伸び，被殻の萎縮も強くなる（図 2-6）．

　正常例の T2 強調軸位像において，被殻の外側縁は外側に凸になる．しかし，本症では被殻の変性が外側に強く，さらに被殻が萎縮することにより，被殻の外側縁を示す異常高信号領域は直線状になる．患側の被殻において高信号ではなく，正常，あるいは正常に近い信号強度を示す被殻の前内側部の大きさが，正常例あるいは反対側と比べて小さいことも重要な所見である（図 2-6）．また，線状の高信号領域の内側に低信号領域を伴うこともしばしばある．

　片側に強いパーキンソン症状を有する症例では，反対側の被殻に，前後により伸びた高信号領域を認める（図 2-6）．この症状に対応した被殻の MRI 異常所見の左右差は，多系統萎縮症に特徴的な所見である．症状の進行に伴い，MSA-C 型の画像所見を伴う．特に小脳萎縮は，初期より MSA-P 型でも認められることが多い．

2）皮質性小脳変性症 cortical cerebellar degeneration

a．遺伝性皮質性小脳萎縮症

　若年〜中年に発病し，常染色体優性遺伝を示す（例外的に劣性遺伝もある）．初発・早期症状として小脳性運動失調が前景に現れ，パーキンソン症状や自律神経障害はほとんどない．従来の Holmes 型遺伝性運動失調症と同じ病型である．進行が遅く，病理学的変性部位は小脳とオリーブに限局している．

　遺伝子解析により，脊髄小脳失調症 spinocerebellar ataxia（SCA）5 と 6 の遺伝子異常が同定されている．そのうち，SCA5 はわが国での存在が確認されていない．また，わが国の遺伝性皮質小脳萎縮症の約半数は SCA6 であるが，残りの半数はまだ原因不明である．

　若年発症の場合には，代謝性疾患（ミトコンドリア脳筋症や副腎白質ジストロフィー症など）との鑑別が必要である．

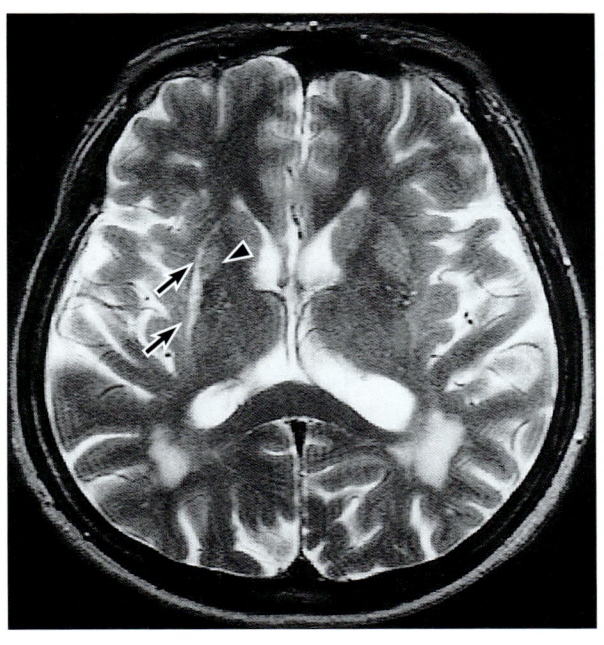

図 2-6　**多系統萎縮症**　左半身の不随意運動，筋強剛にて発症 4 年後
T2 強調画像で右被殻外側に線状の高信号領域（→）を認め，右被殻は左被殻に比べて萎縮を認める（▶）．

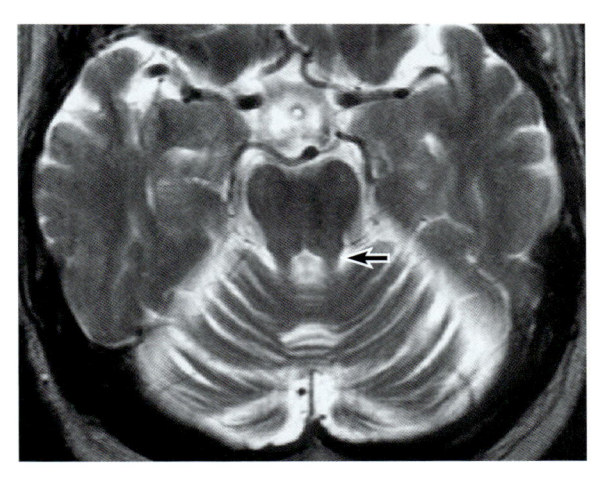

図 2-7　**脊髄小脳失調症：SCA6（57 歳，男性）**　発症から 9 年後
T2 強調画像で小脳の萎縮を認める．橋，上小脳脚（→）には著変を認めない．

画像所見

小脳の萎縮を認める（図 2-7）．小脳半球および虫部がともに侵され，上部に強い傾向がある．橋およびテント上には異常を認めない．橋横走線維（解剖学名は横橋線維）の変性を認めない[4]．

b．非遺伝性皮質性小脳萎縮症

非遺伝性皮質性小脳萎縮症は中年以降に発症し，遺伝性はなく，従来は晩発性皮質小脳萎縮症とよばれていた．鑑別では，アルコール中毒，悪性腫瘍，甲状腺機能低下，抗てんかん薬（フェニトインなど）中毒などの二次性に生じる小脳萎縮を除外する必要がある．

画像所見

画像所見は，遺伝性皮質性小脳萎縮症のそれと同様である．小脳の萎縮があり，脳幹の萎縮は認めない[4]．

3）常染色体優性遺伝性脊髄小脳変性症 autosomal dominant hereditary spinocerebellar degenerations

a．マシャド-ジョセフ病

わが国での常染色体優性遺伝性脊髄小脳変性症の中で最も多い．若年～中年，時に老年に小脳性運動失調にて初発する．眼振，錐体路徴候（痙性を示すことが多い）がほぼ共通に認められ，そのほかアテトーシス・ジストニア，びっくり眼，顔面ミオキミア，眼球運動障害，筋萎縮などもある．晩期には感覚障害，自律神経症状（特に排尿障害）も認められることがある．第 14 染色体長腕に座をもつ遺伝子の CAG リピートに異常伸長があることを証明すれば，診断は確定する．SCA 3 と同一の疾患である．

画像所見

30 例のマシャド-ジョセフ病の MRI 所見を検討したところ，全例に小脳萎縮を認めた．橋の萎縮は 27

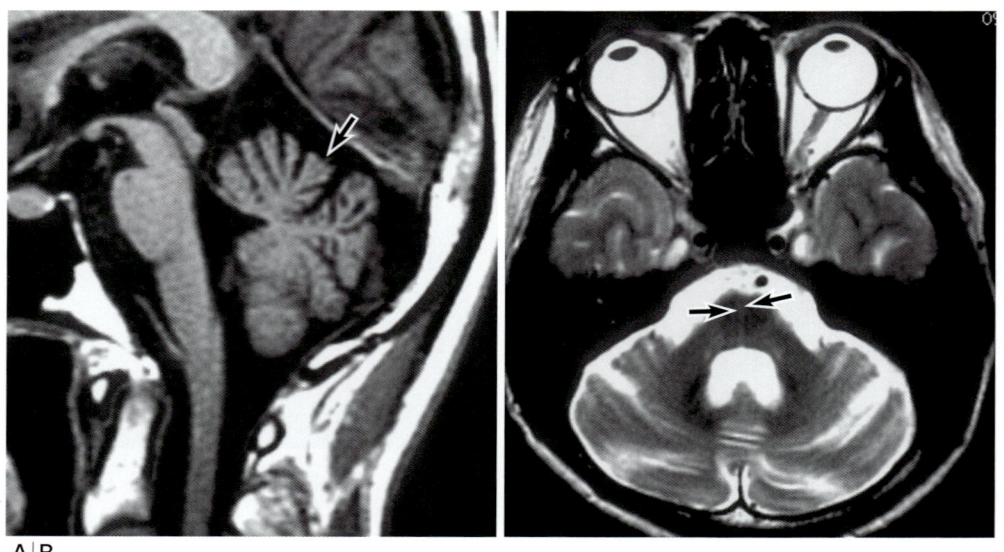

図 2-8　マシャド-ジョセフ病（女性）　発症から 11 年後．家族に類症を認める
A：T1 強調矢状断像で橋および小脳（→）に萎縮がみられる．
B：T2 強調画像で橋横走線維に軽度の変性があり，橋底部中央に高信号領域を示す（→）．中小脳脚には高信号領域を認めない．
発症して 11 年経過しているにもかかわらず，橋横走線維の変性が軽度であることから，MSA ではないことがわかる．

例に認めた（図 2-8）．橋萎縮のない症例は，若年の発症早期の症例であった．橋の萎縮は被蓋および底部両方に及ぶ．マシャド-ジョセフ病においても，橋横走線維（解剖学名は横橋線維）の変性が MRI にて認められる．しかし，MSA のように橋底部に逆 T 字状に，高信号領域を認めた症例は少ない[4,5]．

T2 強調画像で連続する 2 枚のスライスで，橋底部正中部に前後に伸びる高信号領域を認めたものが 23 例あった（図 2-8B）．そのうちの 2 例で剖検が行われ，橋底部正中部に比較的限局した橋横走線維の変性を認めた．そのほかの部位の橋横走線維の変性は軽い．この線状の高信号領域も，橋横走線維の正中部の軽い変性を示していると考えられるが，MSA よりも軽いものであろう．

また，中小脳脚には MSA とは異なり，高信号領域を認めないことも本症の橋横走線維の変性に特徴的であり，マシャド-ジョセフ病における橋横走線維の変性が軽いことを示している．さらに MSA とは異なり，中脳および上小脳脚にも萎縮を認めることがある．病理所見では，上小脳脚萎縮は小脳歯状核からの出力系の障害に対応している．

家族に類症のないマシャド-ジョセフ病が 3 例あった．いずれも初期には MSA と考えられていた．しかし，臨床経過が MSA に比べて緩徐であり，眼球運動障害などの出現によりマシャド-ジョセフ病を疑い，遺伝子解析により確定診断が得られた．その 3 例ともに橋横走線維の変性は軽度であった．したがって，小脳失調症で発症し，軽度の橋横走線維の変性があり，中小脳脚には異常高信号領域を認めず，発症から 5 年以上経過した症例では，家族歴の有無に関係なくマシャド-ジョセフ病をまず考える．

後述する SCA1，2 も同様に橋横走線維の変性を MRI で認める．東北および北海道の一部地方を除けば，SCA1 および 2 に比べて，マシャド-ジョセフ病は圧倒的に多い．

運動失調の病理

1）多系統萎縮症 multiple system atrophy（MSA）

多系統萎縮症は，それぞれ独立した一疾患単位として記載されてきた3疾患，すなわち，オリーブ橋小脳萎縮症 olivopontocerebellar atrophy（OPCA），線条体黒質変性症 striatonigral degeneration（SND）およびシャイ-ドレーガー症候群 Shy-Drager syndrome（SDS）を併せて，1969年に病理学的見地から名づけられたものである[1]．これら3疾患は，病変の重症度が異なるのみで，病変の部位や性状は共通であることから，一つの疾患と見なしうるからである．

臨床事項

OPCA，SND，SDSはいずれも孤発性で中年以降に発病する．MSAの診断に関する国際会議での合意に基づいて，1999年にMSAの臨床診断基準が発表された[2]．この診断基準（**表2-1**）では，MSAの4大症候（自律神経および排尿障害，パーキンソニズム，小脳症状，錐体路障害）のそれぞれについて，その特徴とMSAでの診断基準が設けられている（**表2-1**）．これらの組み合わせによって，possible MSAとprobable MSAが区別され，剖検により確認された症例を definite MSAと診断する（**表2-2**）．錐体路障害は，4大症候の1つに挙げられているが，MSAの診断に際しては考慮しないとされている．さらに，MSAの除外診断基準が設けられている（**表2-3**）．また，この論文では，臨床的にパーキンソニズム優位の症例を parkinsonian（MSA-P），小脳症状優位の症例を cerebellar（MSA-C）とよぶことが推奨されており，これ

表2-1 多系統萎縮症の診断に用いられる症候の特徴とその診断基準[2]

Ⅰ．自律神経および排尿機能異常
　A．特徴
　　1．起立性低血圧（収縮期20 mmHgまたは拡張期10 mmHg以上低下）
　　2．尿失禁または残尿
　B．MSAにおける診断基準
　　起立性低血圧（収縮期30 mmHgまたは拡張期15 mmHg以上低下）または尿失禁（持続性，男性では勃起障害を伴う）のいずれか，もしくは両者．
Ⅱ．パーキンソニズム
　A．特徴
　　1．運動緩慢
　　2．筋固縮
　　3．姿勢反射障害（視覚障害，前庭障害，小脳障害，後索障害によるものではない）
　　4．振戦（姿勢時，静止時のいずれか，または両者）
　B．MSAにおける診断基準
　　運動緩慢に加えて上記2〜4の少なくとも1つ
Ⅲ．小脳症状
　A．特徴
　　1．失調性歩行
　　2．失調性構音障害
　　3．四肢運動失調
　　4．持続性の注視眼振
　B．MSAにおける診断基準
　　失調性歩行に加えて上記2〜4の少なくとも1つ
Ⅳ．錐体路障害
　A．徴候
　　1．深部腱反射亢進を伴うバビンスキー反射陽性
　B．MSAにおける錐体路障害：錐体路徴候はMSAの診断基準には用いない

表 2-2　多系統萎縮症の診断カテゴリー[2]

Ⅰ. possible MSA：	表 2-1 のⅠ～Ⅲのうち，1つの診断基準（B）と 2 つの特徴（A）を有する．ただし，レボドパ低反応性のパーキンソニズムがある場合は，ほかに 1 つの特徴（A）があればよい．	
Ⅱ. probable MSA：	自律神経障害および排尿障害の診断基準（Ⅰ-B）とレボドパ低反応性のパーキンソニズムまたは小脳症状を有する．	
Ⅲ. definite MSA：	剖検により，黒質線条体系とオリーブ橋小脳系に変性があり，多数のグリア細胞質内封入体を認める．	

表 2-3　多系統萎縮症の除外診断基準[2]

Ⅰ．病歴
- 30 歳以下の発症
- 家族歴に類似疾患がある
- 表 2-1 に挙げた症候を起こしうる全身疾患または他の原因がある
- 薬物治療に関連のない幻覚がある

Ⅱ．神経学的検査
- 認知症（痴呆）
- 垂直性衝動性眼球運動の著明な緩徐化または垂直性核上性注視麻痺
- 失語，alien limb syndrome，頭頂葉症状などの局所性皮質症状

Ⅲ．検査所見
　表 2-1 に挙げた症候を起こしうる代謝障害，分子遺伝学的異常および画像異常の証拠

らは現在国際的に広く用いられている．

　表 2-2 から明らかなように，この診断基準では自律神経障害が重要視されており，possible MSA と probable MSA の区別もその有無によってなされている．しかし，臨床的に自律神経症状優位の症例を autonomic（MSA-A）とはしていない．SDS という病名はこれまで広く誤用されているので，この用語は用いないとされていることと同列の取り扱いである．確かに起立性低血圧や排尿障害などの自律神経障害を主症候とする症例は，病理学的には MSA，パーキンソン病（またはレビー小体病），これらのいずれでもない，すなわち，グリア細胞質内封入体やレビー小体の出現しない純粋進行性自律神経機能不全症 pure progressive autonomic failure の 3 疾患があり，以前は臨床情報のみでこれらを鑑別することは困難であった．しかし近年画像診断や ^{123}I-MIBG 心筋シンチグラフィーなど検査法の進歩によって，臨床情報によってこれら 3 疾患を鑑別することも可能になりつつある．このような検討の結果，臨床的に SDS と考えられる症例については，MSA-A とよぶのがよいと考える．また，臨床的に自律神経障害を主症状とし，剖検によって MSA であることが確認された症例については，その臨床像を後方視的に MSA-A として整理するのが便利である．MSA の歴史的な経緯からも，その包含する 3 疾患と対応する形で MSA-P，MSA-C とともに MSA-A を用いるのがよいと考える．

病理所見

　肉眼的には，小脳，橋，下オリーブ核の萎縮が認められ，特に MSA-C で著しい．MSA-P や自律神経症状優位の症例では軽度か目立たない例もある（図 2-9A）．

　小脳症状の責任病巣は，橋底部に位置する橋核の神経細胞とその遠心路である橋横走線維 pontocerebellar fibers（解剖学名は横橋線維 transverse pontine fibers）の変性・脱落（図 2-9B），中小脳脚および小脳白質の変性（神経線維の脱落），下オリーブ核神経細胞とその小脳への投射線維である olivocerebellar fibers の変性・脱落（図 2-9C），および小脳プルキンエ細胞の変性・脱落である（図 2-9D, E）．

　パーキンソニズムの責任病巣は，被殻と黒質である．被殻では小型神経細胞（GABA 作動性，線条体黒

2. 運動失調 ［病理］

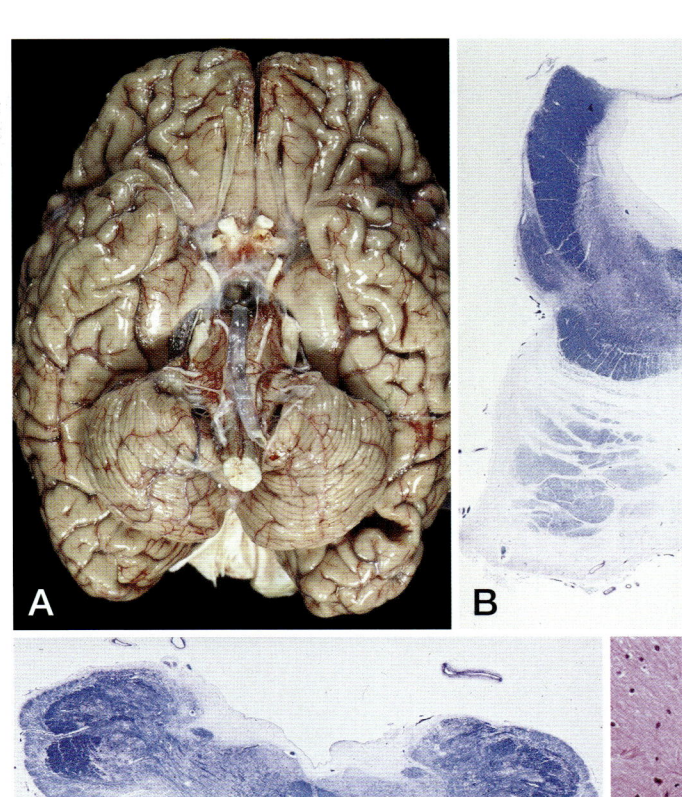

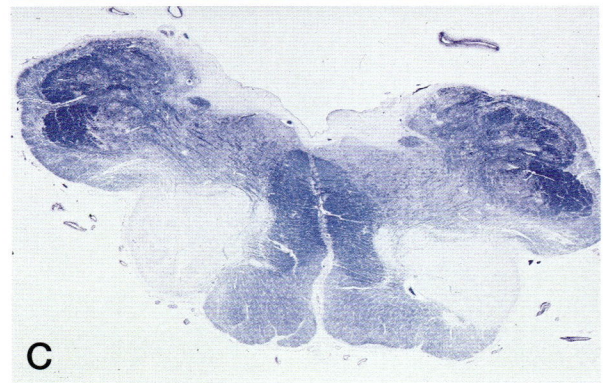

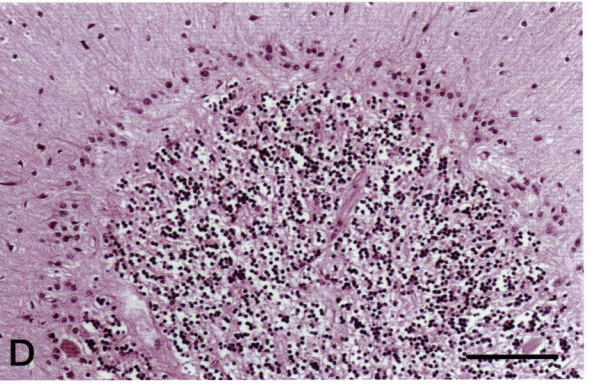

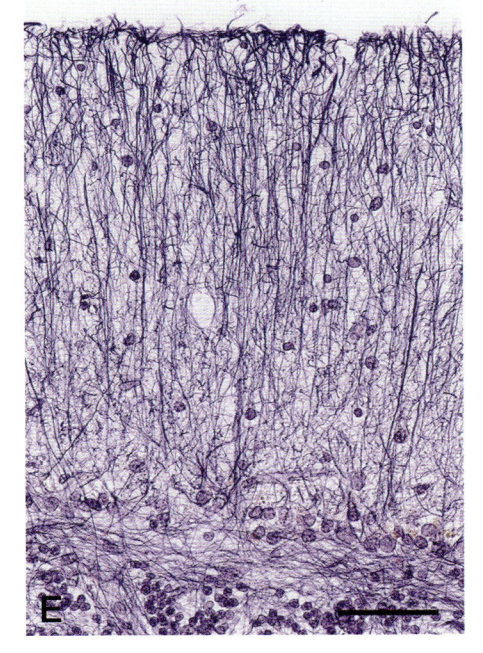

図 2-9　多系統萎縮症の病理学的所見（下オリーブ核・橋核・小脳系）

A：多系統萎縮症の肉眼所見．橋と小脳の萎縮が著しい．下オリーブ核の萎縮はこの写真では見えない．

B：橋．橋底部は著明に萎縮し，横走線維（橋小脳線維）はほぼ完全に消失している．下行線維も淡明化している．KB 染色．

C：延髄．下オリーブ核の萎縮と淡明化が著しい．錐体も淡明化している．KB 染色．

D：小脳皮質．プルキンエ細胞の脱落とバーグマングリアの増多．HE 染色．スケールバーは 100 μm．

E：小脳皮質．バーグマングリアによるグリオーシス．Holzer 染色．スケールバーは 50 μm．

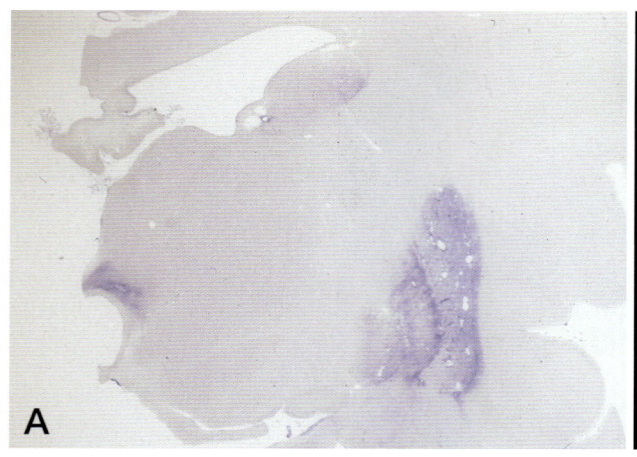

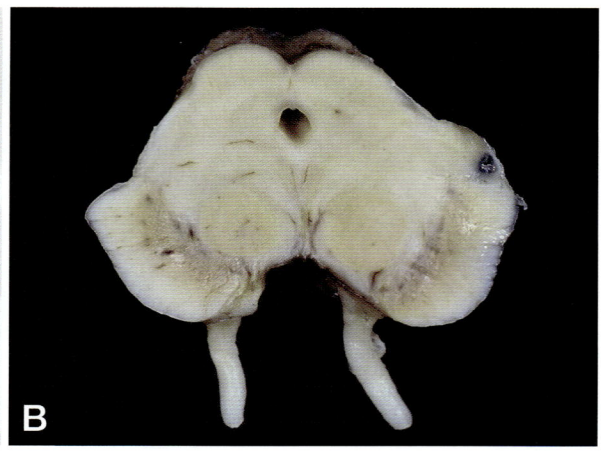

第 2 章　症候から見た神経形態学［病理］

図 2-10　多系統萎縮症の病理学的所見（被殻と黒質）
A：被殻と淡蒼球外節の線維性グリオーシス．Holzer 染色．
B：中脳黒質の脱色素．

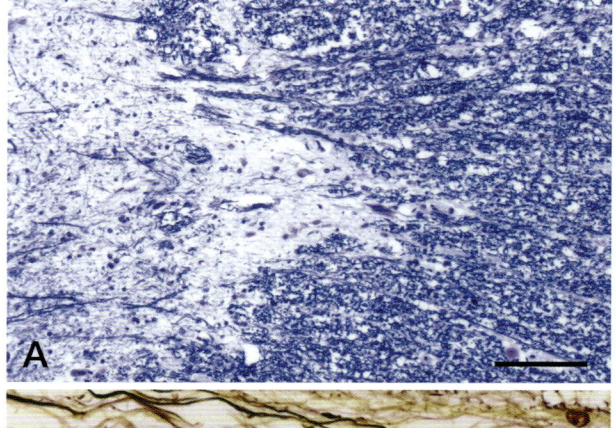

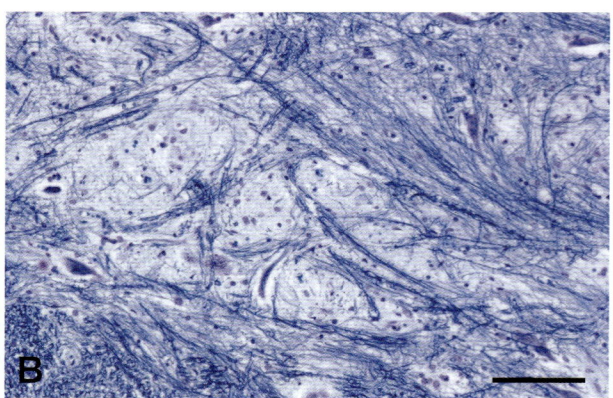

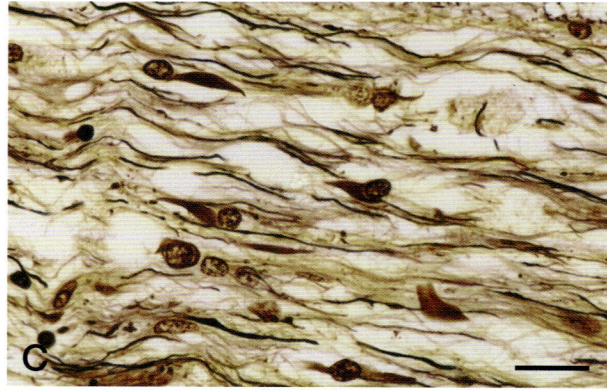

図 2-11　多系統萎縮症の病理学的所見（脊髄中間質外側核，オヌフ核とグリア細胞質内封入体）
A：胸髄中間質外側核の神経細胞脱落．KB 染色．スケールバーは 50 μm.
B：第 2 仙髄オヌフ核の神経細胞脱落．KB 染色．スケールバーは 50 μm.
C：橋横走線維のオリゴデンドログリアの細胞質内封入体．Bielschowsky 染色．スケールバーは 20 μm.

質線維と線条体淡蒼球線維を出す）が脱落し，この変化は被殻の後半部ほど，かつ，背外側部ほど強いことが特徴である（図 2-10A）．被殻病変は肉眼的にも褐色調ないし灰白色の変色を伴った萎縮として認められる．黒質病変は，緻密帯のニューロメラニン含有神経細胞（ドパミン作動性，黒質線条体線維を出す）の脱落であり，外側 1/2～1/3 の部で強い．レビー小体は認められない．黒質の色素脱失 depigmentation は多くの例で，肉眼的にも明瞭に認められる（図 2-10B）．

　自律神経症状の主な責任病巣は，脊髄の中間質外側核（図 2-11A）と第 2 仙髄前角のオヌフ Onufrowicz 核（図 2-11B）の神経細胞脱落である．

　これらに加えて，最も重要な所見はグリア細胞質内封入体 glial cytoplasmic inclusion（GCI），すなわち，

オリゴデンドログリア胞体内の嗜銀性封入体である[3,4]（図 2-11C）．この封入体は，Bielschowsky 染色や Gallyas-Braak 染色で橋底部をはじめとする灰白質および白質に，病変部のみならず非病変部にも広範かつ多数出現する．免疫組織化学染色では，ユビキチン陽性，タウ免疫染色で一部が陽性であることが報告されていたが，1998 年に GCI の主要構成成分は，パーキンソン病におけるレビー小体と同じく α-シヌクレインであることが明らかにされた[5,6]．GCI はこれまでのところ，OPCA，SND，SDS においてのみ出現し，これ以外の疾患では認められておらず，これら 3 疾患が MSA という一疾患単位をなすとする考えの根拠にもなっている．

2）皮質性小脳萎縮症 cortical cerebellar atrophy（CCA）

皮質性小脳萎縮症には，常染色体優性遺伝性 CCA と非遺伝性（孤発性）CCA がある．遺伝性 CCA は従来の Holmes 型遺伝性失調症と，孤発性 CCA は晩発性小脳皮質萎縮症 late cortical cerebellar atrophy（LCCA）とほぼ同じである．

遺伝子異常の有無を除くと，両者は臨床および病理所見ともよく類似している．臨床的には，初発症状から小脳性運動失調（失調性歩行，構音障害，眼振など）のみで終始する，いわゆる純粋小脳失調が主症状である．

病理学的には，肉眼的に小脳萎縮を認めるのみであり（図 2-12），組織学的にも，従来より小脳オリーブ核変性症 cerebelloolivary degeneration とよばれてきたように，プルキンエ細胞と下オリーブ核神経細胞の変性・脱落を主病変とする[7]．

近年の分子遺伝学的研究の発展により，従来 Holmes 型遺伝性失調症に分類されていた症例の約半数は脊髄小脳失調症 6 型 spinocerebellar ataxia type 6（SCA6）と考えられており，残りの半数はいまだ遺伝子異常は明らかにされていない．SCA6 の原因遺伝子は，第 19 番染色体短腕に位置する電位依存性カルシウムチャネル α1A サブユニットの遺伝子（CACNA1A）であり，そのエキソン内でポリグルタミンをコードする CAG リピートの異常増大（正常域：4〜19，SCA6：20〜33）を原因とする CAG リピート病（またはポリグルタミン病）であることが確立されている[8,9]．

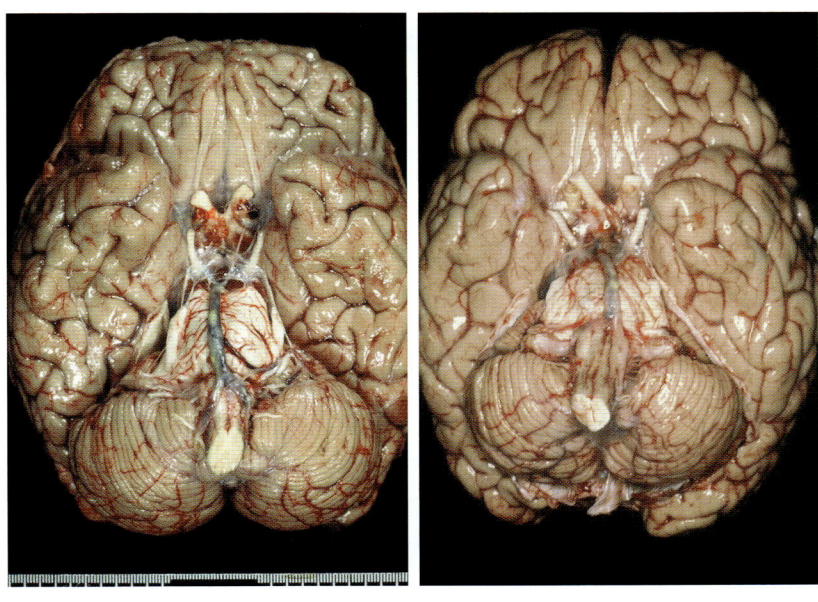

図 2-12 脳底部の正常像（左，74 歳，女性）および遺伝性皮質性小脳萎縮症（右，Holmes 型遺伝性運動失調症）の肉眼所見
橋の萎縮はなく，小脳のみ萎縮が著明である．

3) CAG リピート病 CAG repeat diseases（ポリグルタミン病）

　近年，遺伝性神経変性疾患において，原因遺伝子内でグルタミンをコードする3塩基（シトシン：C，アデニン：A，グアニン：G）の繰り返し配列（CAG リピート）の回数（リピート数）が異常に伸長する変異により発病する疾患が多数明らかにされ，これらをまとめて CAG リピート病（またはポリグルタミン病）と総称されている[10]．遺伝子変異の明らかにされた常染色体優性遺伝性脊髄小脳変性症のうち，脊髄小脳失調症 8 型 spinocerebellar ataxia type 8（SCA8），SCA10，SCA14 を除き，SCA1，SCA2，SCA3〔マシャド-ジョセフ病 Machado-Joseph disease（MJD）〕，SCA6，SCA7，SCA12，SCA17 および歯状核赤核淡蒼球ルイ体萎縮症 dentatorubropallidoluysian atrophy（DRPLA）は，いずれも CAG リピート病である．さらに，脊髄小脳変性症以外の常染色体優性遺伝性疾患であるハンチントン病および球脊髄性筋萎縮症 bulbospinal muscular atrophy（BSMA）も CAG リピート病である．各疾患において CAG リピート数の正常域と疾患域は決まっている．点変異や欠失，重複などの変異とは異なり，リピート数が疾患の臨床像と密接に関連していることがこの遺伝子変異の特徴である．すなわち，同一疾患においてもリピート数が大きいほど発病年齢が若年化し，かつ，臨床症状も重症化し，病変の程度も強くなる．また，同一家系内で世代を経るに従い発症年齢が若年化し，症状が重症化する表現促進現象 anticipation も，CAG リピート数が親から子へ伝わる際に，より伸長するために生じることで説明可能となった．このように，リピート数の異常伸長が疾患の発症年齢や臨床症状の重症度に関連していることは，この遺伝子変異が疾患の発症に本質的であることを示している．

　CAG リピート病では，SCA6 を除き，病変部の残存神経細胞に核内封入体が出現することが共通の特徴である．この封入体は，免疫組織化学によりポリグルタミン陽性かつユビキチン陽性である．すなわち，異常に伸長したポリグルタミン鎖を含有する原因遺伝子産物（変異蛋白）が凝集し，ユビキチン化されたものと考えられ，神経細胞の変性（細胞死）に密接に関与していることが推測される．SCA6 では，プルキンエ細胞の胞体内に変異した α1A カルシウムチャネル蛋白から成る桿状の封入体が形成され，さらに異常に伸長したポリグルタミン鎖が顆粒状の封入体として胞体内および一部核内に出現する．ただし，これらの封入体はユビキチン陰性である[11]．

　なお，CAG のほかに，他の 3 塩基リピートの異常伸長を原因とする遺伝性疾患もある．CTG（SCA8 および筋強直性ジストロフィー），GAA（フリードライヒ失調症），CCG（脆弱 X 染色体症候群）である．これらも含めた総称として，3 塩基リピート病（トリプレットリピート病）の名称も使われる．

4) マシャド-ジョセフ病 Machado-Joseph disease（MJD）

　マシャド-ジョセフ病（MJD/SCA3）は，常染色体優性遺伝形式をとる多系統障害型脊髄小脳変性症である．わが国の遺伝性脊髄小脳変性症の中では SCA6 と並び最も多い疾患である．原因遺伝子は第 14 番染色体長腕にあり，CAG リピートの異常増大を原因とする CAG リピート病（またはポリグルタミン病）である．

> **臨床事項**

　臨床的には，小脳性運動失調をはじめ多彩な症状を呈するが，発症年齢により病像が異なり，Ⅰ～Ⅳ型に分類されている[12]．Ⅰ型は若年（10～30 歳代）に発症し，錐体路・錐体外路症状，びっくり眼を特徴とする．Ⅱ型は最も頻度が高く，10 歳代後半～40 歳代で発症し，錐体路・錐体外路症状に加え小脳症状を示す．Ⅲ型は 40～60 歳代で発症し，小脳症状と末梢神経症状を呈する．Ⅳ型は頻度は低く，ドパミン反応性のパーキンソニズムと末梢神経症状を主症状とする．本症を含め CAG リピート病の発症年齢は CAG のリピート数（正常：12～44，MJD/SCA3：56～86）と逆相関する．

2. 運動失調 [病理]

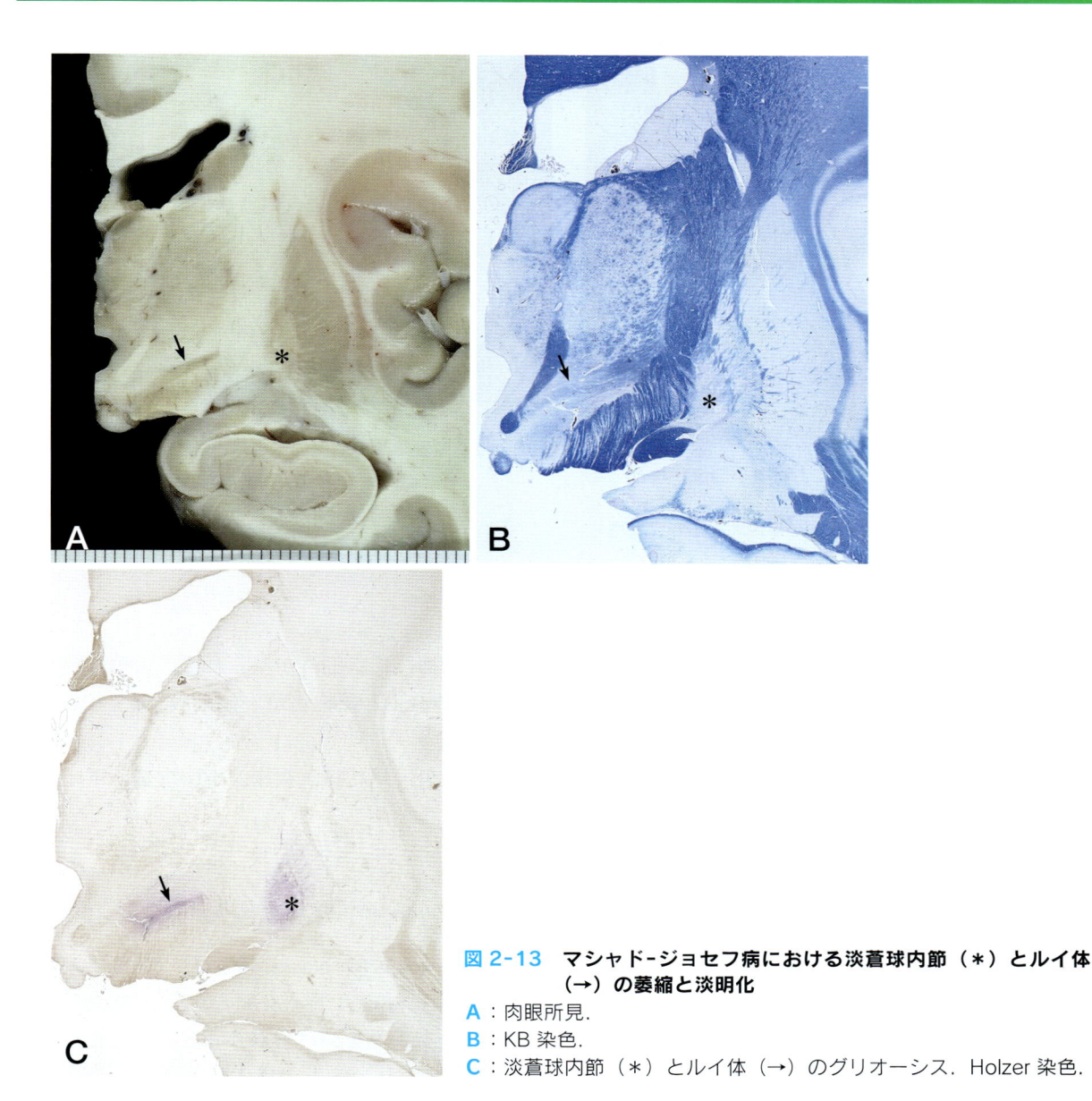

図 2-13 マシャド-ジョセフ病における淡蒼球内節（＊）とルイ体（→）の萎縮と淡明化
A：肉眼所見．
B：KB 染色．
C：淡蒼球内節（＊）とルイ体（→）のグリオーシス．Holzer 染色．

病理所見[10,13]

　肉眼的には，ルイ体（視床下核），淡蒼球（図 2-13），小脳歯状核と歯状核門（図 2-14）の萎縮と褐色調の変色，黒質（図 2-15）と青斑核の色素脱失，橋の萎縮などがみられる．小脳や大脳の萎縮をみることはない．

　組織学的に主病変は，ルイ体（視床下核）-淡蒼球内節系（図 2-13），歯状核-赤核系（図 2-16A，B），黒質，橋核，運動性脳神経核，脊髄（図 2-16C），末梢神経系と多系統に及ぶ（図 2-16D）．特徴的な点は，淡蒼球病変は常に内節に強く，内節よりはルイ体の変化がより強いことである（図 2-13C）．本症の淡蒼球病変は外節より内節に強い点で進行性核上性麻痺（PSP）に類似し，同系の病変を有しながら外節の変化が強い DRPLA や ragged-red fibers を伴うミオクローヌスてんかん（MERRF）と異なる．小脳歯状核の神経細胞脱落は高度で（図 2-16E），歯状核門の変性を伴い，残存神経細胞にはグルモース変性（図 2-16F）が必発する．動眼神経核では，主核の運動ニューロンは高度の脱落を示すが，副交感性の副核（Edinger-Westphal 核）の神経細胞は対照的によく保たれる．脊髄では，前角運動ニューロン（図 2-16G）とクラーク柱神経細胞（図 2-16H）の脱落，前・後脊髄小脳路の変性，後索の軽度の変性がみられる（図

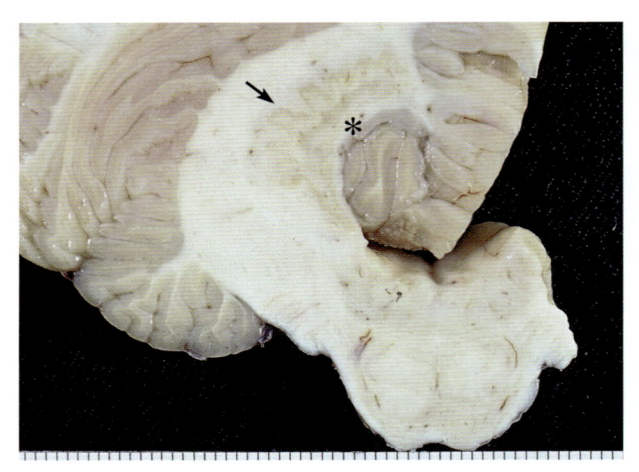

図 2-14 マシャド-ジョセフ病における小脳歯状核と歯状核門
小脳歯状核（→）と歯状核門（＊）が褐色調を呈し，変性していることがわかる．

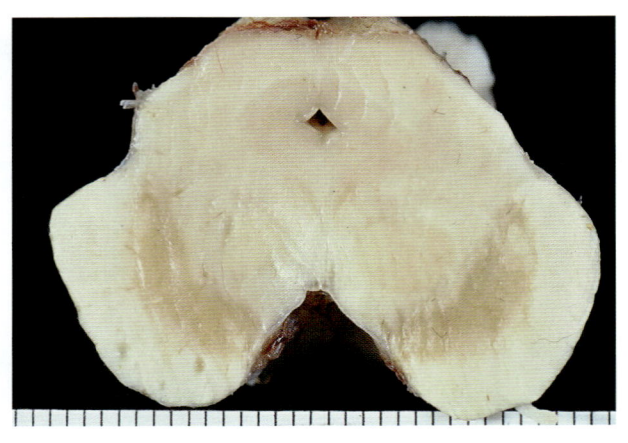

図 2-15 中脳黒質の高度の脱色素

2-16C）．中間外側核（図 2-16H）やオヌフ核にも種々の程度の神経細胞脱落がみられる．末梢神経系では，運動性脳神経根，脊髄前・後根，四肢の末梢神経で有髄線維の減少と線維化が，後根神経節で Nageotte 結節がみられる．

以上のように，本症の病変は多系統にわたるが，大脳皮質，被殻・尾状核，視床，小脳皮質，下オリーブ核は病変を免れる．

5）歯状核赤核淡蒼球ルイ体萎縮症 dentatorubropallidoluysian atrophy（DRPLA）

DRPLA は，常染色体優性遺伝形式をとる脊髄小脳萎縮症 spinocerebellar ataxia（SCA）である[14]．常染色体優位遺伝性 SCA は，これまで原因遺伝子（座）の同定された順に，SCA1 型（SCA1）から 28 型（SCA28）に分類されているが，本症はすでに名称が確立していたため，病型番号をつけられることなく DRPLA とよばれている．第 12 番染色体短腕に位置する原因遺伝子内の CAG リピートの異常伸長により発病する CAG リピート病である[15,16]．

臨床事項

臨床的には，発症年齢によって症状の異なることが特徴である[17]．20 歳未満で発症する若年型は，ミオクローヌス，てんかん，認知症（痴呆），運動失調を主症状とし，40 歳以降発症の遅発成人型では，運動失調，舞踏アテトーゼ，認知症（痴呆）などが主症状である．20～40 歳で発症する早期成人型は上記の移行型を示す．発症年齢や臨床症状の重症度は，CAG リピート数（正常：3～36，DRPLA：49～88）の大きさと逆相関する[18]．

病理所見

肉眼的には，淡蒼球（特に外節），ルイ体（視床下核）および小脳歯状核の萎縮がみられる．組織学的には，淡蒼球は髄鞘染色で淡明化し，特に外節で著しい（図 2-17A）．外節では神経細胞の脱落，有髄線維の消失，線維性グリオーシスを認め，Holzer 染色で青染する（図 2-17B）．ルイ体の神経細胞脱落は淡蒼球外節に比し軽く，症例によっては明瞭でない例もある．グリオーシスの程度も軽い（図 2-17B）．小脳歯状核の神経細胞脱落は，程度の差はあれ常に認められ（図 2-17C），残存神経細胞にグルモース変性

2. 運動失調 ［病理］

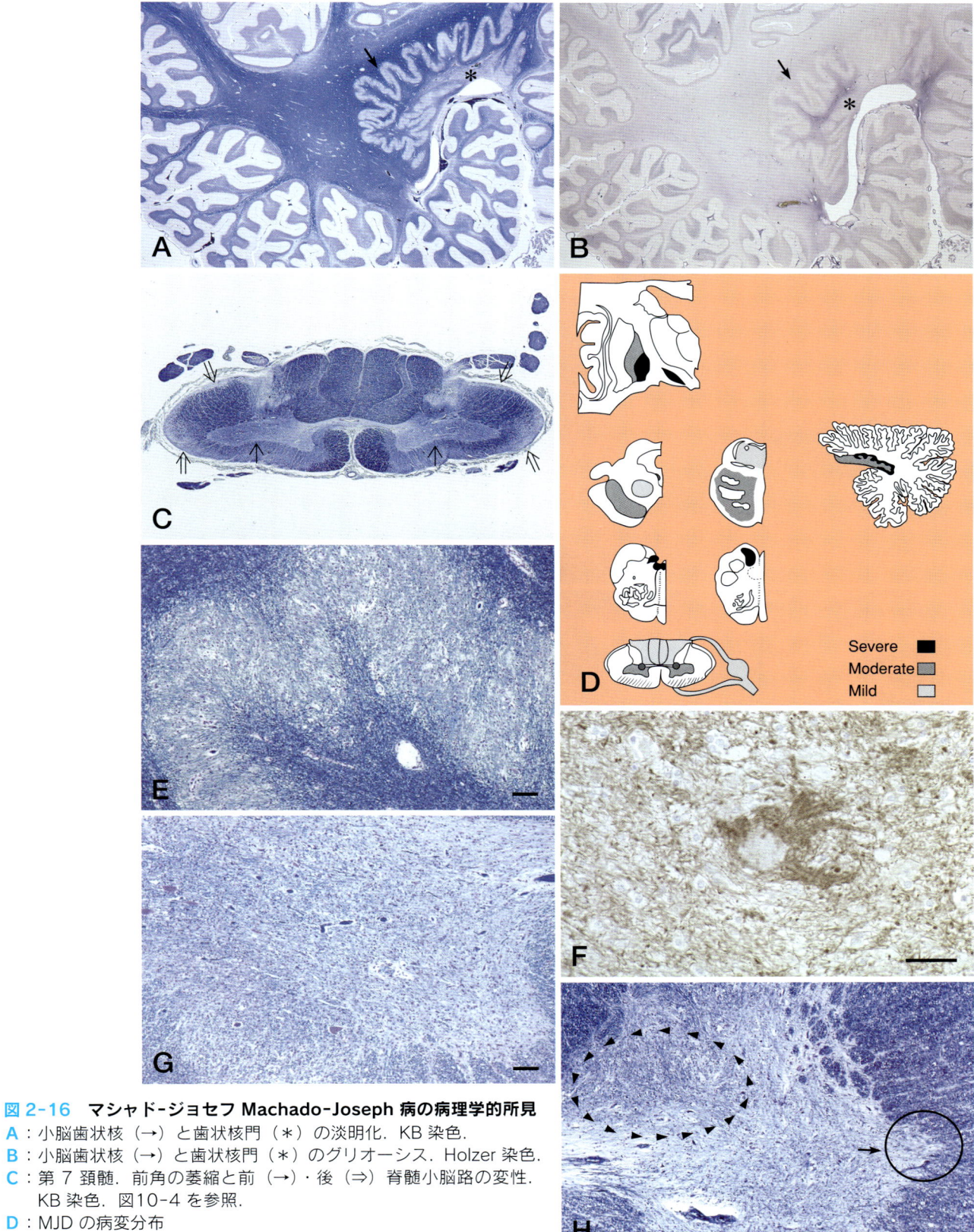

図 2-16　マシャド-ジョセフ Machado-Joseph 病の病理学的所見

A：小脳歯状核（→）と歯状核門（＊）の淡明化．KB 染色．
B：小脳歯状核（→）と歯状核門（＊）のグリオーシス．Holzer 染色．
C：第 7 頸髄．前角の萎縮と前（→）・後（⇒）脊髄小脳路の変性．KB 染色．図10-4 を参照．
D：MJD の病変分布
E：小脳歯状核の高度の神経細胞脱落．KB 染色．スケールバーは 100 μm．
F：小脳歯状核のグルモース変性．細胞体と樹状突起の周囲に IP3R1 免疫染色陽性の微細顆粒が集合している．スケールバーは 20 μm．
G：腰髄前角．運動ニューロンの高度の脱落．KB 染色．スケールバーは 100 μm．
H：第 12 胸髄．クラーク柱（▶）と中間外側核（→）の神経細胞脱落．KB 染色．スケールバーは 200 μm．

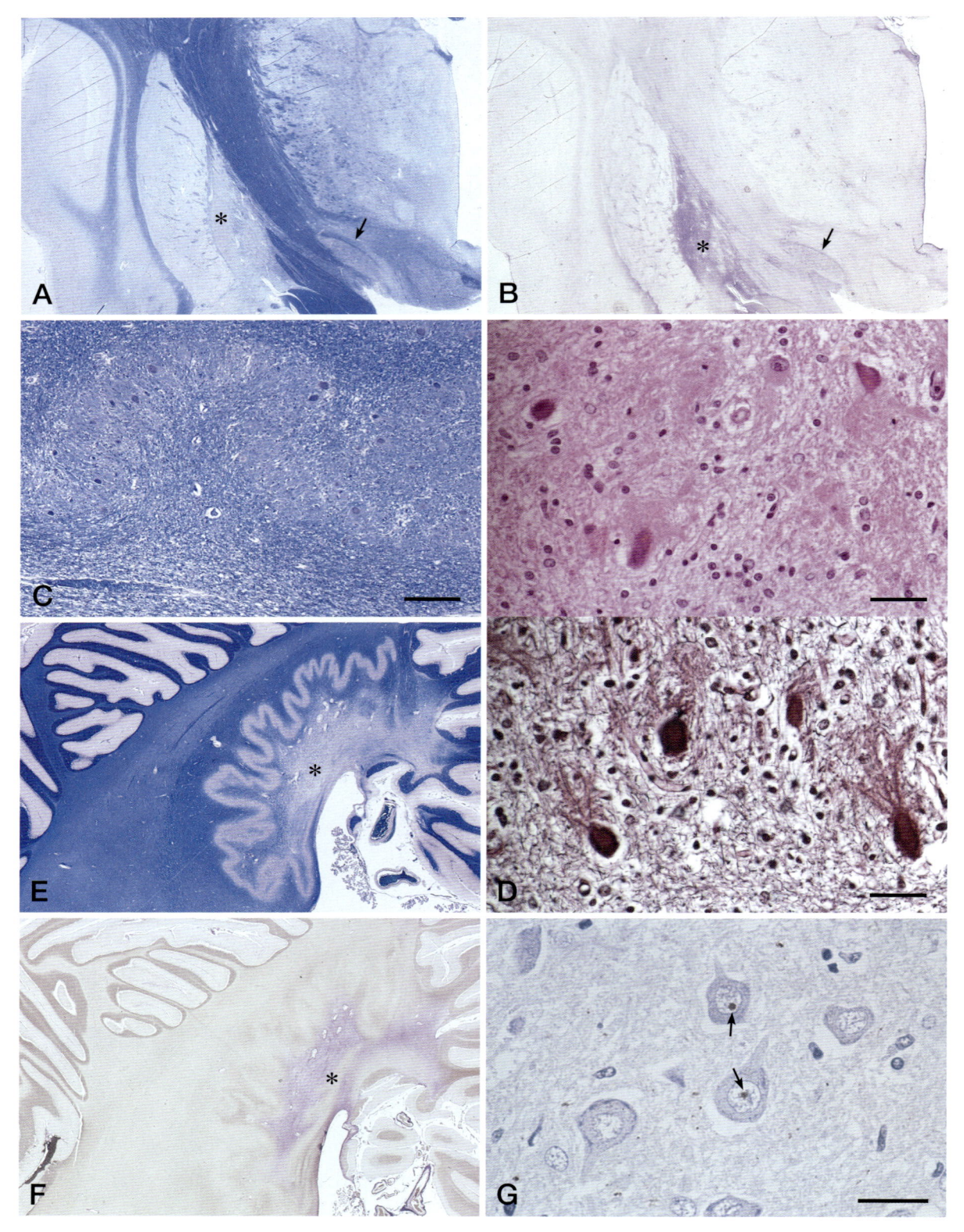

第2章 症候から見た神経形態学 [病理]

図 2-17 歯状核赤核淡蒼球ルイ体萎縮症の病理学的所見

A：淡蒼球（特に外節＊）とルイ体（→）の萎縮と淡明化．KB染色．
B：淡蒼球（特に外節＊）とルイ体（→）のグリオーシス．Holzer染色．
C：小脳歯状核の神経細胞脱落．KB染色．スケールバーは100μm．
D：小脳歯状核のグルモース変性．細胞体と樹状突起の周囲にエオジン好性かつ嗜銀性構造物が集合している．HE染色（上）とBodian染色（下）．スケールバーは50μm．
E：小脳歯状核門（＊）の淡明化．KB染色．
F：小脳歯状核門（＊）のグリオーシス．Holzer染色．
G：小脳歯状核神経細胞のポリグルタミン陽性核内封入体（→）．抗ポリグルタミン抗体（1C2）による免疫染色．スケールバーは50μm．

が必発する（図 2-17D）．小脳歯状核の遠心路，すなわち，歯状核門（図 2-17E, F）や橋の上小脳脚の変性も常にみられる．その他，橋被蓋の中心被蓋路の近傍に微小な変性壊死巣が両側対称性にみられ，延髄薄束核も変性する．進行例や長期生存例では，大脳白質のびまん性淡明化とグリオーシスがみられる．重要な所見として，小脳歯状核などの変性部位に一致して，免疫染色で残存神経細胞にポリグルタミン陽性，ユビキチン陽性の核内封入体が出現する（図 2-17G）．

6）フリードライヒ運動失調症 Friedreich ataxia（FA）

臨床事項

フリードライヒ運動失調症は，常染色体劣性遺伝性（同胞の発病が多い）脊髄小脳変性症である．第 9 番染色体長腕に位置する原因遺伝子内の GAA リピートの異常伸長（正常：30〜40，FA：200〜900）を原因とする 3 塩基（トリプレット）リピート病である[19]．欧米では最も多い遺伝性脊髄変性症であるが，わが国では少なく全脊髄小脳変性症の 2〜3％である．小児期に発症し，後索性運動失調，深部感覚障害，構音障害，眼振，深部腱反射消失，凹足変形，感音性難聴，心筋障害などを呈する．わが国では，FA 類似の臨床症状を呈する疾患の中に，小児期に発症して眼球運動失行を示し，成人期になると低アルブミン血症が明らかになる常染色体劣性遺伝性脊髄小脳変性症があり，眼球運動失行と低アルブミン血症を伴う早発型失調症 early-onset ataxia with ocular motor apraxia and hypoalbuminemia（EAOH）という名称が提唱されている[20]．FA と同じ第 9 番染色体に原因遺伝子 Aprataxin（APTX）が同定されているが，GAA リピート数の異常伸長はなく，FA とは異なる．

病理所見

FA の主病変は，脊髄と末梢知覚神経系にある．脊髄では，後索，皮質脊髄路，クラーク柱-脊髄小脳路の変性がみられる．後索の変性は楔状束よりも薄束で強く，全レベルで髄鞘と軸索の消失と線維性グリオーシスを呈し，著明に萎縮する（図 2-18A, B）．皮質脊髄路の変性は腰髄レベルで強く，上位レベルほど軽くなる．クラーク柱神経細胞は中等度〜高度に脱落し（図 2-18C），後脊髄小脳路は変性する（図 2-18A）．前角，側角，後角，オヌフ核は保たれる．末梢神経系では，後根（図 2-18D）および感覚性末梢神経で大径有髄線維が選択的に脱落し，シュワン細胞増多 Schwannosis と線維化を伴う．onion bulb の形成はみられない．後根神経節では大型神経細胞の脱落が著明で，Nageotte 結節が多数みられる（図 2-18E）．

7）傍腫瘍性小脳変性症 paraneoplastic cerebellar degeneraion（PCD）

傍腫瘍性小脳変性症は，自分の体内に発生した腫瘍に対する抗体が，自己の正常なプルキンエ細胞を攻撃し変性・脱落に至らしめることにより発症する．亜急性小脳変性症ともよばれる．

臨床的には，体幹失調や四肢失調で発症し，亜急性の経過で歩行不能となることが多い．特徴的なことは，症状が急性〜亜急性に出現し，数カ月以内で完成すること，小脳症状が腫瘍による症状・徴候に先行する例が多いことである．患者の血清や髄液中にプルキンエ細胞と腫瘍細胞の両者に反応する自己抗体（抗 Yo 抗体）の存在することがウエスタンブロット法や免疫組織化学染色により証明される．

病理所見

肉眼的には，小脳のびまん性萎縮が唯一の所見であり（図 2-19A），遺伝性または弧発性皮質小脳萎縮症の所見に類似する．組織学的には，プルキンエ細胞がびまん性に脱落し，バーグマングリアの増多を伴う（図 2-19B）．鍍銀染色では脱落したプルキンエ細胞の周りを正常の籠細胞 basket cell の軸索が取り囲む empty basket がみられる．慢性経過をとる脊髄小脳変性症の小脳病変との違いは，本症では中性脂肪を入れ

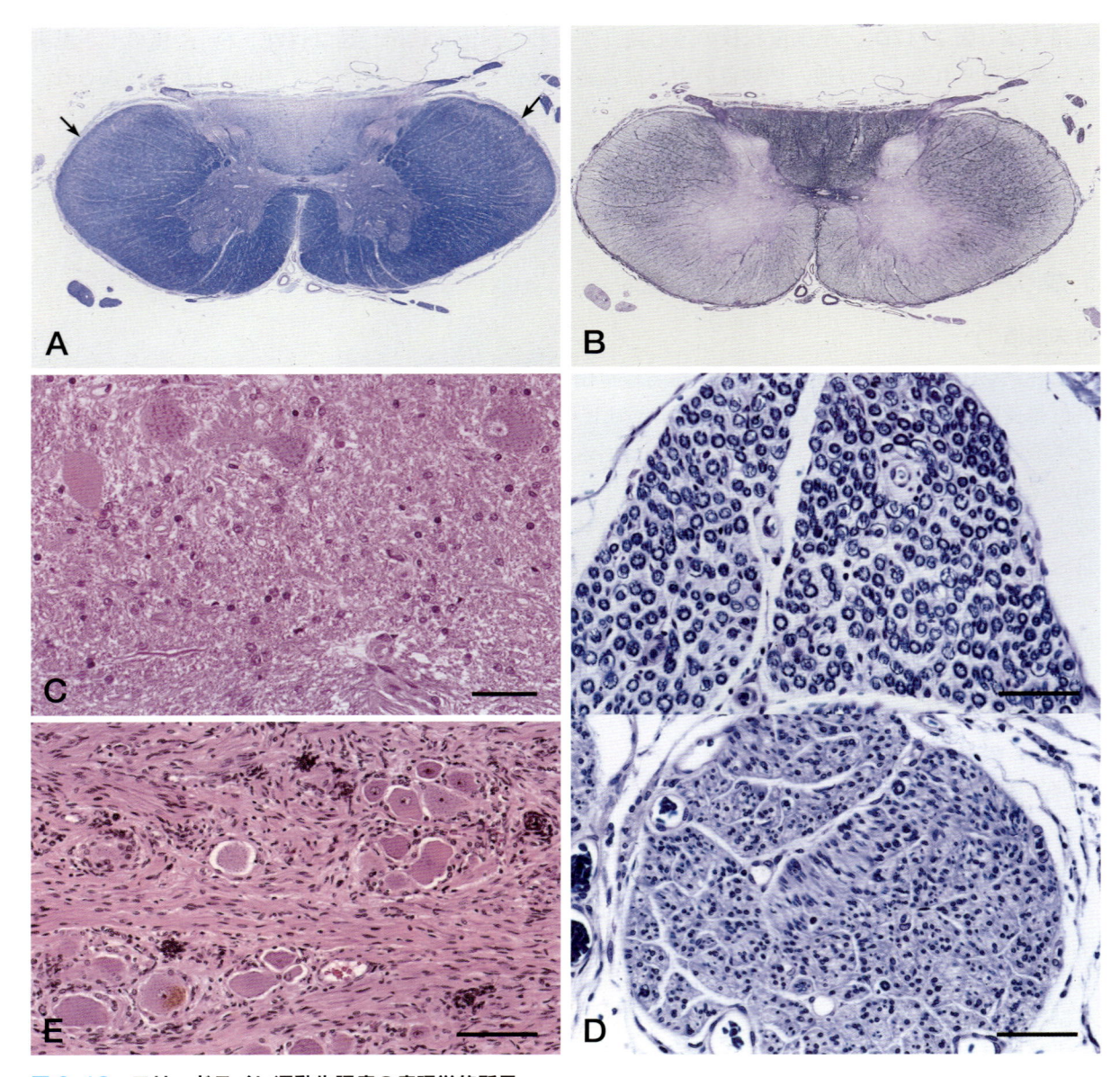

第2章 症候から見た神経形態学 ［病理］

図2-18　フリードライヒ運動失調症の病理学的所見
A，B：頸髄．後索の変性・萎縮および皮質脊髄路，脊髄小脳路（→）の比較的軽度の変性とグリオーシス．KB染色（A）とHolzer染色（B）．
C：第12胸髄クラーク柱．神経細胞脱落とグリオーシス．HE染色．スケールバーは50μm．
D：正常の脊髄前根（上）に比し，後根（下）では有髄神経の高度の脱落とシュワン細胞の増多が著しい．KB染色．スケールバーは50μm．
E：脊髄後根神経節．Nageotte結節が散在している．HE染色．スケールバーは50μm．

た脂肪顆粒細胞が小脳皮質や白質に多数認められることである．特に小脳歯状核を取り囲む部位，すなわちプルキンエ細胞の軸索末梢部に一致して強く認められ，この部は髄鞘染色で帯状に淡明化し（図2-19C），脂肪顆粒細胞が多数みられる（図2-19D）．この所見は臨床症状に対応して，本症の病変が急性〜亜急性に進行することを示すものである．小脳のくも膜下腔や実質内に軽度のリンパ球浸潤をみることが多い．

2. 運動失調 ［病理］

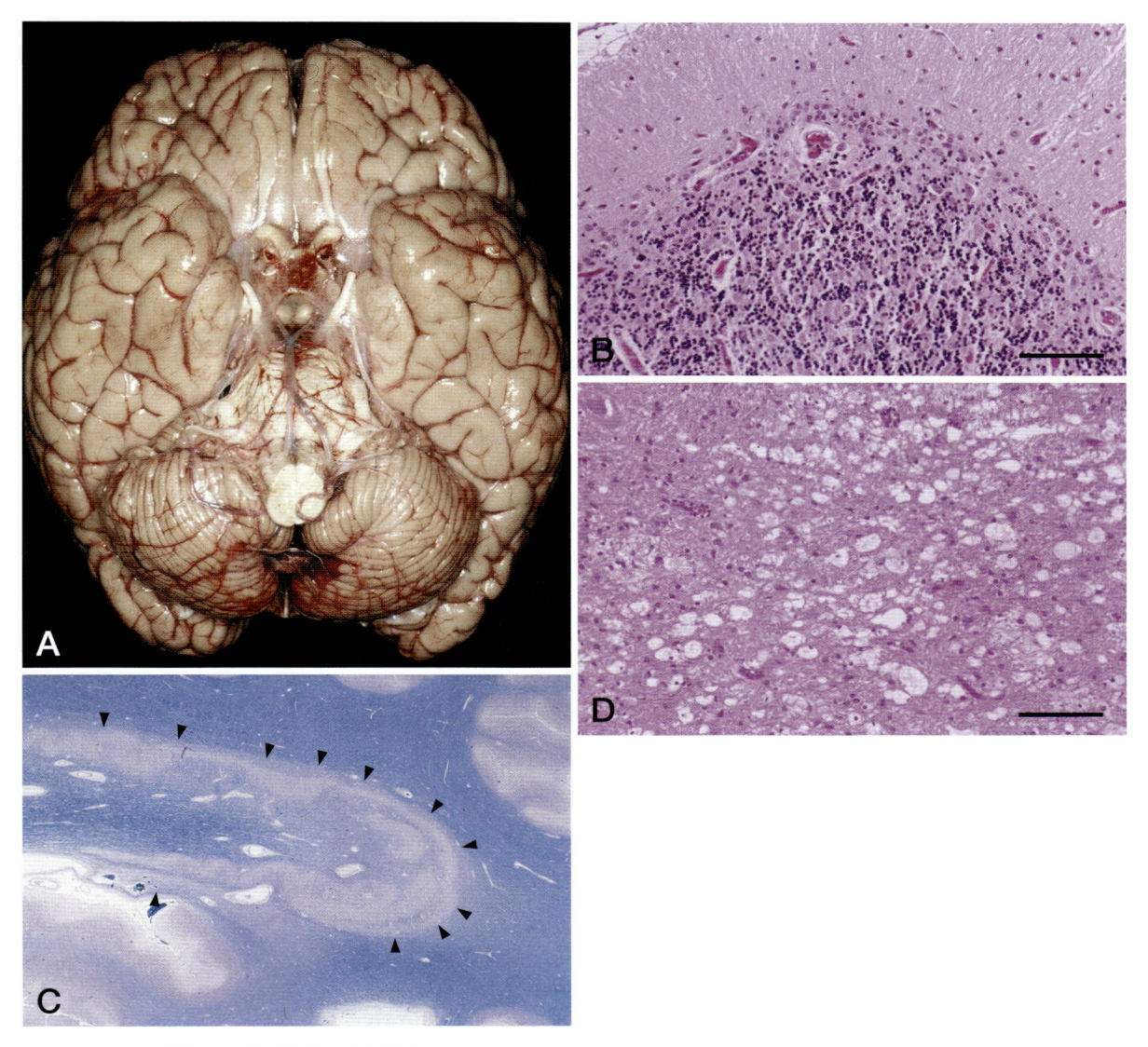

図 2-19　傍腫瘍性小脳変性症の病理学的所見
A：小脳の著明な萎縮．大脳，脳幹はほぼ正常である．
B：小脳皮質．プルキンエ細胞の高度脱落とバーグマングリアの増多．HE 染色．スケールバーは 100 μm．
C：小脳歯状核周囲白質の淡明化（▼）．KB 染色．
D：小脳歯状核周囲の淡明化した白質．マクロファージが多数出現している．HE 染色．スケールバーは 100 μm．

引用文献
【症候と解剖】
1) 平山惠造：運動失調，協調運動不全，平衡障害．神経症候学．文光堂，東京，1971，pp 657-696．
2) Ramón y Cajal S: Histologie du système nerveux de l'homme et des vertébrés. Tome II, Instituto Ramón y Cajal, Madrid, 1955, p 12.
3) 後藤　昇：脳幹小脳アトラス．メディカルトリビューン，東京，1989，pp 30-63．
4) Smith MC: The anatomy of the spinocerebellar fibers in man. Ⅰ. The course of the fibers in the spinal cord and brain stem. J Comp Neurol 108: 285-352, 1957.
5) Smith MC: The anatomy of the spinocerebellar fibers in man. Ⅱ. The distribution of the fibers in the cerebellum. J Comp Neurol 117: 329-354, 1961.
6) 後藤　昇：脊髄の伝導路．(3)脊髄小脳路．臨床のための解剖学．脊椎脊髄 1：250-252，1988．
7) 後藤　昇，後藤　潤，江連博光：伝導路(2)小脳系錐体外路と脊髄小脳路．マスターの要点，神経解剖学．理学療法 18：1000-1005，2001．

第2章 症候から見た神経形態学 [病理]

【画像】

1) Gilman S, Low PA, Quinn N, Albanese A, Ben-Shlomo Y, Fowler CJ, Kaufmann H, Klockgether T, Lang AE, Lantos PL, Litvan I, Mathias CJ, Oliver E, Robertson D, Schatz I, Wenning GK: Consensus statement on the diagnosis of multiple system atrophy. J Neurol Sci 163: 94-98, 1999.
2) Savoiardo M, Strada L, Girotti F, Zimmerman RA, Grisoli M, Testa D, Petrillo R: Olivopontocerebellar atrophy: MR diagnosis and relationship to multisystem atrophy. Radiology 174: 693-696, 1990.
3) 柳下　章：多系統萎縮症のMRI．神経内科 50：16-23，1999．
4) 柳下　章：脊髄小脳変性症のMRI．臨床放射線 44：1295-1303，1999．
5) 柳下　章：Machado-Joseph病．神経内科 53（suppl 2）：208-209，2000．

【病理】

1) Graham JG, Oppenheimer DR: Orthostatic hypotension and nicotine sensitivity in a case of multiple system atrophy. J Neurol Neurosurg Psychiatry 32: 28-34, 1969.
2) Gilman S, Low PA, Quinn N, Albanese A, Ben-Sholomo Y, Fowler CJ, Kaufmann H, Klockgether T, Lang AE, Lantos PL, Litvan I, Mathias CJ, Oliver E, Robertson D, Schatz I, Wenning GK: Consensus statement on the diagnosis of multiple system atrophy. J Neurol Sci 163: 94-98, 1999.
3) Papp MI, Kahn JE, Lantos PL: Glial cytoplasmic inclusions in the CNS of patients with multiple system atrophy（striatonigral degeneration, olivopontocerebellar atrophy and Shy-Drager syndrome）. J Neurol Sci 94: 79-100, 1989.
4) Nakazato Y, Yamazaki H, Hirato J, Ishida Y, Yamaguchi H: Oligodendroglial microtubular tangles in olivopontocerebellar atrophy. J Neuropathol Exp Neurol 49: 521-530, 1990.
5) Wakabayashi K, Yoshimoto M, Tsuji S, Takahashi H: Alpha-synuclein immunoreactivity in glial cytoplasmic inclusions in multiple system atrophy. Neurosci Lett 249: 180-182, 1998.
6) Tu PH, Galvin JE, Baba M, Giasson B, Tomita T, Leight S, Nakajo S, Iwatsubo T, Trojanowski JQ, Lee VM: Glial cytoplasmic inclusions in white matter oligodendrocytes of multiple system atrophy brains contain insoluble alpha-synuclein. Ann Neurol 44: 415-422, 1998.
7) 高橋　均，武田茂樹，渡部和彦，他：Holmes型小脳萎縮症の2剖検例．神経進歩 30：549-561，1986．
8) Zhuchenko O, Bailey J, Bonnen P, Ashizawa T, Stocktor DW, Amos C, Dobyns WB, Subramony SH, Zoghbi HY, Lee CC: Autosomal dominant cerebellar ataxia（SCA6）associated with small polyglutamine expansions in the alpha 1A-voltage-dependent calcium channel. Nat Genet 15: 62-69, 1997.
9) Ishikawa K, Tanaka H, Saito M, Ohkoshi N, Fujita T, Yoshizawa K, Ikeuchi T, Watanabe M, Hayashi A, Takiyama Y, Nishizawa M, Nakano I, Matsubayashi K, Miwa M, Shoji S, Kanazawa I, Tsuji S, Mizusawa H: Japanses families with autosomal dominant pure cerebellar ataxia map to chromosome 19p13. 1-p13. 2 and are strongly associated with mild CAG expansions in the spinocerebellar ataxia type 6 gene in chromosome 19p13. 1. Am J Hum Genet 61: 336-346, 1997.
10) 山田光則，高橋　均：ポリグルタミン病の分子病態機序．神経進歩 50：439-448，2006．
11) 石川欽也，水澤英洋：脊髄小脳失調症（SCA6）．神経進歩 47：249-258，2003．
12) Coutinho P, Andrade C: Autosomal dominant system degeneration in Portuguese families of the Azores Islands. A new genetic disorder involving cerebellar, pyramidal, extrapyramidal and spinal cord motor functions. Neurology 28: 703-709, 1978.
13) 大浜栄作：Machado-Joseph病の神経病理学的鑑別．神経内科 30：260-265，1989．
14) Naito H, Oyanagi S: Familial myoclonus epilepsy and choreoathetosis: hereditary dentatorubral-pallidoluysian atrophy. Neurology 32: 798-807, 1982.
15) 内藤明彦：歯状核赤核・淡蒼球ルイ体萎縮症（DRPLA）の臨床像と分類．神経内科 32：450-456，1990．
16) Koide R, Ikeuchi T, Onodera O, Tanaka H, Igarashi S, Endo K, Takahashi H, Kondo R, Ishikawa A, Hayashi T: Unstable expansion of CAG repeat in hereditary dentatorubral-pallidoluysian atrophy（DRPLA）. Nat Genet 6: 9-13, 1994.
17) Nagafuchi S, Yanagisawa H, Sato K, Shirayama T, Ohsaki E, Bundo M, Takeda T, Tadokoro T, Kondo I, Murayama N: Dentatorubral and pallidoluysian atrophy expansion of an unstable CAG trinucleotide on chromosome 12p. Nat Genet 6: 14-18, 1994.
18) Ikeuchi T, Koide R, Tanaka H, Onodera O, Igarashi S, Takahashi H, Kondo R, Ishikawa A, Tomoda A, Miike T: Dentatorubral-pallidoluysian atrophy: clinical features are closely related to unstable expansions of trinucleotide（CAG）repeat. Ann Neurol 37: 769-775, 1995.
19) Campuzano V, Montermini L, Moltò MD, Pianese L, Cossée M, Cavalcanti F, Monros E, Rodius F, Duclos F, Monticelli A, Zara F, Cañizares J, Koutnikova H, Bidichandani SI, Gellera C, Brice A, Trouillas P, De Michele G, Filla A, De Frutos R, Palau F, Patel PI, Di Donato S, Mandel JL, Cocozza S, Koenig M, Pandolfo M: Friedreish's ataxia: autosomal recessive disease caused by an intronic GAA triplet repeat expansion. Science 271: 1423-1427, 1996
20) Date H, Onodera O, Tanaka H, Iwabuchi K, Uekawa K, Igarashi S, Koike R, Hiroi T, Yuasa T, Awaya Y, Sakai T, Takahashi T, Nagatomo H, Sekijima Y, Kawachi T, Takiyama Y, Nshizawa M, Fukuhara N, Saito K, Sugano S, Tsuji S: Early-onset ataxia with ocular motor apraxia and hypoalbuminemia is caused by mutations in a new HIT superfamily gene. Nat Genet 29: 184-188, 2001.

3. 不随意運動

不随意運動とは

　筋の一部，筋全体あるいはいくつかの筋の不随意の収縮現象で，目的には沿わないで，意志に関係なく出現する．身体の運動を伴うものと伴わないものとがある．不随意運動には振戦 tremor，ジスキネジア dyskinesia（ヘミバリスム hemiballism，舞踏アテトーシス運動 choreoathetosis，ミオクローヌス myoclonus，チック tic，ジストニア dystonia などがある），線維束性収縮 fasciculation，けいれん convulsion，連合運動 synkinesia などがある．不随意運動を起こす疾患は多くあり，パーキンソニズム，パーキンソニズム痴呆複合，ウィルソン病，慢性マンガン中毒，薬剤性錐体外路障害，一酸化炭素中毒，核黄疸，ハンチントン Huntington 舞踏病，ハラーフォルデン-シュパッツ病などがある．顔面の不随意運動に「しかめ顔 grimace」がある．眼を見開く，口を尖らす，額に皺を寄せるなどの無意味で奇妙な不随意運動で，統合失調症や脳の器質的疾患でみられる．そのほか，舌と口唇に不随意運動を起こす口舌ジスキネジア buccolingual dyskinesia がある．歩行時に出現する異常歩行にジストニア歩行がある．不随意運動の定義は流動的である[1,2]．

不随意運動と関連構造

　不随意運動に関連のある構造としては，黒質 substantia nigra，視床下核 nucleus subthalamicus（ルイ体），尾状核 caudate nuclens，被殻 putamen，視床 thalamus，歯状核-赤核-オリーブ核結合 dentato-rubro-olivary connection（歯状核 dentate nucleus，赤核 nucleus ruber，オリーブ核 olivary nucleus，歯状核赤核路 dentato-rubral tract，中心被蓋路 central tegmental tract，オリーブ小脳路 olivocerebellar tract）などを挙げることができるが，そのほかに大脳皮質，錐体路，末梢神経も不随意運動と関連することがある（図 3-1，p. 83「4. 錐体外路症候」の項，図 4-1 を参照）．口舌ジスキネジアでは尾状核頭 head of caudate nucleus に病変がある．

　不随意運動の発現には錐体外路系の関与は重要ではあるが，錐体路の働きが損なわれると不随意運動も出現しないことがある．

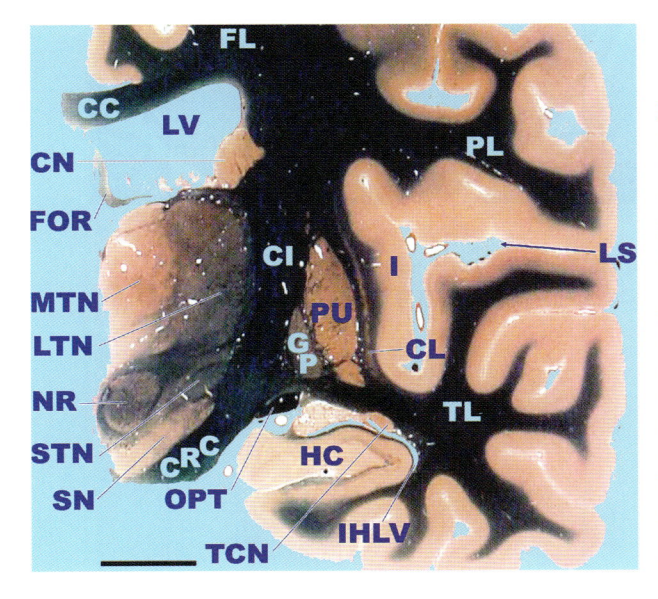

図 3-1　不随意運動関連構造
不随意運動に関連する構造は図に示すようなものがあり，その形態を理解することは難しくはないが，不随意運動の機序を理解するのはやさしくはない．
前額断，Pal-carmine 染色，スケールバーは 10 mm.
略号：CC＝脳梁 corpus callosum，CI＝内包 capsula interna，CL＝外障 claustrum，CN＝尾状核 caudate nucleus，CRC＝大脳脚 crus cerebri，FL＝前頭葉 frontal lobe，FOR＝脳弓 fornix，GP＝淡蒼球 globus pallidus，HC＝海馬 hippocampus，I＝島 insula，IHLV＝側脳室下角 inferior horn of lateral ventricle，LS＝外側溝 lateral sulcus，LTN＝視床外側核 lateral thalamic nucleus，LV＝側脳室 lateral ventricle，MTN＝視床内側核 medial thalamic nucleus，NR＝赤核 nucleus ruber，OPT＝視索 optic tract，PL＝頭頂葉 parietal lobe，PU＝被殻 putamen，SN＝黒質 substantia nigra，STN＝視床下核 subthalamic nucleus（body of Luys），TCN＝尾状核尾 tail of caudate nucleus（＝cauda nuclei caudati），TL＝側頭葉 temporal lobe

不随意運動の画像

ハンチントン病 Huntington disease

　常染色体優性遺伝の慢性進行性舞踏病であり，遺伝子座は第4染色体短腕にある．男性に多く，35〜50歳頃に舞踏病様不随意運動で発病する．いったん発症すると知能障害や人格障害をきたし，いわゆる皮質下認知症（痴呆）を呈する．

画像所見

　画像では尾状核と被殻の萎縮が著明である．このため両側脳室の特に前角が拡大し，成人例では前頭葉に顕著な大脳皮質の萎縮が加わる．T2強調画像およびプロトン密度強調画像では，尾状核および被殻の萎縮が著明である（図3-2）．時に線条体が高信号を示すこともある．被殻の大きさはプロトン密度強調画像がわかりやすく，信号強度異常もプロトン強調画像のほうがより明瞭である．また，加えて前頭葉を中心とする大脳皮質に萎縮を認める[1]．

　若年発症のハンチントン病のみに線条体の異常信号強度が認められるとする報告[2]もあるが，成人発症の症例にもプロトン密度強調画像では異常信号強度が認められる．

　尾状核および被殻の萎縮は有棘赤血球舞踏病でも認められる[3]．ハンチントン病に比べて大脳萎縮がない，あるいはあっても軽いのがその特徴である．

A|B

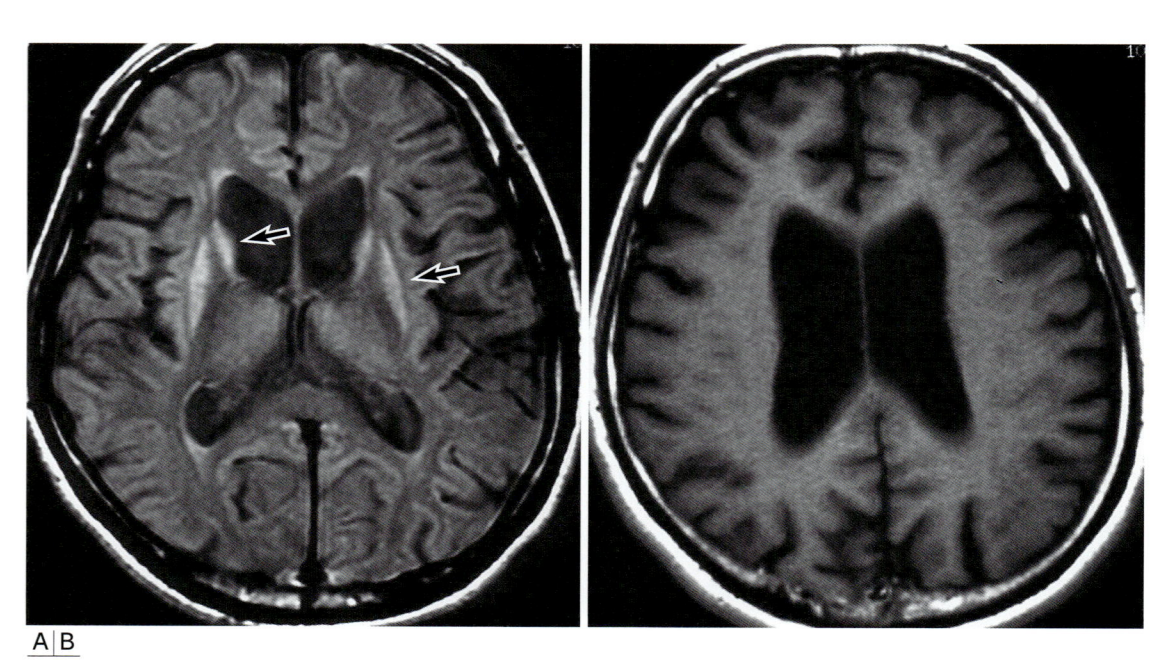

図3-2　ハンチントン病（53歳，男性） 7年前から歩行障害，転倒傾向，不随意運動
A：プロトン密度強調画像にて被殻と尾状核の著明な萎縮があり，同部位に高信号領域を認める（→）．
B：T1強調画像で大脳の萎縮が認められる．

不随意運動の病理

ハンチントン病 Huntington disease[1)]

臨床事項

ハンチントン病は，成人発症の進行性舞踏病であり，性格変化，精神障害，知能障害を伴う常染色体優性遺伝性神経変性疾患である．厚生省（現・厚生労働省）神経変性疾患調査研究班の診断の手引き[2)]によると，①多くは20～60歳代に発病し，緩徐進行性の経過をとる．②臨床症状は，1) 舞踏様運動（chorea）を中心とした不随意運動，2) 易怒性，無頓着，攻撃性などの性格変化・精神障害，3) 記銘力低下，判断力低下などの知能障害あるいは認知症（痴呆）である．ただし，若年発症例では，仮面様顔貌，筋固縮，無動などのパーキンソニズムを呈することがある．③検査所見として脳CTまたはMRIにより，尾状核の萎縮を伴う両側側脳室の拡大を認める．④常染色体優性遺伝形式をとる（両親のどちらかが発病者である）．これら4項目のうち，①～④のすべてを満たす例（DNA解析は必要条件ではないが，実施の結果陰性であれば徐外する），または，いずれかを満たさないがDNA解析で陽性の場合を診断確実（definite）例とし，①～④のいずれかを満たさず，DNA解析が未実施の場合を疑いprobable例とする．DNA解析により原因遺伝子（IT15：第4番染色体短腕に位置する）にCAGリピートの伸長がある[3)]（正常：6～35，HD：36～121）．

病理所見

肉眼的には，線条体（尾状核と被殻）と淡蒼球，特に尾状核の萎縮が強く（図3-3，4A），両側側脳室が拡大する．尾状核，被殻では，正常では90％以上を占める小型神経細胞（GABA作動性）が著明に脱落し，大型神経細胞は比較的残存する（図3-4C）．神経細胞脱落とグリオーシスの程度は，被殻よりも尾状核で著しい（図3-4B，D）．淡蒼球，ルイ体，視床，黒質，下オリーブ核などにも軽度ながら神経細胞脱落をみることが多い．大脳皮質では，特に前頭葉で，Ⅲ，Ⅴ層の錐体細胞の脱落が認められるが，グリオーシスは軽微である．免疫組織化学では線条体や大脳皮質の残存神経細胞にポリグルタミン陽性，ユビキチン陽性の核内封入体が認められる[5)]（図3-4E）．

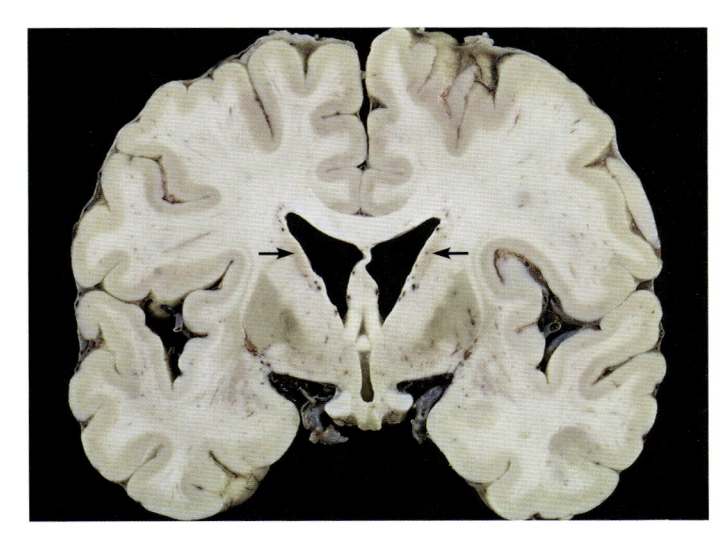

図3-3 ハンチントン病の肉眼所見
扁桃体を通る冠状断．尾状核の萎縮（→）がみられる．

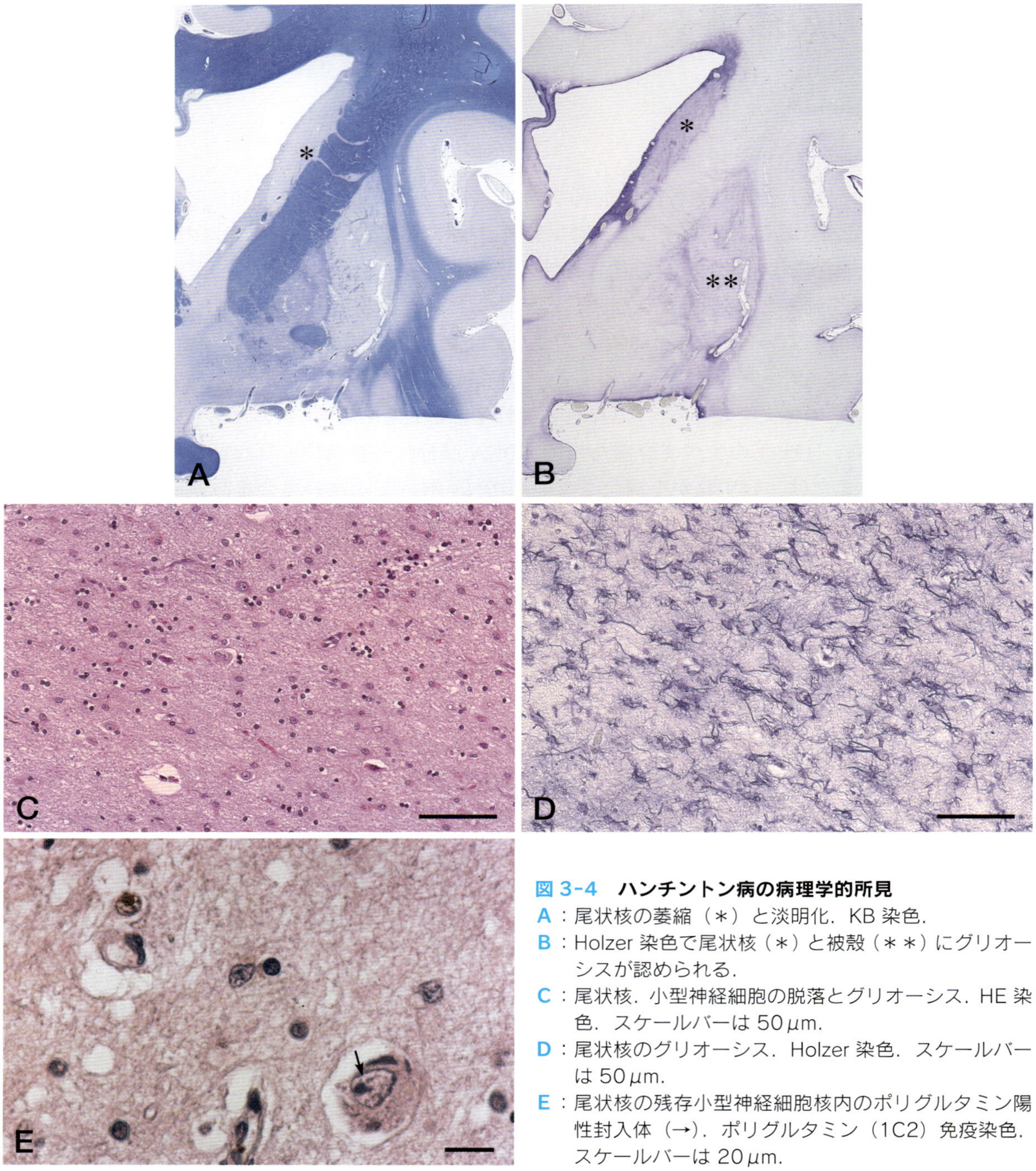

第 2 章　症候から見た神経形態学　[病理]

図 3-4　ハンチントン病の病理学的所見
A：尾状核の萎縮（＊）と淡明化．KB 染色．
B：Holzer 染色で尾状核（＊）と被殻（＊＊）にグリオーシスが認められる．
C：尾状核．小型神経細胞の脱落とグリオーシス．HE 染色．スケールバーは 50μm．
D：尾状核のグリオーシス．Holzer 染色．スケールバーは 50μm．
E：尾状核の残存小型神経細胞核内のポリグルタミン陽性封入体（→）．ポリグルタミン（1C2）免疫染色．スケールバーは 20μm．

引用文献

【症候と解剖】
1) 平山惠造：不随意運動．神経症候学．文光堂，東京，1971，pp 579-655．
2) Rondot P, Bathien N, Ziegler M: Les mouvements anormaux. Masson, Paris, Milan, Barcelona, Mexico, 1988〔平山惠造，間野忠明（訳）：不随意運動．文光堂，東京，1990〕．

【画像】
1) Simmons JT, Pastakia B, Chase TN, Shults CW: Magnetic resonance imaging in Huntington disease. AJNR Am J Neuroradiol 7: 25-28, 1986.
2) Ho VB, Chuang HS, Rovira MJ, Koo B: Juvenile Huntington disease: CT and MR features. AJNR Am J Neuroradiol

16: 1405-1412, 1995.
3) Hardie RJ, Pullon HW, Harding AE, Owen JS, Pires M, Daniels GL, Imai Y, Misra VP, King RH, Jacobs JM, et al: Neuroacanthocytosis. A clinical, haematological and pathological study of 19 cases. Brain 114: 13-49, 1991.

【病理】
1) 金澤一郎：ハンチントン病―臨床と病理．日内会誌 87：1647-1657，1998．
2) 厚生省特定疾患神経変性疾患調査研究班（班長：柳澤信夫）：1993 年度研究報告書，1994．
3) The Huntington's Disease Collaborative Research Group: A novel gene containing a trinucleotide repeat that is expanded and unstable on Huntington's disease chromosomes. Cell 72: 971-983, 1993.
4) Lunkes A, Mandel JL: Polyglutamines, nuclear inclusions and neurodegeneration. Nat Med 3: 1201-1202, 1997.
5) DiFiglia M, Sapp E, Chase KO, Davies SW, Bates GP, Vonsattel JP, Aronin N: Aggregation of huntingtin in neuronal intranuclear inclusions and dystrophic neurites in brain. Science 277: 1990-1993, 1997.

4. 錐体外路症候

錐体外路症候とは

　錐体外路症候は，不随意運動 involuntary movements（振戦 tremor，舞踏病 chorea，アテトーシス athetosis，ジストニア dystonia，斜頚 torticollis，バリスム ballism，ミオクローヌス myoclonus など）のほか，筋固縮 rigidity，無動 akinesia を含む総称的なものである．この範疇に入る疾患は多数のものがあり，パーキンソン病のほか，線条体に障害を与えるいろいろな疾患，腫瘍・炎症・出血・外傷などによる中脳性硬直，除皮質硬直などがある．文献[1]に詳しい記述がある．

錐体外路系とその関連構造

　錐体外路系 extrapyramidal system に含まれる構造としては，尾状核 caudate nucleus，被殻 putamen，淡蒼球 globus pallidus，視床下核 subthalamic nucleus，黒質 substantia nigra，赤核 nucleus ruber などがある（図4-1）．尾状核と被殻を合わせて線条体 corpus striatum あるいは新線条体 neostriatum ともいう．淡蒼球の別名を旧線条体 paleostriatum という．しかし，錐体外路の定義は確立したものではなく，研究者によって異なる．例えば，神経解剖学の立場からは，脊髄の前角細胞や脳幹の運動核（起始核）の神経細胞などに線維連絡のある錐体路以外の下行性経路の総称を錐体外路としているので，運動系に関与する小脳系も錐体外路系の一部ということになる．しかし，臨床神経学の立場からは小脳系は別のものとして扱っている．運動の遂行には，錐体路と錐体外路系の両方が適切に働くことが必要であり，錐体路と随意運動，錐体外路系と不随意運動という対応のみで考えてはいけない．文献[2]も参照のこと．

錐体外路系の伝導路

　小脳系以外の錐体外路系伝導路としては，前庭脊髄路 vestibulospinal tract，網様体脊髄路 reticulospinal tract，視蓋脊髄路 tectospinal tract，視蓋延髄路 tectobulbar tract，オリーブ脊髄路 olivospinal tract などがある（図4-1）．

　線条体の線維連絡としては，皮質線条体線維 corticostriatal fibers，視床線条体線維 thalamostriatal fibers，黒質線条体線維 nigrostriatal fibers，線条体淡蒼球線維 striatopallidal fibers，線条体黒質線維 striatonigral fibers などがある．

　淡蒼球の線維連絡としては，皮質淡蒼球線維 corticopallidal fibers，視床淡蒼球線維 thalamopallidal fibers，視床下核淡蒼球線維 subthalamopallidal fibers，黒質淡蒼球線維 nigropallidal fibers，レンズ核ワナ ansa lenticularis，レンズ核束 fasciculus lenticularis，視床束 fasciculus thalamicus，視床下核束 fasciculus subthalamicus，淡蒼球被蓋線維 pallidotegmental fibers，淡蒼球視床下部線維 pallidohypothalamic fibers などがある．

　その他の線維連絡としては，皮質黒質線維 corticonuclear fibers，黒質被蓋線維 nigrotegmental fibers，黒質視床線維 nigrothalamic fibers，皮質赤核線維 corticorubral fibers，赤核脊髄路 rubrospinal tract，赤核延髄線維 rubrobulbar fibers，赤核視床線維 rubrothalamic fibers などの多数の経路が確認されている．

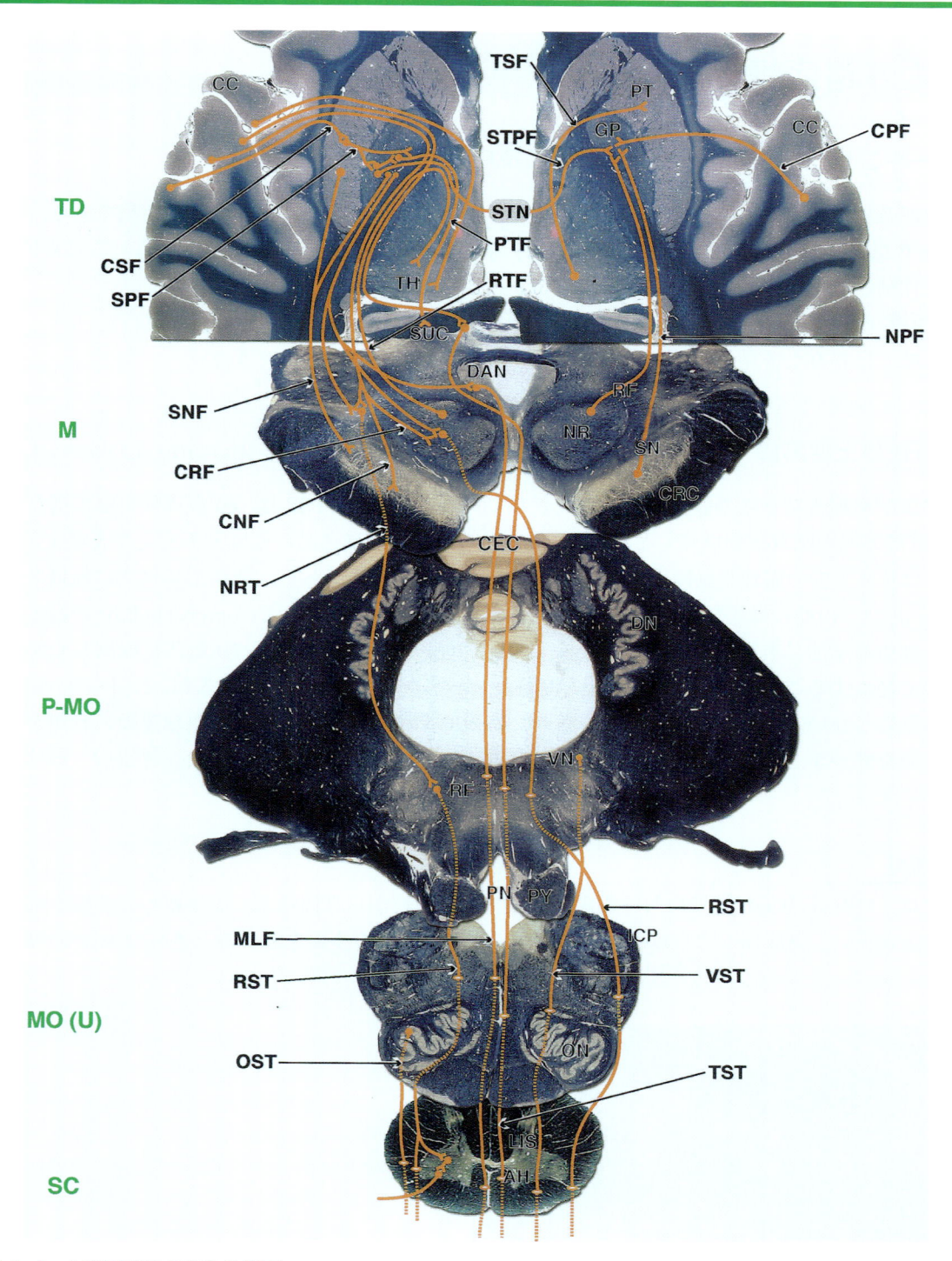

図4-1 小脳系以外の錐体外路系

小脳系以外の錐体外路系をまとめてあるので，線維連絡を確認してほしい．TD＝終脳・間脳 telencephalon-diencephalon，M＝中脳 mesencephalon，P-MO＝橋延髄移行部 pontomedullary junction，MO(U)＝延髄（上部）medulla oblongata（upper level），SC＝脊髄 spinal cord

略号：AH＝前角 anterior horn，CC＝大脳皮質 cerebral cortex，CNF＝皮質黒質線維 corticonigral fibers，CPF＝皮質淡蒼球線維 corticopallidal fibers，CRC＝大脳脚 crus cerebri，CRF＝皮質赤核線維 corticorubral fibers，CSF＝皮質線条体線維 corticostriatal fibers，DAN＝ダルクシェヴィッチ核 Darkschewitsch nucleus，DN＝歯状核 dentate nucleus，GP＝淡蒼球 globus pallidus，ICP＝下小脳脚 inferior cerebellar peduncle，LIS＝中間質外側部 lateral part of intermediate substance，MLF＝内側縦束 medial longitudinal fascicle，NPF＝黒質淡蒼球線維 nigropallidal fibers，NR＝赤核 nucleus ruber，NRT＝黒質網様体路 nigroreticular tract，NSF＝黒質線条体線維 nigrostriatal fibers，ON＝オリーブ核 olivary nucleus，OST＝オリーブ脊髄路 olivospinal tract，PN＝橋核 pontine nuclei，PT＝被殻 putamen，PTF＝淡蒼球視蓋線維 pallidotectal fibers，PY＝錐体路 pyramidal tract，RF＝網様体 reticular formation，RST＝網様体脊髄路 reticulospinal tract，RTF＝赤核視床線維 rubrothalamic fibers，SUC＝上丘 superior colliculus，STPF＝視床下核淡蒼球線維 subthalamopallidal fibers，SN＝黒質 substantia nigra，SNF＝線条体黒質線維 striatonigral fibers，SPF＝線条体淡蒼球線維 striatopallidal fibers，STN＝視床下核 subthalamic nucleus，TH＝視床 thalamus，TSF＝視床線条体線維 thalamostriatal fibers，TST＝視蓋脊髄路 tegmentospinal tract，VN＝前庭神経核 vestibular nuclei，VST＝前庭脊髄路 vestibulospinal tract

錐体外路症候の画像

1）パーキンソン病 Parkinson disease（振戦麻痺 paralysis agitans）

中枢神経系の変性疾患の中では最も頻度の高い神経難病の一つであり，非遺伝性疾患である．大部分は50～60歳代に発症し，安静時振戦，固縮，無動，前屈姿勢，小刻み歩行などを呈する．これらの症状は，ドパミン作動性の黒質線条体路の機能異常により起こるとされる．

画像所見

画像診断では特有な所見がなく，パーキンソン病の診断をすることはできない．

2）進行性核上性麻痺 progressive supranuclear palsy（PSP），Steele-Richardson-Olszewski 症候群

臨床および病理所見からの診断基準が設定されている[1]．possible PSP は，40歳以降発症の進行性の疾患である．垂直方向の眼球運動麻痺もしくは，垂直方向の衝動性眼球運動の遅延と不安定な姿勢を示す．probable PSP は垂直方向の眼球運動障害があり，著明な不安定な姿勢があり，発症1年以内に転倒を認める．possible PSP のその他の徴候を認める．definite PSP は，possible PSP もしくは probable PSP の臨床徴候に加えて，病理組織学的に典型的な病理所見を有する（病理の項を参照）．50～60歳代に転倒しやすいなどの歩行障害で発症することが多い．動作緩慢，固縮などパーキンソン病に類似するが，L-ドーパ（レボドパ）にあまり反応しない．また頚部が伸展位をとり，特徴的な注視麻痺（随意的な眼球運動の麻痺があるが，他動的に頭を動かすと眼球が動く人形の目徴候 doll's eye sign が陽性），感情失禁，認知症（痴呆）を認める．

画像所見

画像では，MRI正中矢状断像における中脳被蓋（中脳水道から脚間槽までの距離）の萎縮が唯一の所見であることが多い．橋底部の膨らみが保たれながら，中脳被蓋の萎縮を認めるときにはPSPの可能性が最

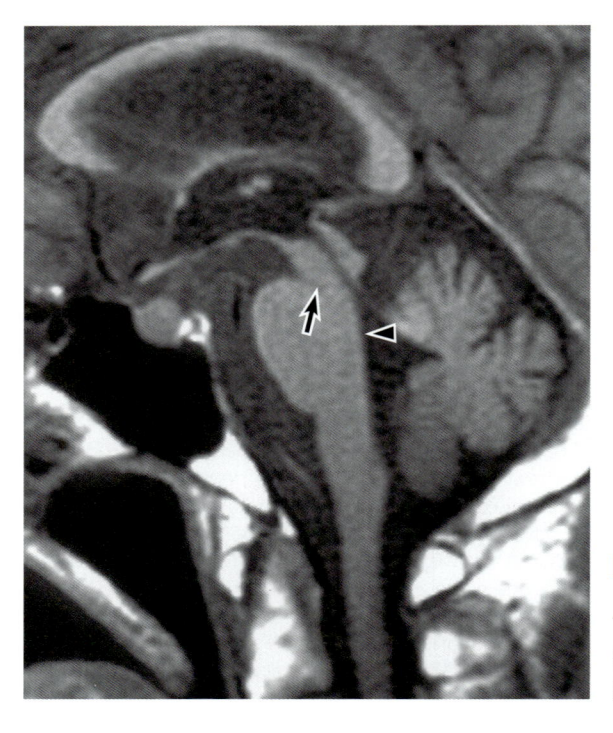

図4-2 進行性核上性麻痺（79歳，女性．剖検にて確認）．発症5年後
T1強調正中矢状断像において中脳被蓋の前後径の短縮が明瞭である（→）．橋底部の膨らみは保たれている．第四脳室は拡大し，橋被蓋の萎縮も認められる（▶）．

4. 錐体外路症候　[画像]

も高い（図4-2）．中脳の横断像は評価が困難なことが多い．中脳被蓋の萎縮を伴う疾患はほかにもあるが，その程度は軽度で，しかも，橋の底部の萎縮を伴うことが多い．歩行障害があり，発症1年以内に転倒傾向を示す症例ではPSPの可能性を考慮し，画像診断ではT1強調画像での矢状断像を忘れずにつけ加えることが必要である[2,3]．

PSP症例のおおよそ10〜20%であるが，FLAIR画像矢状断像にて，萎縮した中脳被蓋から橋被蓋にかけて，正常に比べて高信号領域を示すことがある．正常では中脳被蓋から延髄被蓋までは同様な信号強度であるが，PSPでは上記の部位が延髄被蓋に比べてより高信号領域として認められる[3]．

Obaら[4]によると，PSPの中脳被蓋の面積平均は56（33〜66）mm^{2}であり，正常コントロールは116.9（100〜169）である．

最近の研究では中脳被蓋の萎縮はPSPのみではなく，大脳皮質基底核変性症（CBD）（「6. 高次脳機能障害」の項，p.111参照）においても認められる[5]．PSPでは脳梁の萎縮はないか，あっても軽いが，CBDでは16例中15例に萎縮を認め，しかも体部後部に強い．

SPECTでは前頭葉の血流低下を認めることが多い．

従来，小脳性運動失調が初期からある例ではPSPは否定されていたが，最近では初発症状あるいは初期から小脳性運動失調が主症状であるPSPも認められる[6]．小脳性運動失調のみではなく，転倒傾向などのPSPを示唆する所見も認められる．そのためMRI読影にあたっては，矢状断像にて小脳のみではなく，中脳被蓋にも注意する必要がある．

錐体外路症候の病理

1) パーキンソン病 Parkinson disease (PD)

臨床事項

パーキンソン病は，安静時振戦，無動・寡動，筋固縮，姿勢反射障害を4主徴とする神経変性疾患である．通常は弧発性で，60～70歳代で発症し，緩徐進行性に経過するが，少数ながら40歳以前に発症する弧発例や常染色体優性または劣性遺伝性パーキンソン病や若年性パーキンソン病もある．パーキンソン病に認められる4主徴のうち，安静時振戦と他の3徴のうちの2つ以上が認められるものをパーキンソニズム（パーキンソン症状）という．厚生省（現・厚生労働省）神経変性疾患調査研究班によるパーキンソン病の診断基準（表4-1)[1]とパーキンソニズムを呈する主要疾患（表4-2)[2]を示す．

表4-1 パーキンソン病の診断基準（厚生省神経変性疾患調査研究班，1996)[1]

診断基準
ア．自覚症状
　（ア）安静時のふるえ（四肢または顎に目立つ）
　（イ）動作がのろく拙劣
　（ウ）歩行がのろく拙劣
イ．神経所見
　（ア）毎秒4～6回の安静時振戦
　（イ）無動・寡動：仮面様顔貌
　　　　　　　　　低く単調な話し声
　　　　　　　　　動作の緩徐，拙劣
　　　　　　　　　臥位からの立ち上がり動作など姿勢変換の拙劣
　（ウ）歯車現象を伴う筋固縮
　（エ）姿勢，歩行障害：前傾姿勢
　　　　　　　　　　　歩行時に手のふりが欠如
　　　　　　　　　　　突進現象
　　　　　　　　　　　小刻み歩行
　　　　　　　　　　　立ち直り反射障害
ウ．臨床検査所見
　（ア）一般検査に特異的な異常はない．
　（イ）脳画像（CT・MRI）に明らかな異常はない．
エ．鑑別診断
　（ア）脳血管障害性のもの
　（イ）薬物性のもの
　（ウ）その他の脳変性疾患

＜診断の判定＞
次の①～⑤のすべてを満たすものを，パーキンソン病と診断する．
　①経過は進行性である．
　②自覚症状で，上記のいずれか1つ以上がみられる．
　③神経所見で，上記のいずれか1つ以上がみられる．
　④抗パーキンソン病薬による治療で，自覚症状・神経所見に明らかな改善がみられる．
　⑤鑑別診断で，上記のいずれでもない．

＜参考事項＞
診断上次の事項が参考となる．
　①パーキンソン病では神経症候に左右差を認めることが多い．
　②深部腱反射の著しい亢進，バビンスキー徴候陽性，初期からの高度の認知症（痴呆），急激な発症はパーキンソン病らしくない所見である．
　③脳画像所見で，著明な脳室拡大，著明な大脳萎縮，著明な脳幹萎縮，広範な白質病変などはパーキンソン病に否定的な所見である．

表 4-2　パーキンソニズムを呈する主要な疾患[2]

Ⅰ．レビー小体が出現する神経変性疾患
1）パーキンソン病（本態性パーキンソニズム）
2）びまん性レビー小体病/レビー小体型認知症（痴呆）→p.127 参照
　中核症状は，老年発症例では認知症（痴呆），若年発症例ではパーキンソン症状
3）α-synuclein 遺伝子異常による常染色体優性遺伝性パーキンソニズム

Ⅱ．レビー小体が出現しない若年性パーキンソニズム（40歳未満の発症）
1）常染色体劣性遺伝性若年性パーキンソニズム（ARJP）
2）その他の若年性パーキンソニズム
3）遺伝性ジストニー/パーキンソニズム（瀬川病など）

Ⅲ．中枢神経変性疾患
1．振戦のみで他の錐体外路症状を欠く
　本態性振戦・老人性振戦
2．パーキンソン徴候が主要症状
1）進行性核上性麻痺（PSP）
2）皮質基底核変性症（CBD）→p.113 参照
3）多系統萎縮症（MSA）→p.63 参照
　線条体黒質変性症（SND），オリーブ橋小脳萎縮症（OPCA），シャイ-ドレーガー症候群（SDS）
4）ハンチントン病・筋強剛型（小児期発症）→「3．不随意運動」参照

3．パーキンソン徴候と認知症（痴呆）が主要症状
1）びまん性レビー小体病/レビー小体型認知症（痴呆）〔前出Ⅰ-2）〕
2）グアム島と紀伊半島のパーキンソン認知症（痴呆）複合
4．認知症（痴呆）と大脳皮質症状が主体
1）アルツハイマー病
2）ピック病・前頭側頭型認知症（痴呆）(frontotemporal dementia)

Ⅳ．症候性（二次性）パーキンソニズム
1）薬剤性
　抗精神病薬・鎮吐薬・整腸薬・抗うつ薬・脳循環代謝改善薬
2）脳血管障害性（動脈硬化性）
3）中毒性
　一酸化炭素・マンガン・MPTP
4）代謝性
　副甲状腺機能低下症・ウィルソン病
5）脳腫瘍
　基底核・前頭葉
6）外傷性
　慢性硬膜下血腫・ボクサー認知症（痴呆）

病理所見

　肉眼的には，中脳の黒質（ドパミンニューロン）と橋の青斑核（ノルアドレナリンニューロン）の正常の黒色の色調（図 4-3 A）が失われる（図 4-3B）．組織学的には，黒質，青斑核，延髄の迷走神経背側核，視床下部，マイネルト基底核および扁桃体の神経細胞脱落とグリオーシスがみられ，黒質や青斑核では細胞外に遊離した状態の神経メラニン顆粒，残存神経細胞内の神経メラニン顆粒量の減少などが認められる（図 4-4）．

　特徴的な所見として，残存ニューロンにレビー小体 Lewy body が出現する（図 4-5）．レビー小体は，胞体内または神経突起内に形成される封入体で，脳幹に出現するものは中心部の好酸性の芯 core とその周囲を取り囲む淡染性の暈 halo から成る．上記の部位のほかに，脳幹網様体，脊髄中間質外側核，末梢交感神経節，消化管神経叢，さらに側頭葉の海馬傍回皮質や前頭葉皮質の神経細胞にも少数ながら出現する[3〜6]．レビー小体はユビキチン化されたリン酸化α-シヌクレインを主成分としており，これらの抗体を用いた免疫組織化学により容易に検出することができる[7〜10]（図 4-6）．黒質や青斑核ではレビー小体の前段階である淡明小体 pale body も散見される[11,12]．

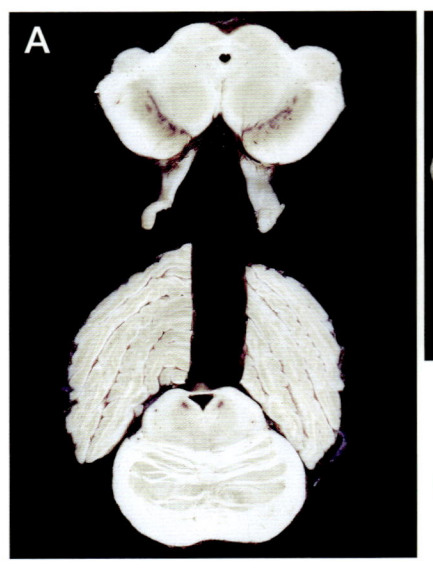

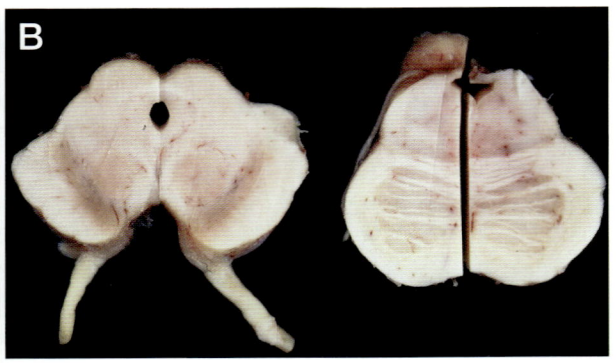

第2章 症候から見た神経形態学［病理］

図 4-3 正常の中脳黒質と橋青斑核（A）とパーキンソン病の中脳黒質と橋青斑核（B）
パーキンソン病では脱色素 depigmentation が著しい．

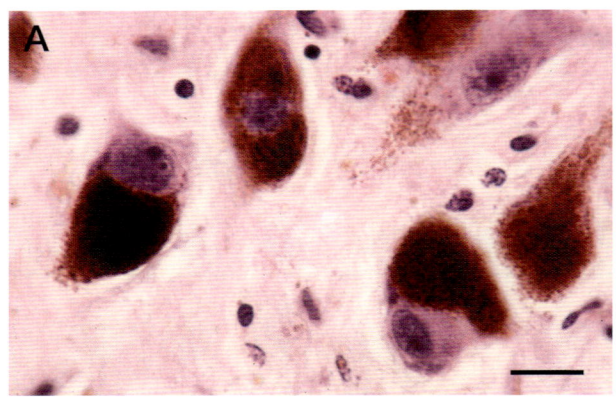

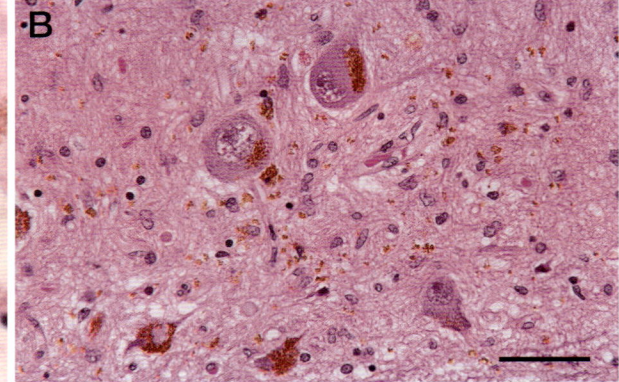

図 4-4 黒質の神経メラニン含有神経細胞
A：正常中脳黒質．HE 染色．スケールバーは 20 μm．
B：パーキンソン病の中脳黒質．神経細胞の脱落，遊離神経メラニン，グリオーシスがみられ，残存神経細胞の神経メラニン量も減少している．HE 染色．スケールバーは 50 μm．

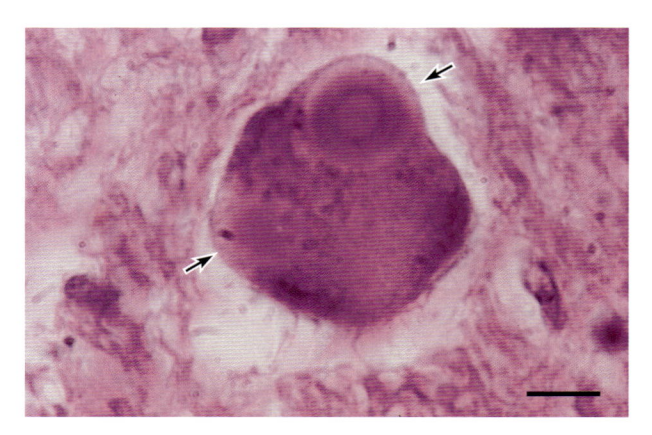

図 4-5 パーキンソン病における青斑核のメラニン含有神経細胞
レビー小体が 2 個（→）形成されており，神経メラニン量も減少している．HE 染色．スケールバーは 10 μm．

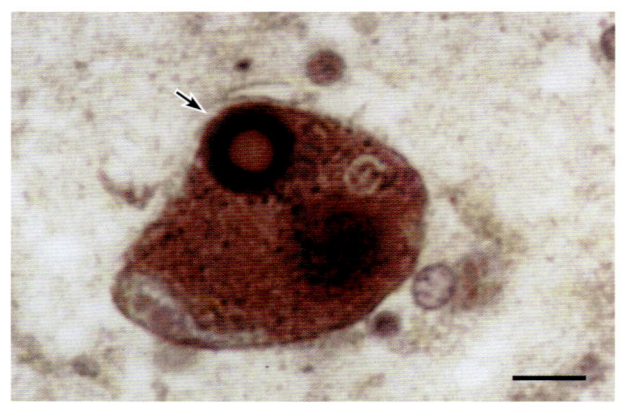

図 4-6 パーキンソン病における青斑核の神経細胞
ユビキチン免疫染色でレビー小体の halo の部分が陽性に染色される（→）．スケールバーは 10 μm．

表 4-3 進行性核上性麻痺の臨床診断基準 (NINDS-SPSP)[14]

	必須項目	除外項目	支持的所見
"definite"	臨床的に "probable PSP" または "possible PSP" で，病理学的に典型的 PSP	("probable PSP" "possible PSP" に共通) 1．最近の脳炎の病歴 2．"他人の肢"徴候，皮質性感覚障害，前頭葉または側頭頭頂葉の局所性萎縮 3．ドパミン性治療に無関係の幻覚または妄想 4．アルツハイマー型皮質性痴呆（高度の健忘および失語，または失認があり，NINCDS-ADRDA 診断基準に合致するもの） 5．著明な病初期からの小脳症状，または著明な病初期からの原因不明の自律神経障害（高度の起立性低血圧，排尿障害） 6．高度の，非対称的なパーキンソニズム（無動など） 7．原因となる形態異常を示す神経放射線学的所見（基底核または脳幹梗塞，脳葉萎縮など） 8．ホウィップル病（必要なら PCR 法により確定する）	("probable PSP" "possible PSP" に共通) 1．対称性の無動または筋強剛が遠位部よりも近位部に著明 2．レボドパ治療に反応が乏しいか欠如する 3．病初期からの構音・嚥下障害 4．病初期から認知障害として以下の 2 つ以上が存在する 　a．無感情 　b．抽象的思考の障害 　c．言語流暢性の低下 　d．使用行為または模倣行為 　e．前頭葉解放徴候
"probable"	1．緩徐進行性 2．40 歳以上の発症 3．以下の両者 　a．垂直性（上方または下方）核上性注視麻痺 　b．発症 1 年以内の転倒を伴う，著明な姿勢不安定 4．他疾患の除外		
"possible"	1．緩徐進行性 2．40 歳以上の発症 3．以下のいずれか 　a．垂直性（上方または下方）核上性注視麻痺 　b．垂直衝動性注視運動の緩徐と，発症 1 年以内の転倒を伴う，著明な姿勢不安定の両者が存在 4．他疾患の除外		

2）進行性核上性麻痺 progressive supranuclear palsy（PSP）

臨床事項

　進行性核上性麻痺 progressive supranuclear palsy（PSP）は 40 歳以降に発症し，緩徐進行性に経過する神経変性疾患である．Steele-Richardson-Olszewski 症候群ともいう．垂直性核上性眼球運動障害，発症早期からの姿勢の不安定さや易転倒性，体幹部や頚部の強い対称性の無動・強剛を主要症候とする．パーキンソニズムを呈する疾患の中で，パーキンソン病に次いで多い．レボドパは無効で，6～7 年の経過で死亡する[13]．本症の診断基準として，NINDS-SPSP の診断基準（表 4-3）[14]を示す．これは米国 National Institute of Neurological Disorders and Stroke（NINDS）と the Society for PSP（SPSP）による国際ワークショップでまとめられたもので，1996 年に発表された．現在国際的な診断基準として最も広く用いられている．わが国では，2002 年に厚生労働省「神経疾患の予防・診断・治療に関する臨床研究班」（班長：湯浅龍彦）により，PSP 疫学調査登録のための診断基準案（表 4-4）[15]が作成されている．

病理所見

　典型例の病変分布を示す（図 4-7）[16]．肉眼的には淡蒼球とルイ体（視床下核）の萎縮（図 4-8，4-9），中脳の上丘・中脳水道を含む背側部の萎縮と中脳水道の拡大および黒質の色素脱失（図 4-10），橋被蓋の萎縮，小脳歯状核の萎縮（図 4-11）などがみられる．

　組織学的には，神経細胞の脱落とグリオーシスがみられ，残存神経細胞に globose type とよばれる球状の神経原線維変化 neurofibrillary tangles（NFTs）が出現する（図 4-12）．この NFTs は，電顕的にはアルツハイマー病でみられる NFTs と異なり，15 nm 径の直細管 straight tubules の集合より成るものが多い．生化学的にはリン酸化タウ蛋白より成り，免疫染色でリン酸化タウ蛋白（図 4-13），ユビキチン陽性である．Gallyas-Braak 染色では，NFTs とともに，tuft-shaped astrocytes（tuft：ぶどうの房状という意）（図 4-14）

表4-4 進行性核上性麻痺疫学調査のための診断基準案
(厚生労働省神経疾患の予防・診断・治療に関する臨床研究班, 2002)[15]

【大前提】
40歳以降の発症で，緩徐進行性であること

(I) 主要症候:
  a．垂直性核上性眼球運動障害
  b．発症早期（おおむね1〜2年）からの姿勢の不安定さや易転倒性
  c．体幹部や頸部に強い対称性の無動・強剛

(II) 副症候，検査所見:
  d．進行性の構音障害や嚥下障害
  e．前頭葉性の徴候*を有する進行性の認知機能障害
    （*思考の緩慢，抽象化や概念化の障害，人格の変化，把握反射，探索反応，模倣行動，使用行動，語彙の流暢性低下など）
  f．画像診断（CTあるいはMRI）：中脳被蓋部の萎縮，脳幹部の萎縮，第三脳室の拡大，のうちの1項目以上

(III) 除外項目:
  1．著しく，かつ初期からの自律神経障害
  2．著明な多発ニューロパチー
  3．皮質性感覚障害や alien hand（他人の手）徴候
  4．著しい非対称性

(IV) 「特殊経過観察例」（診断未定あるいは非定型例であっても主治医がPSPを強く疑う症例）:
  a．純粋無動症に属するもの
  b．ほぼ純粋に易転倒性を呈するもの
  c．レボドパが著効するもPSPが疑われる例
  d．小脳症状で発症し，その後PSPが疑われる例
  e．その他非典型的な徴候を伴うが，主治医がPSPと判断する例

【判定】
除外項目に抵触せず，大前提を満たすもので，
  (1) 上記（I）のa，b，cの3項目を満たすもの
  (2) 上記（I）のa，b，cのうち2項目と，（II）のd，e，fのうちの1項目以上を有するもの
  (3) 以上の(1)(2)に該当しないものの，「特殊経過観察例」に属する症例はPSP同等として登録し，経過観察する

(付) 重症度分類（下記の項目数で判定．0：なし，1：軽度，2：中等度，3：重度）
  a．歩行障害・姿勢の不安定さ
  b．眼球運動障害
  c．無動・強剛（体軸部）
  d．嚥下障害・構音障害

や oligodendroglial coiled bodies, argyrophilic threads（図4-15）などの嗜銀性，タウ蛋白陽性の構造物が多数認められる．特に tuft-shaped astrocytes は，本症に特徴的とされており，主病変部位のほかに被殻や前頭葉皮質などにも多発する．

*3 repeat tau と 4 repeat tau については「7. 認知症（痴呆）」の項を参照されたい．

4. 錐体外路症候 [病理]

図 4-7 進行性核上性麻痺典型例の病変分布
（文献 16）より）

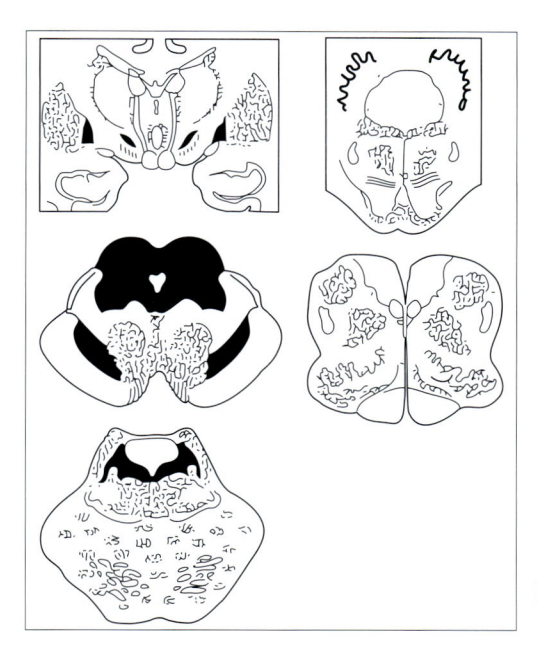

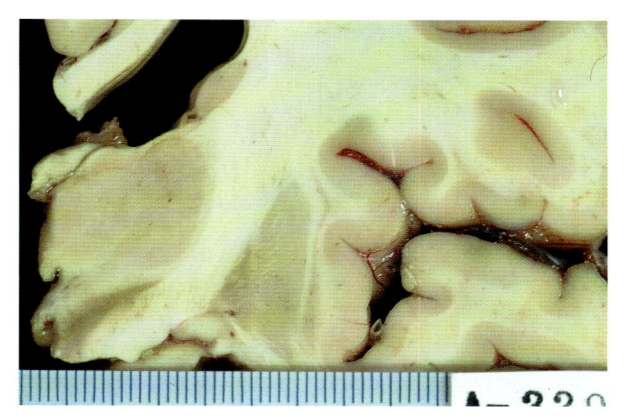

図 4-8 進行性核上性麻痺．淡蒼球，ルイ体の肉眼所見
淡蒼球とルイ体の萎縮と変色．

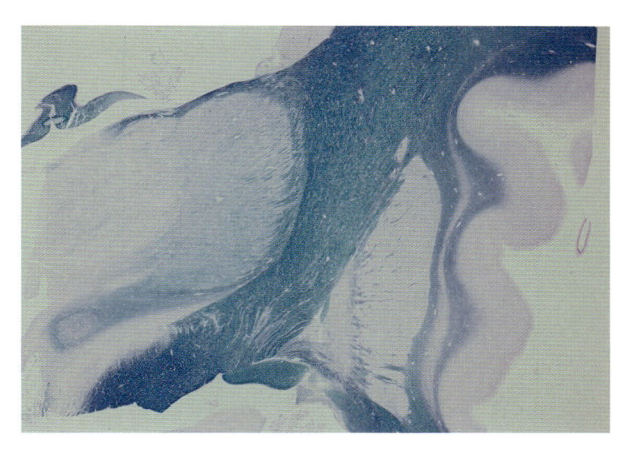

図 4-9 進行性核上性麻痺．淡蒼球，ルイ体の KB 染色像所見
萎縮した淡蒼球，特に内節とルイ体の淡明化．

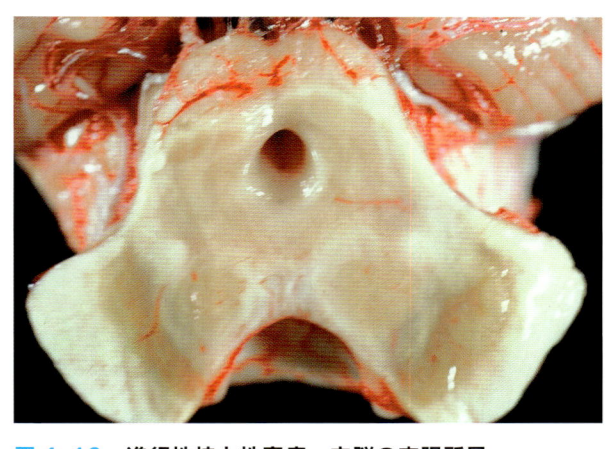

図 4-10 進行性核上性麻痺．中脳の肉眼所見
中脳被蓋，上丘の萎縮と中脳水道の拡大，黒質の脱色素が著しい．

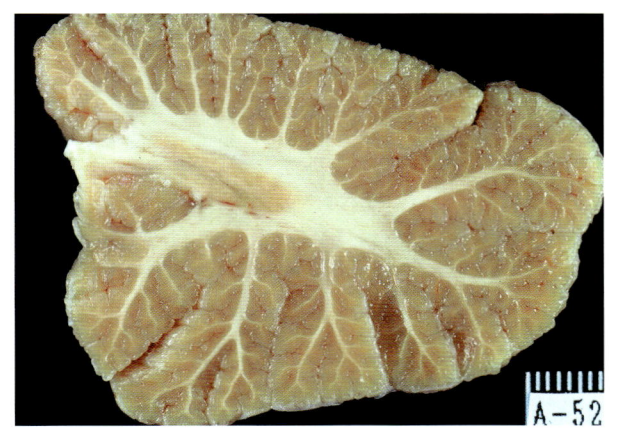

図 4-11 進行性核上性麻痺．小脳歯状核の肉眼所見
小脳歯状核は萎縮し，輪郭が不明瞭である．

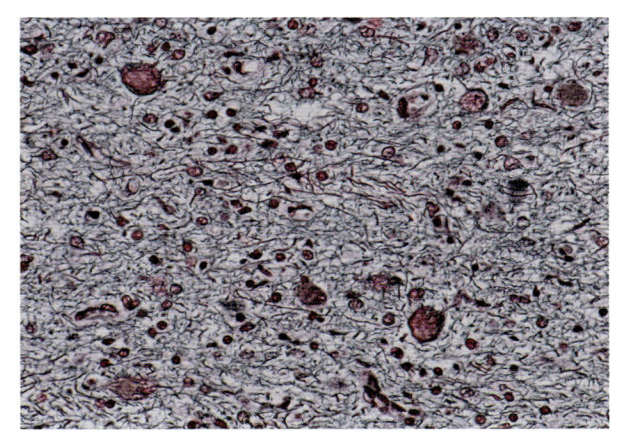

図 4-12 進行性核上性麻痺．ルイ体の組織像
残存神経細胞に globose type の神経原線維変化がみられる．Bodian 染色（×200）．

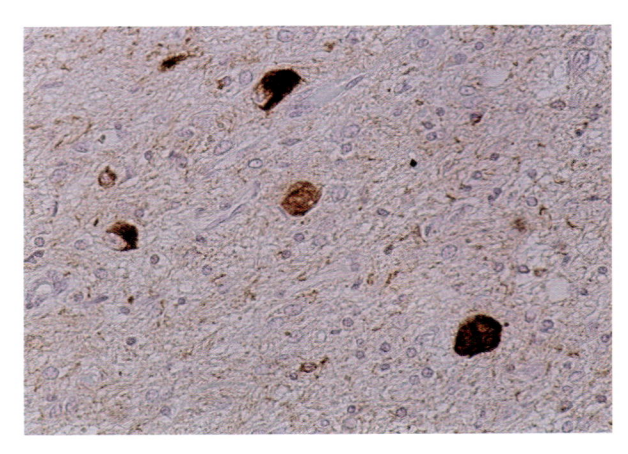

第2章 症候から見た神経形態学 [病理]

図 4-13　進行性核上性麻痺．ルイ体
抗タウ抗体による免疫組織化学により globose type の神経原線維変化は陽性に染まる（×200）．

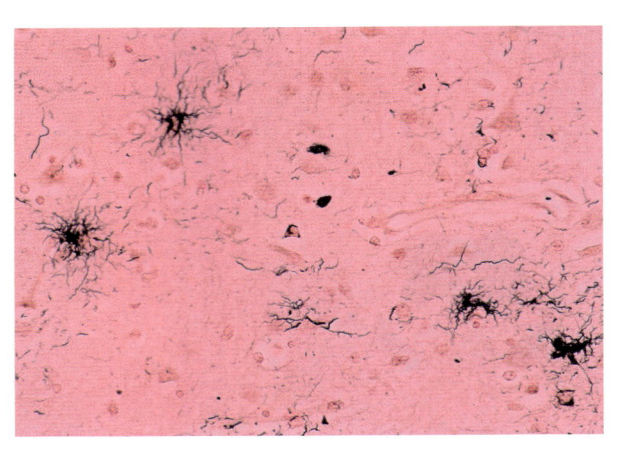

図 4-14　進行性核上性麻痺．前頭葉皮質の tuft-shaped astrocytes
Gallyas-Braak 染色（×100）．

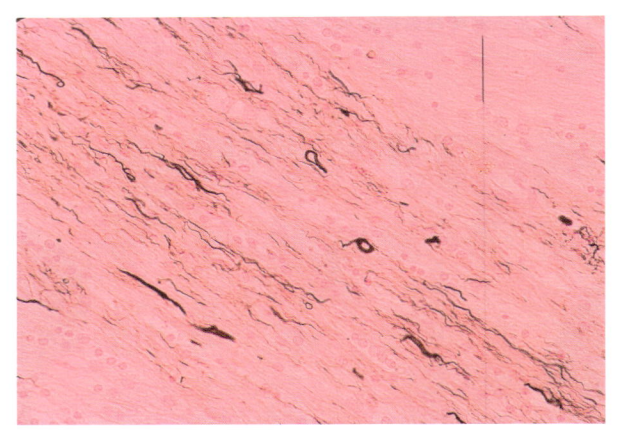

図 4-15　進行性核上性麻痺．被殻内の有髄線維束内の oligodendroglial coiled bodies と argyrophilic threads
Gallyas-Braak 染色（×100）．

引用文献

【症候と解剖】
1) 佐野　豊，宇尾野公義（編）：錐体外路系疾患：基礎と臨床．医学書院，東京，1975．
2) 後藤　昇，後藤　潤，江連博光：伝導路(1)錐体路と小脳系以外の錐体外路．マスターの要点，神経解剖学．理学療法 18：912-917，2001．

【画像】
1) Litvan I, Agid Y, Calne D, Campbell G, Dubois B, Duvoisin RC, Goetz CG, Golbe LI, Grafman J, Growdon JH, Hallett M, Jankovic J, Quinn NP, Tolosa E, Zee DS: Clinical research criteria for the diagnosis of progressive supranuclear palsy (Steele-Richardson-Olszewski syndrome): report of the NINDS-SPSP international workshop. Neurology 47: 1-9, 1996.
2) Yagishita A, Oda M: Progressive supranuclear palsy: MRI and pathological findings. Neuroradiology 38 (suppl 1): S60-66, 1996.
3) 柳下　章：進行性核上性麻痺．柳下　章，林　雅晴：症例から学ぶ神経疾患の画像と病理．医学書院，東京，2008，pp27-28．
4) Oba H, Yagishita A, Terada H, Barkovich AJ, Kutomi K, Yamauchi T, Furui S, Shimizu T, Uchigata M, Matsumura K, Sonoo M, Sakai M, Takada K, Harasawa A, Takeshita K, Kohtake H, Tanaka H, Suzuki S: New and reliable MRI diagnosis for progressive supranuclear palsy. Neurology 64: 2050-2055, 2005.

5) Koyama M, Yagishita A, Nakata Y, Hayashi M, Bandoh M, Mizutani T: Imaging of corticobasal degeneration syndrome. Neuroradiology 49: 905-912, 2007.
6) 饗場郁子, 斉藤由扶子, 安田武司, 他：小脳性運動失調の目立った進行性核上性麻痺の1剖検例. 神経内科 56：230-233, 2002.

【病理】

1) 厚生省特定疾患 神経変性疾患調査研究班（班長：柳澤信夫）：1995年度研究報告書, 1996.
2) 葛原茂樹：パーキンソニズムを呈する様々な疾患. 日内会誌 83：559-564, 1994.
3) Greenfield JG, Bosanquet FD: The brain-stem lesions in Parkinsonism. J Neurol Neurosurg Psychiatry 16: 213-226, 1953.
4) den Hartog Jager WA, Bethlem J: The distribution of Lewy bodies in the central and autonomic nervous systems in idiopathic paralysis agitans. J Neurol Neurosurg Psychiatry 23: 283-290, 1960.
5) Ohama E, Ikuta F: Parkinson's disease: distribution of Lewy bodies and monoamine neuron system. Acta Neuropathol （Berl） 34: 311-319, 1976.
6) Wakabayashi K, Takahashi H: Neuropathology of autonomic nervous system in Parkinson's disease. Eur Neurol 38 （Suppl 2）: 2-7, 1997.
7) Kuzuhara S, Mori H, Izumiyama N, Yoshimura M, Ihara Y: Lewy bodies are ubiquitinated. A light and electron microscopic immunocytochemical study. Acta Neuropathol （Berl） 75: 345-353, 1988.
8) Spillantini MG, Schmidt ML, Lee VM, Trojanowski JQ, Jakes R, Goedert M: Alpha-synuclein in Lewy bodies. Nature 388: 839-840, 1997.
9) Baba M, Nakajo S, Tu PH, Tomita T, Nakaya K, Lee VM, Trajanowski JQ, Iwatsubo T: Aggregation of alpha-synuclein in Lewy bodies of sporadic Parkinson's disease and dementia with Lewy bodies. Am J Pathol 152: 879-884, 1998.
10) Fujiwara H, Hasegawa M, Dohmae N, Kawashima A, Masliah E, Goldberg MS, Shen J, Takio K, Iwatsubo T: Alpha-synuclein is phosphorylated in synucleinopathy lesions. Nat Cell Biol 4: 160-164, 2002.
11) Dale GE, Probst A, Luthert P, Martin J, Anderton BH, Leigh PN: Relationships between Lewy bodies and pale bodies in Parkinson's disease. Acta Neuropathol （Berl） 83: 525-529, 1992.
12) Takahashi H, Iwanaga K, Egawa S, et al: Ultrastructural relationship between Lewy bodies and pale bodies studied in locus ceruleus neurons of a non-parkinsonian patient. Neuropathology 14: 73-80, 1994.
13) 水澤英洋：進行性核上性麻痺の臨床病理学的概念の広がり. Prog Med 18：1448-1471, 1998.
14) Litvan I, Agid Y, Calne D, Campbell G, Dubois B, Duvoisin RC, Goetz CG, Golbe LI, Grafman J, Growdor JH, Hallett M, Jankovic J, Quinn NP, Tolosa E, Zee DS: Clinical research criteria for the diagnosis of progressive supranuclear palsy （Steele-Richardson-Olszewski syndrome）: report of the NINDS-SPSP international workshop. Neurology 47: 1-9, 1996.
15) 舟川 格, 西宮 仁, 湯浅龍彦：進行性核上性麻痺の診断基準と重症度分類. 神経内科 56：125-130, 2002.
16) Steele JC, Richardson JC, Olszewski J: Progressive supranuclear palsy: a heterogeneous degeneration involving the brain stem, basal ganglia and cerebellum with vertical gaze and pseudobulbar palsy, nuchal dystonia and dementia. Arch Neurol 10: 333-359, 1964.

5. 知覚障害

知覚障害とは

　知覚障害 sensory disturbance を，知覚が低下する程度により知覚鈍麻 hypoesthesia と知覚脱失 anesthesia に分け，知覚の感受が鋭敏になる場合を知覚過敏 hyperesthesia という．大別して表在知覚 superficial sensation と深部知覚 deep sensation の障害がある．末梢神経系の病変では，表在ならびに深部知覚のいずれも障害される場合が多いが，中枢神経系の病変ではどちらか一方だけの障害が起きることもある．これを解離性知覚障害 dissociated sensory disturbance という．

　知覚検査時には，知覚神経の皮膚支配の知識は必須のものである．大まかな知覚神経レベルの知識を理解すればよい（図 5-1）．顔面の知覚は三叉神経の枝の支配（図 5-2，5-3）であり，体幹についてはほぼ前述の支配レベルの知識で十分であるが，四肢については支配する末梢神経の名称も知る必要がある（図 5-4，5-5）．

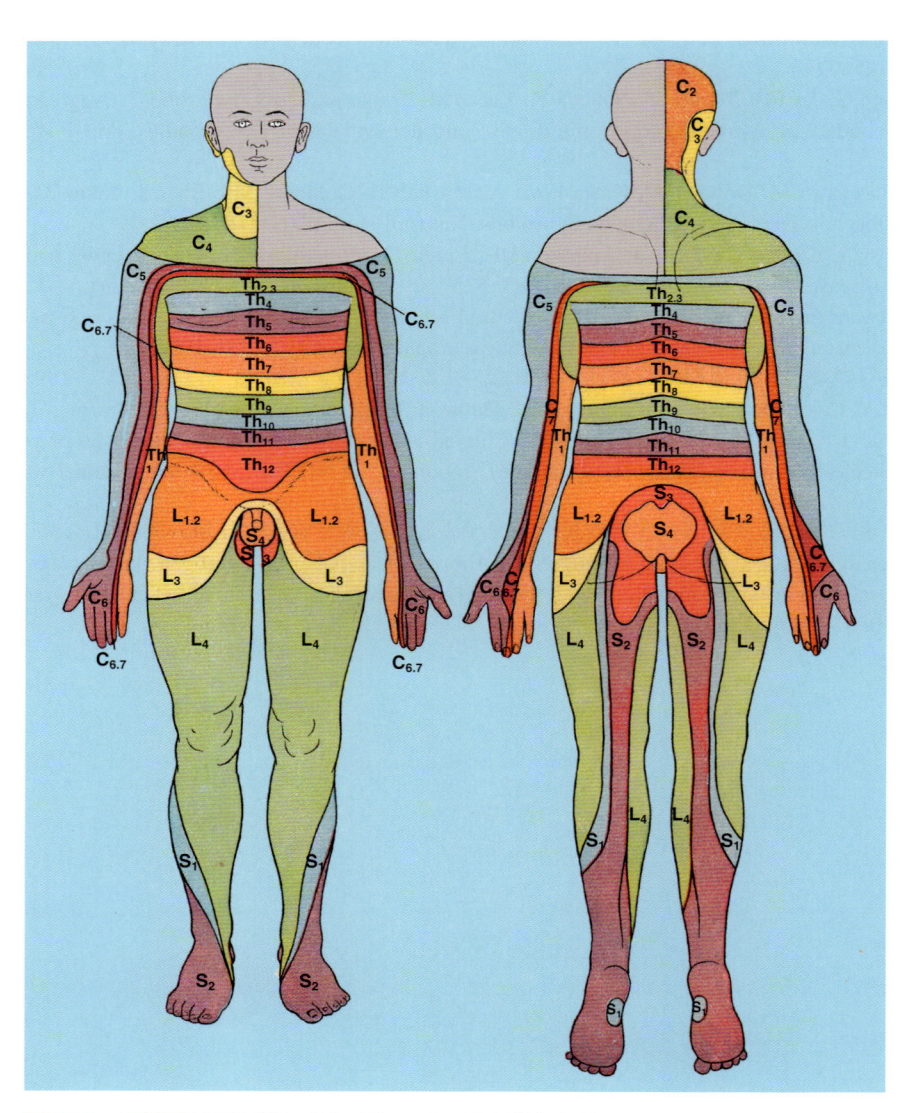

図 5-1　末梢神経の知覚レベル（Kopsch，1943[3])を改変）
皮膚の知覚神経支配レベルを理解しておくことは，疾患の診断のみでなく，麻酔のレベル診断としても大切である．主要なレベル，例えば C4 鎖骨，Th4 乳頭，Th8 剣状突起，Th10 臍，L1 鼠径靱帯，L4 膝，S2 足底などである．これだけでもかなり役立つ知識となる．

5. 知覚障害

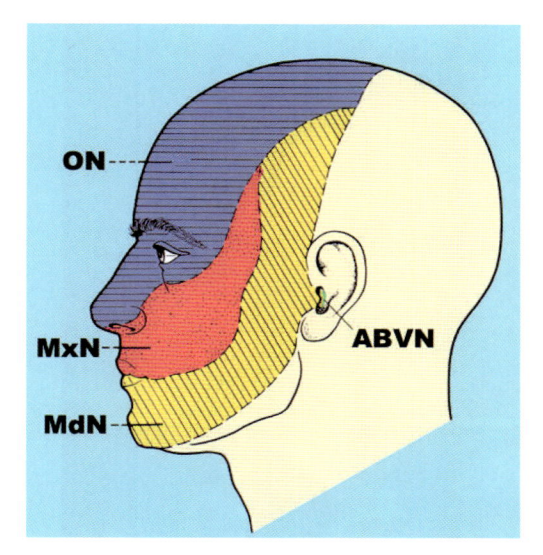

図 5-2　顔面の皮膚神経支配（文献4）より改変）
顔面の三叉神経の分布を正しく覚えておく．例えば鼻，上顎，側頭部，外耳道前壁は何神経支配かと急に問われても，うろたえないで答えられるようにする．**図 5-3** と比較するとよい．
略号：ABVN＝迷走神経耳介枝（Arnold の神経）auricular branch of vagus nerve（nerve of Arnold），MdN＝下顎神経 mandibular nerve，MxN＝上顎神経 maxillary nerve，ON＝眼神経 ophthalmic nerve

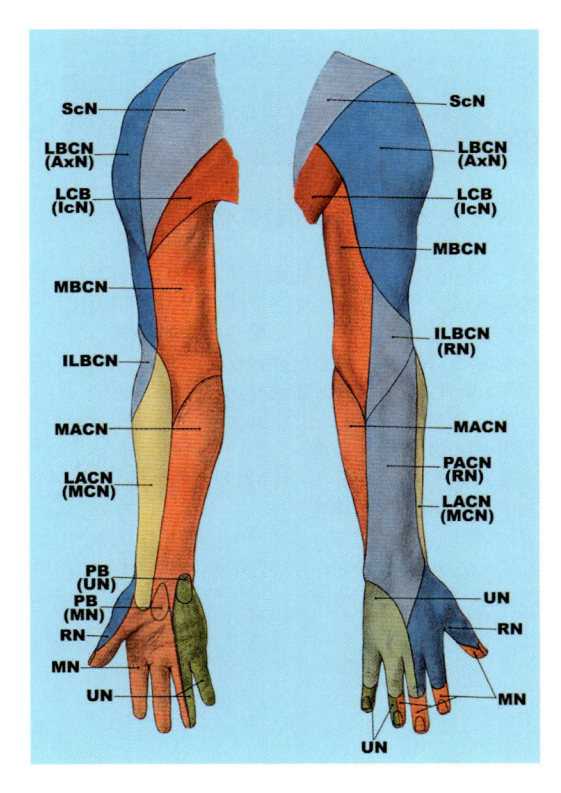

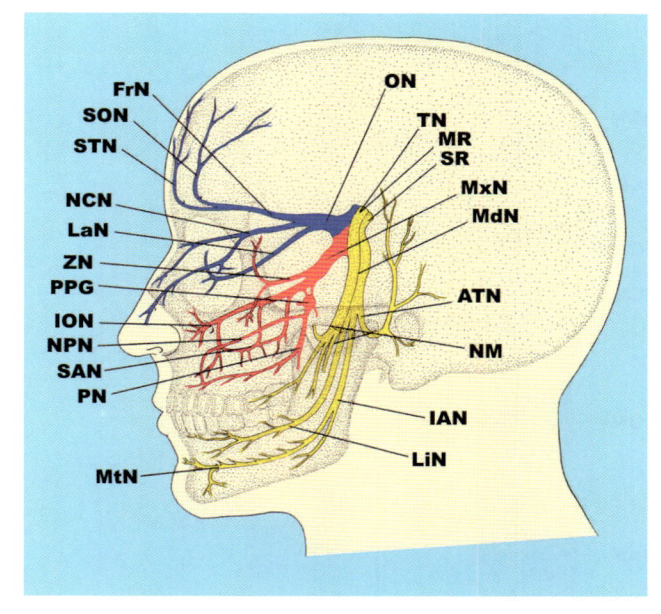

図 5-3　三叉神経の走行（Crouch, 1985[5]）を改変）
皮膚の表面に出てくる枝を確認しよう．**図 5-2** と比較するとよい．
略号：ATN＝耳介側頭神経 auriculotemporal nerve，FrN＝前頭神経 frontal nerve，IAN＝下歯槽神経 inferior alveolar nerve，ION＝眼窩下神経 infraorbital nerve，LaN＝涙腺神経 lacrimal nerve，LiN＝舌神経 lingual nerve，MdN＝下顎神経 mandibular nerve，MR＝運動根 motor root，MtN＝オトガイ神経 mental nerve，MxN＝上顎神経 maxillary nerve，NCN＝鼻毛様体神経 nasociliary nerve，NM＝咀嚼筋神経 nerve for mastication，NPN＝鼻口蓋神経 nasopalatine nerve，ON＝眼神経 ophthalmic nerve，PN＝口蓋神経 palatine nerve，PPG＝翼口蓋神経節 pterygopalatine ganglion，SAN＝上歯槽神経 superior alveolar nerve，SON＝眼窩上神経 supraorbital nerve，SR＝知覚根 sensory root，STN＝滑車上神経 supratrochlear nerve，TN＝三叉神経 trigeminal nerve，ZN＝頬骨神経 zygomatic nerve

図 5-4　上肢の皮膚支配神経（Kopsch, 1943[3]）を改変）
単一の神経だけが障害されることがあるので，皮神経の名称もある程度覚えなければならない．
略号：AxN＝腋窩神経 axillary nerve，IcN＝肋間神経 intercostal nerve，ILBCN＝下外側上腕皮神経 inferior lateral brachial cutaneous nerve，LACN＝外側前腕皮神経 lateral antebrachial cutaneous nerve，LCB＝外側皮枝 lateral cutaneous branch，MACN＝内側前腕皮神経 medial antebrachial cutaneous nerve，MBCN＝内側上腕皮神経 medial brachial cutaneous nerve，MCN＝筋皮神経 musculocutaneous nerve，MN＝正中神経 median nerve，PACN＝後前腕皮神経 posterior antebrachial cutaneous nerve，PB＝掌枝 palmar branch，RN＝橈骨神経 radial nerve，ScN＝鎖骨上神経 supraclavicular nerve，UN＝尺骨神経 ulner nerve

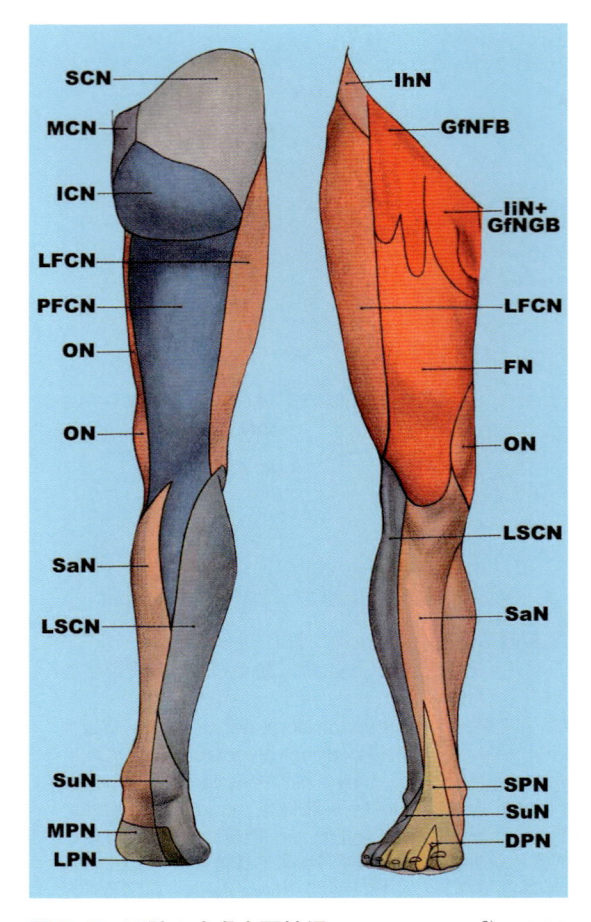

図 5-5　下肢の皮膚支配神経（Kopsch, 1943[3]）を改変）
下肢の皮神経と上肢の皮神経を比較してみると，その分布の疎密の差がわかる．

略号：DPN＝深腓骨神経 deep peroneal nerve，FN＝大腿神経 femoral nerve，GfNFB＝陰部大腿神経大腿枝 geniofemoral nerve, femoral branch，GfNGB＝陰部大腿神経陰部枝 geniofemoral nerve, genital branch，ICN＝下殿皮神経 inferior cluneal nerve，IhN＝腸骨下腹神経 iliohypogastric nerve，IiN＝腸骨鼠径神経 ilioinguinal nerve，LFCN＝外側大腿皮神経 lateral femoral cutaneous nerve，LPN＝外側足底神経 lateral plantar nerve，LSCN＝外側腓腹皮神経 lateral sural cutaneous nerve，MCN＝中殿皮神経 middle cluneal nerve，MPN＝内側足底神経 medial plantar nerve，ON＝閉鎖神経 obturator nerve，PFCN＝後大腿皮神経 posterior femoral cutaneous nerve，SaN＝伏在神経 saphenous nerve，SCN＝上殿皮神経 superior cluneal nerve，SPN＝浅腓骨神経 superficial peroneal nerve，SuN＝腓腹神経 sural nerve

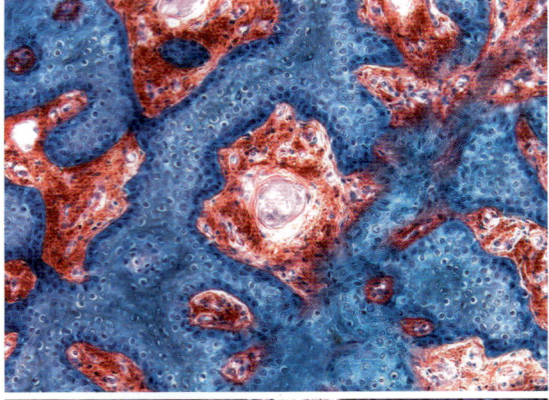

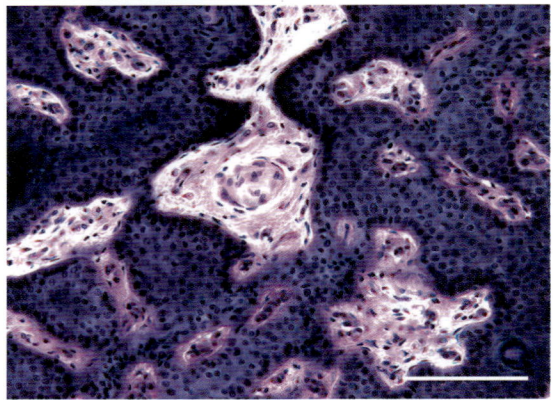

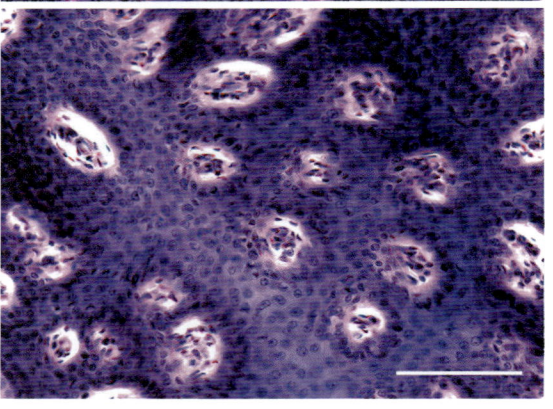

図 5-6　マイスナー小体の加齢変化（Iwasaki ら，2003[6]）より）

マイスナー Meissner 小体は触覚小体ともよばれている．この写真はマイスナー小体を皮膚の表面と平行に切った切片でみることは少ないと思う．加齢に伴う分布の減少をみる目的で作製した連続切片である．

A：54 歳，男性（Masson-Goldner-Goto 染色）
B：69 歳，男性（Luxol fast blue-Periodic acid Schiff-Hematoxylin 染色）
C：90 歳，男性（Luxol fast blue-Periodic acid Schiff-Hematoxylin 染色）

A と B の中央にあるのはマイスナー小体で，C の例では萎縮していてわかりにくく，周囲の結合組織も少ない．スケールバーは 100 μm．

知覚の種類

知覚には表在知覚と深部知覚とがある．前者には原始触覚 tactile or light touch sensation，温度覚 thermal or temperature sensation，痛覚 pain sensation などがあり，後者には運動覚 kinesthesia，関節位置覚 joint position sense，振動覚 pallesthesia or vibratory sense，立体覚 stereognosis，識別触覚 discriminative sense などがある．これらの知覚とはやや種類の異なるものには皮膚書字覚 graphesthesia がある．

視覚・聴覚・味覚・嗅覚などは特殊知覚として別個に扱う．

知覚関連構造

知覚に関連する構造としては，皮膚・関節・筋・腱などにある一般知覚の終末装置，末梢神経，中枢神経系内部の知覚伝導路，中継核（視床の後内側腹側核や後外側腹側核など），知覚領などがある．

知覚終末装置

知覚神経の終末装置としては，ファーター-パチニ Vater-Pacini 小体，マイスナー Meissner 小体，メルケル Merkel 小体，自由神経終末などがあり，そのほかルフィニ Ruffini 小体，クラウゼ Krause 小体などがある．これらの知覚終末装置のうち，機能がわかっているのは，痛覚に対応する自由神経終末のみで，マイスナー小体は触覚を感知するらしい（図 5-6）．マイスナー小体の示指尖端での分布を調べると，加齢とともに単位面積当たりの数が少なくなり，1個の大きさが小さくなり，皮膚乳頭層の結合組織の量が少なくなることがわかった（図 5-6）．しかし，他の知覚終末装置については確定していない．ただ，それらの形態と存在部位はわかっていて，自由神経終末は皮膚や関節などあらゆる部位で見つかる．ファーター-パチニ小体は関節や有毛部皮膚の毛包の近傍に，マイスナー小体は皮膚の乳頭層に，ルフィニ小体は関節と一部の皮膚に，メルケル小体は皮膚の基底層直下にそれぞれある．

知覚伝導路

知覚伝導路の図を示しておく．その細かい解説は文献[1,2]にあるので，本稿では省略する．

知覚伝導路のうち表在知覚と深部知覚の経路はまったく異なっている．原始触覚・温度覚・痛覚を伝える表在知覚は，脊髄神経領域からの脊髄視床路 spinothalamic tract と，顔面などに分布する三叉神経領域からの三叉神経視床路 quintothalamic（trigeminothalamic）tract に分けることができる（図 5-7，5-8）．脊髄視床路は前脊髄視床路と外側脊髄視床路とに分けられている（図 5-7，5-10）．脊髄の側索の前端部分から後方にかけての局在と，脊髄白質の浅層のほうが身体の下位からの伝導路が通るといわれている．前脊髄視床路は原始触覚と圧覚を伝え，外側脊髄視床路は温度覚と痛覚を伝えるとされている．三叉神経領域からは，原始触覚と圧覚を伝える網様三叉神経視床路（Hösel-Wallenberg 束），温痛覚を伝える微細三叉神経視床路（Kuru 束）などがある．

運動覚・関節位置覚・振動覚・立体覚・識別触覚などの深部知覚を伝える伝導路は，脊髄神経領域では後索内側毛帯系（図 5-9）で，三叉神経領域では三叉神経視床路の一部の毛帯三叉神経視床路（Spitzer 束）である（図 5-9）．なお，脊髄の後索には神経線維の体部位局在 somatotopic localization がある（図 5-11）．

視床に伝えられた興奮は，三叉神経領域からのものは後内側腹側核 ventral posteromedial nucleus（VPM）に，脊髄神経領域からのものは後外側腹側核 ventral posterolateral nucleus（VPL）にそれぞれ連絡し，中心後回に伝えられる．また，視床のいろいろな核と大脳皮質との間の線維連絡がわかっている（図 5-12）．

第 2 章　症候から見た神経形態学

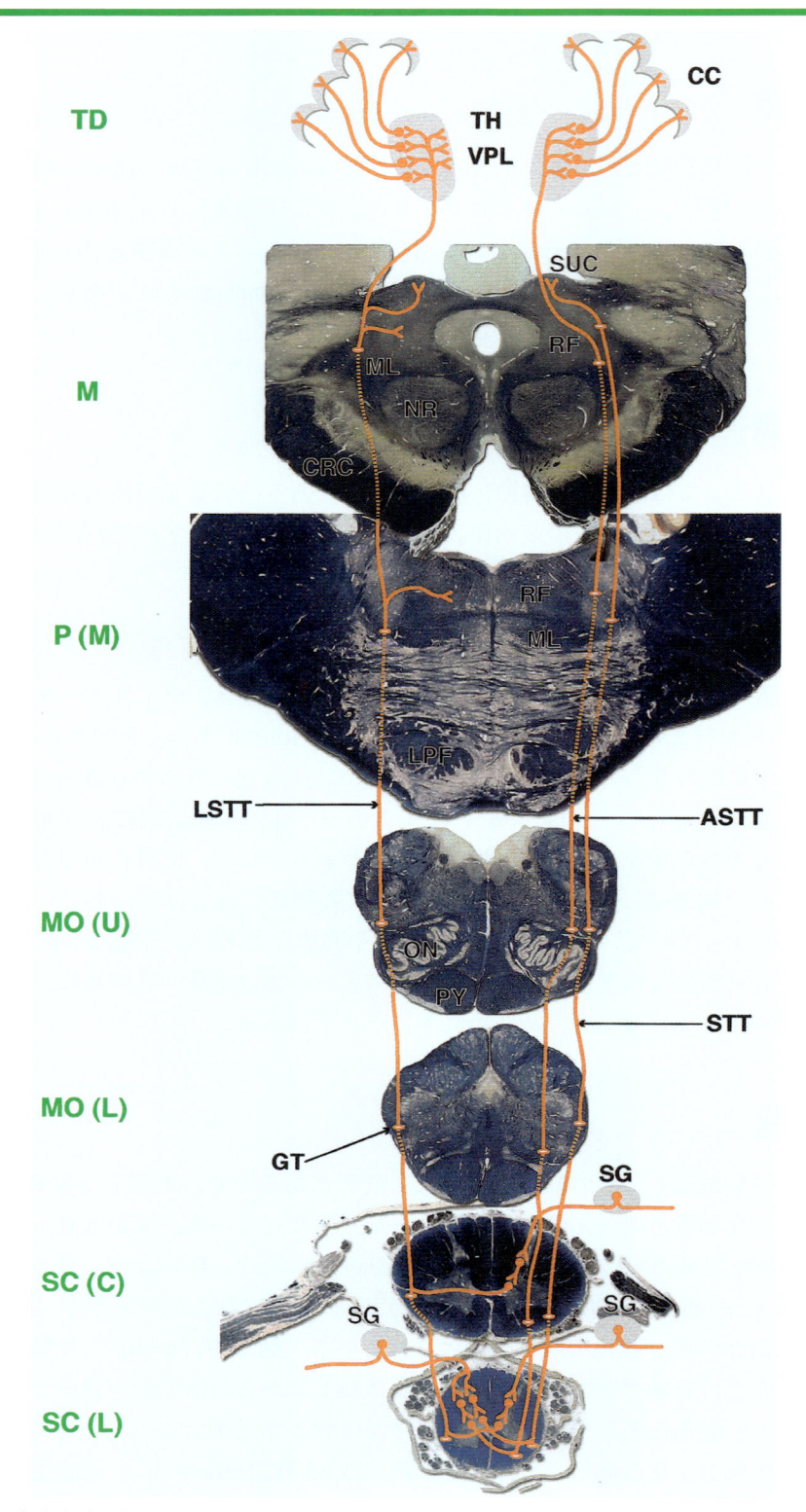

図 5-7　脊髄視床路と脊髄視蓋路の走行
上行性伝導路の中でも代表的なもので，表在知覚（温痛覚と原始触覚）を伝える．脊髄視蓋路は脊髄と中脳の上丘を連絡する．単にオリーブ核というときは，主オリーブ核，背側副オリーブ核，内側副オリーブ核を合わせて指す．TD＝終脳・間脳 telencephalon and diencephalons, M＝中脳 mesencephalon（＝midbrain）, P(M)＝橋中部 pons (middle level), MO(U)＝延髄（上部）medulla oblongata (upper level), MO(L)＝延髄（下部）medulla oblongata (lower level), SC(C)＝脊髄（頚髄）spinal cord (cervical), SC(L)＝脊髄（腰髄）spinal cord (lumbar)

略号：ASTT＝前脊髄視床路 anterior spinothalamic tract, CC＝大脳皮質 cerebral cortex, CRC＝大脳脚 crus cerebri, GT＝Gowers 束 Gowers' tract, LPF＝橋縦束 longitudinal pontine fascicule, LSTT＝外側脊髄視床路 lateral spinothalamic tract, ML＝内側毛帯 medial lemniscus, NR＝赤核 nucleus ruber, ON＝主オリーブ核 olivary nucleus, PY＝錐体路 pyramidal tract, RF＝網様体 reticular formation, SG＝脊髄神経節 spinal ganglion, STT＝脊髄視蓋路 spinotegmental tract, SUC＝上丘 superior colliculus, TH＝視床 thalamus, VPL＝後外側腹側核 ventral posterolateral nucleus

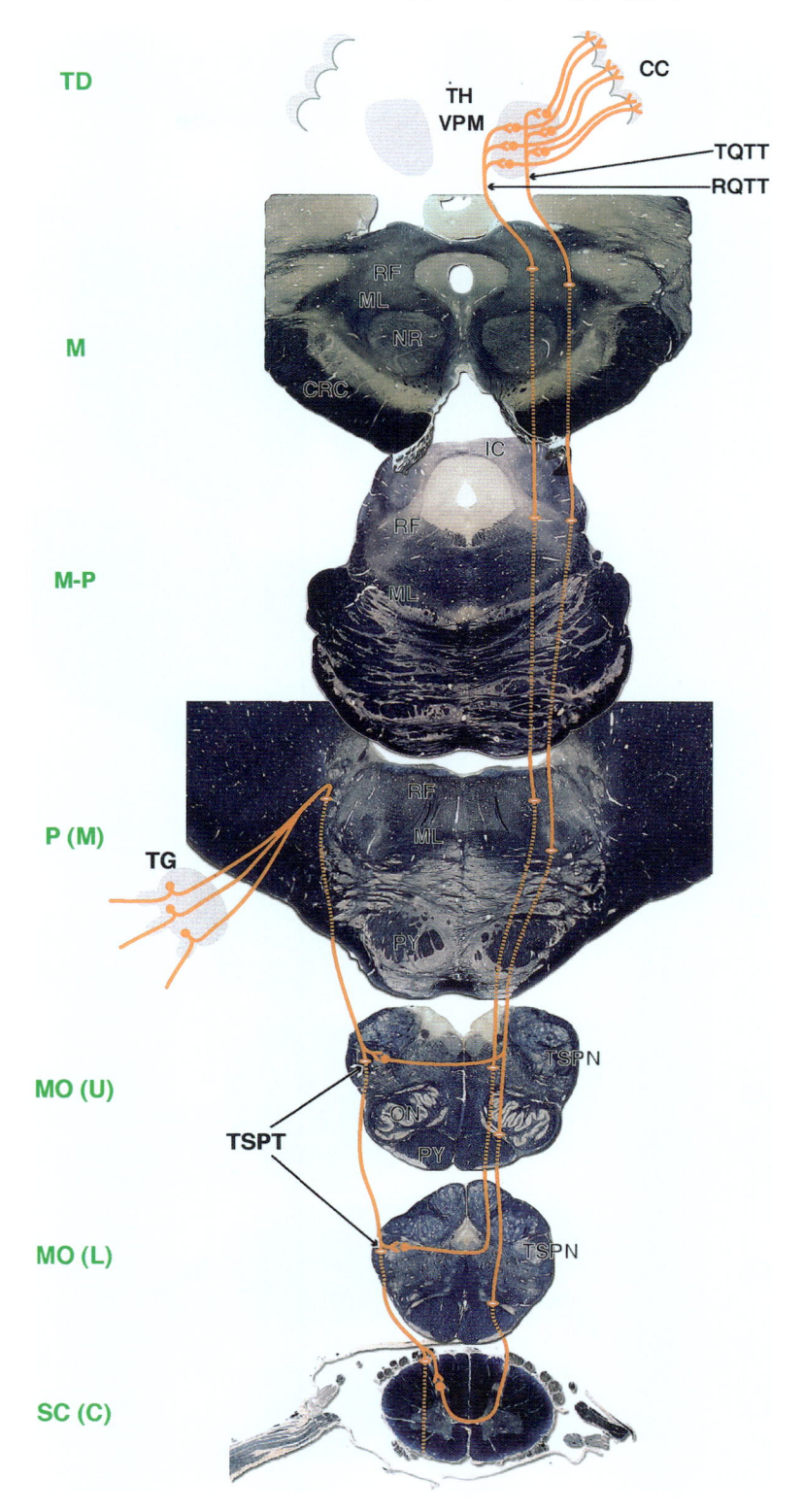

図 5-8 三叉神経視床路の走行
顔面などの知覚を伝える経路である．温痛覚・原始触覚で三叉神経脊髄路核からの二次経路が異なる．TD＝終脳・間脳 telencephalon and diencephalons, M＝中脳 mesencephalon（＝midbrain），M－P＝中脳橋移行部 mesencephalo-pontine junction, P（M）＝橋中部 pons（middle level），MO（U）＝延髄（上部）medulla oblongata（upper level），MO（L）＝延髄（下部）medulla oblongata（lower level），SC（C）＝脊髄（頸髄）spinal cord（cervical）

略号：CC＝大脳皮質 cerebral cortex, CRC＝大脳脚 crus cerebri, IC＝下丘 inferior colliculus, ML＝内側毛帯 medial lemniscus, NR＝赤核 nucleus ruber, RF＝網様体 reticular formation, RQTT＝網様三叉神経視床路 reticular quintothalamic tract（Hösel-Wallenberg），TG＝三叉神経節 trigeminal ganglion, TH＝視床 thalamus, TQTT＝微細三叉神経視床路（Kuru 束）thin quintothalamic tract（Kuru），TSPN＝三叉神経脊髄路核 spinal trigeminal nucleus, TSPT＝三叉神経脊髄路 spinal trigeminal tract, VPM＝後内側腹側核 ventral posteromedial nucleus

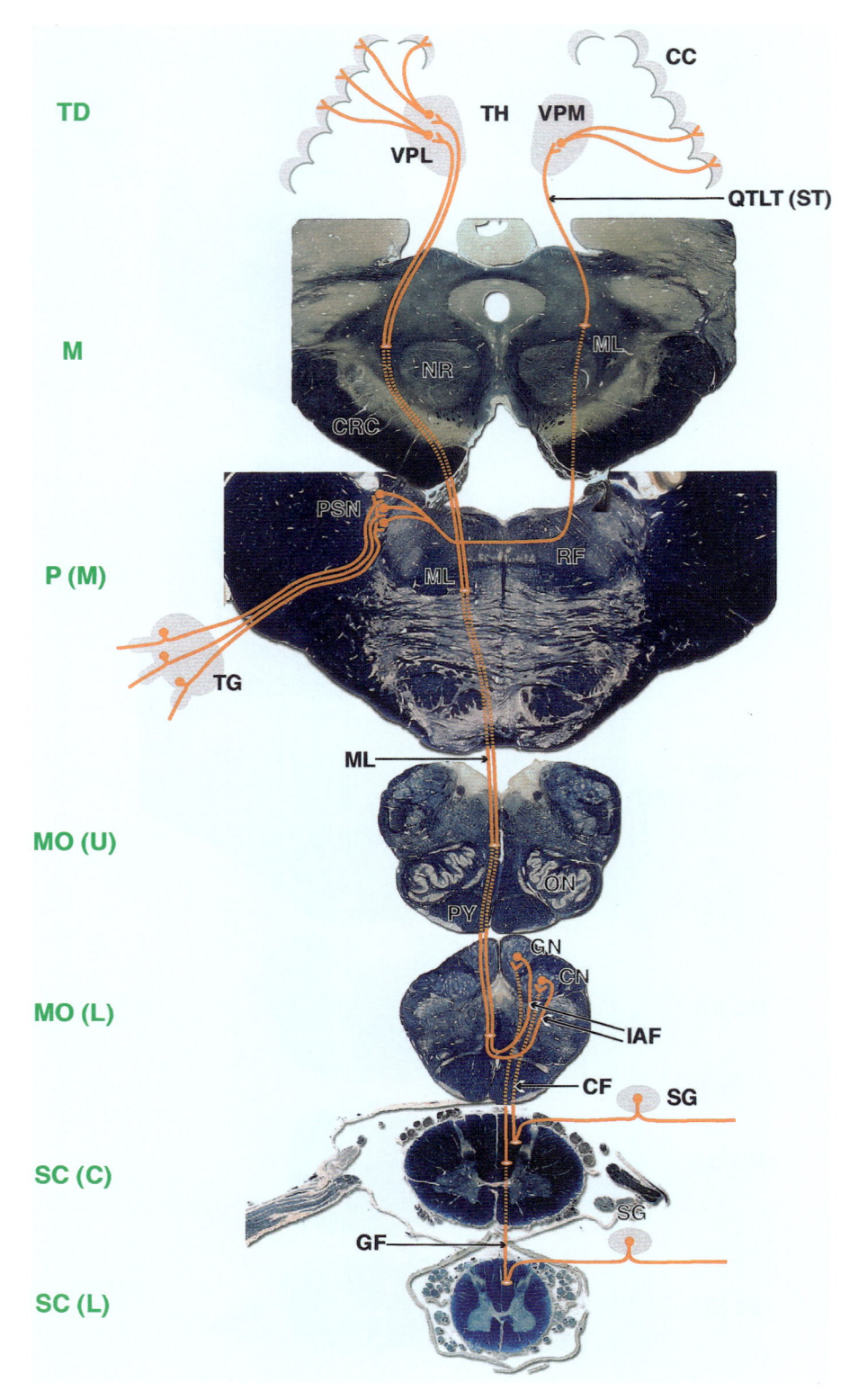

図 5-9　深部知覚伝導路（後索内側毛帯系と三叉神経視床路の一部の Spitzer 束）

深部知覚を伝える伝導路をまとめた図である．TD＝終脳・間脳 telencephalon and diencephalon，M＝中脳 mesencephalon（＝midbrain），P(M)＝橋中部 pons (middle level)，MO(U)＝延髄（上部）medulla oblongata (upper level)，MO(L)＝延髄（下部）medulla oblongata (lower level)，SC(C)＝脊髄（頚髄）spinal cord (cervical)，SC(L)＝脊髄（腰髄）spinal cord (lumbar)

略号：CC＝大脳皮質 cerebral cortex，CF＝楔状束（Burdach 束）cuneate fasciculus，CN＝楔状束核（Burdach 核）cuneate nucleus，CRC＝大脳脚 crus cerebri，GF＝薄束（Goll 束）gracilis fasciculus（Goll's fascicle），GN＝薄束核（Goll 核）gracilis nucleus（Goll's nucleus），IAF＝内弓状線維 internal arcuate fibers，ML＝内側毛帯 medial lemniscus，NR＝赤核 nucleus ruber，ON＝主オリーブ核 olivary nucleus，PSN＝三叉神経主知覚核 (trigeminal) principal sensory nucleus，PY＝錐体 pyramis，QTLT（ST）＝毛帯三叉神経視床路（Spitzer 束）quintothalamic lemniscal tract（Spitzer tract），RF＝網様体 reticular formation，SG＝脊髄神経節 spinal ganglion，TG＝三叉神経節 trigeminal ganglion（Gasser），TH＝視床 thalamus，VPL＝後外側腹側核 ventral posterolateral nucleus，VPM＝後内側腹側核 ventral posteromedial nucleus

5. 知覚障害

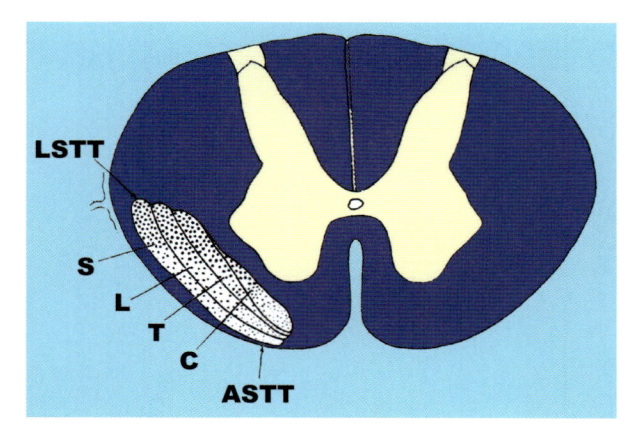

図5-10　脊髄視床路の体部位局在
略号：ASTT＝前脊髄視床路 anterior spinothalamic tract, C＝頚部 cervical fibers, L＝腰部 lumbar fibers, LSTT＝外側脊髄視床路 lateral spinothalamic tract, S＝仙骨部 sacral fibers, T＝胸部 thoracic fibers

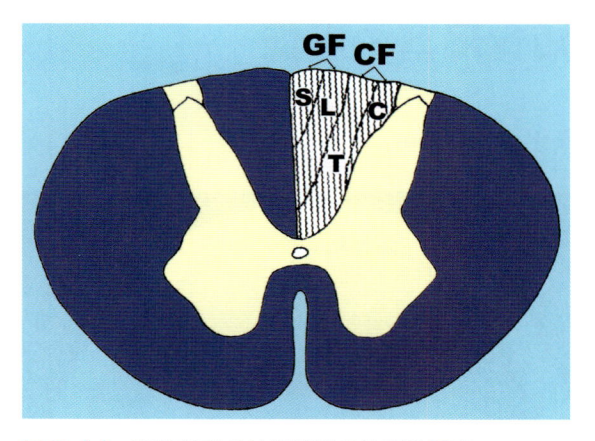

図5-11　脊髄後索の神経線維の体部位局在
略号：C＝頚部 cervical fibers, CF＝楔状束（Burdach束）cuneate fasciculus（＝Burdach's fascicle）, GF＝薄束（Goll束）gracilis fasciculus（＝Goll's fascicle）, L＝腰部 lumbar fibers, S＝仙骨部 sacral fibers, T＝胸部 thoracic fibers

いろいろな症例の観察から，脊髄の伝導路にも体部位局在のあることが明らかとなっている（**図5-10**，**図5-11**）．

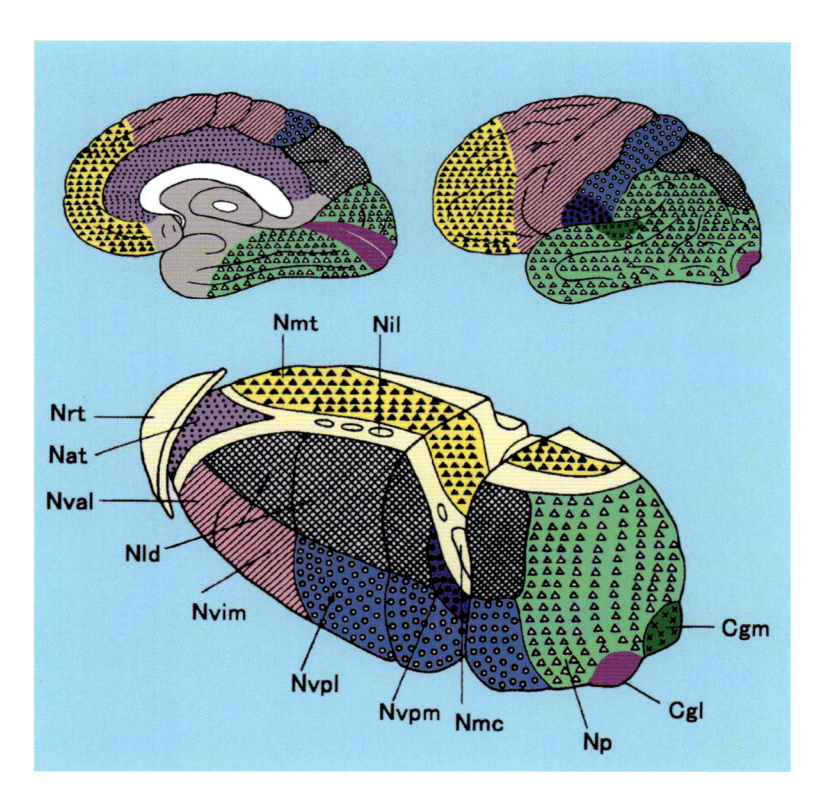

図5-12　視床の核と大脳皮質への連絡（Carpenter-Sutin, 1983[7]を改変）
視床の亜核の分類も理解の難しい構造の一つである．連続切片でみると，亜核の部位，神経細胞の大きさや分布の様子，背景の線維の様子などから理解ができる．

略号：Cgl＝外側膝状体 corpus geniculatum laterale, Cgm＝内側膝状体 corpus geniculatum mediale, Nat＝視床前核 nucleus anterior thalami, Nil＝髄板内核 nucleus intralaminalis thalami, Nld＝背側外側核 nucleus lateralis dorsalis thalami, Nmc＝中心内側核 nucleus medialis centralis, Nmt＝視床内側核 nucleus medialis thalami, Np＝枕核 nucleus pulvinaris thalami, Nrt＝視床網様核 nucleus reticularis thalami, Nval＝外側前腹側核 nucleus ventralis anterolateralis thalami, Nvim＝中間腹側核 nucleus ventralis intermedialis thalami, Nvpl＝外側後腹側核 nucleus ventralis posterolateralis thalami, Nvpm＝内側後腹側核 nucleus ventralis posteromedialis thalami

第 2 章　症候から見た神経形態学 ［画像］

知覚障害の画像

視床出血 thalamic hemorrhage

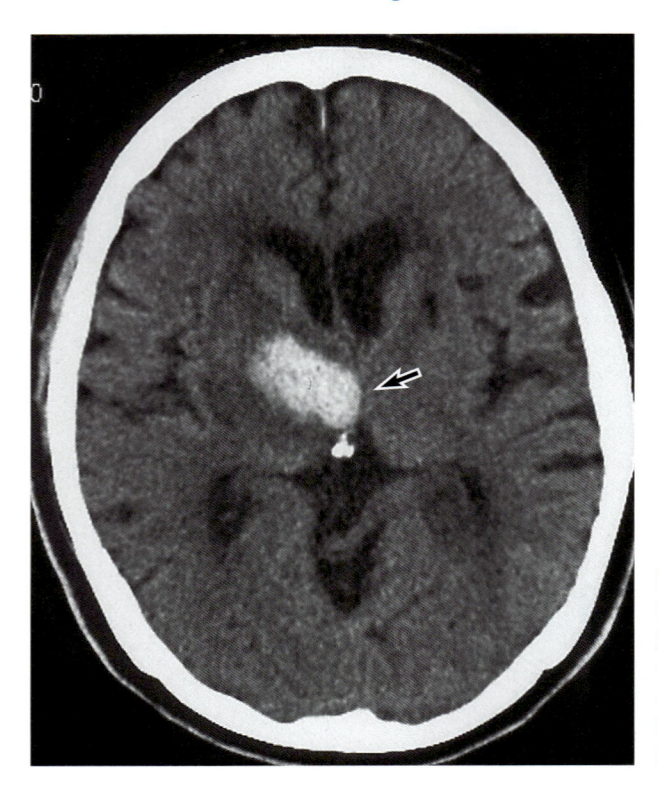

図 5-13　視床出血（68 歳，女性）　発症翌日の CT
高血圧を伴い，左上下肢の脱力があり，片麻痺と左上下肢の知覚低下を認める．右視床に高吸収域を示す血腫が認められる（→）．周囲に浮腫を認める．左内包前脚には小梗塞がある．脳出血の画像診断の詳細については，「9．血管障害"脳内出血"」，第 3 章「1．脳血管障害の大型染色切片"視床出血"」の項を参照．

知覚障害の病理

　知覚障害は知覚伝導路のどこに破壊機転があっても，症状としては現れる．また，表在知覚（温痛覚と原始触覚）はほぼ同じ経路を通るので，末梢神経を除いて同時に傷害を受ける場合が多いが，深部知覚の伝導路は中枢内（脊髄・脳幹）の経路が別なので，別々に症状として現れることもある（解離性知覚障害）．本項では，いろいろな知覚障害を説明する．

1）視床症候群 thalamic syndrome[1]

　別名を Dejerine-Roussy 症候群といい，本症の病巣部位は視床の外側および内側後腹側核 VPL, VPM であり，知覚伝導路の中継核である．第 3 章に脳血管障害の大型染色切片の供覧として示してあるうちの図補 1-2（p.378）は視床出血の部位である．同部位に分布する動脈は後大脳動脈が迂回槽を通って中脳背側に達すると，2〜3 本の視床膝状体枝 thalamic geniculate branches を分岐し，この動脈は外側ならびに内側膝状体の間から脳内に入り，VPL や VPM に分布している．

　図補 1-2 の例は 68 歳の男性で，以前から高血圧であったが，治療は受けていなかった．普段は特に自覚症状を訴えなかったが，午前 2 時頃に家人を呼ぶので，急いで駆けつけると，意識を失って倒れていた．嘔吐をし，右片麻痺を認めた．2 時間半後に救急車で来院して入院した．意識は昏迷で，Cheyne-Stokes 呼吸を認め，両眼は鼻尖を見つめる共同偏視があった．瞳孔は左右同大で，両側の対光反射はあった．右に片麻痺があり，足底反射は右は伸展性反応を示した．痛覚刺激で左半身は反応を示したが，右半身はまったく反応しなかった．頭部 CT で左視床に血腫を認め，側脳室と第三脳室に破綻していた．第 2 病日に死亡した．視床出血がどのような部位に発生するかを剖検で調べて分類した報告がある[2]．

　この例がもし同じ動脈流域の梗塞であれば，通常は生命予後は良く，反対側半身の知覚脱失（表在・深部知覚とも），しばしば視床手 thalamic hand とよばれる手の位置異常（深部知覚の障害のため位置が定まらない），視床痛 thalamic pain とよばれる激しい自発性の疼痛があり，鎮痛剤が効きにくい．そのほかに，反対側の軽い不全麻痺，軽度の半側失調症，アテトーゼ様運動，半盲などをみる．以上のような症候を視床症候群あるいは Dejerine-Roussy 症候群（1906）[1] という．また，病巣がきわめて小さく VPM と一部が VPL にあると反対側半身の口唇と手に知覚障害が現れる．これを手口症候群 hand and perioral syndrome という．

2）外側延髄症候群 lateral medullary syndrome

症　例：69 歳，男性
主　訴：嚥下障害
既往歴：4 年前より高血圧と糖尿病のため加療中．
現病歴：早朝から急に痰と唾液が口腔内に溜まり，吐き出すことが困難になった．近医に左不全麻痺を指摘され，紹介により入院．

　入院時現症と経過：意識は清明で，時間と場所の認識は良好．左眼に Horner 徴候（眼裂狭小と縮瞳）を認め，左顔面の知覚脱失，左末梢性顔面神経麻痺（陳旧性），左耳の聴覚過敏，構音障害があり，発声動作をさせると咽頭後壁は麻痺側が健側へ引かれるカーテン徴候がある．左側の口蓋帆は動かない．嘔吐反射もない．嚥下障害は高度で，固形物，液体ともに嚥下不可能であった．左上下肢に小脳症状（動作の分解，距離測定障害，拮抗筋の交互運動の拙劣など）が認められた．筋トーヌスは左右差がはっきりせず，筋力はほぼ正常であった．頸から下の右半身に知覚の減弱があった．これらの症候はほぼ同じように続いたが，第 5 病日の夕刻に突然の呼吸困難と不整脈の出現とともに死亡した．

第2章　症候から見た神経形態学　[病理]

図 5-14　右椎骨動脈の器質化血栓

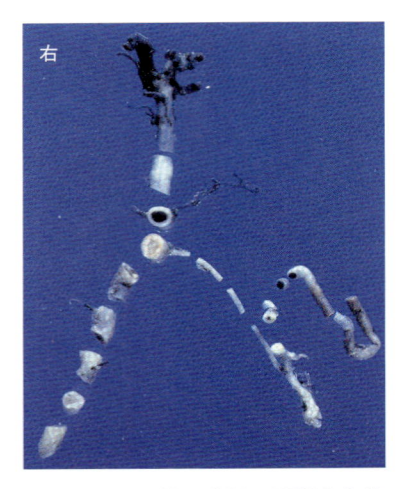

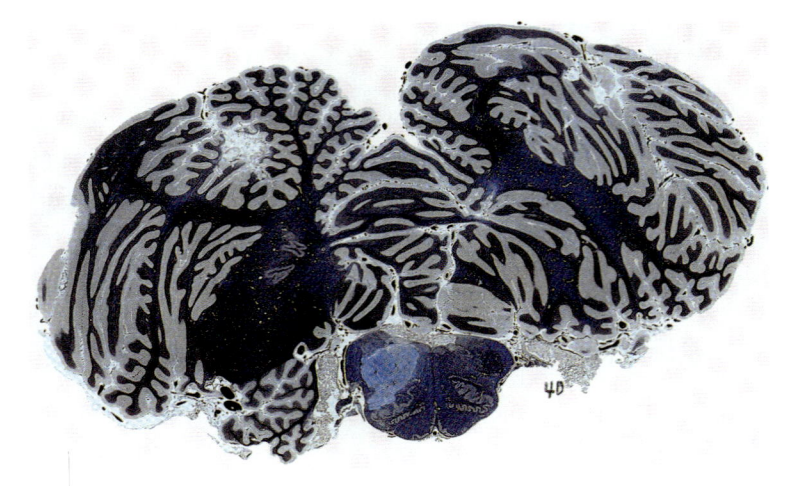

図 5-15　外側延髄領域の梗塞

臨床診断：①外側延髄症候群，②陳旧性顔面神経麻痺（Bell 麻痺）

剖検所見：脳のみの所見を記載する．脳の重量は 1,310 g，脳の血管系では，左後下小脳動脈分岐部から脳底動脈起始部までの左椎骨動脈がきわめて細い（図 5-14）．脳底部の動脈を横断して内腔を観察すると，右椎骨動脈の頭蓋内部分はほぼ全長にわたって器質化血栓で満たされ，左椎骨動脈も後下小脳動脈分岐部までの頭蓋内部分がわずかな内腔を残して器質化血栓で閉塞していた．しかし，左後下小脳動脈には血栓はない．脳幹と小脳の連続切片標本を作製して観察すると，病変は延髄中央の高さから上部にかけての左延髄外側領域に梗塞巣がみられた（図 5-15）．この梗塞巣には延髄網様体，三叉神経脊髄路とその核，交叉後の脊髄視床路，疑核，外側網体核，内弓状線維などが含まれるが，小脳には病変がない．伝導路は p.98 と p.99 を参照のこと．

病理診断：延髄の左外側領域の梗塞，両側椎骨動脈の器質化血栓

コメント：外側延髄症候群の臨床例の最初の報告は Marcet（1810, 1817）で，スイスの医師 Gaspard Viesseux の自己体験を本人に代わって代読したものである．その後 Senator（1881, 1883）の初めての剖検報告，さらに Avellis（1891）が検討した 150 例の片側喉頭麻痺患者のうち 5 例は中枢性のもので，その 1 例を典型的な症例として詳しく報告している．Wallenberg（1895）はほぼ同様の症例を詳しい臨床観察とともに報告している．その表題は Acute Bulbäraffection：Embolie der Art. cerebellar. post. inf. sinister? Arch Psychiat 27：504-540, 1895 である．1901 年には剖検例の報告も行っている．後下小脳動脈の閉塞で延髄病変が発現するという彼の考えは画期的で，百数十年間にわたって一世を風靡した．しかし，20 世紀半ばになって延髄病変が後下小脳動脈の塞栓で起きるという解釈が問題とされた．Miller Fisher ら（1961）[3] は 16 例の延髄外側領域に梗塞巣のある剖検例を詳しく調べて検討した．14 例は血管障害によるもので，12 例に椎骨動脈の閉塞を認めた．後下小脳動脈の閉塞は 2 例のみに認められた．しかし，いずれにも小脳に病変はなかった．次のような理由によって欧米では Wallenberg 症候群は使われなくなった[4]．

①外側延髄領域の主な動脈分布は椎骨動脈からである．
②小脳に病変がない．
③臨床観察報告は Marcet（1810）が最初である．
④剖検例の最初の報告は Senator（1881）である．
⑤Wallenberg にはまったく priority がない．

しかしながら日本だけはいまだに Wallenberg 症候群を使用しているのが現状である．この症例は Miller Fisher の提唱に従って "外側延髄症候群" を使用するのが正しい．

3）完全横断脊髄障害 complete transverse spinal cord injury

本症の例は「10. 頭部外傷と脊髄損傷」に脊髄損傷例の Marchi 標本の供覧とともに障害伝導路の説明がある（p.184）．

4）脊髄半側横断障害 hemisection disorder of spinal cord

別名をブラウン・セカール症候群 Brown-Séquard syndrome といい，傷害レベル以下の同側性深部知覚障害と運動麻痺，反対側の表在知覚障害を生じる．「1. 運動麻痺」と「5. 知覚障害」の伝導路の部分を参照（p.40 および p.100）．傷害が完成すれば伝導路の変性などは Marchi 法などで証明できる．

5）加齢に伴う触覚小体の変化[5]

本項の図 5-6 にあるように，マイスナー小体は加齢とともに変化をすることが示されている[1]．その変化とは，①加齢とともに単位面積当たりのマイスナー小体の数が減少する，②加齢とともにマイスナー小体の横断面積が減少する，③加齢とともに皮膚乳頭層のマイスナー小体周囲の結合組織の量が減少する，などである．

引用文献
【症候と解剖】
1) 後藤　昇，後藤　潤，江連博光：伝導路(3)知覚伝導路：表在知覚（脊髄視床路と三叉神経視床路）．マスターの要点，神経解剖学．理学療法 18：1088-1092，2001.
2) 後藤　昇，後藤　潤，江連博光：伝導路(4)知覚伝導路：深部知覚．マスターの要点，神経解剖学．理学療法 18：1186-1188，2001.
3) Kopsch FR: Rauber-Kopsch Lehrbuch und Atlas der Anatomie des Menschen. BandⅢ. Georg Thieme Verlag, Leipzig, 1943.
4) Haerer AF: DeJong's the neurologic examination, 5th ed. J. B. Lippincott, Philadelphia, New York, London, Hagerstown, 1992.
5) Crouch JE: Functional human anatomy, 4th ed. Lea & Febiger, Philadelphia, 1985.
6) Iwasaki T, Goto N, Goto J, Ezure H, Moriyama H: The aging of human Meissner's corpuscles as evidenced by parallel sectioning. Okajimas Folia Anat Jpn 79: 185-190, 2003.
7) Carpenter MB, Sutin J: Human neuroanatomy, 8th ed. Williams & Wilkins, Baltimore, London, 1983, pp 508-509.

【病理】
1) Dejerine J, Roussy G: Le syndrome thalamique. Rev Neurol 14: 521-531, 1906.
2) 後藤　昇：視床出血：病巣と神経学．高血圧性脳出血の治療 3：19-27，1988.
3) Miller Fisher C, Karnes WE, Kubik CS: Lateral medullary infarction: the pattern of vascular occlusion. J Neuropathol Exp Neurol 20: 323-379, 1961.
4) 後藤　昇：症例 19．脳血管の解剖：血管障害の理解のために．メディカルトリビューン，東京，1986，pp 216-219.
5) Iwasaki T, Goto N, Goto J, Ezure H, Moriyama H: The aging of human Meissner's corpuscles as evidenced by parallel sectioning. Okajimas Folia Anat Jpn 79: 185-190, 2003.

6. 高次脳機能障害

高次脳機能障害とは

　大脳外套の，主として大脳皮質に関係する障害を高次脳機能障害 disorders of higher cerebral functions としてまとめるが，これらの高次脳機能障害は大脳髄質の病変でも発生する可能性はある．また，これらの高次脳機能障害には，①前頭葉障害，②頭頂葉障害，③後頭葉障害，④側頭葉障害，⑤脳梁と中心部分の障害，⑥島葉と弁蓋の障害などがあり，そのおのおのにさらに細かい障害が含まれる．ヒトでの脳機能の局在は Penfield と Rasmussen が調べている[1]．

　①前頭葉障害では性格変化，欲動障害のために発動性欠如のほか，上機嫌・モリア・ふざけ症などの感情変化，道徳感情の低下などの精神症状が現れる．反面，前頭葉性失調，強制把握，手探り把握，吸いつき反射，抵抗症（ゲーゲンハルテン Gegenhalten），優位半球では運動性失語 motor dysphasia（ブローカ Broca 失語）などの症候が現れる．前頭葉後端には体運動領があり，反対側の半身に身体部位局在に対応する障害がみられる（図6-1）．②頭頂葉障害では病変が優位半球か劣位半球か，病変の広がりの大小，後頭葉に及ぶかどうかで症候が変わる．失認，失行，失読，失書，身体認知障害，ゲルストマン Gerstmann 症候群（優位半球の頭頂後頭葉移行部の病変で失書・失計算・手指失認・左右失認を認めるもの），バリント Balint 症候群（両側の頭頂後頭葉病変で認められる皮質性注視麻痺，Balint-Holmes 症候群ともいう）などが現れる．頭頂葉前端には体知覚領があり，反対側の半身に身体部位局在に対応する知覚障害がみられる（図6-1）．③後頭葉障害では，幻視，視覚性失認，視空間失認，半盲，アントン Anton 皮質盲（精神盲）などが現れる．④側頭葉障害では病巣局在や広がりに応じて，人格や記銘力の障害，いろいろな幻覚のほか，性格変化（粘着性や爆発性），皮質聾や精神聾，クリューバー-ビューシー Klüver-Bucy 症候群（側頭葉と大脳正中部の連絡離断により鈍感・無感情・新規習得困難・過食・性欲過剰）などが，海馬 hippocampus は記憶障害にそれぞれ関与する．優位半球では，側頭葉から頭頂葉の一部の障害で感覚性失語 sensory dysphasia（ウェルニッケ Wernicke 失語）が現れる．⑤脳梁と中心部分の障害は，脳梁離断症候群 disconnection syndrome が主要なもので，精神障害，運動障害，けいれん，失行，不随意運動など，その症候は多彩である．そのほか，帯状回をはじめとする大脳辺縁系の障害では，本能や情動行動に関与する障害が現れる．⑥島葉と弁蓋の障害には，仮性球麻痺様の症状の報告がある．

高次脳機能障害の関連構造

　主な大脳溝と大脳回は，「第1章　正常構造と画像解剖」の図14，図15で確認してほしい．

　大脳皮質の機能局在がわかっている主なものを図に示しておく（図6-1）．大脳皮質の層構成は部位によって異なるが，その一部を図に示す（図6-2）．さらに，層構成の部位別の差違を組織学的に検討して図示したのが Brodmann[2,3] である（図6-3）．この研究方法を細胞構築学 cytoarchitectonics という．

　大脳皮質の大部分を占める新皮質 neocortex に対して，大脳辺縁系とよばれる古皮質領域があり，そのうち原始皮質 archipallium（＝archicortex）の海馬と，中間皮質の帯状回と海馬傍回 parahippocampal gyrus がある．海馬の形態はきわめて特異で，他の大脳皮質とはまったく異なっている．ここでは海馬の位置（図6-4）と，海馬の構造（図6-5，6-6），海馬の線維連絡（図6-7）を示しておく．文献[4〜6]も参照してほしい．そのほか，全般的な文献[7,8]がある．

6. 高次脳機能障害

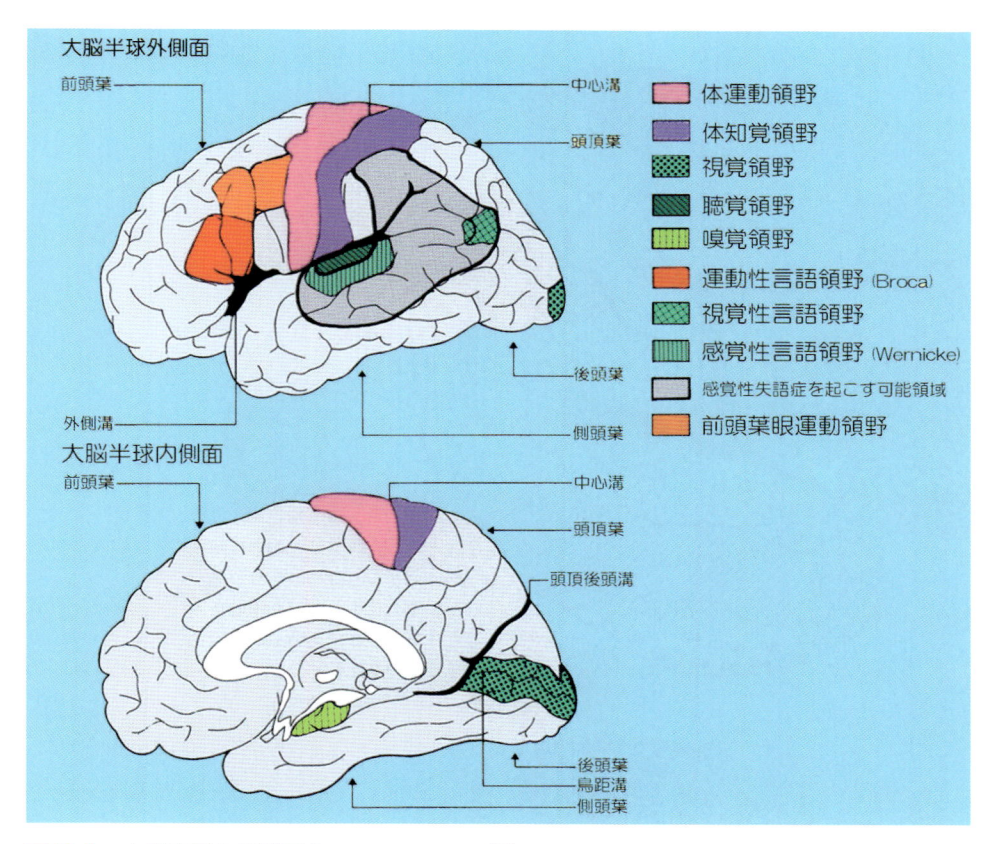

図 6-1　大脳皮質と機能局在（後藤ら，2001[5,6]を改変）
脳の機能がわかっているものを示してあるが，そのほかに大きな領域を占めていて，機能がまだはっきりとしない領域があり，前頭連合野・頭頂連合野・側頭連合野などとよばれている．上の図は左大脳半球外側面，下の図は右大脳半球内側面である．

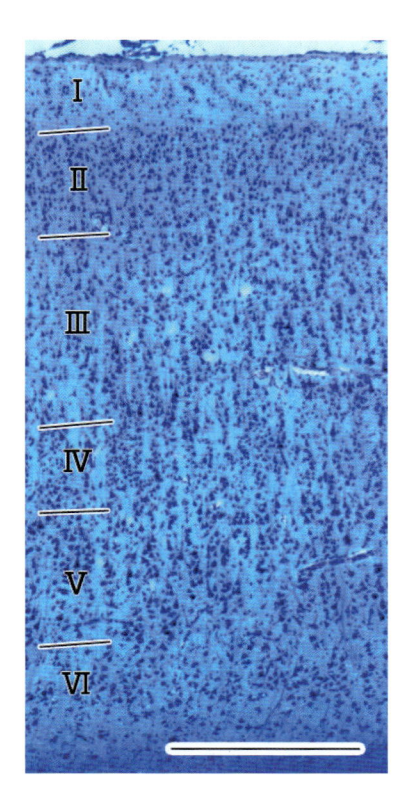

図 6-2　大脳皮質（等皮質 isocortex）の層構成
側頭葉皮質．大脳皮質を顕微鏡でみると，いかに多数の神経細胞があるかということに驚かない人はいないと思う．KB 染色．スケールバーは 500 μm.
略号：Ⅰ＝分子層（表在層）molecular layer（superficial layer），Ⅱ＝外顆粒層 external granular layer，Ⅲ＝外錐体層 external pyramidal layer，Ⅳ＝内顆粒層 internal granular layer，Ⅴ＝内錐体層 internal pyramidal layer，Ⅵ＝多形層 multiform layer

第 2 章　症候から見た神経形態学

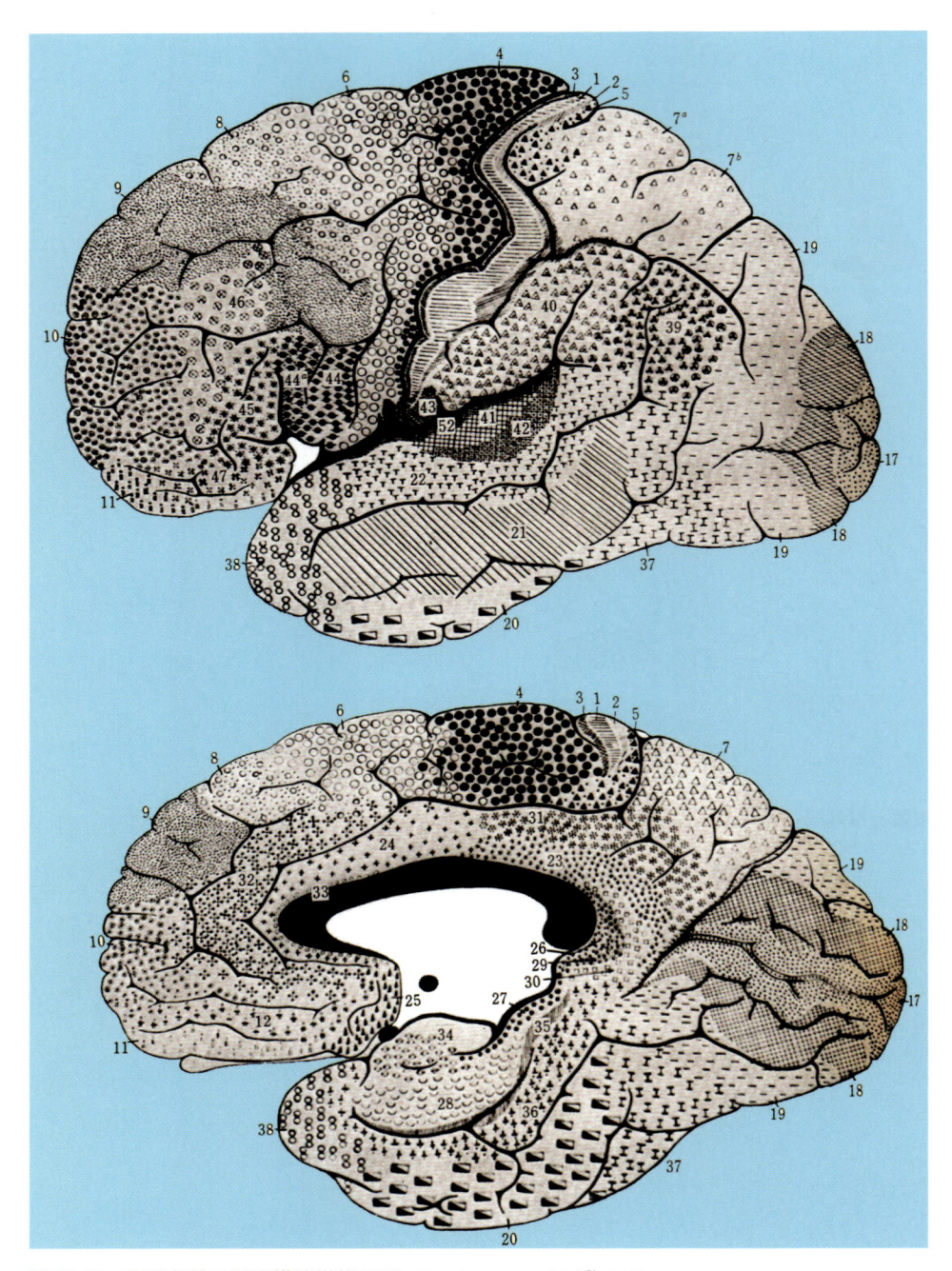

図 6-3　大脳皮質の細胞構築学的領野（Brodmann, 1909[2]）より）
Brodmann は大脳皮質のあらゆる部位の染色切片標本を作製して，神経細胞の層状構造の違いから部位別領野番号をつけた．その研究方法を細胞構築学 cytoarchitecture という．上の図は左大脳半球外側面，下の図は右大脳半球内側面である．

6. 高次脳機能障害

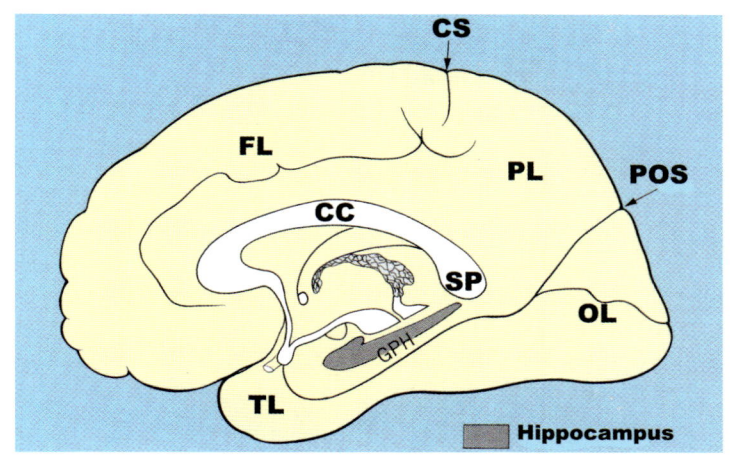

図6-4 海馬の位置（後藤，1994[4]）を改変）
海馬のある位置は，意外と正しく認識されていない．
略号：CC＝脳梁 corpus callosum，CS＝中心溝 central sulcus，FL＝前頭葉 frontal lobe，GPH＝海馬傍回 gyrus parahippocampalis，OL＝後頭葉 occipital lobe，PL＝頭頂葉 parietal lobe，POS＝頭頂後頭溝 parietooccipital sulcus，SP＝脳梁膨大 splenium，TL＝側頭葉 temporal lobe

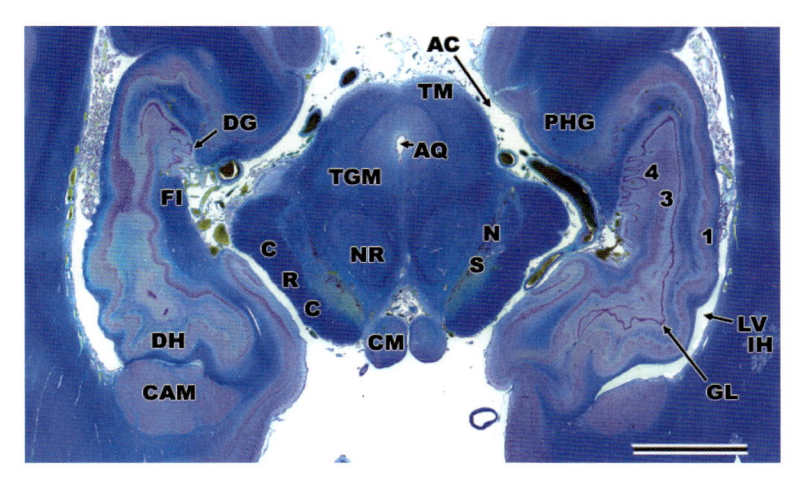

図6-5 海馬の構造（水平断）
中脳を両側から取り囲む海馬の正しい位置関係は意外に知られていない．KB染色．スケールバーは10 mm．
略号：1，3，4はアンモン角のCA1，CA3，CA4 cornu ammonius 1－4（Lorente de Nóの海馬分類），AC＝迂回槽 ambient cistern，AQ＝中脳水道 aqueductus cerebri，CAM＝扁桃体 corpus amygdaloideum，CM＝乳頭体 corpus mamillare，CRC＝大脳脚 crus cerebri，DG＝歯状回 dentate gyrus，DH＝海馬趾 digitationes hippocampi，FI＝海馬采 fimbria hippocampi，GL＝顆粒細胞層 granular layer，LVIH＝側脳室下角 lateral ventricle, inferior horn，NR＝赤核 nucleus ruber，PHG＝海馬傍回 parahippocampal gyrus，SN＝黒質 substantia nigra，TGM＝中脳被蓋 tegmentum mesencephali，TM＝中脳視蓋 tectum mesencephali

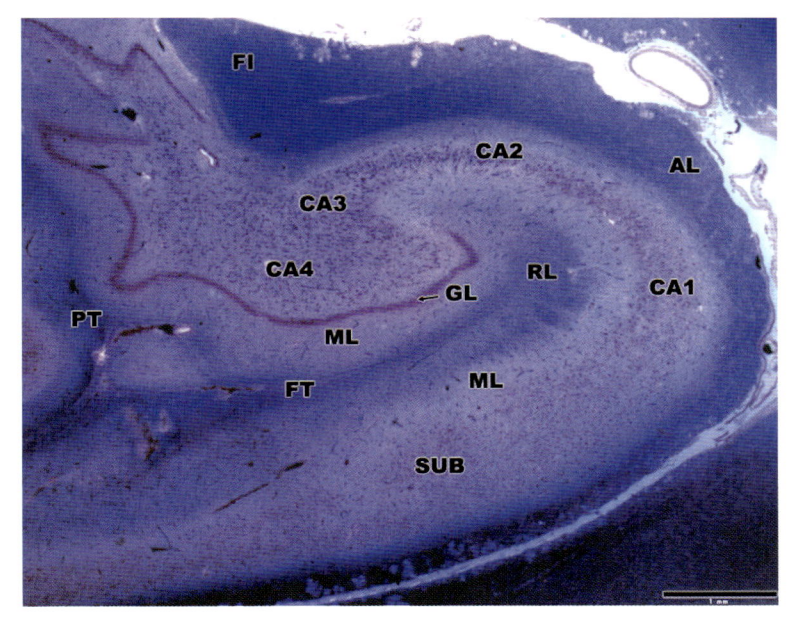

図6-6 海馬の構造（前額断）
海馬につけられた細かい名称は，Lorente de Nóによる．アンモン角は，古代エジプトの主神ジュピターが雄羊の形をまねすることができ，海馬の形が雄羊の角に似ていることから命名された．KB染色．スケールバーは1 mm．
略号：AL＝海馬白板 ala hippocampi，CA1，CA2，CA3，CA4＝アンモン角（Lorente de Nóの海馬の分類）cornu ammonius 1－4，FT＝接線線維 fibrae tangentiales，GL＝顆粒細胞層 granular layer，ML＝分子層 molecular layer，PT＝貫通路 penetrate tract，RL＝放線層 radiating layer，SUB＝海馬支脚 subiculum

第 2 章 症候から見た神経形態学

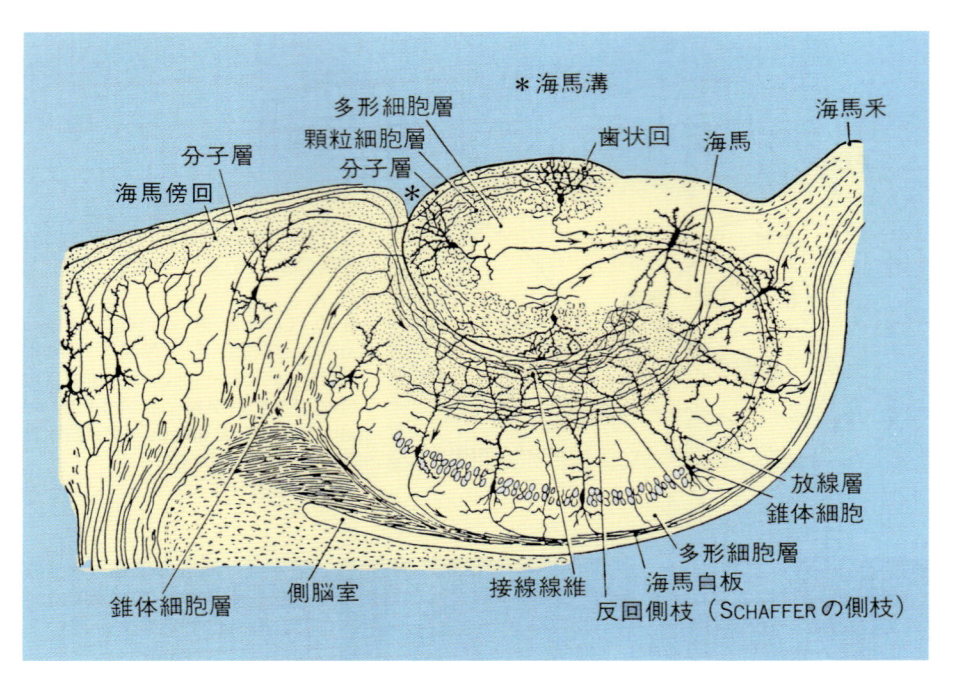

図 6-7 海馬の線維連絡（Cajal, 1911[9]を改変）
鍍銀像から描いたもの．海馬の線維連絡は Cajal の描いたものが優れている．大まかな線維連絡がよくわかる．

高次脳機能障害の画像

大脳皮質基底核変性症 corticobasal degeneration（CBD）

非遺伝性であるが，60〜70歳代頃に手の拙劣さで発症することが多い．しばしば左右差のある運動失行（麻痺を伴わない）で始まり，途中から認知症（痴呆），L-ドーパ（レボドパ）に反応しないパーキンソニズムが加わり，進行性である．構成失行，注視麻痺，他人の手徴候 alien hand sign（単純で無目的であるが，まとまりのある不随意的な動き）もみられる．CBDでは，運動失行は傍中心小葉や補足運動野に，他人の手徴候は補足運動野の異常に起因すると推測されている．

Boeveら[1]による診断基準があり，大脳皮質症状と錐体外路徴候を同時に有することを条件にしている．大脳皮質症状には種々の失行，皮質性感覚障害，ミオクローヌスなどがある．錐体外路徴候としては ridity, dystonia などが含まれる．以上の Boeve らの診断基準を満たした 16 例について MR 所見を検討した．なお，いずれも臨床診断であり，剖検例はない．

画像所見[2,3]

上記の 16 例のうち，非対称性の大脳萎縮が 13 例に認められた（図 6-8）[2]．いずれも萎縮の強い側は臨床所見の左右差と一致している．

後部前頭葉から頭頂葉の萎縮が最も強い．

大脳脚の萎縮が 7 例にあり，6 例は同側により強い大脳萎縮を認める．

中脳被蓋の萎縮が 8 例に認められている．そのうちの 3 例が垂直性眼球運動障害を認めた．

脳梁の萎縮を 15 例に認めた．

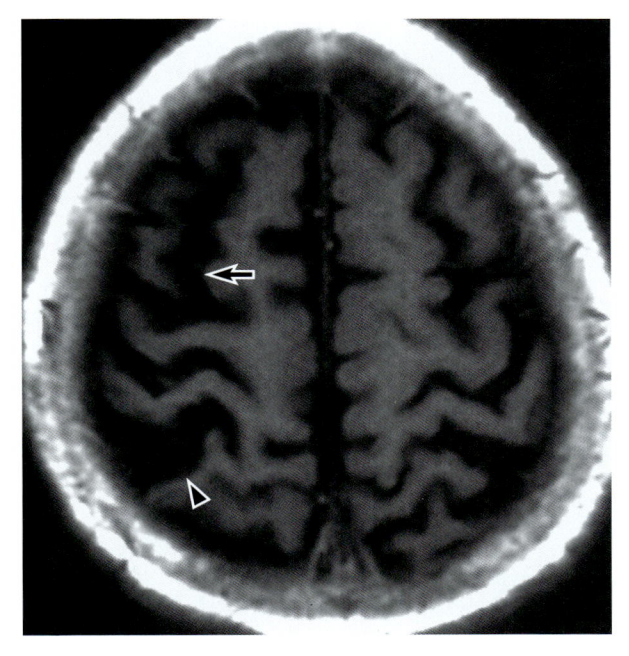

図 6-8　大脳皮質基底核変性症（63 歳，女性）
2 年ほど前から左手の巧緻運動障害がある．転倒傾向が出現している．T1 強調画像にて右優位に前頭葉（→）および頭頂葉（▶）の萎縮がみられる．

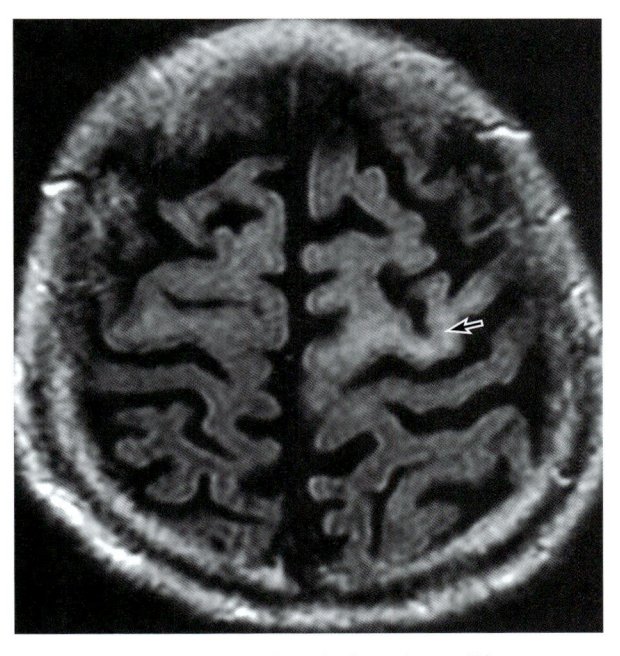

図 6-9　大脳皮質基底核変性症（50 歳，男性）
4 年前から，重いものを持つときに右手がふるえるようになる．パーキンソン病といわれ，抗パーキンソン病薬を服用するが症状改善を認めない．右上肢の強剛，動作障害，口顔面失行を呈している．FLAIR 画像にて左優位の前頭・頭頂葉の萎縮があり，中心前回白質に高信号を認める（→）．

FLAIR 画像にて，14 例に高信号領域を Rolandic 領域に認めている（図 6-9）[2,3]．13 例では臨床症状にてより強く症状が出た側に一致した．

　この高信号領域は上前頭溝が認められる頭頂の Rolandic 領域により明瞭に認められる．下部のスライスでは認められることは少ない．1 例のみ，弁蓋部にも認められた．

高次脳機能障害の病理

大脳皮質基底核変性症 corticobasal degeneration（CBD）

臨床事項

大脳皮質基底核変性症の臨床的特徴は次のようにまとめられる[1]．
- 初老期～老年期に発病する緩徐進行性神経変性疾患
- 肢節運動失行を代表とする前頭・頭頂葉皮質症状（観念運動失行，皮質性知覚障害，把握反応，他人の手徴候，反射性ミオクローヌスなどを含む）
- 無動，筋強剛を中心とする大脳基底核症状（ジストニーを含む）
- 上記神経症状の顕著な一側優位性
- 認知症（痴呆）は遅れて出現する

CBD の国際的な診断基準はいまだ作成されていない．わが国では，厚生労働省の「神経変性疾患に関する調査研究班」（班長：田代邦雄）により，CBD 暫定診断基準が作成されている（表 6-1）[2]．

病理所見[3,4]

肉眼的には，前頭葉および頭頂葉，特に中心前回の萎縮がみられ，左右差のあることが特徴である．黒質は色素脱失を示す．

組織学的には，大脳皮質に萎縮の程度に応じた神経細胞脱落とグリオーシスがみられる．アルツハイマー病でみられる神経原線維変化や老人斑は通常認めない．CBD に特徴的な所見として，大脳皮質 3 および 5 層の錐体細胞にニッスル顆粒が消失し胞体が腫大した ballooned neuron（図 6-10）が多数みられる．こ

表 6-1　大脳皮質基底核変性症（CBD）の暫定臨床診断基準（文献 2）より）

"probable CBD"：以下の（A）（B）（C）のいずれかに該当するもの
(A) 古典型：(1) ～ (3) のすべてを満たす．
　(1) 緩徐進行性の神経変性疾患（画像的に他疾患を除外する）
　(2) 以下の a および b が一側優位性に出現する
　　a．大脳皮質徴候として肢節運動失行
　　b．錐体外路徴候として無動・筋強剛
　(3) 認知症（痴呆）は遅れて出現する
　(注) CT，MRI，SPECT を含む画像検査で一側優位性の障害（大脳半球の萎縮または血流・代謝障害）は診断上，重要な支持的所見であるが，びまん性の萎縮または血流・代謝障害の例もあるので，診断上必須所見とはしない．
(B) 準古典型：ほぼ古典型に似るが，一部条件を満たさないもの．ただし (1) ～ (3) のすべてを満たす．
　(1) 緩徐進行性の神経変性疾患（画像的に他疾患を除外する）
　(2) 以下の a または（および）b が一側優位性に出現する
　　a．大脳皮質徴候として肢節運動失行が明瞭でなくても，皮質性感覚障害，把握反応，他人の手徴候，反射性ミオクローヌスのいずれかを示す．ただし，肢節運動失行よりも観念運動失行が顕著な場合は通常，両上肢に出現する．
　　b．錐体外路徴候として無動・筋強剛がなくても，ジストニー，振戦を示す．
　(3) 認知症（痴呆）は遅れて出現する
(C) 非古典型：(1) (2) を満たす．
　(1) 緩徐進行性の神経変性疾患（画像的に他疾患を除外する）
　(2) 早期には失語，注意障害，異常行動，認知症（痴呆），尿失禁，偽性球麻痺などの皮質徴候または運動徴候が目立つが，やがて（A）（B）に示した大脳皮質徴候および錐体外路徴候の両者が一側優位性に出現する

"definite CBD"：病理学的に CBD に該当するもの．臨床徴候は問わない
"possible CBD"：資料不足により現状では設けない

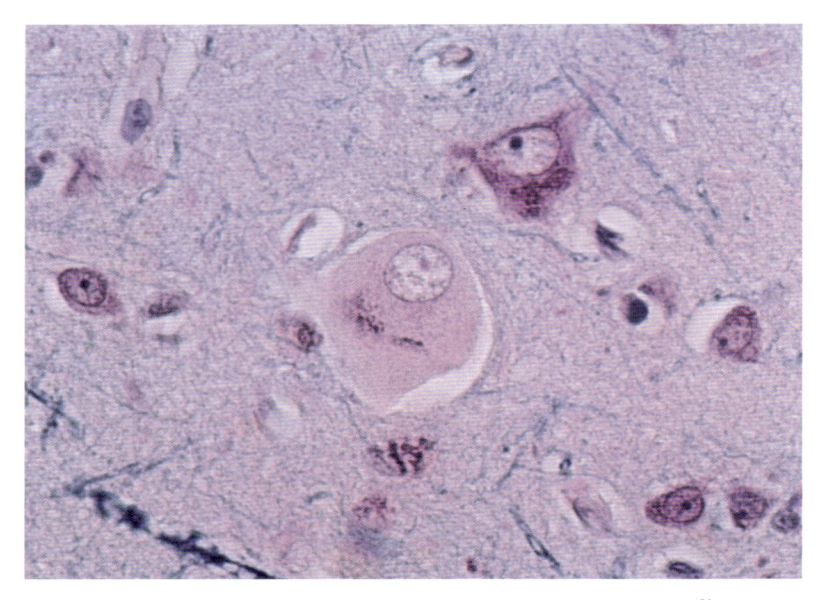

図 6-10　前頭葉皮質の ballooned neuron（若林孝一博士原図）[3]

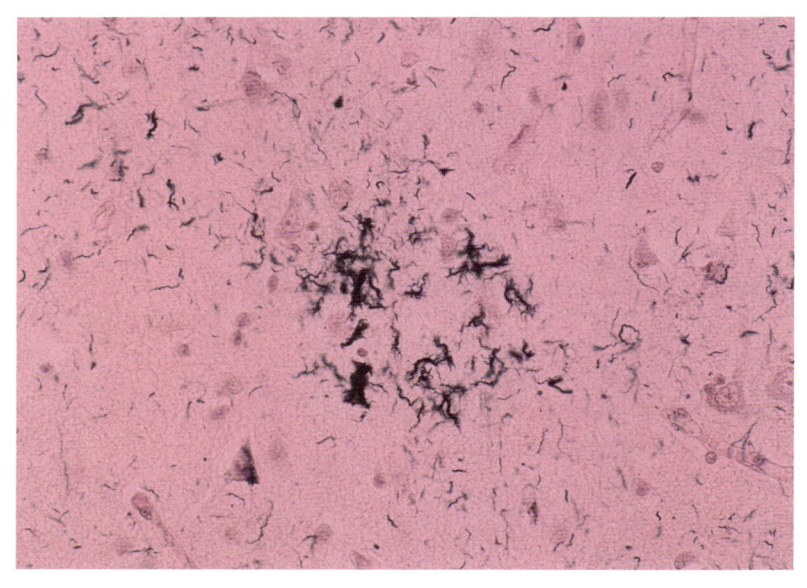

図 6-11　前頭葉皮質の astrocytic plaque

　の変化は大脳皮質に広範にみられるが，特に帯状回や島回，上前頭回に多発する．大脳基底核では，淡蒼球の神経細胞脱落とグリオーシスが最も強い．被殻，尾状核，視床，視床下部にも軽〜中等度の変化がみられる．脳幹では，中脳黒質の神経メラニン含有神経細胞の脱落が強い．中脳水道周囲灰白質，青斑核，小脳歯状核などにも軽〜中等度の神経細胞脱落とグリオーシスがみられる．黒質や青斑核を中心に少数の globose type の神経原線維変化がみられ，進行性核上性麻痺 progressive supranuclear palsy（PSP）と同様 15 nm 径の straight tubules から成ることが示されている．

　CBD でもダリア細胞に嗜銀性かつタウ蛋白（4 リピートタウ）陽性構造物が認められ，その出現は PSP よりも広範，大量である[5〜9]．特に oligodendroglial coiled bodies[5] や argyrophilic threads[7] は，中心前回およびその皮質下白質を中心に多数認められる．アストロサイトの変化は，PSP では tuft-shaped astrocyte が，CBD では astrocytic plaque[8,9]（図 6-11）がそれぞれ特徴的とされている．

引用文献

【症候と解剖】

1) Penfield W, Rasmussen T: The cerebral cortex of man: A clinical study of localization of function. the Macmillan, New York, 1950.
2) Brodmann K: Vergleichende Lokalisationslehre der Grosshirnrinde in ihren Prinzipien dargestellt auf Grund des Zellenbaues. Verlag von Johann Ambrosius Barth, Leipzig, 1909.
3) Garey LJ（trans）: Brodmann's localisation in the cerebral cortex. Smith-Gordon, London, 1994.
4) 後藤　昇：海馬の解剖学．Clin Neurosci 12：33-36，1994．
5) 後藤　昇，後藤　潤：終脳．マスターの要点，神経解剖学．理学療法 18：730-735，2001．
6) 後藤　昇，後藤　潤：脳機能局在．リハ医学 38：296-302，2001．
7) 平山惠造，河村　満：MRI 脳部位診断．医学書院，東京，1993．
8) Heilman K, Valenstein E（eds）: Clinical neurophysiology, 3rd ed. Oxford University Press, Oxford, 1993〔杉下守弘（監訳）：臨床神経心理学．朝倉書店，東京，1995〕．
9) Cajal SR y: Histologie du system nerveux de l'homme et des vertebres. T 2. Maloine, Paris, 1911.

【画像】

1) Boeve BF, Lang AE, Litvan I: Corticobasal degeneration and its relationship to progressive supranuclear palsy and frontotemporal dementia. Ann Neurol 54（suppl 5）: S15-19, 2003.
2) Koyama M, Yagishita A, Nakata Y, Hayashi M, Bandoh M, Mizutani T: Imaging of corticobasal degeneration syndrome. Neuroradiology 49: 905-912, 2007.
3) 柳下　章：皮質基底核変性症．柳下　章，林　雅晴：症例から学ぶ神経疾患の画像と病理．医学書院，東京，2008，pp69-70．

【病理】

1) 森松光紀：パーキンソニズムを呈する疾患の診断と治療：進行性核上性麻痺，大脳皮質基底核変性症．日内会誌 92：1485-1492，2003．
2) 森松光紀，根来　清，中島健二，他：班員施設における大脳皮質基底核変性症の症例数調査．厚生科学研究費補助金特定疾患対策研究事業「神経変性疾患に関する研究班」（班長：田代邦雄）2001 年度研究報告書．2002，pp 22-24．
3) 若林孝一，高橋　均：Corticobasal degeneration の病理．脳神経 48：521-532，1996．
4) 若林孝一，高橋　均：Corticobasal degeneration—広範なグリア細胞の細胞骨格異常．脳神経 48：905-913，1996．
5) Wakabayashi K, Oyanagi K, Makifuchi T, Ikuta F, Homma A, Homma Y, Horikawa Y, Tokiguchi S: Corticobasal degeneration: etiopathological significance of the cytoskeletal alterations. Acta Neuropathol（Berl）87: 545-553, 1994.
6) Komori T: Tau-positive glial inclusions in progressive supranuclear palsy, corticobasal degeneration and Pick's disease. Brain Pathol 9: 663-679, 1999.
7) Ikeda K, Akiyama H, Haga C, Kondo H, Arima K, Oda T: Argyrophilic thread-like structure in corticobasal degeneration and supranuclear palsy. Neurosci Lett 174: 157-159, 1994.
8) Feany MB, Dickson DW: Widespread cytoskeletal pathology characterizes corticobasal degeneration. Am J Pathol 146: 1388-1396, 1995.
9) Komori T, Arai N, Oda M, Nakayama H, Murayama S, Amano N, Shibata N, Kobayashi M, Sasaki S, Yagishita S: Astrocytic plaques and tufts of abnormal fibers do not coexist in corticobasal degeneration and progressive supranuclear palsy. Acta Neuropathol（Berl）96: 401-408, 1998.

7. 認知症（痴呆）

認知症（痴呆）*とは

　認知症（痴呆）dementia は，獲得された知能が後天的な器質性脳障害によって永続的に低下した状態である．進行麻痺，老年期認知症（痴呆：アルツハイマー病，アルツハイマー型老年認知症（痴呆），ピック病），ハンチントン舞踏病，頭部外傷，てんかん，慢性アルコール中毒，多発脳梗塞，クロイツフェルト-ヤコブ病，レビー小体病，脳腫瘍などによって起こる．記憶・記銘・思考・判断などの低下により，言語・知覚・感情・行動などに異常をきたしたり，視覚空間失認，その他の失認，人格変化などを認めることもある．認知症（痴呆）症状以外に器質性脳障害の場合には，脳の局所症候を認めることも多い．認知症（痴呆）の診断で重要なことは，病歴を注意深く取ること，認知症（痴呆）と鑑別を要する精神障害[1]を念頭に置いて精神状態を正しく判定すること，認知症（痴呆）をきたす神経疾患[2]をよく理解したうえで神経学的検査を的確に行うことが大切である．もちろん，脳腫瘍，正常圧水頭症，慢性硬膜下血腫，ビタミン B_{12} 欠乏，代謝性疾患，感染症，薬剤中毒，うつ病などは見逃されやすいので，適切な診断や治療に導くことが大切である．特殊なものに進行性核上性麻痺 progressive supranuclear palsy（Steele-Richardson-Olszewski 症候群）がある．

正常脳の加齢による形態学的変化

1）脳重量と加齢 weight of the brain and aging

　脳の重量は古くから研究の対象とされ，傑出人の脳重量や各種動物との脳重量の比較などが検討されてきた．通常，脳重量として計測されたものは，脳を摘出後にすぐに計測するか，あるいはホルムアルデヒド水溶液中で浸漬固定したもので計測する．さらに，脳の重量には男女差があることと，加齢変化があることがわかっている．

　日本人成人の脳重量平均値は，男性 1,350～1,400 g，女性 1,200～1,250 g で，その差は 150 g である[3]とされてきたが，最近では範囲をもう少し広くとり，成人男性では 1,300～1,500 g，女性では 1,150～1,350 g とすると約 65％のものが含まれ，20～40 歳で最高値を示し，それ以後漸減傾向で，60 歳以降は顕著に減少する[4]としている．男女とも加齢とともに脳重量の漸減の傾向があるが，その程度は極端なものではない（図 7-1）[5]．しかし，327 例の MR 連続画像で終脳外套の体積を求めたものでは，全外套（大脳皮質＋大脳髄質）に対する前頭葉の体積比率（前頭葉比率）は 80 歳代で明らかに低下するというデータがある[6]．

2）脳の体積と加齢 volume of the brain and aging

　成人脳の体積は重量との間に高い正の相関（相関係数 0.97）がある[7]．脳の体積にも性差があり，男女差は 120～130 cm^3 である（表 7-1）[5]．

　脳の体積は固定の方法とも関連があり，①脳を摘出後にホルムアルデヒド水溶液中で浸漬固定したもの，②脳は頭蓋内にあるままで動脈系に固定液を加圧注入したもの，③脳は頭蓋内にあるままで両側の内頚静脈などの静脈系を開放しておいて，動脈内に間欠加圧ポンプを使って固定液を注入したものなどで，脳の体積値に差ができる．①と③の方法ではほぼ近似の値であるが，②では脳の膨隆が著しく，頭蓋腔の容積に近い値となる．そのほか，固定液の量・濃度・種類の違いで体積値に差が生じる．③の方法で 3.7％ホル

---

*2005 年に痴呆という用語が差別的であるとして一般には認知症という用語に変更されたが，医学用語としての"痴呆"は残されている．→この主旨に則り，「認知症（痴呆）」と表記することとした．

7. 認知症（痴呆）

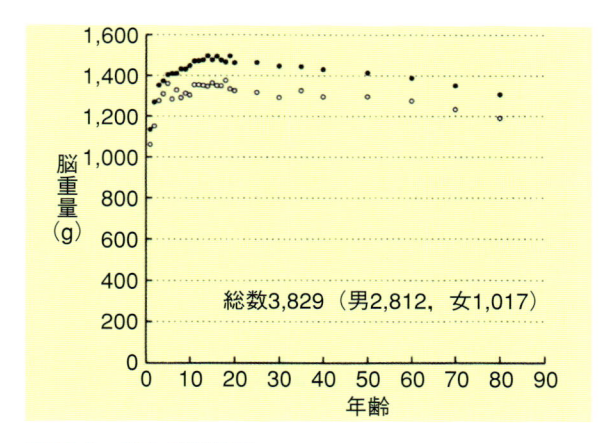

図7-1 男女別脳重量
脳重量を剖検集報から集めて作成した図で、全年齢を通じて脳重量は男性が重いことがわかる.
● : 男性の脳重量
○ : 女性の脳重量

表7-1 脳の平均体積と性差（小川・細川, 1953[4]を改変）

報告者	性別（例数）	平均脳体積（cm^3）
星	男（17歳以上101例）	1,326.48±5.30
	女（17歳以上78例）	1,196.79±6.57
島田	男（50例）	1,216.3
	女（50例）	1,096.5

この表の値に比べて、現在は正常値の幅をもう少し広くとっている.

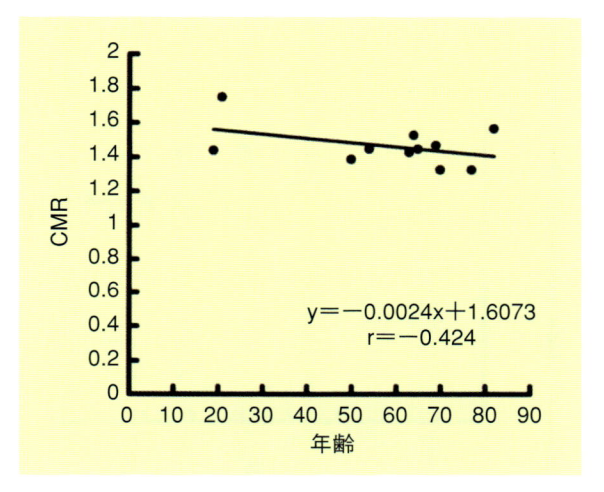

図7-2 男性の皮質髄質比率（CMR）と加齢
CMRはcorticomedullary ratioの略で、わずかながら加齢とともにCMRは減少傾向があることがわかる.

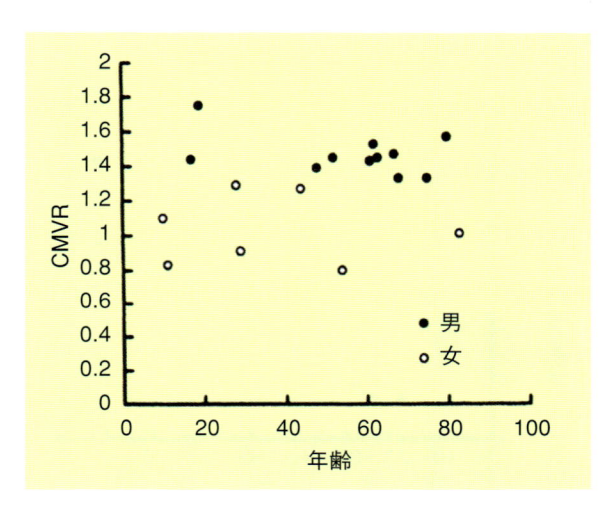

図7-3 皮質髄質体積比率（CMVR）の性差
CMVRは皮質髄質体積比率corticomedullary volume ratioのことで、CMVR 1.3よりも上に男性例が、CMVR 1.3よりも下に女性例がある.

ムアルデヒド水溶液の間欠加圧注入が生体の脳の体積に近い.

3）大脳の皮質髄質比率と加齢・性差 cerebral corticomedullary ratio（CMR），aging and gender differences

　大脳皮質と大脳髄質のそれぞれの体積を計測算出して、皮質体積値を髄質体積値で除した数値、すなわち皮質髄質比率corticomedullary ratio（CMR）を求めると、胎児脳では発達とともにCMRが漸増する[8]. 成人脳でもCMRは変化し、男性例の検討では、21歳の1.75を最高に加齢とともに漸減の傾向を認める（図7-2）[9]. この図7-2は大脳皮質の生理的萎縮を示すデータである. CMRは加齢脳の評価にとどまらず、いろいろな病的状態の評価にも応用ができる[10]. さらに、CMRには性差を認め、成人脳では1.30を境として男性脳では常に高値であり、女性脳ではそれよりも常に低値であり（図7-3）、主に大脳皮質の体積の性差によるものである[11].

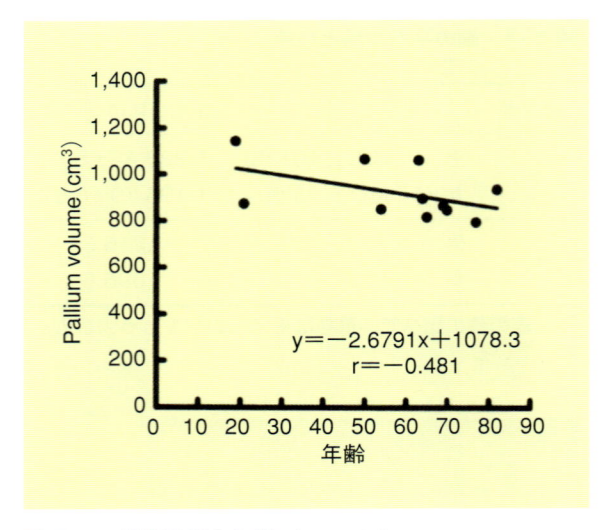

図 7-4　外套体積と加齢（男 11 例）
pallium volume は外套の体積で，外套の連続切断面を画像解析装置を使って計測し，体積値を算出する．

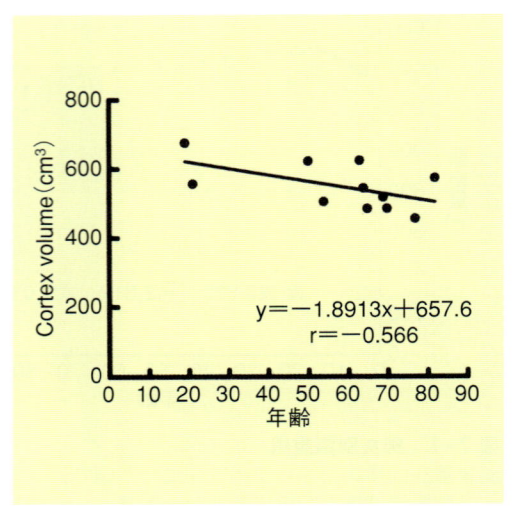

図 7-5　大脳皮質体積と加齢（男 11 例）
大脳皮質体積 cortex volume を外套と同じような方法で算出すると，加齢に伴って減少傾向を認める．

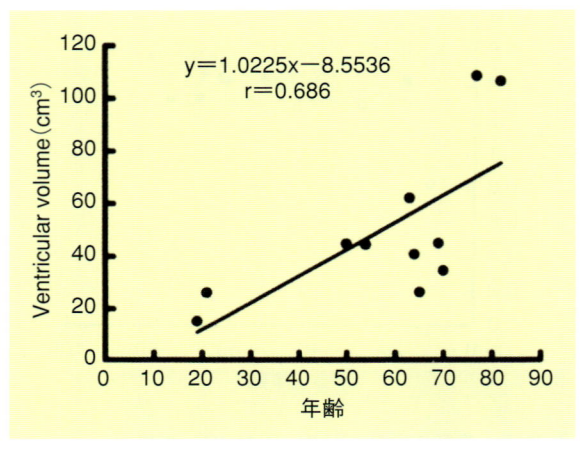

図 7-6　脳室容積と加齢（男 11 例）
脳室容積 ventricullar volume は加齢とともに増大する．

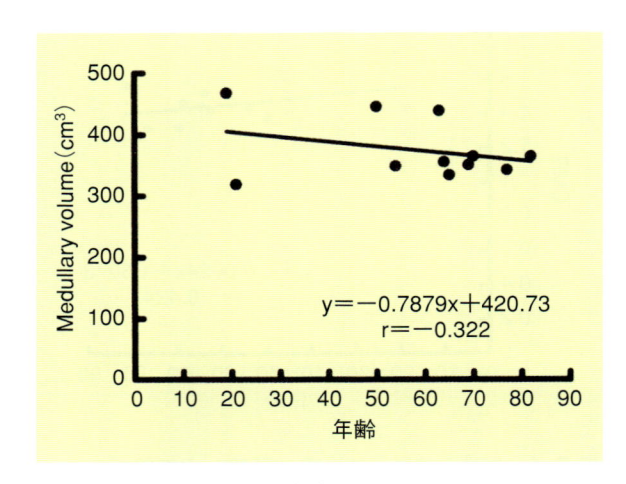

図 7-7　大脳髄質体積と加齢（男 11 例）
大脳髄質体積 medullary volume は加齢との相関は高くない．

4）脳の生理的萎縮 physiological atrophy of the brain

　成人の脳は，加齢とともに生理的な萎縮が起こる．肉眼解剖学的な生理的脳萎縮を確認するには，①脳の重量の減少（図 7-1），②脳の外套体積の減少（図 7-4），③大脳皮質の体積の減少（図 7-5），④大脳溝の拡大，⑤大脳縦裂の拡大，⑥脳室系の容積拡大（図 7-6），⑦大脳髄質の体積のわずかな減少（図 7-7）などを調べればよい．

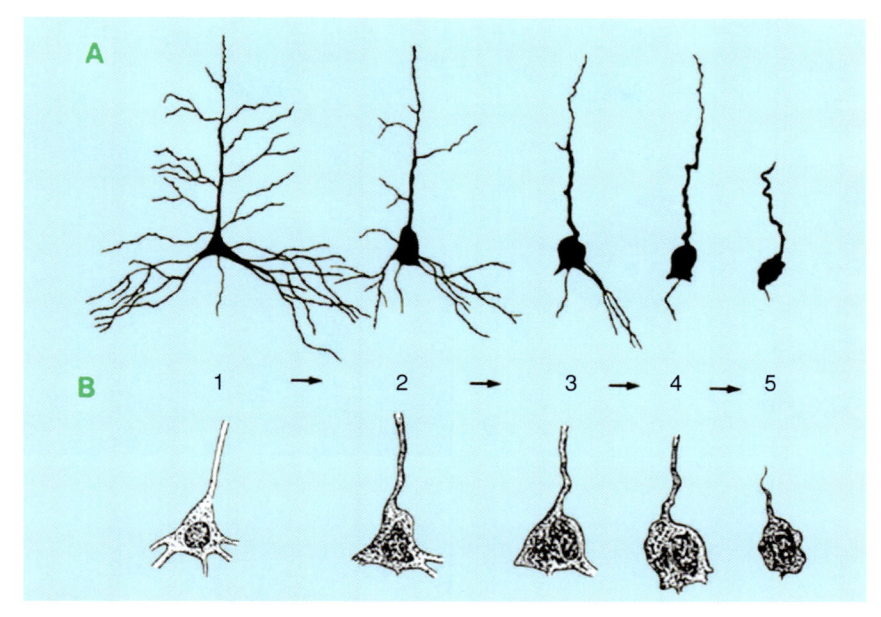

図 7-8　大脳皮質の錐体細胞の加齢変化の経過（Scheibel ら，1975[13]を改変）
神経細胞の加齢変化を鍍銀法で示している．**A** は神経細胞の突起の変化が左から右へと進むことを示し，**B** は細胞体の変化が左から右へと進むことを示している．
A：Golgi 鍍銀法（Golgi silver impregnation method）
B：Bielschowsky 鍍銀法（Bielschowsky silver impregnation method）

5）脳の組織学的な生理的変化 histological and physiological changes of the brain

　組織切片標本を作製し，顕微鏡で観察するとわかる生理的形態変化がある．大脳皮質の神経細胞，特に錐体神経細胞は，樹状突起が加齢とともに徐々に変化し，枝の数の減少，突起に付着する棘 spine の数の減少，樹状突起の短縮や蛇行など，それに伴って神経細胞体も形態が変化していく様子がわかっている（図7-8）．

　脳は加齢とともに，大部分の神経細胞体の中にはリポフスチン lipofuscin とよばれる黄色ないし黄褐色の微細顆粒の沈着がみられ，その量の増加が徐々に進行する（図 7-9）．なお，リポフスチンは自家蛍光を発するので，染色をしない切片でも暗視野顕微鏡でみるとわかる．リポフスチンは疾患特異性はなく，老化や慢性疾患で出現し，沈着量は経時的に増加する．また，中枢神経系は加齢とともにアミロイド小体 corpora amylaceae（amyloid body）の沈着が認められ，徐々に大きくなっていく（図 7-10）．アミロイド小体は脳室の上衣細胞層の直下や脊髄・脳幹の限界膜 limiting membrane の部分，脳全般の白質内の血管周囲などに現れる同心円状の球状物質で，HE 染色で青紫色，KB 染色で赤紫色，PAS 反応陽性である．最近ではポリグルコサン小体 polyglucosan body という名称も使われる．特定の病的意義はないが，加齢とともに，あるいは陳旧性病変の周囲に出現する．

　そのほか，大脳皮質第 2 層の海綿状態，アルツハイマー Alzheimer 神経原線維変化（図 7-11），老人斑（図 7-12），顆粒空胞変性（図 7-13）などは生理的加齢変化としても出現する．脳の機能局在は，「6. 高次脳機能障害」の項を参照されたい（pp.106〜110）．

第 2 章　症候から見た神経形態学

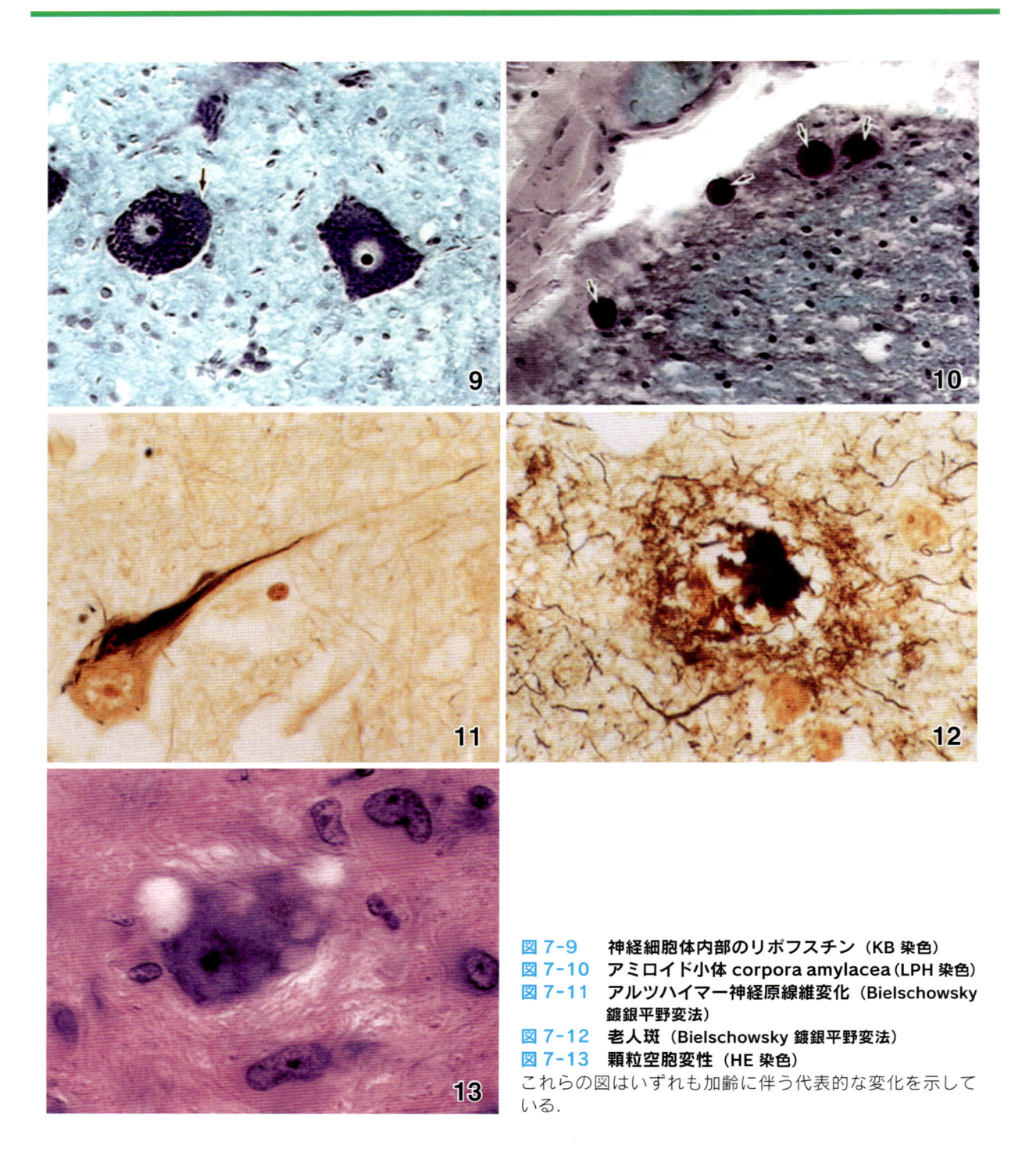

図 7-9　神経細胞体内部のリポフスチン（KB 染色）
図 7-10　アミロイド小体 corpora amylacea（LPH 染色）
図 7-11　アルツハイマー神経原線維変化（Bielschowsky 鍍銀平野変法）
図 7-12　老人斑（Bielschowsky 鍍銀平野変法）
図 7-13　顆粒空胞変性（HE 染色）

これらの図はいずれも加齢に伴う代表的な変化を示している．

認知症（痴呆）の画像

1）アルツハイマー病 Alzheimer disease

認知症（痴呆）をきたす症例の中で最も頻度の高い疾患の一つで，現在は遅発性（65歳以上）に起きる，いわゆるアルツハイマー型老年認知症（痴呆）senile dementia of Alzheimer type（SDAT）も含めてアルツハイマー病とよばれる．記憶障害で発症することが多く，言語障害，視空間失認などをきたして数年の経過で死に至る．

画像所見

画像では，早期には健常人の加齢による萎縮と区別できない．経過観察すると萎縮の進行が早く，特に海馬を含めた側頭葉の前半部と内側部に目立ち，さらに頭頂葉後部に及ぶのが特徴とされる．側脳室下角や脈絡裂が拡大し，シルビウス裂（＝大脳外側溝）も拡大する[1]．しかし，MR所見はいずれも非特異的である．PETやSPECTでは比較的初期から脳血流やグルコース代謝の低下が，特に頭頂葉，側頭葉において目立つ傾向がある．本疾患の診断はあくまでも臨床的になされるので，画像診断の役割は他の疾患の除外や合併疾患の検索にあるといえる．

2）ピック病 Pick disease

稀な進行性の認知症（痴呆）で，記憶障害よりも早期から人格変化を呈し，クリューバー-ビューシー Klüver-Bucy症候群（食・性行動の亢進，精神盲ないし視覚失認，極度の不関無為など）を呈する場合もある．特に左半球を侵す傾向がある．

画像所見

画像では前頭葉，側頭葉の萎縮が強く，脳溝の拡大とともに側脳室前角や下角の拡大を示す．初期には左右差をもち，左側に強い萎縮を示すことが多い．側頭葉は前部が侵される[2]（**図7-14**）．

ピック病を含む後述する前頭側頭型認知症（痴呆）の正中矢状断像での検討では，脳梁前部の断面積がアルツハイマー型老年認知症（痴呆）より有意に減少している[3]．さらに，T2強調画像やプロトン密度強

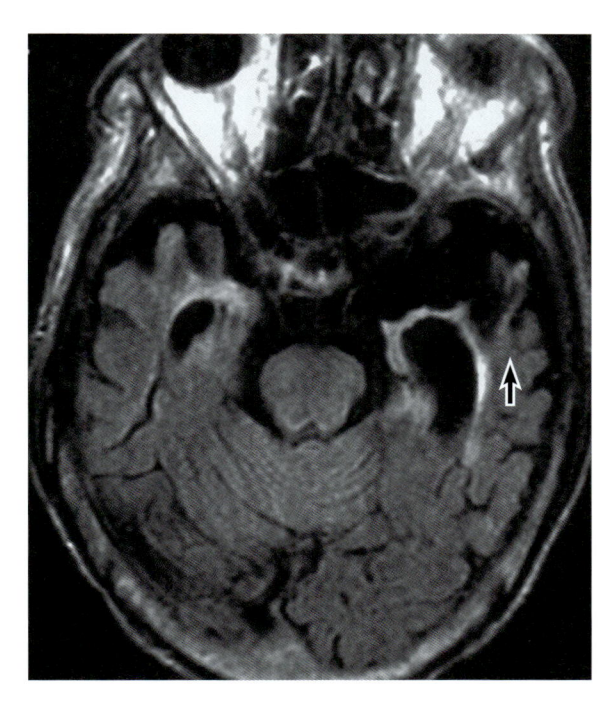

図7-14 ピック病（69歳，男性）
11年前から発語障害，その後ゆっくり進行する失語症がある．初期には認知症（痴呆）はなかった．FLAIR画像にて左優位に両側側頭葉に萎縮がある（→）．皮質下白質の高信号領域は認めない．

調画像で，病変部皮質と隣接する皮質下白質に軽度高信号を呈することがある[2〜4]．SPECT では前頭葉や側頭葉前部に加えて，帯状回前部，海馬，基底核，視床でも血流の低下をきたす．本症の SPECT 所見の特徴として，集積低下の左右差が指摘されている．

3）クロイツフェルト-ヤコブ病 Creutzfeldt-Jakob disease（CJD）

異常なプリオン蛋白によって起こる疾患である．大脳皮質，基底核の神経細胞の消失，グリオーシス，海綿状変化をきたす疾患で急速に脳萎縮が進行し死亡する．

ヒトプリオン病の分類：
1．孤発性 CJD
2．家族性・遺伝性 CJD（家族性 CJD，ゲルストマン-ストロイスラー-シャインカー病，致死性家族性不眠症）
3．感染性 CJD〔クールー，変異型 CJD，医原性 CJD（ヒト屍体凍結乾燥硬膜，ヒト下垂体由来成長ホルモンなど）〕

（詳細は病理の項を参照）

画像所見

画像では，早期より拡散強調画像において大脳皮質および基底核前部に異常高信号領域を認める（図 7-15，7-16）．FLAIR 画像でも同様な所見が認められるが，拡散強調画像がより明瞭である[5〜7]．牛海綿状脳症に関係した変異型 CJD の MRI では，T2 強調画像にて視床枕に高信号領域を認める[8]．

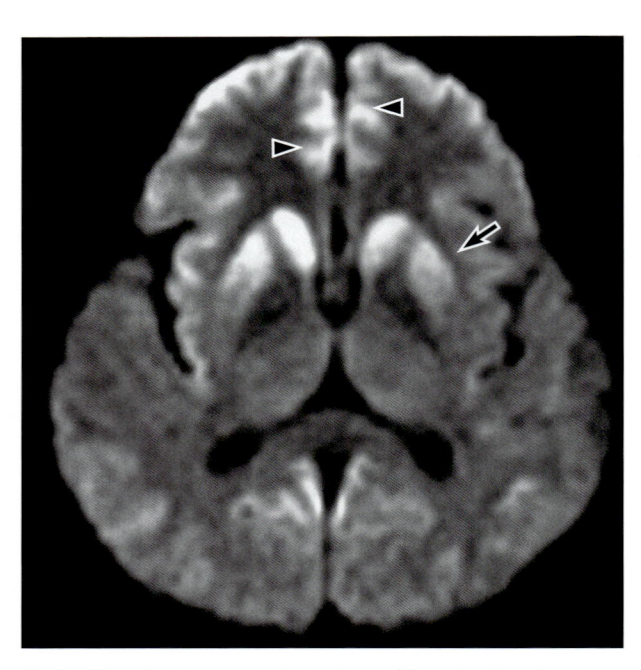

図 7-15 クロイツフェルト-ヤコブ病（69 歳，女性）
発症 20 日後，歩行障害，進行する認知症（痴呆）．MRI 拡散強調画像で両側尾状核，被殻の前部に高信号領域を認める（→）．帯状回を含む前頭葉皮質にも高信号領域を認める（▶）．

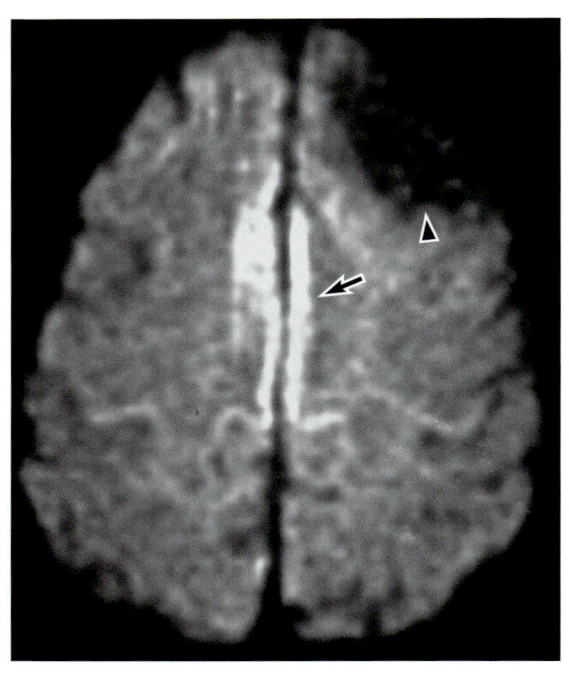

図 7-16 クロイツフェルト-ヤコブ病（66 歳，女性）
1986 年，髄膜腫の手術の際に硬膜移植を受ける．2001 年より歩行時のふらつき，2002 年 1 月より徐々に認知症（痴呆）が進行．同年 2 月に入院し，MRI 撮影．初回の MRI ではクロイツフェルト-ヤコブ病を示唆する所見はなかった．同年 5 月の MRI 拡散強調画像で，両側被殻，帯状回（→）に高信号領域を認める．髄膜腫の術後の変化がある（▶）．

認知症（痴呆）の病理

1）アルツハイマー病 Alzheimer disease（AD）

臨床事項

以前は症状の重症度や進行の速さの違いから，65歳未満の発症例をアルツハイマー病 Alzheimer disease（AD），65歳以上の発症例をアルツハイマー型老年認知症（痴呆）senile dementia of Alzheimer type（SDAT）とよんで区別していたが，両者は本質的に同一疾患と見なしうるとの認識が一般化し，現在では両者を合わせて AD またはアルツハイマー型認知症（痴呆）Alzheimer type dementia とよぶことが多い．

AD は，脳血管性認知症（痴呆）とともに最も頻度の高い認知症（痴呆）性疾患であり，高齢者人口の増加に伴い，患者数は今後ますます増加することが予想される．2006年版高齢社会白書によると，65歳以上の高齢者人口（2005年10月現在）は総人口の20.04%の2,560万人に達し，そのうち100歳以上の高齢者は5年前の2倍の2万5千人を超えている．高齢化率は，2015年には26%，2050年には36%に達すると予測されている．東京都の調査によると，高齢者人口に占める認知症（痴呆）患者の割合は，65～75歳で4～7%，80歳で9%，85歳以上で21%，90歳で40%，100歳では90%に達する．このように80歳以降指数関数的に増加する認知症（痴呆）患者の大多数はADによるものと考えられており，ADが脳の加齢と密接に関連した疾患であることがうかがえる．

AD の臨床診断基準は，NINCDS-ADRDA（National Institute of Neurological and Communicative Disorders and Stroke and Alzheimer's Disease and Related Disorders Association），DSM-Ⅳ，ICD-10 診断基準など多数あるが，ここでは，米国神経学アカデミーが最も信頼性が高いと評価している NINCDS-ADRDA の診断基準[1]を示す（**表7-2**）．多くの AD 診断基準の共通点をまとめると以下のとおりである[2]．

①発症年齢は40～90歳（多くは65歳以後）．
②社会生活や仕事に支障をきたす程度の明らかな知的能力の低下がある．
③発症は潜行性，経過は進行性である．
④認知症（痴呆）（認知機能障害は，記憶障害に加えてさらに1つ以上が必要）が認められる．
⑤認知機能障害はせん妄によるものではない．
⑥他に認知症（痴呆）の原因となる身体・神経疾患の徴候がない．
⑦ADのおおよその経過や病期を知るには Cummings と Benson の病期分類[3]が便利である（**表7-3**）．

表7-2　アルツハイマー病の診断基準（NINCDS-ADRDAによる）[1]

1. probable AD
   知能検査（Mini-Mental State Examination, Blessed Dementia Scale, その他の認知症（痴呆）スケール）で認知症（痴呆）があり，神経精神医学的検査で確認されていること．
   認知機能の2つまたはそれ以上の領域で障害があること．
   記憶およびその他の認知機能の進行性悪化がみられること．
   意識障害がないこと．
   発症が40～90歳で，65歳以後に最も多い．
   記憶や認知障害を進行性に悪化させるような全身疾患や他の脳疾患がないこと．
2. probable AD の診断を支持する所見
   失語，失行，失認のような特殊な認知機能が進行性に障害されること．
   日常生活動作の障害と行動異常がみられること．
   家族歴に同様の疾患があり，特に神経病理学的に確認されている場合，また検査所見で，正常髄液，脳波は正常か徐波活動の増加などの非特異的所見を示すこと．CTで脳の進行性萎縮がみられること．
3. AD以外の認知症（痴呆）を起こす原因を除外したうえで，probable AD の診断に矛盾しない所見（経過中に疾患の進行がある時点で停止する）
   うつ状態，不眠，失禁，妄想，錯覚，幻覚，錯乱言語，感情興奮，運動興奮，性的異常，体重減少，一部の症例では（特に進行例）筋トーヌスの亢進，ミオクローヌス，または歩行障害をみる．

表 7-2　アルツハイマー病の診断基準（NINCDS-ADRDA による）[1]（つづき）

　　進行例でけいれんの存在．
　　年齢の割りには，CT 所見は正常であること．
4．probable AD の診断が妥当でないことを示す所見
　　急激な卒中様発症．
　　片麻痺，知覚脱失，視野欠損や共同運動障害が初期からみられること．
　　発症時またはきわめて初期にけいれんや歩行障害がみられること．
5．possible AD の臨床診断
　　認知症（痴呆）を起こすに十分と見なされる他の神経学的，精神医学的あるいは全身的な異常所見がなく，しかも認知症（痴呆）症候が存在すること．発症の仕方，症候，臨床経過が典型的でないこと．
　　二次的に認知症（痴呆）を起こすような全身性疾患または脳疾患があっても，それが患者の認知症（痴呆）の原因とは見なし難い場合．
　　ほかに特殊な原因がなく，進行性の重篤な認識障害のみの場合には，研究上は probable AD とする．
6．definite AD の診断基準
　　臨床的には probable AD であり，生検または剖検から組織学的な証拠が得られていること．
7．研究の目的で AD の疾患分類をする際，次のようなサブタイプを使用する．
　　家族性発症．
　　65 歳以前の発症．
　　21-トリソミーの存在．
　　パーキンソン病のような他の関連疾患の合併．

表 7-3　アルツハイマー型認知症（痴呆）の病期分類（Cummings and Benson）[3]

Ⅰ期（1～3 年間）
　　記　　憶　　：新しい事柄の記憶が困難
　　　　　　　　　古い事柄の想起はやや困難
　　視空間認知　：地誌的失見当，構成力低下
　　言　　語　　：単語リスト再生困難，失名詞
　　人　　格　　：無関心，時に易刺激性
　　病的体験　　：悲哀感，妄想
　　運　　動　　：正常
　　CT/MRI　　 ：正常
　　PET/SPECT：両側後部頭頂葉の低代謝/低血流

Ⅱ期（2～10 年間）
　　記　　憶　　：新しい記憶，古い記憶ともにさらに障害
　　視空間認知　：構成力低下，空間失見当
　　言　　語　　：流暢性失語
　　計　　算　　：失計算
　　行　　為　　：観念運動失行
　　人　　格　　：無関心あるいは易刺激性
　　病的体験　　：妄想
　　運　　動　　：不穏，徘徊
　　脳　　波　　：基礎律動の徐液化
　　CT/MRI　　 ：正常あるいは脳室拡大，脳溝開大
　　PET/SPECT：両側頭頂・前頭葉の低代謝/低血流

Ⅲ期（8～12 年間）
　　知的機能　　：高度に低下
　　運　　動　　：四肢固縮，屈曲位
　　排　　出　　：大小便失禁
　　EEG　　　 ：全般性徐波化
　　CT/MRI　　 ：脳室拡大，脳溝開大
　　PET/SPECT：両側頭頂・前頭葉の低代謝/低血流

病理所見

　肉眼的には，大脳のびまん性萎縮がみられる（図 7-17A）．高齢発症例では，側頭葉内側部の萎縮が目立つ（図 7-17B）．
　組織学的には，大脳皮質に老人斑 senile plaques（SPs），神経原線維変化 neurofibrillary tangles（NFTs），神経細胞脱落のみられることが 3 大所見である．SPs と NFTs は鍍銀染色（図 7-18A）のほか，それぞれ

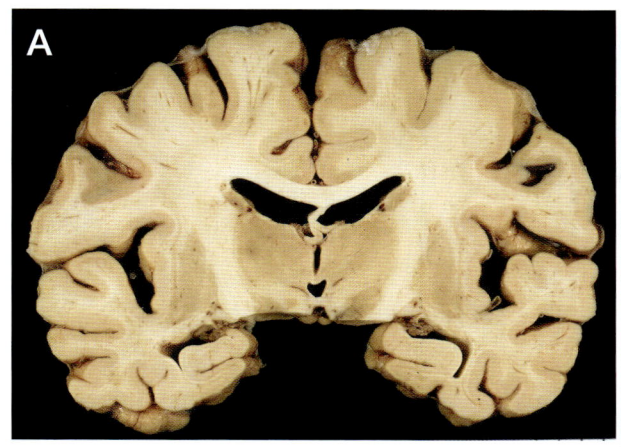

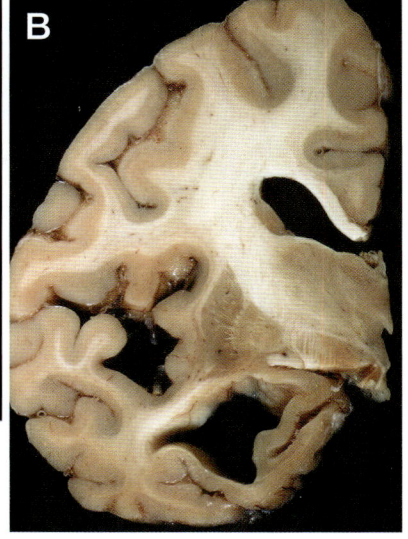

図 7-17 アルツハイマー病の肉眼所見
A：大脳のびまん性萎縮．
B：視床下核を通る冠状断（＝前額断）．海馬と海馬傍回の萎縮．

アミロイド β 蛋白（Aβ）（図 7-18B）とリン酸化タウ蛋白（図 7-18C）の免疫組織化学により明瞭に認められる．

　SPs は，アミロイド β 蛋白（Aβ）を主な構成成分とするアミロイドがニューロピルに球状構造物として沈着したものである．典型的な SPs（典型斑 typical plaques または成熟斑 mature plaques）は，中心部 core に濃染する Aβ が塊状に沈着し，周囲を少量の Aβ と多数の腫大した変性神経突起（樹状突起や軸索）が取り囲んでいる（図 7-18B）．変性した神経突起の内部には，ニューロフィラメント neurofilaments，微小管 microtubules，ミトコンドリア，dense bodies，paired helical filaments（PHFs），シナプス小胞などが認められる．典型的な SPs は反応性アストロサイトやミクログリアを伴い，これらの突起が斑の内部に入り込んだり，周囲を取り囲んでいる．初期の SPs は少量の Aβ が球状に沈着するのみで，周囲に変性神経突起を伴わず，びまん性老人斑 diffuse plaques とよばれる（図 7-18B）．SPs は大脳新皮質に多数出現し，海馬には少ない．なお，Aβ は AD 脳のくも膜下腔や大脳皮質の細・小動脈壁にも沈着し，脳アミロイド血管症 cerebral amyloid angiopathy（CAA）とよばれる．

　NFTs は，大脳皮質Ⅲ，Ⅴ層の錐体細胞の胞体内に好発する束状，球状，または糸巻き状の嗜銀性線維性封入体である（図 7-18D）．電顕的には 2 本の 10 nm 径の線維がらせん状により合わさり，80 nm 周期のくびれを示す PHF の集合より成る．PHF の主要構成成分は，過剰にリン酸化されたタウ蛋白である．PHF から成る神経原線維が，SPs（典型斑）の変性神経突起内にも形成されることは前記したが，このほかに大脳皮質のニューロピルに多数の糸状の嗜銀性構造物としても認められ，neuropil threads とよばれる．NFTs を有する神経細胞と共存することが多く，その主に樹状突起内，一部は軸索内に形成されたものと考えられている．

　神経細胞脱落は，大脳皮質のⅢ，Ⅴ層の錐体細胞で著しい（図 7-18E）が，そのほかにマイネルト基底核の大型細胞（アセチルコリンニューロンより成り，大脳皮質に広範に投射線維を出す）も著明に脱落する．

　AD でみられる上記の変化を総合的にみた場合，AD 病変は，扁桃体，海馬，海馬傍回，後部帯状回および側頭葉，頭頂葉，前頭葉の連合野の皮質に強い（図 7-18F）．さらに，AD 脳では，上記の 3 大病変は SPs の出現（Aβ の沈着），NFTs の形成（リン酸化タウ蛋白の蓄積），神経細胞脱落の順で起きることが，ダウン症候群 Down syndrome の研究から明らかにされた[4]．ダウン症候群は，第 21 番染色体が 3 本ある染色体異常（trisomy 21）疾患であるが，40 歳以上になると 98〜100％の患者が上記の AD 3 大病変を示す．434 例のダウン症候群の剖検脳を検索した結果，ダウン症候群の脳では，SPs，NFTs，神経細胞脱落はそれぞ

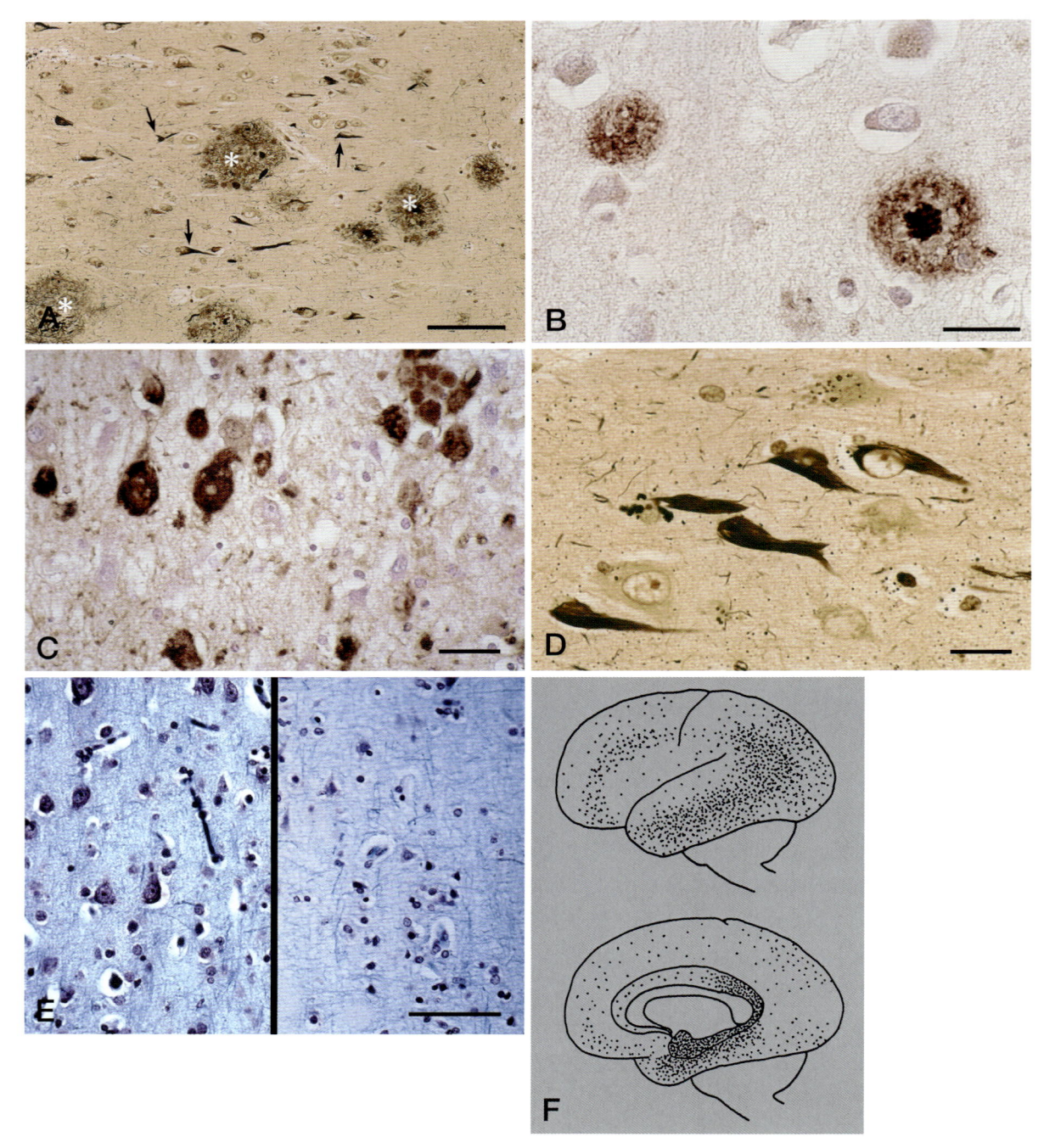

図7-18 アルツハイマー病の組織学的所見
A：側頭葉皮質の老人斑（＊）とアルツハイマー神経原線維変化（→）．Bielshowsky染色．スケールバーは100μm．
B：びまん性老人斑（左）と典型的老人斑（右）．アミロイドβ蛋白免疫染色．スケールバーは50μm．
C：神経原線維変化はリン酸化タウ蛋白の抗体（AT8）で陽性に染まる．スケールバーは20μm．
D：アルツハイマー神経原線維変化．Bielschowsky染色．スケールバーは20μm．
E：前頭葉皮質．正常（左）に比し，アルツハイマー病（右）では特に大型神経細胞の脱落が著しい．KB染色．スケールバーは50μm．
F：アルツハイマー病の病変の好発部位（松下正明博士原図）．

れ10歳代，40歳頃，50歳代で始まり，60歳代で認知症（痴呆）が出現することが示された．すなわち，ダウン症候群では認知症（痴呆）は神経細胞脱落が認められるようになって10年前後に現れること，Aβの沈着が最も早期の変化であることが明らかになったわけである．こうしたダウン症候群での知見からADの脳でも同様の順序で病変が起き，認知症（痴呆）の発症に至ると考えられるようになった．このこ

とはその後，家族性（遺伝性）AD における遺伝子異常の発見によっても支持されている．
　家族性 AD は常染色体優性遺伝形式をとり，原因遺伝子として現在まで次の 3 つが同定されている．
　①アミロイド前駆体蛋白（amyloid precursor protein：APP，第 21 番染色体長腕）
　②プレセニリン 1（presenilin 1：PS1，第 14 番染色体長腕）
　③プレセニリン 2（presenilin 2：PS2，第 1 番染色体長腕）
である．そして，これら 3 つの遺伝子変異のすべてが SPs の主要構成成分である Aβ42 の産生亢進をもたらすことが明らかとなった．このようにダウン症候群脳での形態学的所見と家族性 AD の分子遺伝学的研究の結果が見事に結びついた結果，現在 AD は，Aβ42 の沈着（SPs の形成）→リン酸化タウ蛋白の蓄積（NFTs の形成）→神経細胞の変性・脱落（細胞死）→認知症（痴呆）の順で発生するとする「アミロイドカスケード仮説」が世界的に受け入れられている．

2）レビー小体型認知症（痴呆）dementia with Lewy bodies（DLB）

　レビー小体型認知症（痴呆）は，小阪ら[5]のレビー小体 Lewy body（LB）病に関する一連の業績をもとに，命名，提唱された疾患概念である．今日では，認知症（痴呆）を呈する神経変性疾患の中ではアルツハイマー病に次いで多い疾患であることが判明している．DLB に関する国際ワークショップでの検討を経て 1996 年に最初の臨床ならびに病理診断基準[6]が提唱されたが，その後の研究成果を取り入れた改訂診断基準[7]が 2005 年に発表され，現在広く用いられている．

臨床事項

　2005 年に発表された DLB の改訂臨床診断基準を**表 7-4** に示す．中心症状である進行性認知症（痴呆）に加えて，中核症状が 3 項目中 2 項目あれば probable DLB，1 項目認められるものを possible DLB と診断する．典型例では認知症（痴呆）がパーキンソニズムに先行するが，パーキンソニズムが先行し，認知症（痴呆）が遅れて出現する例もある．この際，認知症（痴呆）の出現が 1 年以内であれば DLB とし，1 年以上経って出現した例は認知症（痴呆）を伴うパーキンソン病 Parkinson disease dementia（PDD）と診断することが望ましいとされている（1 年ルール）．

病理学的評価および病理診断基準

　2005 年に発表された DLB の改訂診断基準では，下記のように LB 病変の検索部位と評価法が改訂され，さらにアルツハイマー病変を NIA-Reagan 診断基準により評価し，LB 病変とアルツハイマー病変の両者から「LB 病変が DLB の臨床症候に関与している可能性」を評価するように改められた．

(1) LB 病変〔LBs と Lewy neurites（LNs）〕の検索部位（図 7-19）
　脳幹（迷走神経背側核，青斑核，黒質），マイネルト基底核，大脳辺縁系〔扁桃体，移行内嗅野皮質（Brodmann's area 28：BA28），前部帯状回皮質（BA24）〕，新皮質〔中側頭回皮質（BA21），中前頭回皮質（BA8/9），下頭頂小葉（縁上回）皮質（BA40）〕の合計 10 部位における LBs と LNs を α-シヌクレインの免疫染色で検索する．

(2) LB 病変の評価
　上記 10 部位における LBs の頻度を，次のように 0～4 の 5 段階に半定量的に評価する．
　0＝LB の出現なし
　1＝低倍（×100）で 1 視野に LB 1 個と LNs ごく少数
　2＝低倍（×100）で 1 視野に LBs 2～3 個と LNs ごく少数
　3＝低倍（×100）で 1 視野に LBs 4～9 個と LNs 散在
　4＝低倍（×100）で 1 視野に LBs 10 個以上と LNs 多数

表 7-4 レビー小体型認知症（痴呆）〔DLB〕の改訂臨床診断基準[7]

1. **中心症状：認知症（痴呆）**
   - 認知症（痴呆）（正常の社会生活または職業生活に支障をきたす程度の進行性認知障害）は，possible DLB または probable DLB の診断に不可欠である．
   - 記憶障害は，初期には著明または持続性ではないが，通常，病気の進行とともに明らかになる．
   - 注意力，実行（管理）機能および視空間認知機能の障害が特に著しい．
2. **中核症状：以下の 3 項目のうち，2 つ以上あれば probable DLB，1 つあれば possible DLB と診断してよい**
   1) 注意力と意識清明度の著明な変動を伴う認知機能の動揺
   2) 内容が具体的で詳細な幻視の反復
   3) パーキンソニズム
3. **示唆症状**
   - 中核症状 1 項目と下記の示唆症状が 1 項目以上あれば，probable DLB と診断してよい．
   - 中核症状がなく示唆症状が 1 項目以上あれば，possible DLB と診断してよい．
   - 示唆症状のみで probable DLB と診断することはできない．
   1) REM 睡眠行動障害
   2) 抗精神病薬に対する感受性の亢進
   3) SPECT または PET による大脳基底核におけるドパミントランスポーターによる取り込み低下
4. **支持症状：通常認められるが，診断特異性はない**
   1) 転倒と失神の反復
   2) 一過性の意識消失
   3) 高度な自律神経機能障害：起立性低血圧，尿失禁など
   4) 幻視以外の幻覚
   5) 系統立った妄想
   6) うつ状態
   7) CT/MRI で，内側側頭葉が比較的保存される
   8) SPECT/PET で，後頭葉の活性低下を伴う全般的な取り込み低下
   9) MIBG 心筋シンチグラフィーによる集積低下
   10) EEG で側頭葉の一過性鋭波を伴う著明な徐波
5. **除外項目：下記の場合，DLB の可能性は低い**
   1) 局所性神経症候または脳画像検査によって明らかな脳血管障害が存在する
   2) 臨床症候の一部または全部を説明できる他の身体疾患または脳疾患が存在する
   3) 高度な認知症（痴呆）が存在すべき時期にパーキンソニズムのみが出現した場合
6. **症候の発現順序など**
   1) DLB の診断は，認知症（痴呆）がパーキンソニズムに先行するか同時に出現した場合になされるべきである
   2) Parkinson disease dementia（PDD）は，パーキンソン病の診断が確定した後に認知症（痴呆）が出現した場合に用いられるべきである
   3) 実際の診療においては，その時点で臨床的に最も適した用語を用いるべきであり，レビー小体病などの包括的用語を用いたほうがよい場合もある
   4) DLB と PDD の区別を必要とする研究に際しては，既存の 1 年ルールを適用することを推奨する．1 年以外の期間を用いることはデータの蓄積と研究の比較を混乱させるのみである
   5) 臨床病理学的研究や臨床治療試験などの研究では，DLB と PDD の両者を一括してレビー小体病またはα-シヌクレイノパチーとしてもよい

（3）LB 病変型の分類（表 7-5）

10 部位における LB 病変の半定量的評価をもとに，表 7-5 により脳幹優位型，辺縁（移行）型，びまん性新皮質型のいずれかに分類する．

（4）共存するアルツハイマー病変の評価

アルツハイマー病変（定型老人斑 neuritic plaques と神経原線維変化 NFTs）を NIA-Reagan 診断基準[8]により評価する．これは CERAD プロトコール[9]による定型老人斑の評価と Braak stage[10]による NFTs の評価の両者により，アルツハイマー病変が認知症（痴呆）の原因である可能性を 3 段階で評価するものである

7. 認知症（痴呆）［病理］

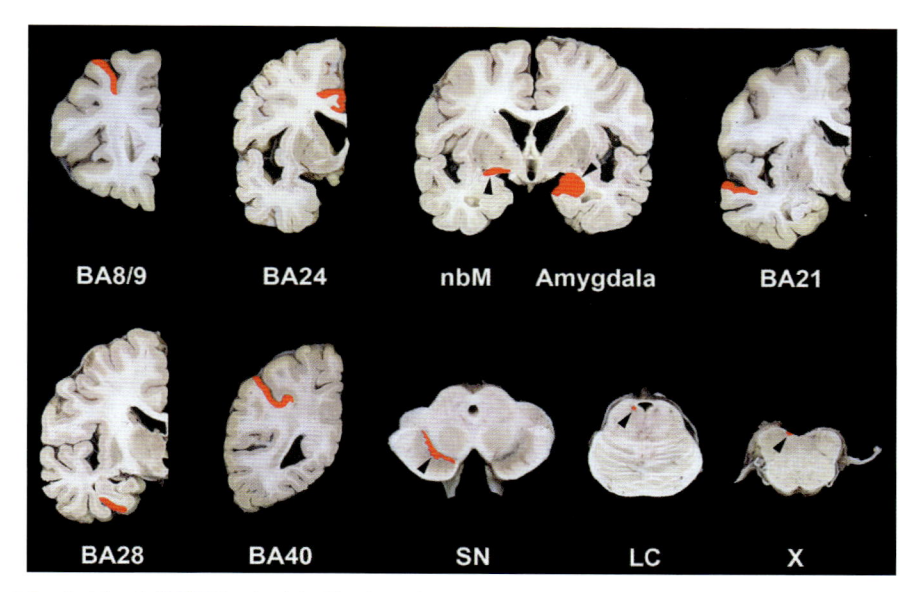

図 7-19　レビー小体型認知症（痴呆）〔DLB〕における LB 病変の検索部位

BA8/9：脳梁膝部 genu of corpus callosum を通る前頭葉冠状断で，上前頭溝 superior frontal sulcus に面する中前頭回皮質 middle frontal cortex．
BA24：前交連を通る割面で，帯状回皮質．
nbM：灰白隆起を通る割面で，マイネルト基底核 nucleus basalis of Meynert（左▶）および Amygdala（扁桃体，右▶）
BA21：乳頭体を通る割面で，上側頭溝に面する中側頭回皮質．
BA28：赤核を通る割面で，移行内嗅野皮質 transentorhinal cortex（側副溝 collateral sulcus に面する海馬傍回皮質）．
BA40：脳梁膨大の最大割面より 1 cm 後方の割面．Intraparietal sulcus に面する縁上回皮質．
SN：黒質 substantia nigra（▶）．中脳．
LC：青斑核 locus ceruleus（▶）．上部橋．
X：迷走神経背側核（▶）．延髄．

表 7-5　LB 病変型の分類

Lewy body type pathology	Brainstem regions			Basal forebrain/limbic regions				Neocortical regions		
	IX-X	LC	SN	nbM	Amygdala	Transentorhinal	Cingulate	Temporal	Frontal	Parietal
Brainstem-predominant	1-3	1-3	1-3	0-2	0-2	0-1	0-1	0	0	0
Limbic (transitional)	1-3	1-3	1-3	2-3	2-3	1-3	1-3	0-2	0-1	0
Diffuse neocortical	1-3	1-3	1-3	2-3	3-4	2-4	2-4	2-3	1-3	0-2

IX：9th cranial nerve nucleus, X：10th cranial nerve nucleus, LC：locus ceruleus, SN：substantia nigra, nbM：nucleus basalis of Meynert

表 7-6　LB 病変が認知症（痴呆）に関与している可能性の評価

Lewy body type pathology	Alzheimer type pathology		
	NIA-Reagan Low (Braak stage 0-II)	NIA-Reagan Intermediate (Braak stage III-IV)	NIA-Reagan High (Braak stage V-VI)
Brainstem-predominant	Low	Low	Low
Limbic (transitional)	High	Intermediate	Low
Diffuse neocortical	High	High	Intermediate

(表 7-6).
(5) LB 病変が認知症（痴呆）に関与している可能性の評価（表 7-6）
　LB 病変型とアルツハイマー病変の両者から，LB 病変が認知症（痴呆）をはじめとする DLB の症候に関与している可能性を 3 段階で評価する．

3）ピック病 Pick disease

臨床事項
　ピック病は，アルツハイマー病とともに初老期認知症（痴呆）の代表的疾患として有名であるが，頻度ははるかに少なく，アルツハイマー病の 1/50〜1/100 である．40〜60 歳代に人格・行動の変化で発症することが多く，進行性の認知症（痴呆），言語機能障害を特徴とする．末期には精神荒廃状態に至り，10 年前後の経過で死亡する．

病理所見
　病理所見の特徴は，葉性萎縮 lobar atrophy とよばれる脳葉単位の限局性萎縮と，ピック小体 Pick body（ピック球，ピック嗜銀球ともいう）とよばれる特徴的な細胞内封入体の出現である．葉性萎縮が前頭葉と側頭葉の両者に起きる前頭側頭型ピック病が最も多く，次いで前頭型ピック病，側頭型ピック病の順である．中心前回（一次運動野），海馬，側頭葉の横回および上側頭回の後部 1/3 は萎縮を免れる例が多い．萎縮が高度になると，脳回がナイフの刃状に菲薄化し，knife-edge atrophy とよばれる．萎縮部では，大脳皮質のみならず白質の萎縮も著しく，側脳室前角や下角が拡大する（図 7-20A）．
　組織学的には，萎縮部の大脳皮質Ⅲ層，次いでⅡ層で神経細胞の脱落とアストロサイトの増多がみられ，高度な例では皮質全層に及ぶ（図 7-20C）．
　葉性萎縮とともにピック病を特徴づけるピック小体は，神経細胞胞体内に出現する円形ないし類円形の嗜銀性封入体である．HE 染色標本では，ヘマトキシリンに淡染する．萎縮部の大脳皮質の残存錐体細胞のほか，海馬歯状回の顆粒細胞（図 7-20D），海馬，支脚などの錐体細胞に好発する．被殻，尾状核，扁桃体，中脳水道周囲灰白質，青斑核などにもほぼ恒常的に出現する．電顕的には，15 nm 径の直細管 straight tubules の集合より成り，これらが細胞内小器官を混えて不規則に配列している．22〜24 nm 径で 120〜160 nm の周期を示す long twisted ribbons を認めることもある．免疫組織化学では，リン酸化タウ（3 リピートタウ）蛋白（図 7-20E），リン酸化ニューロフィラメント蛋白が強陽性に染まる．ユビキチンは陰性〜強陽性である．リン酸化タウ蛋白の陽性像は，大脳皮質のアストロサイトや白質のオリゴデンドログリアにも認められ，前者は進行性核上性麻痺（PSP）にみられる tuft-shaped astrocytes に類似し，後者は coiled body である．
　ピック病では，ピック小体とともに，中心染色質溶解 central chromatolysis に類似し，腫大した好酸性の細胞体と核の偏位を示す神経細胞がみられ，ピック細胞 Pick cell とよばれる．同様の細胞はクロイツフェルト-ヤコブ病や大脳皮質基底核変性症，第 17 番染色体に連鎖しパーキンソニズムを伴う前頭側頭型認知症（痴呆）（FTDP-17）などでもみられ，腫大神経細胞 ballooned neuron と一括されている．いずれも軸索障害による二次的変化と考えられる．ピック病とクロイツフェルト-ヤコブ病で認められる ballooned neuron は免疫組織化学的に，リン酸化ニューロフィラメント，αB クリスタリン，ユビキチン，ストレス反応性蛋白 27 などが陽性である．萎縮した大脳白質は髄鞘染色で淡明化し（図 7-20A），高度の髄鞘，軸索の脱落と線維性のグリオーシスに置き換わる（図 7-20B）．白質の変化は一次性の変性と考えられる．

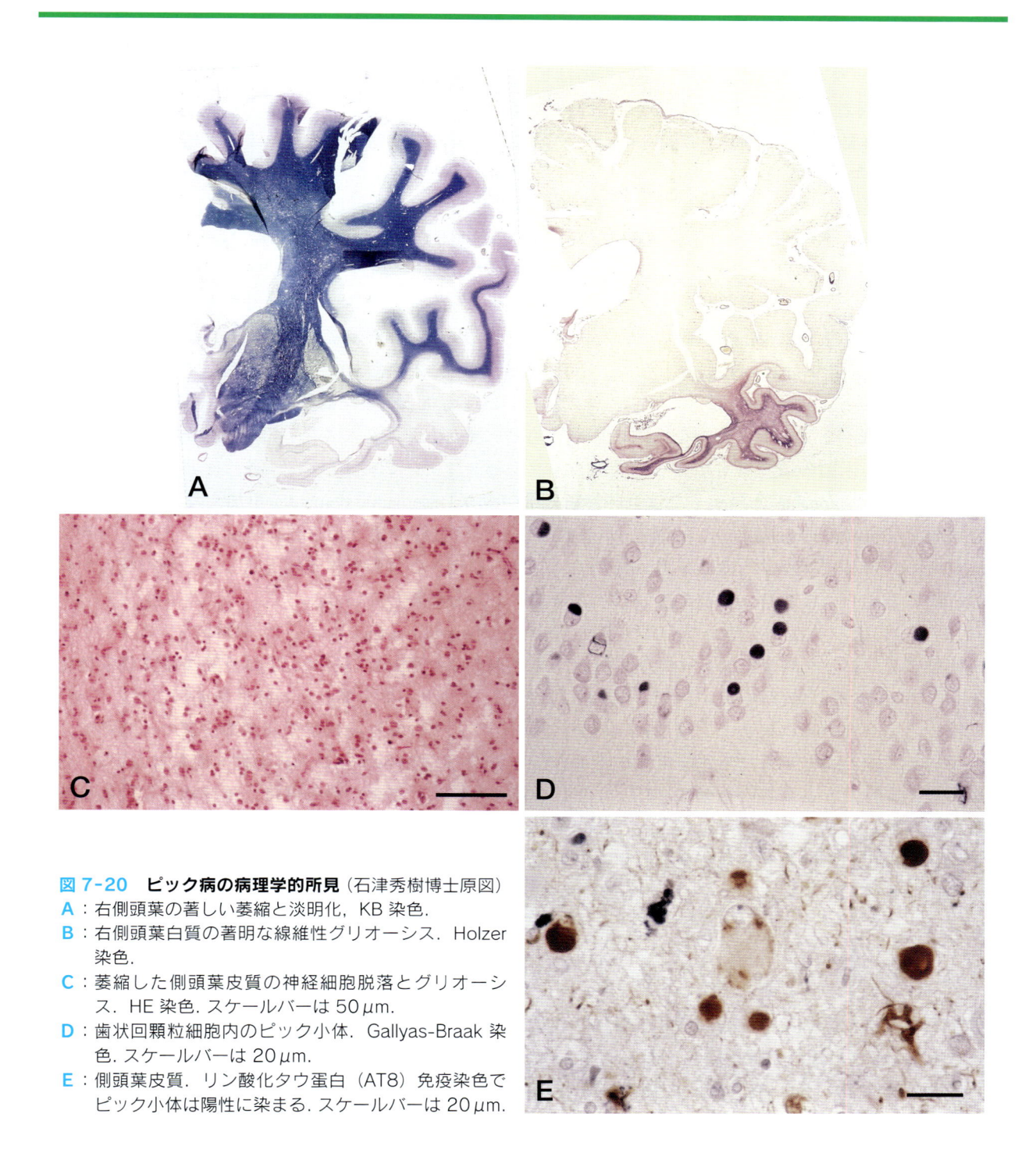

図 7-20　ピック病の病理学的所見（石津秀樹博士原図）
A：右側頭葉の著しい萎縮と淡明化．KB 染色．
B：右側頭葉白質の著明な線維性グリオーシス．Holzer 染色．
C：萎縮した側頭葉皮質の神経細胞脱落とグリオーシス．HE 染色．スケールバーは 50 μm．
D：歯状回顆粒細胞内のピック小体．Gallyas-Braak 染色．スケールバーは 20 μm．
E：側頭葉皮質．リン酸化タウ蛋白（AT8）免疫染色でピック小体は陽性に染まる．スケールバーは 20 μm．

4）前頭側頭型認知症（痴呆）　frontotemporal dementia（FTD）

　ピック病は，1892 年に Arnold Pick によって失語と側頭葉の萎縮を特徴とする疾患として記載され，その後 1911 年に Alzheimer により詳細な組織学的所見とピック小体が記載された．1926 年に Onari と Spatz が 5 剖検例の神経病理所見を記載し，ピック病の古典的疾患概念が確立されたとされている．彼らの検索した 5 剖検例中，ピック小体を有するものは 2 例しかなかった．以後，ヨーロッパやわが国では，ピック病の病理診断には，葉性萎縮の存在が最も重要視され，ピック小体の有無は重要視されなかった．以前はピック病の約半数はピック小体を有しないことが共通認識になっていたほどである．これに対して，北米の研究者は従来よりピック小体の存在を重要視していた．現在では，ピック小体を有する葉性萎縮をピッ

ク病（またはピック小体病）とし，有しないものはピック小体を有しない葉性萎縮 lobar atrophy without Pick body として，両者を明確に分けることが一般的である．

　葉性萎縮を重要視して診断された従来のピック病には，前頭葉と側頭葉の萎縮を示す他の変性性認知症（痴呆）疾患も含まれていた．この中から，現在では臨床病理学的な疾患単位として認められている疾患を含む多くの疾患が分離され，現在もその努力が続けられている．こうした流れの中で，1994 年にルンド（スウェーデン）とマンチェスター（英国）のグループは共同で前頭側頭型認知症（痴呆） frontotemporal dementia（FTD）を提唱し，その臨床的診断基準（**表 7-7**）と神経病理学的診断基準（**表 7-8**）を発表した[11]．これは，それまで類似の臨床・病理所見を示す疾患を，ルンドグループは非アルツハイマー型前頭葉変性症 frontal lobe degeneration of non-Alzheimer type として，マンチェスターグループは前頭葉型認知症（痴呆） dementia of frontal lobe type として，それぞれ別個に発表してきたものを一括して前頭葉変性症型 frontal lobe degeneration type とし，これにピック型および運動ニューロン病型（認知症（痴呆）を伴う運動ニューロン疾患）を加えた 3 病型を，FTD の名のもとに整理したものである．その後 1998 年には，カナダ，フランス，米国の研究者も加わった国際ワークショップで，この FTD に，進行性非流暢性失語 progressive non-fluent aphasia と語義または意味性認知症（痴呆） semantic dementia を加えた 3 つが，前頭側頭葉変性症 frontotemporal lobar degeneration（FTLD）という名称でまとめられた[12]．ルンドとマンチェスターグループの神経病理学的診断基準（**表 7-8**）では，ピック小体を有する例と有しない例の両方がピック型の中に含められており，以前の古いピック病の考え方を踏襲している．

　池田ら[13]は，ピック小体を伴わない葉性萎縮 lobar atrophy without Pick bodies 12 剖検例を，ピック小体を伴う葉性萎縮（ピック病またはピック小体病）11 剖検例および認知症（痴呆）を伴う筋萎縮性側索硬化症（ALSD）10 剖検例と比較検討している．それによると，ピック小体を伴わない葉性萎縮例では，①ALSD に特徴的とされているユビキチン陽性封入体が，12 例中 11 例の海馬歯状回や側頭葉皮質の神経細胞に出現していた，②12 例中 8 例に錐体路変性が認められたが，下位運動ニューロンの変性・脱落はないか，あっても軽度であった．これらの結果は，ピック小体を伴わない葉性萎縮の症例群は，神経病理学的にピック小体病と明確に区別できること，およびそれらの中に ALSD との関連を示唆する症例群が含まれていることを示すものである．ピック病を中心とする FTD とその関連疾患については，今後の臨床的，病理学的，分子生物学的研究の進展によって，より正確な病態が明らかになると考える．

5）タウオパチー Tauopathies

　神経細胞やグリア細胞に，過剰にリン酸化されたタウ蛋白が凝集・蓄積する疾患をタウオパチーと総称する．近年，感度に優れた鍍銀染色である Gallyas-Braak 法や抗タウ抗体をはじめとする各種特異抗体を用いた免疫組織化学，タウ蛋白の分子生物学や分子遺伝学の発展がもたらした細胞病理学的観点から命名された名称である．代表的なタウオパチーは，アルツハイマー病，ピック病，進行性核上性麻痺（PSP），大脳皮質基底核変性症（CBD），第 17 番染色体に連鎖しパーキンソニズムを伴う前頭側頭型認知症（痴呆） frontotemporal dementia and parkinsonism linked to chromosome 17（FTDP-17）である．

　タウ蛋白は，微小管結合蛋白質 microtubule-associated proteins の 1 つで，正常では中枢および末梢神経系で主に軸索に存在する．微小管はチュブリンが重合してできた管状の線維構造で，細胞の形態の維持や，運動，物質輸送，有糸分裂などにきわめて重要な働きをしている．タウ蛋白は，微小管に結合し，その重合促進と安定化に働いている．タウ蛋白が過剰にリン酸化されると，その微小管重合促進能は低下する．タウオパチーの代表的疾患であるアルツハイマー病脳に蓄積するタウ蛋白は過剰にリン酸化されており，その機能を完全に失っていることが示されている．

　タウ遺伝子は，第 17 番染色体長腕に位置し，16 個のエキソンから成る．このうち 11 個のエキソンが mRNA に翻訳されるが，選択的スプライシングにより 352〜441 個のアミノ酸より成る 6 種類のアイソ

表7-7　前頭側頭型認知症（痴呆）の臨床的診断基準 （Lund and Manchester グループ，文献11）より）

主要診断特徴
1. 行動障害
    - 緩徐な発症と進行
    - 自己に対する関心 personal awareness の早期消失（自己の衛生や整容の無視）
    - 社会に対する関心 social awareness の早期消失（社会性の消失，万引きのような軽犯罪）
    - 早期から脱抑制徴候（抑制の効かない性衝動，暴力行為，場にそぐわないふざけ，落ち着きのない歩調）
    - 精神の硬直化と柔軟性消失
    - 口唇傾向（口部/食餌嗜好の変化，過食，食物にうるさい，喫煙や飲酒の過多，物品を口で探る）
    - 常同的行動と保続的行動（周遊行動，拍手・歌・踊りなどの型にはまった行動，収集貯蔵・化粧・身支度などへの儀式的没頭）
    - 使用行動（周辺の物品の抑制のきかない探究）
    - 注意散乱，衝動性，維持困難
    - 状況の変化が自己の精神状態の病的変化に起因するという事実に対する認識の早期欠如
2. 感情障害
    - 抑うつ，不安，過度の感傷，希死念慮と執着観念，妄想（早期かつ一過性）
    - 心気症，奇妙な自己身体への執着（早期かつ一過性）
    - 感情面での無頓着さ（感情面の無関心とよそよそしさ，感情移入や共感の欠如，感情鈍麻）
    - 無表情（不活発，自発性低下）
3. 言語障害
    - 進行性の発語量の減少（自発性低下と節約的発語）
    - 常同言語（限られた種類の語，句，テーマの繰り返し）
    - 反響言語と保続
    - 後期の無言症
    - 血圧の低下と不安定さ
4. 空間的見当識と習慣の保持（環境をうまく乗り越える能力は正常）
5. 理学的徴候
    - 早期からの原始反射
    - 早期からの失禁
    - 後期の無動，固縮，振戦
    - 血圧の低下と不安定さ
6. 検査
    - 臨床的に明らかな認知症（痴呆）があるにもかかわらず脳波は正常
    - （構造的あるいは機能的，ないしその両方の）脳画像所見：前頭葉または側頭葉前方部，ないしその両者の著明な異常
    - 神経心理（いわゆる前頭葉課題で重篤な障害を示すが，高度の記憶障害，失語，視空間性障害は伴わない）

支持的診断特徴
- 65歳以前の発症
- 一親等の親族に同症の家族歴
- 球麻痺，筋力低下と筋萎縮，筋線維束攣縮（運動ニューロン疾患）

除外診断的特徴
- 発作性のエピソードを伴う突然発症
- 発症と関連する頭部外傷
- 早期からの重篤な健忘
- 早期からの空間的失見当識，環境の中で迷うこと，物品の置場所がわからなくなること
- 早期からの重篤な失行
- 思考の脈絡の急速な消失を伴う語間代性発語
- ミオクローヌス
- 皮質性球・脊髄障害
- 小脳性失調
- ヒョレア-アテトーゼ
- 早期からの重篤な病的脳波所見
- 画像所見（中心領域より後方優位の構造的・機能的障害，CT または MRI での多巣性脳病巣）
- 脳障害や炎症性疾患（多発性硬化症，梅毒，エイズ，ヘルペス脳炎）を示唆する検査所見

相対的な除外診断的特徴
- 典型的なアルコール依存症の既往
- 持続性の高血圧
- 血管性疾患（狭心症，跛行）の既往

表 7-8　前頭側頭型認知症（痴呆）の神経病理学的診断基準（Lund and Manchester グループ，文献11)より）

1．前頭葉変性症型 frontal lobe degeneration type

①肉眼的所見
- 前頭葉と側頭葉前方部の軽度で対称的な脳回萎縮を示すが，限局性 circumscribed ではなく，ナイフの刃状 knife-blade type でもない．少数の症例では萎縮は高度．脳室は前方部で拡大．線条体，扁桃体，海馬には通常明らかな萎縮はないが，これらの領域が高度に障害されている症例もある．

②組織学的所見の分布
- 前頭葉穹窿面の皮質と，時に前頭葉眼窩面の皮質，さらに側頭葉の前 1/3 の皮質にもしばしば変化がみられる．帯状回前部には変化がみられるが後部では稀で，上側頭回は保たれる．
- 頭頂葉皮質は，少数例では軽度に，進行例では稀により強く障害される．
- 高度の常同行動を呈した症例の一部では，新皮質の障害は軽度で，線条体，扁桃体，海馬で変化が強い．これらの症例は一つの亜型である可能性もある．

③灰白質の組織学的特徴
- 海綿状態 microvacuolation と軽～中等度のグリオーシス astrocytic gliosis が主に皮質 I～III 層にもみられ，時に一方が他方より目立つこともある．II，III 層で神経細胞の萎縮・消失がみられるが，V 層の神経細胞は軽度の障害がみられるだけで消失よりも萎縮が主体で，時に少数の変性した神経突起がみられる．
- ピック球，腫脹神経細胞，レビー小体はない．タウ蛋白やユビキチンの免疫組織化学的検索では明らかな所見は得られない．
- 一部の症例の黒質では，軽～中等度の色素神経細胞の消失がみられる．

④白質の組織学的特徴
- 軽～中等度の白質のグリオーシスが皮質下 U 線維にみられ，より深部の白質ではグリオーシスはごく軽度で，時に髄鞘の淡明化と消失がみられる．病変分布は灰白質の変化と関連している．虚血性の白質の淡明化も，時に併存している．

2．ピック型 Pick type

①肉眼的所見
- 病変分布は前頭葉変性症型と同じだが，概してより高度で，多くの場合より限局性である．

②組織学的所見の分布
- 前頭葉変性症型と同様であり，肉眼的所見の分布と一致している．

③灰白質・白質の組織学的特徴
- 主な特徴は前頭葉変性症型と同じだが，皮質全層が高度に障害され，嗜銀性で，タウ蛋白とユビキチン陽性の腫脹神経細胞やピック球が存在する．
- 白質の変化もより強い．高度のグリオーシスはあるが腫脹神経細胞または封入体，ないしその両方がない症例は，さしあたりこのカテゴリーに含めて差しつかえない．

3．運動ニューロン病型 motor neuron disease type

①肉眼的所見
- 病変分布は前頭葉変性症型と同じだが，多くの場合より軽度である．

②組織学的所見の分布と灰白質・白質の組織学的特徴
- 前頭葉変性症型と同様である．脊髄の運動ニューロン変性は，腰仙髄より頚胸髄レベルでより強い．脊髄内では外側より内側の cell column により強い神経細胞脱落がある．運動ニューロン，前頭側頭葉の第 II 層の神経細胞，海馬歯状回神経細胞には，ユビキチン陽性だが銀染色やタウ染色には反応しない封入体がみられる．多くの症例で黒質の細胞消失は著しい．舌下神経核の細胞変性がみられる症例もある．

4．除外診断的特徴
- 老人斑，びまん性のアミロイド沈着，β 蛋白抗体で証明されるアミロイドアンギオパチー，神経原線維変化，タウ蛋白やユビキチンの抗体で証明される neuropil threads が年齢に比べて多量であること．プリオン抗体で証明されるプリオン蛋白があること．

フォームが発現する．胎児脳では最も短い 1 種類のアイソフォームのみが発現し，生後まもなく他の 5 種類が出現し，成人脳では 6 種類すべてのアイソフォームが検出される．タウ蛋白の微小管との結合は，C 末側に存在する 31 個のアミノ酸より成る繰り返し配列の領域を介してなされる．この繰り返し配列が 3 つのものを 3 リピート（3R）タウ，4 つのものを 4R タウとよぶ．チュブリン重合能は 4R タウのほうが 3R タウよりも 2～3 倍高い．タウ蛋白のアイソフォームの発現は動物種や細胞の種類によって異なり，ラットやマウスでは成熟すると 3R タウはすべて 4R タウに置き換わるが，ヒトでは成熟しても両者を発現する．海馬歯状回の顆粒細胞は 3R タウのみを発現している[14]．

タウオパチーでは，過剰にリン酸化されたタウ蛋白が神経細胞やグリア細胞に蓄積して，種々の封入体や異常線維構造を形成するが，蓄積するタウ蛋白のアイソフォームは疾患によって異なる．ピック病では3Rタウが蓄積し，PSPやCBD，嗜銀顆粒性認知症（痴呆）では4Rタウ，アルツハイマー病やダウン症候群では3Rタウと4Rタウの両者が蓄積する．第17番染色体に連鎖しパーキンソニズムを伴う前頭側頭型認知症（痴呆）（FTDP-17）は，タウ遺伝子変異が明らかにされた唯一のタウオパチーである．これまでに30種類以上の遺伝子変異が同定されており，変異の種類によって4Rタウ，3R＋4Rタウのいずれかが蓄積するが，4Rタウの蓄積をきたす変異が多い．これまで明らかにされている変異はすべてタウ蛋白の微小管重合促進機能の低下，または，mRNAレベルでタウ蛋白の発現異常をきたす．FTDP-17におけるタウ遺伝子変異の発見は，神経細胞やグリア細胞に過剰にリン酸化されたタウ蛋白が蓄積して封入体を形成し，神経細胞やグリア細胞の機能障害を引き起こし，細胞死と密接に関連していることを明らかにした点できわめて重要である．

6）プリオン病 prion diseases

プリオン病とは，感染型（スクレイピー型）プリオン蛋白質（PrP^{SC}）またはプロテアーゼ耐性プリオン蛋白 protease resistant prion protein（PrP^{res}）とよばれる特異な感染因子が脳や脊髄に蓄積することによって発病するヒトや動物の疾患の総称である．プリオン病に共通する特徴として，以下の4項目が挙げられる．①潜伏期間が長い，②いったん発病すると急速に進行し，100％致死性である，③大脳および小脳皮質を中心に海綿状脳症（多数の小空胞 microvacuolation が形成されてスポンジ状にみえ，炎症性変化を欠く）がみられる，④ヒトからヒト，ヒトから動物，動物からヒト，動物から動物への伝達 transmission が可能である．

組織学的所見の一つとして海綿状変化を示す疾患はプリオン病のほかにも数多くあるが，ヒトや動物に伝達可能な疾患はプリオン病のみであることから，プリオン病のことを伝達性海綿状脳症 transmissible spongiform encephalopathy ともよぶ．

プリオン病の概念の変遷：神経変性疾患から非通常ウイルス感染症，そしてプリオン病へ

クロイツフェルト-ヤコブ病 Creutzfeldt-Jakob disease（CJD）は Creutzfeldt（1920年）と Jakob（1921年）による記載以後，臨床的に急速進行性の神経精神症状を呈し，病理学的には亜急性海綿状脳症を主病変とする神経変性疾患と考えられてきた．1959年に米国の神経病理学者 Klatzo によってクールー kuru と CJD の組織像の類似が指摘された[15]．クールーは，パプアニューギニアのフォア族に多発していたふるえ（現地語でクールーという）を主症状とする致死性の神経疾患で，1957年に Gajdusek と Zigas[16] によって報告された疾患である．主に女性と小児が罹患し，海綿状脳症がみられることから，当初は家族性または遺伝性の神経変性疾患が疑われた．同じく1959年に，当時英国で羊のスクレイピー scrapie の研究をしていた米国の獣医病理学者 Hadlow は，クールーが臨床的にも病理学的にもスクレイピーにきわめてよく類似していることを指摘し，チンパンジーへの伝達の可能性を示唆した[17]．羊のスクレイピーは，プリオン病の中で最も早く1732年に記載され，最も研究が進歩していた疾患であった．1936年には羊から羊へ伝達しうることが証明されていた（1970年には羊からマウスへ，1975年には羊からハムスターへ，さらにサルへの伝達実験にも成功した）．スクレイピーという病名は，発症した羊が強い瘙痒感のため，側腹部や臀部を柵や立ち木に「こすりつける」という意味の scrape に由来するという．1967年に Gajdusek ら[18] はクールー患者の脳組織のホモジネート（脳乳剤）をチンパンジーの脳内に接種することにより，さらに1968年には CJD についても同様にチンパンジーへ伝達可能であることを明らかにした[19]．Gajdusek はこの一連の業績により，1976年にノーベル医学・生理学賞を受賞した．こうして，クールーや CJD はスクレイピーとともに伝達性海綿状脳症とよばれるようになったが，当時 Gajdusek は感染因子として，潜伏期間の長い

特殊な「非通常ウイルス」の可能性を考えていた．しかし，ウイルス感染症としては，脳に炎症所見がみられず，抗体産生も認められないこと，ウイルスに対する通常の消毒法では感染性を消失させることができないこと，通常の方法ではウイルスの精製ができないことなど，多くの矛盾点があった．1982 年に Prusiner[20]は，スクレイピー感染ハムスター脳から感染因子を含む分画を精製し，その主な構成成分が 27～30 kDa の蛋白質であること，およびこの蛋白質が感染性と挙動をともにすることを発見した．彼は，この感染因子を蛋白質性感染粒子 proteinacious infectious particle（プリオン prion）とよんだ．プリオンは核酸を有さず，潜伏期間が長く，炎症・免疫反応を起こさず，高熱，紫外線，超音波，各種の消毒薬に耐性であり，蛋白分解酵素によってのみ失活するという独特の性状を有し，既知の感染因子とはまったく異なるものであった．このプリオンを感染因子の本態とするプリオン仮説に対して，当初は多くの反論と批判があった．しかし，1985 年にプリオンの主要構成蛋白であるプリオン蛋白質（PrP）は，宿主の染色体（ヒトでは第 20 番染色体短腕，マウスでは第 2 番染色体）上に存在する PrP 遺伝子によってコードされており，主に中枢神経系の正常細胞に発現していることが発見された[21]．その産物である正常型 PrP normal cellular form of PrP（PrP^C）は，253 個のアミノ酸より成る神経細胞の膜結合性糖蛋白で，蛋白分解酵素や熱，酸で消化・分解され，感染性はない．これに対し，Prusiner が発見した感染型プリオン蛋白 scrapie form of PrP（PrP^{SC}）は，スクレイピーや CJD に感染した細胞に発現し，蛋白分解酵素や熱，酸に抵抗性で，感染性を有する．正常型 PrP と一次構造は同じであるが，立体構造が異なり β シート構造に富むため，容易に凝集してアミロイド細線維を形成する．Prusiner が発見したプリオンはプロテアーゼ耐性プリオン蛋白（PrP^{res}）そのものであり，したがって，感染型プリオン蛋白は PrP^{SC} または PrP^{res} と表現される．PrP^{SC}の複製は，いまだ不明の機序によって PrP^C の立体構造が PrP^{SC} のそれに変化することである．プリオン仮説は，その後 1989 年にゲルストマン-シュトロイスラー-シャインカー病 Gerstmann-Sträussler-Scheinker disease（GSS）がプリオン蛋白質遺伝子の点変異（コドン 102 が Pro から Leu に置換）によって起きることが明らかにされ，さらにプリオン蛋白質遺伝子ノックアウトマウスに PrP^{SC} を接種しても発病せず，脳内での PrP^{SC} の蓄積も認められないことなどが明らかにされるに至り[22]，広く受け入れられるようになった．

プリオン病の分類

ヒトのプリオン病は，その発症機序によって 3 つに分類される．①原因不明の孤発性プリオン病，②PrP 遺伝子の変異による遺伝性または家族性プリオン病，③ヒトまたは動物のプリオン病から PrP^{SC} が外来性に脳内に侵入することにより発症する感染性プリオン病である．厚生労働省の「プリオン病および遅発性ウイルス感染症に関する調査研究班」の全国調査によると，2003 年 3 月までにわが国におけるプリオン病の患者数は 409 例（男/女＝169/240）あり，その内訳は，孤発性クロイツフェルト-ヤコブ病 324 例（79.2％），遺伝性プリオン病 49 例（12.0％），感染性プリオン病 36 例（8.8％）である．特記すべきは，わが国における感染性プリオン病の全例がヒト屍体凍結乾燥硬膜移植後の CJD であり，以前の全国調査時の症例数を合わせると総計 97 例に達し，世界的にもわが国での発生が圧倒的に多いことである．

①孤発性クロイツフェルト-ヤコブ病 sporadic Creutzfeldt-Jakob disease（sCJD）

sCJD は，従来より古典型 CJD のほかに数種の亜型に分類され，それぞれ特徴的な臨床・病理像を示すことが知られてきた．近年，これらの亜型が，PrP 遺伝子のコドン 129 の多型と蓄積する PrP^{SC} のウエスタンブロット法上での分子量に密接に関連することが示され，それらに基づいた分類が提唱されている（表7-9）[23]．

プリオン蛋白遺伝子コドン 129 の多型はアリルがメチオニン（M）とバリン（V）の組み合わせにより，MM，MV，VV の 3 型となる．多型には人種差があり，日本人はそれぞれ 92％，8％，0％，英国人は 37％，51％，12％と報告されている．蓄積する PrP^{SC} は，proteinase K 処理後のウエスタンブロット法で出現するバンドの分子量により 1 型と 2 型に分けられ，1 型はバンドが 21 kDa，2 型は 19 kDa の位置に出現する．

7. 認知症（痴呆）[病理]

表 7-9 孤発性クロイツフェルト-ヤコブ病の分類 （文献 23)より改変）

孤発性 CJD 病型[*1]	従前の分類	頻度 (%)	罹病期間 (月)	臨床像	脳波異常 (PSD)	神経病理所見
MM1 （稀に MV1）	ミオクローヌス型（古典型） Heidenhain 型	70	3.9	急速進行性認知症（痴呆），初期から顕著なミオクローヌス．40%に視覚障害または症状の片側性あり．	+	古典型 CJD の病変分布，後頭葉皮質に著明．PrP 染色はシナプス型，1/3 に空胞の融合．空胞周囲への PrP 沈着あり．
VV2	失調型	16	6.5	運動失調で始まり，後に認知症（痴呆）．	−	皮質下，脳幹の変化著明．海綿状変化は新皮質深層に限局，PrP 染色は斑状，局所性，神経細胞周囲性沈着
MV2 （または VV2）	クールー斑型	9	17.1	運動失調と進行性認知症（痴呆）．時に 2 年を超す例あり．	−	VV2 に類似．小脳にクールー斑，PrP 沈着は斑状，局所性．
MM2 視床型	視床型	2	15.6	運動失調と認知障害に加え，不眠，精神運動活動亢進	−	視床，下オリーブ核に高度の萎縮（海綿状変化を伴わない），海綿状変化は欠如または局所性．異常 PrP の沈着は他の病型に比し少量．
MM2 皮質型	なし	2	15.7	進行性認知症（痴呆）	−	大脳皮質全層に空胞周囲性 PrP 沈着を伴う大きな融合性空胞．小脳は免れる．
VV1[*2]	なし	1	15.3	進行性認知症（痴呆）	−	大脳皮質，線条体に強い病変，脳幹，小脳は免れる．大空胞なし．ごく軽度のシナプス型 PrP 沈着．

[*1] プリオン蛋白遺伝子コドン 129 の正常多型［メチオニン(M)かバリン(V)か］と PrP^{SC} のタイプ（タイプ 1 かタイプ 2 か）との組み合わせによる．
[*2] わが国での報告はない．

コドン 129 多型と PrP^{SC} の型の組み合わせにより，MM1，MV1，VV1，MM2，MV2，VV2 の 6 型に分類される．

a) 古典型 CJD classic type CJD

臨床事項

sCJD 全体の 70%を占め，ほとんどは MM1 型（稀に MV1 型）である．有病率は世界的に 100 万人に 1 人前後である．平均 63 歳で発症し，臨床的には急速進行性の認知症（痴呆），ミオクローヌス，錐体路・錐体外路症候，小脳症状，視覚異常などを呈し，3～7 カ月で無動性無言になる．全経過 1～18 カ月（平均 3.9 カ月）で死亡する．脳波検査で周期性同期性放電 periodic synchronous discharge（PSD）がみられることが特徴である．髄液中の 14-3-3 蛋白は 85%に陽性である．CJD 診療マニュアル（改訂版）による古典型 CJD の診断基準を示す（**表 7-10**）[24]．

病理所見[25]

わが国の sCJD は，欧米諸国の古典型と対照的に，大脳皮質を主とする灰白質病変に加えて，大脳白質

表 7-10　プリオン病の診断基準（クロイツフェルト-ヤコブ病診療マニュアル改訂版[24]）

- ●診断確実例（definite）
  特徴的な病理所見を有する症例，またはウエスタンブロット法や免疫染色法で脳に異常なプリオン蛋白を検出しえた症例．
- ●診断ほぼ確実例（probable）
  病理所見がない症例で，進行性認知症（痴呆）を示し，脳波で PSD を認める．さらにミオクローヌス，錐体路・錐体外路障害，小脳症状または視覚異常，無動性無言のうち 2 項目以上を示す症例．
- ●診断疑い例（possible）
  診断ほぼ確実例と同じ臨床像を示すが，PSD を欠く症例．

も高度に障害される全脳型 panencephalopathic type が圧倒的に多い．したがって脳重量も著しく減少し，600〜1,000 g に減少する例が多い．

　外表所見はびまん性の脳回萎縮と脳溝開大が著明である．割面では，大脳新皮質の萎縮と褐色調の変色が著しい．大脳新皮質と対照的に，海馬は例外なくよく保たれることが特徴である．大脳基底核や視床および脳幹・小脳も全体的に萎縮性である．全脳型 CJD では，これらに加えて大脳白質が著明に萎縮して正常の光沢を失い，脳室の拡大を伴う（図 7-21A）．

　組織学的には，灰白質，特に大脳新皮質を中心に，海綿状変化と神経細胞脱落およびグリオーシスがさまざまな程度で組み合わさって認められる．全脳型ではこれらに大脳白質病変が加わる．病理診断の確定には，抗 PrP 蛋白抗体を用いた免疫組織化学やウエスタンブロット法により脳組織に PrP^{SC} の蓄積を証明する必要がある．

● 海綿状変化 spongiform change

　海綿状変化はプリオン病を特徴づける病理変化であり，その本態は主に樹状突起や軸索，シナプスおよび白質では髄鞘の局所的腫大である．その組織像から海綿状変性 spongiform degeneration と海綿状態 status spongiosus の 2 つに分けられる．海綿状変性（図 7-21B）は早期の変化であり，ニューロピルに多数の小空胞がみられるのみで，神経細胞消失やグリオーシスはないか，あっても軽微である．病期の進行に伴ってこれらの小空胞は互いに融合し，ぶどうの房状，あるいはより大きな空胞や空隙を形成し，神経細胞消失やグリオーシスの増強と相まって，組織の粗鬆化をきたす．このような進行した海綿状変化を海綿状態 status spongiosus（図 7-21C）とよんでいる．海綿状変化の程度は，症例により，あるいは部位や罹病期間の長短によりさまざまである．一般には，大脳新皮質のほか，被殻，尾状核，視床，小脳皮質分子層などに好発し，淡蒼球，脳幹，脊髄には通常認められないか軽微である．海馬および海馬傍回では海綿状変性はしばしばみられるが，海綿状態を呈することはない．

● 神経細胞脱落

　古典型および全脳型 CJD における大脳新皮質の神経細胞脱落の程度は，一般に罹病期間とよく相関する．罹病期間の短い例や早期の病変部位では，海綿状変性が目立ち，神経細胞の脱落は認められないか軽微である（図 7-21B）が，罹病期間の長い例や進行した病変ではほぼ完全に脱落し，肥胖性アストロサイトから成る著しいグリオーシスに置き換わり（図 7-21D），海綿状態あるいは著明な粗鬆化を示す（図 7-21C）．特徴的な所見は，大脳新皮質の神経細胞脱落が高度な例でも，海馬および支脚の神経細胞はよく保たれ，支脚を境に海馬傍回は大脳新皮質と同様に高度の神経細胞脱落とグリオーシスを呈することである．大脳基底核では，被殻と尾状核に比し，淡蒼球の神経細胞脱落は軽い．視床では，前核，背内側核，背外側核の変化が強い．小脳皮質では，顆粒細胞の脱落がプルキンエ細胞の脱落に比して常に強い．

● グリオーシス

　大脳新皮質のグリオーシスは肥胖性アストロサイトの増多より成り，その程度は一般に神経細胞脱落の程度または罹病期間の長さと相関するが，神経変性疾患一般でみられるグリオーシスに比しきわめて高度

7. 認知症（痴呆） [病理]

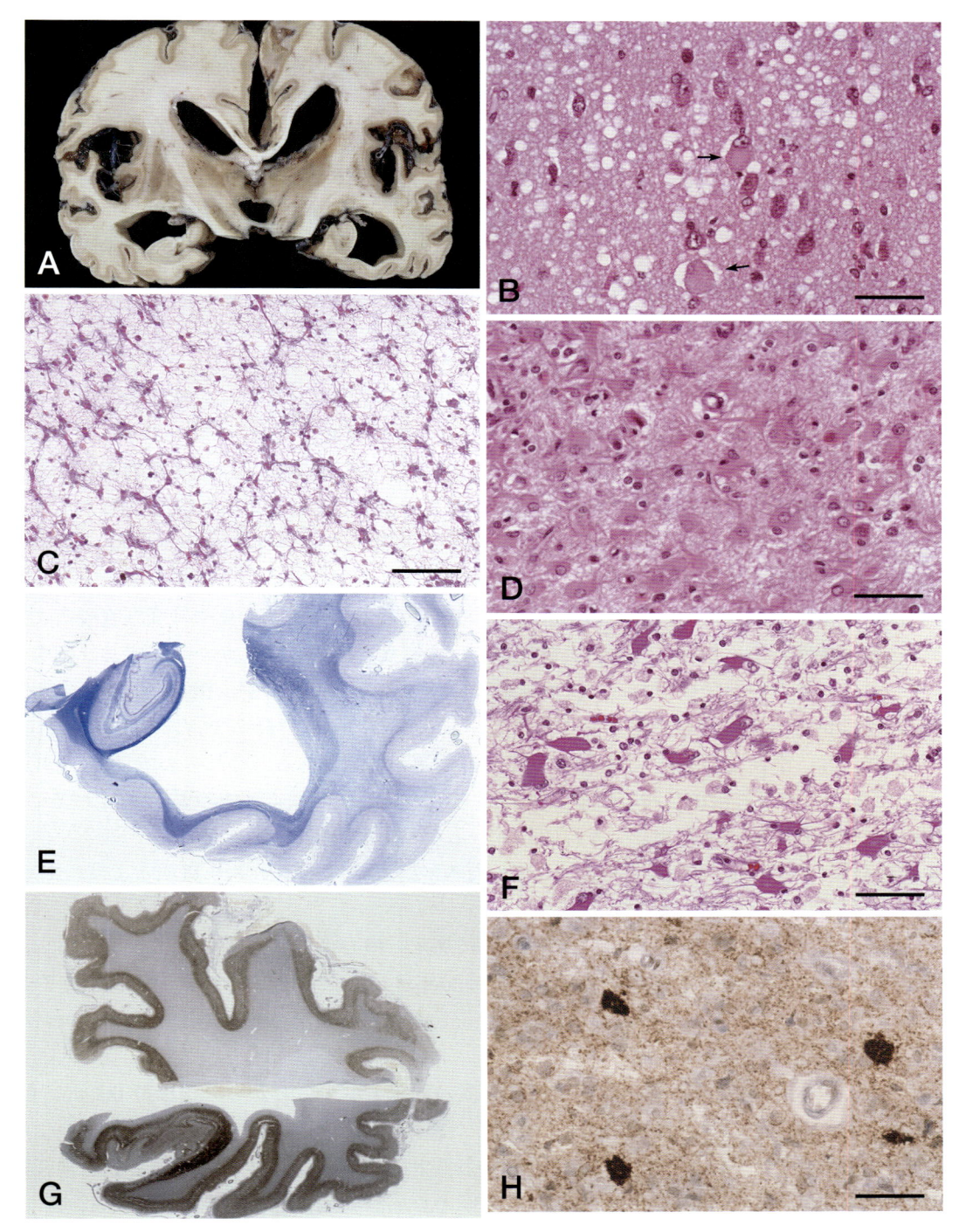

図 7-21　クロイツフェルト-ヤコブ病 Creutzfeldt-Jakob disease（全脳型）

- **A**：海馬を除く大脳皮質，大脳基底核，視床の萎縮に加え，大脳白質も正常の光沢を失って萎縮し，脳室は拡大している．
- **B**：大脳皮質．大脳皮質の早期の海綿状変化（海綿状変性）と神経細胞（→）の腫大（ballooned neuron）．アストロサイトの増多は認められない．HE 染色．スケールバーは 50μm．
- **C**：大脳皮質の高度な海綿状変化（海綿状態）．HE 染色．スケールバーは 100μm．
- **D**：大脳皮質．神経細胞は高度に脱落し著明なグリオーシスを示す．HE 染色．スケールバーは 50μm．
- **E**：右側頭葉．海馬を除き大脳皮質および白質は著明に萎縮し，淡明化している．KB 染色．
- **F**：大脳白質．マクロファージを伴った組織の粗鬆化と肥胖性アストロサイトの増多．HE 染色．スケールバーは 50μm．
- **G**：前頭葉（上）と側頭葉（下）のプリオン蛋白免疫染色．プリオン蛋白は大脳皮質に限局している．
- **H**：大脳皮質のプリオン蛋白免疫染色．本例では，例外的にプリオン蛋白のびまん性シナプス型沈着に加え，大きな塊状沈着（プラーク型）がみられる．スケールバーは 50μm．

である（図7-21D）．神経細胞脱落に対する二次性反応ではなく，アストロサイトを活性化し増殖させる因子の存在が示唆される．大脳新皮質では，活性化ミクログリアも著明に増加する．

● 大脳白質の変性

わが国のsCJDの大多数は，大脳白質も高度に障害される全脳型CJD[26]である（図7-21A，E）．病変は深部白質から皮質下白質までびまん性にみられ，U線維も障害される（図7-21E）．大脳白質は脳梁も含め著しく萎縮するが，内包は比較的障害を免れる．組織学的には，髄鞘，軸索とも崩壊し，海綿状変化，粗鬆化を呈し，泡沫状マクロファージの浸潤と著明な肥胖性アストロサイトの増多を示す（図7-21F）．これらの所見から，大脳白質病変は皮質病変に伴う二次性変化ではなく，一次性病変と考えられる．しかし，これらの白質病変内に免疫組織化学によりPrP^{SC}を検出することはできない．

● PrP^{SC}の蓄積

プリオン病の確定診断のためには，上記の特徴的病理所見を示すか，または免疫組織化学やウエスタンブロット法により，脳にPrP^{SC}の蓄積を証明しなければならない（表7-10）．プリオン病におけるPrP^{SC}の蓄積は，抗PrP抗体を用いた免疫組織化学では，一般にシナプス前終末に一致して微細顆粒状のパターンを示すシナプス型と塊状の蓄積を示すプラーク型に大別される．古典型および全脳型CJDの大多数は，大脳皮質をはじめとする灰白質全般にシナプス型蓄積を示し（図7-21G，H），プラーク型（図7-21H）をみることは少ない．大脳新皮質や小脳皮質におけるPrP^{SC}の蓄積の程度は，一般に海綿状変化や神経細胞脱落の軽い部位や罹病期間の短い例で強いことから，PrP^{SC}の蓄積は海綿状変化や神経細胞脱落よりも早期に起きることが示唆される．一方，海馬および支脚では，罹病期間の長短にかかわらず神経細胞はよく保たれ，グリオーシスもないか軽微である．海綿状変性を呈することはあるが，罹病期間の長い例や大脳皮質の変化が高度の例でも海綿状態を呈することはない．しかし，中枢神経系で常に最も高度なPrP^{SC}の蓄積を示す部位であり，剖検脳でPrP^{SC}の蓄積をみるのに最適の部位である．これらの所見は，CJD脳では，蓄積したPrP^{SC}そのものが直接的に神経細胞を死に至らしめるのではなく，他の要因，例えばミクログリアの活性化などを介して神経細胞死を引き起こしていることを示唆する．

sCJDの他の病型のうち，従来失調型とよばれていたVV2型，およびクールー斑型とよばれてきたMV2型は，プラーク型の蓄積を示す．

古典型や全脳型CJDの大脳皮質には，上記の変化に加え，中心染色質溶解 central chromatolysis に類似する細胞体の腫大と，核の偏位を示す腫大神経細胞 ballooned neuron がしばしばみられる（図7-21B）．

b）視床型CJD thalamic form CJD

MM2型のsCJDの半数は視床と下オリーブ核に高度の変化を示すことから，視床型 thalamic form とよばれる．発症年齢は平均52歳で古典型CJDより若く，臨床的には運動失調や認知症（痴呆）に加え，睡眠障害（精神運動興奮や幻視を伴う不眠症），自律神経症状（高体温，多汗，頻脈など交感神経興奮状態を主徴とする）を呈することが多く，脳波でPSDは認めない．経過は古典型CJDより緩徐で，8〜24カ月（平均15.6カ月）である．

肉眼的には脳萎縮はないか，軽度で，脳重量も正常範囲内である．組織学的には，視床と下オリーブで神経細胞脱落とグリオーシスが著明である．視床では，背内側核，前核，背外側核で強い．海綿状変化は，視床やオリーブ核では認められず，大脳皮質に限局性に軽度みられる例が多い．小脳の顆粒細胞がよく保たれることも古典型CJDとの大きな違いである．PrP^{SC}の蓄積は他の病型に比し少量なため，免疫組織化学で検出できることは少なく，ウエスタンブロット法で視床や大脳新皮質に証明される例が多い．視床型CJDは，プリオン蛋白質遺伝子に異常は認められないが，臨床・病理像は遺伝子異常（コドン178のアスパラギン酸がアスパラギンに置換）を有する致死性家族性不眠症 fatal familial insomnia（FFI）に類似していることから，孤発性致死性不眠症 sporadic fatal insomnia（SFI）ともよばれる．

7. 認知症（痴呆） [病理]

②遺伝性プリオン病 inherited prion disease

ヒトの遺伝性プリオン病には，家族性 CJD，ゲルストマン-ストロイスラー-シャインカー病 Gerstmann-Sträussler-Scheinker disease（GSS），致死性家族性不眠症がある．いずれも常染色体優性遺伝形式をとるが，家族性プリオン病症例の 40％は遺伝的浸透率が低いため，家族歴が認められず，孤発性と見なされる例が多い．変異の種類および多型の部位と種類によって，多様な臨床病理学的表現型をとる．

a）家族性 CJD familial CJD（fCJD）

コドン 200（Glu→Lys），208（Arg→His），210（Val→Ile）の変異は，いずれも古典型 CJD 類似の臨床病理像を示す．コドン 200 の変異が最も多い．古典型 CJD と類似の症状で初発するが，急速進行性で，3～6 カ月で無動性無言に至る．全経過は平均 14 カ月（3～36 カ月）で，古典型 CJD より短い．コドン 180（Val→Ile）変異はわが国特有の変異で，浸透率が低く，古典型 CJD とされることが多い．高齢（平均 73 歳）で発症して比較的緩徐な経過をとり，2～6 年で死亡する．脳波検査で PSD の認められない例が多い．コドン 129 の多型が MV の場合にはパーキンソニズムを呈する．

b）ゲルストマン-ストロイスラー-シャインカー病 Gerstmann-Sträussler-Scheinker disease（GSS）

30～60 歳で小脳性失調または痙性対麻痺で初発し，徐々に進行して認知症（痴呆）が加わり，数年～10 年で無動性無言になる．PrP 遺伝子変異の部位により，症状が異なる．

わが国では，コドン 102（Pro→Leu）変異による小脳失調型 GSS（古典型 GSS ともよばれる）が最も多い．40～60 歳代で進行性の小脳性失調症状で発症し，徐々に認知症（痴呆）が加わり，2～3 年で無動性無言になり，全経過 2～10 年で死亡する．ミオクローヌスは約半数にみられるが，PSD は稀である．病理学的には，海綿状変化を示さない例と高度な例がある．神経細胞脱落とグリオーシスは，小脳皮質，大脳皮質，線条体，橋核などにみられる例が多い．PrP^{SC}の蓄積は，小脳皮質にプラーク型が多発することが特徴である．1 個の PrP^{SC}塊から成る unicentric plaque，これからアミロイド線維が周囲に放射状に伸びるクールー斑，数個の小塊から成る multicentric plaque などが認められる．PAS 染色，チオフラビン染色，コンゴーレッド染色などで陽性に染まり，糖蛋白とアミロイド蛋白の特徴を示す．

コドン 105（Pro→Leu）変異は，痙性麻痺型 GSS とよばれる病型をとる．変異のあるアリルのコドン 129 多型は日本人には稀なバリン型を示す．40～49 歳（平均 45 歳）に進行性の痙性四肢麻痺で発症し，2～5 年後に認知症（痴呆）が徐々に強くなる．ミオクローヌスや PSD は出現しない．5～12 年で死亡する．病理学的には，海綿状変化はみられず，神経細胞脱落とグリオーシスが前中心回（運動野）を中心に大脳皮質深層に認められる．PrP^{SC}は大型の unicentric plaque が前中心回を中心に多発する．

c）致死性家族性不眠症 fatal familial insomnia（FFI）

コドン 178（Asp→Asn）変異を有し，コドン 129 の多型が MM の場合に FFI 病型をとる．18～61 歳で，治療抵抗性の不眠症，発汗過多，心拍亢進，高体温などの自律神経症状で発症し，錐体路徴候，小脳症状，認知症（痴呆），ミオクローヌスなど多彩な症状が加わる．脳波検査で PSD はみられない．全経過 7～36 カ月で死亡する．

病理学的には，脳萎縮は認められず，脳重量も正常範囲内である．大脳皮質に限局性，軽度の海綿状変化をみることがある．主病変は，視床と下オリーブ核に限局する神経細胞脱落とグリオーシスである．視床の変化は前核，背内側核，背外側核に強い．小脳プルキンエ細胞，歯状核，中脳被蓋部などに軽い変化がみられる．これらの所見は，孤発性 CJD の視床型に類似する．免疫組織化学では PrP^{SC}を証明できない例が多い．ウエスタンブロット法でも部位によって検出されない例があり，確定診断には，数カ所のウエスタンブロットを行う必要がある．

③感染性プリオン病 infectious prion disease

ヒトの感染性プリオン病には，クールー，医原性プリオン病，変異型 CJD がある．

a) クールー kuru

パプアニューギニア東部の高地の原住民フォア族の間に 1920 年代から徐々に増加しはじめた致死性神経疾患で，クールーとは原住民の言葉で「寒さや恐怖で震える」ことを意味するという．1957 年，次いで 1959 年に Gajdusek らにより報告された．フォア族には，死者の霊を弔う儀式として，死者の筋肉，脳・脊髄，内臓などを食べる食人の風習があり，これによる経口感染で広がったと考えられた．1960 年代にこの風習がなくなってからは，新たな患者の発生は認められていない．

患者の多くは女性と子どもであったが，その理由は男性が筋肉を食べ，女性と子どもは脳・脊髄を食べることが多かったことによると説明されている．臨床的には，潜行性の小脳性失調，振戦などの不随意運動，情動変化などを呈し，末期に認知症（痴呆）が認められる．Gajdusek が米国国立衛生研究所（NIH）に送った 16 例の剖検脳は Klatzo が検索し，海綿状変化とアミロイド斑（クールー斑）が認められ，CJD に類似することが指摘された[15]．一方，当時英国でスクレイピーの研究をしていた米国の獣医病理学者 Hadlow は，クールーが臨床的にも病理所見のうえでもスクレイピーにきわめてよく類似していることを指摘し，霊長類へ伝達可能であることを示唆した[17]．この後，Gajdusek らはクールー，次いで CJD 患者の脳乳剤をチンパンジー脳内へ接種することにより，クールーでは 14～39 カ月，CJD では 10～14 カ月の潜伏期を経て発症させることに成功し，剖検で海綿状脳症の存在することを確認した[18,19]．これにより，クールーと CJD は，スクレイピーと同様，伝達性であることが証明され，この功績により Gajdusek は 1976 年にノーベル賞を受賞した．これらの疾患の病原体として，Gajdusek は"非通常ウイルス"を考えたが，後に Prusiner によりプリオンが発見された．

b) 医原性プリオン病 iatrogenic prion disease

医療行為によって感染したプリオン病を，医原性プリオン病と総称する．これまで報告されている原因として，角膜移植，脳内深部電極挿入，脳外科手術に使用した器具，ヒト屍体の下垂体から抽出してつくられたヒト成長ホルモン／ゴナドトロピン製剤の注射，同じくヒト屍体凍結乾燥硬膜の移植などがある．わが国では，硬膜移植後 CJD が 2003 年 3 月現在で 97 例発生しており，諸外国に比し圧倒的に多い．ほかには角膜移植後の CJD が 1 例あるのみである．欧米諸国では成長ホルモン製剤の注射による CJD が多い[27]．

わが国の硬膜移植後 CJD[28] は，1979 年から 1991 年，特に 1983 年から 1987 年の 5 年間に硬膜移植手術を受けた例が多く，原因疾患は，腫瘍，出血，外傷，奇形などである．移植から発症までの期間は 16 カ月から 17 年にわたっている．移植に使用された硬膜は，由来が判明した全例がドイツの B. Braun 社製のアルカリ未処理の乾燥硬膜 Lyodura® であった．患者の発症年齢は 15～79 歳（平均 53 歳）で，sCJD に比し若年発症の傾向がある．わが国では，1997 年の 3 月にヒト乾燥硬膜の使用は禁止された．

硬膜移植後 CJD は，臨床病理学的に古典型と変異型の 2 群に分けられる[24]．古典型（Dura-classic CJD）は，古典型 CJD と同様の症状，経過をとり，病理所見も同一である．変異型（Dura-variant CJD）は，緩徐進行性で，発症 1 年後でも簡単な応答は可能で，無動性無言は末期に出現する．ミオクローヌスや PSD は認められない．病理所見でも脳萎縮は軽度で，脳重量も多くは 1,000 g 以上である．組織学的には，軽～中等度の海綿状変化と神経細胞脱落，グリオーシスが大脳皮質，大脳基底核，視床，小脳皮質分子層などに認められる．白質病変は軽度である．免疫組織化学では，unicentric plaque の周囲を空胞が取り囲む florid 斑が大脳・小脳皮質などにみられ，変異型 CJD でみられるもの（図 7-22）と区別がつかない．multicentric plaque やシナプス型の蓄積も認められるが，変異型 CJD にみられる大型のプラーク型蓄積はみられない．ウエスタンブロット法では 1 型であり，変異型 CJD（2B 型）とは異なる．

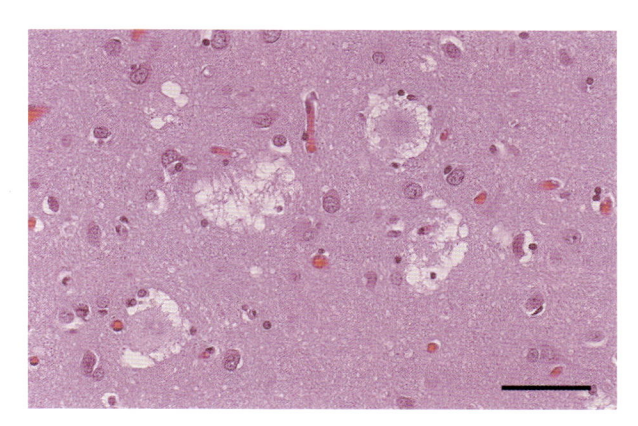

図7-22 変異型クロイツフェルト-ヤコブ病 variant Creutzfeldt-Jakob disease
大脳皮質のflorid斑．HE染色．スケールバーは50μm．

c）変異型CJD variant CJD（vCJD）

1996年Willら[29)]により，英国で若年者に発生したCJD 10例（10歳代3名，20歳代5名，30歳代2名）の臨床像と神経病理所見が，新変異型CJD new variant of CJDの名のもとに報告され，CJDの新しい亜型として確立された．その後，単に変異型CJDとよばれるようになった．その後の患者の発生も英国で圧倒的に多く，2002年3月現在英国113例，フランス5例，アイルランド，香港，イタリア各1例の発生が報告されている．わが国でも，2005年2月に1例の発生が確認された．

Willらは，当初から英国で大流行していた牛海綿状脳症 bovine spongiform encephalopathy（BSE）との関連を強く疑っていたが，その後の疫学および種々の研究結果から，BSE感染牛由来の食品の経口摂取によって発生することが確実視されている．

vCJDは，その名のとおり，古典型CJDとは臨床的にも病理所見でもさまざまの点で異なっている．発症年齢は12〜74（平均26）歳，死亡時年齢は14〜74（平均28）歳であり，古典型CJDの平均発症年齢63歳に比し，異常に若年である．全経過は8〜38（平均18）カ月で，古典型CJD（英国の平均4.5カ月）に比し進行は緩徐である．初発症状は，潜行性に発症する精神症状（抑うつ，不安，自閉，異常行動など）が主で，記憶障害，持続性の痛みやしびれを伴う顔面・上下肢の感覚異常を伴うことが多い（視床病変によると考えられる）．発症後5〜6カ月で小脳性失調が全例にみられ，舞踏運動，下肢のジストニア，全身のミオクローヌス，眼球運動障害（上方視制限，複視など）などが高頻度にみられる．脳波でPSDは認められない．MRIではT2および拡散強調画像で，視床枕に高信号（pulvinar sign）が認められることが特徴的とされている．

神経病理所見[30)]

海綿状変化は，大脳基底核，特に被殻と尾状核で最も著しく，大脳皮質や小脳皮質では認められないか，あっても局所的，軽度である．古典型CJDでみられるような高度な海綿状変化をみることはない．神経細胞消失とグリオーシスは，視床背内側核と視床枕，中脳水道周囲灰白質で最も強く，大脳皮質では，PrP^{SC}が多量に蓄積している部においても軽微である．小脳皮質では，部位により顆粒細胞の脱落が軽〜中等度に認められる．PrP^{SC}の蓄積は，プラーク型の蓄積が著明で，特に医原性プリオン病の項でも記したflorid斑はHE染色により一見して明瞭に認められ（図7-22），vCJDを特徴づける最も重要な所見である．これは大きな円形のunicentric plaqueとして蓄積したPrP^{SC}の周囲を空胞ないし海綿状変化が取り囲むもので，中央部はHE染色で好酸性に濃染し，周辺部は淡染する．時に周辺部へ放射状に配列するアミロイド線維がみられる（図7-22）．florid斑は，大脳皮質，特に後頭葉皮質と小脳皮質分子層および顆粒層に多数出現する．HE染色のほか，PAS染色，アルシアンブルー染色，コンゴーレッド染色，ガリアス染色な

どでも陽性に染まる．florid 斑は，スクレイピーを伝達されたマウス脳で最初に見いだされ，この名前でよばれるようになったものであるが，古典型 CJD でみることはない．しかし，硬膜移植後 CJD の一部の症例で認められる．HE 染色では，周囲に空胞を伴わないクールー斑も多数認められ，特に小脳皮質に多い．

PrP の免疫組織化学では，florid 斑，クールー斑が強陽性に染色され，同時に，HE 染色では認めえない無数の小型の斑や種々の形態を示す PrP^{SC} が強陽性に染め出される．大脳皮質や小脳皮質では，多数の unicentric plaque やそれらの集合した multicentric plaque，神経細胞周囲，血管周囲，空胞周囲などにも PrP^{SC} が染め出される．vCJD で蓄積する PrP^{SC} は，ウエスタンブロット法では 2B 型（Parchi 分類）または 4 型（Collinge 分類）であり，ヒトのプリオン病の他の病型で蓄積する 1 型または 2A 型とは異なり，BSE と同じ型であることが示されている．

vCJD と孤発性 CJD とのその他の重要な相違点として，vCJD では中枢神経系のみならず知覚神経節やリンパ系組織などにも PrP^{SC} が蓄積することが挙げられる．脊髄神経節や三叉神経節では，神経節細胞とこれを取り囲む外套細胞が免疫組織化学で強陽性に染色される．また，口蓋扁桃，腸管壁，脾臓などの濾胞樹状細胞にも 2B 型（または 4 型）の PrP^{SC} が蓄積する．したがって，ヒトプリオン病のうち，vCJD のみは扁桃生検によって正確な生前診断が可能である．

引用文献

【症候と解剖】

1) 鳥居茂夫，上島国利：痴呆と鑑別を要する精神障害．昭和医会誌 59：592-598，1999．
2) 河村　満：痴呆をきたす神経疾患．昭和医会誌 59：586-591，1999．
3) 田口和美：日本人の脳重量について．日医会誌 1：73，1902．
4) 小川鼎三，細川　宏：脳の重量と容量．日本人の脳，第 1 章．金原書店，東京，1953，pp1-28．
5) 鈴木隆雄：日本人のからだ―健康・身体データ集．朝倉書店，東京，1996，p227．
6) 大極　進，段　俊恵，鈴木一正：加齢に伴う終脳外套の体積の変化―前頭葉比率．昭和医会誌 57：125-131，1997．
7) 島田吉三郎：日本人の脳髄（後編）．人類先史学講座 11．雄山閣，東京，1939．
8) Atsukawa K: Development of human fetal pallium: cortico-medullary ratio. Jikei Med J 41: 197-206, 1994.
9) 後藤　昇：大脳皮質髄質体積比．加齢変化．臨床神経 33：1427，1993．
10) 後藤　昇，金子満雄，田中敬生：大脳皮質髄質係数．正常例と各種病的状態の検討．臨床神経 24：1362，1984．
11) Goto J, Goto N: Sexual dimorphism of the human cerebral pallium. Okajimas Folia Anat Jpn 77: 35-38, 2000.
12) Kawamata T, Matsumoto K, Goto N: Morphometric anatomy of superficial cerebral veins and cerebral sulci. Showa Uni J Med Sci 8: 103-111, 1996.
13) Scheibel ME, Scheibel AB: Structural changes in the aging brain. in Brody H, Harman D, Ordy JM (eds): Aging, vol 1, Clinical morphologic and neurochemical aspects in the aging central nervous system. Raven Press, New York, 1975, pp11-37.

【画像】

1) 生嶋一郎，他：アルツハイマー型痴呆の画像診断― CT，MRI 診断．西村恒彦，武田雅俊（編）：アルツハイマー型痴呆の画像診断．メジカルビュー社，東京，2001，pp46-59．
2) 柳下　章：ピック病．柳下　章，林　雅晴：症例から学ぶ神経疾患の画像と病理．医学書院，東京，2008，pp173-174．
3) Kitagaki H, Mori E, Yamaji S, Ishii K, Hirono N, Kobashi S, Hata Y: Frontotemporal dementia and Alzheimer disease: evaluation of cortical atrophy with automated hemispheric surface display generated with MR images. Radiology 208: 431-439, 1998.
4) Kitagaki H, Mori E, Hirono N, Ikejiri Y, Ishii K, Imamura T, Ikeda M, Yamaji S, Yamashita H, Shimomura T, Nakagawa Y: Alteration of white matter MR signal intensity in frontotemporal dementia. AJNR Am J Neuroradiol 18: 367-378, 1997.
5) 柳下　章：Creutzfeldt-Jakob 病．柳下　章，林　雅晴：症例から学ぶ神経疾患の画像と病理．医学書院，東京，2008，pp57-58．
6) 奥田智子，興梠征典，山下康行：神経感染症の画像診断：プリオン病．日獨医報 47：342-351，2002．

7) Murata T, Shiga Y, Higano S, Takahashi S, Mugikura S: Conspicuity and evolution of lesions in Creutzfeldt-Jakob disease at diffusion-weighted imaging. AJNR Am J Neuroradiol 23: 1164-1172, 2002.
8) Collie DA, Summers DM, Sellar RJ, Ironside JW, Cooper S, Zeidler M, Knight R, Will RG: Diagnosing variant Creutzfeldt-Jakob disease with the pulvinar sign: MR imaging findings in 86 neuropathologically confirmed cases. AJNR Am J Neuroradiol 24: 1560-1569, 2003.

【病理】

1) McKhann G, Drachman D, Folstein M, Katzman R, Prince D, Stadlan EM: Clinical diagnosis of Alzheimer's disease: report of the NINCDS-ADRDA Work Group under the auspices of Department of Health and Human Services Task Force on AIzheimer's Disease. Neurology 34: 939-944, 1984.
2) 三好功峰：老年期の痴呆性疾患．医学書院，東京，1997．
3) Cummings JL, Benson DF: Dementia of the Alzheimer type. An inventory of diagnostic clinical features. J Am Geriat Soc 34: 12-19, 1986.
4) Mann DM, Yates PO, Marcyniuk B: Alzheimer's presenile dementia, senile dementia of Alzheimer type and Down's syndrome in middle age form an age related continuum of pathological changes. Neuropathol Appl Neurobiol 10: 185-207, 1984.
5) 小阪憲司，松下正明，小柳新策，他：Lewy 小体病の臨床病理学的研究，精神神経誌 82：292-311，1980．
6) McKeith IG, Galasko D, Kosaka K, Perry EK, Dickson DW, Hansen LA, Salmon DP, Lowe J, Mirra SS, Byrne EJ, Lennox G, Quinn NP, Edwardson JA, Ince PG, Bergeron C, Burns A, Miller BL, Lovestone S, Collerton D, Jansen EN, Ballard C, de Vos RA, Wilcock GK, Jellinger KA, Perry RH: Consensus guidelines for the clinical and pathologic diagnosis of dementia with Lewy bodies (DLB): report of the consortium on DLB international workshop. Neurology 47: 1113-1124, 1996.
7) McKeith IG, Dickson DW, Lowe J, Emre M, O'Brien JT, Feldman H, Cummings J, Duda JE, Lippa C, Perry EK, Aarsland D, Arai H, Ballard CG, Boeve B, Burn DJ, Costa D, Del Ser T, Dubois B, Galasko D, Gauthier S, Goetz CG, Gomez-Tortosa E, Halliday G, Hansen LA, Hardy J, Iwatsubo T, Kalaria RN, Kaufer D, Kenny RA, Korczyn A, Kosaka K, Lee VM, Lees A, Litvan I, Londos E, Lopez OL, Minoshima S, Mizuno Y, Molina JA, Mukaetova-Ladinska EB, Pasquier F, Perry RH, Schulz JB, Trojanowski JQ, Yamada M; Consortium on DLB: Diagnosis and management of dementia with Lewy bodies: third report of the DLB Consortium. Neurology 65: 1863-1872, 2005.
8) The National Institute on Aging, and Reagan Institute Working Group on Diagnostic Criteria for the Neuropathological Assessment of Alzheimer's Disease: Consensus recommendations for the postmortem diagnosis of Alzheimer's disease. Neurobiol Aging 18 (suppl 4): S1-2, 1997.
9) Mirra SS, Heyman A, McKeel D, Sumi SM, Crain BJ, Brownlee LM, Vogel FS, Hughes JP, van Belle G, Berg L: The Consortium to Establish a Registry for Alzheimer's Disease (CERAD). Part II. Standardization of the neuropathologic assessment of Alzheimer's disease. Neurology 41: 479-486, 1991.
10) Braak H, Braak E: Neuropathological staging of Alzheimer-related changes. Acta Neuropathol (Berl) 82: 239-259, 1991.
11) The Lund and Manchester Groups: Clinical and neuropathological criteria for frontotemporal dementia. J Neurol Neurosurg Psychiatry 57: 416-418, 1994.
12) Neary D, Snowden JS, Gustafson L, Passant U, Stuss D, Black S, Freedman M, Kertesz A, Robert PH, Albert M, Boone K, Miller BL, Cummings J, Benson DF: Frontotemporal lobar degeneration: a consensus on clinical diagnostic criteria. Neurology 51: 1546-1554, 1998.
13) 池田研二，土谷邦秋，秋山治彦，新井哲明，松下正明，小阪憲司：ピック病の再検討—"ピック小体を伴わない葉性萎縮"の位置づけ．神経進歩 45：329-340，2001．
14) Goedert M, Spillantini MG, Potier MC, Ulrich J, Crowther RA: Cloning and sequencing of the cDNA encoding an isoform of microtubule-associated protein tau containing four tandem repeats: differential expression of tau protein mRNAs in human brain. EMBO J 8: 393-399, 1989.
15) Klatzo I, Gajdusek DC, Zigas V: Pathology of Kuru. Lab Invest 8: 799-847, 1959.
16) Gajdusek DC, Zigas V: Degenerative disease of the central nervous system in New Guinea; the endemic occurrence of kuru in the native population. N Engl J Med 14: 974-978, 1957.
17) Hadlow WJ: Scrapie and kuru. Lancet 2: 289-290, 1959.
18) Gajdusek DC, Gibbs CJ Jr, Alpers M: Transmission and passage of experimenal "kuru" to chimpanzees. Science 155: 212-214, 1967.
19) Gibbs CJ Jr, Gajdusek DC, Asher DM, Alpers MP, Beck E, Daniel PM, Matthews WB: Creutzfeldt-Jakob disease (spongiform encephalopathy): transmission to the chimpanzee. Science 161: 388-389, 1968.
20) Prusiner SB: Novel proteinaceous infectious particles cause scrapie. Science 216: 136-144, 1982.
21) Oesch B, Westaway D, Wälchli M, McKinley MP, Kent SB, Aebersold R, Barry RA, Tempst P, Teplow DB, Hood LE: A cellular gene encodes scrapie PrP 27-30 protein. Cell 40: 735-746, 1985.

22) Büeler H, Aguzzi A, Sailer A, Greiner RA, Autenried P, Aguet M, Weissmann C: Mice devoid of PrP are resistant to scrapie. Cell 73: 1339-1347, 1993.
23) Parchi P, Giese A, Capellari S, Brown P, Schulz-Schaeffer W, Windl O, Zerr I, Budka H, Kopp N, Piccardo P, Poser S, Rojiani A, Streichemberger N, Julien J, Vital C, Ghetti B, Gambetti P, Kretzschmar H: Classification of sporadic Creutzfeldt-Jakob disease based on molecular and phenotypic analysis of 300 subjects. Ann Neurol 46: 224-233, 1999.
24) 厚生労働省遅発性ウイルス感染調査研究班（班長：北本哲之）：クロイツフェルト・ヤコブ病診療マニュアル（改訂版）．2002．
25) 大浜栄作，田中信一郎，宮田　元，他：海綿状脳症の病理．Clin Neurosci 19：882-886, 2001．
26) Mizutani T, Okumura A, Oda M, Shiraki H: Panencephalopathic type of Creutzfeldt-Jakob disease: primary involvement of the cerebral white matter. J Neurol Neurosurg Psychiatry 44: 103-115, 1981.
27) Brown P, Preece M, Brandel JP, Sato T, McShane L, Zerr I, Fletcher A, Will RG, Pocchiari M, Cashman NR, d'Aignaux JH, Cervenáková L, Fradkin J, Schonberger LB, Collins SJ: Iatrogenic Creutzfeldt-Jakob disease at the millennium. Neurology 55: 1075-1081, 2000.
28) 佐藤　猛，水澤英洋，袖山信幸，増田眞之，黒岩義之，戸田宏幸，山田正仁，黒田重利，北本哲之：感染性プリオン病：硬膜移植後 CJD と変異型 CJD．神経進歩 47：100-108，2003．
29) Will RG, Ironside JW, Zeidler M, Cousens SN, Estibeiro K, Alperoritch H, Poser S, Pocchiari M, Hofman A, Smith PG: A new variant of Creutzfeldt-Jakob disease in the UK. Lancet 347: 921-925, 1996.
30) 大浜栄作，松末英司：ニューバリアントクロイツフェルト・ヤコブ病の病理．化学療法の領域 5：685-690，2002．

8. 頭蓋内圧亢進と脳ヘルニア

頭蓋内圧亢進と脳ヘルニアとは

　脳腫瘍や頭蓋内出血などの占拠性病変 space occupying lesion や，局所の占拠性病変でなくとも広範な脳浮腫のような脳全体が著しく膨隆する病変を総称して頭蓋内膨隆性病変 intracranial inflating lesion という．そのような病変のために頭蓋内圧力が高まった状態を頭蓋内圧亢進 increased intracranial pressure という．脳は硬い頭蓋骨によって囲まれた半閉鎖空間に存在するため，局所の占拠性病変は周囲脳組織を圧排し，また広範な脳浮腫は圧力の逃げ場を求めることにより，脳は特徴的な変形をきたす．その多くは脳の特定部位が本来あるべき位置から逸脱する変形であり，これを脳ヘルニア herniation[1] という．

　頭蓋内圧亢進の初期には頭痛，吐気や嘔吐，うっ血乳頭などの症状がみられる．通常，この時期に脳ヘルニアは発生していないが，頭蓋内圧がさらに高まり各種脳ヘルニアをきたすと圧迫による各種の脳神経麻痺（例えば動眼神経麻痺による瞳孔散大や外眼筋麻痺）をきたし，やがて意識障害に陥る．病変の反対側には片麻痺がみられるが，遅れて同側にも麻痺が現れることがある．この場合，テント切痕ヘルニアが進行して反対側の大脳脚に圧迫が始まったと考えてよい（カーノハン切痕）．

頭蓋内圧亢進と脳ヘルニアの関連構造

　脳ヘルニア[1]を理解するのに必要な解剖学的な構造としては，大脳鎌 falx cerebri（p.4, 図 3），小脳テント tentorium cerebelli（＝cerebellar tent）とテント切痕 tentorial notch（＝incisura tentorii，図 8-2），大後頭孔 foramen magnum が重要である．

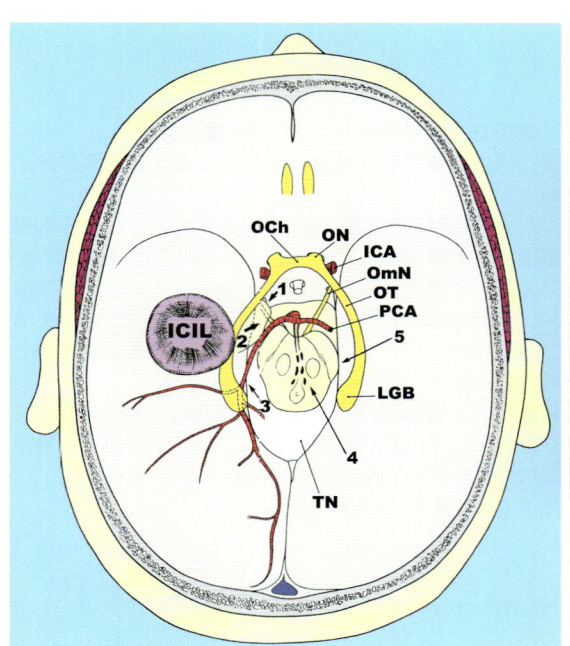

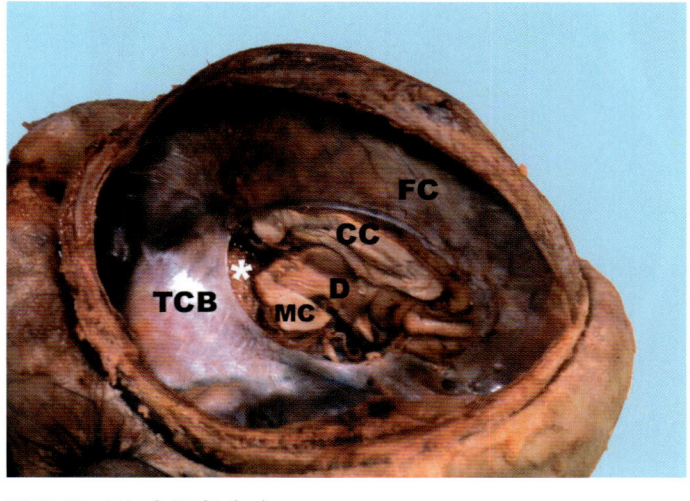

図 8-2　テント切痕（＊）
テント切痕の部位を供覧するためにつくった標本である．
略号：CC＝脳梁 corpus callosum，D＝間脳 diencephalons，FC＝大脳鎌 falx cerebri，MC＝中脳 mesencephalon，TCB＝小脳テント tentorium cerebelli

図 8-1　脳ヘルニアの図
略号：ICA＝内頚動脈 internal carotid artery，ICIL＝頭蓋内膨隆性病変 intracranial inflating lesion，LGB＝外側膝状体 lateral geniculate body，OCh＝視交叉 optic chiasma，ON＝視神経 optic nerve，OmN＝動眼神経 oculomotor nerve，OT＝視索 optic tract，PCA＝後大脳動脈 posterior cerebral artery，TN＝テント切痕 tentorial notch（incisura tentorii）
1＝動眼神経の圧迫 compression to the oculomotor nerve，2＝海馬鈎や海馬傍回のヘルニア uncal or parahippocampal herniation，3＝後大脳動脈の圧迫 homolateral compression of the posterior cerebral artery，4＝上部脳幹の二次性出血 secondary hemorrhage at the upper brain stem，5＝反対側大脳脚の損傷 contralateral compression of the cerebral peduncle（カーノハン切痕 Kernohan notch）

頭蓋内圧亢進と脳ヘルニアの画像

1）帯状回ヘルニア（大脳鎌下ヘルニア）cingulate herniation（subfalcine herniation）

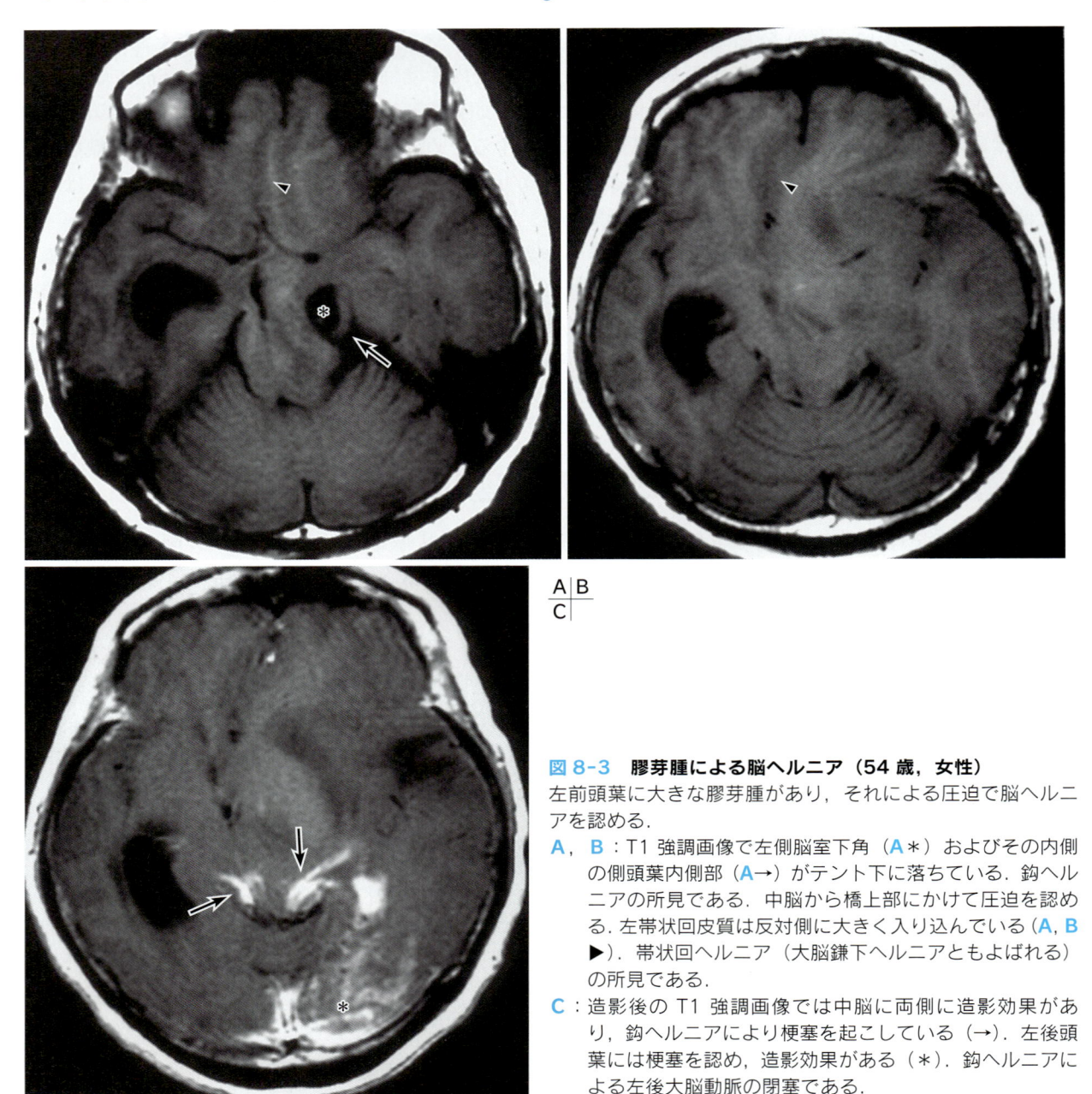

A|B
C|

図 8-3　膠芽腫による脳ヘルニア（54 歳，女性）
左前頭葉に大きな膠芽腫があり，それによる圧迫で脳ヘルニアを認める．
A，B：T1 強調画像で左側脳室下角（A＊）およびその内側の側頭葉内側部（A→）がテント下に落ちている．鉤ヘルニアの所見である．中脳から橋上部にかけて圧迫を認める．左帯状回皮質は反対側に大きく入り込んでいる（A，B▶）．帯状回ヘルニア（大脳鎌下ヘルニアともよばれる）の所見である．
C：造影後の T1 強調画像では中脳に両側に造影効果があり，鉤ヘルニアにより梗塞を起こしている（→）．左後頭葉には梗塞を認め，造影効果がある（＊）．鉤ヘルニアによる左後大脳動脈の閉塞である．

2）上行性テント切痕ヘルニア upward transtentorial herniation

　後頭蓋窩に占拠性病変あるいは第四脳室の限局的拡大があり，テント切痕部の脳槽内に小脳の一部が入り込んだ状態である．側脳室にシャント術を施行し，テント上の圧力が低下した状態，腫瘍が小脳上部にある場合，テントの開口部が広い場合に起きやすいとされる．
　画像所見としては，上小脳槽の消失，上小脳槽への小脳陥入，中脳変形，橋が斜台に押しつけられた状態を示す．このヘルニアに伴い後大脳動脈あるいは上小脳動脈がテント切痕部に圧迫され，梗塞が認められることがある．

頭蓋内圧亢進と脳ヘルニアの病理

頭蓋内圧亢進の際に認められる肉眼所見（図8-4）を理解することは，CTやMRIといった画像所見を読影するうえできわめて有用かつ重要である．

1）脳回の扁平化，脳溝の狭小化 flattened gyri, closed sulci

病変や脳浮腫による圧力が脳表に及ぶと，大脳回は膨隆し，脳表が硬膜下面に押しつけられる結果，脳回が扁平化する（図8-4C）．それとともにくも膜下腔は狭小化，すなわち大脳溝が狭小化または閉鎖する．

2）正中線の偏位，帯状回ヘルニア midline shift, cingulate herniation（図8-4C）

左右の大脳半球は正中で大脳鎌により隔てられているが，大脳鎌下縁は帯状回を完全に覆うことなく脳梁膝の付近では脳梁からある程度の距離を隔てた位置にある．このため，圧力が脳深部正中方向に及ぶと，帯状回は大脳鎌下縁と脳梁との間隙を経て反対側に逸脱する．この状態を帯状回ヘルニアという．同側の脳室は狭小化または閉塞し，脳室の大きさに左右差が生じる．透明中隔や第三脳室といった正中線上の構造は偏位する．

3）テント切痕ヘルニア（鈎ヘルニア，海馬回ヘルニア，上行性テント切痕ヘルニア）tentorial herniation（uncal herniation, hippocampal herniation, upward transtentorial herniation，図8-4A→，D→，図8-6）

テント上の圧力がテント下に向かうと，小脳テントと脳幹との間隙を経て鈎がテント下に向かって逸脱し（鈎ヘルニア），同側の動眼神経を圧迫する（動眼神経麻痺）．脳底部から大脳を観察すると，鈎に小脳テント縁による圧痕がみられる．逸脱がさらに進行すると，鈎より後方に位置する海馬傍回や海馬回もテント下に向かって逸脱する（海馬傍回・海馬回ヘルニア）．逸脱した海馬傍回や海馬回は同側の大脳脚を圧迫するため，反対側の片麻痺をきたす．中脳の圧迫がさらに進行すると，病変とは反対側の大脳脚も小脳テント縁に押しつけられ損傷する．この病変をカーノハン切痕 Kernohan notch という（図8-5）．その結果，病変側と同側の麻痺が生じる．テント下に占拠性病変がある場合は，小脳テントと脳幹との間隙を経て小脳上面がテント上に向かって逸脱する．この状態を上行性テント切痕ヘルニア upward transtentorial herniation という（図8-6）．小脳上面には小脳テントによる圧痕がみられる．

4）小脳扁桃ヘルニア tonsillar herniation（図8-4A▶，B，図8-7）

テント下の圧力が脊柱管方向に向かうとき，小脳扁桃が膨隆し大槽（cisterna magna または cerebellomedullary cistern）を狭小化または閉塞し，さらには小脳扁桃が脊髄くも膜下腔に向かって逸脱し，延髄を後方から圧迫する．その結果，血管運動神経麻痺と呼吸麻痺をきたし致命的である．嵌頓した小脳扁桃は循環不全のため壊死に陥り，やがて自己融解により崩壊し脊髄くも膜下腔に流出する．このため，剖検の際に脊髄くも膜下腔に小脳皮質組織が観察されることがある．

5）後頭葉の出血性梗塞 hemorrhagic infarct in the occipital lobe（図8-4E）

テント切痕ヘルニアによる後大脳動脈の圧迫や閉塞が関与する．肉眼的に後頭葉皮質内，特に一次視覚野を中心に点状出血を伴う軟化壊死巣として認められる．

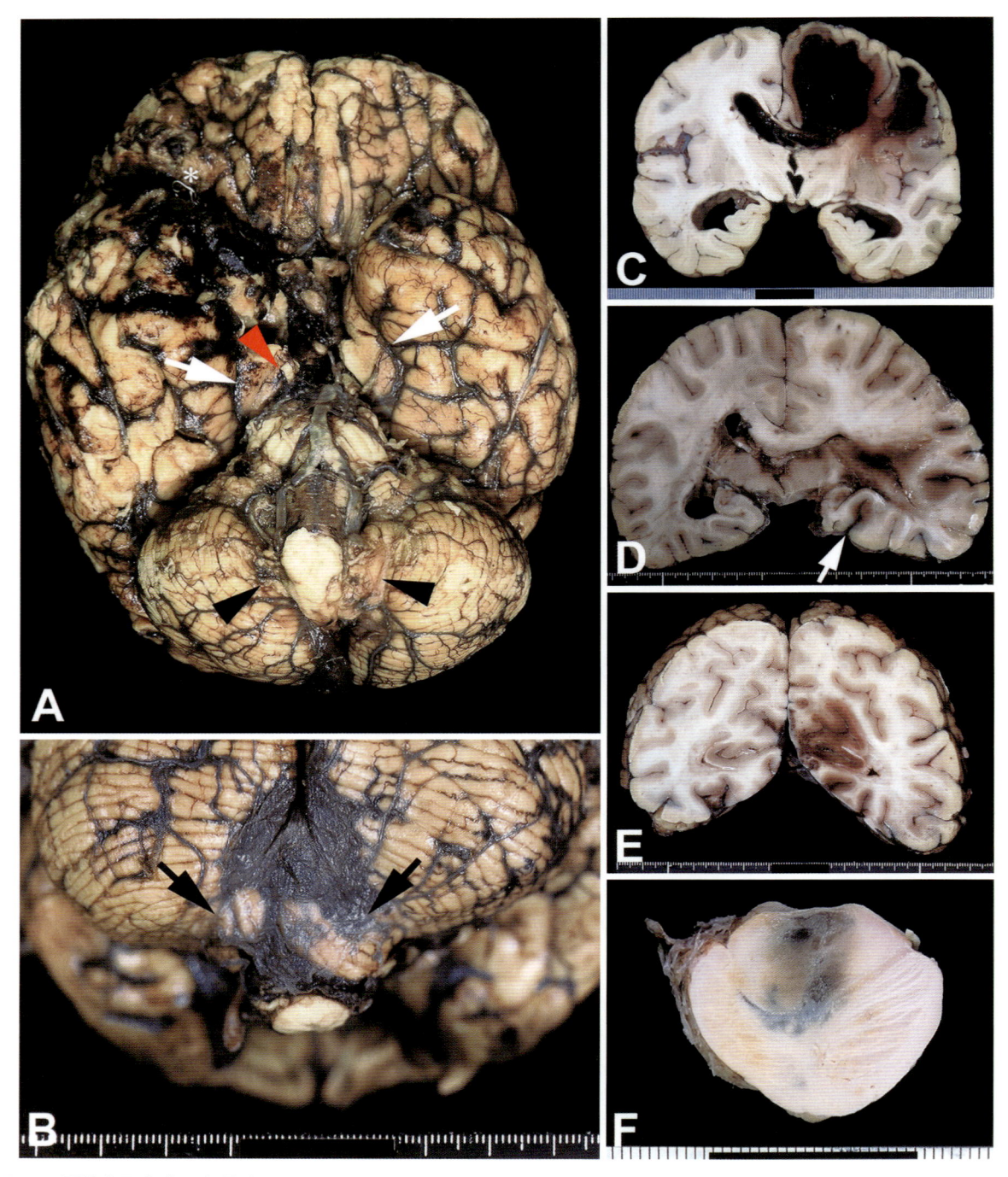

第2章 症候から見た神経形態学［病理］

図8-4 頭蓋内圧亢進の肉眼所見

A：鉤ヘルニア（→）と小脳扁桃ヘルニア（▶）．脳ヘルニアにより逸脱した鉤領域は小脳テント縁による圧痕（→）または大後頭孔による圧痕（▶）により明瞭に示されている．本例では鉤ヘルニアのみならず傍海馬回ヘルニアも発生している．▼は鉤ヘルニアにより圧迫を受けた右動眼神経である．本例は右中大脳動脈瘤破裂によるくも膜下出血であり，＊はクリップ．

B：小脳扁桃ヘルニア（→）．孔頭蓋窩から大後頭孔に向かって逸脱した小脳扁桃は延髄下部を後方から取り巻く形で圧迫している．

C：帯状回ヘルニア．アミロイドアンギオパチーによる右大脳皮質下出血により右帯状回が反対側に向かって膨隆，逸脱している．

D：鉤ヘルニアまたは海馬傍回ヘルニアの冠状断．→は小脳テント縁による圧痕を示す．これより内側の海馬傍回はテント上からテント下へ逸脱している．

E：後頭葉（後大脳動脈領域）の出血性脳梗塞．頭蓋内圧の著しい上昇により脳幹周囲で後大脳動脈が圧迫を受け循環障害をきたすことに関連して発生する．右後頭葉一次視覚野を中心に大脳皮質に著明な点状出血を伴う脳梗塞（出血性脳梗塞）であることが特徴である．

F：二次性脳幹出血．頭蓋内圧の著明な上昇により橋被蓋部に漢字の「小」の字型のにじみ出たような出血をきたす．

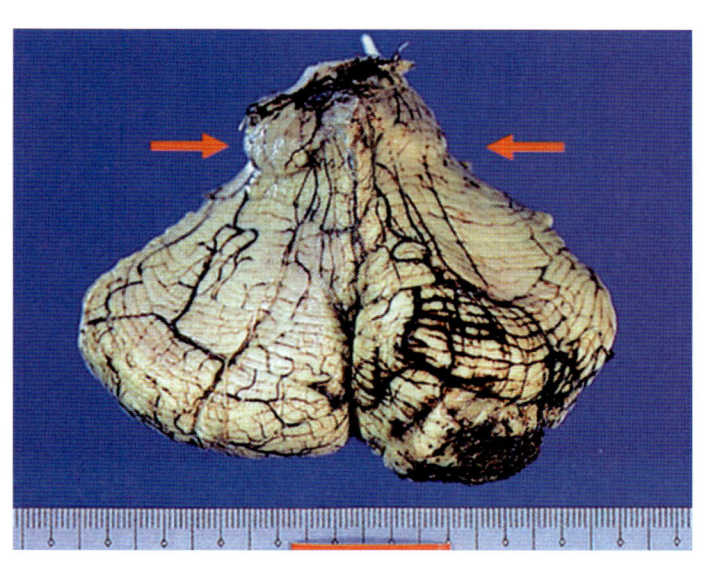

8. 頭蓋内圧亢進と脳ヘルニア［病理］

図 8-6　上行性テント切痕ヘルニア
→は小脳テント縁の位置を示している．後頭蓋窩の膨隆性病変で発生することがある．

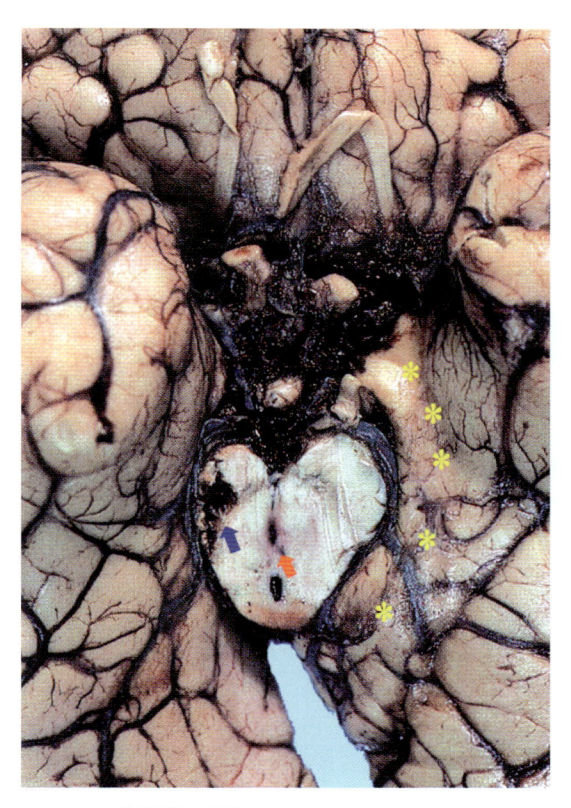

図 8-5　大脳脚の損傷（カーノハン切痕）
カーノハン切痕は，病巣と反対側の大脳脚が小脳テント縁に押しつけられたための挫滅巣（→）である．本例では中脳の正中部にも小出血巣がみられる（→）．海馬傍回ヘルニア（黄色＊）もみられる．臨床症候を注意深く観察していても，片麻痺に反対側の麻痺が加わるときに気づかれることがある．画像診断で見つかることもある．

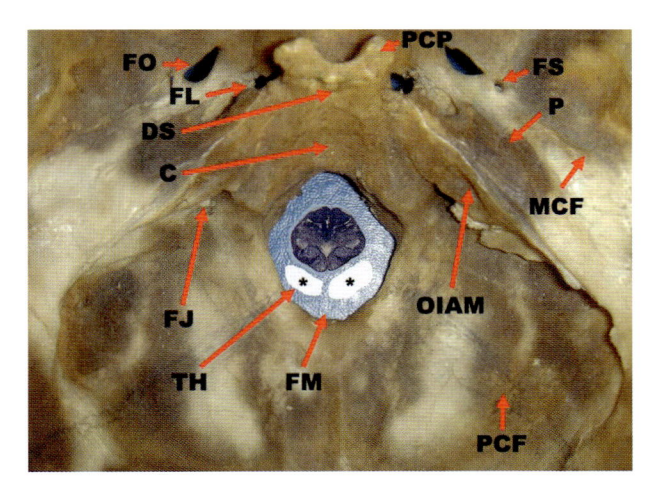

図 8-7　大後頭孔と小脳扁桃ヘルニアの位置関係
大後頭孔にある延髄下部の後外側に小脳扁桃が陥入する．
略号：C＝斜台 clivus，DS＝鞍背 dorsum sellae，FJ＝頸静脈孔 foramen jugulare，FL＝破裂孔 foramen lacerum，FM＝大後頭孔 foramen magnum，FO＝卵円孔 foramen ovale，FS＝棘孔 foramen spinosum，MCF＝中頭蓋窩 middle cranial fossa，OIAM＝内耳孔 internal acoustic meatus，PCP＝後床突起 posterior clinoid process，TH＝小脳扁桃ヘルニア cerebellar tonsillar herniation（＊印）

6）二次性脳幹出血 secondary brainstem hemorrhage（"Duret" hemorrhage）（図 8-4F）

特に橋被蓋上部で漢字の「小」の字形の，しみ出したような出血が特徴である．原発性脳幹出血は橋底部に多発することから，両者の鑑別は容易である．

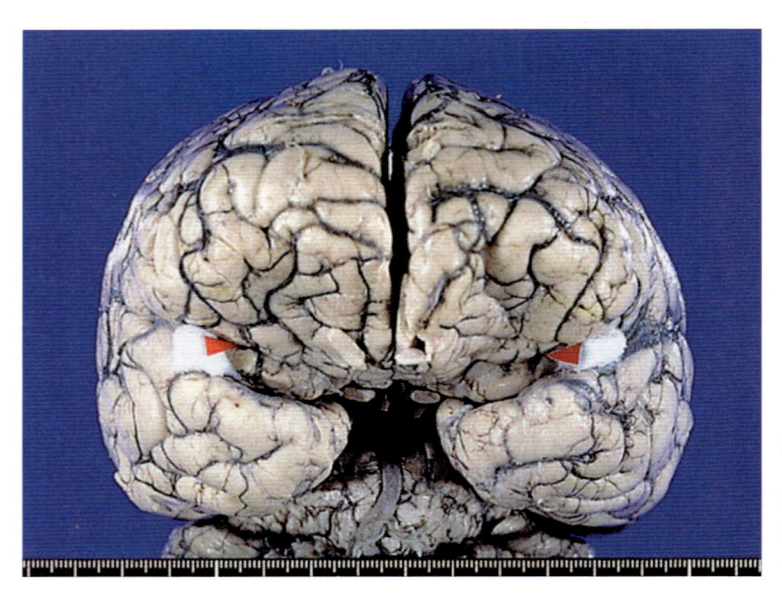

第 2 章　症候から見た神経形態学　[病理]

図 8-8　眼窩回ヘルニア（蝶形骨小翼部分を越えてのヘルニア）
▶は蝶形骨小翼の辺縁の位置を示している．両側前頭葉下面の後部が中頭蓋窩に逸脱している．

7）眼窩回ヘルニア sphenoidal herniation（図 8-8）

　前頭葉下面の眼窩回後端が前頭蓋窩から中頭蓋窩に向かって逸脱するものである．通常，生前には指摘することが困難であり，剖検で初めて見いだされることが多い．

引用文献
【症候と解剖】
　1）後藤　昇：脳ヘルニア．実例からみる脳血管障害の病理．山之内製薬，東京，1994，pp8-13．

【画像】
　1）管　信一：脳ヘルニア．臨床放射線 48：685-694，2003．

【病理】
　1）後藤　昇：脳ヘルニア．実例からみる脳血管障害の病理．山之内製薬，東京，1994，pp8-13．

9. 血管障害

血管障害とは

　血管障害とは，広い意味では血管に起因する障害全般を示す．しかし，中枢神経系の血管障害や脳血管障害という用語は，特定の疾患群を表す言葉として使用されている．脳血管障害 cerebrovascular diseases に含まれる疾患には，脳出血 cerebral hemorrhage，脳梗塞 cerebral infarction（脳血栓 cerebral thrombosis と脳塞栓 cerebral embolism），くも膜下出血 subarachnoid hemorrhage，一過性脳虚血発作 transient ischemic attack，高血圧性脳症 hypertensive encephalopathy，硬膜下血腫 subdural hematoma，硬膜外血腫 epidural hematoma，静脈洞血栓症 sinus thrombosis，脳血管奇形 cerebrovascular malformation などに分けられる．これらの疾患群の基盤には，動脈硬化 atherosclerosis，動脈瘤 aneurysm，動静脈奇形 arteriovenous malformation，高血圧性病変 hypertensive changes，静脈病変 venous changes などがある．第3章の脳血管障害剖検例の大型染色切片による供覧でその一部を示してある．

　脳血管障害の症候としては，頭痛，吐き気，意識障害などの一般症候以外に，脳の障害部位に対応した局所症候が出現する．脳血管障害による発作を脳卒中 apoplexia といい，意識障害の急激な出現や運動麻痺などが主症候であるが，いろいろな原因と病態を含んでいる[1]．そのほか，頻度は低いが脊髄の血管障害もある．

　診断目的の脳血管撮影は Egas Monitz により始められた（1927年）．

脳脊髄血管の解剖

　脳脊髄血管の解剖学について本項ですべてを述べるわけにはいかないので，概略の一部のみにとどめ，図を中心に解説する．文献[2〜13]も参照してほしい．

　脳に分布する動脈系には，内頚動脈 internal carotid artery と椎骨動脈 vertebral artery があり，それぞれ左右1対がある（図9-1）．本動脈系の頭蓋外部分は，比較的に変異が少ない．しかし，頭蓋腔のくも膜下腔に入ると変異はきわめて多い．そのために，血管の分岐型での分類はあまり意味がない．図9-2 は脳底部の動脈系の図を示してあるが，数多くの分岐型の中の1型にすぎない．椎骨脳底動脈の変異を調べたところ40例中5例の頻度であり，脳底動脈の窓形成 fenestration が多くみられ，そのほかに椎骨動脈の重複 duplication が観察できた（図9-3）．

　脳底部には，左右の内頚動脈系の枝である前大脳動脈間に前交通動脈 anterior communicating artery，内頚動脈系と椎骨脳底動脈系間の，すなわち内頚動脈と後大脳動脈の間に左右の後交通動脈 posterior communicating artery があり，全体として輪状の動脈吻合である大脳動脈輪 arterial circle of Willis を形成する（図9-2）．この大脳動脈輪にはいろいろな変異があり（図9-4），輪状でないものもある．

　大脳の動脈系のうち，外表からみることができる前・中・後大脳動脈 anterior, middle and posterior cerebral arteries の分布と主な分枝を図に示す（図9-5，9-6）．くも膜下腔の動脈変異が多いのとは反対に，脳や脊髄内部に入ると血管系の変異はほとんどないと考えてよい．動脈系の脳内分布は，分布領域という概念で理解する必要がある（図9-7）．

　脳の静脈系を大脳静脈系と脳幹小脳静脈系に分け，大脳静脈系を表在静脈系 superficial cerebral venous system（図9-8）と深部静脈系 deep cerebral venous system に分けられる．表在静脈系は変異が多く（図9-9），深部静脈系（図9-10）は内大脳静脈 internal cerebral vein に集まるものと，脳底静脈 basilar vein（Rosenthal）に集まるものとがあり，いずれも大大脳静脈 great cerebral vein（Galenus）に流入する．内大脳静脈に入るものは，大脳髄質と尾状核などからの静脈を集める（図9-11）．脳幹小脳からの脳幹小脳静脈系は図に示すようなものがある（図9-12）．静脈血の大部分が硬膜静脈洞 dural sinuses に入る（図9-13）．

第 2 章　症候から見た神経形態学

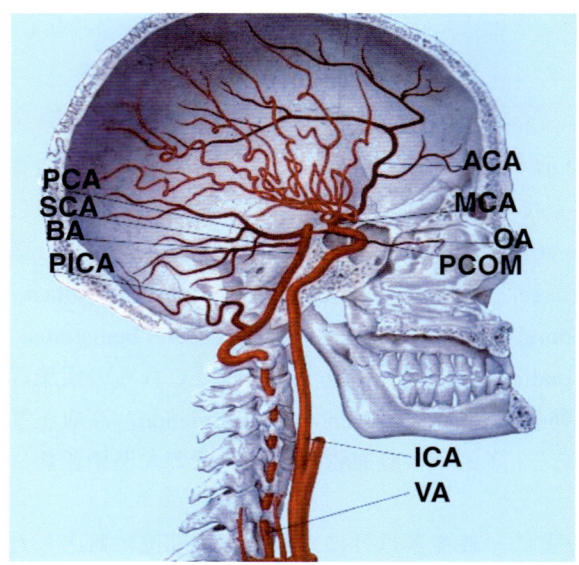

図 9-1　脳に分布する動脈系の全体像
頭頸部の骨と脳動脈を描いた図は，以前は脳動脈撮影像と対比させるために用いられたが，最近では MRA 像と比較する目的で使われることが多い．
略号：ACA＝前大脳動脈 anterior cerebral artery，BA＝脳底動脈 basilar artery，ICA＝内頸動脈 internal carotid artery，MCA＝中大脳動脈 middle cerebral artery，OA＝眼動脈 ophthalmic artery，PCA＝後大脳動脈 posterior cerebral artery，PCOM＝後交通動脈 posterior communicating artery，PICA＝後下小脳動脈 posterior inferior cerebellar artery，SCA＝上小脳動脈 superior cerebellar artery，VA＝椎骨動脈 vertebral artery

図 9-2　脳底部の動脈系の本幹と大脳動脈輪（Willis）
脳底部の大脳動脈輪は脳の動脈系に特有な動脈性吻合である．これを型分類までする必要もないが，大まかな概念は理解しておく必要がある．
略号：ACA＝前大脳動脈 anterior cerebral artery，ACHOA＝前脈絡叢動脈 anterior choroidal artery，ACOM＝前交通動脈 anterior communicating artery，ASPA＝前脊髄動脈 anterior spinal artery，BA＝脳底動脈 basilar artery，CB＝小脳 cerebellum，ICA＝内頸動脈 internal carotid artery，LABYA＝迷路動脈 labyrinthine artery，MCA＝中大脳動脈 middle cerebral artery，MO＝延髄 medulla oblongata，PCA＝後大脳動脈 posterior cerebral artery，PCOM＝後交通動脈 posterior communicating artery，PICA＝後下小脳動脈 posterior inferior cerebellar artery，PO＝橋 pons，SC＝脊髄 spinal cord，SCBA＝上小脳動脈 superior cerebellar artery，TL＝側頭葉 temporal lobe，VA＝椎骨動脈 vertebral artery

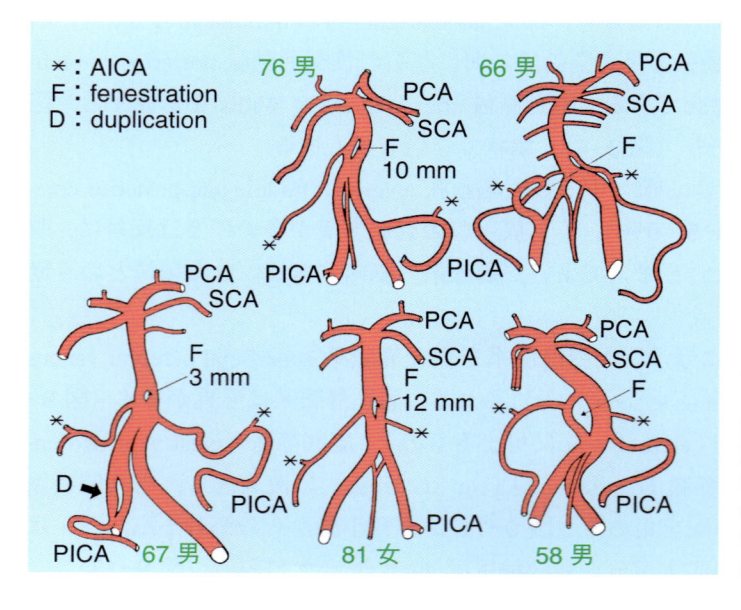

図 9-3　椎骨脳底動脈の変異（40 例中）
椎骨脳底動脈系の変異を 40 解剖体で調べてみたことがある．そのうちの 5 例に認められたものは図に示すように窓形成 fenestration がかなりあることがわかった．
略号：AICA＝前下小脳動脈 anterior inferior cerebellar artery，D＝重複 duplication，F＝窓形成 fenestration，PCA＝後大脳動脈 posterior cerebral artery，PICA＝後下小脳動脈 posterior inferior cerebellar artery，SCA＝上小脳動脈 superior cerebellar artery

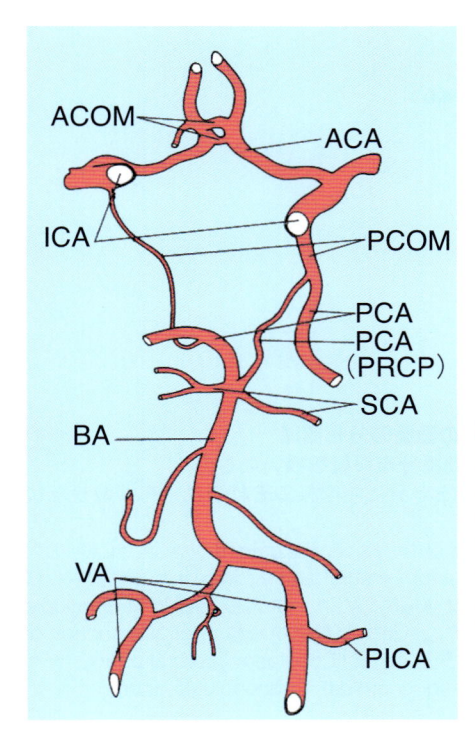

図9-4 脳底部の動脈本幹の変異

脳底部にみられる動脈本幹の変異である．実際に脳血管を観察すると，何が正常かわからなくなるくらいにいろいろな変異がある．前交通動脈，後交通動脈，椎骨動脈などの変異がある．
略号：ACA＝前大脳動脈 anterior cerebral artery，ACOM＝前交通動脈 anterior communicating artery，BA＝脳底動脈 basilar artery，ICA＝内頚動脈 internal carotid artery，PCA＝後大脳動脈 posterior cerebral artery，PCA（PRCP）＝後大脳動脈（交通前部）posterior cerebral artery（precommunicating part），PCOM＝後交通動脈 posterior communicating artery，PICA＝後下小脳動脈 posterior inferior cerebellar artery，SCA＝上小脳動脈 superior cerebellar artery，VA＝椎骨動脈 vertebral artery

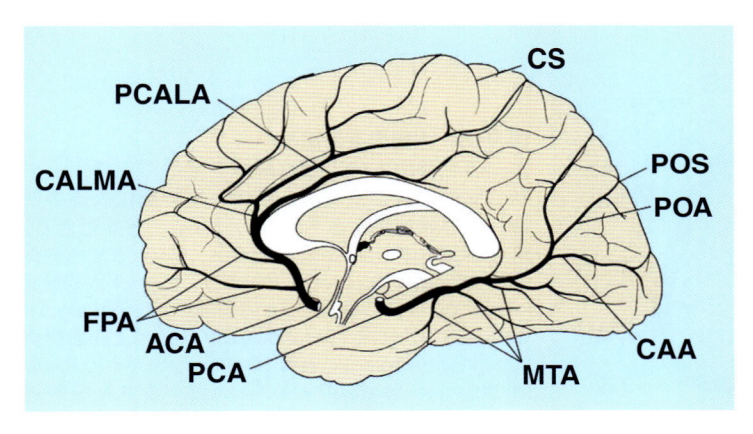

図9-5 大脳動脈の走行（内側面）

大脳半球内側面にある動脈系のうち，多くの例に観察できるもの．
略号：ACA＝前大脳動脈 anterior cerebral artery，CAA＝鳥距動脈 calcarine artery，CALMA＝脳梁縁動脈 callosomarginal artery，CS＝中心溝 central sulcus，FPA＝前頭極動脈 frontopolar artery，MTA＝内側側頭動脈 medial temporal artery，PCA＝後大脳動脈 posterior cerebral artery，PCALA＝旁脳梁動脈 pericallosal artery，POA＝頭頂後頭動脈 parietooccipital artery，POS＝頭頂後頭溝 parietooccipital sulcus

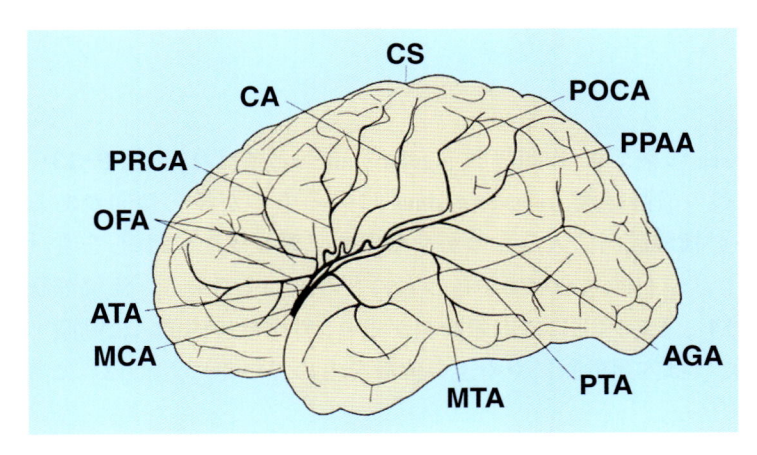

図9-6 大脳動脈の走行（外側面）

大脳半球の外側面にわずかに現れる中大脳動脈の分枝．
略号：AGA＝角回動脈 angular artery，ATA＝前側頭動脈 anterior temporal artery，CSA＝中心溝動脈 central sulcal artery，CS＝中心溝 central sulcus，MCA＝中大脳動脈 middle cerebral artery，MTA＝中側頭動脈 middle temporal artery，OFA＝眼窩前頭動脈 orbitofrontal artery，POCA＝中心後溝動脈 postcentral artery，PTA＝後側頭動脈 posterior temporal artery，PPAA＝後頭頂動脈 posterior parietal artery，PRCA＝中心前溝動脈 precentral artery

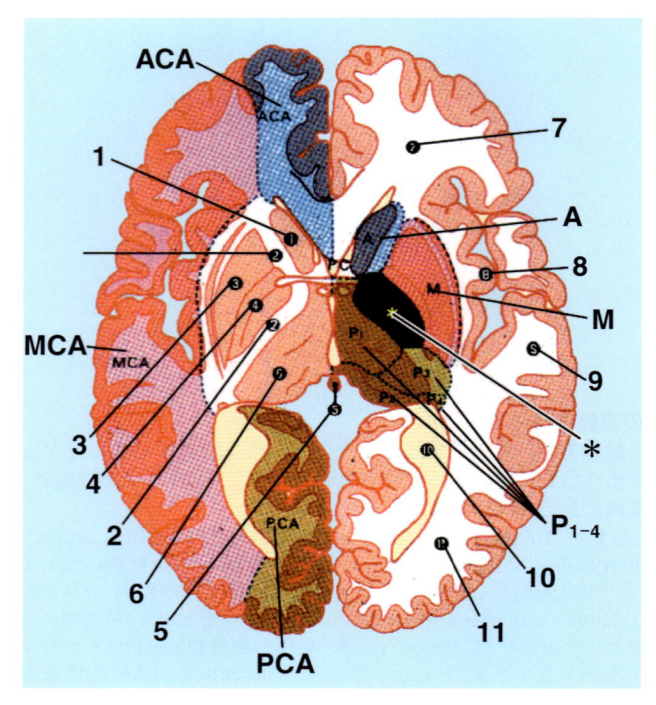

図 9-7　脳内部の動脈の分布領域

大脳水平断面に動脈分布領域を描いたもの．左半分に皮質枝，右半分に中心枝のそれぞれ分布領域を示してある．

略号：A＝前大脳動脈中心枝 central branch of ACA, ACA＝前大脳動脈皮質枝 anterior cerebral artery, M＝中大脳動脈中心枝 central branch of MCA, MCA＝中大脳動脈皮質枝 middle cerebral artery, P_{1-4}＝後大脳動脈中心枝 central branches of PCA, PCA＝後大脳動脈皮質枝 posterior cerebral artery, ＊＝前脈絡叢動脈 anterior choroidal（＝chorioidal）artery

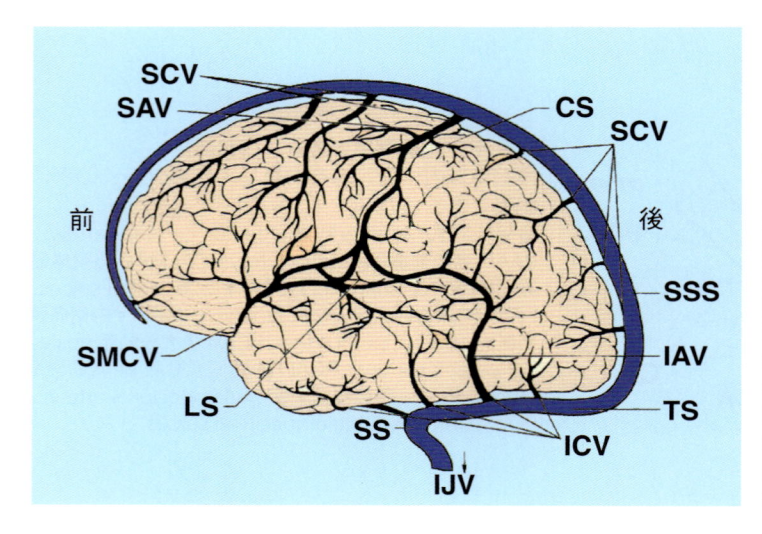

図 9-8　大脳表在静脈系

大脳表在静脈系の主要な静脈を描いてある．上矢状静脈洞に入る上部群，浅中大脳静脈に入る中部群，横静脈洞に入る下部群に分けることができる．

略号：CS＝中心溝 central sulcus, IAV＝下吻合静脈 inferior anastomotic vein（Labbé）, ICV＝下大脳静脈 inferior cerebral vein, IJU＝内頚静脈 internal jugular vein, LS＝外側溝 lateral sulcus, SAV＝上吻合静脈 superior anastomotic vein（Trolard）, SCV＝上大脳静脈 superior cerebral vein, SMCV＝浅中大脳静脈 superficial middle cerebral vein, SS＝S 状静脈洞 sigmoid sinus, SSS＝上矢状静脈洞 superior sagittal sinus, TS＝横静脈洞 transverse sinus

　脳の静脈系の大部分は硬膜静脈洞 dural sinuses に集まり，内頚静脈 jugular vein へと運ばれる（図 9-13）．上矢状静脈洞 superior sagittal sinus の流れは右の横静脈洞 transverse sinus に入るものが多い傾向がある（表 9-1）．しかし，直静脈洞 rectal sinus は左の横静脈洞に入るものがやや多い（表 9-2）．これらを受ける内頚静脈は，132 例中，左の太いもの 12.1％，左右同大 20.5％，右の太いもの 67.4％である．海綿静脈洞 cavernous sinus は特異な形態を示し（図 9-14），その内部には内頚動脈が走り，外側壁の内部には動眼・滑車・上顎・下顎の各神経が通り，外転神経だけは内頚動脈にやや近い位置を占めている．文献 13）に海綿静脈洞の連続切片写真の一部がある．

　脊髄表面の動脈，脊髄内部の動脈と静脈を図で示す（図 9-15～9-17）．

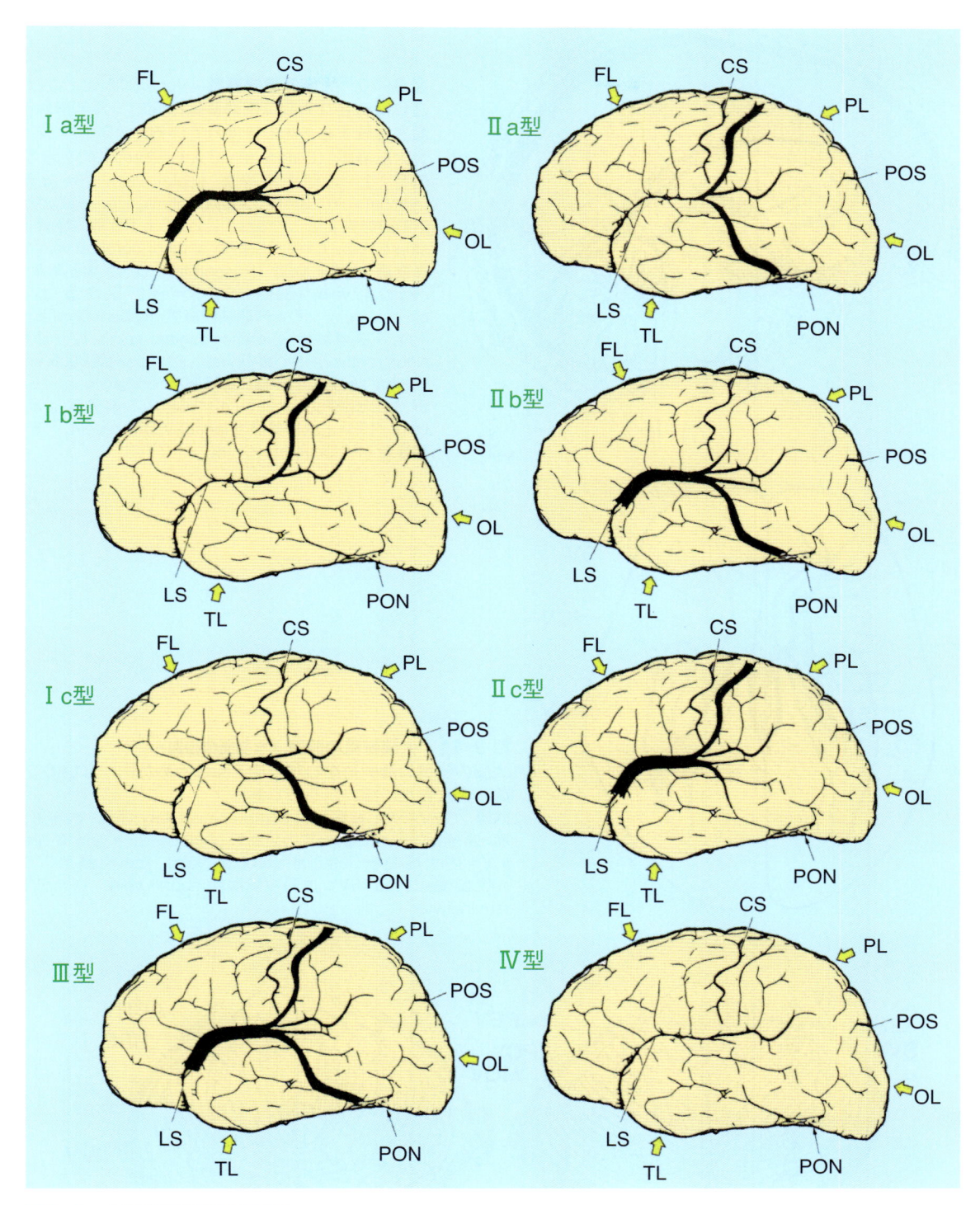

図 9-9　大脳表在静脈系の変異
大脳の表在静脈系を実際に観察してみると，この図のように分類できる．
244半球で浅中大脳静脈・上吻合静脈・下吻合静脈の太さを調べた結果，8型に分けることができた．Ⅰa型（13.1％），Ⅰb型（2.0％），Ⅰc型（2.9％）は太い静脈が1本のみあるもの，Ⅱa型（4.1％），Ⅱb型（19.7％），Ⅱc型（27.0％）は太い静脈が2本あるもの，Ⅲ型（23.8％）は3本とも太いもの，Ⅳ型（7.4％）は太い静脈を認めないものに，それぞれ分けることができる．
略語：CS＝中心溝 central sulcus，FL＝前頭葉 frontal lobe，LS＝外側溝 lateral sulcus，OL＝後頭葉 occipital sulcus，PL＝頭頂葉 parietal lobe，PON＝後頭前切痕 preoccipital notch，POS＝頭頂後頭溝 parietooccipital sulcus，TL＝側頭葉 temporal lobe

第 2 章　症候から見た神経形態学

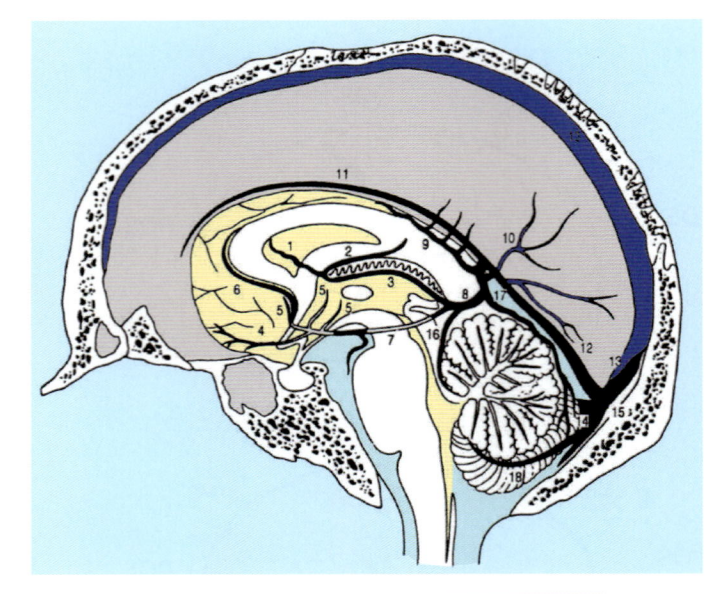

図 9-10　大脳深部静脈系（Huber, 1982[11]）を改変）
これは有名な大脳深部静脈系の図で，深部静脈系の全貌を理解するためには優れている．
大大脳静脈（Galenus）に入る系統のものを示す．
略号：1＝透明中隔静脈 septal vein，2＝分界静脈 terminal vein，3＝内大脳静脈 internal cerebral vein，4＝下前頭静脈 inferior frontal vein，5＝下線条体静脈 inferior striate vein，6＝前大脳静脈 anterior cerebral vein，7＝脳底静脈 basilar vein（Rosenthal），8＝大大脳静脈 great cerebral vein（Galenus），9＝後脳梁静脈 posterior callosal vein，10＝内側後頭静脈 medial occipital vein，11＝下矢状静脈洞 inferior sagittal vein，12＝直静脈洞 sinus rectus（＝rectal sinus），13＝上矢状静脈洞 superior sagittal sinus，14＝後頭静脈洞 occipital sinus，15＝静脈洞交会 confluens sinuum，16＝中心前静脈 precentral vein，17＝上虫部静脈 superior vermian vein，18＝下虫部静脈 inferior vermian vein

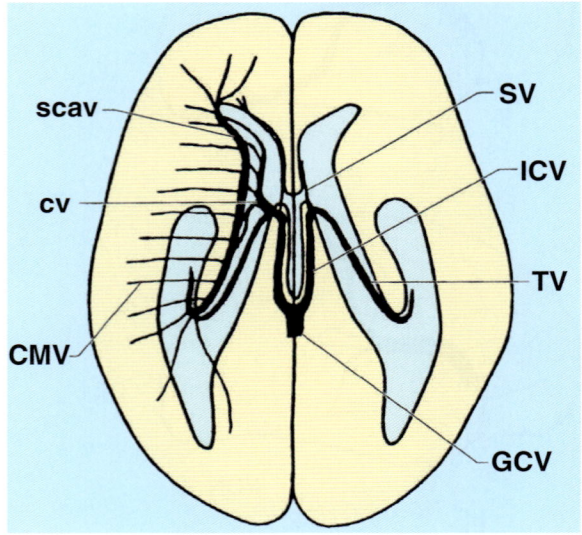

図 9-11　大脳髄質の静脈（水平断模型図）
大脳の髄質の静脈系をわかりやすくまとめた図がないので，著者の一人が新たに描いたものである．
略号：CMV＝大脳髄質静脈 cerebral medullary vein，cv＝尾状核静脈 caudate vein，GCV＝前大脳動脈 great cerebral vein（Galenus），ICV＝内大脳動脈 internal cerebral vein，scav＝脳梁下層静脈 subcallosal vein，SV＝透明中隔静脈 septal vein，TV＝分界静脈 terminal vein

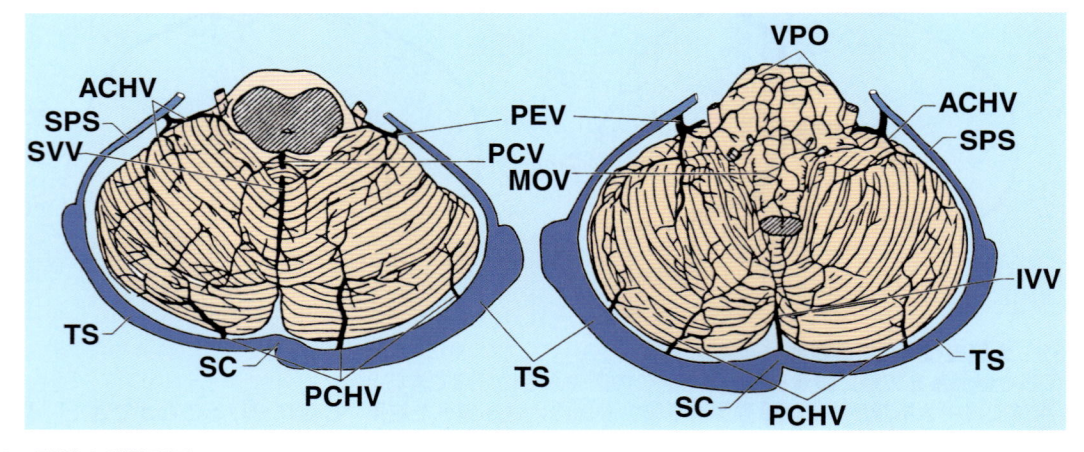

図 9-12　脳幹小脳静脈系
脳幹小脳静脈系の名称と静脈の走行と命名が正しくなかったので，筆者が誤りを修正して描いたものである．解剖学用語では，小脳半球の静脈は上小脳半球静脈と下小脳半球静脈に分けている．実際に観察してみると，小脳半球の上面と下面のそれぞれ前半からの静脈が集まって，ほとんどの例では上面からのものと下面からのものが合流して前小脳半球静脈（後藤命名）を形成して上錐体静脈洞に流入する．小脳半球上面と下面のそれぞれ後半からの静脈も同じ傾向があり，後小脳半球静脈（後藤命名）を形成して横静脈洞に流入する．
略号：ACHV＝前小脳半球静脈 anterior cerebellar hemispheric vein，IVV＝下虫部静脈 inferior vermian vein，PCHV＝後小脳半球静脈 posterior cerebellar hemispheric vein，PCV＝中心前静脈 precentral vein，PEV＝錐体静脈 petrosal vein（Dandy），SC＝静脈洞交会 sinus confluens（＝confluens sinuum），SPS＝上錐体静脈洞 superior petrosal sinus，SVV＝上虫部静脈 superior vermian vein，TS＝横静脈洞 transverse sinus，VMO＝延髄静脈 venae medullae oblongatae，VPO＝橋静脈 venae pontis（＝pontine vein）

9．血管障害

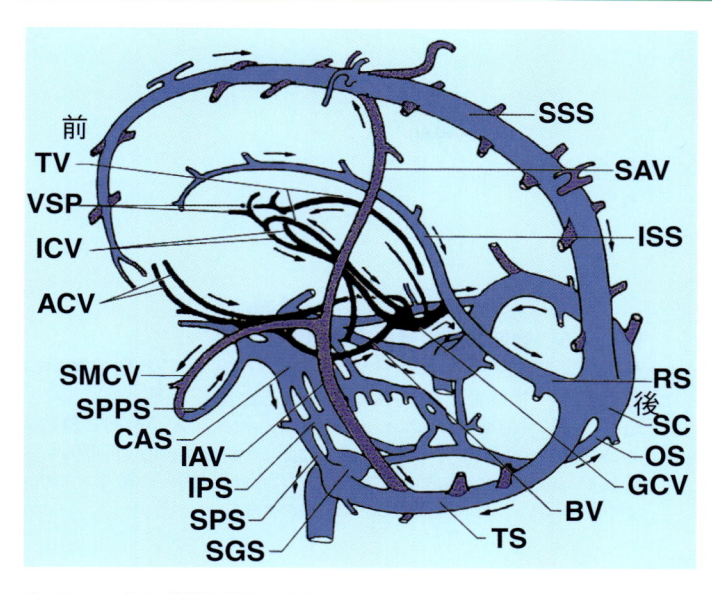

図 9-13 硬膜静脈洞の全貌

頭蓋内の静脈系の全貌を描いた図である．脳の構造の勉強が進むにつれて急に位置関係がわかるようになる．

略号：ACV＝前大脳静脈 anterior cerebral vein，BV＝脳底静脈 basilar vein，CAS＝海綿静脈洞 cavernous sinus，GCV＝大大脳静脈 great cerebral vein（Galenus），IAV＝下吻合静脈 inferior anastomotic vein（Labbé），ICV＝内大脳静脈 internal cerebral vein，IPS＝下錐体静脈 inferior petrosal sinus，ISS＝下矢状静脈洞 inferior sagittal sinus，OS＝後頭静脈洞 occipital sinus，RS＝直静脈洞 rectal sinus（＝sinus rectus），SAV＝上吻合静脈 superior anastomotic vein（Trolard），SC＝静脈洞交会 sinus confluens（＝confluens sinuum），SMCV＝浅中大脳静脈 superficial middle cerebral vein，SGS＝S状静脈洞 sigmoid sinus，SPPS＝蝶形頭頂静脈洞 sphenoparietal sinus，SPS＝上錐体静脈洞 superior petrosal sinus，SSS＝上矢状静脈洞 superior sagittal sinus，TS＝横静脈洞 transverse sinus，TV＝分界静脈 terminal vein，VSP＝透明中隔静脈 vena septalis（＝septal vein）

表 9-1 上矢状静脈洞の流れ方（後藤，131例）

完全左型 （左横静脈洞へ）	不完全左型 （主に左横静脈洞へ）	中間型 （左右の横静脈洞へ）	不完全右型 （主に右横静脈洞へ）	完全右型 （右横静脈洞へ）
11例 8.4%	10例 7.6%	41例 31.3%	34例 26.0%	35例 26.7%

表 9-2 直静脈洞の流れ方（後藤，127例）

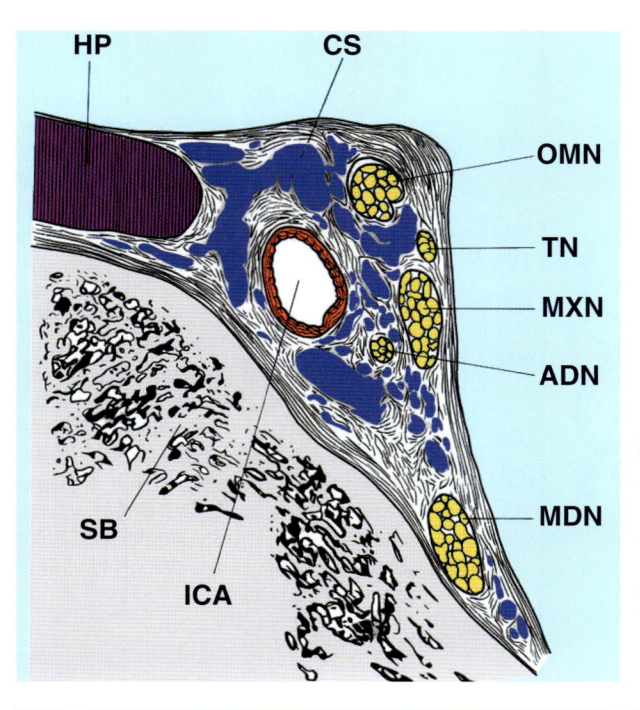

完全左型 （左横静脈洞へ）	不完全左型 （主に左横静脈洞へ）	中間型 （左右の横静脈洞へ）	不完全右型 （主に右横静脈洞へ）	完全右型 （右横静脈洞へ）
48例 37.8%	9例 7.1%	35例 27.6%	7例 5.5%	28例 22.1%

図 9-14 海綿静脈洞（前額断）

海綿静脈洞ほど不思議な構造はほかにない．動脈，静脈，脳神経，交感神経などから成る複雑な形態となっている．

略号：ADN＝外転神経 abducens nerve，CS＝海綿静脈洞 cavernous sinus，HP＝下垂体 hypophysis，ICA＝内頚動脈 internal carotid artery，MDN＝下顎神経 mandibular nerve，MXN＝上顎神経 maxillar nerve，OMN＝動眼神経 oculomotor nerve，SB＝蝶形骨 sphenoid bone，TN＝滑車神経 trochlear nerve

第2章 症候から見た神経形態学

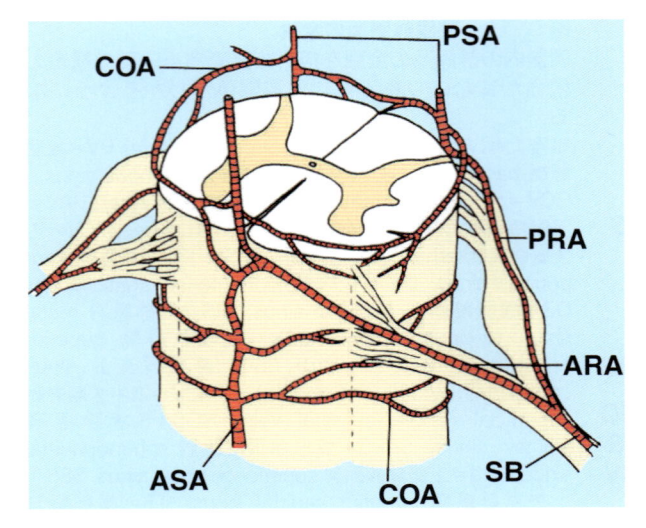

図9-15　脊髄表面に連絡する動脈
脊髄表面の動脈系をわかりやすく描いてある．これらの動脈は分節支配，横吻合，縦吻合に分けることができる．
略号：ARA＝前根動脈 anterior radicular artery, ASA＝前脊髄動脈 anterior spinal artery, COA＝冠状動脈 coronary artery, PRA＝後根動脈 posterior radicular artery, PSA＝後脊髄動脈 posterior spinal artery, SB＝脊髄枝 spinal branches

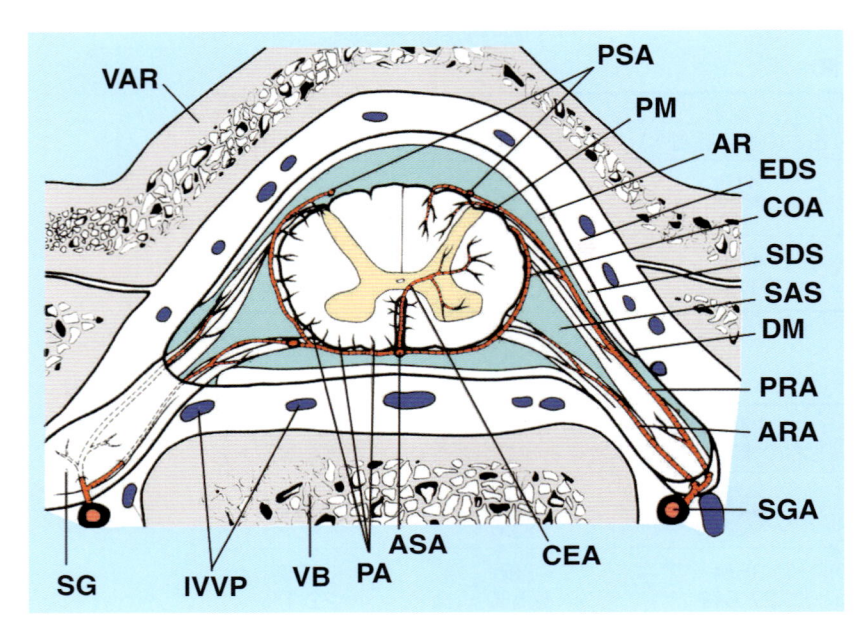

図9-16　脊髄の動脈系
脊髄分節動脈・脊柱管・脊髄内外の動脈などをまとめてある．
略号：AR＝くも膜 arachnoidea, ARA＝前根動脈 anterior radicular artery, ASA＝前脊髄動脈 anterior spinal artery, CEA＝中心動脈 central artery, COA＝冠状動脈 coronary artery, DM＝硬膜 dura mater, EDS＝硬膜上腔 epidural space, IVVP＝内椎骨静脈叢 internal vertebral venous plexus, PA＝周辺動脈 peripheral artery, PM＝軟膜 pia mater, PRA＝後根動脈 posterior radicular artery, PSA＝後脊髄動脈 posterior spinal artery, SAS＝くも膜下腔 subarachnoid space, SDS＝硬膜下腔 subdural space, SG＝脊髄神経節 spinal ganglion, SGA＝体節動脈 segmental artery, VAR＝椎弓 vertebral arch, VB＝椎体 vertebral body

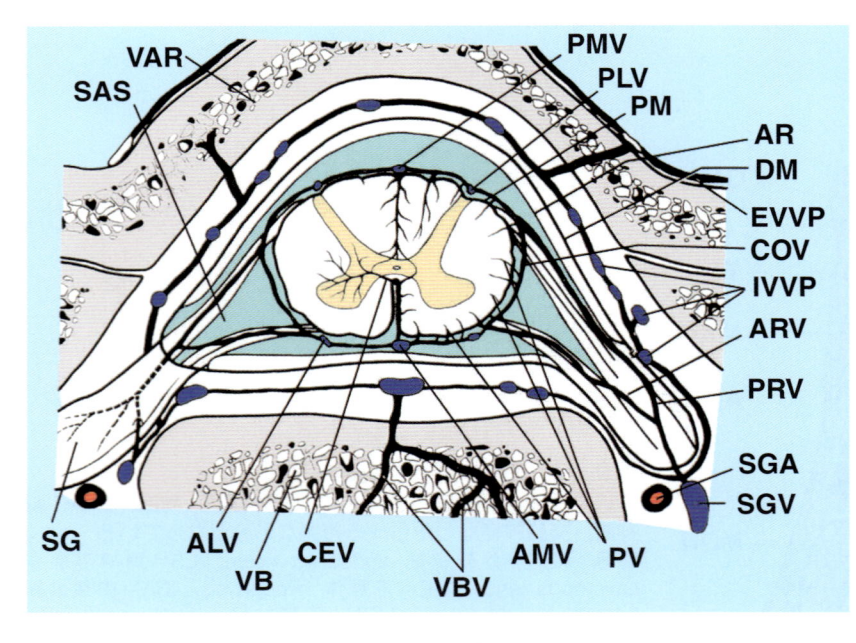

図9-17　脊髄の静脈系
脊髄分節静脈・脊柱管・脊髄内外の静脈などをまとめてある．
略号：ALV＝前外側静脈 anterolateral vein, AMV＝前正中静脈 anterior median vein, AR＝くも膜 arachnoid, ARV＝前根静脈 anterior radicular vein, CEV＝中心静脈 central vein, COV＝冠状静脈 coronary vein, DM＝硬膜 dura mater, EVVP＝外椎骨静脈叢 external vertebral venous plexus, IVVP＝内椎骨静脈叢 internal vertebral venous plexus, PLV＝後外側静脈 posterolateral vein, PM＝軟膜 pia mater, PMV＝後正中静脈 posterior median vein, PRV＝後根静脈 posterior radicular vein, PV＝周辺静脈 peripheral vein, SAS＝くも膜下腔 subarachnoid space, SG＝脊髄神経節 spinal ganglion, SGA＝体節動脈 segmental artery, SGV＝体節静脈 segmental vein, VAR＝椎弓 vertebral arch, VB＝椎体 vertebral body, VBV＝椎体静脈 vertebral body vein

血管障害の画像

画像上の血管支配の概略を図で示す（図 9-18〜9-20）．

A：横断面

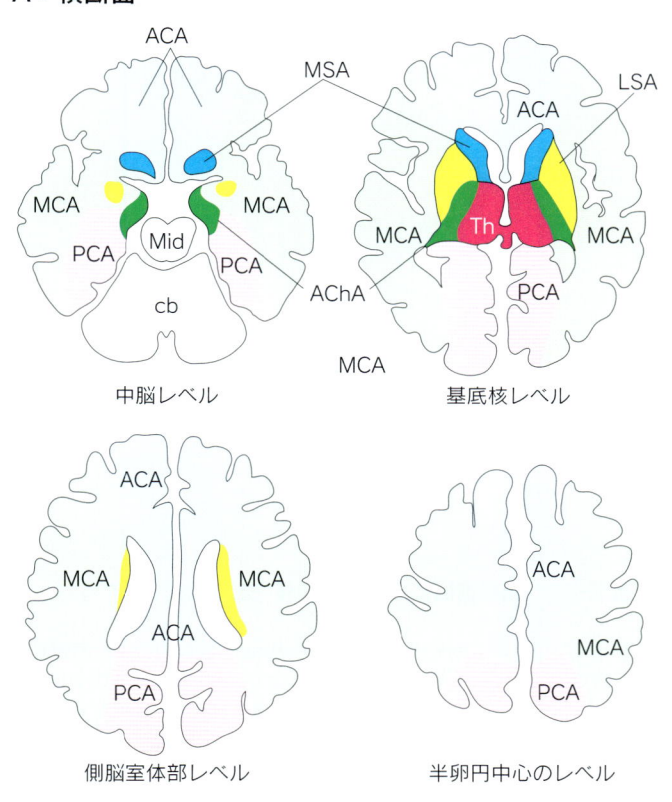

中脳レベル　　基底核レベル

側脳室体部レベル　　半卵円中心のレベル

B：冠状断面

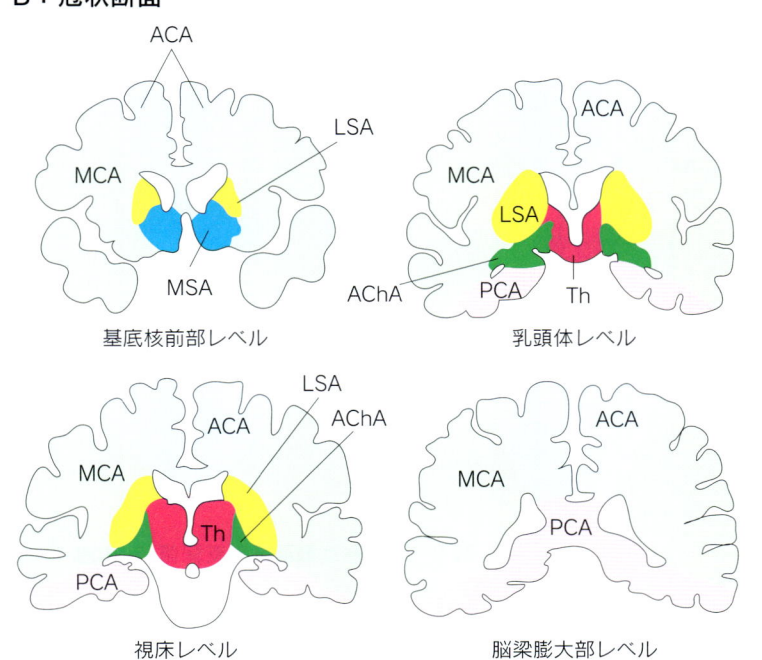

基底核前部レベル　　乳頭体レベル

視床レベル　　脳梁膨大部レベル

図 9-18 大脳血管の支配領域〔横断面（A）および冠状断面（B）〕（文献 1）より引用）

略号：ACA＝前大脳動脈 anterior cerebral artery, cb＝小脳 cerebellum, AChA＝前脈絡叢動脈 anterior choroidal artery, LSA＝外側線条体動脈（MCA の穿通動脈）lateral striate artery, MCA＝中大脳動脈 middle cerebral artery, Mid＝中脳 midbrain, MSA＝内側線条体動脈（ACA の穿通動脈）medial striate artery, PCA＝後大脳動脈 posterior cerebral artery, Th＝視床 thalamus

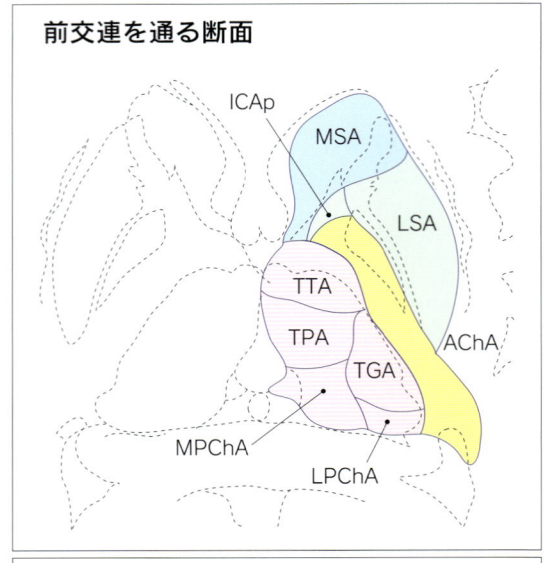

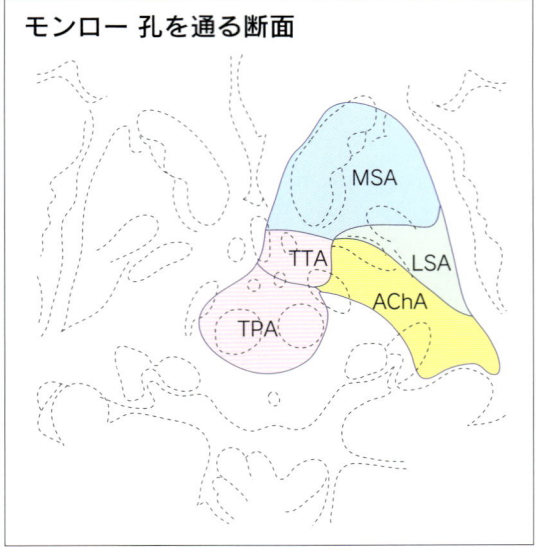

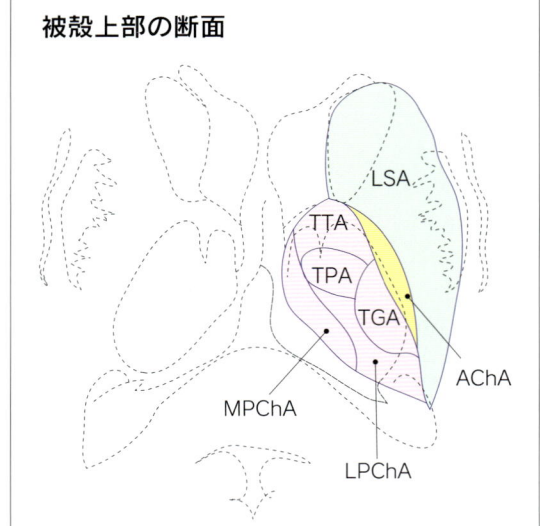

第2章 症候から見た神経形態学［画像］

図 9-19 脳横断面における穿通枝*支配領域（文献1）より引用）

略号：ACA＝前大脳動脈 anterior cerebral artery, ICAp＝内頚動脈末端部からの穿通枝 perforators from internal carotid artery, LPChA＝外側後脈絡叢動脈 lateral posterior choroidal artery, LSA＝外側線条体動脈 lateral striate artery, MPChA＝内側後脈絡叢動脈 medial posterior choroidal arteries, MSA＝内側線条体動脈 medial striate artery, TGA＝視床膝状体動脈 thalamogeniculate arteries, TPA＝視床穿通動脈 thalamoperforating arteries, TTA＝視床灰白隆起動脈 thalamotuberic arteries
*解剖学名にはない.

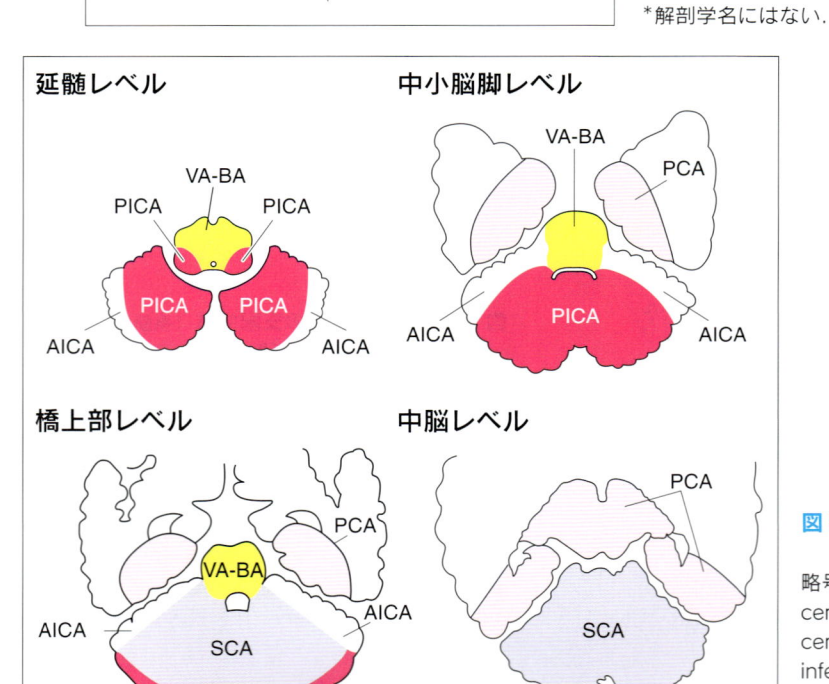

図 9-20 脳底動脈系の支配領域（文献1）より引用）

略号：AICA＝前下小脳動脈 anterior inferior cerebeller artery, PCA＝後大脳動脈 posterior cerebral artery, PICA＝後下小脳動脈 posterior inferior cerebeller artery, SCA＝上小脳動脈 superior cerebeller artery, VA-BA＝椎骨・脳底動脈 vertebral artery-basilar artery

1）脳葉あるいは皮質下出血 lobar or subcortical hemorrhage

非外傷性の脳内出血は脳卒中の 15〜20％を占める．高齢者では，高血圧，脳アミロイド血管症 cerebral amyloid angiopathy（CAA）および凝固異常が主な原因である．また若年者では，動脈瘤，脳血管奇形，静脈閉塞などの血管病変が原因となっている．

画像所見

典型的な画像所見：高血圧性では基底核での出血，脳アミロイド血管症，脳血管奇形，静脈閉塞では脳葉性あるいは皮質下出血がみられる[2]．

＜CT 所見＞

円型，楕円形の脳実質内腫瘤を示す（図 9-21A）．急性期では高吸収域，急激な出血あるいは凝固異常がみられるときには急性期でも等吸収域と高吸収域の混在を，周辺部には浮腫による低吸収域がみられる．

＜MRI 所見＞

信号強度は，パルス系列，フィリップ角，磁化率効果（ヘモグロビンの還元化による），赤血球の状態（溶血あるいは非溶血）によって異なる．

【発症 6 時間以内の超急性期の信号強度】[2]

- 中央部（オキシヘモグロビン）：T2 および T2*強調画像にて等信号から高信号の不均一な状態．
- 末梢（デオキシヘモグロビン，凝固状態と正常組織の境目）：T2 および T2*強調画像にて低信号．
- 周囲（血管性浮腫）：T1 強調画像にて低信号，T2 強調画像にて高信号．

その他の部位に約 1/3 の症例に低信号領域を T2*強調画像にて認める（図 9-21B）．これらは過去の出血を示す．

【脳内出血の経時的病理所見変化と MRI 所見】

表 9-3 にまとめる．

検査手順

血腫あるいは病歴が高血圧性脳内出血に典型的ならば，造影なしの CT のみで十分である．非典型的な血腫あるいは不明な病歴では，造影後の MRI（微小出血を探すために，グラディエント法を追加する）を行う．

鑑別診断

【高血圧性と脳アミロイド血管症（CAA）】

両者ともに老人に起こり，過去の出血の痕がその他の部位にある．高血圧性は基底核に CAA は脳葉性である．CAA では患者は 70 歳以上で，高血圧はなく，認知症（痴呆）を伴っていることが多い．

【皮質静脈血栓症】

静脈洞の血栓を伴っていることが多い．

2）高血圧性脳内出血 hypertensive intracerebral hemorrhage

高齢者の脳内出血の最も多い原因の一つであり，基底核（視床を含む）を中心として発症する．慢性の高血圧症により T2 および T2*強調画像における多発性の黒点が生じる（図 9-21B）．急性の局所的な血腫と多発性の慢性あるいは亜急性の微小出血を示す．

被殻出血 putaminal hemorrhage，視床出血 thalamic hemorrhage，混合性出血 combined hemorrhage などの局在部位による名称も使用されることがある．

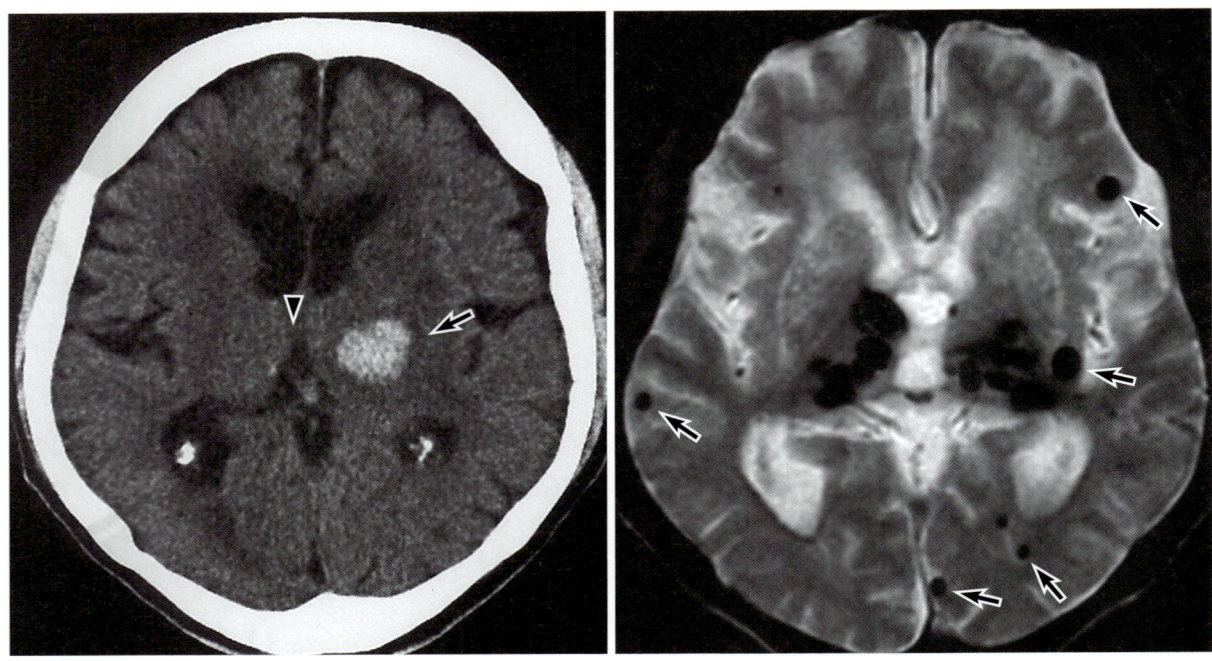

第2章　症候から見た神経形態学　[画像]

図 9-21　高血圧性視床出血（79歳，女性）　軽度の右片麻痺，高血圧および認知症（痴呆）
A：発症当日のCTにて左視床から内包後脚に脳内出血（→）を認める．第三脳室に軽い反対側への偏位がある（▶）．
B：約1カ月後のMRI．T2*強調を表すグラディエントエコー法では両側視床の他に多数の円型の低信号領域があり（→），過去の微小出血を認める．長期の高血圧症を示す所見と考えられる．

表 9-3　脳内出血の経時的病理所見とMRI所見[2]

	病理所見	ヘモグロビンの状態	MRI所見
1. 血腫形成期 （発症〜1週）	血管壊死，それに基づく脳内小動脈瘤の破裂	オキシヘモグロビン （24時間以内）	T1WI：等， T2WI：等〜高 血腫による腫大効果
	循環障害に伴う細動脈からの多発性出血，静脈性出血 神経線維の方向に沿った血腫の伸展 血腫と周囲脳組織の境界明瞭	デオキシヘモグロビン （1〜3日）	T1WI：等，T2WI：低
	血腫内の赤血球崩壊（−）	メトヘモグロビン （3〜7日）	T1WI：高，T2WI：低
	周辺脳浮腫が顕著， 二次性小出血		脳浮腫の増強 （T2WI：高）
2. 吸収期 （1〜3カ月）	血管新生，貪食細胞の出現 血腫辺縁から赤血球崩壊（+）	フリーメトヘモグロビン （7〜14日）	T1WI：高，T2WI：高
	肉芽組織層の形成		造影剤増強効果
	新生血管の拡張 結合組織線維の増殖	ヘモジデリン（2週以降）	T1WI：低，T2WI：低
3. 瘢痕期 （3〜6カ月以降）	出血巣の浄化，髄液様の嚢胞 線維性グリアの増殖	ヘモジデリン	T1WI：低，T2WI：低 瘢痕嚢胞 周辺の脳室・脳溝拡大

T1WI＝T1強調画像，T2WI＝T2強調画像

鑑別診断

【基底核出血】

若年者では，脳血管奇形，出血性腫瘍（信号強度の混在，造影効果の存在，血腫の異常な信号強度の変化），凝固異常，薬剤の乱用．

【多発性の"黒点"(T2*法)】

出血性のびまん性軸索損傷，多発性の海綿状あるいは毛細血管性血管腫，出血性転移，脳アミロイド血管症．

3）脳梗塞 cerebral infarction

急性期の脳梗塞の画像所見[3,4]

脳血管内の急性期の血栓，閉塞血管の支配領域における灌血流の低下，細胞毒性浮腫．典型的な画像所見はCTでの閉塞血管の高吸収域，拡散強調画像での高信号である．

＜CT所見＞

【高吸収域を示す閉塞血管】

35〜50％にMCAの水平部（M1）に高吸収域（dense MCA sign）を認める（図9-22A）．シルビウス裂内の閉塞したMCAの枝に高吸収域を認める．

【発症3時間以内に灰白質白質境界の不鮮明】

50〜70％の例にレンズ核辺縁部の不鮮明化．島回の皮質白質境界の不鮮明化といったわずかな変化を認める．

【脳実質の低吸収域（閉塞血管の支配領域に一致した）】（図9-23）

脳回の腫大，脳溝に圧排．

【出血性梗塞への変化】

24〜48時間後が多い．軽度のことも重度の出血もある．15〜45％前後に認められる．

危険因子：CTでの初期所見のある例，血栓性塞栓症，糖尿病，意識減損のある例，血栓溶解療法施行後．

＜MRI所見＞

通常のパルス系列により70〜80％は陽性となる．

・T1：皮質の軽い腫大，皮質白質境界の不鮮明．
・T2：支配血管に一致した高信号領域．
・造影後：血管内の造影効果．

＜FLAIR＞

他のパルス系列が正常なときに，高信号領域を示すことがある（図9-22B）．動脈内の高信号領域を認め，主要血管閉塞の初期の所見を示す（図9-22B，9-24B）．

＜拡散強調画像＞

拡散の低下を認め，拡散強調画像では高信号領域を示す（図9-24D）．95％に正確といわれている．

4）脳動静脈奇形 cerebral arteriovenous malformation

症状を示す脳血管奇形の中では最も多い．

画像所見[5]

拡張した血管群の密な集まりであり，内部に正常な脳組織を認めない．特徴的な所見はflow voidの集まりで，ほとんどmass effectがない．

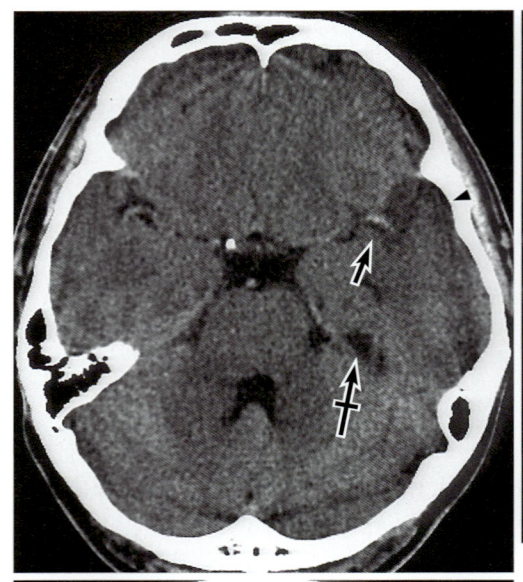

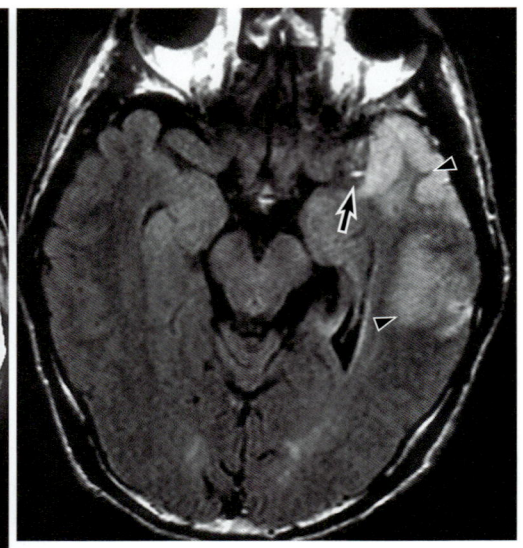

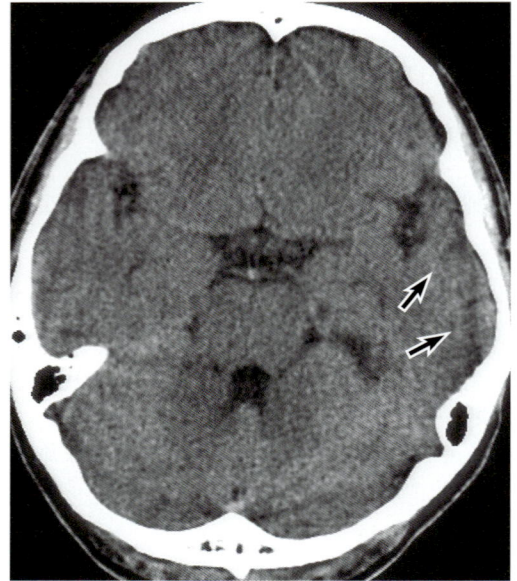

図 9-22 脳梗塞（27 歳，男性）

A：CT（発症から 2 日後）では，左 MCA の水平部遠位端に線状の高吸収域を認め（→），血管内の新鮮な血栓ないしは塞栓を示すサインである．同 MCA の近位端，あるいは反対側の MCA の吸収値は正常であるが，左遠位端はより高い．左側頭葉先端部に今回の梗塞の一部が低吸収域として認められ（▶），古い梗塞が側頭葉内側部にある（↔）．

B：FLAIR 画像では，左側頭葉前部に皮質から皮質下に今回の梗塞を認める（▶）．側副路によるゆっくりとした血流を示す高信号領域が MCA 内に認められる（→）．

C：CT（発症から 15 日後）にて，FLAIR 画像で示された今回の梗塞は低吸収域を示さず，等吸収域となり（→），梗塞の部位が不明である．2 月 7 日には再び低吸収域となった．この等吸収域を示すことを fogging effect（霧状効果）とよぶ．

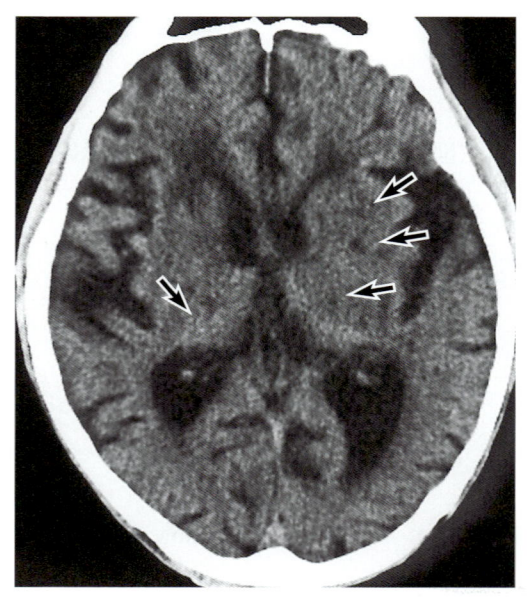

図 9-23 多発性脳梗塞（69 歳，男性） 痴呆，左半身麻痺

CT にて，両側視床，線条体に多数の点状の低信号領域があり，小梗塞を認める（→）．線状の低信号領域もあり，いずれも虚血による変化と考えられる．

9. 血管障害 ［画像］

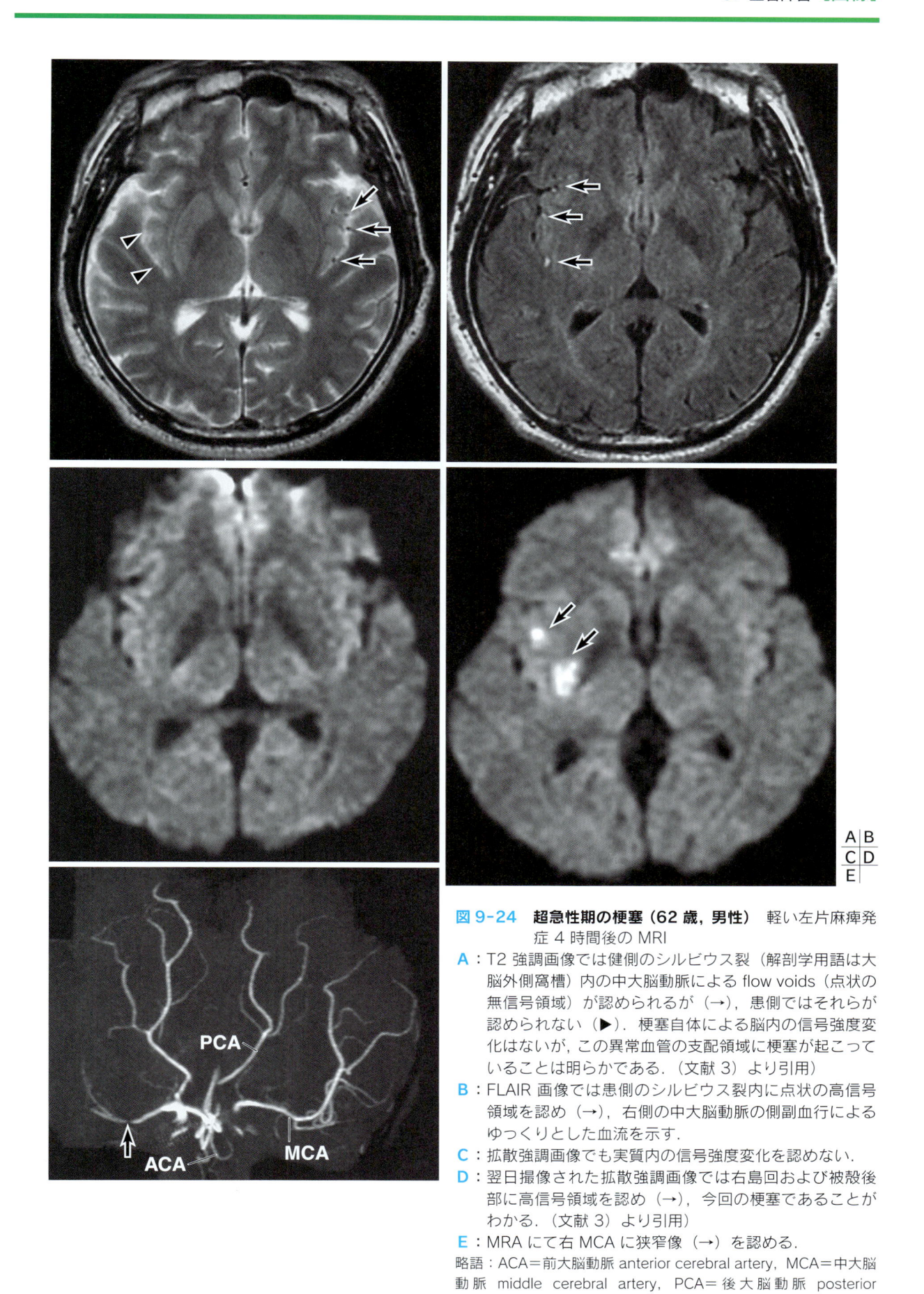

図 9-24　超急性期の梗塞（62 歳，男性）　軽い左片麻痺発症 4 時間後の MRI

A：T2 強調画像では健側のシルビウス裂（解剖学用語は大脳外側窩槽）内の中大脳動脈による flow voids（点状の無信号領域）が認められるが（→），患側ではそれらが認められない（▶）．梗塞自体による脳内の信号強度変化はないが，この異常血管の支配領域に梗塞が起こっていることは明らかである．（文献 3）より引用）

B：FLAIR 画像では患側のシルビウス裂内に点状の高信号領域を認め（→），右側の中大脳動脈の側副血行によるゆっくりとした血流を示す．

C：拡散強調画像でも実質内の信号強度変化を認めない．

D：翌日撮像された拡散強調画像では右島回および被殻後部に高信号領域を認め（→），今回の梗塞であることがわかる．（文献 3）より引用）

E：MRA にて右 MCA に狭窄像（→）を認める．

略語：ACA＝前大脳動脈 anterior cerebral artery，MCA＝中大脳動脈 middle cerebral artery，PCA＝後大脳動脈 posterior cerebral artery

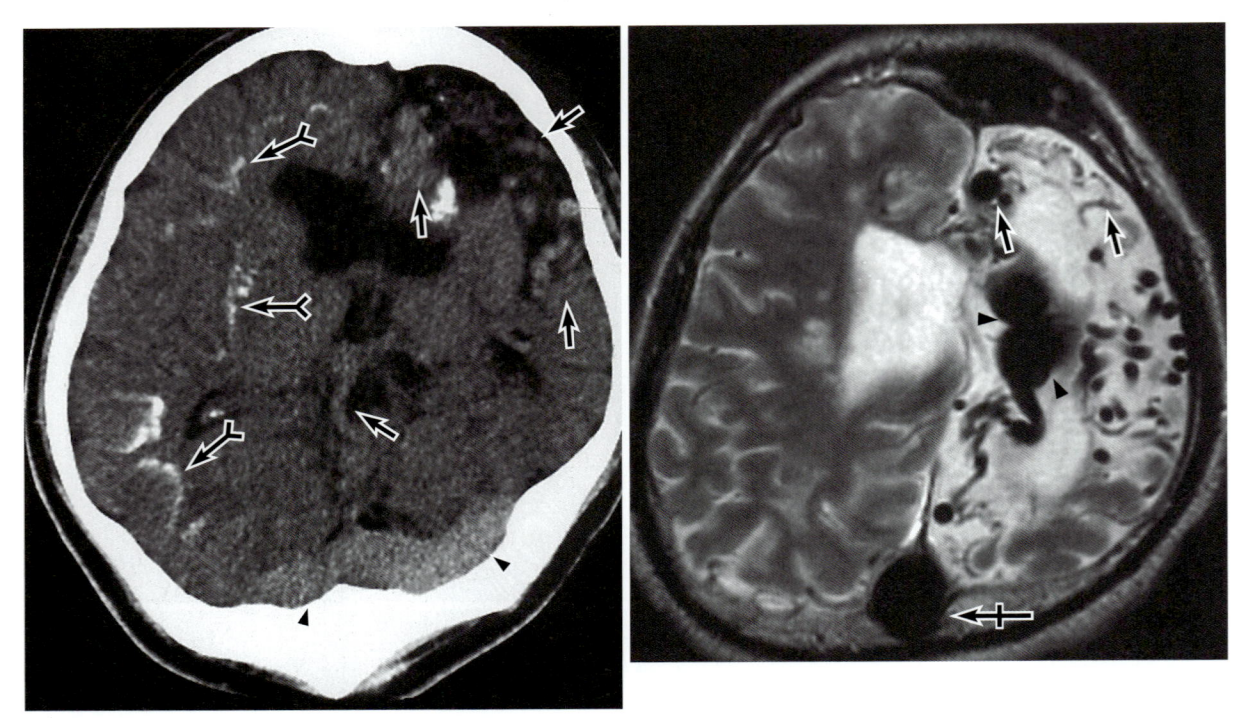

図 9-25 **巨大脳動静脈奇形（28 歳，男性）** 右不全麻痺と不随意運動
A：CT では左半球は萎縮し，多数の軽度高吸収域を示す蛇行した血管様の構造を認める（→）．これは拡張した動脈および静脈を示す．静脈洞の拡大を認める（▶）．石灰化と低吸収域が前頭葉にある．反対側の皮質白質境界付近には石灰化を認め，血流が左側にとられ，右側は相対的な虚血になり，石灰化を生じたと考えられる（⊃→）．
B：MRI T2 強調画像では左半球には点状，線状の蛇行した血管が認められる（→）．巨大に拡張した静脈があり，灌流静脈にできた静脈瘤と考えられる（▶）．静脈洞の拡張がある（↔）．脳実質内の高信号領域は虚血などによるグリオーシスなどを反映している．

＜CT 所見＞（図 9-25A）
　高吸収域を示す蛇行した血管．石灰化は 25〜30％にみられる．出血の合併は症例によりさまざまである．造影後には強い造影効果が認められる．

＜MRI 所見＞（図 9-25B）
　血流の速さ，方向，出血の有無により異なる信号強度．胞巣状の flow void の集まり．巣状部は脳を含まない．

5）海綿状血管腫 cavernous angioma

　血管造影において描出されない血管奇形の中では最も多い．血管奇形ではあるが，大きくなったり，小さくなったり，新しく形成されたりする．家族性があり，出血，新しく形成されるなどのリスクが高い．

画像所見[6]
　境界明瞭な，分葉状の腫瘤，出血があり，種々の時期の血液産物の要素が混在する．代表的な所見として，周囲に完全なヘモジデリンのリングを伴うポップコーン状の不均一な信号強度を伴う腫瘤がみられる．

＜CT 所見＞
　正常なこともある．通常，3 cm 以下の境界明瞭な円型，楕円形の高吸収域を示す腫瘤．周囲の脳は正常．最近の出血がなければ腫瘤効果はない．造影効果はないか，あってもわずかである．

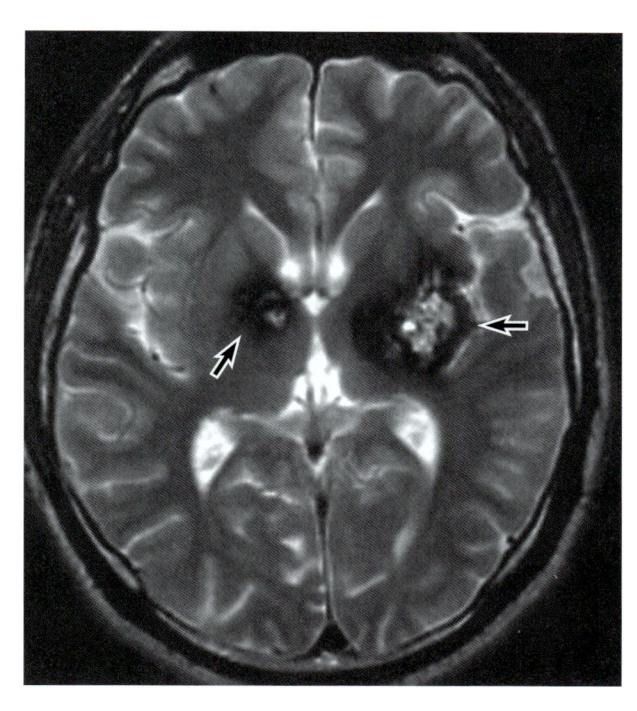

図9-26 家族性海綿状血管腫（22歳，男性）　てんかん
T2強調画像にて左線条体と右内包後脚から視床にかけて，海綿状血管腫を認める（→）．低信号を示す周辺部があり，中心は不均一な信号強度を示す．腫瘤効果はほとんどない．ほかにも同様な病変が多発しており，家族にも同様な所見を認め，家族性海綿状血管腫と考えられる．

＜MRI所見＞（図9-26）

出血，血液産物の時期により種々の信号強度．急性期の大きな出血があると，典型的な像は認めない．中心部は混在の信号強度を示し，周囲はヘモジデリンの信号強度（T2強調およびT2*画像により低信号）．時に，fluid-fluie levelを認める．磁場に対する感受性効果により，T2強調およびT2*画像では病変が大きくなる．造影効果はないか，あってもわずか．3個以上あるときには，グラディエントエコー法により，多数の黒い点として認められる．

6）くも膜*下出血 subarachnoid hemorrhage

最も多いくも膜下出血の原因は外傷であり，脳動脈瘤ではない．脳動脈瘤の破裂によるくも膜下出血 aneurysmal subarachnoid hemorrhage（aSAH）における合併症で多いのは血管の攣縮 vasospasm である．

画像所見[7〜9]

二種類のくも膜下出血がある．鞍上槽，シルビウス裂**，半球間裂***のくも膜下に出血を認める aSAH と，橋の前面と中脳周囲のみの perimesencephalic nonaneurysmal subarachnoid hemorrhage（pnSAH）とに分けられる．後者は脳幹周囲の静脈の破綻による．

＜CT所見＞（図9-27A）
・aSAH：基底槽に高吸収域．発症24時間以内では95%に異常を示す．発症1週間目には50%に低下．
・pnSAH：中脳前方および迂回槽に高吸収域があり，シルビウス裂や半球間裂にはないかほとんどない（図9-27）．90%以上の症例において，1週間後にはくも膜下出血はみえなくなる．

＜MRI所見＞

【急性期のくも膜下出血[7]】

T1強調画像では低信号，T2強調画像では高信号領域を示し，髄液と区別できない．FLAIR画像では高信号領域を示し，髄液とは異なる信号強度（くも膜下出血のみに認められる所見ではない，下記参照）（図9-27B）．T2*画像では低信号領域を示す．

---

*くも膜はクモ膜が，**シルビウス裂は大脳外側窩槽が，***半球間裂は大脳縦裂がそれぞれの解剖学用語正式名称．

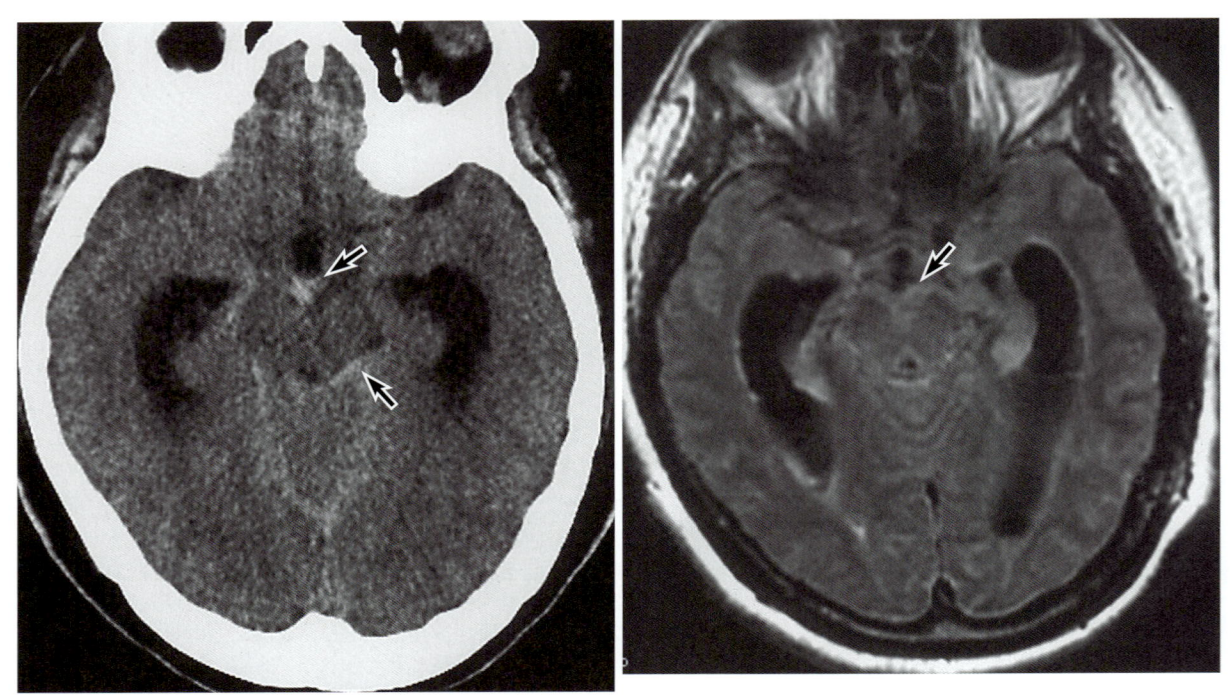

図 9-27 発症日時不明の原因不明のくも膜下出血（55 歳，女性）
A：CT にて脚間槽，橋上部周囲の迂回槽に高吸収域を認める（→）．
B：MRI FLAIR 画像でも同部位には正常の髄液の信号強度が消失し，高信号領域を認める（→）．これはくも膜下出血の所見である．側脳室の拡大があり，水頭症を認める．非動脈瘤性の中脳周囲くも膜下出血と考えられる．

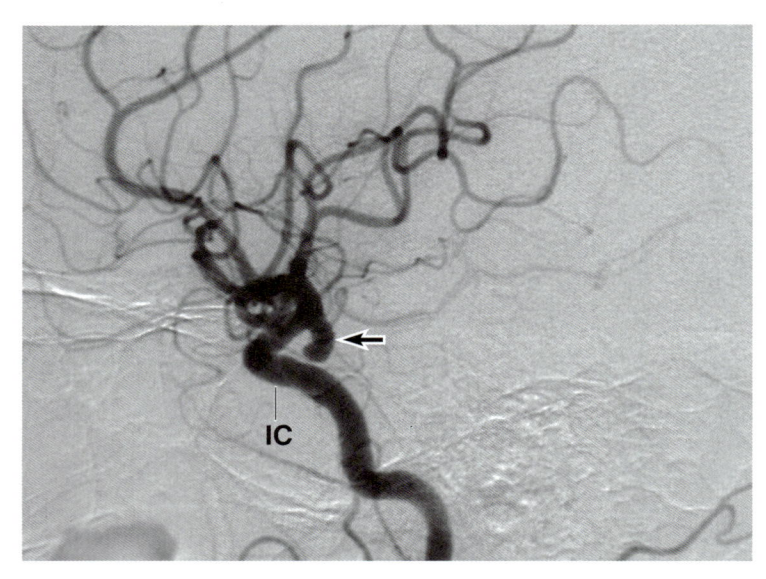

図 9-28 未破裂動脈瘤（72 歳，女性） 急激な左動眼神経麻痺にて発症
MRA にて左内頸後交通動脈分岐部に動脈瘤が認められ，血管造影にて確認された（→）．動眼神経は上小脳動脈と後大脳動脈の間を通り，後交通動脈の外側を通過する．海綿静脈洞に入る前に，動眼神経が圧排され，瞳孔散大を伴う動眼神経麻痺を起こす．その原因としては，急激に拡大した後交通動脈動脈瘤が最も多い．
略語：IC＝内頸動脈 internal carotid artery

【慢性の繰り返すくも膜下出血[10]】
　脳表ヘモジデローシスといわれ，脳表，脊髄の表面，神経の表面に T2 および T2* 画像にて低信号領域を示す．

＜血管造影＞
　aSAH の 15〜20％は血管造影では動脈瘤を認めない．5％は椎骨脳底動脈系に動脈瘤がある．20〜33％は多発性の動脈瘤があり，最も大きく，不規則な形の動脈瘤が破裂したと考える．

鑑別診断

【くも膜下出血のその他の原因】

軽微な外傷，動脈解離，血管奇形（海綿状血管奇形，脊髄硬膜動静脈瘻），腫瘍からの出血（上衣腫）．

【くも膜下出血以外のFLAIR画像での脳溝内高信号領域】

炎症性髄膜炎，癌性髄膜炎，プロフォロール麻酔，酸素の投与，アーチファクト，腎不全患者のガドリニウム投与後（髄液内に残存）．

7) 嚢状動脈瘤 berry aneurysm

動脈瘤形成の要因は多彩である．くも膜下出血が最も多い臨床症状でそのほかに脳神経を圧迫する脳神経症状もある．破裂の要因としてはその大きさが最も重要であるが，それのみではない．

画像所見

典型的な所見は円型の，分葉状あるいは水疱状の動脈壁からの突出（**図 9-28**）．通常は動脈分岐部より発生し，動脈壁の異常部位は小さい．

＜CT所見＞

くも膜下出血（脳槽内の高吸収域）．

【血栓化を伴わない動脈瘤】

境界明瞭な円型，分葉状の脳外の腫瘤．脳に比べて高吸収域を示し，石灰化を伴うことがある．強く造影される．

【一部あるいは完全に血栓化した動脈瘤】

中等度に高吸収域を示し，石灰化が高頻度にある．内腔に造影効果を示す．

＜MRI所見＞

【くも膜下出血（記載済み）】

【非血栓化動脈瘤（信号強度は種々）】

遅い血流あるいは乱流によるか，飽和効果，位相分散によるflow void（速い流速による無信号化）を50%に認める．均一あるいは不均一な信号強度を示し，動脈瘤全体像を認めない．

【血栓化動脈瘤】

信号強度は凝固の状態による．しばしば，T1強調画像では高信号，T2強調画像では低信号となる．層状の信号強度をとることがある．内腔があれば，造影効果を示す．

CTAおよびMRAは3～4mm以上の大きさの動脈瘤のスクリーニングには有用である．

血管障害の病理

　脳血管障害 cerebrovascular disease（CVD）とは，虚血または出血によって脳のある領域が一時的または永続的に障害される疾患，または，脳の血管が病的変化によって一時的に障害される疾患（血管壁の異常，血栓・塞栓による閉塞，口径の変化，血漿・血液透過性の異常），あるいは，この両者が混在する疾患の総称である．また，脳卒中 stroke とは，脳出血，くも膜下出血，脳梗塞のそれぞれを主に意味するか，それらの総称として用いられている[1]．

　わが国の CVD による死亡者数は年間 14 万人（人口 10 万人当たり 110 人，死亡総数の約 15%）であり，死因順位としては，悪性腫瘍（28 万人），心疾患（14 万人強）に次いで 3 位であるが，臓器別では圧倒的に死因の第 1 位である[2]．すなわち，悪性腫瘍による死亡者 28 万人はすべての臓器の悪性腫瘍を合わせた数であり，最も多い肺癌や胃癌でもそれぞれ約 5 万人である．心疾患死約 14 万人強のうち，血管障害（虚血性心疾患）によるものは約 7 万人にすぎない．CVD による死亡数がいかに多いかがわかる．CVD 患者数（2000 年現在 173 万人）は神経疾患の中で最も多く，人口の高齢化に伴って急増し，2020 年には 300 万人に達すると予想されている．

臨床事項

CVD の臨床的分類

　1990 年に発表された米国 NINDS（National Institute of Neurological Disorders and Stroke）分類第 3 版が，現在国内外で最も広く用いられている（表 9-4）[1]．この分類は，1958 年に発表された最初の分類（CVD-Ⅰ），1975 年のその改訂版（CVD-Ⅱ）を再度改訂したもの（CVD-Ⅲ）である．

表 9-4　脳血管障害の臨床的分類Ⅲ（NINDS, 1990）[1]

Ⅰ．臨床的分類 clinical disorders 　A．無症候性 asymptomatic 　B．局所性脳機能障害 focal brain dysfunction 　　1．一過性脳虚血発作 transient ischemic attacks（TIA） 　　2．脳卒中 stroke 　　　a．経過・病期 temporal profile 　　　　1）回復期 improving 　　　　2）悪化期 worsening 　　　　3）安定期 stable stroke 　　　b．脳卒中の病型 types of stroke 　　　　1）脳出血 brain hemorrhage 　　　　2）くも膜下出血 subarachnoid hemorrhage 　　　　3）脳動静脈奇形からの出血 intracranial hemorrhage from arteriovenous malformation（AVM） 　　　　4）脳梗塞 brain infarction 　　　　　（a）発生機序 mechanisms 　　　　　　1）血栓性 thrombotic 　　　　　　2）塞栓性 embolic 　　　　　　3）血行動態性 hemodynamic	（b）臨床病型 clinical categories 　　　　　　1）アテローム血栓性 atherothrombotic 　　　　　　2）心原塞栓性 cardioembolic 　　　　　　3）ラクナ lacunar 　　　　　　4）その他 other 　　　　　（c）閉塞血管部位による症候 symptoms and signs 　　　　　　1）内頸動脈 internal carotid artery 　　　　　　2）中大脳動脈 middle cerebral artery 　　　　　　3）前大脳動脈 anterior cerebral artery 　　　　　　4）椎骨脳底動脈系 vertebrobasilar system 　C．血管性認知症（痴呆） vascular dementia 　D．高血圧性脳症 hypertensive encephalopathy Ⅱ．病理 pathology 　A．心・血管の病理学的変化 pathological alteration in heart and blood vessels 　B．脳・脊髄の病理学的変化 pathological alteration in brain and spinal cord 　　1．梗塞 infarct 　　2．出血 hemorrhage 　　3．虚血性神経細胞壊死 ischemic neuronal necrosis 　　4．虚血性白質障害 ischemic leukoencephalopathy

表9-4には，臨床的分類と病理（学的分類）のみを示したが，これらのほかに，危険因子・予防，問診・診察，検査，後遺症の評価，解剖学的事項についても詳細に記載されている．

①**無症候性血管障害** asymptomatic cerebrovascular disease

CTやMRIで出血や梗塞，あるいは血管の異常が認められるにもかかわらず，自覚症状のないCVDである．脳ドックや別の目的で撮ったCTやMRIで偶然発見されるもので，病巣が小さいか，症状を呈しない部位に形成されたことによる．将来脳卒中を起こす危険性が高く，予防策を講じることが必要である．

②**局所性脳機能障害** focal brain dysfunction

局所性の脳機能障害が一時的か永続的かにより，一過性脳虚血発作と脳卒中に区分する．

＜**一過性脳虚血発作** transient ischemic attack（TIA）＞

脳虚血によると考えられる局所性脳機能障害（自覚的および他覚的神経症候）が，24時間以内に完全に消失するものをいう．急激に発症し，通常は2～15分間持続する例が多い．症状の持続が長くなるほど，CTやMRIで梗塞が見つかることが多く，脳梗塞の前駆または警告症候とみなされる．発症機序については，内頚動脈分岐部などのアテローム硬化性病変に由来する微小塞栓が大多数を占めるとされている．

＜**脳卒中** cerebral stroke, cerebral apoplexy＞

脳卒中は，脳出血，くも膜下出血，脳動静脈奇形からの出血，脳梗塞の4病型に分類されている．

③**血管性認知症（痴呆）** vascular dementia

p.178を参照のこと．

主な脳血管障害

1）脳出血 cerebral hemorrhage

脳出血は，わが国の脳卒中の約25%を占め，その大多数は高血圧性脳出血（図9-29A）である．高血圧は，高脂血症，喫煙，糖尿病など動脈硬化および脳血管障害の危険因子の中で最大の危険因子である．高血圧の持続は，小動脈や細動脈に線維化，硝子化（図9-30A），フィブリノイド変性（図9-30B），血管壊死（図9-30C）などの高血圧性血管症 hypertensive angiopathy を引き起こし，これらが脳卒中の原因となる．特に血管壊死は，直径150μm前後の小動脈に好発し，高い内圧と相まって小動脈瘤 microaneurysm（図9-29B）を形成し，この破綻が脳出血の直接の原因と考えられている．したがって，小動脈瘤の好発部位（図9-29C）[3]が脳出血の好発部位であり，被殻が最も多く（図9-29A，C），次いで視床，皮質下白質，橋，小脳などである．血管支配では中大脳動脈の分枝で被殻・尾状核を栄養する外側線条体動脈の分枝に小動脈瘤が好発する．大きな被殻出血は尾状核の上部で側脳室へ，視床出血は第3脳室へ穿破することが多い．脳室へ穿破すると予後は不良である．被殻出血は外側型出血，視床出血は内側型出血ともよぶ．小動脈瘤が幸いにも破綻することなく器質化したものを血管結節瘤または線維性小球 fibrous ball という（図9-29B）．

脳出血による死亡の原因は頭蓋内圧亢進による脳ヘルニアによる例が多いが，幸い急性期に死亡を免れた場合は，血腫はマクロファージによって貪食され吸収される．血腫内外にはヘモジデリン顆粒を入れたマクロファージが多数みられ，周囲組織の反応性アストロサイト内にもヘモジデリン顆粒が認められる．血腫が完全に吸収されるには数年を要するが，そのような血腫は扁平化した囊胞（空洞）となり，その壁は平滑でキサントクロミー（黄褐色；ヘモジデリンの色）の着色を示す．

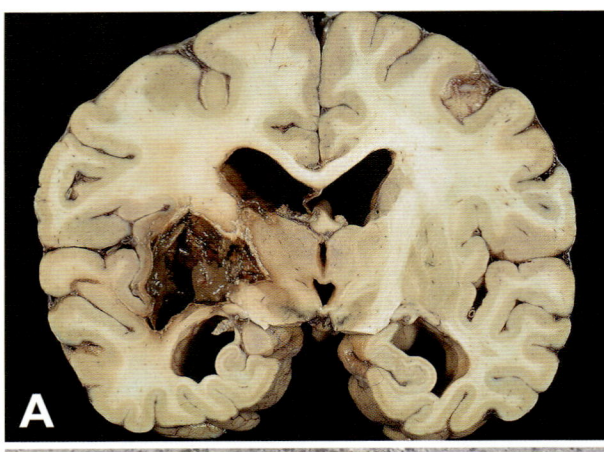

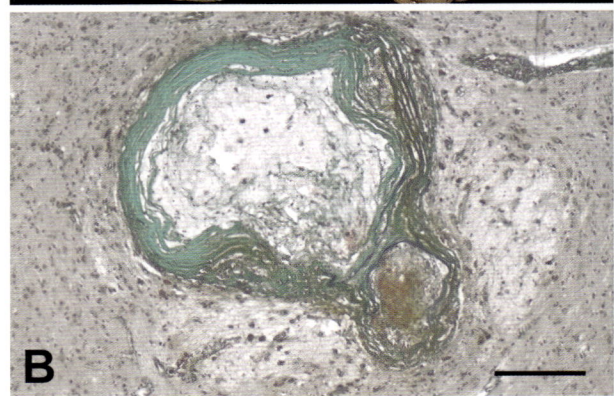

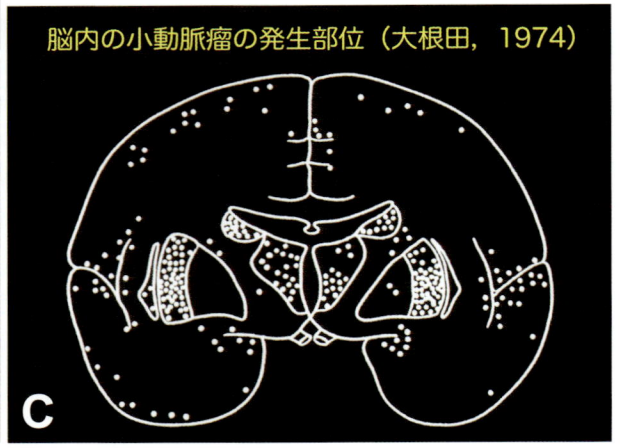

第2章　症候から見た神経形態学　[病理]

図9-29　高血圧性脳出血の病理学的所見
A：高血圧性脳出血（亜急性期）．出血により左大脳基底核と内包が破壊され，尾状核は萎縮している．
B：Aと同症例の右被殻にみられた血管結節瘤（器質化した小動脈瘤）．Elastica-Goldner染色．スケールバーは100μm．
C：小動脈瘤の部位別発生頻度（大根田玄寿博士原図）[3]．

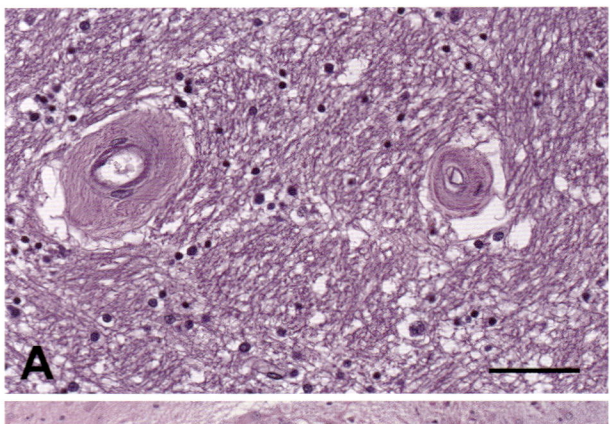

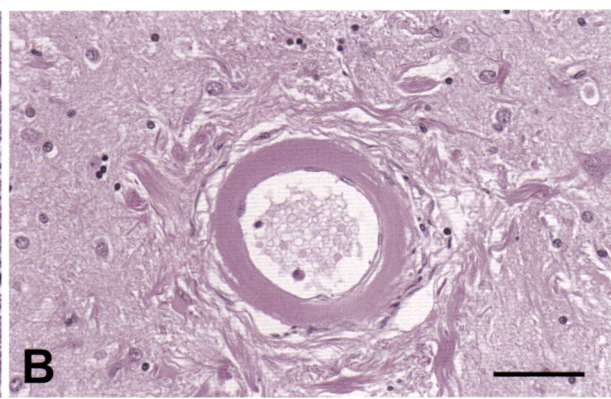

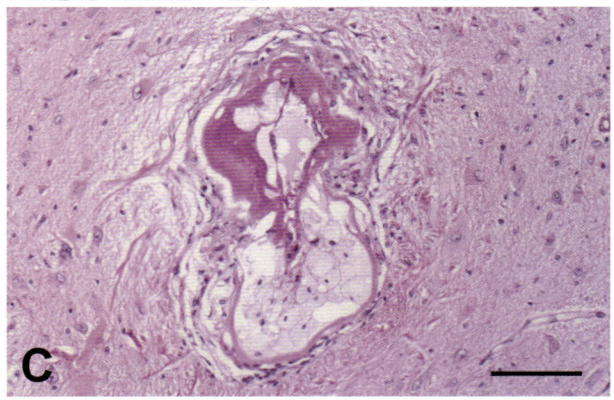

図9-30　高血圧性血管症の組織像
A：ビンスワンガー病における前頭葉脳回内白質の細動脈硬化．中膜と外膜は一体となり，著明な硝子様肥厚を示している．HE染色．スケールバーは50μm．
B：被殻の外側線条体動脈分枝のフィブリノイド変性．周囲にグリオーシスが起きている．HE染色．スケールバーは50μm．
C：視床の中等大の動脈の血管壊死．HE染色．スケールバーは100μm．

2）くも膜下出血 subarachnoid hemorrhage

くも膜下出血（図 9-31A）は，わが国の脳卒中の約 10%を占める．40〜50 歳代に突発性の頭痛，嘔気，嘔吐，項部硬直，意識障害などで発症する例が多い．原因のほとんどは囊状動脈瘤の破裂である．脳動脈瘤は，形態から囊状 saccular または berry 動脈瘤と紡錘状 fusiform 動脈瘤に区別される．アテローム硬化性動脈瘤や細菌性動脈瘤，梅毒性動脈瘤などは紡錘状であり，破裂することは稀である．破裂しやすいのは囊状動脈瘤である．囊状動脈瘤の成因には，古くから中膜欠損説，内弾性板退行説，先天説などがあるが，現在では，脳底部のウィリス動脈輪を形成する動脈の分岐部における器質的脆弱性（正常でも 80%に中膜欠損が存在する）に加え，高血圧や局所の血流増加などの血行力学的要因の重要性が強調されている[4,5]．

囊状動脈瘤の好発部位は，前大脳動脈・前交通動脈分岐部，次いで内頸動脈・後交通動脈分岐部，中大脳動脈分岐部，椎骨脳底動脈系である（図 9-31B）．囊状動脈瘤は，体部 dome と頸部 neck に区別され，通常体部の先端部で破裂する．患者の 20%は複数の動脈瘤を有し（多発性脳動脈瘤），女性に多い．

組織学的には動脈瘤は頸部で正常の中膜平滑筋細胞層と内弾性板が消失しており，体部の壁は膠原線維のみから成っている（図 9-31C）．

くも膜下出血の 1〜3 週間後に遅発性脳血管攣縮 delayed cerebral vasospasm が発生し，その灌流域に脳梗塞をきたし，予後を悪化させることが多い[6]．また，くも膜下出血後にくも膜が線維性に肥厚し，軟膜と癒着して脳脊髄液の循環障害をきたすことにより，二次性正常圧水頭症を発生することもある．

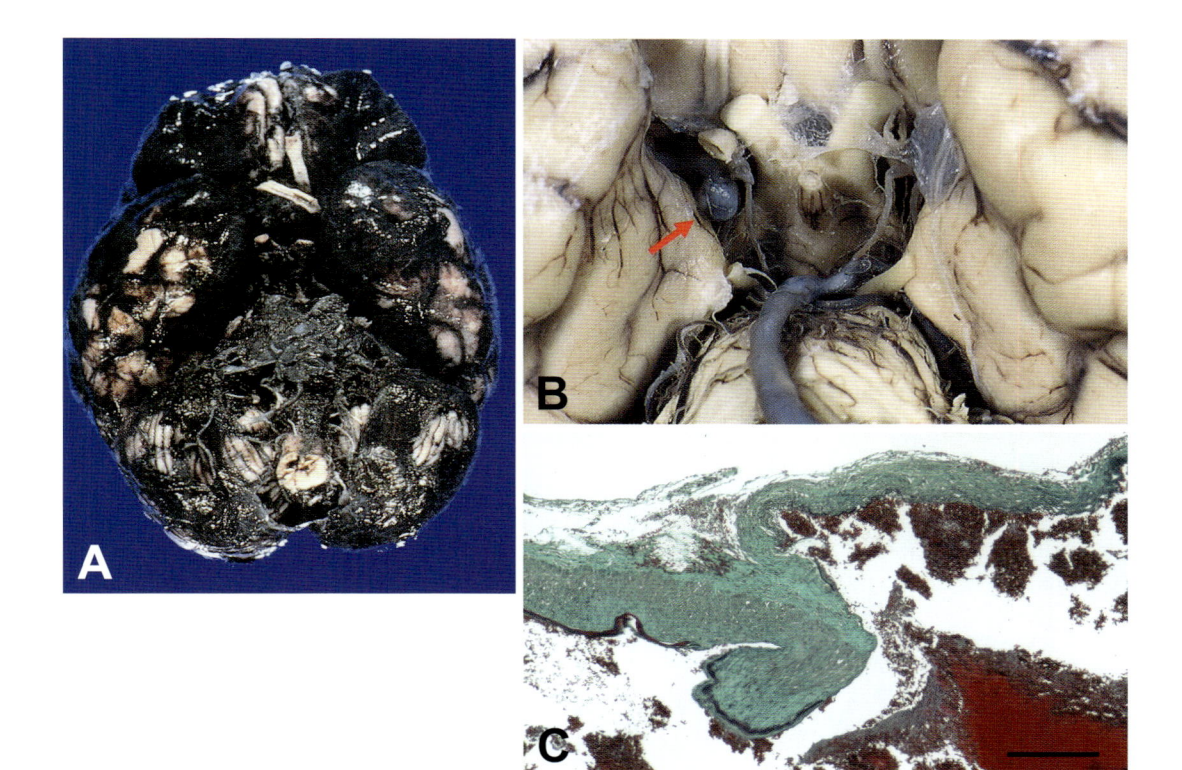

図 9-31 脳動脈瘤
A：囊状動脈瘤破裂によるくも膜下出血．脳底部を中心に新鮮なくも膜下出血が広がっている．
B：未破裂囊状動脈瘤．右内頸動脈と後交通動脈分岐部に球状の未破裂囊状動脈瘤がみられる（→）．
C：囊状動脈瘤．正常の動脈壁（左半側）では内弾性板，中膜，外膜が明瞭に認められるのに対し，動脈瘤壁（右半側）は外膜のみから成る．Elastica-Goldner 染色．スケールバーは 100μm．

3）脳動静脈奇形 arteriovenous malformation（AVM）

脳動静脈奇形 cerebral arteriovenous malformation（AVM）は，脳血管形成の始まる胎生3週頃に発生する血管形成の異常である．流入動脈が毛細血管を経ることなく奇形血管の集合した巣状部 nidus（ナイダス：脳動静脈奇形の本体）に流入し，流出静脈へ流出する．ナイダスでは正常の動脈や静脈の壁構造を有しない大小の奇形血管が多数集合している（図9-32）．大脳半球の脳表に存在することが多いが，脳実質内に形成されることもある（図9-32）．ナイダスでは毛細血管を欠くため，正常の物質交換はなされず，周囲組織は陳旧性の虚血性変化や瘢痕化を呈していることが多い．ナイダスの血管の一部が破綻すると，くも膜下出血や脳内出血を起こす．好発年齢は10～40歳の若年である．

脳アミロイドアンギオパチー cerebral amyloid angiopathy（CAA）

高血圧を有しない高齢者に生じる脳出血に，脳アミロイドアンギオパチー cerebral amyloid angiopathy（CAA）の破綻を原因とする脳出血がある（図9-33A）．CAAは血管壁にアミロイドβ蛋白が沈着して中膜平滑筋細胞の変性をきたすもので，くも膜下腔と大脳皮質の細・小動脈に好発する（図9-33B）．CAAの破綻による脳出血は，皮質下白質に大出血をきたすことが多く，脳葉型出血 lobar hemorrhage あるいは皮質下出血 subcortical hemonhage とよばれる（図9-33A）．くも膜下出血を起こし脳実質内へ伸展することもある[7]．再発，多発することも特徴である．CAAは，HE染色では血管壁が好酸性・均質に染まり，コンゴ赤染色や抗Aβ抗体による免疫染色で陽性に染まる（図9-33B）．

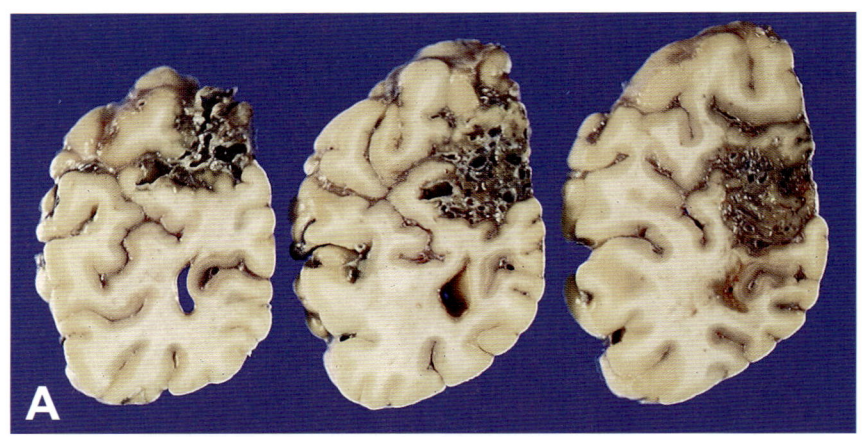

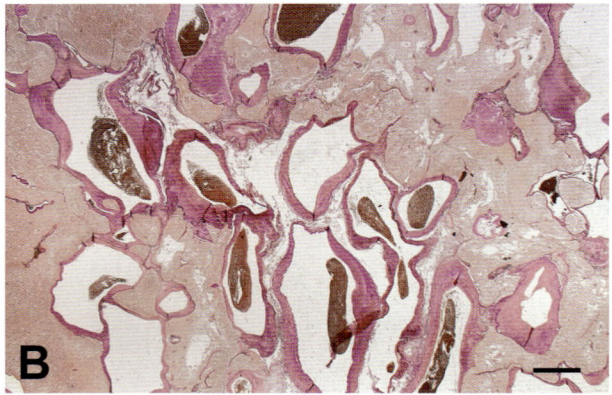

図9-32　脳動静脈奇形の病理学的所見
A：左頭頂-後頭葉実質内に未破裂脳動静脈奇形血管の集合塊（ナイダス nidus）がみられる．
B：同症例．壁が不整で内弾性板や中膜を欠く大径の静脈性奇形血管が集合している．介在する脳実質組織は壊死に陥っている．Elastica-van Gieson 染色．スケールバーは1mm．

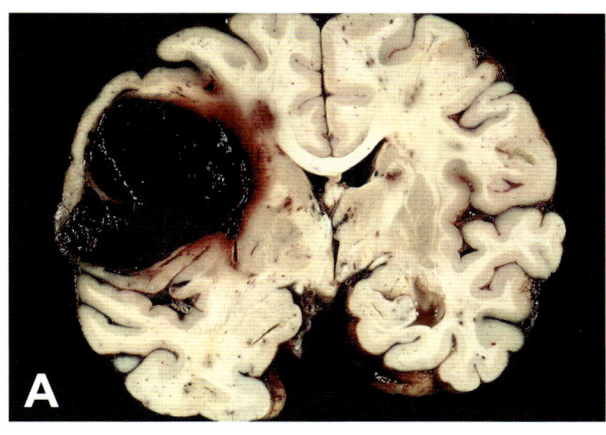

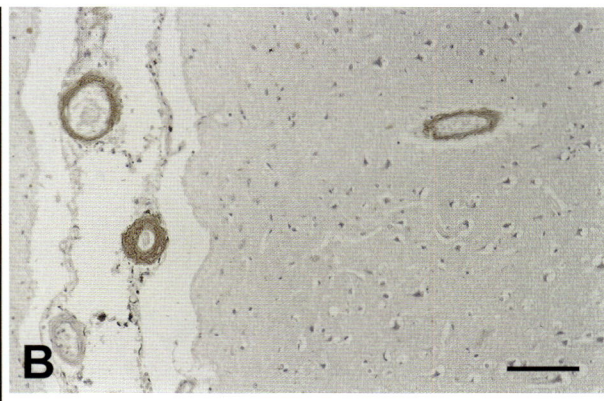

図 9-33 脳アミロイドアンギオパチーによる出血
A：脳アミロイドアンギオパチーの破綻による脳葉型出血（急性期）．新鮮な血腫が左下前頭回の皮質下白質を占居している．
B：くも膜下腔と大脳皮質の小動脈および細動脈壁にアミロイドβ蛋白が沈着している（アミロイドアンギオパチー）．アミロイドβ蛋白免疫染色．スケールバーは100μm．

4）脳梗塞 cerebral infarction

　脳梗塞はわが国の脳卒中の約65%を占める．好発部位は，脳出血と同様，外側線状体動脈領域（被殻，内包，尾状核）である（図9-34A, B）．発生機序により，①血栓性，②塞栓性，③血行動態性に分けられる（表9-4）．血行動態性脳梗塞は，脳主幹動脈の動脈硬化による内腔狭窄に血圧低下や心拍出量低下が加わって発生する．臨床病型として，①アテローム血栓性，②心原塞栓性，③ラクナ梗塞，④その他に分類される．アテローム血栓性脳梗塞は，脳主幹動脈のアテローム硬化を基盤として発症するもので，血栓形成による場合とアテローム硬化由来の血栓の断片による塞栓性閉塞 artery-to-artery embolus による場合とがある．心原塞栓性脳梗塞は，心臓に塞栓源があるものをいい，多くは心房細動により形成された血栓の一部が栓子となって脳血管を閉塞する．ラクナ梗塞 lacunar infarction（図9-34D）は，直径1.5 cm未満の小梗塞をいい，被殻や視床（深部穿通枝領域），皮質下白質（表在穿通枝領域），橋の傍正中動脈などの穿通枝領域に好発し，小動脈や細動脈壁の線維性肥厚や硝子化などの高血圧性血管症に起因することが多い．

　脳梗塞は病巣内に点状出血を伴うか否かにより，出血性梗塞と貧血性梗塞（図9-34）に区別される．塞栓性脳梗塞は出血性梗塞を呈することが多い．

　梗塞巣の組織像は発症後の時間経過により異なる．発症後4～12時間では，神経細胞の胞体が好酸性に染まり，核は濃縮し，核小体は消失する．同時に血液脳関門の破綻により脳浮腫が発生する．15～24時間経過すると梗塞巣内に好中球の浸潤がみられる．2～3日後からマクロファージの浸潤が始まり，壊死組織を貪食して泡沫状マクロファージ foamy macrophage になる．泡沫状マクロファージは，梗塞巣の大きさにより数カ月～年余にわたりみられる．発症後1週間前後から梗塞巣の周囲組織に反応性アストロサイトの増多（図9-34C）と毛細血管の新生がみられる．最終的には，小梗塞はグリア瘢痕に，一定以上の大きさの梗塞は囊胞となり周囲をグリア線維（瘢痕）によって取り囲まれる．

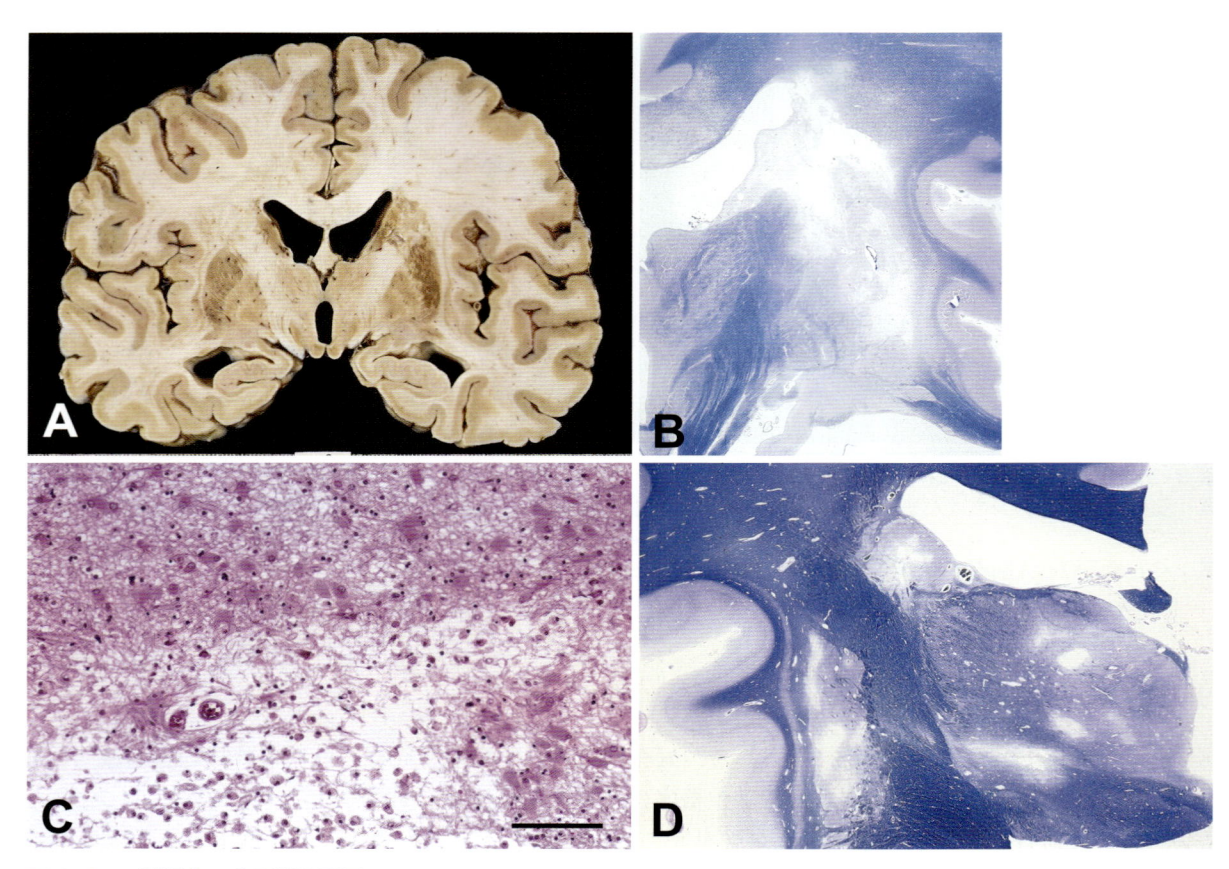

図 9-34　脳梗塞の病理学的所見

A：脳梗塞（亜急性期）．右外側線条体動脈領域（被殻，内包，尾状核）の貧血性梗塞．
B：同症例．梗塞巣のルーペ像．梗塞部は染色性が消失〜低下している．KB 染色．
C：同症例．梗塞部は泡沫状マクロファージに置き換わり，周囲組織は神経細胞の消失と反応性アストロサイトの増多（グリオーシス gliosis）を示す．HE 染色．スケールバーは 100μm．
D：ラクナ梗塞のルーペ像．被殻，尾状核，視床に小梗塞（ラクナ lacuna）が多発している．KB 染色．

表 9-5　脳血管性認知症（痴呆）の病理学的分類　(山之内博，1986)[8]

A．広範または多発性病変
1）大梗塞（血栓または塞栓）
2）多発性皮質梗塞（主に塞栓による）
3）多発性皮質出血（主にアミロイドアンギオパチーによる）
4）ビンスワンガー病（大脳白質の広範な虚血性病変を特徴とする）
5）多発梗塞性認知症（痴呆）（大脳白質，基底核の多発性小梗塞を特徴とし，白質病変がビンスワンガー病ほど広範でないもの）

B．局所性病変（梗塞または出血）
前頭葉，後頭葉，側頭葉，海馬，視床など

5）血管性認知症（痴呆）　vascular dementia

　血管性認知症（痴呆）は，脳梗塞，脳出血，くも膜下出血などの脳血管障害を原因として発症する認知症（痴呆）の総称である．原因は，主として大小さまざまな大きさの梗塞の多発により生じる多発梗塞性認知症（痴呆）multi-infarct dementia と大脳白質のびまん性虚血性変化を主病変とするビンスワンガー病 Binswanger disease である（表 9-5）[8]．多発性梗塞と大脳白質病変は程度の差はあれ共存している例が多く，病理所見から両者を画然と区別することが困難な場合が多い．

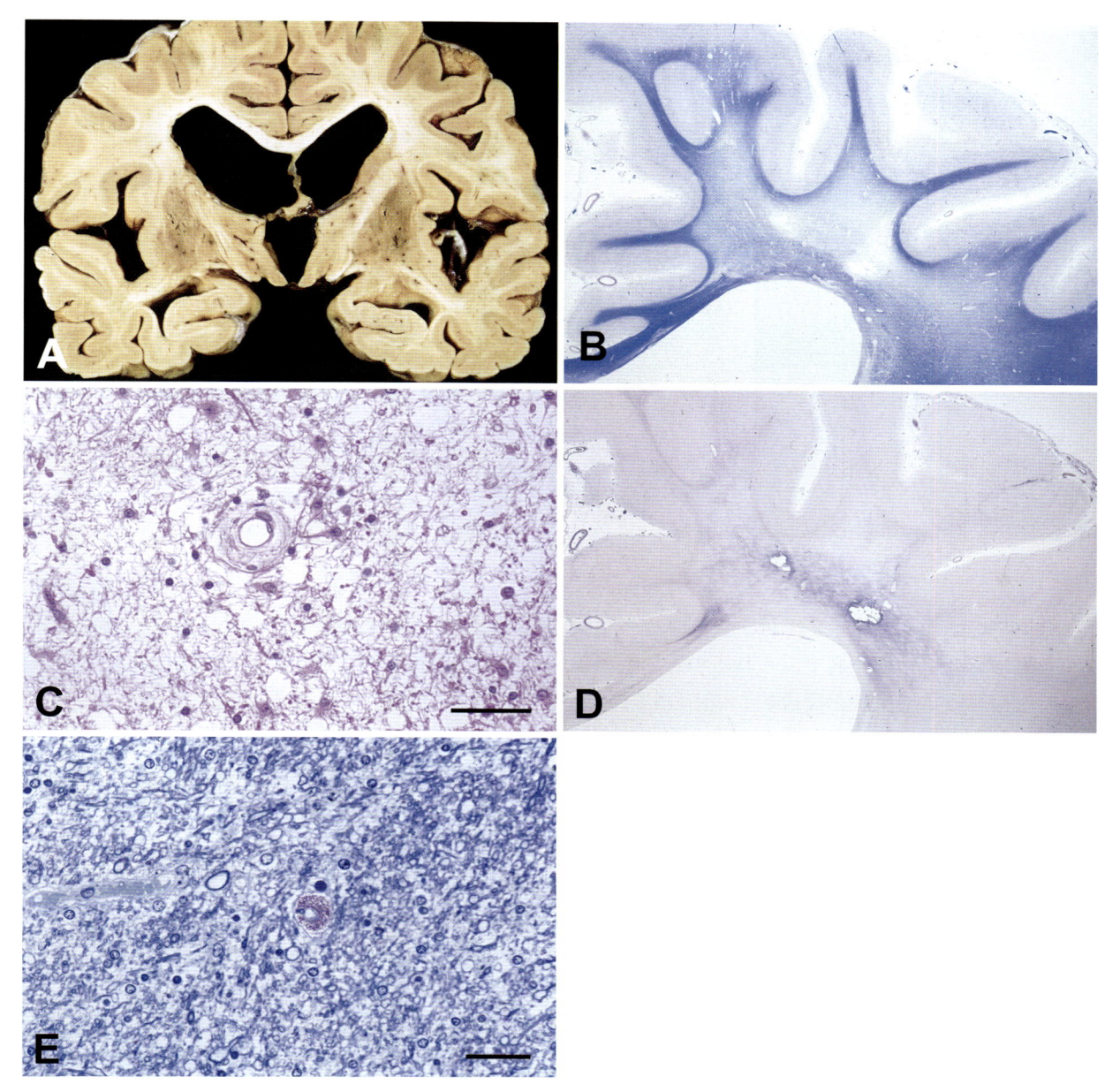

図9-35 ビンスワンガー病 Binswanger disease の病理学的所見
A：大脳白質（半卵円中心）の著明な萎縮と側脳室および第三脳室の拡大がみられる．
B：同症例の前頭葉．大脳白質はびまん性淡明化を示し，深部白質に小梗塞（ラクナ lacuna）が散在している．
U線維は保たれている．KB染色．
C：同症例の前頭葉白質．著明な細動脈硬化と基地組織の粗鬆化がみられ，オリゴデンドログリアの数は減少し，反応性アストロサイトは不活発である．HE染色．スケールバーは50μm．
D：同症例の Holzer 染色．Bの図でみられる白質の変性像に比し，グリオーシスの程度は不均合に軽く，まだら状である．
E：同症例．大脳白質のエポン包埋切片のトルイジンブルー-サフラニン染色標本．毛細血管周囲にサフラニンに赤染する膠原線維が著明に増多している．有髄線維とオリゴデンドログリアは減少している．スケールバーは20μm．

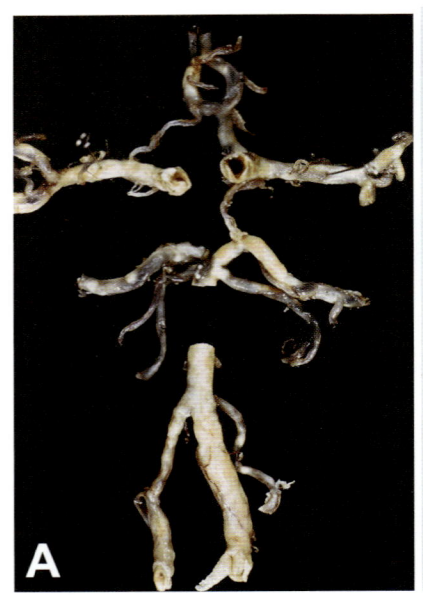

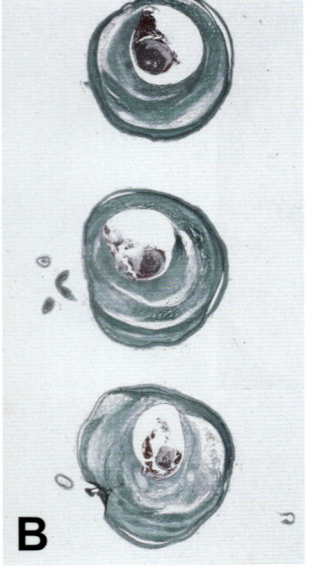

第2章 症候から見た神経形態学［病理］

図9-36 ビンスワンガー病における脳底動脈のアテローム硬化
A：左椎骨動脈，脳底動脈，左後大脳動脈，右中大脳動脈のアテローム硬化が著しい．
B：同症例の脳底動脈のアテローム硬化による内腔の狭窄．Elastica-Goldner染色．

　多発梗塞性認知症（痴呆）では，大脳基底核や大脳白質に主に小梗塞が多発し，大脳白質に比較的軽度ながらもビンスワンガー病でみられるのと同質のびまん性白質変化を伴う例が多い．臨床的には，さまざまな局所神経症状や徴候を反復しつつ階段状に増悪し，認知症（痴呆）を呈するようになる．

　ビンスワンガー病は，高血圧の既往を有する高齢者に多く，緩徐進行性の認知症（痴呆）とともに歩行障害や尿失禁を呈する例が多い．片麻痺や仮性球麻痺，パーキンソニズムを伴う例もある．肉眼的には，大脳白質のびまん性萎縮と側脳室の拡大が特徴的である（図9-35A）．組織学的には，大脳白質の有髄線維が脱落し，髄鞘染色および軸索染色のいずれでもびまん性の淡明化を示す（図9-35B）．淡明化した白質は粗鬆化し，小動脈や細動脈は著明な硝子化や線維性肥厚を示す（図9-35C）．U線維や脳回内白質はよく保たれる（図9-34B）．反応性アストロサイトの増多は比較的軽く（図9-35C, D），オリゴデンドログリアの数は減少する（図9-35C, E）．白質病変は前頭葉と頭頂葉で強く，後頭葉で比較的軽く，側頭葉で最も軽い．大脳皮質はよく保たれる．こうした大脳白質の変性と同時に，大脳基底核や視床，深部白質などに多発性の小梗塞を伴う例が多い．脳底部主幹動脈にはアテローム硬化を示す例が多く（図9-36），脳実質内細・小動脈には硝子化や線維化（図9-30A）のみならず，フィブリノイド変性（図9-30B）や血管壊死（図9-30C）などの高血圧性血管症の像がしばしばみられる[9]．

引用文献
【症候と解剖】
1) 田川皓一（編）：脳卒中の神経症候学．西村書店，東京，1992.
2) 後藤　昇：脳と血管1. 脳の動脈系の概要．理学療法 2：293-299, 1985.
3) 後藤　昇：脳と血管2. 脳の静脈系と実質内血管．理学療法 2：377-384, 1985.
4) 後藤　昇：脳と血管3. 脳血管障害—脳出血．理学療法 2：445-450, 1985.
5) 後藤　昇：脳と血管4. 脳血管障害—脳梗塞と脳血管障害に伴う異常．理学療法 3：61-69, 1986.
6) 後藤　昇：脳幹の血液供給の解剖—臨床診断のために．Neurosurgeons 5：127-138, 1986.
7) 後藤　昇：脳血管の解剖：血管障害の理解のために．メディカルトリビューン，東京，1987.
8) 後藤　昇，神保洋之：脳血管の解剖学．日本臨牀 54：30-46, 1993.
9) 後藤　昇，後藤　潤：脳血管．マスターの要点，神経解剖学．理学療法 18：822-828, 2001.
10) 後藤　昇，野中直子：中枢神経系血管の臨床解剖学．解剖誌 73：615-627, 1998.
11) Huber P: Krayenbühl & Yaşargil's Cerebral angiography, 2nd ed. Georg Thieme Verlag, Stuttgart, New York, 1982.

12) 後藤　昇：実例からみる脳血管障害の病理．山之内製薬，東京，1994．
13) 後藤　昇，後藤　潤：臨床解剖断面アトラス．三輪書店，東京，2004．

【画像】
1) 高橋昭喜：脳血管．高橋昭喜（編）：脳 MRI 1．正常解剖．秀潤社，東京，2001，pp206-236．
2) Katzman GL: Intracerebral hematoma. in Osborn AG（ed）: Diagnostic Imaging; Brain. Amirsys, Salt Lake City, 2004, pp1-4, 8-9.
3) 柳下　章：神経放射線．谷　諭（編）：知ってるつもりの脳神経外科の常識非常識．三輪書店，東京，2004，p281．
4) 柳下　章：超早期の梗塞．柳下　章，林　雅晴：症例から学ぶ神経疾患の画像と病理．医学書院，東京，2008，pp19-20．
5) 柳下　章：動静脈奇形（Arteriovenous malformation; AVM）．柳下　章，新井 信隆（編）：難治性てんかんの画像と病理．秀潤社，東京，2007，p166．
6) 柳下　章：海綿状血管腫（Cavernous hemangioma）．柳下　章，新井 信隆（編）：難治性てんかんの画像と病理．秀潤社，東京，2007，pp162-165．
7) Noguchi K, Ogawa T, Inugami A, Toyoshima H, Sugawara S, Hatazawa J, Fujita H, Shimosegawa E, Kanno I, Okudera T, et al: Acute subarachnoid hemorrhage: MR imaging with fluid-attenuated inversion recovery pulse sequences. Radiology 196: 773-777, 1995.
8) Noguchi K, Ogawa T, Seto H, Inugami A, Hadeishi H, Fujita H, Hatazawa J, Shimosegawa E, Okudera T, Uemura K: Subacute and chronic subarachnoid hemorrhage: diagnosis with fluid-attenuated inversion-recovery MR imaging. Radiology 203: 257-262, 1997.
9) 柳下　章：くも膜下出血．柳下　章，林　雅晴：症例から学ぶ神経疾患の画像と病理．医学書院，東京，2008，pp21-22．
10) 柳下　章：脳表ヘモジデローシス．柳下　章，林　雅晴：症例から学ぶ神経疾患の画像と病理．医学書院，東京，2008，pp159-160．

【病理】
1) A committee established by the Director of the National Institute of Neurological Disorders and Stroke, National Institute of Health: Classification of cerebrovascular diseases Ⅲ. Stroke 21: 637-676, 1990.
2) 数井誠司，峰松一夫：本邦における脳血管疾患の現状とその背景．Medical Practice 4：532-537，2001．
3) 大根田玄寿：脳出血の病理．文光堂，東京，1974，p80．
4) Stehbens WE: Etiology of intracranial berry aneurysms. J Neurosurg 70: 823-831, 1989.
5) Hashimoto N, Kim C, Kikuchi H, Kojima M, Kang Y, Hazama F: Experimental induction of cerebral aneurysms in monkeys. J Neurosurg 67: 903-905, 1987.
6) 田村陽史，太田富雄，小川竜介，他：くも膜下出血後の脳血管攣縮のメカニズム．脳神経 52：461-467，2000．
7) Takeda S, Yamazaki K, Miyakawa T, Onda K, Hinokuma K, Ikuta F, Arai H: Subcortical hematoma caused by cerebral amyloid angiopathy: does the first evidence of hemorrhage occur in the subarachnoid space? Neuropathology 23: 254-261, 2003.
8) 山之内博，朝長正徳：脳血管性痴呆の分類と多発梗塞性痴呆の位置づけ．医学のあゆみ 13：1003-1004，1986．
9) 大浜栄作，田中信一郎，堀川　楊，他：ビンスワンガー型痴呆の病理学的特徴．Geriatric Medicine 35：554-560，1997．

10. 頭部外傷と脊髄損傷

頭部外傷・脊髄損傷とは

　頭部外傷 head injury は，頭部に直接あるいは間接的に外力が働いて脳が受傷する状態で，開放性損傷と閉鎖性損傷に分けている．頭部外傷は脳振盪 cerebral concussion，脳浮腫 cerebral edema，脳挫傷 cerebral contusion，頭蓋内出血 intracranial bleeding，頭蓋骨骨折 skull fracture，脳神経損傷 cranial nerve injuries などの要因に分けることができる．通常は複合する要因を同時に観察できる．頭部外傷の詳細は文献[1〜3]に譲る．

　脊髄損傷 spinal cord injury の頻度は多くはないが，脊柱 vertebral column の骨折 fracture，脱臼 dislocation，椎間板ヘルニア herniation or protrusion of intervertebral disc などで，脊髄損傷あるいは横断性脊髄損傷 transverse lesion of spinal cord をきたす．横断部位以下の弛緩性麻痺 flaccid palsy と全知覚の脱失 total anesthesia，膀胱直腸障害 dysfunction of urinary bladder and rectum などを起こす．しばしば対麻痺 paraplegia を起こす．弛緩性麻痺は，やがて痙性麻痺 spastic palsy or paraplegia に移行する．褥瘡 pressure sores or bedsores，尿路感染 urinary infection，知覚障害域の疼痛 painful sensory disorder，けいれん spasm などを合併することがある．脊髄損傷の実際は病理の項（図 10-17）や文献[4]を参照されたい．

頭部外傷と脊髄損傷の関連構造

　頭部外傷に関連のあるものとして，①硬膜動脈，特に中硬膜動脈 middle meningeal artery と②上大脳静脈 superior cerebral veins は理解しておく必要のある血管である．

　①硬膜動脈は頭頂骨と硬膜の間にある動脈で，前枝 anterior branch と後枝 posterior branch に分かれる．頭蓋骨の内板に圧痕をつけて頭蓋骨内部に小枝をたくさん出しているので，本来は骨髄に分布する動脈である（図 10-1）．側頭部から頭頂部にかけての外傷の際に損傷を受けやすい．

　②上大脳静脈（図 9-8，図 10-11）は，脳の外表面の上半からの静脈を受けている片側数本の静脈で，上矢状静脈洞 superior sagittal sinus に流入する際に脳表から離れて硬膜下腔を架け橋のような形態がみられるので，別名を bridging veins という．脳が前後に移動をするような動きのあった場合には，この静脈が切れて硬膜下出血 subdural hemorrhage を起こす．静脈からの出血量が少なくても，ある時間を経ると血腫周囲に被膜を形成し，それに脳脊髄液が加わって増大し，やがては脳を圧迫するようになる．この状態を慢性硬膜下血腫 chronic subdural hematoma という（図 10-2）．頭部外傷での頭蓋内損傷部位（図 10-3）と，脳自体が損傷しやすい部位を示しておく（図 10-9）．

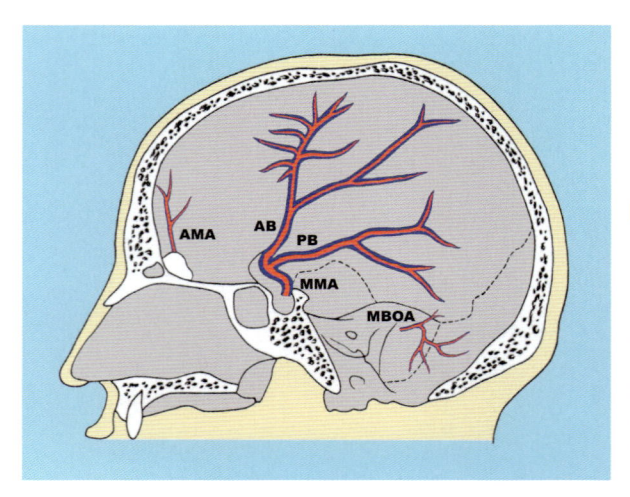

図 10-1　硬膜血管の走行
頭部外傷で頭蓋骨の側頭部に受傷すると，この部分の頭蓋骨は薄いために骨折を起こしやすいだけでなく，頭蓋骨内板と硬膜の間にある中硬膜動脈と同静脈が損傷を受けやすい．硬膜外血腫を形成する．
硬膜動脈の両側に同名の伴行静脈がある．
略号：AB＝前枝 anterior branch，AMA＝前硬膜動脈 anterior meningeal artery，MBOA＝後頭動脈硬膜枝 meningeal branch of occipital artery，MMA＝中硬膜動脈 middle meningeal artery，PB＝後枝 posterior branch

10. 頭部外傷と脊髄損傷

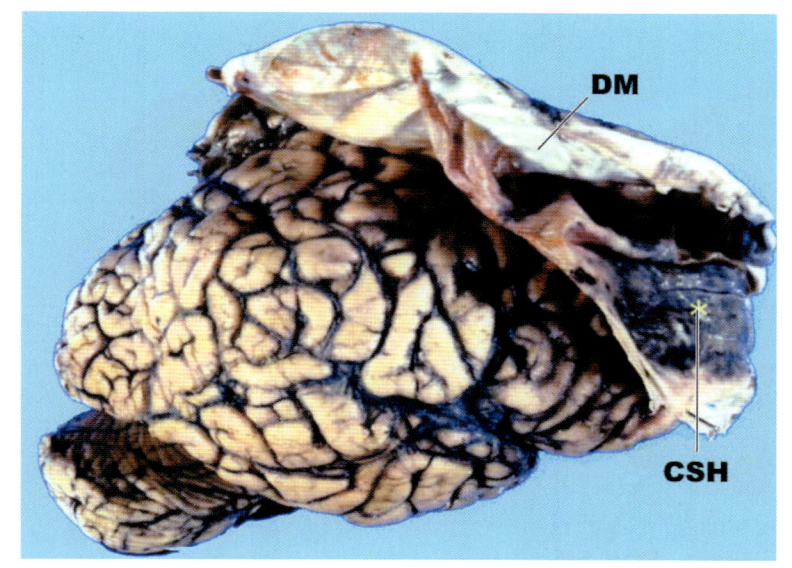

図 10-2　慢性硬膜下血腫
急性硬膜下血腫の多くは静脈性の出血であるが，最初の出血が少なくても血腫に被膜が形成されて，脳脊髄液を徐々に吸収して容積が大きくなり，慢性硬膜下血腫として脳を圧迫するようになる．
血腫周囲にカプセルが形成され，髄液から水分を吸収して拡大し，脳を圧迫しているのが写真よりわかる．
略号：CSH＝慢性硬膜下血腫 chronic subdural hematoma，DM＝硬膜 dura mater

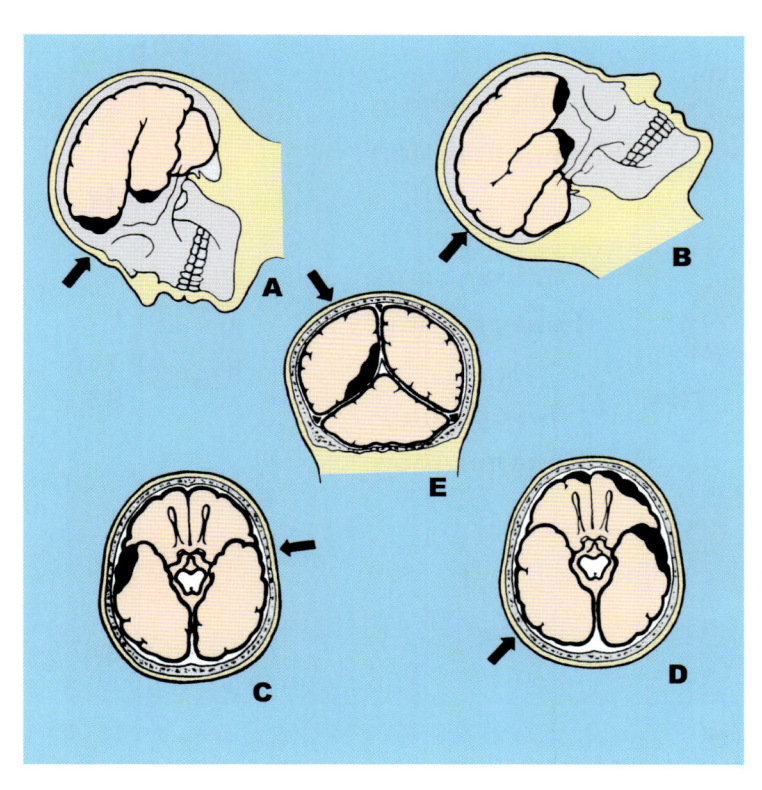

図 10-3　頭部外傷による閉鎖性頭蓋内損傷
（Courville, 1937[5] を改変）
外力の加わる部位の反対側に損傷を受ける．contracoup lesion という．
図に示すように contracoup lesion は外力の加わる部位から離れた反対側に挫創を形成する．頭蓋内という特殊構造によるものである．

　横断性脊髄損傷の剖検例で，Marchi 法で変性した伝導路を追跡した標本の写真を供覧する（図 10-4）．「1. 運動麻痺」の項の図（図 1-1，1-4）や「5. 知覚障害」の項の図（図 5-7〜5-9）と比較すると伝導路を確認しやすい．

第 2 章　症候から見た神経形態学

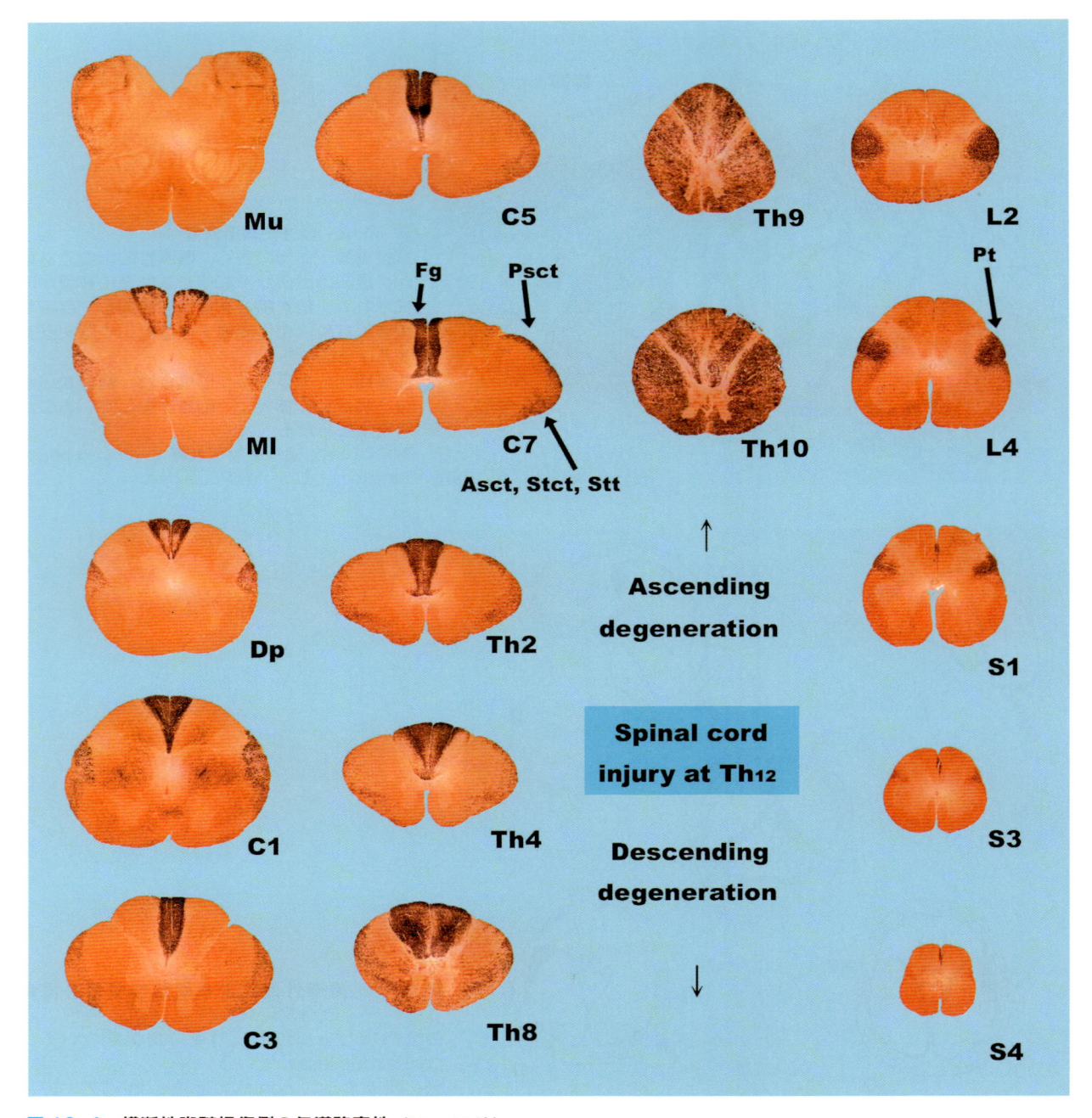

図 10-4　横断性脊髄損傷例の伝導路変性（Marchi 法）
第 12 胸髄レベルでの横断性脊髄損傷例で死後に Marchi 法で脊髄から延髄を調べた貴重な例である．脊髄損傷部位から上方への上行性変性と，同じく下方への下行性変性とを観察することができる．Dr. Marion Smith（故人）の提供．
第 12 胸髄レベルの横断性損傷により，上行性変性 ascending degeneration と下行性変性 descending degeneration を生じている．
略号：Asct＝前脊髄小脳路（さらに前内側線維と前外側線維に分かれる）anterior spinocerebellar tract，Dp＝錐体交叉 deccussatio pyramidum（＝pyramidal deccussation），Fg＝薄束 fasciculus gracilis，Ml＝延髄下部 medulla oblongata（lower level），Mu＝延髄上部 medulla oblongata（upper level），Pt＝錐体路 pyramidal tract，Stct＝脊髄視蓋路 spinotectal tract，Stt＝脊髄視床路 spinothalamic tract

頭部外傷と脊髄損傷の画像

1）脳挫傷 cerebral contusion

最も多い脳実質損傷であり，表面の斑点状の出血で，浮腫を伴う．
好発部位は，側頭極，側頭葉下外側面，シルビウス裂（外側溝）周囲の皮質，前頭極，前頭葉眼窩面．
それらの部位より発生がより少ない部位としては，傍矢状部，脳梁背側部，脳幹背側外側部（中脳周囲のくも膜下出血が好発）が挙げられる．

画像所見[1]

＜CT所見＞

初期には正常で，時間の経過とともに所見を認める．低吸収域の皮質に多巣性の高吸収域（斑点状の出血）を伴う．亜急性期では造影効果がある．

＜合併所見＞

頭蓋骨骨折 35%，軟部組織の挫傷 70%，そのほかに硬膜下血腫，外傷性くも膜下出血，脳室内出血
二次性変化としてヘルニアあるいは灌流異常を認める．

＜MRI所見＞

CT より詳細に病変をとらえることができる．

・急性期

MRI にて浮腫状の皮質が T2 強調画像および FLAIR 画像にて高信号を示す．急性期の出血は，T1 強調画像では等信号，T2 強調画像では低信号を示す．T2*画像にてより大きな低信号領域を示す．

・亜急性期

　低信号と高信号の混在．

・慢性期

　　a）浮腫および mass effect の減少
　　b）局所的あるいはびまん性の萎縮
　　c）ヘモジデリンの沈着

T2 強調画像では低信号，T2*画像ではより大きな低信号，T2 強調画像では約 10% の症例においてヘモジデリンを描出できない．

2）硬膜外血腫 epidural hematoma（EDH）

硬膜外血腫は致死的になりうる疾患であり，速やかな診断と治療が必要である．症例の 50% 未満に意識清明期（受傷直後の意識障害期から一次的に意識清明となり，再び，意識障害になるその中間の時期）がある．
急性期の出血部位は，CT では低吸収域を示すことがある（図 10-5）．症例の 10〜25% は初期よりも血腫が増大する．

画像所見[2]

高吸収域を示す両凸の脳実質外の腫瘤．脳およびくも膜下腔を圧迫し，皮質白質境界を内側に偏位し，ヘルニアがしばしば認められる．

＜CT所見＞

85〜90% に頭蓋骨骨折．ほとんどすべての硬膜外血腫は直撃側に発生する．硬膜外血腫の画像所見では 2/3 は高吸収域，1/3 は高吸収域と低吸収域の混在を示す．気泡が 20% に認められる．1/3〜1/2 は他の部位に病変を認める（対側の硬膜下血腫，脳挫傷など）．脳血流の変化，ヘルニアがしばしば認められる．

第 2 章 症候から見た神経形態学 ［画像］

A|B

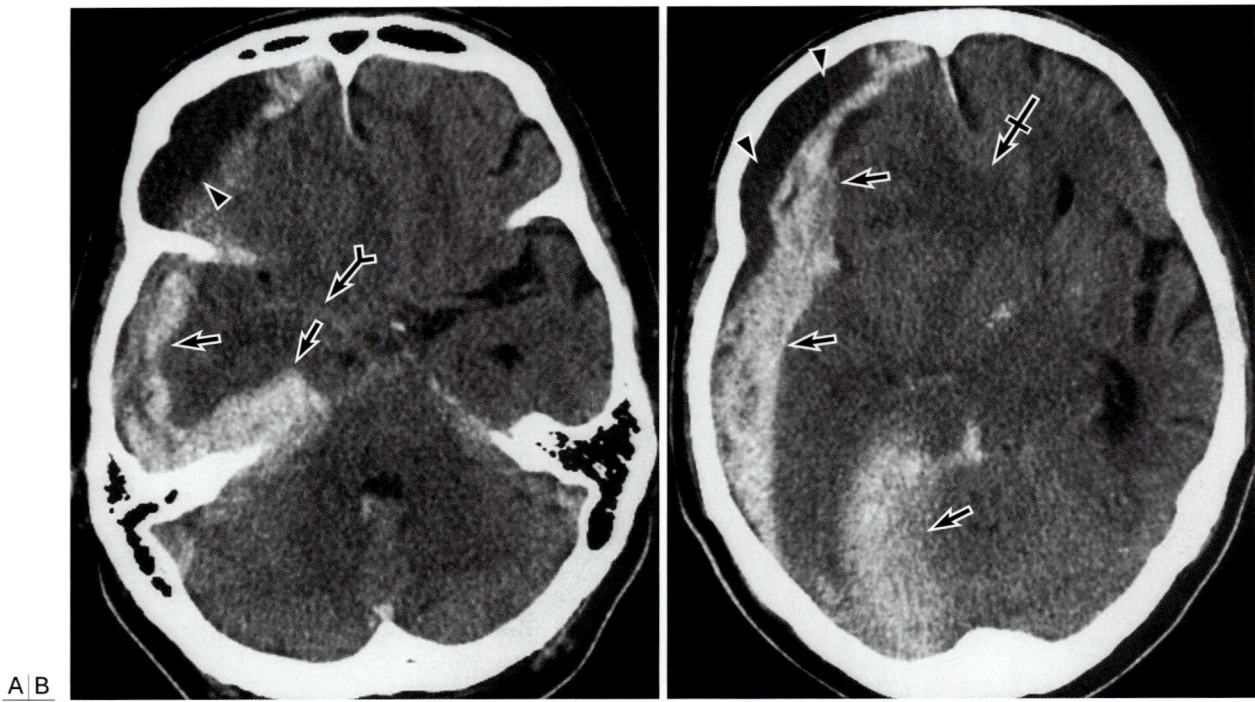

図 10-5　急性硬膜下血腫（69 歳，男性）
CT にて，右前頭部，側頭部および小脳テントに沿って高吸収域を示す新しい硬膜下血腫（→）がある．さらに，前頭部には低吸収域を示す硬膜下血腫（▶）があり，より古い血腫を示している．また，くも膜下出血（A ◂—）を認める．強い mass effect があり，大脳鎌ヘルニアを認める（B ↤）．

＜MRI 所見＞
脳と硬膜外血腫の間の黒い線は偏位した硬膜である．急性の硬膜外血腫は皮質と等信号．

3）硬膜下血腫 subdural hematoma

特徴として日ごとに血腫の吸収値が減少する．70％以上の硬膜下血腫は他の病変を合併する．小さな血腫を逃さないために，広いウインドウ幅を使用することが大切である．小児例で慢性期所見があれば虐待児症候群を考える．

画像所見[3]

- **急性期**
    a）大脳半球上方の三日月状の液貯留
    b）縫合を越えるが，硬膜の付着部を越えない
    c）大脳半球間裂に入ることがあり，テントに沿うこともある
    d）70％以上に他の病変の合併
- **亜急性期**
    三日月状の液貯留．
- **慢性期**
    a）三日月状，レンズ状の腫瘤
    b）液状の血腫と被膜
    c）再発が多く，種々の古さの血腫の混在

＜CT 所見＞

・**急性期（発症数日以内）**
　a）60%は高吸収域
　b）40%は高吸収域と低吸収域の混在
　c）超急性期（6時間以内）の凝固していない血腫は低吸収域を示す
　d）凝固障害もしくは貧血の例では等吸収域の例もある

・**亜急性期（2日～2週）**
　a）皮質と等吸収域
　b）皮質白質境界が内側に偏位
　c）造影後には脳表の静脈が内側に偏位

頭部外傷と脊髄損傷の病理

　頭部外傷は臨床病理学的に局所性損傷 focal injury とびまん性損傷 diffuse injury に大別したり，鈍傷 blunt injury と貫通創 penetrating or missle injury に分けて論じられることもあるが，ここではこのような分類にはこだわらず，実際に神経病理学的に遭遇する機会の多い頭蓋骨および頭蓋内外傷性変化のみを順次取り上げる．

1）頭蓋骨骨折 skull fracture

　種々の外力により発生する頭蓋骨骨折はその形状や発生部位によりさまざまな名称があり，中には特徴的な頭蓋内二次的損傷の原因となるものもある．

（I）頭蓋骨骨折の3型
①線状骨折
　線状骨折が特に問題になるのは骨折線が中硬膜動脈 middle meningeal artery（MMA）を横断するときである．硬膜の栄養血管である中硬膜動脈は頭蓋骨内面の血管溝に埋没した形で硬膜上面から隆起した状態で硬膜上面を走行している．骨折線の発生に伴って同血管が損傷すると硬膜外出血 epidural hemorrhage をきたす（図 10-6，10-12）．
②陥没骨折
　頭蓋骨陥没の程度によっては直下の硬膜損傷や脳挫傷の原因となる．
③粉砕骨折
　骨折線が外力の加わった部を中心に四方八方に広がり，頭蓋骨が大小さまざまな骨片に文字どおり"粉砕"された状態である．一部の骨片により硬膜損傷や脳損傷をきたすことがある．

（II）骨折部位による特殊性
①頭蓋底骨折
　頭蓋底には脳神経や血管，硬膜静脈洞といった解剖学的にきわめて重要な構造がある．特に錐体骨骨折による三半規管の損傷や髄液耳漏，前頭蓋底骨折による髄液鼻漏は，さらに逆行性細菌感染による髄膜炎をきたす危険がある．
②錐体骨骨折
　錐体の長軸に対して直角に骨折線が発生したものを横骨折，骨折線が錐体の長軸に平行に発生したものを縦骨折という．錐体骨骨折の70～80％は縦骨折であり，髄液耳漏をきたすことがある（図 10-7）．横骨折では骨髄耳漏は稀であるが，顔面神経麻痺をきたすことが多い．
③視神経管骨折
　骨折の衝撃や骨片により視神経はきわめて容易に圧迫を受けやすく，視神経自体も浮腫をきたすことにより絞扼性神経障害による視力低下が急速に進行し失明に至るが，緊急的な視神経管開放術により視力の回復が望めることもある．外側上眼瞼付近を強打した際に好発する．
④眼窩底吹き抜け骨折（図 10-8）
　外力が直接眼球に加わる状況，例えばボールが直接眼球に当たるような外力により，眼窩内圧の急激な上昇をきたし，この結果，眼窩底部の骨折をきたす．これに伴い眼窩内脂肪織や外眼筋といった眼窩内容物が種々の程度に上顎洞内に逸脱・陥落し，眼球陥没や眼球運動障害のため複視をきたす．

10．頭部外傷と脊髄損傷 [病理]

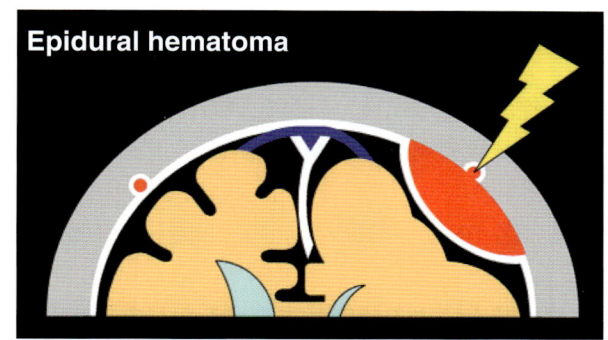

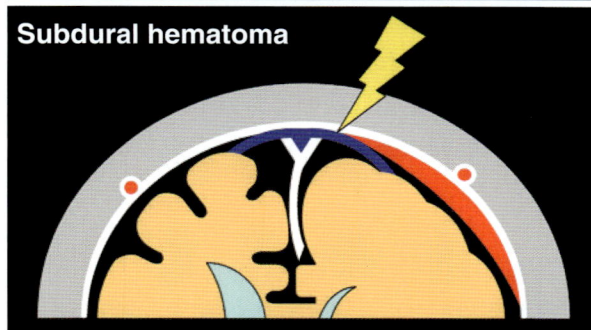

図 10-6　硬膜外血腫と硬膜下血腫の発生機序

硬膜外血腫 epidural hematoma は，頭蓋骨線状骨折に伴って中硬膜動脈が損傷することにより発生する．したがって動脈性出血である．この結果，血腫の圧力によって頭蓋骨内板に癒着した硬膜が剥離していくため，凸レンズ型の血腫を形成する．多くの場合，受傷直後には約6時間前後の意識清明期 lucid interval があるが，これは硬膜外血腫が直下の脳を圧迫して意識障害をきたすほどの量になるまでの時間に相当する．

硬膜下血腫 subdural hematoma は受傷時に頭蓋内で脳が激しく振盪した際に架橋静脈が損傷することにより生じる静脈性出血である．したがって頭蓋骨骨折とは無関係である．出血は硬膜とくも膜との間，すなわち硬膜下腔に比較的薄く広がるため三日月型の血腫を形成する．静脈性出血といえども架橋静脈の損傷は静脈灌流障害に直結するため，著しい脳浮腫・脳腫脹をきたし，予後はきわめて不良である．

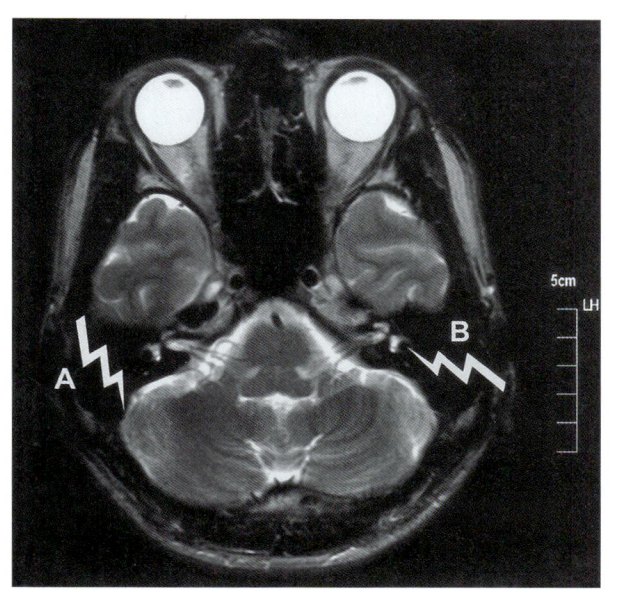

図 10-7　錐体骨骨折

錐体骨の長軸に対して直行する方向に線状骨折をきたした場合を横骨折という（A）．これに対して，骨折線が錐体骨の長軸に平行に発生したものが縦骨折であり（B），髄液耳漏をきたしやすい．

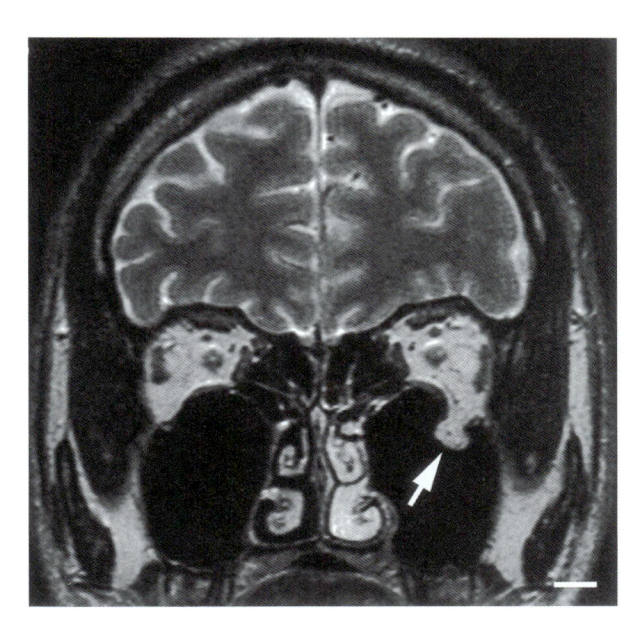

図 10-8　眼窩底吹き抜け骨折

受傷時 25 歳，男性．長椅子で仮眠をとっていたところ不意に転落し，直下にあった鉄製電気ストーブの角に左眼窩を直撃，眼球結膜出血をきたした．受傷直後より複視を自覚．頭部 CT 冠状断像にて左眼窩底吹き抜け骨折と眼窩内脂肪織の上顎洞内への陥落を認めた．保存的経過観察により複視は 6 カ月後に改善した．写真は 13 年後に経過観察のため撮影された MRI であるが，眼窩内容物の上顎道内への陥落状態に明らかな変化は認めない（→）．

2）脳挫傷 cerebral contusion，外傷性くも膜下出血 traumatic subarachnoid hemorrhage

　主として脳実質表層の機械的挫滅および軟化壊死であり，挫滅に伴う出血は外傷性脳内血腫を形成するほか，くも膜下腔に穿破し外傷性くも膜下出血を形成する．挫滅巣の周囲には種々の程度の虚血性変化を伴う．

　好発部位は前頭葉底部および先端部，側頭葉先端部である（図 10-9）．直撃損傷 coup injury と対側損傷 contracoup injury のいずれの場合にも発生する．

　急性期には急性脳浮腫の所見であるアストロサイトの突起の腫大による微細な空胞がみられる．亜急性期にはマクロファージが出現し，壊死組織を貪食する．慢性期にはグリア瘢痕や嚢胞性病変を形成する．時に外傷性てんかんの焦点となる．ヘモグロビンの代謝に伴って産生されるフリーラジカルが，発作焦点の形成に重要な役割を演じているといわれている．図 10-10 A は右前頭葉底面のくも膜下出血を伴う脳挫傷である．鈎ヘルニアと小脳扁桃ヘルニアがみられ，また外傷性脳内血腫が右中前頭回でくも膜下腔に穿破している（図 10-10B）．

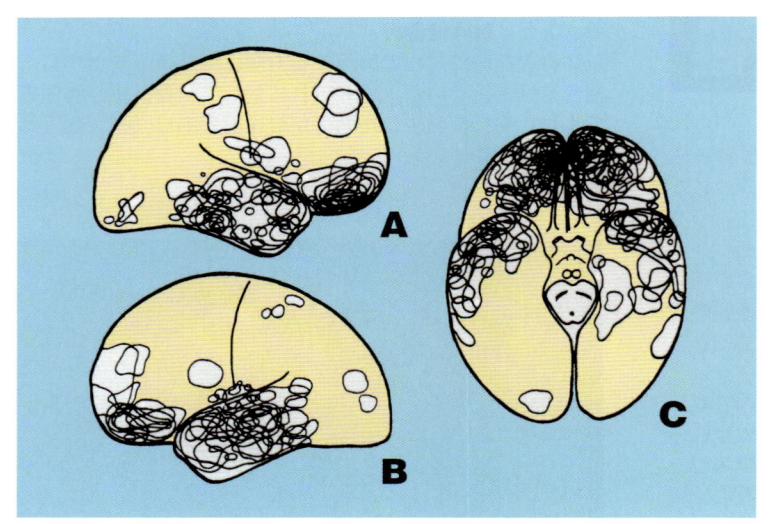

図 10-9　頭部外傷での脳の損傷部位
　　　　（Courville, 1937[1]）を改変）
A：右外側面
B：左外側面
C：脳底面
頭部外傷での受傷部位には特徴があり，できやすい部位がある．40 剖検例での検討で前頭葉底面と側頭葉に損傷が多発している．

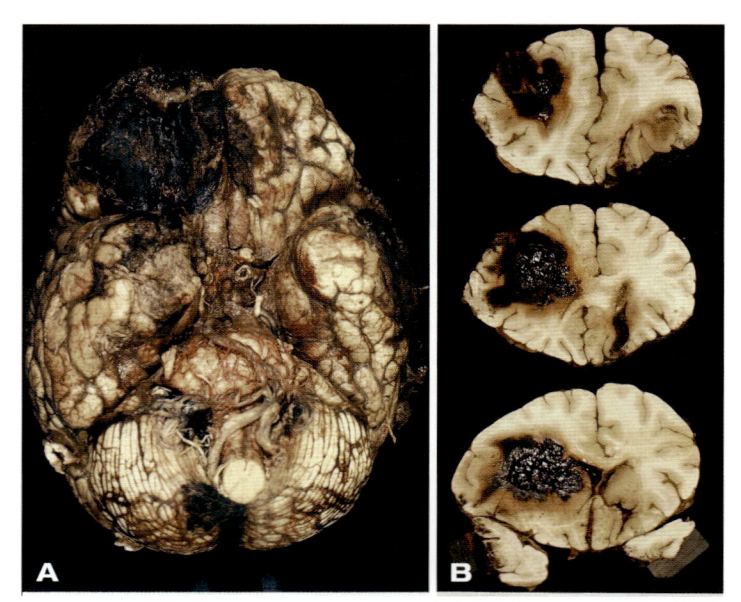

図 10-10　右前頭葉底面のくも膜下出血を伴う脳挫傷
A：鈎ヘルニアと小脳扁桃ヘルニアがみられる．
B：外傷性脳内血腫が左中前頭回でくも膜下腔に穿破している．

3）硬膜外血腫 epidural/extradural hematoma

頭蓋骨線状骨折に伴い，主として中硬膜動脈（図10-1）が破綻することによる動脈性出血である．硬膜と頭蓋骨との間（硬膜外腔）に凸レンズ型の血腫を形成する（図10-6）．図10-12に実際の手術所見を示す．

4）硬膜下血腫 subdural hematoma

①急性硬膜下血腫 acute subdural hematoma

頭部に加わった衝撃により脳が激しく振盪した際に，傍矢状部の架橋静脈が破綻することにより硬膜とくも膜との間（硬膜下腔）に三日月型の血腫を形成する（図10-6）．この場合は静脈性出血であるが，術中所見で皮質動脈の破綻による血腫も存在することが報告されている．傍矢状部では皮質静脈が硬膜静脈洞に向かって脳表と硬膜を架橋している（図10-11）．つまり，この部で静脈はきわめて脆弱な環境に置かれている．架橋静脈の損傷はきわめて重大な静脈灌流障害に直結するため，急性脳腫脹・脳浮腫をきたし予後はきわめて不良である．図10-13に実際の手術所見を示す．硬膜下血腫が生じると，亜急性期（図10-14）には血腫そのものに器質化の機転が始まることにより，硬膜下面にはヘモジデリンを貪食したマクロファージを含む膠原線維からなる新生膜 neomembrane が形成される（図10-15）．

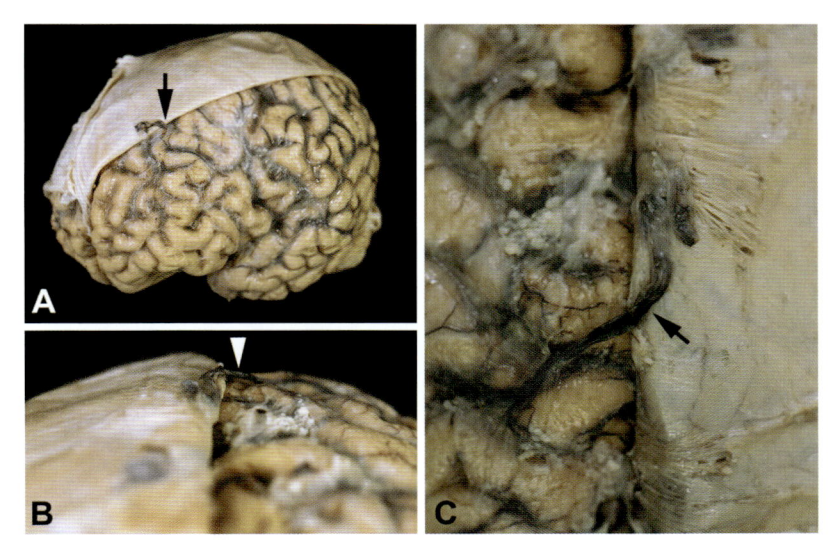

図10-11　架橋静脈 bridging vein
A：剖検脳を左前斜位から観察し，左大脳半球を覆う硬膜を翻転したもの．脳表には多数の皮質静脈が主として脳溝に沿って走行しているが，左中前頭回表面から硬膜静脈洞に向かって走行する1本の架橋静脈がみられる（→）．
B：さらに硬膜を傍矢状部まで翻転し，前方から接線方向に観察する．皮質静脈（図の静脈は Rolandic vein*）が硬膜静脈洞に向かって脳表と硬膜を架橋している（▶）．つまり，この部で架橋静脈は衝撃に対してきわめて脆弱な環境に置かれている．
C：同前の架橋静脈を円蓋部より観察．硬膜は上矢状静脈洞に沿って正中線上で翻転してあり，写真の上方が前頭葉側である．表在静脈がくも膜を貫き架橋静脈となって硬膜に付着（→），硬膜静脈洞に移行している．このように多くの架橋静脈は傍矢状部にあり，特に前後方向の振盪により損傷を受けやすい．

---

*Rolandic vein は大脳表在静脈の上部群の一つで，中心溝に沿っているもの．

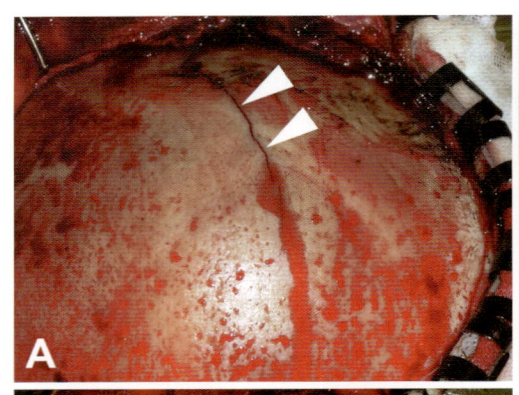

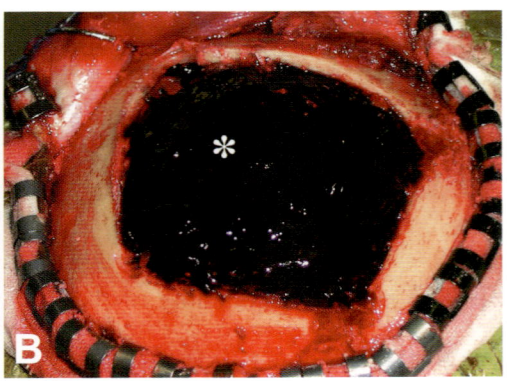

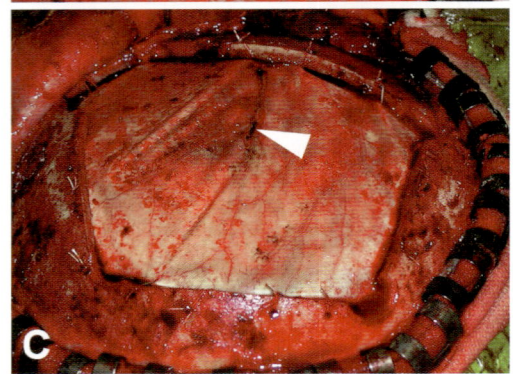

図 10-12　急性硬膜外血腫の術中所見（77 歳，男性）
転倒して頭部を打撲後，徐々に意識レベルが低下．来院時はJCS Ⅲ桁 100（鳥取大学医学部脳神経外科　田邊路晴先生のご厚意による）．
A：頭蓋骨表面．右側頭骨から頭頂骨にまたがる線状骨折（▶）と，骨折線からの出血がみられる．
B：開頭すると直下に新鮮な硬膜外血腫がみられる（＊）．
C：血腫を除去すると，その直下には硬膜と損傷した中硬膜動脈（▶）がみられる．骨折に伴って損傷を受け，出血源となった中硬膜動脈は電気凝固により完全に止血されている（▶）．

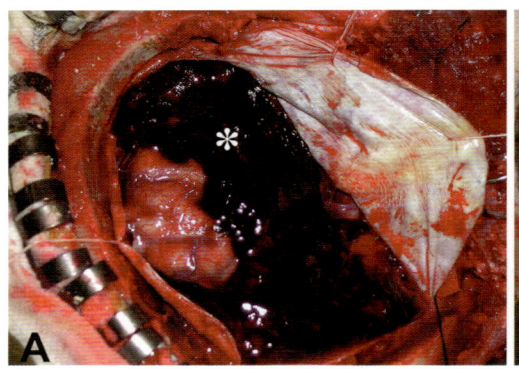

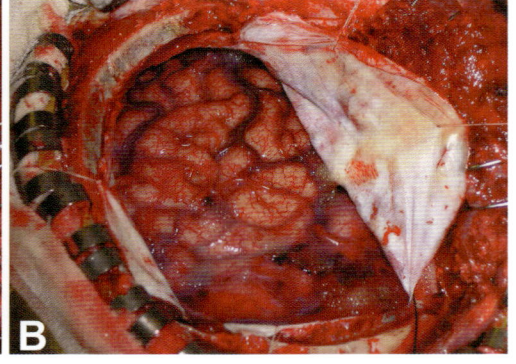

図 10-13　急性硬膜下血腫の術中所見（76 歳，女性）
バイクを運転中にトラックと衝突した．来院時の意識レベルは JCS Ⅱ桁 30（鳥取大学医学部脳神経外科　田邊路晴先生のご厚意による）．
A：左前頭側頭開頭．硬膜に切開し翻転すると，その直下に新鮮な硬膜下血腫がみられる（＊）．
B：硬膜下血腫除去後，直下にはくも膜で被われた脳がみられ，血腫が硬膜とくも膜との間隙，すなわち硬膜下腔に存在していたことがわかる．

②慢性硬膜下血腫　chronic subdural hematoma

高齢者や大酒家に好発する．軽微な頭部外傷後，3 週間から 3 カ月の間に発生しやすいが，外傷の既往が明らかでないことも多い（25〜50％）．血腫は硬膜とくも膜の間に形成され，徐々に増大する．血腫は厚い外膜と薄い内膜により包まれている．硬膜下表面には血腫の器質化に伴い血管結合織から成る厚い線維性被膜（外膜）が形成される（図 10-16）．一方，血腫の脳表側では薄い線維性被膜（内膜）が形成される．外膜には線維芽細胞の増生や洞様に拡張した毛細血管の増生といった器質化所見のほか，マクロファージによる赤血球貪食像，ヘモジデリンの沈着，好酸球などがみられる．血腫は時に全体が器質化することもある．

10. 頭部外傷と脊髄損傷 [病理]

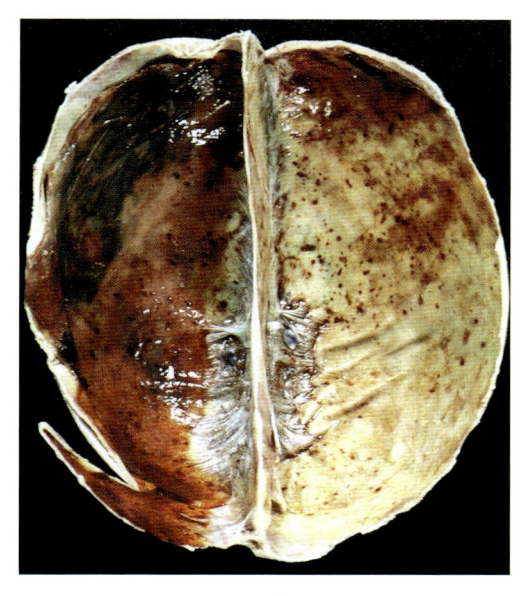

図 10-14 硬膜下血腫（亜急性期）

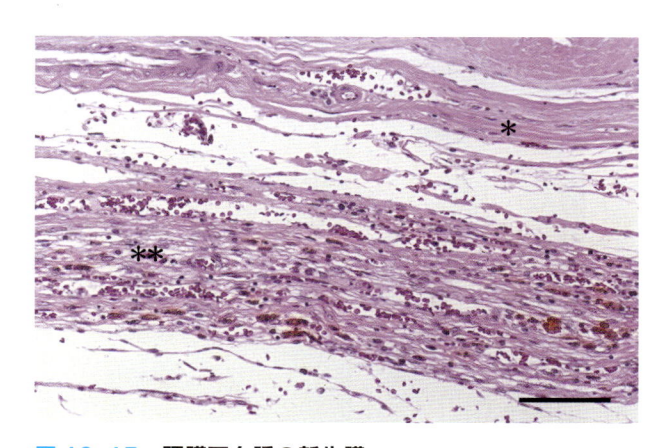

図 10-15 硬膜下血腫の新生膜
既存の硬膜（＊）の直下にヘモジデリンを貪食したマクロファージを混じた膠原線維から成る新生膜（＊＊）が形成されている．HE 染色．スケールバーは 50 μm．

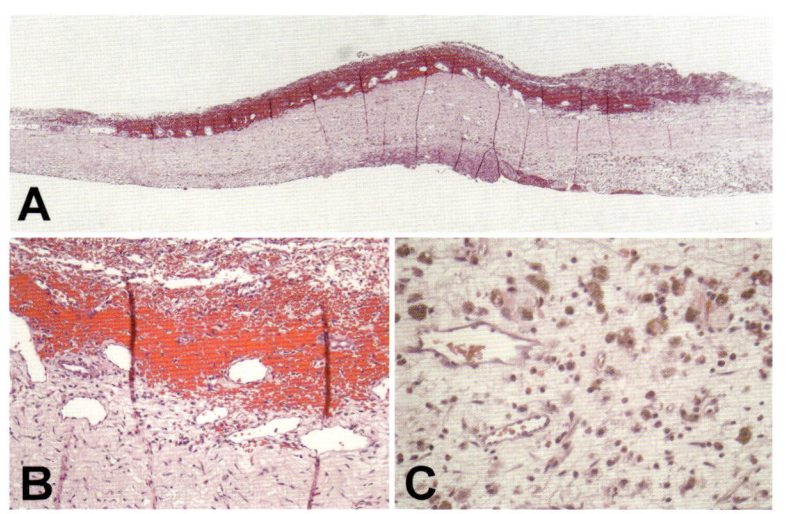

図 10-16 慢性硬膜下血腫の外膜の組織像（61 歳，男性）
慢性硬膜下血腫に対して穿頭，血腫ドレナージ術を試みたが血腫の排出は不良であった．血腫には厚い外膜が形成されており，開頭により血腫外膜を切除した．血腫外膜は膜様物の上面が硬膜との癒着面であり（**A**），内部には洞様に拡張した毛細血管が増生している（**B**）．ヘモジデリンを貪食したマクロファージが多数出現している層（**C**）と多数の好酸球が浸潤している最下層から成り，順に層状に配列しているのが特徴である．

5）びまん性軸索損傷 diffuse axonal injury

　主として交通外傷に伴って生じる外傷性変化である．死亡率がきわめて高く，生存しても植物状態や高次脳機能障害を後遺することが多い．

　急性期から亜急性期にかけては両側大脳半球に脳浮腫が生じ，著明な頭蓋内圧亢進をきたす．白質では多くの線維が断裂しており，軸索損傷に伴い軸索腫脹あるいは退縮球 axonal retraction ball が観察される．同部には amyloid precursor protein（APP）が蓄積している（**図 10-17**）．慢性期にはワーラー変性により白質の体積が減少し，脳萎縮とこれに伴う脳室拡大をきたす．元来，局所性損傷 focal injury は頭部外傷後の意識障害や神経脱落症状の原因として肉眼的にも明らかな病変が頭蓋内に存在する場合を指したものである．これに対して意識障害の説明として十分足りるほどの頭蓋内病変が見つからない場合，脳に加わった加速度的な広範な衝撃による脳機能障害（組織損傷を含む）という考え方をびまん性損傷という．

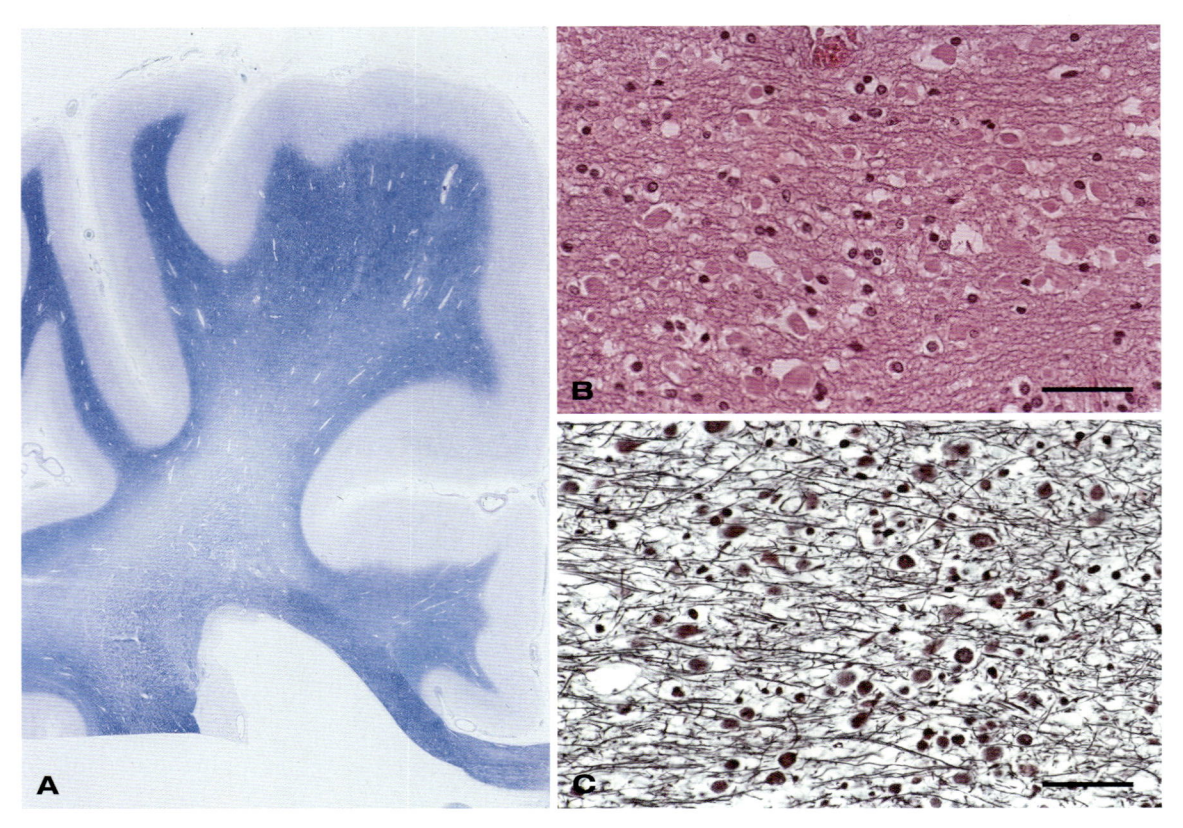

図 10-17　びまん性軸索損傷

A：左前頭葉白質のびまん性淡明化．Klüver-Barrera 染色．
B，C：淡明化した白質内にエオジン好性の多数の局所性軸索腫大（スフェロイド）がみられる．これらの局所性軸索腫大は嗜銀性を示し，axonal retraction ball（退縮球）ともいわれる．いずれの表現も軸索の損傷を意味する．（**B**）HE 染色，（**C**）Bodian 染色．スケールバーは 50 μm．

Gennarelli はびまん性脳損傷を臨床的な重症度によって次の 3 つに分類している[2]．

A：mild concussion（軽症脳振盪）
　受傷後一時的に神経症状をきたしても意識消失をきたすことのない，いわゆる脳振盪．

B：classical cerebral concussion（古典的脳振盪）
　受傷後，一時的に意識消失をきたすが 6 時間未満で回復するもの．

C：diffuse axonal injury（DAI）（びまん性軸索損傷）
　受傷後の意識消失（昏睡）が 6 時間以上遷延する場合である．意識障害の時間と脳幹症状との組み合わせにより，さらに 3 つの重症度に分類される．

　C-1．Mild DAI（軽症型）
　　意識消失（昏睡）が 6〜24 時間．後に記憶障害や精神症状，神経脱落症状を後遺することがある．

　C-2．Moderate DAI（中等型）
　　意識消失（昏睡）が 24 時間以上継続するもの．除脳硬直や除皮質硬直などの脳幹症状はない．救命しても遷延性意識障害やいわゆる植物状態となることが多い．

　C-3．Severe DAI（重症型）
　　意識消失（昏睡）が 24 時間以上続き，除脳硬直や除皮質硬直などの脳幹症状を伴うもの．つまり，軸索損傷が大脳や脳幹の広範囲に及んでいることを示唆する．

10. 頭部外傷と脊髄損傷 ［病理］

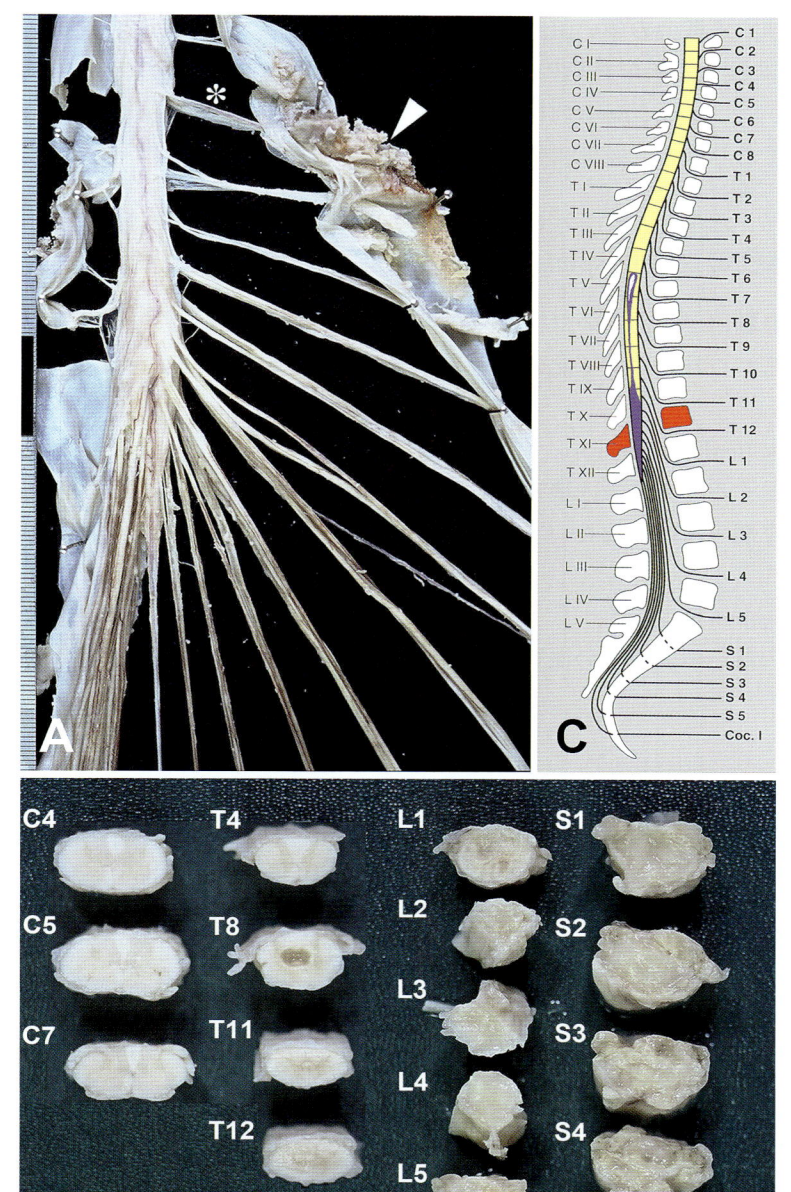

図 10-18　鉛筆状軟化または壊死 pencil-shaped softening or necrosis
死亡時 73 歳，男性．肺癌．剖検脊髄では癌細胞の脊髄くも膜下腔播種と第 11 胸椎椎体骨転移（**A** ▶）による脊髄の圧迫が認められた（＊は第 11 胸髄神経根）．このため第 2 腰髄以下の完全軟化壊死と第 8 胸髄に向かう鉛筆状壊死および第 8 胸髄髄節の空洞性変化が認められた（**B**）．**C** は脊柱管（白）と脊髄（黄色），壊死性病変（青），骨転移巣（赤）の各位置関係を模式化したものである（Carpenter's Human Neuroanatomy より著者改変）．これらの所見は椎間板ヘルニアや脊髄外傷による脊髄損傷でも認められる特徴的変化である．
略号：C＝頚髄 cervical，conus：脊髄円錐 conus medullaris，L＝腰髄 lumbar，S＝仙髄 sacral，T＝胸髄 thoracic

　この分類では病理学的な所見や根拠は記載されていないが，DAI では上述のような組織損傷がさまざまの程度に生じていると考えてよい．さらに重要なことは，びまん性軸索損傷における組織の断裂に伴って，局所の血管も断裂するため，画像診断や剖検所見で脳の正中および傍正中部構造を中心とした比較的小さな外傷性変化，特に点状出血や小出血を伴うことが重要な特徴である．そのような随伴する小病変（出現率）は，①中脳・橋背側（95％），②脳梁（92％），③第 3 脳室・脈絡叢（90％），④傍矢状部白質（88％），⑤海馬（88％），⑥脳室周囲（83％），⑦透明中隔（80％），⑧側脳室・脈絡叢（77％），⑨脳弓（62％），⑩帯状回（61％）などに集中している．このような随伴病変を gliding contusion ともいう．

以上のように，実際に医療の現場で遭遇する機会の多い頭部外傷のほとんどは，鈍傷による局所性損傷あるいはびまん性損傷であるが，社会構造の変化や科学技術の進歩に伴って貫通創も確実に増加している．残念ながら銃創は後を絶たない．このほか，フェンシングの練習中に誤って眼窩経由で頭蓋内損傷に至った例，建設現場では自動釘打機が普及しており誤って頭部に釘による貫通創をきたした例などがある．

6）脊髄外傷 spinal cord injury，脊髄圧迫性変化 spinal cord compression

脊髄の外傷性変化の中で，外傷による脊髄の圧迫あるいは椎間板ヘルニアや癌の椎体骨転移による脊髄圧迫は横断性脊髄傷害をきたすことがある．これに伴い下記のような脊髄の特徴的な二次的変化がみられる．

①鉛筆状軟化または壊死 pencil-shaped softening or necrosis

脊髄の圧迫部位を挟んで上下方向に伸展する脊髄実質内壊死性病変である．圧迫部より尾側は循環障害による脊髄実質全体の壊死が，吻側には脊髄実質内に細長い壊死性病変が伸展し，その先端には空洞を形成することがある[3]（図10-18）．

②迷行性末梢神経束 abberant peripheral nerve bundle

脊髄損傷や変性などの脊髄傷害の際に，前正中裂などの血管周囲に有髄神経線維束が異所性に形成されることがある．

引用文献

【症候と解剖】
1) 中村紀夫：頭部外傷：急性期のメカニズムと診断．文光堂，東京，1986．
2) 高倉公朋（監修）：脳・脊髄の外傷．現代医療社，東京，1995．
3) 渡辺義郎：頭部外傷．篠原出版，東京，1996．
4) 赤津　隆，新宮彦助，井形高明（編）：脊髄損傷の実際：病態から管理まで．南江堂，東京，1991．
5) Courville CB: Pathology of the central nervous system. Mountain View, Pacific, 1937.

【画像】
1) Katzman GL: Cerebral contusion. in Osborn AG (ed): Diagnostic Imaging; Brain. Amirsys, Salt Lake City, 2004, pp26-29.
2) Katzman GL: Epidural hematoma. in Osborn AG (ed): Diagnostic Imaging; Brain. Amirsys, Salt Lake City, 2004, pp6-9.
3) Hamilton BE: Acute subdural hematoma. in Osborn AG (ed): Diagnostic Imaging; Brain. Amirsys, Salt Lake City, 2004, pp10-13.

【病理】
1) Courville CB: Pathology of the central nervous system. Mountain View, Pacific, 1937.
2) Gennarelli TA, Spielman GM, Langfitt TW, Gildenberg PL, Harrington T, Jane JA, Marshall LF, Miller JD, Pitts LH: Influence of the type of intracranial lesion on outcome from severe head injury. J Neurosurg 56: 26-32, 1982.
3) Ito T, Oyanagi K, Wakabayashi K, Ikuta F: Traumatic spinal cord injury: a neuropathological study on the longitudinal spreading of the lesions. Acta Neuropathol 93: 13-18, 1997.

参考文献

【病理】
1) Cooper PR (ed): Head injury, 3rd ed. Williams & Wilkins, Philadelphia, 1993.
2) Graham DI, Lantos PL (eds): Greenfiled neuropathology, 7th ed. Arnold, London, 2002.
3) 平野朝雄：神経病理を学ぶ人のために　第3版．医学書院，東京，1992．
4) Mori A, Yokoi I, Noda Y, Willmore LJ: Natural antioxidants may prevent posttraumatic epilepsy: a proposal based on experimental animal studies. Acta Med Okayama 58: 111-118, 2004.
5) 太田富雄：脳神経外科学　改訂7版．金芳堂，京都，1996．
6) Parent A: Carpenter's human neuroanatomy, 9th ed. Williams & Wilkins, Philadelphia, 1996.

11. 脳腫瘍

脳腫瘍とは

　頭蓋内にできる腫瘍の総称を脳腫瘍 brain tumors または頭蓋内腫瘍 intracranial tumors という．脳腫瘍は，脳実質から発生するもの，脳実質以外から発生するもの，胎生期の遺残組織から発生するものや頭蓋外からの転移によるものに分けることができる．これらの腫瘍は，脳実質，髄膜，血管，神経線維，下垂体などから発生する以外に，転移性腫瘍があり，肉芽腫などを含めることもある[1]．

脳腫瘍の症候

1）頭蓋内圧亢進症状：頭痛 headache（特に朝の頭痛 morning headache），悪心 nausea，嘔吐 vomiting，眼底のうっ血乳頭 choked disc など．
2）脳の巣症状：焦点性てんかん focal epilepsy，運動麻痺 motor palsy，半盲 hemianopsia，失語症 dysphasia，小脳症状 cerebellar signs など．
3）脳神経の症候：三叉神経 trigeminal nerve，顔面神経 facial nerve，蝸牛神経 cochlear nerve，動眼神経 oculomotor nerve，外転神経 abducens nerve など．

脳腫瘍の理解に必要な解剖

1）中枢神経系全般の知識：「第1章　正常構造と画像解剖」を参照（pp.3〜26）．

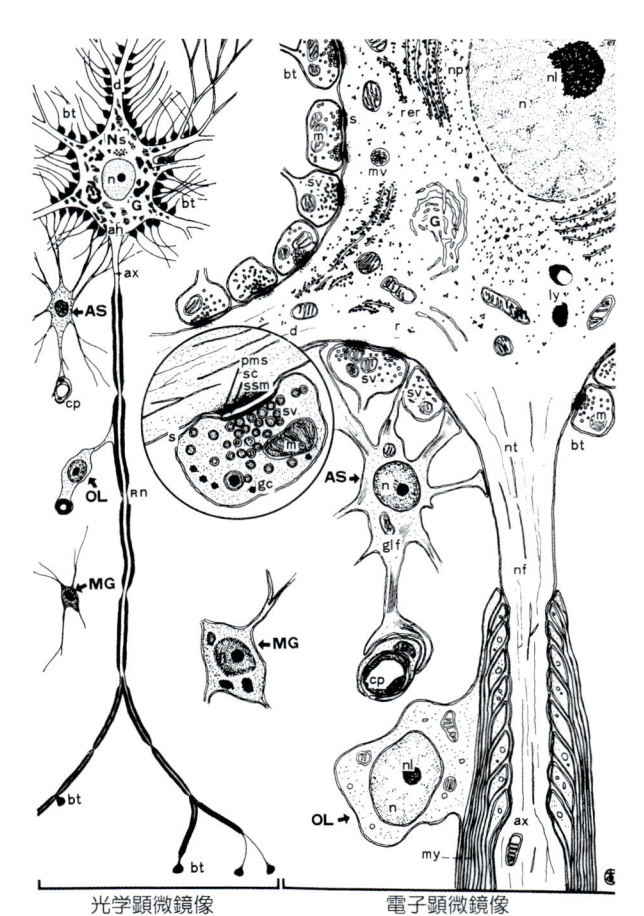

図11-1　中枢神経系の構成要素

略号：ah＝軸索小丘 axon hillock，AS＝星状膠細胞 astrocyte，ax＝軸索 axon，bt＝終末ボタン terminal boutons，cp＝毛細血管 capillary，d＝樹状突起 dendrite，G＝ゴルジ複合体 Golgi complex，gc＝グリコーゲン顆粒 glycogen，glf＝グリア線維 glial fiber，ly＝リソゾーム lysosome，MG＝小膠細胞 microglia，m＝ミトコンドリア（糸粒体）mitochondria，my＝髄鞘 myelin sheath，n＝核 nucleus，nf＝神経細線維 neurofibril，Ns＝ニッスル小体 Nissl body，nl＝核小体 nucleolus，nt＝神経細管 neurotubule，np＝核膜孔 nuclear pore，OL＝稀突起膠細胞 oligodendroglia，psm＝前シナプス膜 presynaptic membrane，r＝リボゾーム ribosome，rer＝粗面小胞体 rough-surfaced endoplasmic reticulum，Rn＝ランヴィエ絞輪 node of Ranvier，s＝シナプス synapse，sc＝シナプス溝，ssm＝後シナプス膜 subsynaptic membrane，sv＝シナプス小胞 synaptic vesicle

2）頭蓋内構成要素の組織学

頭蓋内を占める主なものは脳であり，その構成要素（**図 11-1**）は，神経細胞，神経膠細胞（星状膠細胞 astrocyte，乏突起膠細胞 oligodendrocyte，小膠細胞 microglia，上衣細胞 ependyma）である．そのほか頭蓋内には，髄膜 meninges（硬膜 dura mater，くも膜 arachnoidea，軟膜 pia mater），シュワン細胞 Schwann cells，血管 blood vessel とその周りの結合組織 connective tissue などがある．

3）頭蓋内圧亢進と脳ヘルニアに関係する構造：「8. 頭蓋内圧亢進と脳ヘルニア」の項を参照（pp.147～152）．

11. 脳腫瘍 ［画像］

脳腫瘍の画像

1）線維性星状膠細胞腫 fibrous astrocytoma

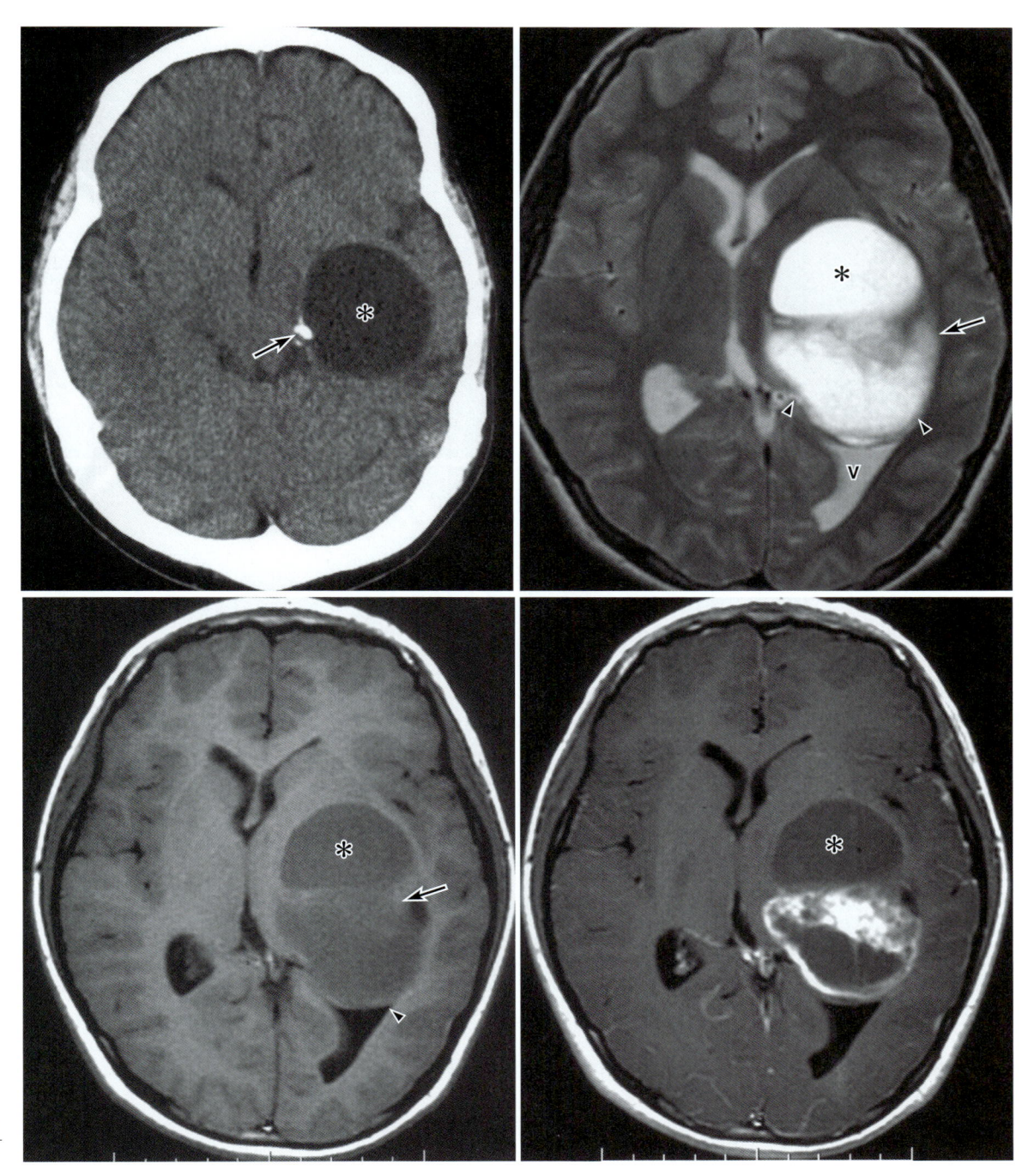

A|B
C|D

図 11-2　線維性星状膠細胞腫（13 歳，男子）　半年前より右手の振戦と巧緻運動障害
A：CT で側頭葉から基底核にかけて，大きな囊胞（＊）と小さな石灰化（→）を有する病変がある．周囲に浮腫を示す低吸収域はない．
B：T2 強調画像では腫瘤は 3 つの成分を示す．囊胞性分（＊）は強い高信号領域で，髄液に比べて高い信号強度を示す．充実成分は 2 つに分かれ，後方にあり髄液に比べてより高信号領域である部分（▶）と，前方にあり高信号領域ではあるが，髄液と同程度になっている部分がある（→），造影後の画像を比べると，前方の充実部分に造影効果を認める．周囲に浮腫はなく，境界明瞭な腫瘍である．V：側脳室後角
C：T1 強調画像では囊胞を認める（＊）．その後方にやや信号強度の高い部分（→）と低い部分（▶）とに分かれる．
D：造影後の T1 強調画像では囊胞周囲には造影効果を認めず（＊），充実成分の前部に造影効果を認める．後方成分の周囲にも造影効果を認める．

2）膠芽腫 glioblastoma

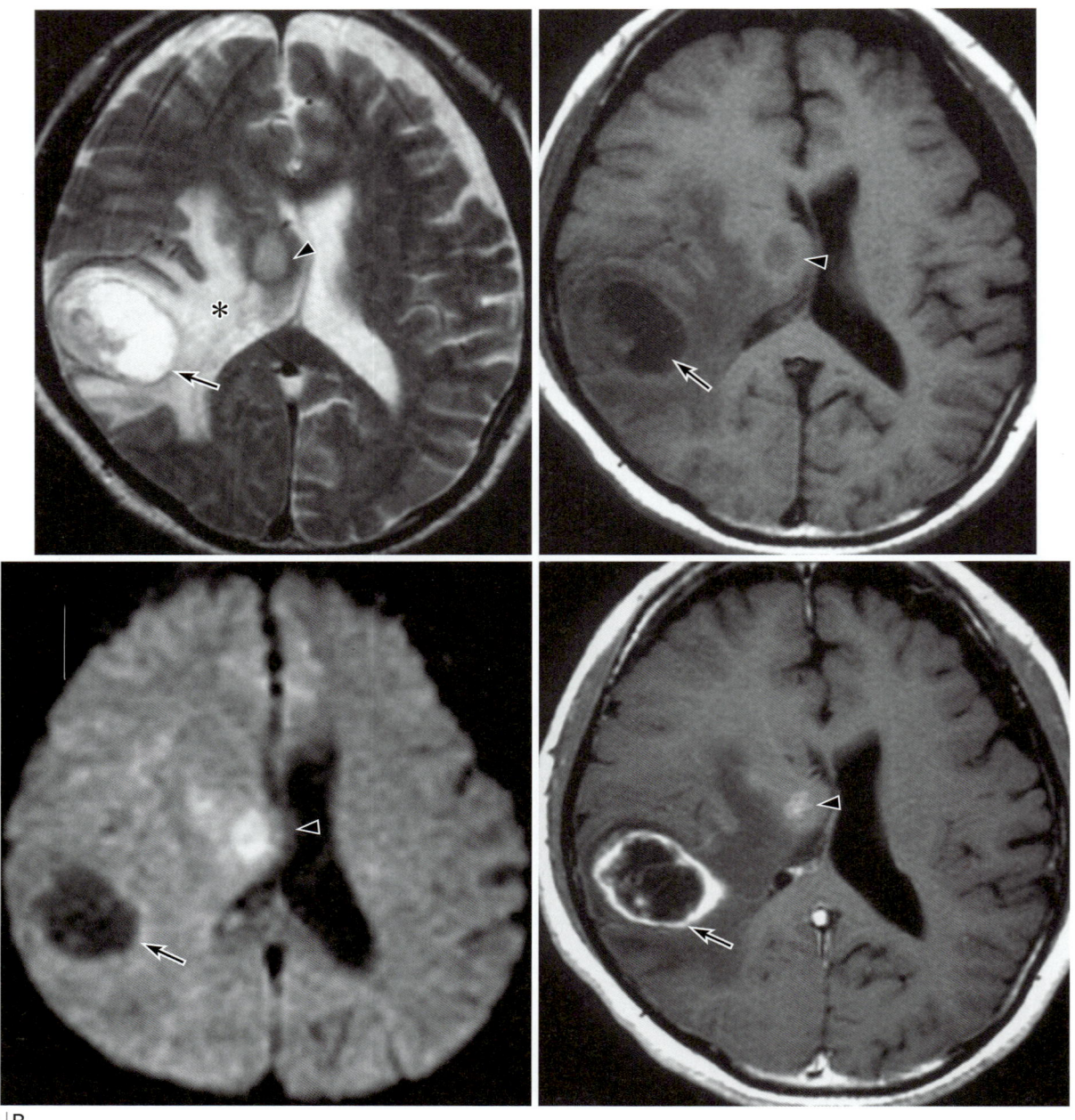

A	B
C	D

図 11-3　膠芽腫（73 歳，男性）　2 週間前より行動異常，約 9 カ月の経過で死亡

A：右頭頂葉から深部白質にかけて腫瘤を認める．脳表よりの腫瘤（→）では 2 つの信号強度を有し，大きな浮腫（*）を周囲にもつ．脳室よりには別の腫瘤があり，高信号を示す（▶）．側脳室には大きな圧排所見を認める．

B：脳表よりの腫瘤（→）は T1 強調画像では強い低信号領域を示し，脳室よりには皮質に近い低信号領域を示す別な腫瘤がある（▶）．

C：拡散強調画像では脳表よりの腫瘤（→）は髄液に近い低信号領域，脳表よりは高信号を示し（▶），2 つの腫瘤が異なる信号強度を示す．

D：造影後の T1 強調画像では脳表よりの腫瘤はリング状で，壁が厚く不均一である（→）．脳室よりは結節状で全体に造影効果がある（▶）．

2 つの腫瘤があり，片方は daughter tumor のようにみえるが，信号強度，造影効果が異なっているときには，悪性リンパ腫や転移巣ではなく，膠芽腫を考える．前 2 者では通常，2 つの腫瘤は同じような信号強度，造影効果を示すからである．膠芽腫では場所によってあるいは腫瘤によって，信号強度が異なり，造影効果のパターンも異なることもある．

3）髄膜腫 meningioma

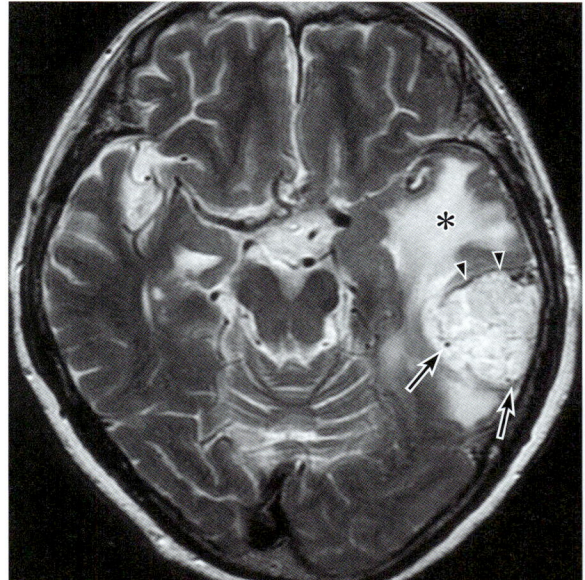

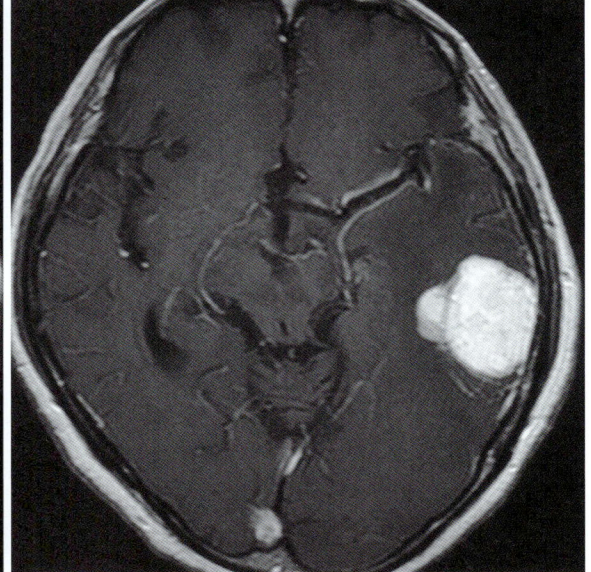

図 11-4　髄膜腫（75 歳，女性）　言語障害で発症

A：T2 強調画像にて左側頭葉に腫瘤を認める．比較的均一な高信号を示し，内部には点状の flow voids（→）を認め，血流が多いことを示す．その前縁には血流を示す線状の flow voids（▶）があり，脳表の動脈が内側に偏位している．以上の所見から腫瘤が脳実質外にある可能性が高い．腫瘍の周囲には浮腫（＊）を認める．

B：造影後の T1 強調画像にて，腫瘤には均一な造影効果を認める．

C：MRA では棘孔（→）から頭蓋内に入った中硬膜動脈（mm）が肥大し，腫瘍の栄養血管になっている．

以上の画像を総合して判断すると，脳実質外の腫瘍で，血管に富み，比較的均一な造影効果を有することより，髄膜腫と考えられる．手術にて確認されている．髄膜腫にも，時に本症のように浮腫の強い例がある．

略号：B＝脳底動脈 basilar artery，IC＝内頚動脈 internal carotid artery，MC＝中大脳動脈 middle cerebral artery

4）下垂体腺腫（微小腺腫）hypophyseal adenoma（microadenoma）

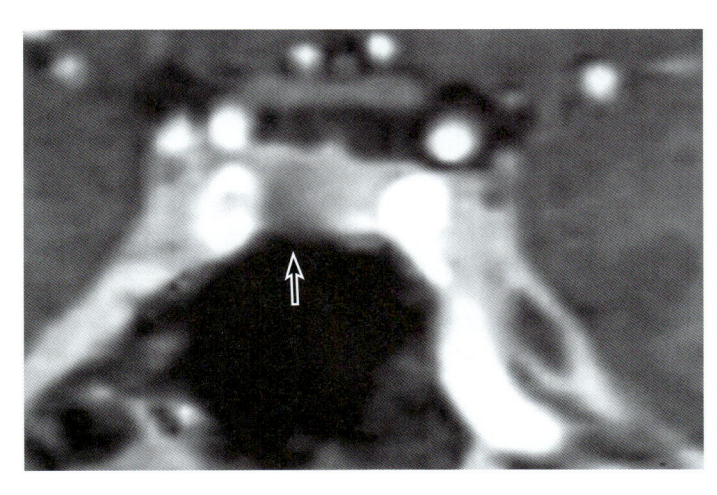

図 11-5　下垂体腺腫（微小腺腫，26 歳，女性）　乳汁分泌があり，プロラクチン値が 107.2 ng／m*l* と上昇

造影後の 3D グラディエントエコー像で造影されている下垂体の右側部分（→）に造影効果の低い部分があり，微小腺腫と考えられる．

5）胚芽異形成性神経上皮腫瘍　dysembryoplastic neuroepithelial tumor（DNT）

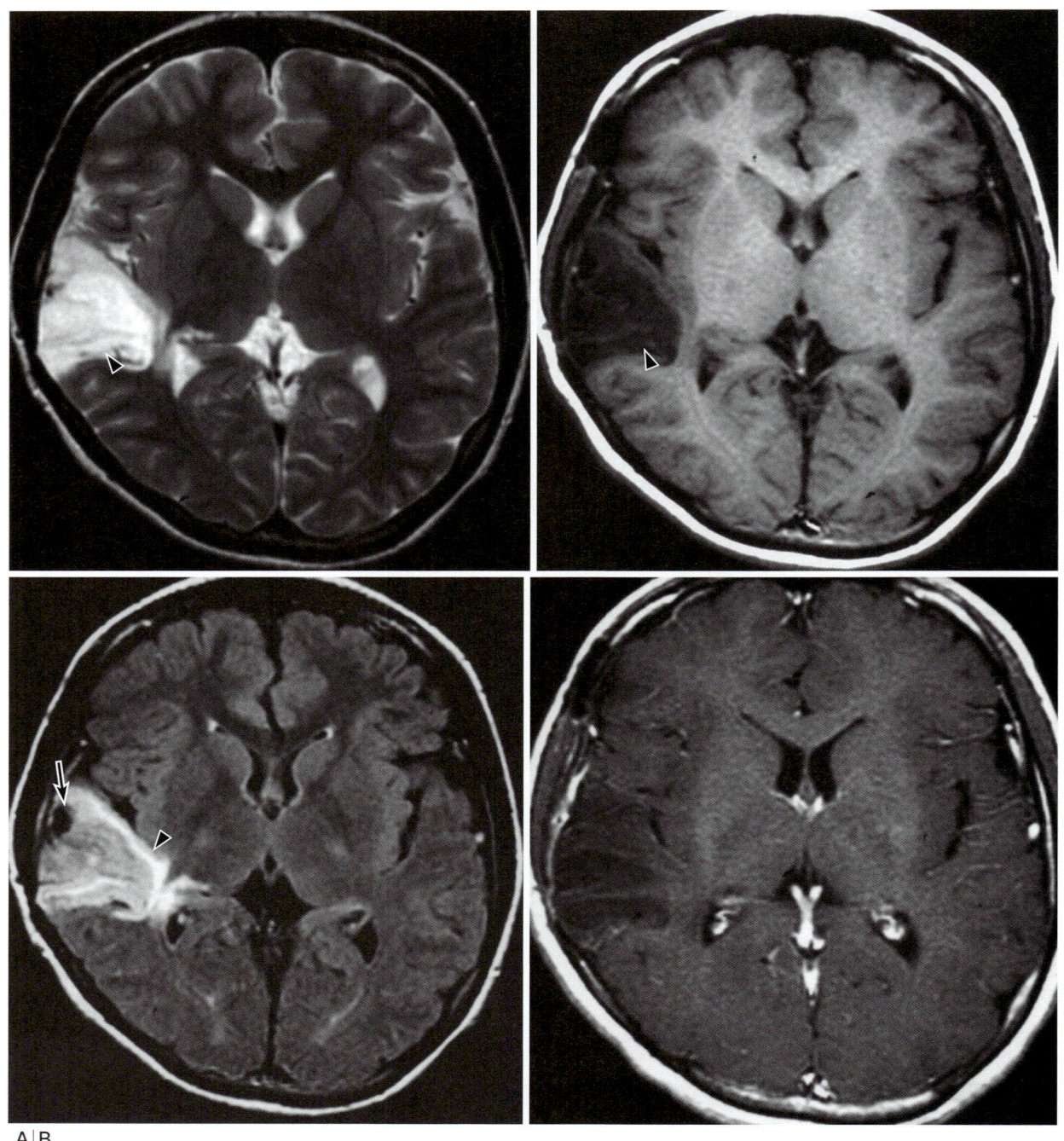

A|B
C|D

図 11-6　胚芽異形成性神経上皮腫瘍（13 歳，女子）　側頭葉てんかん（文献 3）より引用
右側頭葉皮質から白質にかけて病変があり，皮質を底辺とする三角形の形態をとっている．病変は囊胞状にみえ，T2 強調画像（**A**）では強い高信号を示し，T1 強調画像（**B**）では低信号，FLAIR 画像（**C**）では明らかな高信号領域を示し，囊胞性ではない．さらに，その内部には明らかな中隔構造を認め，T2 強調画像（**A▶**）および T1 強調画像（**B▶**）ともに，皮質に近い信号強度を示す．FLAIR 画像では腫瘤内部の信号強度は一様ではなく，おおよそ 2 つの成分がある．造影効果は認めない（**D**）．この症例には石灰化を認めない．なお，拡散強調画像では低信号領域を示した（非掲載）．**C** →は他院での生検による[1~3]．FLAIR 画像で周囲により強い高信号領域（**C▶**）を認めるのは本症に特徴的な所見とする報告[1,2]もある．

頭蓋内および脊柱管内に発生する腫瘍・腫瘍性病変の病理

総論

1 疫学

　脳腫瘍の発生頻度は従来よりミネソタ州ロチェスター市の疫学調査が紹介されることが多く，それによると人口10万人あたり原発性脳腫瘍の年間発生数は14.5人，原発性脊髄腫瘍は1.3人，転移性脳腫瘍は11.1人であった．この統計から髄膜腫のように無症候性に経過し剖検時に発見された症例を除外すれば，原発性脳腫瘍の発生数は年間約10人と解釈される．日本における脳腫瘍全国統計（1984～1996）では人口10万人あたりおおよそ8～10人と考えればよい．

　登録された約52,000人の全原発性脳腫瘍のうち組織別発生頻度は，髄膜腫26.8%（24.5%），膠腫26.2%（31.9%），下垂体腺腫17.9%（16.7%）の順に多く，これら3つで全体の約70%を占める（括弧内は脳腫瘍全国統計：1969～1990による）．膠腫と髄膜腫の頻度が以前の統計結果と逆転した背景には，髄膜腫が高齢者に好発すること，女性に多いこと，男性に比して女性の平均寿命が長いこと，平均寿命の延長，さらに日本の人口構成の高齢化がますます進行している状況が深く関係していると考えられる．

　中枢神経系の原発性腫瘍の15～20%は脊柱管内に発生する．神経鞘腫（23～30%），髄膜腫（22～26%），膠腫（16～23%）の順に多く，これらで全脊髄腫瘍のおおよそ60～80%を占める．頭蓋内腫瘍のうち原発性脳腫瘍は約84%，転移性脳腫瘍は約16%を占める．

2 脳腫瘍の分類

　1926年，BaileyとCushingは中枢神経組織の発生学的分類に基づいて16種類の神経上皮性腫瘍を分類した．それが今日のグリオーマ分類の基礎となっており，現在でも世界保健機関 World Health Organization（WHO）による脳腫瘍分類では基本的にこの考え方を踏襲している．すなわち，腫瘍細胞とその発生母細胞との形態学的特徴の類似性に分類の理論的根拠を置くものである．WHO脳腫瘍分類（2007）では7群132腫瘍型（6群から成る原発性腫瘍132種および転移性脳腫瘍）を取り上げ，その形態学と遺伝学的背景について解説するとともに，悪性度についてgradeⅠ（良性）～gradeⅣ（悪性）までの4段階を定めている．各組織分類は腫瘍の発生由来組織により次の7つに大分類される．

- a 神経上皮組織腫瘍 tumors of neuroepithelial tissue
- b 末梢神経腫瘍 tumors of cranial and paraspinal nerves
- c 髄膜腫瘍 tumors of the meninges
- d リンパ腫および造血器腫瘍 lymphomas and hematopoietic neoplasms
- e 胚細胞腫瘍 germ cell tumors
- f トルコ鞍部腫瘍 tumors of the sellar region
- g 転移性腫瘍 metastatic tumors

　実際に，腫瘍細胞が中枢神経系のいかなる細胞の特徴を有しているか（形態学的にどの細胞に似ているか）を見いだすことは組織診断の第一歩となる．腫瘍細胞が星状膠細胞の形態学的特徴を有しているのであれば膠腫，くも膜細胞（髄膜皮細胞）の形態学的特徴を有しているのであれば髄膜腫，シュワン細胞の形態学的特徴を有していればシュワン細胞腫というように，大まかな分類ができる．

3　組織学的悪性度の評価

悪性度の判定は予後の推定に役立つのみならず，後療法（放射線治療や化学療法など）の方針に影響を与えることもある．組織学的悪性度の指標となる所見には以下の各項目が挙げられる．
①細胞密度が高いこと
②核細胞質比の高い形態学的に未分化な腫瘍細胞が存在すること
③核異型や細胞の多形性がみられること
④クロマチンの増加と核分裂像がみられること
⑤壊死および腫瘍細胞の偽柵状配列を伴う壊死の存在
⑥血管内皮細胞増殖（腎糸球体様の血管増生）
⑦高 Ki-67（MIB-1）標識率

4　年齢・性別

各脳腫瘍には好発年齢と性差による発生頻度の違いがある．膠芽腫は高齢者に，髄芽腫は小児に好発する．髄膜腫は女性に多い．

5　脳腫瘍の発生部位

各脳腫瘍には好発部位がある．膠腫は白質成分の多い部位，すなわち前頭葉，側頭葉，頭頂葉の脳実質内，特に白質に発生する．髄膜腫はくも膜顆粒の多い部位，つまり傍矢状部や円蓋部などの脳実質外に好発する．シュワン細胞腫は第Ⅷ脳神経根に好発し，したがって小脳橋角部腫瘍として発生することが多い．上衣腫は，脳室内腫瘍あるいは脳室近傍または脊髄髄内腫瘍となりやすい．上衣腫の一亜型である粘液乳頭状上衣腫は脊髄円錐から終糸にかけて発生する．下垂体腺腫，頭蓋咽頭腫，胚細胞性腫瘍はトルコ鞍および傍トルコ鞍部に好発する．中枢性神経細胞腫 central neurocytoma は側脳室モンロー孔付近に脳室内腫瘍として発生する．髄芽腫は小脳に，松果体芽腫は松果体に，網膜芽細胞腫は網膜に発生する未分化悪性腫瘍であるが，これら3つの腫瘍ははすべて組織学的には同質のものである．

6　術中肉眼所見の意義と摘出組織の採取部位の重要性

病変部の色，硬さ，易出血性，周辺脳組織との境界に関する性状などの術中肉眼所見は，執刀医にしか知りえない，きわめて重要な「病理学的所見」であり，本来，病理診断業務の第1段階である．例えば，髄膜腫の中に骨組織が混在してみられる場合があり，それが腫瘍細胞の骨浸潤であるのか骨化生であるのかは組織学的に区別することが困難である．このようなときには，術中に腫瘍組織と周辺骨組織との連続性や境界に関する肉眼所見の情報がきわめて重要であることはいうまでもない．

生検組織の病変内における採取部位はきわめて重要な情報である．特に膠芽腫のように大きな病変で不均一な画像所見を呈するものは，組織学的にも当然ながら不均一である．

11. 脳腫瘍 [病理]

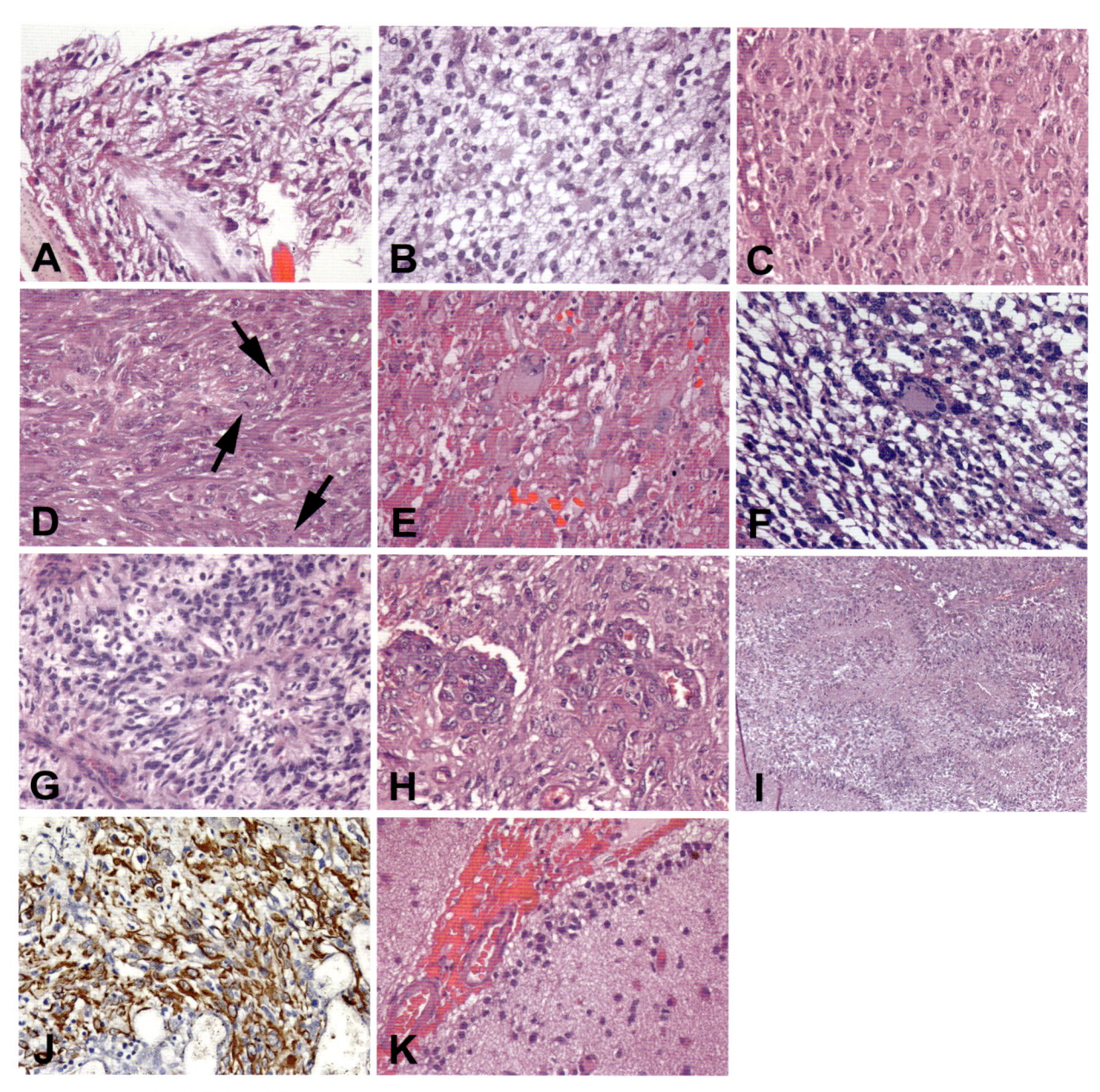

図 11-7 膠腫の組織学的特徴

A：fibrillary astrocytoma
B：protoplasmic astrocytoma
C：gemistocytic astrocytoma
A～C は diffuse astrocytoma，grade Ⅱ であり，核分裂像や壊死などの悪性所見は認められない．
D：やや核異型の目立つ fibrillary astrocytoma の中に核分裂像が散見され（→），このような場合は悪性度の高い膠腫が疑われる．
E：核異型がさらに著明になると，核の不規則な陥凹により nuclear invagination がみられる．細胞の多形性も目立つ．
F：小型リンパ球様の未分化な腫瘍細胞から単核または多核巨細胞まで観察され，多形性に富む組織像である．腫瘍細胞の退形成 anaplasia を示している．壊死がみられなければ anaplastic astrocytoma，grade Ⅲ と診断される．
G：腫瘍細胞の突起が血管壁に向かって収束する像は血管周囲性偽ロゼット perivascular pseudorosette といい，アストロサイトの特徴の一つである．
H：血管内皮細胞増殖像．腎の糸球体様の像が特徴であり，悪性所見の一つである．
I：さらに壊死または小型腫瘍細胞が壊死を取り囲む偽柵状配列 pseudopalisading が認められると，glioblastoma，grade Ⅳ と診断される．
J：腫瘍細胞はグリア細胞のマーカーである GFAP を発現する．
K：軟膜直下や脳室壁直下に腫瘍細胞が集積する現象は Scherer's secondary structure といわれ，悪性度の高い腫瘍で生じやすい．

各論

　各論では基本的に前述のWHO脳腫瘍分類（2007）に従い，最も代表的な脳腫瘍についてのみ概説するが，WHO分類に掲載されていない頭蓋内腫瘍でも臨床的に遭遇する機会の多い重要な腫瘍については取り上げる．

a 神経上皮組織腫瘍 tumors of the neuroepithelial tissue（図11-7）

1 びまん性星細胞腫 diffuse astrocytoma, WHO grade Ⅱ

　星状膠細胞／アストロサイト astrocyte に由来する腫瘍である．ラモニ カハール（Ramón y Cajal, 1913）はアストロサイトの形態について，①主として白質に存在する星形で長い突起を有する細胞（原線維性アストロサイト fibrillary astrocyte）と②主として皮質に存在する星形で短い突起を有する細胞（原形質性アストロサイト protoplasmic astrocyte）を記載している．腫瘍は肉眼的に灰白調で境界は不明瞭である．個々の脳回は全体が腫大し，皮質・白質の境界は不明瞭化する．既存の解剖学的構築を破壊することなく浸潤性に広がる．組織学的に腫瘍細胞は分化したアストロサイトの形態学的特徴を有している．すなわち類円形の核と，グリア細胞のみに発現するグリア線維性酸性蛋白 glial fibrillary acidic protein（GFAP）を豊富に含む好酸性の胞体とよく発達した突起を有している．核分裂像や壊死などの悪性所見はみられず，Ki-67/MIB-1標識率は通常4%未満で平均2.5%という報告がある．

亜 型

①原線維性星細胞腫 fibrillary astrocytoma（図11-7A）
　細長い原線維性アストロサイトが増殖の主体をなす．
②原形質性星細胞腫 protoplasmic astrocytoma（図11-7B）
　原形質性アストロサイトが増殖し突起同士が相互に連結して微小嚢胞 microcyst を形成する．
③肥胖性星細胞腫 gemistocytic astrocytoma（図11-7C）
　丸く広い胞体と偏在した核を有する肥胖性アストロサイト gemistocytic astrocyte の増殖が主体をなす．

2 退形成性星細胞腫 anaplastic astrocytoma, WHO grade Ⅲ

　未分化な星状膠細胞が増殖の主体をなす．組織学的に，びまん性星細胞腫に比して核異型や細胞の多形性が目立つ．腫瘍細胞の核細胞質比が高く，突起の発達が乏しいなど，星状膠細胞がより未分化な状態に先祖返りした状態といえる．ただし，腫瘍細胞であるので正常分化の線上をそのまま逆戻りしたものではなく，異なる方向に逆戻りしたものと解釈できる．このような概念を退形成 anaplasia という（図11-7F）．腫瘍細胞の増殖能は比較的高く，核分裂像が散見され，Ki-67/MIB-1標識率は通常5〜10%程度である．血管内皮細胞増殖もみられる．壊死はみられない．

3 膠芽腫 glioblastoma, WHO grade Ⅳ

　退形成性星細胞腫よりもさらに著しい退形成と多形性を示す悪性腫瘍である．肉眼的には腫瘍性病変の中に新旧の出血や壊死などが混在し，既存の解剖学的構築を破壊しながら広範囲に浸潤する．しばしば脳梁を介して反対側の大脳半球に伸展し，蝶形病変 butterfly-shaped lesion を形成する．膠腫の中で最も悪性度が高く，5年生存率7%と生命予後もきわめて悪い．組織学的には，クロマチンの著増した異型性と多形性に富む腫瘍細胞，すなわち膠芽細胞様の小型裸核状の未分化腫瘍細胞や，さまざまな程度の分化傾向を示すグリア系腫瘍細胞が高密度に増殖する．しばしば多核巨細胞がみられる．さらに乏突起膠細胞腫様や上

衣腫様の成分が混在してみられることもある．このように膠芽腫の腫瘍細胞は著しい多形性を示すのが特徴であり，それゆえ多形性膠芽腫 glioblastoma multiforme ともいわれる．血管内皮細胞増殖，壊死および小型の腫瘍細胞が壊死を取り囲む偽柵状配列 pseudopalisading もみられる．多数の核分裂像がみられ，Ki-67/MIB-1 標識率も高く，平均 15〜20％である．ヘモジデリンの沈着（古い出血）もみられる．腫瘍細胞の浸潤性格は非常に強く，顕微鏡レベルでは画像で描出される腫瘍影の範囲を大きく越えて広範囲に浸潤する．しばしば腫瘍細胞は軟膜直下や脳室壁直下に集積してみられるが，この像は Scherer's secondary structure といわれる．本所見は悪性度の高い腫瘍で観察されることが多い．膠芽腫は容易にくも膜下腔内播種をきたす．稀には肺や皮膚へ頭蓋外転移を生じることもある．

膠芽腫の発生機序に関しては，最初から膠芽腫として発生する primary glioblastoma と，最初はびまん性星細胞腫（grade II）から発症し，時間の経過や再発を繰り返すとともに退形成性膠細胞腫（grade III）へと徐々に悪性化し最終的に膠芽腫（grade IV）となる，いわゆる secondary glioblastoma とがある．前者はいわば de novo glioblastoma であり，後者は多段階の遺伝子異常の積み重ねによって生じるものである．このように両者の病理発生機序にはそれぞれ異なる分子生物学的背景が存在することが明らかにされているが，詳細は成書を参照されたい．

症例提示（肉眼所見）

（a）膠芽腫（図 11-8）
（b）脳幹部膠腫 brainstem glioma
①橋膠腫 pontine glioma（図 11-9）
本腫瘍は小児期から若年成人に好発し，小児脳腫瘍の 15〜20％を占める．橋被蓋部から発生することが多く（pontine glioma），延髄に伸展したり中脳水道周囲灰白質を経て視床へ伸展する．典型的な pontine glioma では肉眼的に橋全体が著しく腫大し，脳底動脈は正中部で橋に陥入する．
②延髄膠腫 glioma of the medulla oblongata（図 11-10）
延髄膠腫は延髄実質のみならず，主として実質外に伸展するタイプもある．本例も延髄腹側に突出する腫瘤として認められる．写真は死亡時 46 歳，男性で，経過 11 年という長期生存例である．組織学的には diffuse astrocytoma, grade II であった．

4 毛様細胞性星細胞腫 pilocytic astrocytoma, WHO grade I

毛髪様の細長い繊細な突起をもつ二極性細胞 piloid cell が増殖する腫瘍である．小児に多く，小脳，視神経，視床下部に好発する．腫瘍細胞が密に増殖する部分と，多極性細胞がまばらに増殖する部分とが混在する biphasic pattern が特徴である．Eosinophilic granular body や Rosenthal fibers が出現する．

5 多形黄色星細胞腫 pleomorphic xanthoastrocytoma, WHO grade I

大脳表層部に発生する星細胞腫で，若年者に好発する．腫瘍細胞には著しい多形性がみられ，胞体に脂肪顆粒の充満した細胞（lipidized astrocyte）が出現する．間質には細網線維が発達し，個々の腫瘍細胞を取り囲む．Eosinophilic granular body や Rosenthal fibers を認めることもある．

6 上衣下巨細胞性星細胞腫 subependymal giant cell astrocytoma, WHO grade I

結節性硬化症に合併する脳腫瘍である．脳室壁に多発する．腫瘍細胞は肥胖性アストロサイト様の大型の腫瘍細胞が主体をなす．免疫組織化学的に GFAP はすべての腫瘍細胞が発現するわけではなく，むしろ

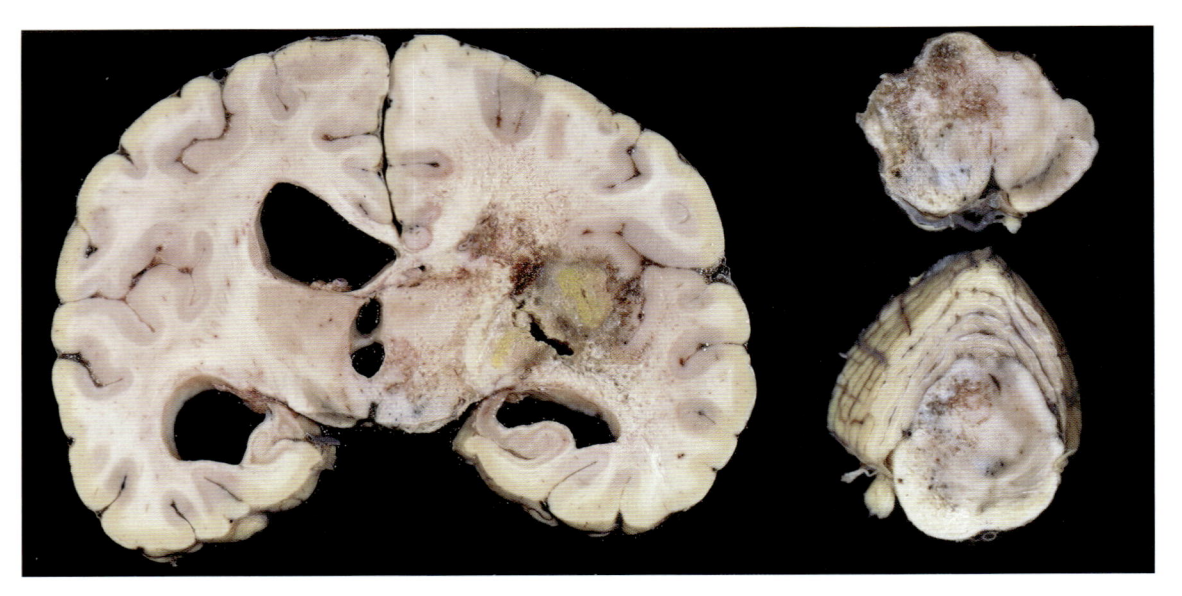

第 2 章　症候から見た神経形態学 ［病理］

図 11-8　膠芽腫 glioblastoma
腫瘍性病変は右大脳半球の広範囲に浸潤しているのみならず，内包や視床を経て中脳被蓋，中脳水道周囲灰白質さらに橋被蓋へと伸展している．顕微鏡的には小脳脚を経て小脳皮質にまで腫瘍細胞が認められた．組織診断は glioblastoma, grade Ⅳ.

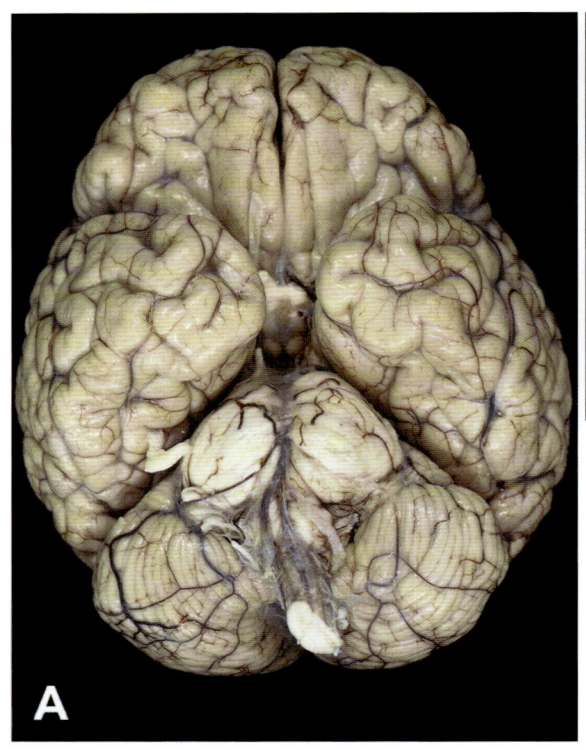

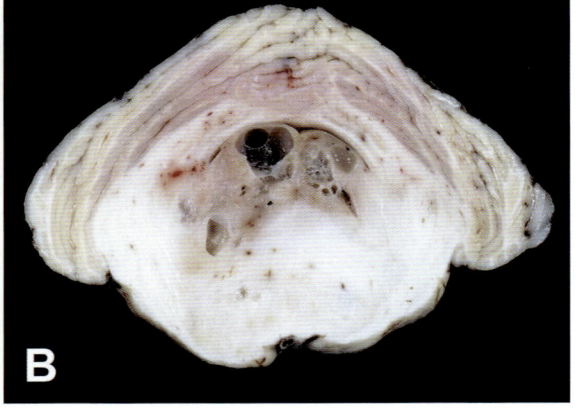

図 11-9　橋膠腫 pontine glioma（10 歳，男児）
橋が著しく腫大しており，脳底動脈が腫大した橋底部に陥入している（A）．橋の割面（B）では橋底部も橋被蓋部も著しく腫大し，橋底部では横走線維と橋縦束の解剖学的構築が不明瞭である．橋被蓋部では大小の囊胞性変化を伴い著しく腫大し，第四脳室がほぼ完全に閉塞している．橋底部正中部にみられる脳底動脈は腫大した橋に陥入している．組織学的には anaplastic astrocytoma, grade Ⅲ であった．

陰性のものが多い．一方，ニューロフィラメントを発現する腫瘍細胞がみられることが多く，形態学的にアストロサイト様の好酸性すり硝子様胞体を有していながら，明瞭な核小体をもつ大型円形核を有する神経細胞様の腫瘍細胞もみられ，グリア細胞とも神経細胞ともいえないような「どっちつかずの分化傾向を示す細胞」が特徴である．この点で，結節性硬化症における皮質結節でみられる balloon cell にきわめて類似している．詳細は「てんかん」の項を参照されたい（pp.304〜313）．

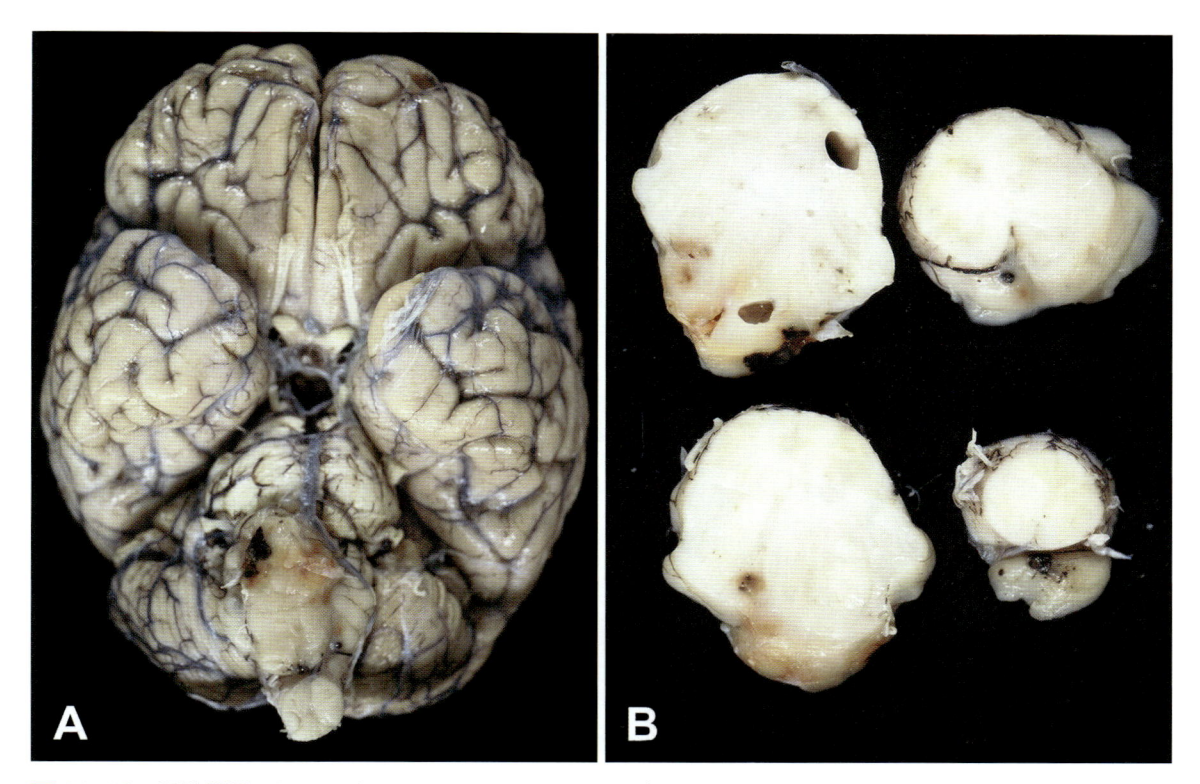

図 11-10 延髄膠腫 glioma of the medulla oblongata（46 歳，男性）
延髄が著しく腫大し，一部は延髄腹側に向かってキノコ状に腫瘍が増殖している（**A**）．生前の手術に関連して xanthochromic な着色（ヘモジデリンの色であり，手術による古い出血を意味する）がみられる．延髄の割面（**B**）では割面全体に腫瘍の浸潤がみられ，一部は延髄実質外に腫瘍組織が突出している．

7 乏突起膠細胞系腫瘍

①乏突起膠腫 oligodendroglioma, WHO grade Ⅱ（図 11-11）

正常大脳皮質神経細胞の周囲には数個の乏突起膠細胞* satellite oligodendrocyte が存在する．その形態学的特徴である比較的均一な類円形核と核周囲に白く抜けた明暈 perinuclear halo を有する腫瘍細胞が中等度の密度でびまん性に増殖する．核周囲 halo は標本作製過程の人工産物ではあるが，個々の腫瘍細胞はあたかも目玉焼きのようにみえるところから fried-egg appearance と表現され，本腫瘍の組織学的特徴としての診断価値が高い．このような細胞が増殖した様は蜂巣様にみえるところから honeycomb appearance と表現される．また，腫瘍組織中には毛細血管網がよく発達し，あたかも鳥小屋の金網のような様相を呈するため chicken-wire appearance と表現される．しばしば石灰化を伴う．免疫組織化学的に腫瘍細胞に GFAP の発現はみられないが，時に核周囲に GFAP 陽性の狭いリング状胞体を有する腫瘍細胞である，いわゆる gliofibrillary oligodendrocyte や，偏在する核と GFAP 陽性の丸い胞体を有し，ちょうど小型の gemistocytic astrocyte 様の腫瘍細胞である minigemistocyte が出現することがある．

従来，乏突起膠細胞の有用なマーカーは存在しなかったが，最近では transcription factor の一つである olig2 の発現が正常乏突起膠細胞のマーカーとして有用視され，本腫瘍における発現の検討が進められている．分子生物学的には 1 番染色体短腕および 19 番染色体長腕の loss of heterozygosity（LOH）が高率に認められる．

なお，本腫瘍と組織学的にきわめてよく類似する鑑別すべき他の脳腫瘍が存在するので付記する．

＜鑑別疾患＞

（1）**中枢性神経細胞腫** central neurocytoma

側脳室モンロー孔付近に発生する脳室内腫瘍である．腫瘍組織中に neuropil 様の無核帯がみられ，この

---

*解剖学用語では稀突起膠細胞．

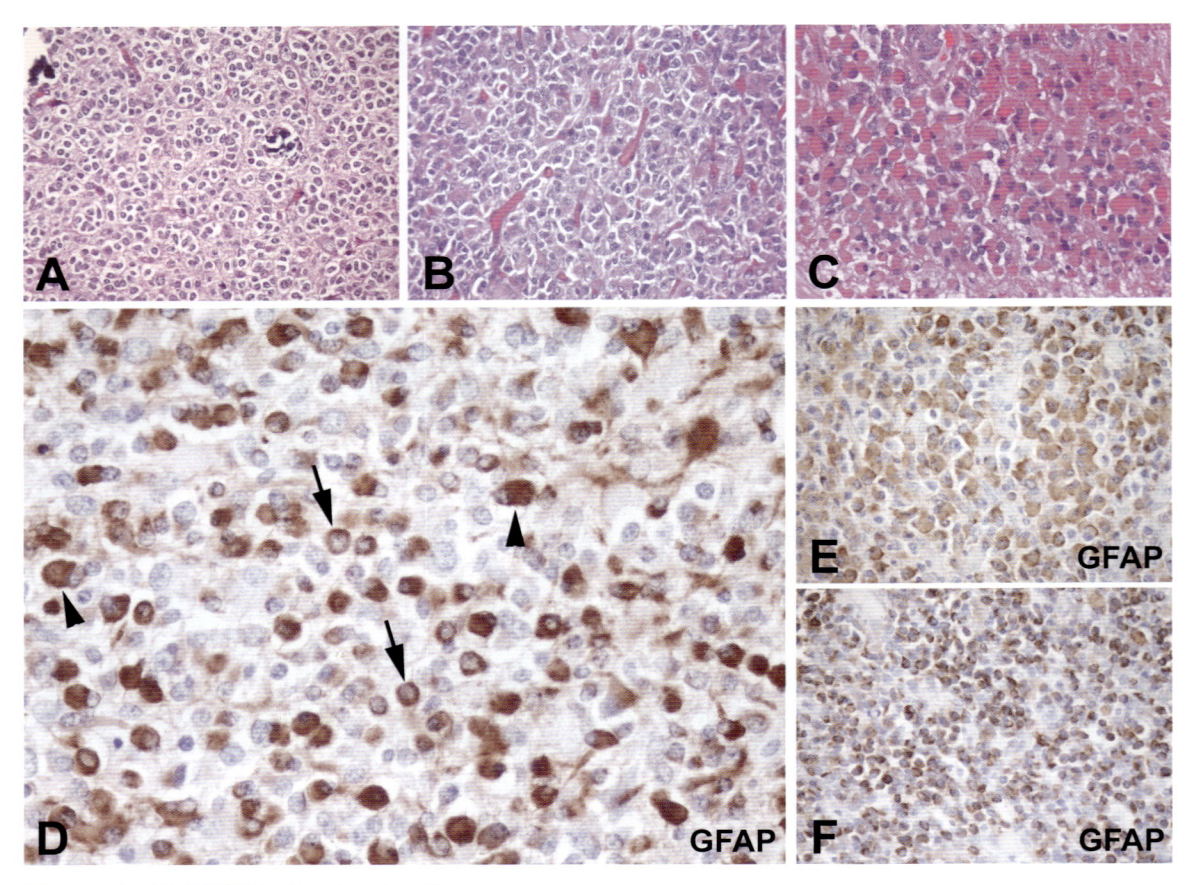

第2章　症候から見た神経形態学［病理］

図11-11　乏突起膠腫 oligodendroglioma
A：典型的な乏突起膠腫では，円形ないし類円形の核と核周囲明量を有する腫瘍細胞がびまん性に増殖し，honeycomb appearance を呈す．一般に毛細血管の発達もよく，鶏小屋の金網様にみえることから chicken-wire appearance と表現される．石灰化もみられる．
B：これに対して悪性度の高い退形成性乏突起膠腫では，好酸性の胞体（GFAP 陽性）を有する腫瘍細胞が出現し，honeycomb appearance が不明瞭となる．
C〜F：偏在する核と好酸性の丸い胞体を有する gemistocytic astrocyte 様の小型腫瘍細胞は minigemistocyte といわれる（C, D ▶, E）．GFAP 陽性のリング状胞体を有する小型腫瘍細胞は gliofibrillary oligodendrocytes（GFOC）（D →, F）といわれる．乏突起膠腫でも少量ながら混在してみられることがあるが，退形成性乏突起膠腫ではその数も多く，minigemistocytoma（C, E）あるいは GFOC-oma（F）の像を呈すこともある．このほか，血管内皮細胞増殖や核分裂像，壊死がみられる．
（D〜F：GFAP 免疫組織化学）

部を中心にシナプトフィジンの発現がみられる．また電子顕微鏡的にシナプスや dense core vesicle を証明できる（**10**「neuronal and mixed neuronal-glial tumors」参照）．

（2）明細胞上衣腫 clear cell ependymoma

上衣腫の一亜型である．腫瘍の一部に ependymal rosette や perivascular pseudorosette などの上衣腫を特徴づける組織像がみられる場合は参考になるが，鑑別が困難な場合には電子顕微鏡で線毛や微絨毛を証明する必要がある．

（3）明細胞髄膜腫 clear cell meningioma

硬膜に付着する脳実質外腫瘍であることがあらかじめ明らかにされていたり，腫瘍組織の一部にくも膜細胞のシート状増殖から成る典型的な髄膜腫の像がみられることが多い．鑑別が困難な場合には免疫組織化学的に epithelial membrane antigen と vimentin の発現を確認することで鑑別できる．

（4）明細胞癌 clear cell carcinoma

腎癌の既往歴，転移癌の特徴として病変の主座が皮質・白質境界部にあり，しばしば多発性であること

も参考になるが，組織学的には上皮性マーカーであるサイトケラチンの発現を確認することで鑑別される．

②退形成性乏突起膠腫 anaplastic oligodendroglioma, WHO grade Ⅲ

乏突起膠細胞種の組織像に加えて各種の悪性所見がみられるものである．すなわち，細胞密度が高く，核異型，核分裂像，血管内皮細胞増殖および壊死がみられる（図 11-11）．

8 上衣細胞系腫瘍 ependymal tumors

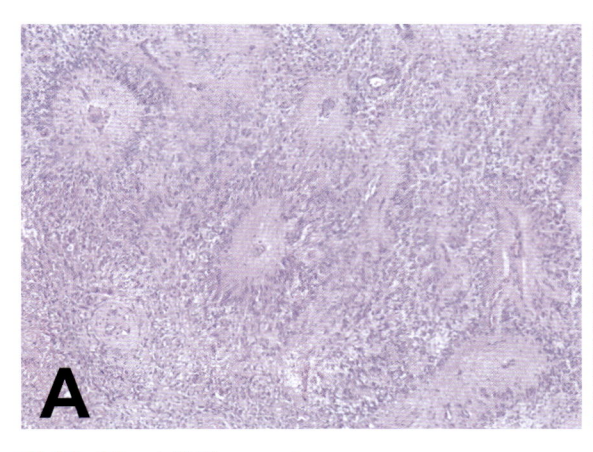

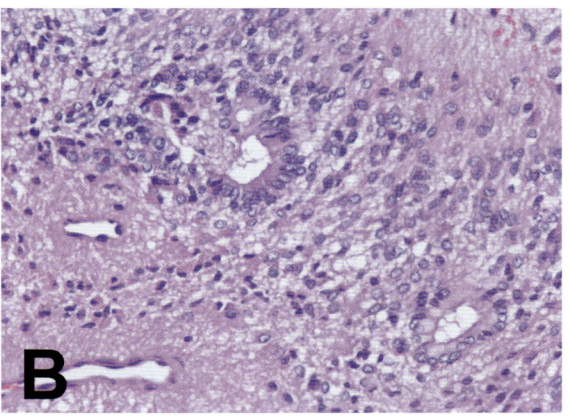

①上衣腫 ependymoma, WHO grade Ⅱ （図 11-12）

上衣細胞の形態学的特徴を有する腫瘍細胞から成る腫瘍である．上衣腫は上衣細胞に由来するため，ほとんどが脳室内腫瘍として発生する．中でも第四脳室，側脳室は好発部位であるが，そのほか，脊髄に好発する．組織学的に，比較的均一な円形核と線毛 cilia を有する腫瘍細胞が管腔を形成し，ependymal rosette や ependymal canal または tubules を形成する．腫瘍細胞は 1 本の細長い突起を血管壁に向かって伸ばし，血管周囲に無核帯を形成しつつ perivascular pseudorosette を形成する．GFAP 陽性である．

上衣腫には下記の 4 つの亜型が知られている．
①細胞性上衣腫 cellular ependymoma
②乳頭状上衣腫 papillary ependymoma
③明細胞上衣腫 clear cell ependymoma
④伸長上衣腫 tanycytic ependymoma

脳室壁を構成する上衣細胞は通常，線毛を有する立方細胞であるが，中には基底側から細長い突起を伸ばし軟膜直下に達する特殊な上衣細胞も存在する．特に高等動物では，発達途上の脳において脳室壁と脳表との距離が短い部位，すなわち第三脳室壁に観察されやすく，これを伸長上衣細胞 tanycyte という（Horstmann, 1954）．脳の発達に伴い脳実質の厚みが増加すると，tanycyte による脳室壁と軟膜面との結合は次第に消失し，tanycyte の突起は毛細血管壁に接するようになる．tanycytic ependymoma はこのような上衣細胞に由来すると考えられている腫瘍である．組織学的には小型類円形ないし楕円形核と双極性のきわめて細長い胞体を有する腫瘍細胞が束状配列を示しつつ，低密度に増殖する．一般に上衣腫に特徴的な peri-

図 11-12　上衣腫 ependymoma
A：小型円形核とエオジン好性の狭い胞体を有する腫瘍細胞が細長い突起を硝子様肥厚した血管壁に伸ばし，血管の周囲に無核帯を形成しつつ増殖している．これを perivascular pseudorosette という．
B：上衣腫の最も特徴的組織所見は上衣細胞としての形態学的特徴であり，中でも ependymal rosette や ependymal canal または tubules が重要である．ependymal rosette とは脊髄中心管の横断面と同様の脳室上衣細胞から成る管状構造を指し，ependymal canal や ependymal tubules は上衣細胞から成る管腔構造が組織切片上で細長く切れてみえるものを指し，両者は本質的に同じものである．

vascular pseudorosette や ependymal rosette はみられず，組織学的には fibrillary astrocytoma や pilocytic astrocytoma あるいは schwannoma に類似し，光学顕微鏡レベルでの診断は必ずしも容易ではない．電顕的に細胞質内の微小管腔や細胞間接着装置といった上衣細胞の特徴を確認することが必要である．または免疫組織化学的に微小管腔に一致した epithelial membrane antigen（EMA）の発現が本腫瘍を疑うきっかけになることがある．

②**退形成性上衣腫** anaplastic ependymoma, WHO grade Ⅲ

肉眼的には境界明瞭であることが少なくないが，組織学的には細胞密度が高く，核分裂像，血管内皮細胞増殖，壊死，偽柵状配列などの悪性所見がみられる．

> **症例提示（肉眼所見）**（図 11-13）

③**粘液乳頭状上衣腫** myxopapillary ependymoma, WHO grade Ⅰ

脊髄円錐 conus medullaris から終糸 filum terminale にかけて好発する．脊髄上衣腫の 20〜30% を占める．腫瘍は緩徐に増大し，再発は 10〜20% にみられる．組織学的に細長い腫瘍細胞が血管周囲に乳頭状に配列し，間質に PAS や alcian blue 陽性の粘液様物質を伴う．血管外膜は著しい硝子様肥厚を示す．このような本腫瘍に特徴的な組織像は，正常の脊髄円錐や終糸の組織学的特徴ときわめて類似している．

④**上衣下腫** subependymoma, WHO grade Ⅰ

第四脳室（50〜60%）に好発し，次いで側脳室（30〜40%）に好発する増大の遅い良性腫瘍である．上衣腫の約 8% を占めるという報告もあるが，無症候性に経過する症例が少なくなく，正確な頻度は不明である．脳室内腫瘍となるため，閉塞性水頭症をきたすことがある．組織学的には比較的小型の円形ないし類円形の核をもち，細胞境界の不明瞭な腫瘍細胞が 5〜6 個の小集簇を形成しつつ増生する．間質にはエオジン好性の豊富なグリア線維網がみられ，粘液様物質を入れた種々の大きさの微小嚢胞がみられる．核分裂像などの悪性所見はない．

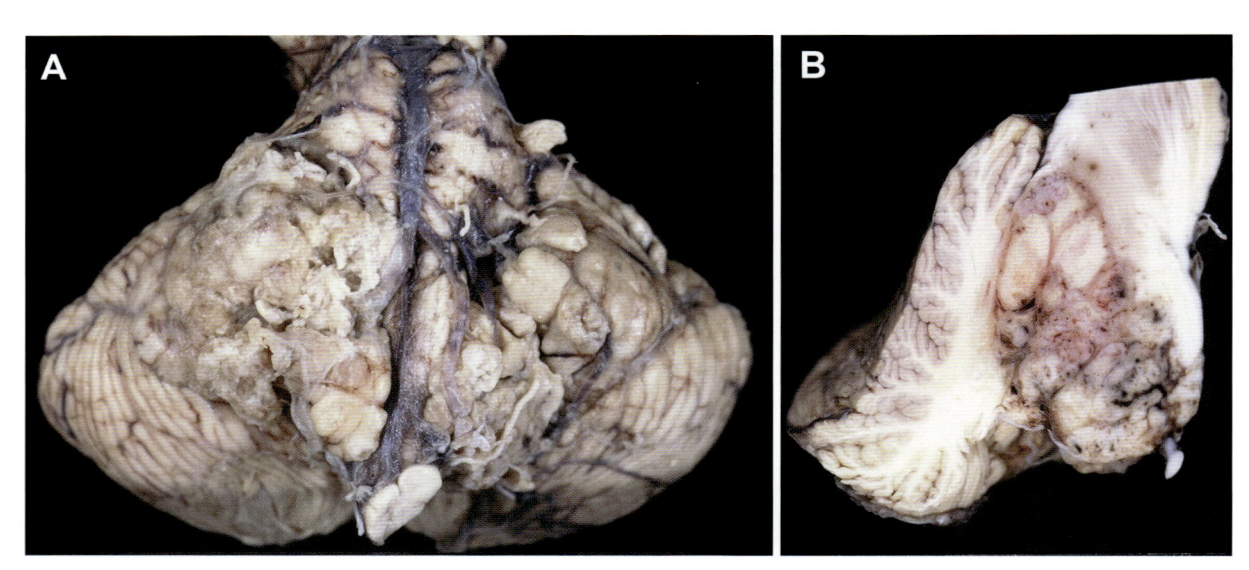

図 11-13　退形成性上衣腫 anaplastic ependymoma（6 歳，女児）
第四脳室上衣腫．4 歳時に初回手術を受け ependymoma, grade Ⅱ の診断であった．その後，再発を繰り返し死亡．最終的組織診断は anaplastic ependymoma, grade Ⅲ であった．
A：脳幹・小脳を腹側から観察したところ．第四脳室内の腫瘍が両側ルシュカ孔やマジェンディー孔を経て橋・延髄の腹側くも膜下腔に伸展している．特に右小脳橋角部には腫瘍が充満している．
B：傍正中矢状断．腫瘍が第四脳室に充満している．このように上衣腫の増殖は脳室内が多いが，脳実質内にも浸潤する．

9 発生由来不明のグリア系腫瘍

大脳膠腫症 gliomatosis cerebri, WHO grade Ⅲ
組織由来の明らかにされていない腫瘍である．WHO 分類（2007）では，従来の組織由来不明の腫瘍から星細胞系腫瘍のグループに移動された．さらに，少なくとも 3 葉にわたる連続性の浸潤を示す星細胞腫と改訂された．既存の解剖学的構築を破壊することなく，明瞭な腫瘤を形成することはない．増殖する腫瘍細胞は fibrillary astrocytoma の腫瘍細胞と類似した形態を示すが，GFAP や S-100 の発現は必ずしもすべての腫瘍細胞にはみられず，陰性の腫瘍細胞も混在する．

10 neuronal and mixed neuronal-glial tumors

①**胚芽異形成性神経上皮腫瘍** dysembryoplastic neuroepithelial tumor（DNT），WHO grade Ⅰ（図 11-14）
難治性側頭葉てんかんの治療のために切除された側頭葉には，過誤腫的病変が以前より観察されていたが，独立した疾患概念としては確立されていなかった．1988 年，Daumas-Duport らは，過誤腫の病変を特徴とする小児難治性部分てんかん患者 39 例を抽出し，臨床病理学的な疾患概念として dysembryoplastic neuroepithelial tumor の名で報告した．臨床的には大部分が小児期から難治性複雑部分発作を有し，病変は側頭葉や前頭葉に好発し，頭蓋内圧亢進症状はなく，外科的治療により予後良好であるといった特徴がある．病理学的には，肉眼的に腫大した大脳皮質に多結節性の病変がみられ，組織学的に小型円形核を有する乏突起膠細胞様の腫瘍細胞が数珠状に連なるように配列しつつ増殖する．細胞密度は低く，まばらな基地組織には粘液様物質を入れた微小嚢胞変性を呈す．その中に核細胞質比の高い未熟な形態の異形成性神経細胞が浮遊するように散在する．乏突起膠細胞腫様の腫瘍細胞は通常 S-100 陽性で GFAP の発現率は低い．このようないわゆる specific glioneuronal element に加え，隣接する大脳皮質には皮質異形成を伴い，神経細胞の配列異常や極性の乱れが観察されるほか，個々の神経細胞も異形成性を示す．石灰化がみられることもある．このほか乏突起膠細胞腫様の部位や星細胞腫様の成分もみられる．核分裂像や壊死などの悪性所見はみられない．このように DNT は脳の発生異常に関連して形成される神経系およびグリア系細胞の混合性腫瘍である．specific glioneuronal element と皮質異形成は本腫瘍の診断的意義が高く complex form と亜分類される．specific glioneuronal element のみがみられる場合は simple form と亜分類される．その後，Daumas-Duport らは単に pilocytic astrocytoma や low grade astrocytoma で，てんかん発作のコントロールと長期予後が良好なものを nonspecific form として提唱している．WHO（2007）脳腫瘍分類では complex form と simple form が記載されている．

②**神経節膠細胞腫** ganglioglioma
星細胞腫に神経節細胞が混在する腫瘍である．側頭葉に好発し，てんかんの原因となる．増殖するのは星細胞腫の成分であり，悪性度は星細胞腫の成分で評価される．神経節細胞は発生異常により生じた，いわゆる異形成性神経細胞 dysplastic neuron である．時に 2 核の神経細胞がみられる．

③**神経節細胞腫** gangliocytoma, WHO grade Ⅰ
神経節細胞の形態を示す神経細胞の成分のみから成る病変である．小脳異形成性神経節細胞腫 dysplastic gangliocytoma of cerebellum（Lhermitte-Duclos disease：LDD）と視床下部神経節細胞腫が代表的である．病名からもわかるように神経細胞は基本的に異形成性神経細胞と考えられており，神経節細胞腫も異形成性病変としての性格が色濃い．LDD は Cowden 病に伴うことも多い．Cowden 病は多くの場合，*PTEN* 遺伝子の germline mutation によるものである．LDD でも異形成性神経細胞における *PTEN* 遺伝子産物の発現低下が認められ，これに伴いインスリンシグナル伝達系関連物質の恒常的活性化が観察されている．

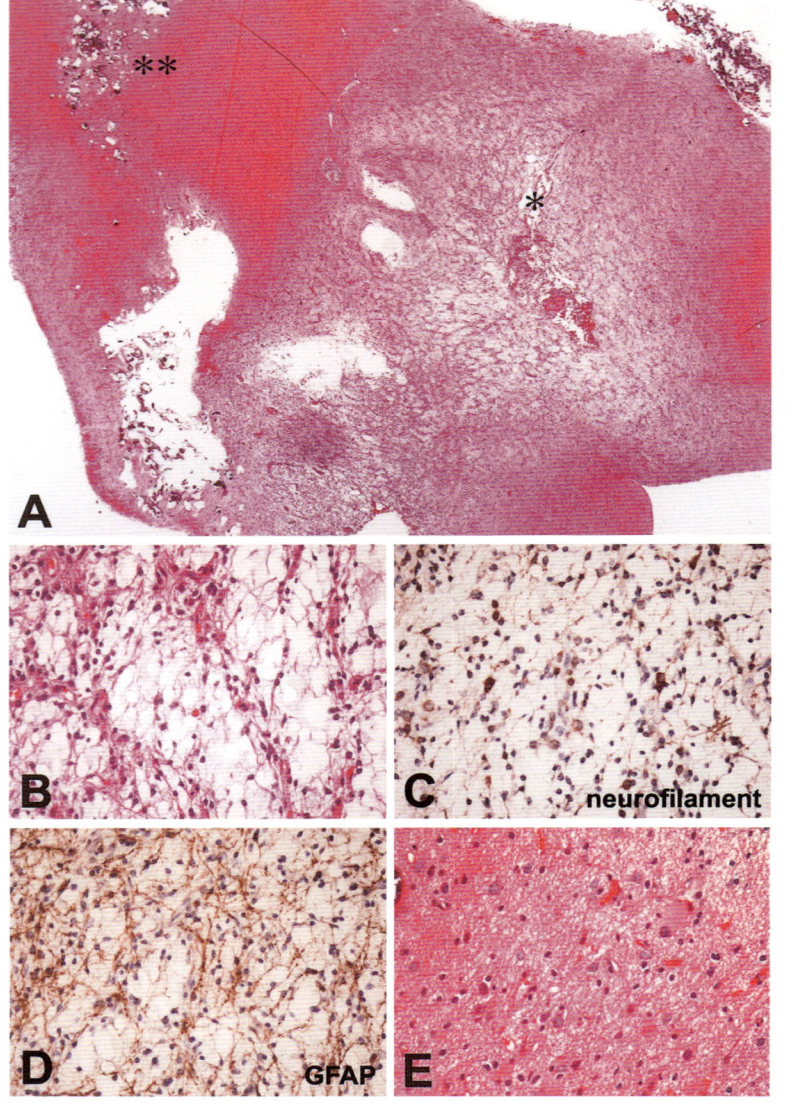

図11-14 胚芽異形成性神経上皮腫瘍 dysembryoplastic neuroepithelial tumor

大脳皮質に比較的明るい結節性病変（**A**＊）が形成されている（**A**）．ここでは比較的小型円形核を有する乏突起膠細胞様の腫瘍細胞が数珠状に連なって増殖している（**B**）．細胞密度は低く，まばらな基地組織には好塩基性の粘液様物質を入れた微小嚢胞変性がみられる．その中に核細胞質比の高い未熟な形態を示す神経細胞が浮遊するように散在している（**C**）．乏突起膠細胞様の腫瘍細胞のほとんどはGFAP陰性，S-100陽性である．同部には少数のGFAP陽性細胞の突起が混在している（**D**）．このようないわゆる"specific glioneuronal element"に隣接する大脳皮質には皮質異形成がみられ，神経細胞の配列異常や極性の乱れ，異形成性神経細胞（核細胞質比が高く未熟な形態を示す）がみられる（**E**）．石灰化（**A**＊＊）もみられる．本腫瘍ではこのほか乏突起膠腫様の部位や星細胞腫の像を示す部位を伴うこともあるが，核分裂像や壊死などの悪性所見はない．

④中枢性神経細胞腫 central neurocytoma, WHO grade II

側脳室内モンロー孔付近に発生する神経細胞腫瘍である．脳室内腫瘍として発生する．組織学的には一見，乏突起膠細胞腫様の腫瘍細胞の増殖から成る蜂巣様構造をとり，石灰化もみられる．このため，かつては脳室内乏突起膠腫と診断されていた．そのような腫瘍を電顕的に検索したHassounらによって，1982年に乏突起膠腫とはまったく異なる疾患概念として報告された．ところどころにneuropil様の無核帯が散在し，同部にシナプトフィジンの発現がみられる．腫瘍細胞にGFAPの発現はみられない．電顕的にシナプスやdense core vesicleが証明される．

11 胎児性腫瘍 embryonal tumors

本腫瘍群には3つの腫瘍が分類されている（表11-1）．すべてWHO grade IVの悪性腫瘍である．中でも最も遭遇する機会の多い髄芽腫とPNETについてのみ概説する．

①髄芽腫 medulloblastoma, WHO grade IV（図11-15）

小児に好発する小脳腫瘍である．古くから，神経細胞へもグリア細胞へも分化しうる前駆細胞として髄芽細胞medulloblastという架空の細胞（幹細胞）が想定され，この細胞に由来する腫瘍と考えられてきた．

表11-1 胎児性腫瘍の分類

①髄芽腫 medulloblastoma
②中枢神経系原始神経外胚葉性腫瘍 CNS primitive neuroectodermal tumor (PNET)
③異型奇形腫様・類横紋筋腫瘍 atypical teratoid/rhabdoid tumor

クロマチンの増加した人参型ないし多角形の異型核と乏しい胞体を有する（N/C 比が高い）腫瘍細胞が高密度に増殖する．Homer-Wright rosette を形成する．これは腫瘍細胞が神経細胞への分化を示している形態学的根拠である．細網線維の増生を伴わない classic type（図 11-15A〜D）と増生を伴う desmoplastic type がある（図 11-15E〜H）．免疫組織化学的にごく一部の腫瘍細胞は GFAP 陽性であったり，シナプトフィジン陽性で，グリア細胞と神経細胞の両方へ分化しうる未熟な未分化な腫瘍細胞が発生起源であると考えられている．実際に，ほとんどの腫瘍細胞はこれらの細胞分化を示す蛋白を何も発現しない未熟な細胞である．

②原始神経外胚葉性腫瘍 CNS primitive neuroectodermal tumor (PNET), WHO grade Ⅳ

髄芽腫と同様の組織像を呈する腫瘍が大脳に発生したものと理解されている．発生由来に関しては神経外胚葉系のきわめて未分化な細胞と想定されているが，それ以上の詳細は明らかにされていない．なお実際には本腫瘍と鑑別すべき間葉系由来の PNET が存在する．WHO 分類では記載されていないが，組織学的特徴はやはり髄芽腫と同一である．このため，神経外胚葉由来の PNET を central PNET，間葉系に由来する PNET を peripheral PNET あるいは Ewing 肉腫の特徴を有する低分化型腫瘍であることから Ewing sarcoma/PNET と表現される．後者では腫瘍細胞に CD99（MIC-2 遺伝子産物）の発現がみられる点で神経外胚葉由来の central PNET と鑑別することができる．

b 末梢神経腫瘍 tumors of cranial and paraspinal nerves

1 シュワン細胞腫 schwannoma, WHO grade I（図 11-16，11-17）

末梢神経のシュワン細胞を発生母地とする腫瘍である．頭蓋内では第Ⅷ脳神経根に好発し，脊柱管内では脊髄後根に好発する．肉眼的に末梢神経の辺縁に付着する境界明瞭な腫瘍である．組織学的には軽度の異型を示す類円形ないし長楕円形の核と細長い胞体を有する腫瘍細胞が束状に配列し錯綜する．核の柵状配列 palisading がみられる．このように腫瘍細胞が密に増殖した部分を Antoni A pattern といい，これに対して，凝集した小型の核と胞体成分の乏しい腫瘍細胞が低密度に増殖し，網目状の様相を呈する部分を Antoni B pattern という．シュワン細胞腫では両者の組織像が混在してみられるのが一般的である．免疫組織化学的に腫瘍細胞は S-100 蛋白が陽性である．腫瘍組織内にはしばしばヘモジデリンの沈着や嚢胞形成がみられるが，これらの所見は核異型とともにシュワン細胞腫においては必ずしも悪性所見を意味するものではなく，腫瘍組織の変性を反映したものである．したがって，核異型は degenerative nuclear atypia と表現されている．電顕的には腫瘍細胞の周囲に基底膜が観察され，Luse body といわれる long-spaced collagen がみられる．

腫瘍細胞の変性が進行するとともにコラーゲン成分は増加し，胞体がコラーゲンで置き換わった状態になると，柵状配列と柵状配列との間がコラーゲン成分に置き換わった状態となり，いわゆる Verocay body（「ベロケイ」あるいは「バロケイ」と発音する）を形成する．Verocay body の形成は頭蓋内シュワン細胞腫では稀であるが，脊柱管内シュワン細胞腫ではしばしば観察される．また背景に神経線維腫症がある場合に遭遇することが多い．皮下組織などの軟部組織に発生するシュワン細胞腫でもよくみられ，遺伝学的背景のみならず，腫瘍を取り巻く環境によっても影響されるようである．

本腫瘍が両側聴神経（第Ⅷ脳神経）根に発生した場合には神経線維腫症 2 型（NF2）を疑う．

第 2 章　症候から見た神経形態学 ［病理］

classic type（A〜D）

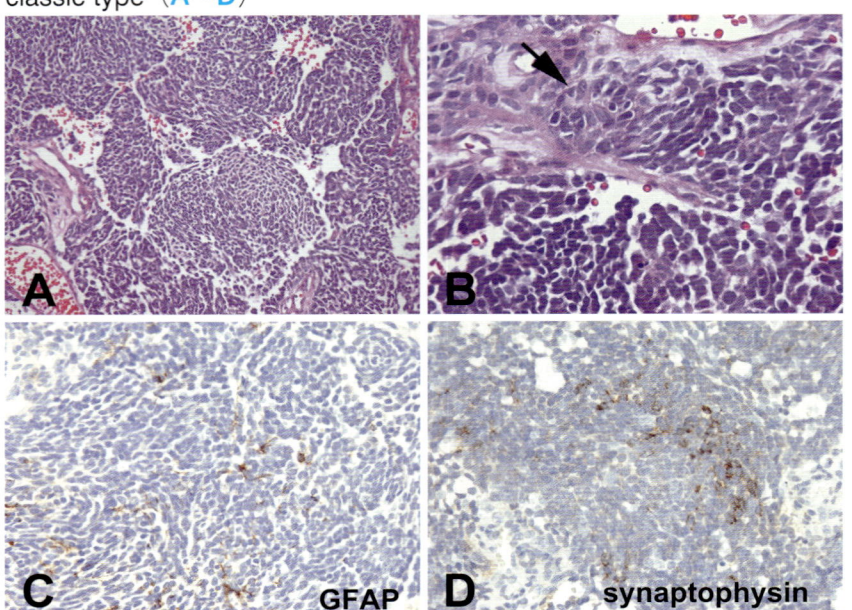

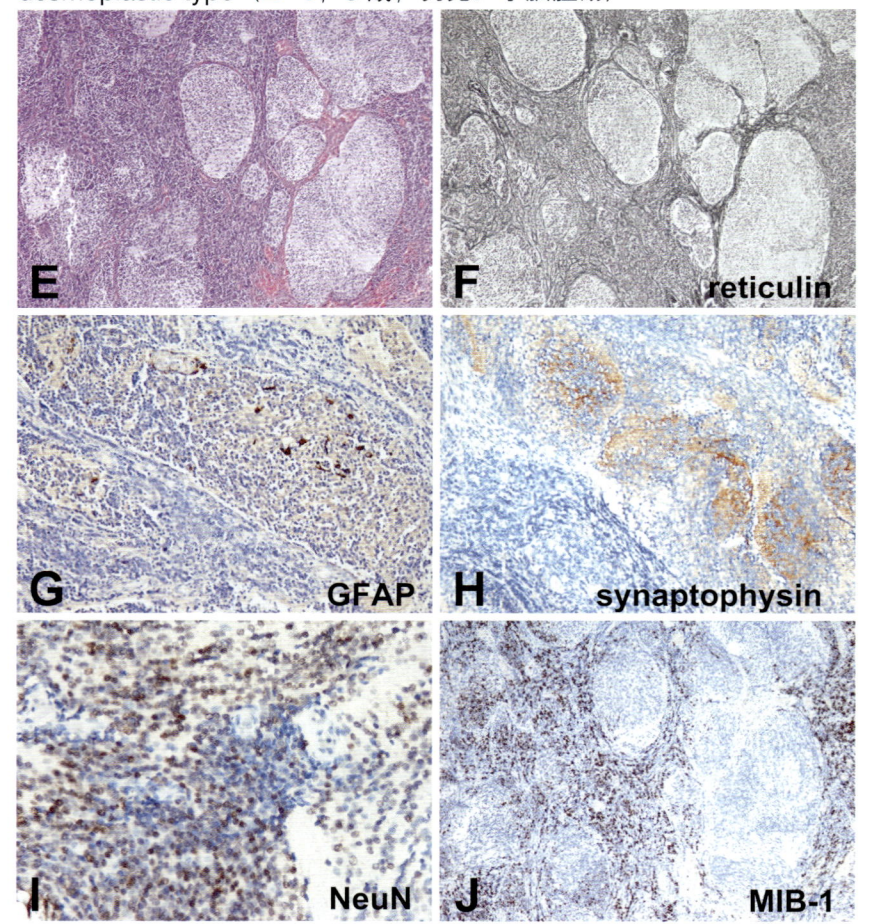

図 11-15　髄芽腫 medulloblastoma

A：クロマチンの著増した小型類円形，三角形ないし多角形の異型核と狭い胞体を有する腫瘍細胞が高密度にびまん性に増殖している．

B：Homer-Wright rosette（→）．この特徴的構造は形態学的に腫瘍細胞が神経系への分化を示すことを意味する．

C：腫瘍細胞は特定の蛋白を発現しないきわめて未分化な細胞からなっているが，ごく一部の腫瘍細胞は GFAP 陽性である．

D：また，ごく一部の腫瘍細胞は synaptophysin 陽性となることもあり，髄芽腫の腫瘍細胞が神経系の発生において神経細胞へもグリア細胞へも分化しうる未分化な段階の細胞に由来することを示唆している．

desmoplastic type（E〜J，3 歳，男児．小脳腫瘍）

E〜J：腫瘍細胞の biphasic な像が目立つ亜型 desmopstic variant の像である．

E：クロマチンの著増した小型類円形ないしは多角形の異型核と狭い胞体を有する腫瘍細胞がきわめて高密度に増殖している部と比較的細胞密度の低い領域いわゆる pale island が混在してみられる．

F：細胞密度の高い部分は細網線維の著明な増生を伴い，多数の核分裂像がみられる．

G，H：いわゆる pale island では，ごく少数の GFAP 陽性細胞が散見され（G），neuropil 様の基地組織に synaptophysin の発現もみられる（H）．

I，J：また一部で神経細胞の核抗原である NeuN の発現もみられる（I）．このように髄芽腫の中でも desmoplastic variant は腫瘍の biphasic な組織像が特徴的で，形態学的にも蛋白の発現様式の面でも神経細胞への分化傾向が目立つ．増殖の主体は細網線維の増生を伴う部分であり，本例での MIB-1 陽性率は 40〜50% であった（J）．これに対して pale island での MIB-1 標識率は 0〜数% であった．

11. 脳腫瘍［病理］

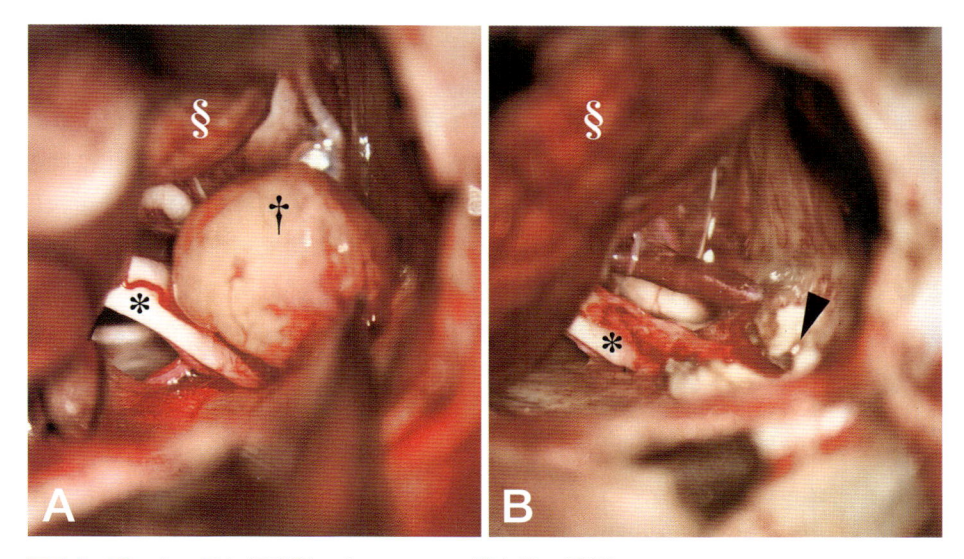

図 11-16　シュワン細胞腫 schwanoma（64歳，男性）
頭痛と視野狭窄を訴え病院を受診．これらの症状は緑内障によるものと診断されたが，神経学的に難聴と水平性眼振が認められたため頭部 MRI を施行．右小脳橋角部腫瘍が認められたため，右後頭下開頭により腫瘍全摘出．松江市立病院佐々木亮先生のご厚意による．
A：白色調の境界明瞭な腫瘍（†）が第Ⅷ脳神経根（＊）に接してみられる．
B：腫瘍全摘出後．腫瘍は内耳道内前庭神経に付着しており発生源と考えられた．腫瘍を摘出するために内耳道は開放されている（▶）．病理組織診断はシュワン細胞腫（WHO grade Ⅰ）であった．§は小脳．

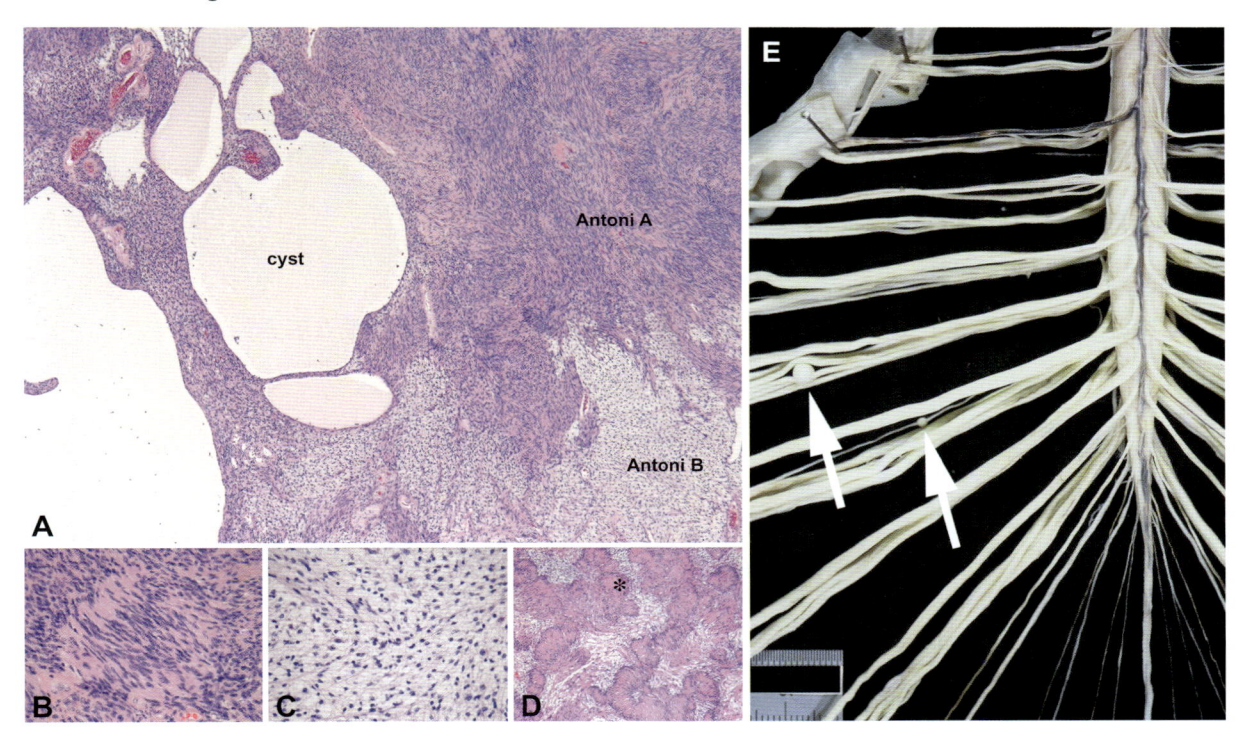

図 11-17　シュワン細胞腫 schwanoma
A：類円形ないし長楕円形の核と細長い胞体を有する腫瘍細胞が，束状配列を示しつつ錯綜している．大小さまざまな囊胞の形成もみられる．
B：腫瘍細胞の核の柵状配列（palisading）．このように腫瘍細胞が密に増殖した部分を Antoni A pattern という．
C：さらに，比較的小型の凝集した核と乏しい胞体を有する腫瘍細胞がまだらに配列し，網目状の組織像を呈する部分を Antoni B pattern といい，通常両者は混在してみられる．
D：時に腫瘍細胞の変性が進行し，Verocay body を形成することがある（＊）．核分裂像や壊死などの悪性所見はみられない．
E：硬膜内髄外シュワン細胞腫（58歳，女性）右第4および第5腰髄後根に小さな小腫瘤が認められ（→），いずれも Antoni A pattern 主体のシュワン細胞腫であった．このようにシュワン細胞腫は剖検時に偶然発見されることも少なくない．

2 神経線維腫 neurofibroma, WHO grade I

シュワン細胞腫がシュワン細胞の成分から成る腫瘍であるのに対して，本腫瘍ではシュワン細胞のみならず神経周皮細胞や線維芽細胞といった末梢神経を構成する複数の細胞成分が腫瘍化に関与している．このため肉眼的にもシュワン細胞腫とは容易に区別することができ，末梢神経全体が紡錘状に腫大する．組織学的には細長いよじれた核を有する線維芽細胞様の腫瘍細胞が束状配列を示しつつ，中ないし低密度に増殖するのが特徴で，シュワン細胞腫とはその様相を異にするが，部分的にはシュワン細胞腫の成分がみられることもある．多発性神経線維腫は神経線維腫症1型（NF1）の典型的特徴である．

3 神経周皮腫 perineurioma, WHO grade I

神経周皮細胞由来の稀な腫瘍である．したがって神経線維束全体が腫大し，組織学的に pseudo-onion bulb がみられる．免疫組織化学的に腫瘍細胞は epithelial membrane antigen（EMA）と collagen type IV に陽性であり，S-100蛋白の発現はみられない．

4 悪性末梢神経鞘鞘腫 malignant peripheral nerve sheath tumor, WHO grade II, III or IV

組織学的にはクロマチンの著増した核を有する紡錘形の腫瘍細胞が束状に配列し，高密度に増殖する．線維肉腫の組織像に類似する．S-100蛋白を発現する腫瘍細胞はシュワン細胞としての性格を示しているが，シュワン細胞のみならず，神経周皮細胞や線維芽細胞など末梢神経を構成する各種細胞が腫瘍化に関与していると考えられる．約半数例は神経線維腫症1型に伴って発生するといわれている．

C 髄膜腫瘍 tumors of the meninges

1 くも膜細胞の腫瘍 tumors of meningothelial cells

①髄膜腫 meningioma, WHO grade I（図11-18）
くも膜細胞を発生母地とする腫瘍である．一般に硬膜に付着する境界明瞭な脳実質外腫瘍である．脊柱

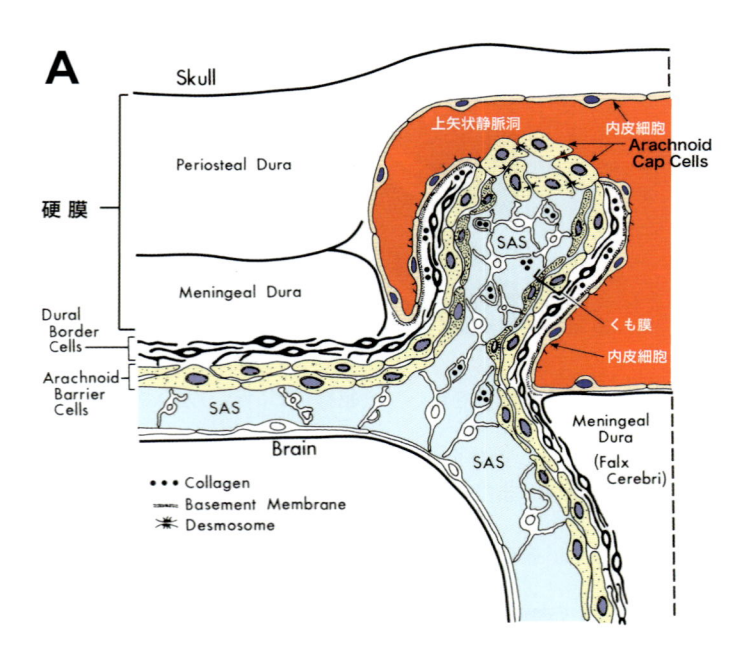

図11-18 髄膜腫 meningioma（文献1）より著者改変）

A：髄膜腫の発生母地．髄膜腫の発生母地はくも膜細胞であり，多くはくも膜顆粒より発生する．図中で黄色く示した細胞がくも膜細胞である．髄膜腫が硬膜に付着した形で脳実質外腫瘍として増殖する理由が理解できる．

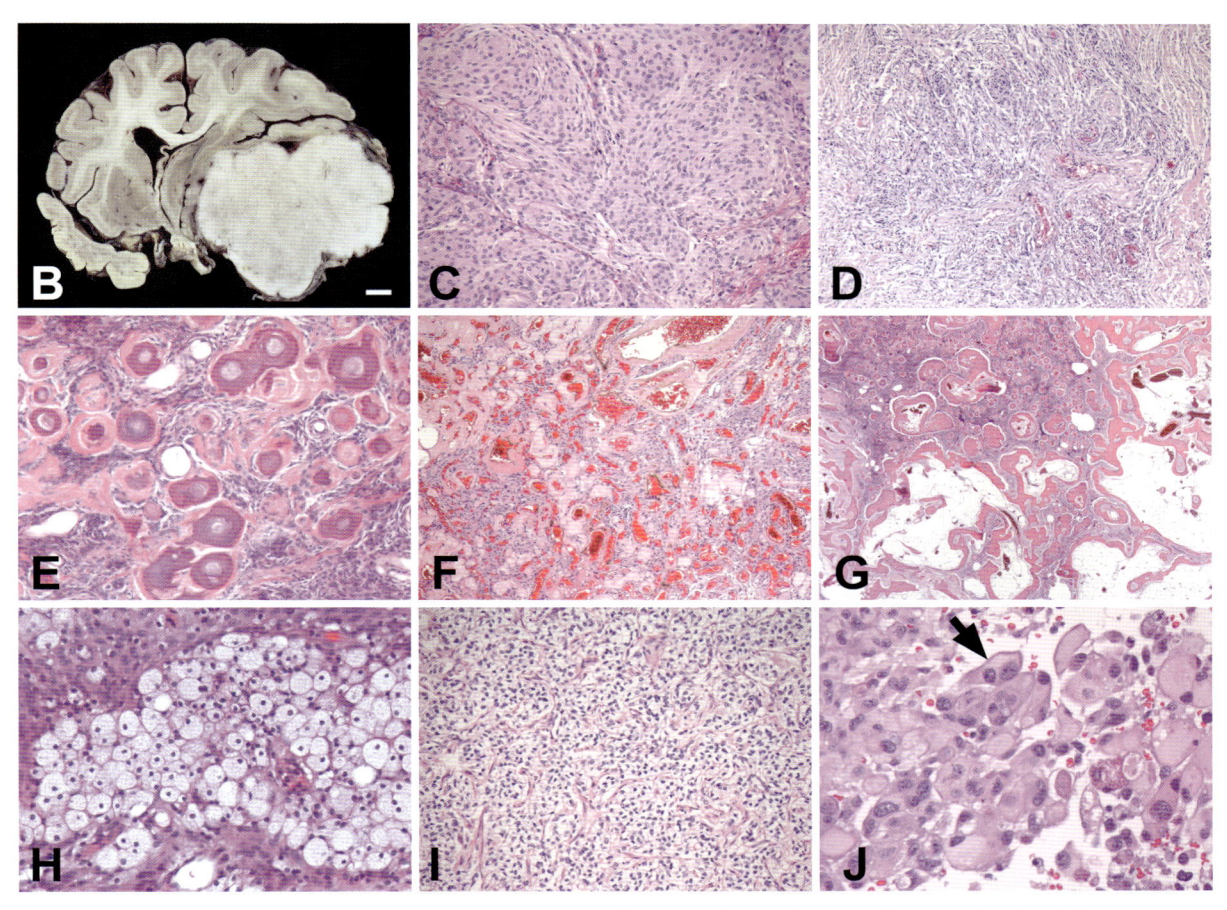

B：右中頭蓋底巨大髄膜腫の剖検例（92歳，女性）．脳実質外腫瘍が右大脳半球を圧迫し，正中線の偏位と帯状回ヘルニアをきたしているが，腫瘍の大きさに比して頭蓋内圧亢進所見は軽い．腫瘍がきわめて長期にわたり緩徐に増大したためである．組織学的には transitional meningioma, gradeⅠであった．スケールバーは 1 cm.

C：meningothelial meningioma. 類円形核と境界不明瞭な胞体を有する髄膜細胞がシート状に増殖し，渦巻配列もみられる．

D：fibrous meningioma. 線維芽細胞様の腫瘍細胞が主体をなす．C と D の組織像が混在したものが transitional type である．

E：psammomatous meningioma. 腫瘍組織全体にわたり多数の砂粒体が形成されている．

F：angiomatous meningioma. 腫瘍組織全体にわたり著明な血管増生が認められる．

G：metaplastic meningioma, osseous type. 不整形の不完全な骨組織が豊富に形成されている．骨梁の間には髄膜腫組織が充満し，多数の psammoma body を伴う．不完全ながら骨髄の形成もみられるが，そのほとんどは脂肪髄や血管結合織から成る．腫瘍細胞の骨化生である．

H：腫瘍細胞の xanthomatous metaplasia. マクロファージ様の泡沫状の胞体を有する腫瘍細胞が集簇している．

I：clear cell meningioma. 乏突起膠細胞腫瘍様の clear cells の増殖から成る．本組織亜型の悪性度は gradeⅡ であり，再発率が高く，腫瘍の増大も比較的速い．

J：rhabdoid meningioma. 2核の腫瘍細胞もみられる（→）．本組織亜型の悪性度は gradeⅢ であり，再発率がより高く，腫瘍の増大も速い．

管内では硬膜内髄外腫瘍となる．髄膜腫の発生母地はくも膜細胞であり，多くはくも膜顆粒より発生する．くも膜細胞が多い部分は頭蓋内では傍矢状部や大脳円蓋部であり，脊柱管内では脊髄神経根が硬膜を貫く部である．髄膜腫はこのような部に好発する（**図 11-18A**）．脊柱管内では胸髄（75％）＞頚髄（17％）＞腰仙髄（7％）の順に好発するが，この比率は性差により大きく異なり，女性では胸髄（83％）＞頚髄（12％），男性では胸髄（47％）≒頚髄（41％）である．神経線維腫症や meningioangiomatosis あるいは放射線誘発性髄膜腫の場合は多発性のことがある．

組織学的に，くも膜細胞のシート状増殖や渦巻配列が髄膜腫の診断根拠となることが多い．しばしば同

表 11-2　髄膜腫の各種組織型と悪性度の判定基準（文献 8）より著者改変

Grade Ⅰ　再発率が低く（7〜20%），腫瘍の増大が緩徐な群
1. clear cell, chordoid, papillary, rhabdoid variant 以外の組織型，かつ
2. atypical や anaplastic の判定基準を満たさないもの
    組織亜型：① meningothelial
    　　　　　② fibrous
    　　　　　③ transitional
    　　　　　④ psammomatous
    　　　　　⑤ angiomatous
    　　　　　⑥ microcystic
    　　　　　⑦ secretory
    　　　　　⑧ lymphoplasmacyte-rich
    　　　　　⑨ metaplastic（osseous, cartilaginous, lipomatous, myxoid, xanthomatous）

Grade Ⅱ　再発率が高く（29〜40%），腫瘍の増大が急速な群
1. clear cell meningioma
2. chordoid meningioma
3. atypical meningioma
    以下の2つの基準うちいずれかを満たすこと
    ① mitotic index〔高倍率（0.16 mm^2）連続10視野の核分裂像総数〕が4以上
    ② 以下の5つのうち3つ以上を満たす
    　　a．高細胞密度
    　　b．小型細胞（高 N/C 比）
    　　c．大型の核小体
    　　d．渦巻様構造などの特徴のないシート状構造
    　　e．壊死（術前の塞栓術や放射線照射によらない）

Grade Ⅲ　再発率が著しく高く（50〜78%），腫瘍増大も急速な群
1. papillary meningioma
2. rhabdoid meningioma
3. anaplastic（malignant）meningioma
    2つのうち1つを満たす
    ① mitotic index が20以上
    ② anaplasia（肉腫，癌腫または黒色腫様の組織像）がみられるもの

注：以下の所見は grading に直接関与しないが，個別に付記するべきである
1. 中枢神経系組織への浸潤（すべての髄膜腫に伴いうるが，grade Ⅰに伴う場合は再発率が grade Ⅱ 相当）
2. 高 MIB-1 標識率（特に grade Ⅰ であっても MIB-1 標識率が 5〜10% 以上の場合は再発の危険性が高い）
3. 硬膜浸潤や骨浸潤（すべての髄膜腫に伴いうるが，再発の危険性がより高い）

　一切片内にさまざまな組織亜型成分が混在するが，そのような場合でも少量ながらもくも膜細胞のシート状増殖や渦巻配列がみられることが多い（**図 11-18B〜J**）．

　WHO 分類（2007）は髄膜腫を15組織亜型に分類し，組織学的悪性度の評価基準を規定している（**表 11-2**）．Grade Ⅰ の亜型分類自体の臨床的意義は薄く，治療指針に直接影響を与えるものではないが，組織学的悪性度は再発率や臨床的予後と密に関連するため，その評価は重要である．脊柱管内髄膜腫は頭蓋内髄膜腫に比して再発率が低い．

　免疫組織化学的に epithelial membrane antigen（EMA）と vimentin が陽性である．ただし，すべての腫瘍細胞が EMA 陽性になることはむしろ稀であり，組織量，抗体の性状や免疫染色の手技的問題などにより EMA の発現がみられないこともある．vimentin の発現はすべての腫瘍細胞でみられるが疾患特異性は低い．S-100 蛋白の発現は髄膜腫でも部分的にみられることがあり，必ずしもシュワン細胞腫との鑑別の決め手とはならない．secretory meningioma では pseudo-psammoma body が carcinoembryonic antigen（CEA）陽性で，その周囲の腫瘍細胞が cytokeratin 陽性である．

　電子顕微鏡的には中間径フィラメント（vimentin），細胞間同士の interdigitation や desmosome がみられる．

孤発性髄膜腫のおおよそ60%でNF2遺伝子のsomatic mutationが認められる．この遺伝子異常の頻度は髄膜腫の組織亜型と関連し，meningothelial（25%），fibrous（83%），transitional（70%）である．このことは組織亜型により分子生物学的基盤に差異のあることを示唆する．腫瘍化の早期にDAL-1遺伝子産物の発現低下ないし消失が認められる．染色体1pおよび14qの欠失は髄膜腫の悪性度と相関し，特にgrade Ⅰの組織像であっても14qの欠失が再発と関連する．anaplastic meningiomaの60%で17qの増幅が示されている．

②髄膜腫 meningioma, WHO grade Ⅱ

clear cell meningioma, chordoid meningiomaおよびatypical meningiomaがある．上記の良性髄膜腫に比して再発率が高く（29〜40%），腫瘍の増大も速い．

③髄膜腫 meningioma, WHO grade Ⅲ

papillary meningioma, rhabdoid meningiomaおよびanaplastic meningiomaがある．再発率が著しく高く（50〜78%），腫瘍の増大も急速である．

2 間葉系・非くも膜細胞の腫瘍 mesenchymal, non-meningothelial tumors

①血管周皮腫 hemangiopericytoma, WHO grade Ⅱ，Ⅲ

かつては髄膜腫の一型と考えられていたが，現在では髄膜腫とは異なる疾患概念として間葉系・非くも膜細胞由来腫瘍の中に分類されている．一見，fibrous meningioma様にみえることがあるが，個々の腫瘍細胞が細網線維により取り囲まれている点で大きく異なる．また，腫瘍内血管は髄膜腫のものとは異なり，一層の内皮細胞のみから成る毛細血管の構築を示し，血管壁が硝子様肥厚することはない．いわゆる鹿の角状 staghorn appearanceと表現される特徴的な血管像がみられる．WHO（2007）による組織学的悪性度分類では，悪性所見があればanaplastic hemangiopericytoma, grade Ⅲとなる．

②その他の髄膜関連腫瘍 other neoplasms related to the meninges

血管芽腫 hemangioblastoma, WHO grade Ⅰ

発生由来不明の腫瘍である．腫瘍組織は血管成分に富み，個々の血管の間にはいわゆるstromal cellといわれる明るい泡沫状の胞体を有する腫瘍細胞がシート状に増殖するが，stromal cellの発生起源は不明である．フォン-ヒッペル-リンダウ病に伴ってみられることが多い．

d リンパ腫および造血器腫瘍 lymphomas and hematopoietic neoplasms

1 悪性リンパ腫 malignant lymphoma

中枢神経系の悪性リンパ腫には，中枢神経原発の悪性リンパ腫と転移性悪性リンパ腫がある．脳・脊髄以外の全身に悪性リンパ腫が認められないことが中枢神経原発悪性リンパ腫（primary central nervous system lymphoma）の定義である．中枢神経系にはリンパ節もリンパ管も存在しないのに悪性リンパ腫は発生する．近年，国際的にHIV感染症の増加に伴い，EBウイルスによる悪性リンパ腫（バーキットリンパ腫）の発生数が増加し，全原発性脳腫瘍に占める頻度も増加している．中枢神経系の悪性リンパ腫のほとんどがBリンパ球に由来するB-cell typeで98%を占める．腫瘍細胞は大型の異型リンパ球として認められ，血管中心性に細網線維の同心円状増生を伴って増殖する．腫瘍細胞はB-cellマーカーのCD20やCD79aなどが陽性である．T-cell lymphomaは稀で約2%といわれる．

2 血管内悪性リンパ腫症 intravascular malignant lymphomatosis

Bリンパ球由来の悪性リンパ腫細胞が全身の血管内で増殖するものである．血管外浸潤は稀である．50

歳以降に多く，急性ないし亜急性に意識障害，けいれん，認知症（痴呆）などの脳症状で発症する場合や，対麻痺，感覚障害，膀胱直腸障害などの脊髄症状で発症する場合がある．その原因はいずれも増殖した悪性リンパ腫細胞が中小血管を閉塞することにより，脳・脊髄に新旧さまざまな多発性梗塞巣を形成することにある．脳ではあらゆる部位に梗塞巣が出現するが，脊髄における梗塞の分布については胸髄および腰仙髄に好発し，頸髄には比較的少ないとされる．腫瘍細胞は動脈にも静脈にも認められることから，少なくとも一部の悪性リンパ腫細胞は全身の血液循環の流れによって全身に循環していることを示唆する．進行は速く（報告例では数カ月～2年以内），生命予後はきわめて悪い．

e 胚細胞性腫瘍 germ cell tumors

germ cell に由来すると考えられている腫瘍群が，性腺（精巣，卵巣）や縦隔に発生する胚細胞性腫瘍と同一の腫瘍が頭蓋内にも発生する．すなわち胚細胞性腫瘍は，胎生期の原始杯細胞 primordial germ cell が成熟した杯細胞になるまでのある時期に腫瘍化したものと考えられている．この原始杯細胞には多潜能性 totipotency があり，分化に伴ってあらゆる組織になりうると考えられている．このことが以下に述べる胚細胞性腫瘍各群にみられる特有の多彩な組織像形成の説明になっている．本腫瘍群は学童期に好発する．主として第3脳室近傍に発生し，約半数例が松果体部に発生し，次いで鞍上部に好発する．松果体部に発生する場合は初期症状として思春期早発症 precocious puberty を示すことが多く，鞍上部に発生した場合には尿崩症や視力障害をきたす．脳腫瘍全体の中では約3%を占めるが，日本における発生頻度は欧米の統計（0.6～0.8%）に比してきわめて高いのが特徴である．

1 胚細胞腫 germinoma

クロマチンの増加した比較的大型円形ないし類円形の核と明瞭な核小体および明るい胞体を有する腫瘍細胞が高密度に増殖する．腫瘍細胞の胞体は PAS 陽性のグリコーゲンに富み，免疫組織化学的に胎盤性アルカリホスファターゼの発現がみられる．血管周囲性のリンパ球浸潤を伴い，大型の腫瘍細胞と小型リンパ球とが対照的にみえるところから two cell pattern といわれている．このような pure germinoma は放射線感受性が高く，また抗癌剤に対する感受性も高い．時にヒト絨毛性ゴナドトロピン human chorionic gonadotropin（HCG）陽性の多核巨細胞である syncytiotrophoblastic giant cell（STGC）が混在してみられることがあり，この場合は germinoma with STGC として区別される．血中または髄液中の胎盤性アルカリホスファターゼ placental alkaline phosphatase（PALP）は germinoma での陽性率が高く，腫瘍マーカーとして治療効果の評価や再発の予知に利用される．germinoma with STGC の場合には，血中または髄液中 HCG 高値を示すことがある．

2 胎児性癌 embryonal carcinoma

明瞭な核小体を有する大型の上皮性腫瘍細胞が腺管様構造を形成しつつ充実性に増殖し，形態学的に胎生初期の外胚葉に類似する．腫瘍細胞はサイトケラチン陽性である．

3 卵黄嚢腫瘍 yolk sac tumor

形態学的に胎生初期の卵黄嚢 yolk sac を囲む内胚葉成分を模倣する腫瘍である．腫瘍細胞は alpha-feto protein（AFP）を発現する．

4 絨毛癌 choriocarcinoma

栄養胚葉 trophoblast に由来する腫瘍で，多核巨細胞の syncytiotrophoblastic giant cell と比較的小型の cytotrophoblast が増殖する．これらの腫瘍細胞はいずれもヒト絨毛性ゴナドトロピン（HCG）を発現する．腫瘍マーカーとして血中または髄液中 HCG が利用される．

5 奇形腫 teratoma

胎児発生に関連する三胚葉組織に由来する腫瘍である．

①成熟奇形腫 mature teratoma

外胚葉（皮膚，脳，脈絡叢など），中胚葉（骨，軟骨，筋，脂肪織など）および内胚葉（腸管上皮，気管上皮など）に由来する高度に分化・成熟した組織をすべて含んだ腫瘍である．

②未熟奇形腫 immature teratoma

三胚葉に由来する各組織の分化度が低く，胎児期の未熟な組織を模倣する．未熟な神経管構造もみられる．特に胎児期の間葉系組織に類似した未分化な腫瘍細胞から成る成分は増殖能が高い．

③悪性転化を伴う奇形腫 teratoma with malignant transformation

奇形種に他の悪性腫瘍成分を含むものであり，横紋筋肉腫，未分化型肉腫，扁平上皮癌，腺癌などが知られている．

6 混合胚細胞性腫瘍 mixed germ cell tumors

上記の各腫瘍型が混在して増殖する腫瘍である．

f トルコ鞍部腫瘍 tumors of the sellar region

ここでは下垂体近傍腫瘍と下垂体腺腫を取り上げる．

1 頭蓋咽頭腫 craniopharyngioma, WHO grade Ⅰ（図 11-19）

下垂体茎あるいは灰白隆起付近に存在するラトケ嚢 Rathke pouch の遺残組織から発生すると考えられている腫瘍である．小児期と成人の二峰性の好発年齢を示し，鞍上部腫瘍の形態をとり，視床下部を上方に圧迫しやすい．組織学的にクロマチンの増加した円形ないし類円形核を有する立方ないし円柱上皮が一層に配列して peripheral palisading を形成し，まだらな血管・結合織から成る間質を取り囲む．peripheral palisading に囲まれた大小の嚢胞も形成される．peripheral palisading の直下には明瞭な細胞間橋を有する上皮細胞が増殖して重層扁平上皮様組織を形成し，しばしば角化を伴い多数の keratin ball や石灰化を伴う．また，コレステリン結晶や多核巨細胞が出現することもある．通常，核分裂像や壊死などの悪性所見はみられない．本腫瘍は隣接する脳実質に著明なグリオーシスを惹起し，Rosenthal fibers が形成されやすいという特徴があるが，その詳細な機序は不明である．

2 下垂体腺腫 pituitary adenoma（図 11-20）

正常下垂体前葉には嫌色素性細胞（chromophobe cells），好塩基性細胞（basophilic cells），好酸性細胞（acidophilic cells）の 3 種類が存在し，各種の下垂体前葉ホルモンを分泌している．正常下垂体ではこれらの細胞が混在して，数個ないし数十個の細胞が毛細血管で取り囲まれ，小葉構造を形成している．過形成では

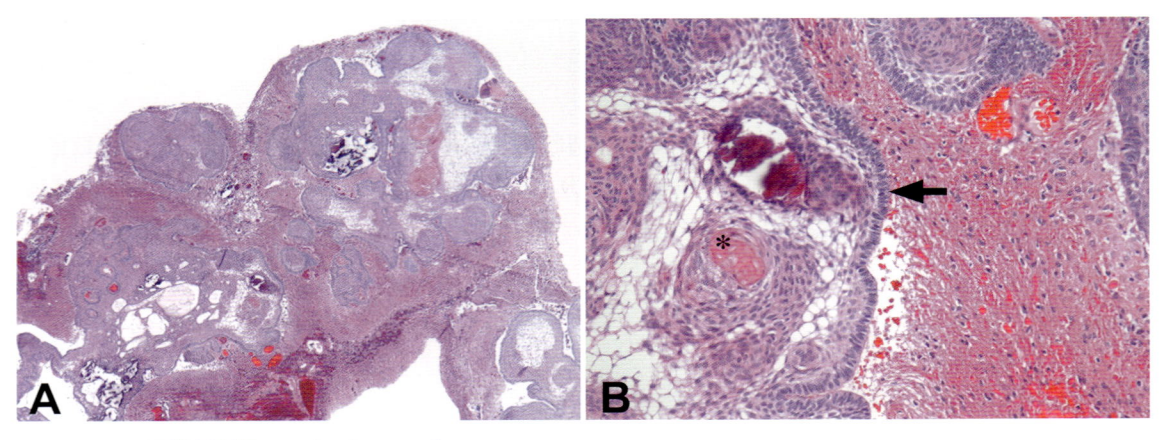

第2章 症候から見た神経形態学 [病理]

図 11-19 頭蓋咽頭腫 craniopharyngioma
A：重層扁平上皮が増生し，これらによって囲まれた大小の嚢胞が形成されている．嚢胞の内部は主として網状の血管・結合織から成る．
B：重層扁平上皮の基底層の細胞が一列に配列した peripheral palisading（→）と，角化した keratin ball（＊）や石灰化がみられる．頭蓋咽頭腫は視床下部脳実質に浸潤し，腫瘍周囲の脳実質が高度の線維性グリオーシスをきたし，Rosenthal fibers が出現しやすいことでも有名である．本例でも多数の Rosenthal fibers が出現している（図中の右半分の脳実質内にみられるエオジン好性の強いこん棒状ないしは滴状の構造物である）．

正常下垂体前葉細胞と下垂体腺腫の免疫組織化学

HE 染色による細胞分類	産生ホルモン	腺腫の免疫組織化学的所見
嫌色素性細胞 chromophobe cells		GH, PRL, ACTH, FSH, LH
好酸性細胞 acidophilic cells	GH, PRL	GH, PRL, GH & PRL
好塩基性細胞 basophilic cells	ACTH, TSH, FSH, LH	ACTH, TSH, FSH, LH

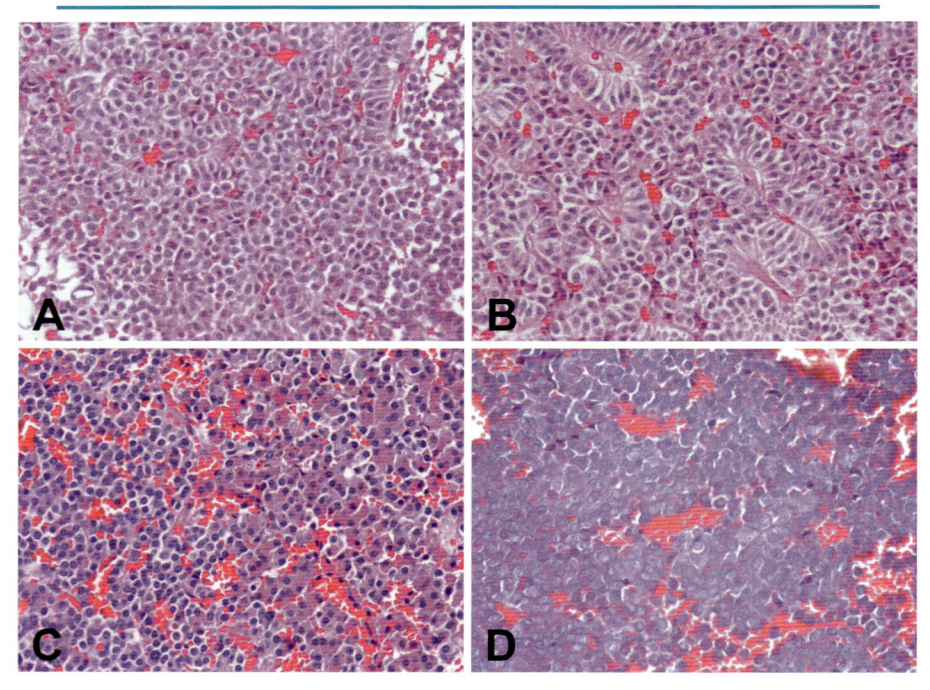

図 11-20 下垂体腺腫の病理学的所見
A：嫌色素性細胞がびまん性に増殖している．
B：嫌色素性細胞が血管周囲性に乳頭状に増殖している．
C：嫌色素性細胞（写真左半分）と好酸性細胞（写真右半分）が混在してびまん性に増殖している mixed chromophobe and acidophilic pituitary adenoma.
D：好塩基性細胞がびまん性に増殖している．

11. 脳腫瘍 [病理]

表 11-3　転移性脳腫瘍の原発巣別頻度
（脳腫瘍全国統計，2003 より著者改変）

肺癌	52.3%
結腸・直腸癌	9.3%
乳癌	8.9%
腎癌	5.4%
胃癌	5.2%
頭頸部癌	3.5%
その他	15.4%

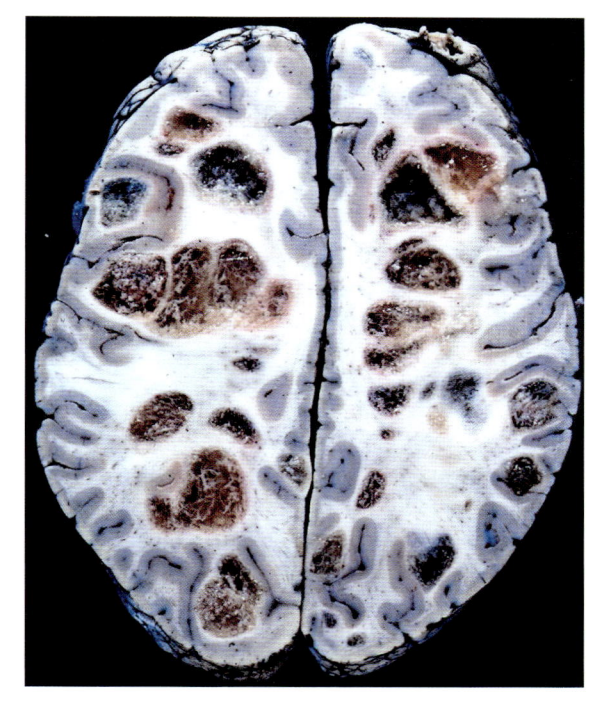

図 11-21　転移性腫瘍 metastatic tumors

　この小葉構造が粗大化し，腺腫では小葉構造が消失する．下垂体腺腫の分類は産生するホルモンの種類によるものや，分泌顆粒の電顕所見による分類などさまざまであるが，WHO 脳腫瘍分類には含まれず，国際的に統一された分類はいまだ確立されていない．その発生頻度はおおまかにプロラクチン産生腺腫が30%，成長ホルモン産生腺腫が20%，副腎皮質刺激ホルモン産生腺腫が5%，甲状腺刺激ホルモン産生腺腫が1%，その他のホルモン産生腺腫は稀である．しかし実際に最も頻度が高いのはホルモンを産生しない非機能性下垂体腺腫で約40%を占める．
　組織学的に腫瘍細胞は円形の比較的均一な核を有し，胞体がエオジンに染まらないか淡染する嫌色素性細胞が増殖する場合，好酸性の胞体を有する好酸性細胞が増殖する場合，あるいは好塩基性の胞体を有する好塩基性細胞が増殖する場合，あるいはこれらの細胞が混在して増殖する場合がみられる．腫瘍細胞はびまん性に増殖する場合，血管を軸として乳頭状に増殖する場合，両者の混在する場合がある．

g 転移性腫瘍 metastatic tumors（表 11-3, 図 11-21）

　一般内臓器の癌はしばしば脳に血行性転移する．脳腫瘍全国統計に1969〜1996年に登録された約1万人の転移性脳腫瘍の内訳によれば，原発巣として肺癌が最も多く約50%以上を占める．次いで結腸・直腸癌（約9%），乳癌（約9%），腎癌（約5%）と続く．一般に，転移巣は多発性であることが多く，大脳皮質白質境界部に好発するが，乳癌や前立腺癌は硬膜に転移しやすい．脳腫瘍全国統計では，多くは大脳に転移し42.2%を占め，小脳は11.5%となっている．組織学的には腺癌が全体の58.5%を占め，次いで扁平上皮癌（13.5%），小細胞癌（5.9%）と続き，これらで全体の77.9%を占める．
　近年では，サイトケラチンのサブクラスの発現パターンによって原発巣の推定がある程度は可能になったが，原発巣に関する臨床情報なくして基本的に組織像（HE 染色）のみから原発巣を組織学的に同定することはできない．組織学的に癌であることが不明瞭な場合でも，サイトケラチンなどの上皮性マーカーの発現を確認することで癌の診断がなされる．ただし，最近では thyroid transcription factor-1（TTF-1）が，肺小細胞癌と原発性および転移性肺腺癌で発現することが知られており，原発巣不明の転移性脳腫瘍における本物質の発現を検索することの意義は大きい．

引用文献

【症候と解剖】
1) Russell DS, Rubinstein LJ: Pathology of tumours of the nervous system, 4th ed. Edward Arnold, London, 1977.

【画像】
1) Parmar HA, Hawkins C, Ozelame R, Chuang S, Rutka J, Blaser S: Fluid-attenuated inversion recovery ring sign as a marker of dysembryoplastic neuroepithelial tumors. J Comput Assist Tomogr 31: 348-353, 2007.
2) 柳下　章：画像―てんかんに関係した脳腫瘍．柳下　章，新井信隆（編）：難治性てんかんの画像と病理．秀潤社，東京，2007, pp109-130.
3) 柳下　章：胚芽異形成神経上皮腫．柳下　章，林　雅晴：症例から学ぶ神経疾患の画像と病理．医学書院，東京，2008, pp127-128.

【病理】
1) Al-Mefty O: Meningiomas. Raven Press, 1991.
2) Committee of Brain Tumor Registry of Japan: Report of brain tumor registry of Japan（1969-1996）11th Edition. Neurol Med Chir 43（suppl）: 1-111, 2003.
3) Daumas-Duport C, Scheithauer BW, Chodkiewicz JP, Laws ER Jr, Vedrenne C: Dysembryoplastic neuroepithelial tumor: a surgically curable tumor of young patients with intractable partial seizures: Report of thirty-nine cases. Neurosurgery 23: 545-546, 1988.
4) Daumas-Duport C, Varlet P, Bacha S, Beuvon F, Cervera-Pierot P, Chodkiewicz JP: Dysembryoplastic neuroepithelial tumors: nonspecific histological forms: a study of 40 cases. J Neurooncol 41: 267-280, 1999.
5) Hassoun J, Gambarelli D, Grisoli F, Pellet W, Salamon G, Pellissier JF, Toga M: Central neurocytoma: an electron-microscopic study of two cases. Acta Neuropathol（Berl）56: 151-156, 1982.
6) Horstmann E: Die Faserglia des Selachiergehirns. Zeitschrift für Zellforschung und mikroskopische. Anatomie 39: 588-617, 1954.
7) Louis DN, Ohgaki H, Wiestler OD, Cavenee WK（eds）: WHO classification of tumours of the central nervous system. IARC Press, Lyon, 2007.
8) McLendon RE, Rosenblum MK, Bigner DD（eds）: Russell and Rubinstein's pathology of tumors of the nervous system, 7th ed. Hodder Arnold, London, 2006.
9) 宮田　元，森尾泰夫，大浜栄作：ATLAS 脊髄腫瘍 Meningioma．脊椎脊髄 18：1023-1028, 2005.
10) 宮田　元，大浜栄作：アストロサイト（病態）（グリア細胞とその病態）．細胞 32：14-19, 2000.
11) 大浜栄作，宮田　元：脊髄腫瘍の病理．日獨医報 44：479-486, 1999.

12. 髄膜と脳脊髄液の異常

髄膜と脳脊髄液の異常とは

　髄膜の炎症やくも膜下腔への出血などで，髄膜が刺激されて生じる症候を髄膜刺激症候といい，頭痛，嘔吐，羞明，皮膚知覚過敏，項部硬直，ケルニッヒ徴候（股関節を 90 度屈曲するように躯幹を前方屈曲するか，下肢を伸展位のまま挙上すると反射的に膝関節を屈曲したり，大腿背面や腰背部に疼痛を起こす）や，ブルジンスキー徴候（首を受動的に前屈すると反射的に股関節と膝関節を屈曲する）などを観察できる．炎症や出血以外には脳腫瘍や白血病などでくも膜下腔への腫瘍細胞の播種が知られている．感冒の初期の頭痛も軽度の髄膜刺激症状といえる．くも膜下出血では，慢性期になって血液成分が吸収されても，くも膜顆粒の部分での脳脊髄液の排出に障害が残ると正常圧水頭症 normal pressure hydrocephalus（NPH）をきたすことがある．慢性硬膜下血腫は，通常は静脈性の出血が硬膜下腔にあり，血腫の周囲に被膜を形成し，内部に水分を吸収して大きくなり，膨隆性病変としてゆっくりと脳を圧迫する．

髄膜の形態と脳脊髄液の産生・排出

　髄膜 meninges は，脳と脊髄を包む 3 層の膜から成る（図 12-1）[1]．脳と脊髄の表面に密着しているのは軟膜 pia mater で，その上をゆるく包む透明な膜はくも膜 arachnoidea で，軟膜との間に細い糸状のものがたくさん観察できる．そこには無色透明の脳脊髄液を容れている．さらにその表面を硬膜 dura mater が覆っている．これは丈夫な強靱結合組織で，骨の骨膜でもある．

　脳脊髄液 cerebrospinal fluid（CSF と省略したり，あるいは単に髄液 liquor ともいう）の産生・循環・排出については Rasmussen[2] の図がわかりやすい（図 12-2）．文献[3]にも詳しく述べられている．脳脊髄液は主として，側脳室・第三脳室・第四脳室にある脈絡叢 choroid plexus（図 12-3）である．その髄液は，側脳室から室間孔 interventricular foramen（モンロー孔）を通って第三脳室に入り，さらに中脳水道 cerebral aqueduct を通って第四脳室に流れ，最終的には第四脳室正中口 apertula mediana ventriculi quarti（マジャンディ孔）と第四脳室外側口 apertula lateralis ventriculi quarti（ルシュカ孔）からくも膜下腔に出ると脳血管から水分が加わって成分濃度が低下する．したがって，脳室内とくも膜下腔の脳脊髄液は成分濃度が異なる．くも膜下腔を満たした脳脊髄液は，頭頂部などにあるくも膜顆粒 arachnoid glanuration の中にある細い線維構造の集まった一種のフィルターを通って静脈内に排出されている（図 12-4）[4]．腰椎穿刺の検査中に両側内頚静脈を圧迫すると髄液圧が上昇する．髄液の流れに異常のないことを示し，Queckenstedt 現象という．

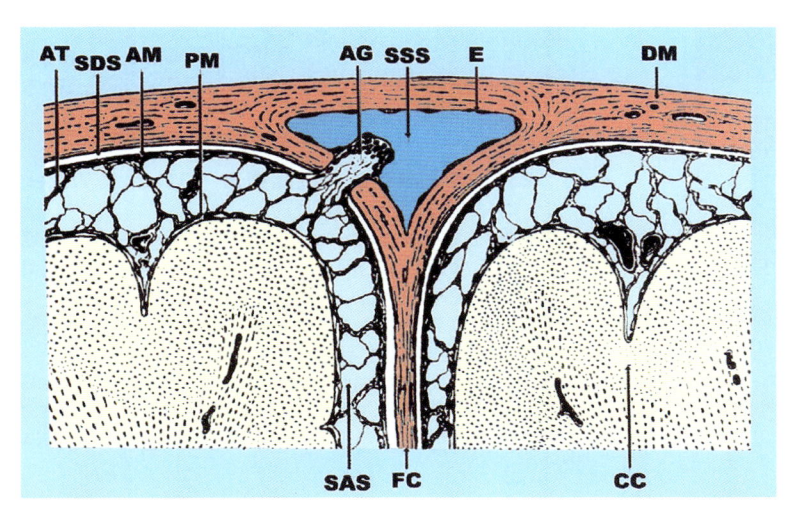

図 12-1　**髄膜とくも膜顆粒**（Weed, 1914[1] を改変）
これは古くからわかりやすいと定評がある Weed の図である．
略号：AG＝くも膜顆粒 arachnoid granulation, AM＝くも膜 arachnoid membrane, AT＝くも膜梁（小柱）arachnoid trabeculae, CC＝大脳皮質 cerebral cortex, DM＝硬膜 dura mater, E＝内皮 endothel, FC＝大脳鎌 falx cerebri, PM＝軟膜 pia mater, SAS＝くも膜下腔 subarachnoid space, SDS＝硬膜下腔 subdural space, SSS＝上矢状静脈洞 superior sagittal sinus

第 2 章　症候から見た神経形態学

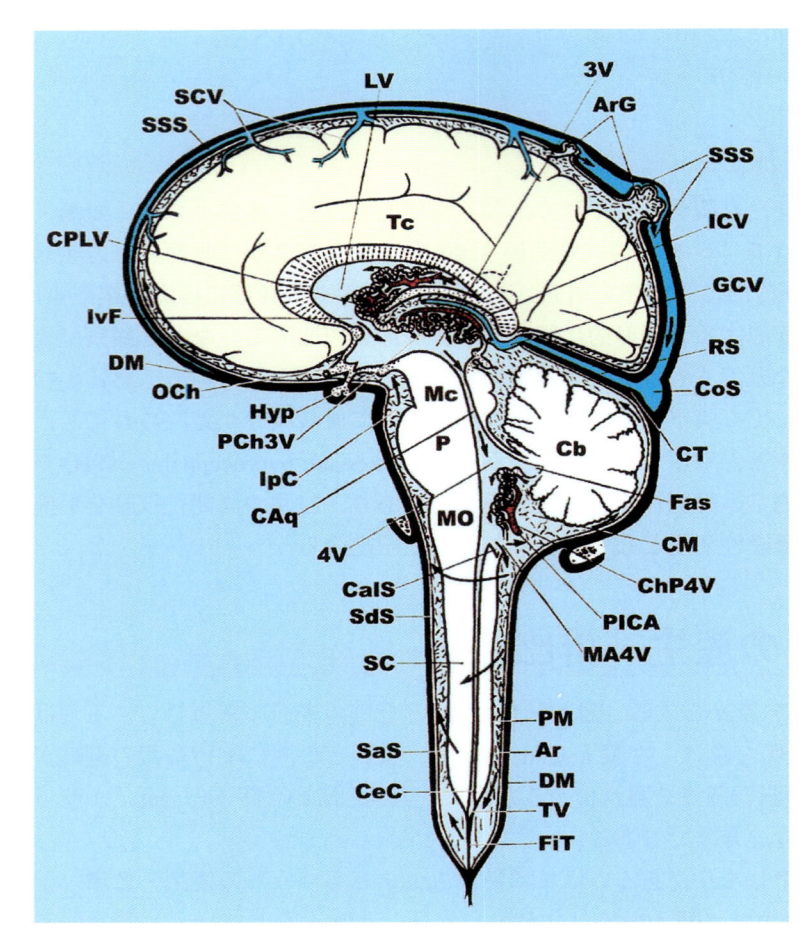

図 12-2　脳脊髄液の産生・循環・排出
（Rasmussen, 1931[2]）を改変）

Rasmussen の髄液循環の図は定評のある理解しやすいものとして有名である。

略号：3V＝第三脳室 third ventricle, 4V＝第四脳室 fourth ventricle, Ar＝くも膜 arachnoid, ArG＝くも膜顆粒 arachnoid granulation, CalS＝筆尖 calamus scriptorius, CAq＝中脳水道 cerebral aqueduct, Cb＝小脳 cerebellum, CeC＝中心管 central canal, Chp4V＝第四脳室脈絡叢 choroid plexus of fourth ventricle, CM＝大槽（小脳延髄槽）cisterna magna （＝cerebellomedullary cistern）, CoS＝静脈洞交会 confluens sinuum, CPLV＝側脳室脈絡叢 choroid plexus of lateral ventricle, CT＝小脳テント cerebellar tent （＝tentotium cerebelli）, DM＝硬膜 dura mater, Fas＝室頂 fastigium, FiT＝終糸 filum terminale, GCV＝大大脳静脈 great cerebral vein (Galenus), Hyp＝下垂体 hypophysis, ICV＝内大脳静脈 internal cerebral vein, IpC＝脚間窩槽 interpeduncular cistern, IvF＝室間孔 interventricular foramen (Monro), LV＝側脳室 lateral ventricle, MA4V＝第四脳室正中口 median aperture of fourth ventricle (Magendi), Mc＝中脳 mesencephalon, MO＝延髄 medulla oblongata, OCh＝視交叉 optic chiasm, P＝橋 pons, PCh3V＝第三脳室脈絡叢 choroid plexus of third ventricle, PICA＝後下小脳動脈 posterior inferior cerebellar artery, PM＝軟膜 pia mater, RS＝直静脈洞 rectal sinus, SaS＝くも膜下腔 subarachnoid space, SCV＝上大脳静脈 superior cerebral veins, SdS＝硬膜下腔 subdural space, SSS＝上矢状静脈洞 superior sagittal sinus, Tc＝終脳 telencephalon, Tv＝終室 terminal ventricle

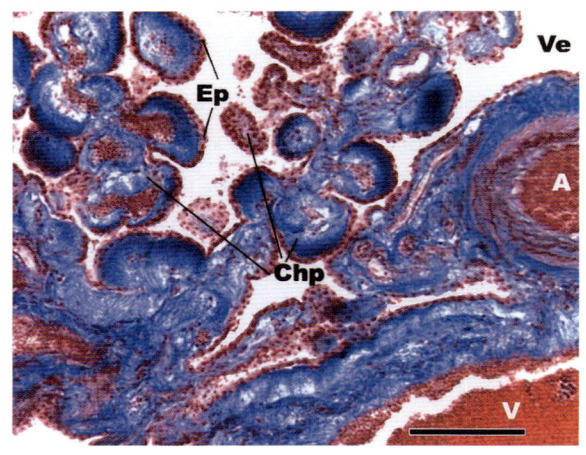

図 12-3　脈絡叢の顕微鏡像

脈絡叢 choroid plexus は，上衣細胞と軟膜で形成される脈絡板の一部に毛細血管を中心とした血管系が結合組織を伴って入り，脳室内に多房性に顆粒状の組織となったものである．毛細血管から上衣細胞を通って脳室内に脳脊髄液を産生して分泌している．側脳室，第三脳室，第四脳室にある．
Masson-Goldner 染色後藤変法，スケールバーは 200 μm．
略号：A＝動脈 artery, Chp＝脈絡叢 choroid plexus, Ep＝上衣細胞 epithel, V＝静脈 vein, Ve＝脳室 ventricle

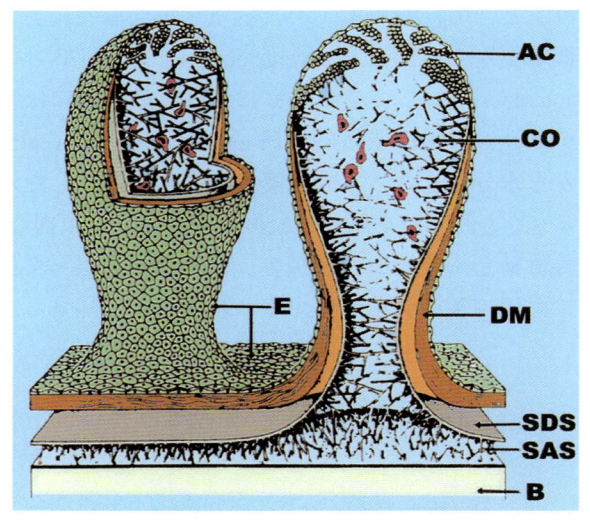

図 12-4　くも膜顆粒の微細構造（Upton & Weller, 1985[4]）を改変）

くも膜顆粒 arachnoid granulation は膜の一部からできる顆粒状の構造で，内部にフィルター構造をもつ組織である．脳脊髄液を濾過して静脈内に送り出している．くも膜下出血でフィルター構造が働かなくなると，脳脊髄液の排出機序に障害が起きる．
略号：AC＝くも膜帽 arachnoid cap, B＝脳 brain, CO＝芯 core, DM＝硬膜 dura mater, E＝内皮 endothel, SAS＝くも膜下腔 subarachnoid space, SDS＝硬膜下腔 subdural space

脳と脊髄の表面を覆う軟膜と脳・脊髄実質との間には間隙があり，軟膜下腔 subpial space という[5]．実質の表面には，神経膠限界膜 glial limitting membrane とよばれる星状膠細胞の突起が覆っている（図12-5）．脳脊髄液の検査目的で行う腰椎穿刺は，L2-5の椎間が選ばれる（図12-6）[6]．

髄膜の神経支配と血管分布

硬膜に分布する神経は知覚枝で，三叉神経の眼神経からのテント枝，上顎神経からの硬膜枝，下顎神経からの硬膜枝などがある．脊髄硬膜には脊髄神経の後根の分枝の後枝が知覚枝を送る．

硬膜の表面には動脈や静脈が分布している．硬膜は，本来は頭蓋骨の骨膜でもあるので，頭蓋骨に分布する血管である．頭蓋骨の内板に血管を入れる溝が形成されている．中硬膜動脈は外頸動脈の枝の顎動脈から分かれて棘孔を通って頭蓋腔に入り，その両側に中硬膜静脈が伴行静脈として並んで走る（図10-1）．この動脈と静脈は臨床的には重要で，側頭部分の骨折などで損傷を受けて硬膜外血腫を形成することがある．そのほかに，眼動脈から前篩骨動脈を経て分かれる前硬膜動脈や，上行咽頭動脈の枝の後硬膜動脈などがある．脊髄硬膜には分節動脈である脊髄動脈の細枝が分布し，静脈は内椎骨静脈叢（図9-17）に流入する．

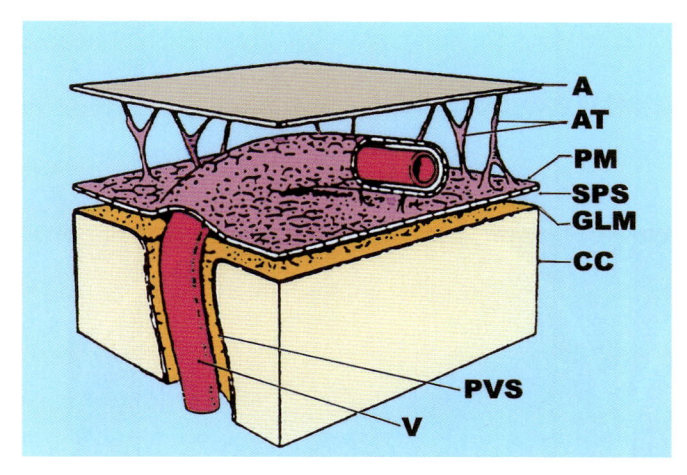

図12-5　ヒトのくも膜下腔・血管周囲腔・軟膜下腔の模型図
（Hutchings & Weller, 1986[5]を改変）
くも膜下腔・軟膜・軟膜下腔・神経膠限界膜の関連を理解してほしい．軟膜下腔はあるが，血管周囲腔は血管の実質内に入る部分のみで実質内に入るとすぐに消失する．セロイジン切片では血管周囲腔 perivascular space（ウィルヒョウ-ロバン Virchow-Robin 腔）はまったく認められない．
略号：A＝くも膜 arachnoidea, AT＝くも膜梁（小柱）arachnoid trabeculae, CC＝大脳皮質 cerebral cortex, GLM＝神経膠限界膜 glial limiting membrane, PM＝軟膜 pia mater, PVS＝血管周囲腔 perivascular space, SPS＝軟膜下腔 subpial space, V＝血管 vein

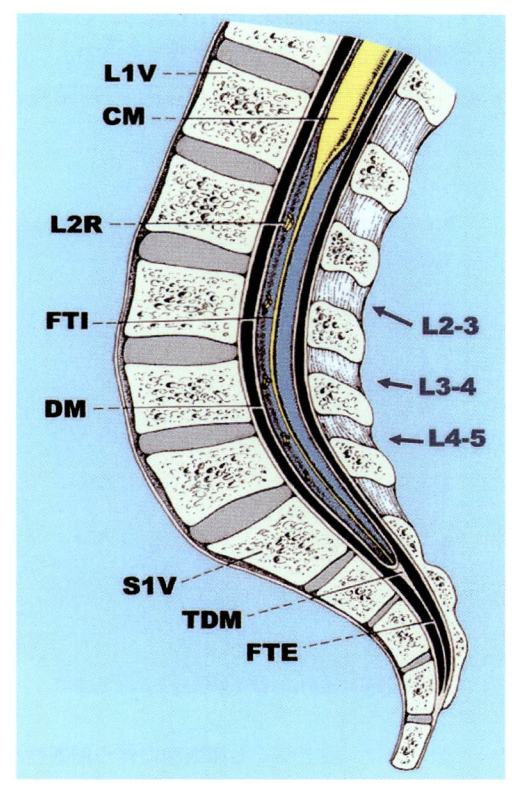

図12-6　髄腔検査時の穿刺部位（Larsell, 1939[6]を改変）
腰椎穿刺のときに選ばれる部位は L2-3, L3-4, L4-5 の部位である．
略号：CM＝脊髄円錐 conus medullaris, DM＝硬膜 dura mater, FTE＝外終糸 filum terminale externum, FTI＝内終糸 filum terminale internum, L1V＝第1腰椎体 first lumbar vertebra, L2-3＝第2～3腰椎間 intervertebral space between L2 and L3, L2R＝第2腰神経根 second lumbar root, L3-4＝第3～4腰椎間 intervertebral space between L3 and L4, L4-5＝第4～5腰椎間 intervertebral space between L4 and L5, S1V＝第1仙椎体 first sacral vertebra, TDM＝硬膜下端部 terminal part of dura mater

第 2 章　症候から見た神経形態学　[画像]

髄膜と脳脊髄液の異常の画像

1）水頭症 hydrocephalus

　水頭症を閉塞性水頭症と正常圧水頭症に分けて考える．閉塞性水頭症の画像所見は，局所的あるいは全体的な脳室拡大である．最も特徴的な画像所見は急性水頭症に認められる側脳室の風船状の拡大と，その輪郭が不明瞭になることである（図 12-7）．

CT 所見

　下角の拡大を含む側脳室の拡大．側脳室輪郭の不鮮明，側脳室周囲の低吸収域．脳底槽，脳溝の圧排所見．

MRI 所見

＜T1 強調矢状断像＞

　側脳室の拡大．脳梁の菲薄化と上方への圧排．脳弓および内大脳静脈の下方への偏位．第三脳室はしばしば拡大し，トルコ鞍内への嵌入がみられる．

＜T2 強調画像＞

　髄液類似の高信号領域が側脳室から外側に指状に伸びる．脳室内の髄液の乱流を示唆する．中脳水道での flow void（低信号）の消失．脳梁は時に高信号領域を示す．

＜造影後の T1 強調画像＞

　軟膜の血管がうっ滞を起こし，髄膜炎あるいは転移性腫瘍のようにみえることがある．

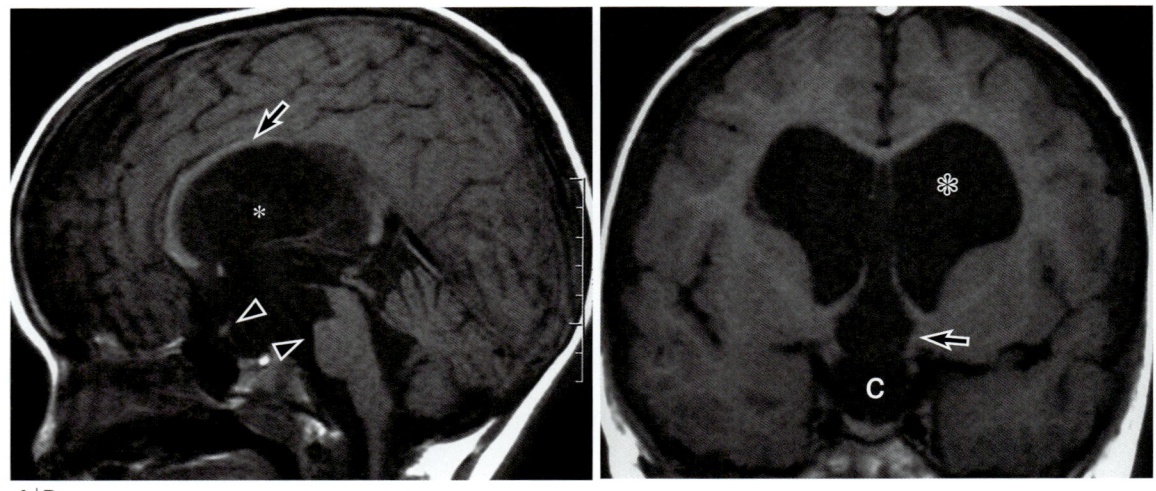

A|B

図 12-7　鞍上部くも膜嚢胞に伴う閉塞性水頭症（5 歳，男子）
A：矢状断像にて，拡大した側脳室（＊）があり，脳梁（→）は上方に圧排され，やや薄くなっている．鞍上部には髄液と同様な吸収値を有する嚢胞があり，橋上部（▶），視交叉（▶）に圧排所見がある．
B：冠状断像では拡大した側脳室（＊）があり，第三脳室（→）も拡大している．鞍内から鞍上部には嚢胞（C）を認める．

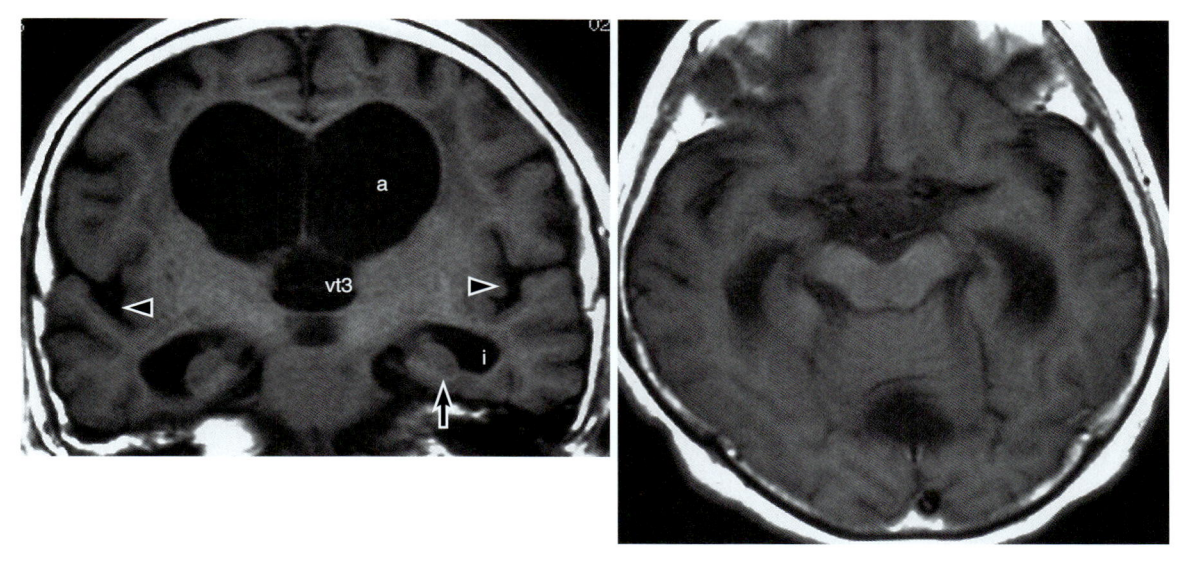

図 12-8　正常圧水頭症（64 歳，女性）　5 年前より歩行障害，認知症（痴呆）が進行
A：T1 強調冠状断像にて前角および下角の拡大がある．シルビウス裂（▶）は軽度拡大があるが，その他の脳溝には拡大がない．海馬（→）に萎縮を認めない点がアルツハイマー病と異なる．
B：下角の拡大はあるが，海馬周辺の脳溝 perihippocampal fissure の拡大はない．
側脳室腹腔シャント後，臨床症状の改善が認められた．
略号：a＝側脳室前角 anterior horn of lateral ventricle，i＝側脳室下角 inferior horn of lateral ventricle，vt3＝第三脳室 third ventricle

2）正常圧水頭症 normal pressure hydrocephalus（NPH）

【認知症（痴呆），歩行運動失調，尿失禁を 3 徴とする不均質の症候群】

MRI 所見

脳室拡大，正常圧の髄液，髄液循環の変化を認める．最も特徴的な所見は側脳室拡大，シルビウス裂の拡大と正常の海馬およびシルビウス裂以外の脳溝が正常なことである（図 12-8）．アイソトープによる脳槽造影では脳室への逆流が認められる．

3）低髄液圧症候群（髄液圧低下症候群）intracranial hypotension syndrome

低髄液圧による強い頭痛を主訴とする症候群である．

【低髄液圧を引き起こす原因】

外科手術，外傷（軽い落下を含む），激しい運動，強い咳嗽，診断のための腰椎穿刺，原因不明の硬膜の破損，くも膜憩室の破裂，重度の脱水がある．

病態生理としては，髄液の量と頭蓋内の血流量は相互に反比例して増減する．低髄液圧では硬膜の静脈叢は拡大する．

画像所見の 3 徴（図 12-9）

①びまん性の硬膜肥厚，②脳の下方への偏位，③硬膜下水腫が低髄液圧症候群の画像上の 3 徴といわれている．①のびまん性の硬膜肥厚は T1 強調画像では脳と等信号，T2 強調画像では高信号領域として描出され，強い造影効果を認める[1,2]．造影効果がなくても，低髄液圧症候群は除外できない．症例の 70％は硬膜下水腫を伴い，10％は硬膜下血腫を伴う．②の脳の下方への偏位の画像所見を下記に述べる．

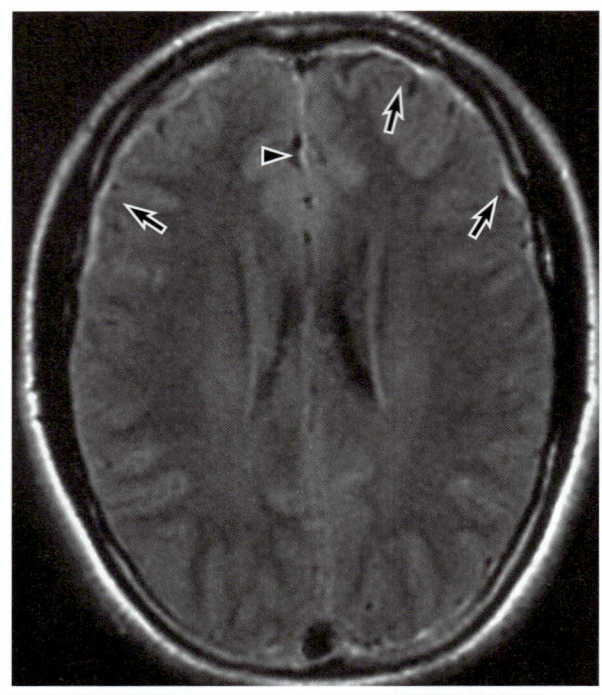

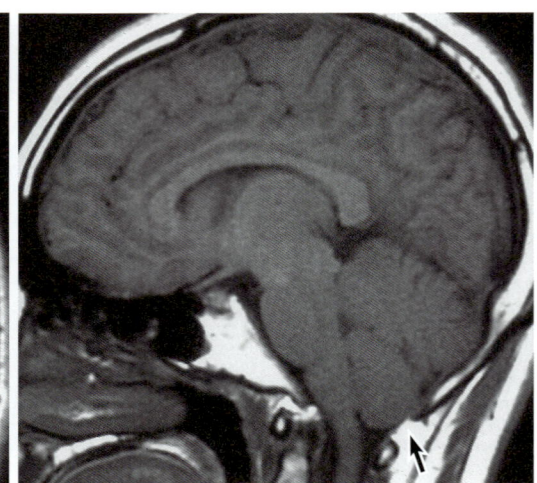

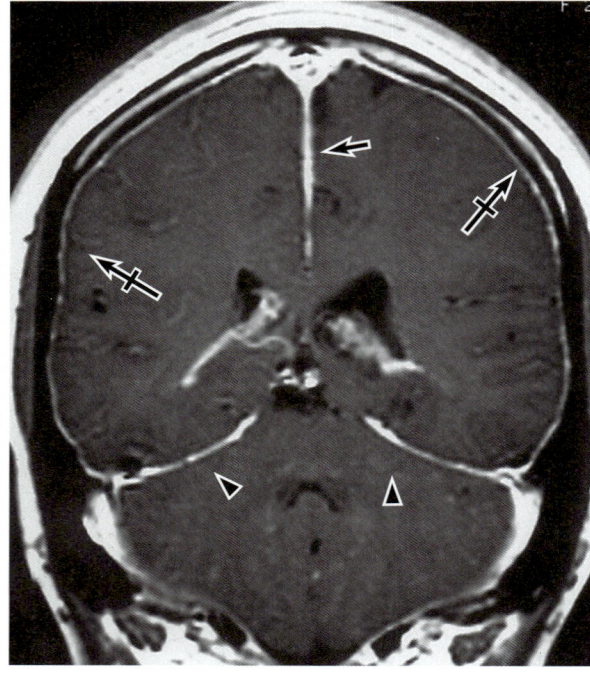

第 2 章 症候から見た神経形態学［画像］

図 12-9 低髄液圧症候群（27 歳，女性）
頭痛があり，起きているとよりひどい
A：FLAIR 画像で，前頭部（→），大脳鎌（▶）および小脳テント（非掲載）に沿って硬膜下血腫を認める．
B：T1 強調矢状断像では小脳扁桃の下垂がある（→）．
C：造影後の冠状断像では大脳半球の硬膜（→），大脳鎌（→），小脳テント（▶）に強い造影効果を認める．

＜脳の下方への偏位＞
・矢状断像
　中脳の下方への偏位，橋の前方への圧排．大脳脚と橋とのなす角度の減少．小脳扁桃の下垂．また視交叉および視床下部がトルコ鞍を覆う形をとる．
・横断像
　鞍上槽の狭小化．中脳の延長像．側頭葉のテント切痕への落ち込み．側脳室が小さく，下方への偏位による変形．
　その他には，頸部硬膜外静脈叢の拡大，脊髄硬膜下水腫，脊椎後方の液貯留といった所見．CT ミエログラフィーで漏出部位が描出される可能性がある．

4）単純ヘルペス脳炎 herpes simplex encephalitis（図 12-10）

【日本を含む温帯地方で最も多い非流行性の脳炎】

画像所見

MRI では CT に比べてより鮮明に所見をとらえることができる．

辺縁系を侵すことが特徴で，T1 強調画像では低信号，T2 強調画像および FLAIR 画像では高信号領域，拡散強調画像にて高信号領域を示す．初期には軽い，斑点状，あるいは脳回様の造影効果がある．後期には出血，脳軟化の所見を示す．帯状回と反対側の側頭葉を侵すパターンは特徴的である．

A|B

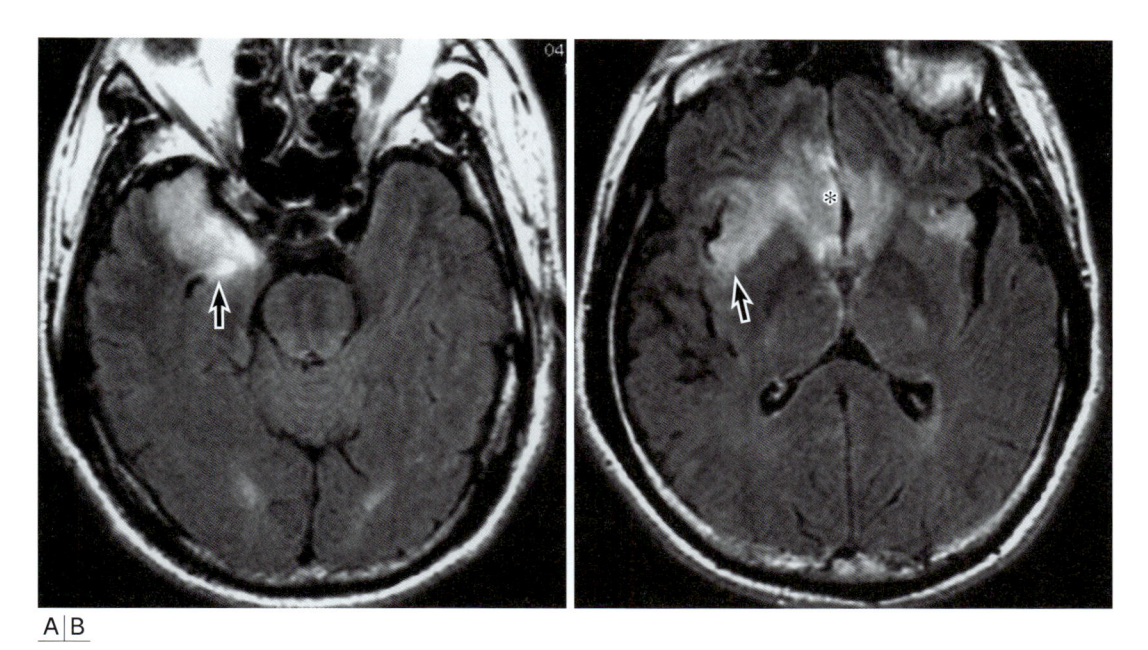

図 12-10　単純ヘルペス脳炎（57 歳，男性）　入院前悪寒，発熱があり，入院 17 日前に錯乱状態，項部硬直．一度意識状態の改善があったが，再増悪したため入院．発熱後の意識障害
FLAIR 画像にて，右側頭葉内側（**A**→），両側島回前部（**B**→），帯状回（**B**＊）にかけて高信号領域を認める．単純ヘルペス脳炎 1 型の画像所見である．

髄膜と脳脊髄液の異常の病理

1）急性化膿性髄膜炎 acute purulent meningitis

急性化膿性髄膜炎は化膿菌がくも膜下腔に侵入し，髄膜に急性炎症を起こしたものである．

臨床的事項

原因菌は，新生児では大腸菌（グラム陰性）とB群溶連菌（グラム陽性），ブドウ球菌（グラム陽性）など，15歳以下の小児ではインフルエンザ菌（グラム陰性）と髄膜炎菌（グラム陰性），肺炎球菌（グラム陽性）など，15歳以上では肺炎球菌と髄膜炎菌，ブドウ球菌などが多い[1]．くも膜下腔への侵入経路は，心内膜炎などの神経系以外の感染巣から敗血症を起こし，血行性にくも膜下腔へ侵入する場合が多いが，頭部外傷などによる細菌の直接侵入，副鼻腔炎などから局所の頭蓋骨骨髄炎を起こし，さらに硬膜炎や静脈洞炎，静脈炎を介して侵入する場合，腰椎穿刺や脳神経外科手術などによる場合もある．臨床的には，発熱などの全身炎症症状，髄膜刺激症候（項部硬直，ケルニッヒ徴候など），頭蓋内圧亢進症候（頭痛，嘔吐，うっ血乳頭など），けいれん，意識障害などを呈し，髄液に著明な好中球増多と糖の減少がみられる．

病理所見

肉眼的には，黄緑色の膿pusがくも膜下腔にびまん性に充満し，特に脳溝内に著しい（**図12-11A**）．化膿性髄膜炎では，炎症性変化は一般に脳底部より円蓋部に強い．結核性髄膜炎や真菌性髄膜炎では逆に脳底部での変化が強く，脳底部髄膜炎 basal meningitis の所見を呈する．脳表の静脈のうっ血や軽度のくも膜下出血を伴うことが多い．脳は腫大し，頭蓋内圧亢進の所見を示す．

組織学的には，くも膜下腔の膿は多数の多核白血球から成り（**図12-11B**），少数の赤血球，単核細胞，フィブリン，好酸性無構造の血漿様浸出液などを混じ，静脈炎を伴うこともある（**図12-11C**）．くも膜下腔の好中球が大脳皮質へ直接侵入することはほとんどなく，脳実質内ではくも膜下腔の続きである血管周囲腔（Virchow-Robin腔）に限局し，周囲の脳実質へ広がることは少ない．化膿性炎症が慢性化すると，好中球は減少し，リンパ球，形質細胞，さらに線維芽細胞，膠原線維が増加して，くも膜は線維性に肥厚し，大脳皮質と癒着することもある．

原因菌の同定は，髄液からの菌の分離培養により行うが，この検索がなされていない場合にはグラム染色を行い，グラム陽性か陰性か，球菌か桿菌かを区別する（**図12-11D**）．

2）単純ヘルペス脳炎 herpes simplex encephalitis

単純ヘルペス脳炎は，単純ヘルペスウイルスⅠ型による急性脳炎である．ウイルス性脳炎の中で最も頻度が高く，小児から成人まで全年齢層に発生する．

臨床事項

臨床症状としては，発熱，髄膜刺激症候，意識障害，けいれん，言語障害，異常行動，性格変化などを呈する．かつては死亡率が75％ときわめて予後不良であったが，ヘルペスウイルスDNA阻害剤（アシクロビルまたはAra-A）が治療に用いられるようになって死亡率が20％に低下した．

病理所見

肉眼的には，側頭葉内側面から底面の出血性壊死性病巣が特徴である（**図12-12A**）．病巣は海馬，海馬

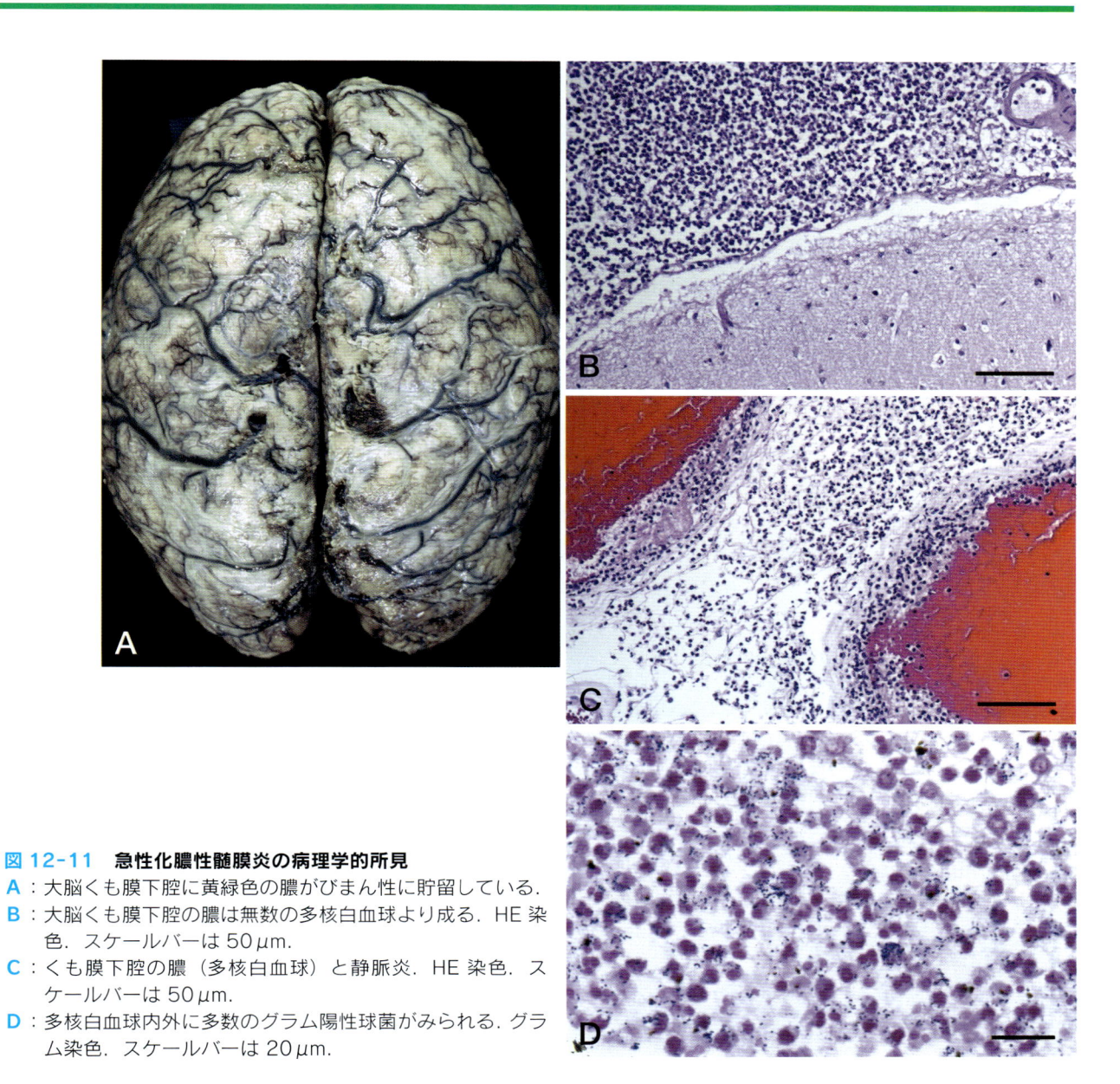

12. 髄膜と脳脊髄液の異常 [病理]

図12-11　急性化膿性髄膜炎の病理学的所見
A：大脳くも膜下腔に黄緑色の膿がびまん性に貯留している．
B：大脳くも膜下腔の膿は無数の多核白血球より成る．HE染色．スケールバーは50μm．
C：くも膜下腔の膿（多核白血球）と静脈炎．HE染色．スケールバーは50μm．
D：多核白血球内外に多数のグラム陽性球菌がみられる．グラム染色．スケールバーは20μm．

傍回，梨状回，下および中側頭回の前半部に強い．皮質が主に侵されるが，皮質下白質や扁桃体も侵される．病巣は通常両側性であるが一側優位のことが多く，片側性の場合もある．

　組織学的には，急性ウイルス性脳炎一般に共通して認められる所見，すなわち，髄膜と大脳皮質の炎症性細胞浸潤，特に血管周囲性のリンパ球，形質細胞浸潤，神経細胞の変性，壊死，神経食作用 neuronophagia，ミクログリアの増多などが脳全体に認められる．炎症性細胞浸潤は出血性壊死性病巣で最も強く（図12-12B），こうした病巣では細・小動静脈壁の壊死，血管炎の像もしばしばみられる．特徴的所見として，好酸性で暈 halo を有する Cowdry A 型封入体が，主に神経細胞，時にグリア細胞の核内に認められる（p.237「亜急性硬化性全脳炎，図12-13E」を参照）．この封入体は，病巣辺縁の壊死性変化の軽い部に好発し，電顕では105～110 nm径の円形のヘルペスウイルス粒子から成る．HE染色標本で核内封入体が認められるのは発症後3週間以内とされており，それ以上生存した例や，3週間以内の死亡例でもアシクロビルによる治療を受けた例では核内封入体を見いだすことは困難である．しかし，核内封入体を見いだしえない例でも，免疫染色や in situ hybridization 法によりウイルス抗原やウイルス核酸を証明できることが多い[2]（図12-12C）．長期生存例では，炎症性変化は軽減し，病巣は萎縮，囊胞化し，グリオーシスに置き換わ

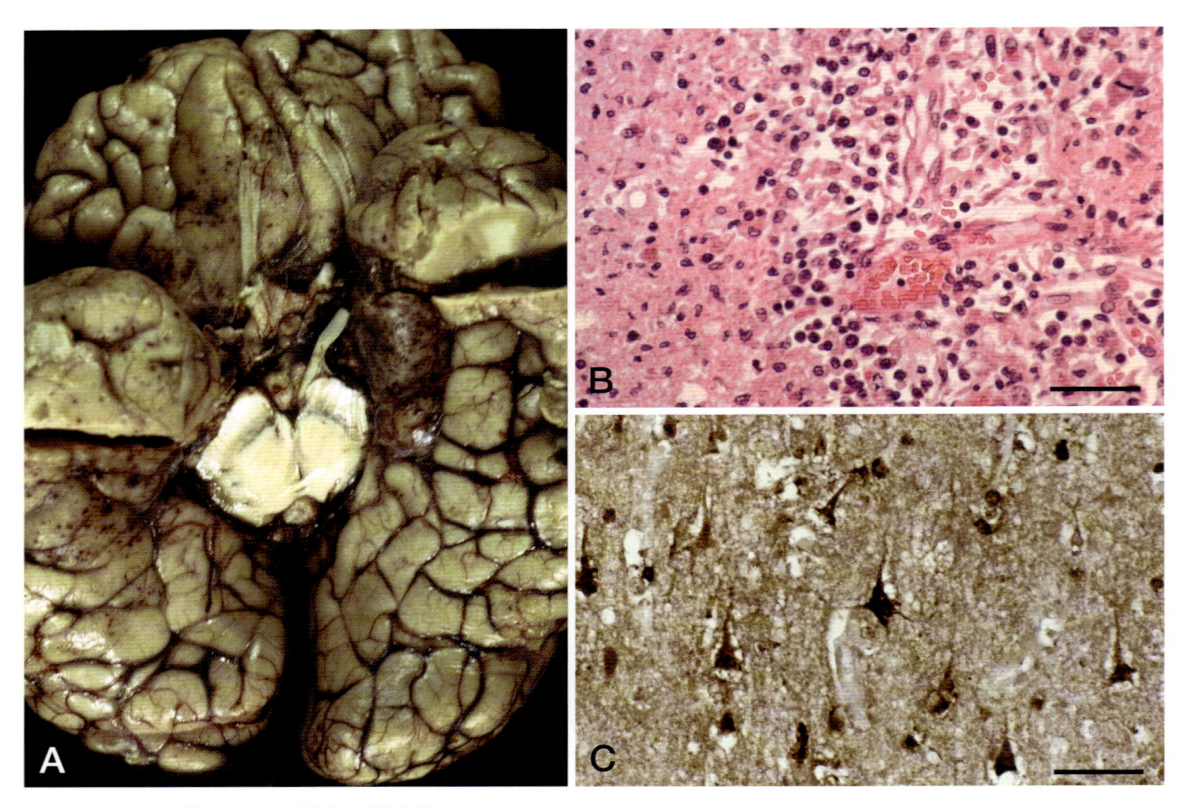

図 12-12　単純ヘルペス脳炎の病理学的所見
A：左側頭葉内側部（海馬傍回）は出血性壊死に陥り，腫大している．
B：左海馬傍回皮質．壊死部にリンパ球，マクロファージが浸潤している．HE染色．スケールバーは50μm．
C：側頭葉皮質．抗単純ヘルペスウイルス抗体を用いた免疫染色で，神経細胞およびグリア細胞が陽性に染まっている．スケールバーは50μm．

る．

3）亜急性硬化性全脳炎 subacute sclerosing panencephalitis（SSPE）

亜急性硬化性全脳炎は，変異麻疹ウイルス（M蛋白を欠く）であるSSPEウイルスが神経細胞とオリゴデンドログリアに持続感染することにより，神経細胞脱落と脱髄をきたす亜急性脳炎であり，進行性多巣性白質脳症とともに遅発性ウイルス感染症の代表的疾患である．

臨床事項

一般に2歳未満で麻疹に罹患した後6～10年の潜伏期を経て発症する．臨床的には，第1期（大脳徴候期）に学力低下，行動異常などで発症し，第2期（けいれん，運動徴候期）に，ミオクローヌスや協調運動障害，脳波で周期性同期性放電 periodic synchronous discharge（PSD）が出現する．第3期（昏睡期）には，昏睡，除脳硬直へ進行し，発症後2カ月～2年で第4期（終末期）に至り，大脳皮質機能の消失，無動性無言となり死亡する[3]．

病理所見

肉眼的に，大脳皮質と白質は萎縮し脳室は拡大する（図12-13A）．大脳白質は，髄鞘染色でびまん性の淡明化（脱髄）（図12-13B）を，Holzer染色で著明なグリオーシス（図12-13C）を示す．軸索は比較的保たれる．

12. 髄膜と脳脊髄液の異常 ［病理］

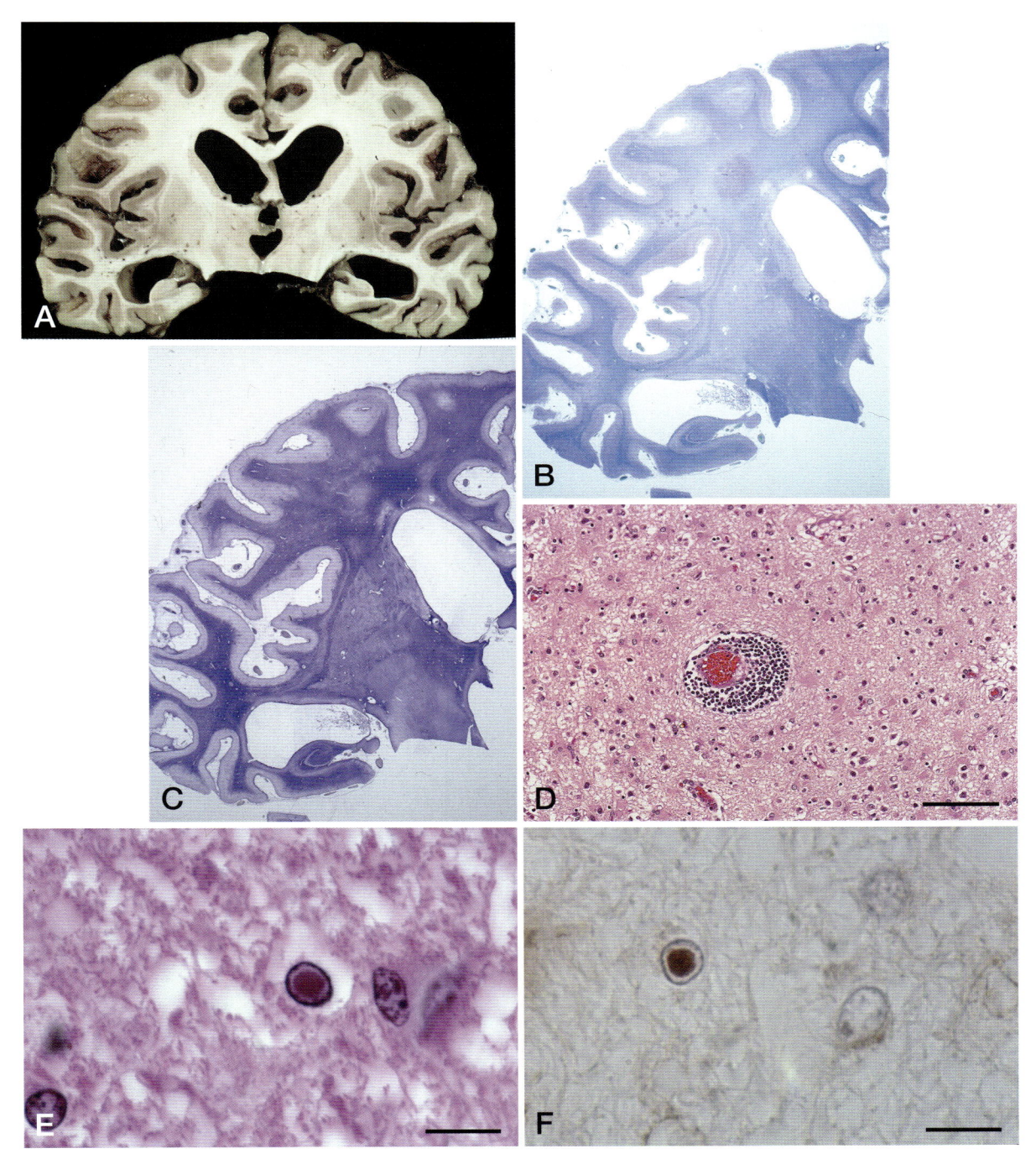

図 12-13　亜急性硬化性全脳炎の病理学的所見
A：大脳皮質と白質のびまん性萎縮と脳室の拡大．大脳基底核，視床も色調が薄く輪郭が不鮮明である．
B：左大脳半球．脳回の萎縮と半卵円中心を主とする淡明化（脱髄）．KB 染色．
C：大脳白質はびまん性に著しい線維性グリオーシスを示す．Holzer 染色．
D：大脳皮質．神経細胞脱落，グリオーシス，血管周囲性リンパ球浸潤がみられる．HE 染色．スケールバーは 100 μm．
E：大脳白質．オリゴデンドログリア核内の Cowdry A 型封入体．HE 染色．スケールバーは 10 μm．
F：オリゴデンドログリアの核内封入体は抗麻疹ウイルス抗体を用いた免疫染色で陽性に染まる．スケールバーは 10 μm．

組織学的には，リンパ球と形質細胞を主とする血管周囲性細胞浸潤が灰白質，白質，髄膜などに認められる（図 12-13D）．大脳皮質では，神経細胞の脱落とグリオーシスが著しい．変性・壊死に陥った神経細胞をミクログリアが取り囲み貪食する神経食作用（neuronophagia）やミクログリアの集簇したグリア結節 glial nodule も散見される．特徴的な所見として，大脳皮質では主に神経細胞の，白質では主にオリゴデンドログリアの核内に好酸性で暈を有する Cowdry A 型封入体が認められる（図 12-13E）．この封入体は，抗麻疹ウイルス抗体を用いた免疫染色で陽性に染まり（図 12-13F），電顕では SSPE ウイルスのヌクレオキャプシドが充満している．経過の長い症例では，アルツハイマー病でみられるのと同様の神経原線維変

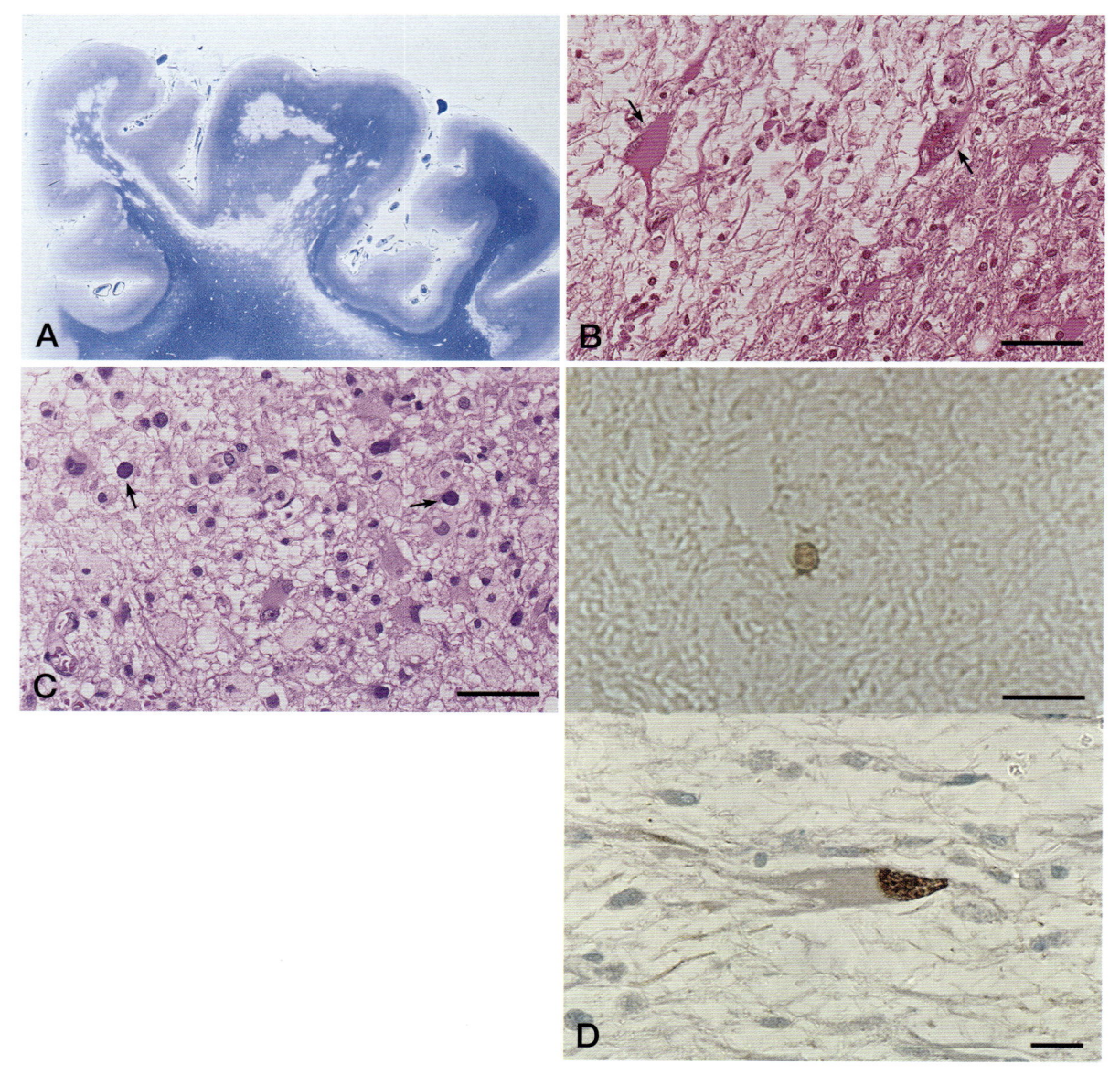

図 12-14　進行性多巣性白質脳症の病理学的所見
A：皮質下白質に多巣性に脱髄病巣がみられ，融合してより大きな病巣を形成している．KB 染色．
B：病巣部．泡沫状マクロファージと異型性の強い反応性アストロサイトを認める（→）．HE 染色．スケールバーは 50μm.
C：病巣部．ヘマトキシリンで濃染するオリゴデンドログリアの核内封入体（→）と反応性アストロサイトの増多．HE 染色．スケールバーは 50μm.
D：抗 JC ウイルス抗体による免疫染色．オリゴデンドログリア（上）とアストロサイト（下）の核が陽性に染まっている．スケールバーは（上）：20μm，（下）：50μm.

化が出現する．しかし，老人斑は認められない[4]．

4）進行性多巣性白質脳症 progressive multifocal leukoencephalopathy（PML）

進行性多巣性白質脳症は，JC ウイルス（JC とは初めてウイルスが分離された患者のイニシャルである）が主に大脳白質のオリゴデンドログリアに持続感染し，多巣性の脱髄病巣を形成する遅発性ウイルス感染症である．

臨床事項

患者の多くは免疫不全状態をきたす基礎疾患を有し，悪性リンパ腫，白血病，全身性エリテマトーデスなどの自己免疫疾患，癌，腎移植などで免疫抑制療法を受けていることが多い．近年はエイズに合併する例が増加している．臨床的には，性格変化，異常行動，記憶障害，不全麻痺，同側半盲などの視覚障害，言語障害など，病巣部位と大きさにより多彩な症状を示す．通常のウイルス性脳炎で認められる発熱や髄膜刺激症候は出現しない．進行性に経過し，発症後 6 カ月前後で死亡する例が多い．

病理所見[5]

髄鞘染色標本で，主として皮質下白質に大小多数の脱髄巣が散在性または融合性に認められる（図 12-14A）．病巣は基本的に多巣性の小病巣であり，互いに融合してより大きな病巣に発展する．多くの場合病巣部の軸索は保たれる傾向があるが，時に壊死性変化が強く，嚢胞化することもある．病巣には崩壊した髄鞘を貪食した泡沫状マクロファージと，一見すると腫瘍性変化を思わせるほど異型性の強い反応性アストロサイトが多数認められる（図 12-14B）．特徴的所見として，ヘマトキシリンで濃染する異常に大きな核をもつオリゴデンドログリアが主に病巣辺縁部に散見される（図 12-14C）．これはオリゴデンドログリアの核内封入体であり，抗 JC ウイルス VP1 抗体を用いた免疫染色で陽性に染まる[6]（図 12-14D）．電顕では，JC ウイルス粒子が充満している．病巣は大脳白質に圧倒的に多くみられるが，病巣周辺の大脳皮質や大脳基底核，視床などにも少数認められる．脳幹，小脳には少なく，脊髄には稀である．通常の急性ウイルス性脳炎でみられる炎症性細胞浸潤やグリア結節をみることはない．

引用文献
【症候と解剖】
1) Weed LH: Studies on cerebrospinal fluid. No. II, The theories of drainages of cerebrospinal fluid with an analysis of the methods of investigation. No. III, The pathways of escape from the subarachnoid spaces with particular reference to the arachnoid villi. No. IV, The dural source of the cerebrospinal fluid. J Med Res 31: 21-49, 51-92, 93-117, 1914.
2) Rasmussen AT: The principal nervous pathways. Mcmillan, New York, 1931.
3) 後藤　昇，後藤　潤，野中直子：脳脊髄腋の産生から排出まで．Clin Neurosci 21：866-868，2003．
4) Upton MI, Weller RO: The morphology of cerebrospinal fluid drainage pathways in human arachnoid granulations. J Neurosurg 63: 867-875, 1985.
5) Hutchings M, Weller RO: Anatomical relationships of the pia mater to cerebral blood vessels in man. J Neurosurg 65: 316, 1986.
6) Larsell O: Anatomy of the nervous system. D Appleton-Century, New York, 1939.

【画像】
1) 柳下　章：各専門分野からとらえる"脳脊髄液減少症"―神経放射線科の立場からとらえる"脳脊髄液減少症"．脊椎脊髄 19：341-346，2006．
2) 森　懇，柳下　章，青木茂樹，大友　邦：低髄圧症候群の脊髄画像―特に，T2 強調像での高信号領域の病態生理の考察．画像診断 22：414-419，2002．

【病理】
1) 寺尾　章：肺炎球菌．別冊日本臨牀　領域別症候群シリーズ　No. 26　神経症候群Ⅰ．日本臨牀社，大阪，1999，pp546-548.
2) Esiri MM: Herpes simplex encephalitis. An immunohistological study of the distribution of viral antigen within the brain. J Neurol Sci 54: 209-226, 1982.
3) Jabbour JT, Garcia JH, Lemmi H, Ragland J, Duena DA, Sever JL: Subacute sclerosing panencephalitis. A multidisciplinary study of eight cases. JAMA 207：2248-2254, 1969.
4) Mandybur TI: The distribution of Alzheimer's neurofibrillary tangles and gliosis in chronic subacute sclerosing panencephalitis. Acta Neuropathol（Berl）80：307-310, 1990.
5) Nagashima K, Yamaguchi K, Yasui K, Ogiwara H: Progressive multifocal leukoencephalopathy. Neuropathology and virus isolation. Acta Pathol Jpn 31: 953-961, 1981.
6) Wakutani Y, Shimizu Y, Miura H, et al: A case of brain-biopsy proven progressive multifocal leukoencephalopathy: pathological findings and analysis of JC virus regulatory region. Neuropathology 18: 347-351, 1998.

13. 脊髄と脊髄神経の障害

脊髄と脊髄神経の障害とは

　脊髄と脊髄神経の障害には，知覚の障害，筋力の障害，自律神経の障害，膀胱直腸障害や疼痛などがあり，意識障害や頭痛や高次脳機能の障害がないときに，だれもが脊髄や脊髄神経の障害を疑うが，実際には多彩な内容を含んでいて，正しく把握するのに苦労する場合もある．大切なことは，解剖学的診断（どこに病変があるかという部位診断）と病理学的診断（どんな病変があるかという診断）を適切に導くことである．比較的頻度の高い脊髄圧迫症候群の症候は，背部痛，神経根痛（しばしば下肢へ放散），下肢の異常感覚 dysesthesia（おかしな感覚 funny feelings, ヒリヒリ感 tingling, 鈍い感じ numbness），排尿障害，下肢の脱力（特に階段を上がるとき），便秘や失禁などである．

　部位診断にあたっては，脊髄なのか脊髄神経なのか，脊髄であればレベルと伝導路損傷の診断が，脊髄神経であれば皮膚への分布部位と筋の支配の知識，深部腱反射や表在反射の状態と病的反射の有無などがそれぞれ大切である．また，脊髄の場合には，脊髄圧迫症候群（髄外腫瘍，脊柱管狭窄，脊椎カリエスなど），脊髄内病変（脊髄空洞症，脊髄内出血，髄内腫瘍，脊髄炎など），椎骨の異常を伴うもの（変形性脊椎症や脊柱の外傷）などを検討する必要がある．

脊髄と脊髄神経の構造

1）脊髄の肉眼構造 macroscopic structures of the spinal cord

　脊髄 spinal cord は白色調の細長い索状物であり，長さは成人で 40〜45 cm である．上端は環椎上面の高さで延髄に連なり，下方は細くなって脊髄円錐 conus medullaris となり，第 1〜2 腰椎レベルで終糸 filum terminale（ニューロン成分は含まれない）となり，脊柱管内のくも膜（解剖学名はクモ膜）下腔を下って第 2 仙椎レベルでくも膜下腔から出て，終糸周囲を硬膜はさらに下方におもむき，仙骨裂孔から仙骨管を出て尾椎の骨膜に付着している．脊髄のない第 2 腰椎レベル以下では，脊髄神経の根が伸びて不足部分を補っている．この根の部分をその形から馬尾 cauda equina という（図 28，図 13-1）．

　脊髄の太さは一様ではなく，2 カ所の太い部分がある（図 28，図 13-1）．それを頚膨大 cervical enlargement（C4-Th1）と腰膨大 lumbar enlargement（L2-S3）という．それぞれ上肢と下肢の神経支配に関連するレベルである．脊髄には表面からみて，いくつかの溝がある．そのうち最もはっきりしているのは，前面の正中部分に沿ってみられる深い前正中裂 anterior median fissure である（図 13-2）．そのほかに後面の正中部分と前根・後根の出入りする位置に，きわめて浅い後正中溝 posterior median sulcus，前外側溝 anterolateral sulcus，後外側溝 posterolateral sulcus があり（図 13-2），頚髄レベルの後索表面には後中間溝 posterior intermediate sulcus がある．これらの溝で，前索 anterior funiculus，側索 lateral funiculus，後索 posterior funiculus のほか（図 13-3），頚髄の後索をさらに薄束 fasciculus gracilis と楔状束 fasciculus cuneatus に分ける．脊髄の構造は発生学を含めて理解する必要がある[1,2]．

　脊髄神経の各レベルの根に対応した脊髄の単位を髄節 spinal segment といい，合計 31 個の髄節がある．一つの髄節の長さは胸髄＞頚髄＞腰髄＞仙髄＞尾髄の順である．

2）脊髄神経の肉眼構造 macroscopic structures of spinal nerves

　解剖学的には，脊髄神経の根のレベルを確認しながら脊髄を摘出するのが普通であるので脊髄レベルの確認の問題は生じないが，病理解剖では，取り出した脊髄のレベルを外見から同定する方法が必要となる．

第 2 章　症候から見た神経形態学

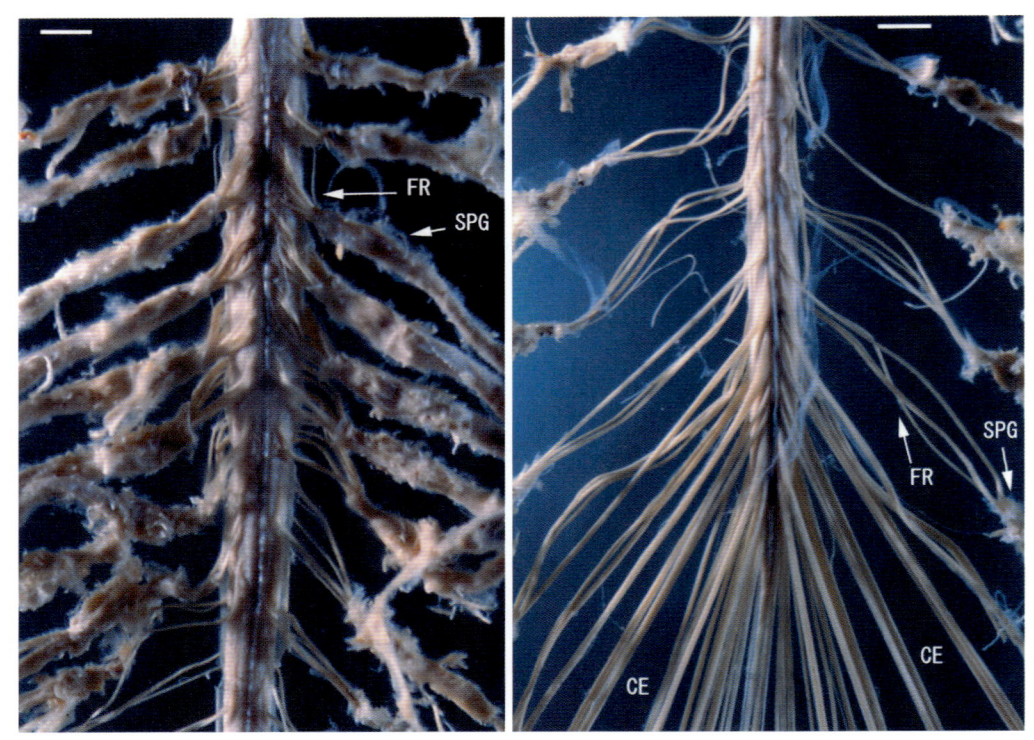

図 13-1　脊髄と脊髄神経根
A：頸膨大と脊髄神経，
B：腰膨大と馬尾．
脊髄神経は頸神経（A）と腰神経（B）を比較すると腰神経のほうが脊髄神経節（SPG）あるいはそのさらに末梢の椎間孔レベルまでの長さが長い．これは脊髄の下端が成人で第 1 腰椎下端レベルで脊柱管の不足分を脊髄神経が補っているためである．脊髄の全体像は図 28 を参照．スケールバーは 10 mm．
略号：CE＝馬尾 cauda equina，FR＝根糸 fila radicularia，SPG＝脊髄神経節 spinal ganglion

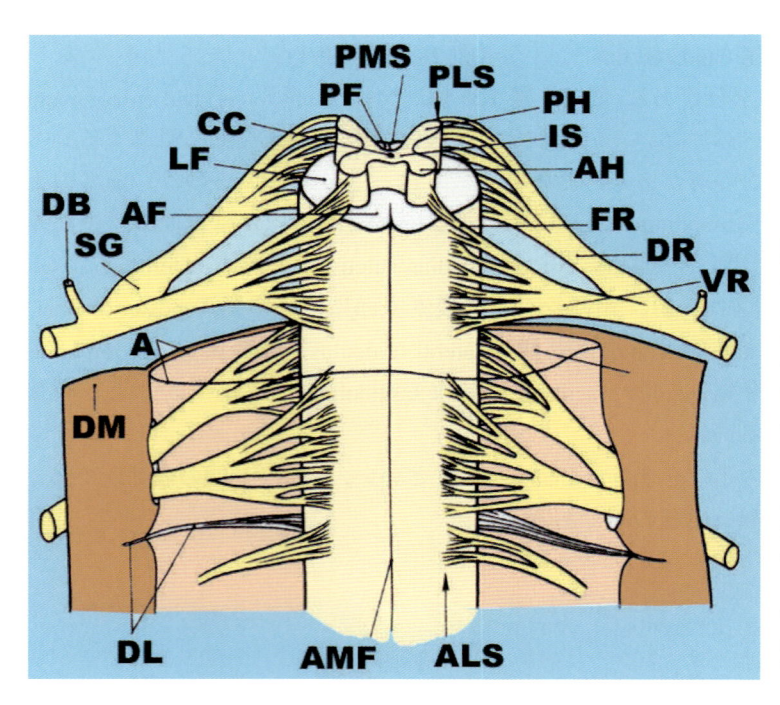

図 13-2　脊髄表面と内部の名称
脊髄・脊髄神経根・髄膜などの構造がよくわかる図．
略号：A＝くも膜 arachnoidea，AF＝前索 anterior funiculus，AH＝前角（前柱）anterior horn，ALS＝前外側溝 anterolateral sulcus，AMF＝前正中裂 anterior median fissure，CC＝中心管 central canal，DB＝硬膜枝 dural branch，DL＝歯状靭帯 dentate ligament，DM＝硬膜 dura mater，DR＝後根 dorsal root，FR＝根糸 fila radicularia，IS＝中間質 intermediate substance，LF＝側索 lateral funiculus，PF＝後索 posterior funiculus，PH＝後角（後柱）posterior horn，PLS＝後外側溝 posterolateral sulcus，PMS＝後正中溝 posterior median sulcus，SG＝脊髄神経節 spinal ganglion，VR＝前根 ventral root

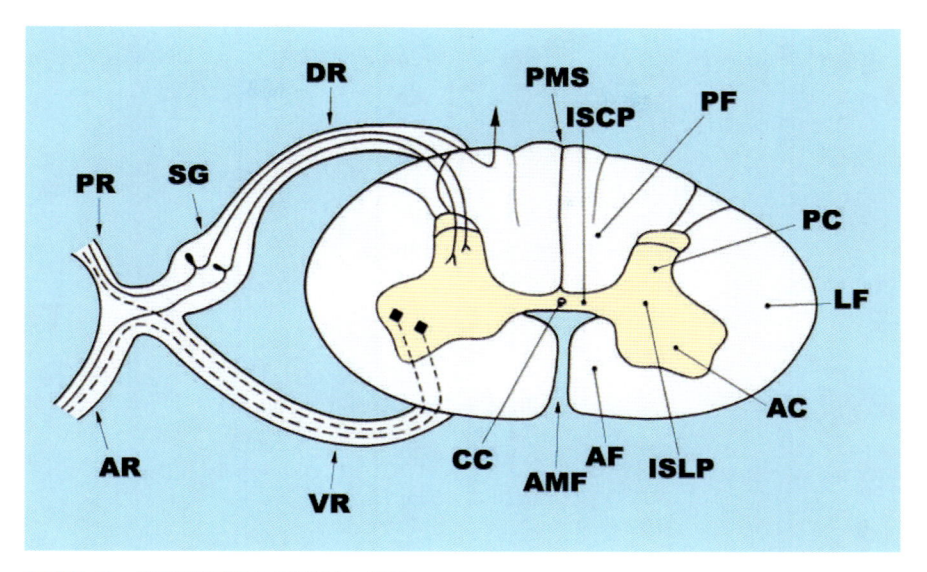

図 13-3　脊髄横断面の模型図と名称
脊髄神経根の線維連絡を示す略図である．
略号：AC＝前角（前柱）anterior cornu（＝anterior horn），AF＝前索 anterior funiculus，AMF＝前正中裂 anterior median fissure，AR＝前枝 anterior ramus（＝anterior branch），CC＝中心管 central canal，DR＝後根 dorsal root（＝radix dorsalis），ISCP＝中間質中心部 intermediate substance, central part，ISLP＝中間質外側部 intermediate substance, lateral part，LF＝側索 lateral funiculus，PF＝後索 posterior funiculus，PC＝後角（後柱）posterior cornu（＝posterior horn），PMS＝後正中溝 posterior median sulcus，PR＝後枝 posterior ramus（＝posterior branch），SG＝脊髄神経節 spinal ganglion（＝ganglion spinale），VR＝前根 ventral root（＝radix ventralis）

　Th1 レベルの前根はそれより上位の前根よりも急に細くなり，くも膜下腔を縦走する傾向が顕著である．また，後根は Th2 レベルから下方は急に細くなる．さらに，S2 の前根のみが急に太さが増し，S3 レベル以下では細くなっている[3]．そのほか，取り出した脊髄の横断面から髄節レベルを決めることも可能であるが，胸髄では難しい（図 13-4，13-5）．
　髄節のレベルと脊髄神経根が脊柱管を出るレベルには，頚神経とそれ以外では違いがある．第 1 頚神経根は後頭骨と環椎の間から，それ以下順次第 7 頚神経までは椎骨レベルの上縁から根が出るが，第 8 頚神経は第 7 頚椎と第 1 胸椎の間から出る．それ以下では，椎骨レベルの下縁から同レベルの脊髄神経根が出ている．
　末梢神経の枝が三次元的に分岐や合流するものを神経叢 nerve plexus という．代表的なものに頚神経叢・腕神経叢・腰神経叢・耳下腺神経叢・腹腔神経叢などがある（図 13-6，13-7）．文献[4,5]も参照してほしい．

脊髄の内部構造

　脊髄の基本的な内部構造は，横断面が H 字形の灰白質の周囲を白質が取り囲んでいるというきわめて単純なものではある．浅層の白質と深層の灰白質があることはだれもがわかっていることではあるが，脊髄のレベルによってその形態に違いがある（図 13-4）ことや，その神経細胞と神経線維の微細構築については意外に知らない人が多いのも事実である．脊髄のレベルを正しく診断する方法を心得ておく必要がある[6]．
　脊髄灰白質の神経細胞の構築は，細胞の大きさ・数・形・集まり方などが均一ではなく灰白質の部位や脊髄のレベルの違いによって神経細胞の大きさや構築に特徴がある．Rexed[7]が発表した細胞構築学的な層構成の分類は，ネコの脊髄灰白質についてのものであるが，ヒトも含んだほとんどの動物に当てはまるの

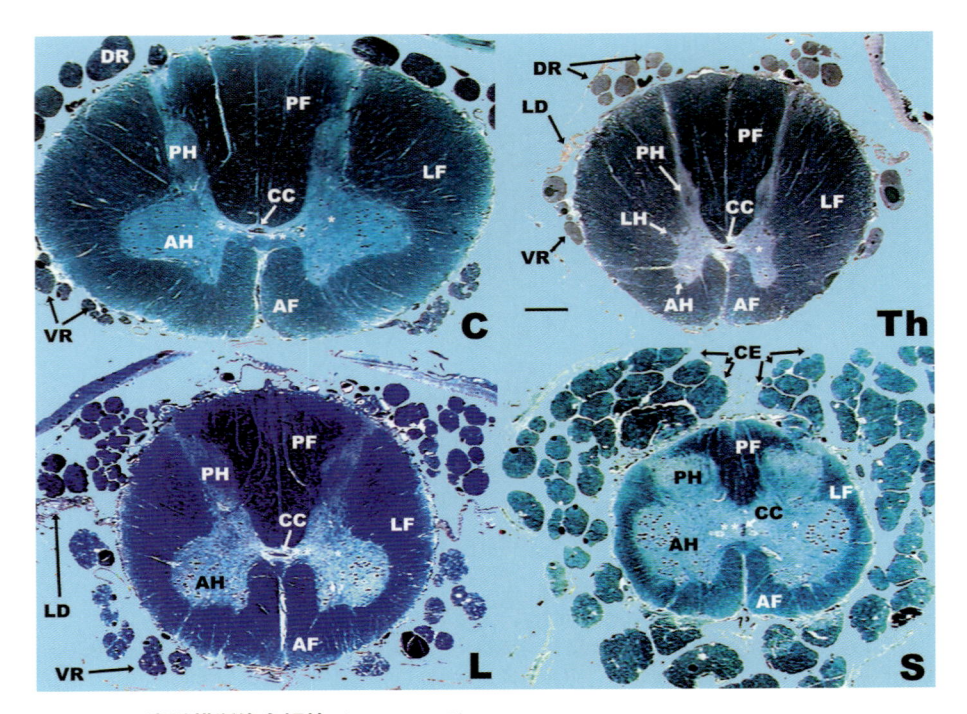

図 13-4　脊髄横断染色切片（C, Th, L, S）

同じ拡大で頚髄・胸髄・腰髄・仙髄の横断染色切片を比較している．スケールバーは1 mm．
C：頚髄，**Th**：胸髄，**L**：腰髄，**S**：仙髄，＊：中間質外側部，＊＊：中間質中心部．
略号：C＝頚髄 cervical spinal cord, Th＝胸髄 thoracic spinal cord, L＝腰髄 lumbar spinal cord, S＝仙髄 sacral spinal cord, AF＝前索 anterior funiculus, AH＝前角（前柱）anterior horn (anterior column), CC＝中心管 central canal, CE＝馬尾 cauda equina, DR＝後根 dorsal root (＝radix dorsalis), LD＝歯状靱帯 ligamentum denticulatum (＝dentate ligament), LF＝側索 lateral funiculus, LH＝側角（側柱）lateral horn (lateral column), PF＝後索 posterior funiculus, PH＝後角（後柱）posterior horn (posterior column), VR＝前根 ventral root (＝radix ventralis)

で，ヒトの場合でも Rexed に準拠した分類を用いている．後角の先端から始まり，中間質外側部，前角，中間質中心部に至る I 層から X 層までの層構成があり（図 13-5），いわゆる前角細胞（α-motoneuron, 図 13-5）は第 IX 層に相当する．前角細胞は脊髄神経節の大型神経細胞（図 13-8）よりはやや小さい．仙髄レベル（S2-4）の前角にはやや小型で間質が明るい神経細胞群がある．これはオヌフ Onufrowicz 核（図 13-5, 13-8）で，外尿道括約筋と外肛門括約筋を支配する．脊髄白質は髄鞘 myelin sheath を有する有髄線維 myelinated fibers が集まっている．側索や前索のように大小さまざまの線維が混じっている部位もあれば，後索のように正中部分では軸索 axon の太さが細い線維が，その他の部分では太い線維がそれぞれ揃っている部位もある（図 13-8）．なお，軸索は通常染色法では染まらないが，神経識別染色ではよく観察できる．前角細胞から始まる神経線維は，脊髄灰白質を通る部分は髄鞘をもたない無髄線維であるが（図 13-8），脊髄から出て前根を形成すると，シュワン Schwann 細胞が形成する末梢性髄鞘に包まれて有髄神経線維となる．しかし，後根から後索の神経線維の間隙を通って脊髄内に入る神経線維は細いが髄鞘をもっている（図 13-8）．

脊髄の白質の観察は，神経識別染色法を用いると，軸索，髄鞘，結合組織，血管などを染め分けることができるので，無髄線維も評価ができる．そのほか，Marchi 法を用いて変性線維束を染め出して，神経伝導路を追跡することができる（図 1-4，図 10-4）．

13. 脊髄と脊髄神経の障害

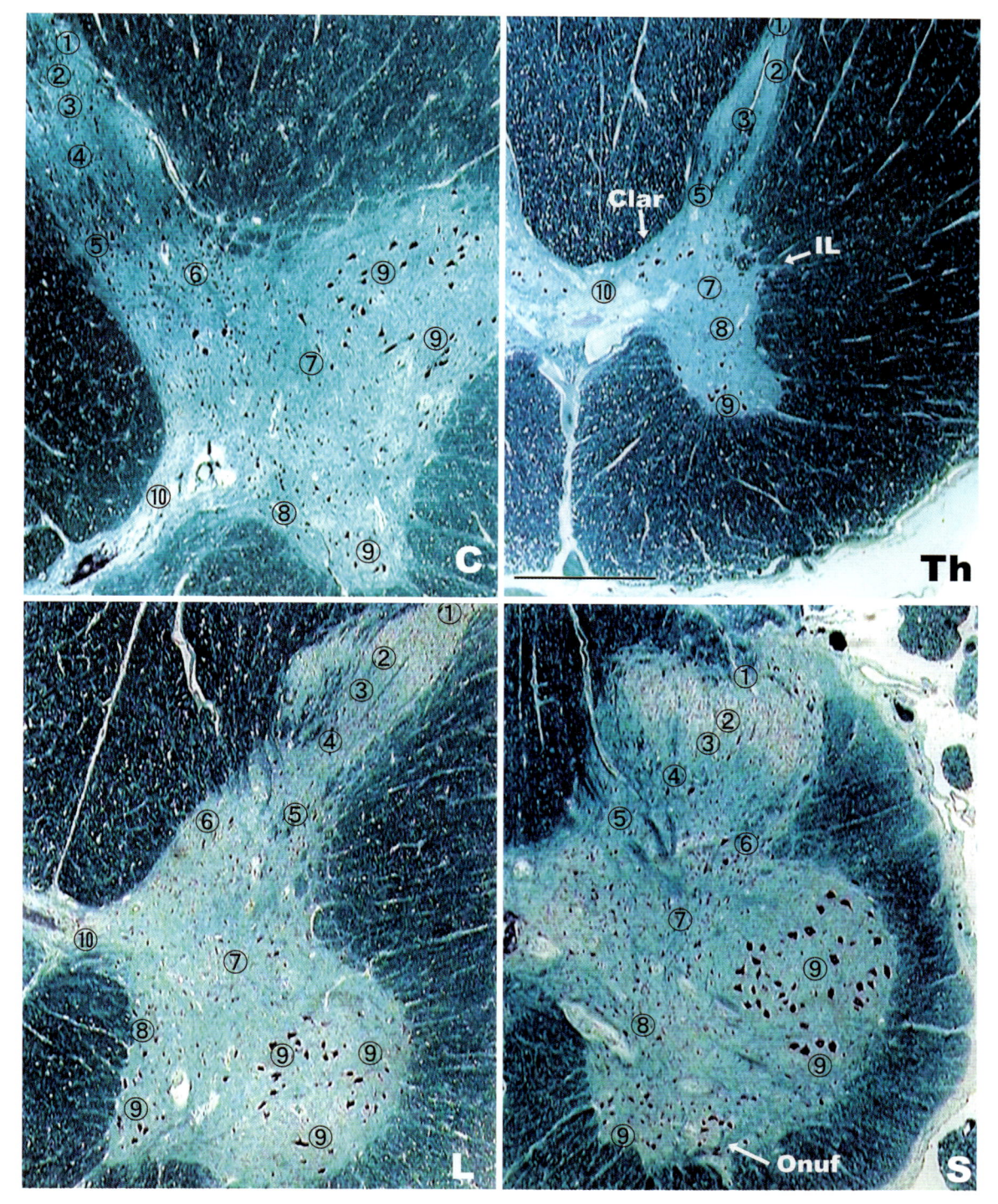

図 13-5 脊髄灰白質の細胞構築

脊髄灰白質の層構成を頸髄・胸髄・腰髄・仙髄で比較している．Rexed のⅨ層に相当する前角細胞を比較してみると，仙髄が最大で，胸髄が最小，頸髄と腰髄は中間の大きさであることがわかる．拡大はすべて同じ．①〜⑩の層は Rexed に準拠した分類．スケールバーは 1 mm.
略号：C＝頸髄 cervical spinal cord, Th＝胸髄 thoracic spinal cord, L＝腰髄 lumbar spinal cord, S＝仙髄 sacral spinal cord, Clar＝Clarke 背核（胸髄核）dorsal nucleus of Clarke（＝thoracic nucleus）, IL＝中間外側核（側角）intermediolateral nucleus（＝lateral horn）, Onuf＝Onufrowicz nucleus（オヌフ核ともいう）

第 2 章　症候から見た神経形態学

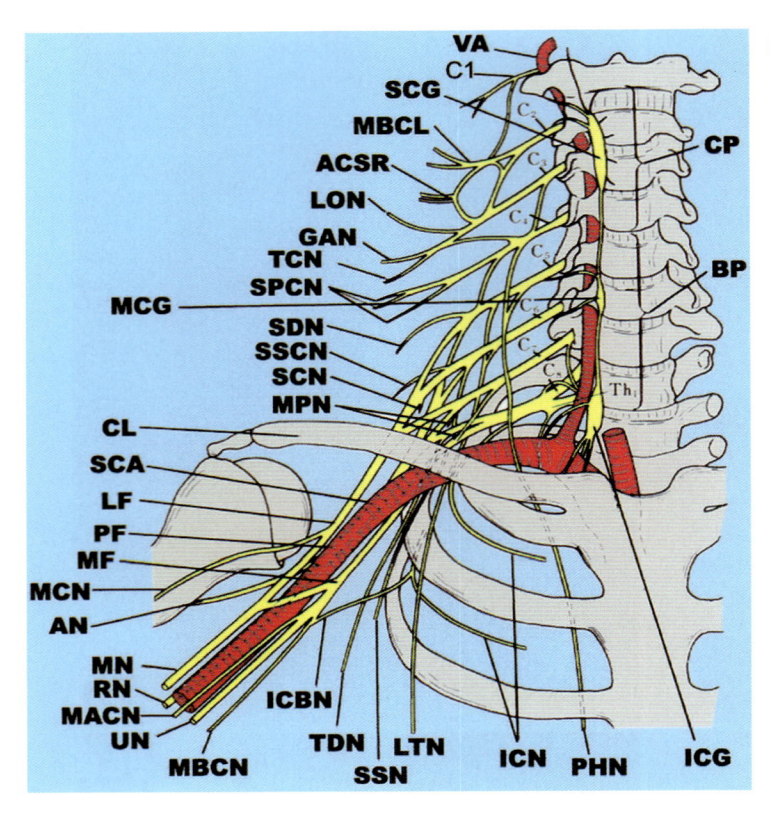

図 13-6　頚神経叢と腕神経叢

頚神経叢と腕神経叢をわかりやすく描いた図は意外に少ない．頚神経叢の部位を理解できない人は多い．腕神経叢を鎖骨上部と鎖骨下部に分けることも容易に理解できると思う．

略号：ACSR＝頚神経ワナ上根 ansa cervicalis, superior root, AN＝腋窩神経 axillary nerve, BP＝腕神経叢 brachial plexus, C1＝第 1 頚神経 first cervical nerve, CL＝鎖骨 clavicle, CP＝頚神経叢 cervical plexus, GAN＝大耳介神経 great auricular nerve, ICBN＝肋間上腕神経 intercostal brachial nerve, ICG＝下頚神経節 inferior cervical ganglion, ICN＝肋間神経 intercostals nerve, LF＝外側神経束 lateral fascicle, LTN＝長胸神経 long thoracic nerve, MACN＝内側前腕皮神経 medial antebrachial cutaneous nerve, MBCL＝頭長筋・頚長筋への筋枝 muscle branch to capitis longus and cervicalis longus, MBCN＝内側上腕皮神経 medial branchial cutaneous nerve, MCG＝中頚神経節 middle cervical ganglion, MCN＝筋皮神経 musculocutaneus nerve, MF＝内側神経束 medial fascicle, MN＝正中神経 median nerve, MPN＝内側胸筋神経 medial pectoral nerve, PF＝後神経束 posterior fascicle, PHN＝横隔神経 phrenic nerve, RN＝橈骨神経 radial nerve, SCA＝鎖骨下動脈 subclavian artery, SCG＝上頚神経節 superior celvical ganglion, SCN＝鎖骨下神経 subclavian nerve, SDN＝肩甲背神経 scapulodorsal nerve, SON＝小後頭神経 small occipital nerve, SPCN＝鎖骨上神経 supraclavicular nerve, SSCN＝肩甲下神経 subscapular nerve, SSN＝肩甲上神経 suprascapular nerve, TCN＝頚横神経 transverse cervical nerve, TDN＝胸背神経 thoracodorsal nerve, UN＝尺骨神経 ulnar nerve, VA＝椎骨動脈 vertebral artery

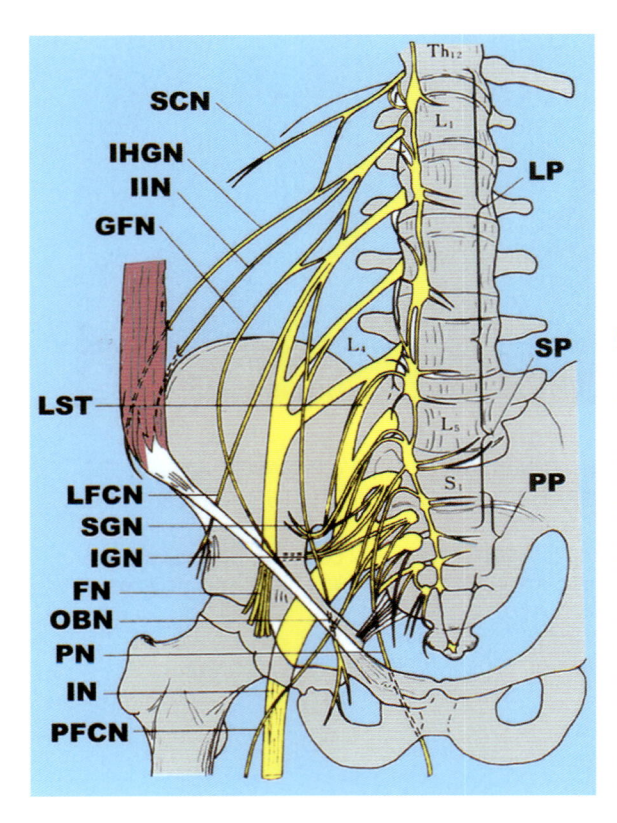

図 13-7　腰神経叢・仙骨神経叢・陰部神経叢

腰神経叢・仙骨神経叢・陰部神経叢をわかりやすく描いてある．腰神経叢は大腰筋の中を通っているので，実際に解剖をしていてもわかりにくい．

略号：FN＝大腿神経 femoral nerve, GFN＝陰部大腿神経 geniofemoral nerve, IGN＝下殿神経 inferior gluteal nerve, IHGN＝腸骨下腹神経 iliohypoglossus nerve, IIN＝腸骨鼠径神経 ilioinguinal nerve, IN＝坐骨神経 ischiatic nerve（＝sciatic nerve, ＝nervus ischiadicus）, LFCN＝外側大腿皮神経 lateral femoral cutaneus nerve, LP＝腰神経叢 lumbar plexus, L1＝第 1 腰椎 first lumbar vertebra, L4＝第 4 腰椎 fourth lumbar vertebra, L5＝第 5 腰椎 fifth lumbar vertebra, LST＝腰仙骨神経幹 lumbosacral trunk, OBN＝閉鎖神経 obturator nerve, PFCN＝後大腿皮神経 posterior femoral cutaneus nerve, PN＝陰部神経 pudendal nerve, PP＝陰部神経叢 pudendal plexus, S1＝第 1 仙椎 first sacral vertebra, SCN＝肋下神経 subcostal nerve, SGN＝上殿神経 superior gluteal nerve, SP＝仙骨神経叢 sacral plexus, Th12＝第 12 胸椎 twelfth thoracic vertebra

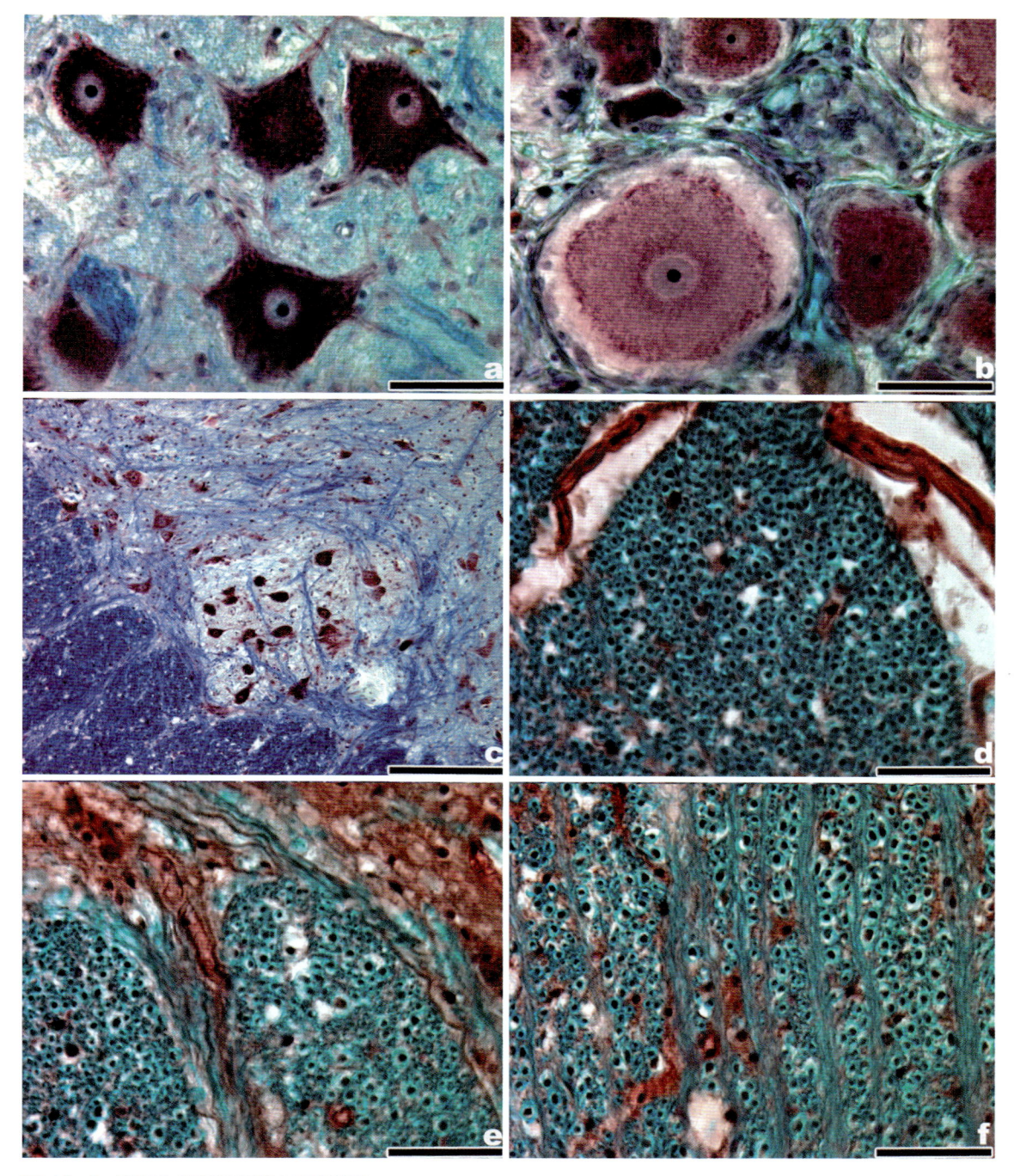

図 13-8 脊髄と脊髄神経節の顕微鏡像

a〜c：KB 染色，**d〜f**：LPH 染色．

a：ヒト脊髄前角細胞．大型の運動ニューロン．細胞体には Nissl 小体が豊富．
b：ヒト脊髄神経節の神経細胞．大型と中型の 2 種類のニューロンがある．
c：ヒト仙髄のオヌフ核（Onufrowicz nucleus）．背景の明るい，やや小型の神経細胞の集まり．
d：ヒト脊髄後索．髄鞘が青に，軸索が黒く染まる．
e：ヒト前根の脊髄内線維（の無髄部分）．前柱（前角）の運動神経細胞から出る軸索は無髄であり，脊髄表面でシュワン細胞が形成する末梢性の髄鞘をもつようになる．
f：ヒト後根の髄内有髄線維．後根の神経線維は脊髄内に入ると後索内を通っているが，この部分は有髄である．運動系と知覚系の神経細胞の形態の違いははっきりとしている．そのほか，軸索を選択的に染め出す方法は以前は鍍銀法のみであったが，LPH 染色では軸索以外のいろいろな要素を識別できるように染め分けることが可能になった．スケールバーは **c** は 200 μm，その他は 50 μm．

脊髄と脊髄神経の障害の画像

1）脊髄血管の解剖 anatomy of the spinal cord vessels

【動脈】

　脊髄への血管支配はその領域によって異なっている（図13-9A）．上部頚髄レベルでは椎骨動脈が脳底動脈に結合される前に，その分枝から出た前脊髄動脈によってなされている．前脊髄動脈は脊髄の前部を支配している．一対の後脊髄動脈が脊髄の後部を支配する．この2つの脊髄動脈間には吻合はない．前脊髄動脈は脊髄の前2/3～4/5を支配する．前角，皮質脊髄路，脊髄視床路などが含まれる．一対の後脊髄動脈は後索と中心灰白質の後部を支配する．前脊髄動脈は中央にあり，後脊髄動脈は中央から離れている．この2つの脊髄動脈が同じレベルから出ることは稀である．前脊髄動脈の径はその動脈の支配領域の灰白質の代謝的需要量に比例している[1,2]．

　頚髄および上部胸髄においては，椎骨動脈，上行頚動脈，深頚動脈からの根動脈が吻合をつくり，脊髄動脈を形成する．根動脈は椎間孔から硬膜を通過し，神経根に沿って前枝と後枝に分かれる（図13-9B）．すべての脊髄神経が動脈を伴っているわけではない．中部胸髄レベル（Th3-7）では肋間動脈，最上肋間動脈によって支配されている．比較的脆弱な血管支配である．下部胸髄から腰髄，終糸にかけては，大前根動脈 Adamkiewicz artery の支配である．この血管は左側に位置することが多く，Th9-L2におおよそ85%が位置し，残り15%がTh5-8に位置している．神経根に沿って脊柱管内に入り，脊髄前部の表面にてヘアピンカーブをつくり，その頂点にて小さな上行枝と大きな下行枝を出す．脊髄の前部を支配し，脊髄円錐にて後脊髄動脈と吻合をつくる．稀に，Lazorthes動脈が総腸骨動脈もしくは内腸骨動脈から起始し，仙骨神経と一緒に脊柱管内に入り，脊髄円錐を支配する．

　脊髄の実質内に入る動脈は，前脊髄動脈から中心動脈が出て，前正中裂の底を貫き，主として灰白質を養う．この中心動脈は原則として1つの分節の両側に同時に枝を送ることはなく，左右交互に半側の実質を養う．白質を養うのは主として軟膜動脈網である．実質内では，中心動脈と軟膜動脈網の枝の間に多数の吻合がつくられる[1,2]．

【静脈】

　実質内に入った血液は，動脈と似た経路を通って軟膜表面を縦走する静脈に集合してくる．すなわち前脊髄動脈に伴走する前脊髄静脈，後外側静脈，後正中溝に沿って単独に走る後正中静脈などである．縦走静脈は，動脈とは逆に背側において発育がよい．

　脊髄を出る静脈は腹側を走るものは前根静脈に，背側を走るものは後根静脈にそれぞれ合流して，神経根に沿って硬膜を貫き，内椎骨静脈叢に入る．この静脈叢は頭側では頭蓋内の静脈洞に注ぐ．さらに，この静脈叢は椎間孔や仙椎管を通る椎間静脈によって脊椎周囲にある外椎骨静脈叢につながり，体節性静脈へと灌流する．なお，脊髄の静脈は根静脈と辺縁静脈の終わりの部分以外には弁がない[1,2]．

13. 脊髄と脊髄神経の障害 ［画像］

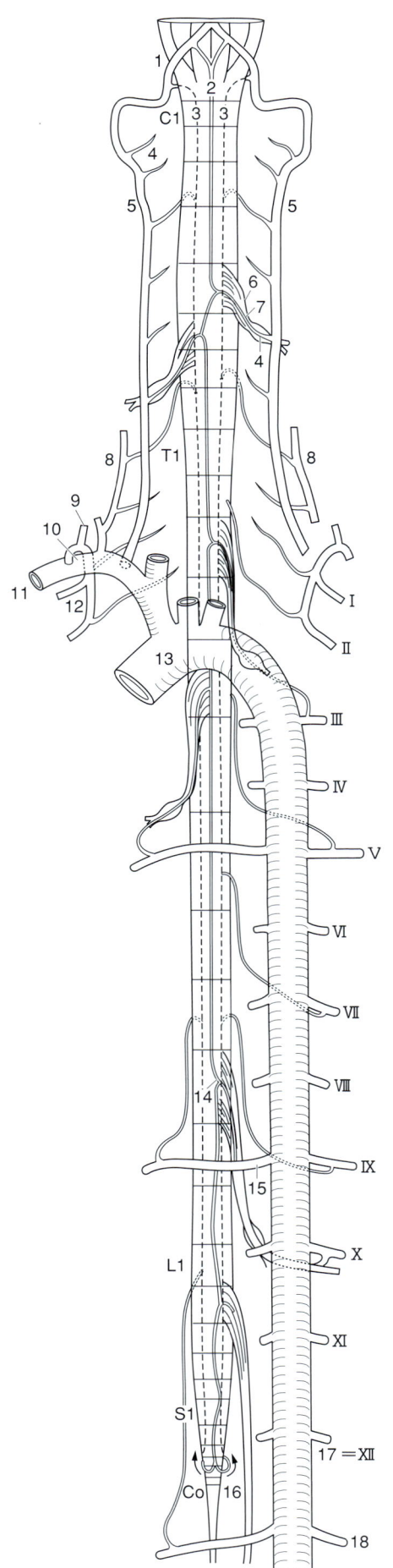

1　椎骨動脈，頭蓋内枝
2　前脊髄動脈
3　後脊髄動脈
4　椎骨動脈横突孔枝
5　椎骨動脈
6　後根動脈
7　前根動脈
8　上行頸動脈
9　深頸動脈
10　肋頸動脈
11　鎖骨下動脈
12　最上肋間動脈
13　大動脈
14　大前根動脈のヘアピン部
15　大前根動脈（artery of Adamkiewicz）
16　吻合ワナ
17　肋下動脈
18　第 1 腰動脈

第 1 および 2 肋間動脈

C　頸髄
Co　脊髄尾部
L　腰髄
S　仙髄
T　胸髄

A│B

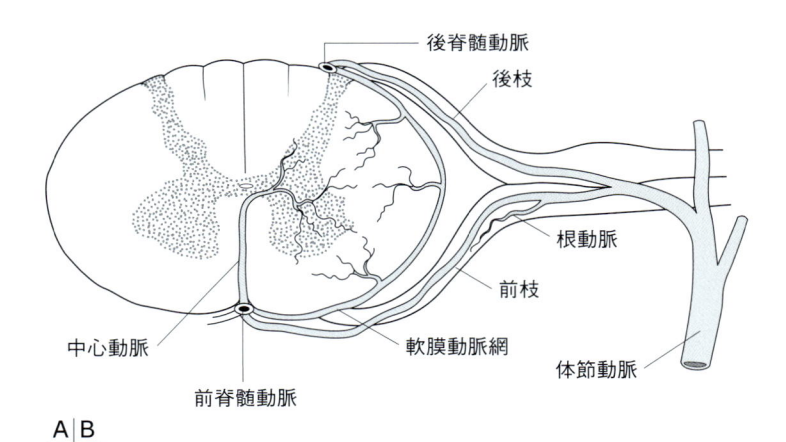

図 13-9　**脊髄への血管支配**

2）脊髄梗塞 spinal cord infarction

　脊髄を栄養する根動脈の閉塞による脊髄の壊死である．発症後数時間で麻痺が完成するような急性発症をする（図 13-10）．

　前脊髄動脈症候群では，この前脊髄動脈が脊髄の前部 2/3 を栄養しているために，閉塞によって両側の脊髄路および脊髄視床路が侵されるが，後索は侵されない．したがって，障害部以下に両側の温痛覚脱失を認めるが，深部知覚，識別知覚は正常で，対麻痺と膀胱直腸障害を伴う[3]．

　後脊髄動脈症候群では後索と錐体路が侵されるために，位置覚と振動覚が侵され，知覚障害と同側に運動麻痺が起こる[3]．

　中心動脈が前正中裂から深く内部に入り，左右に分かれた後の閉塞では Brown-Séquard 症候群を呈する．障害部以下に深部知覚，識別知覚の障害があり，その上部に全知覚脱失がある．反対側では温痛覚の脱失がある．障害側に脊髄の前角と錐体路の障害による運動障害が起こる．

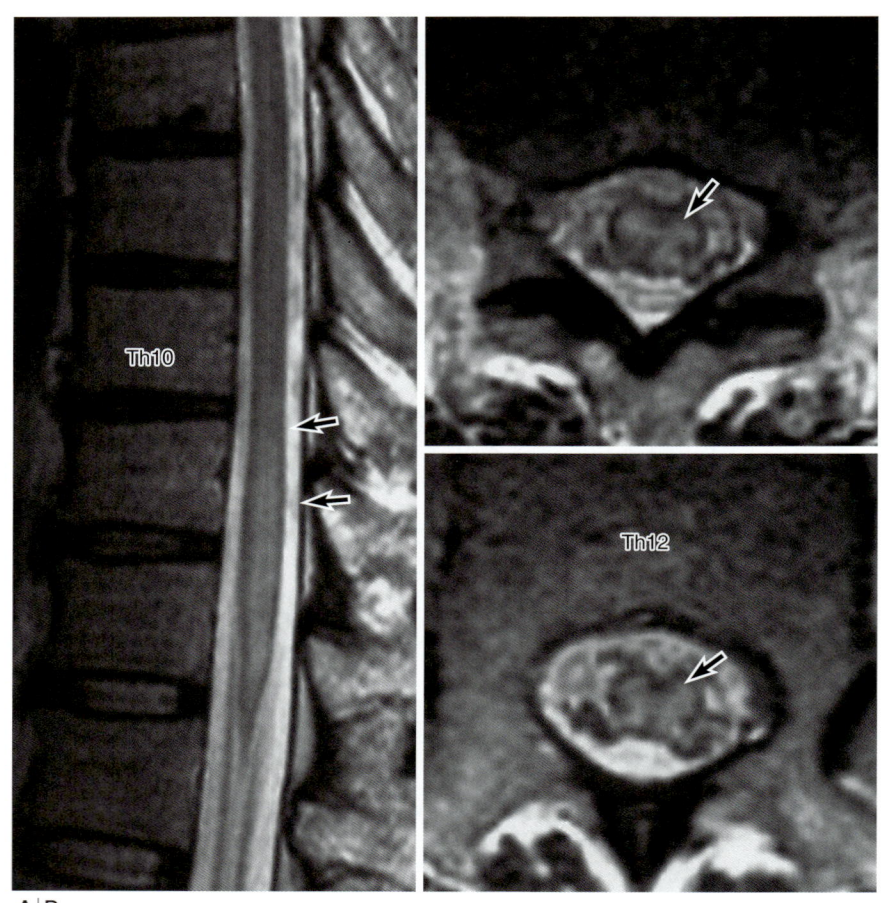

図 13-10　脊髄梗塞（75 歳，男性）　突然発症の下肢の知覚障害と筋力低下
A：T2 強調矢状断像において Th10-12 脊髄髄内の中心部に高信号を認める（→）．軽い腫大が疑われる．
B，C：T2 強調横断像では脊髄の灰白質を中心に高信号を認める（B，C→）が，脊髄の周辺には高信号がない．前部の灰白質に，より強い高信号がみられる（B→）．前脊髄動脈閉塞による脊髄梗塞と考える．この高信号は，次第に両側の前角に限局した．この領域に壊死が起こったと考えられる．

13. 脊髄と脊髄神経の障害 [病理]

脊髄と脊髄神経の障害の病理

　脊髄障害をきたす原因疾患は物理的圧迫によるものや，血管障害，感染症，変性疾患，腫瘍，発生異常，栄養障害など，多岐にわたる．ここでは変形性頚椎症による脊髄圧迫性障害，脊髄腫瘍，脊髄動静脈奇形を取り上げる．その他の疾患の病理については他項を参照されたい．

　病理学的診断は，一般的に次のような分類が使用されている．①硬膜外病変（転移性腫瘍 metastatic tumor，外傷 trauma，リンパ腫 lymphoma，多発性骨髄腫 multiple myeloma，硬膜外の膿瘍や出血 epidural abscess，椎間板ヘルニア intervertebral disc herniation，変形性脊椎症 spondylosis，脊椎すべり症 spondylolisthesis），②硬膜内髄外病変（髄膜腫 meningioma，シュワン細胞腫 schwannoma，神経線維腫 neurofibroma），③髄内病変（神経膠腫 glioma，脊髄炎 myelitis，動静脈奇形 arteriovenous malformation）など．また，頚部変形性脊椎症の解剖所見から，頚髄の圧迫様式には4つの型があることが報告されている（図13-11）．

【1】圧迫性脊髄障害 compression myelopathies

1）頚部変形性脊椎症による脊髄障害 myelopathy due to cervical spondylosis

頚部変形性脊椎症の形態学的検討

　解剖実習用の65解剖体から，Trevor Hughes（1978）[3]の記述に従って，頚椎や椎間板の変性に伴って脊柱管の狭小化，頚髄の圧迫，神経根の圧迫などを認める7例を選んだ．年齢は71〜88歳である．解剖に先がけて，ご遺体を搬入後すぐに10%ホルマリンを間欠圧ポンプを使用して大腿動脈と総頚動脈から注入し，内頚静脈と大腿静脈を両側とも開放して静脈血を洗い出した．解剖体の背面正中から皮膚切開し，皮膚を除去して筋系を観察の後，脊柱起立筋などを除去して椎骨の椎弓を確認し，C1〜L5までの椎弓をノミを使用して切除し，硬膜に包まれたままの脊髄を取り出した．頚椎椎体の後面を観察して，骨棘や骨橋の形成状態を観察した．取り出した脊髄は，骨の変形による圧迫の状況を観察の後，髄節に分けてから10%ホルマリン固定，クロム酸二次固定，セロイジン包埋の切片をLPH染色あるいはKB染色で染めて検討した．解剖体に合成樹脂を浸透させたplastination標本で頚部変形性脊椎症の所見のある例と正常例の写真を対比させて示しておく（図13-12）．なお，頚部変形性脊椎症は，変形性頚椎症，頚椎症などの別名がある．

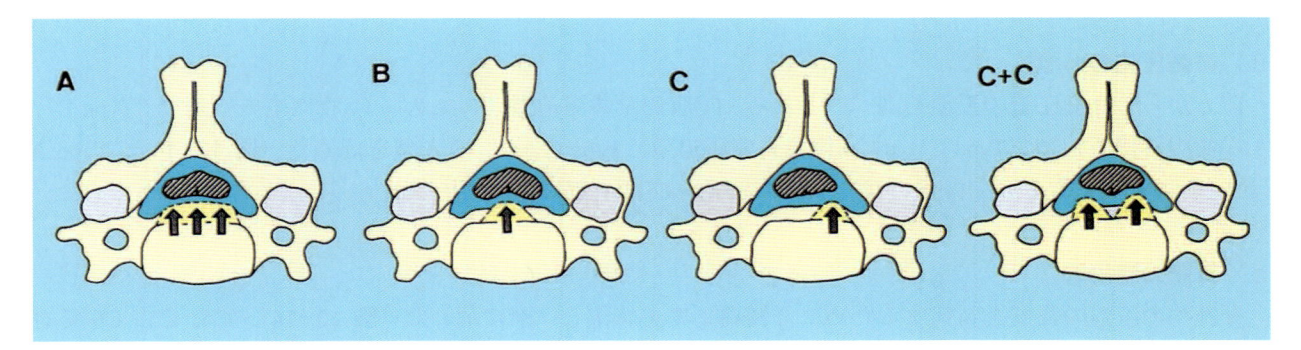

図13-11 頚部変形性脊椎症の脊髄圧迫形式の4型（Shiraishiら，1996[1]）
頚椎の変形の所見を剖検で確認したものはほとんどない．著者の一人はその形態学的検討の総説をまとめている[2]．

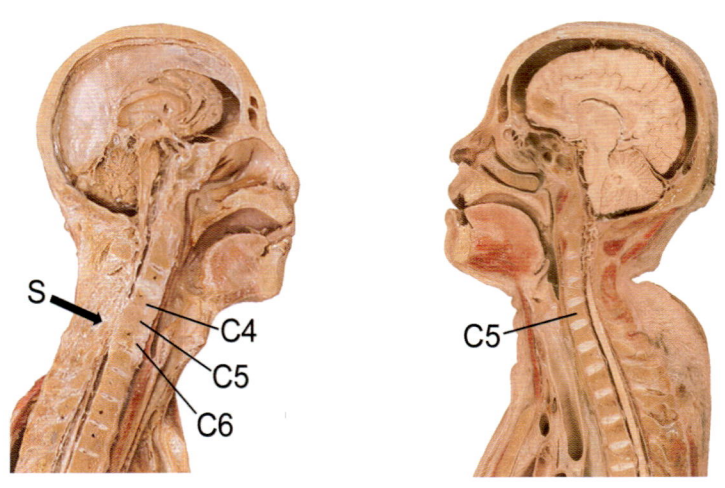

図13-12　頸部変形性脊椎症所見のある標本
左のプラスチネーション標本はC4,C5,C6部分の椎体に変形（S：spondylosis）があり，脊柱管の狭小を認める．右の標本は正常例である．

a）頭部の重量

対象例とは別の3解剖体で，頭部の重量を測った．C4レベルで切断した頭部3例の計測値は，すべて6kg前後であった．頸椎の生理的彎曲のために，立位時にはこの重量が頸椎中央部分（C4-6）にかかることになる．

b）頸椎変化のレベル

脊髄を硬膜とともに摘出してから椎体後面を観察し，椎骨の状態を確認するために脊柱を正中矢状断として以下の検討を行った．7例の頸椎変形性の突出部位はすべて椎骨の変化であり，後縦靱帯の肥厚や骨化などではなかった．脊髄に影響を与えるような変化は，椎体後面の上端あるいは下端に，①骨棘を形成，②上下の骨棘の骨橋形成，③3椎体以上に変化のあるものでは後面全体が隆起して，脊柱管が狭くなる傾向を認めた．その突出部位はC4-5，C5-6，C6-7のもの4例，C3-4，C4-5，C5-6，C6-7のもの1例，C3-4，C4-5，C5-6のもの1例，C4-5，C5-6のもの1例であった[1]．

c）脊髄への影響（特に灰白質の変化）

病理解剖の報告としては，①脊髄全体の扁平化，②前角の扁平化，③灰白質内の断裂像や空洞形成，④側索の変性などが報告されている（Ito, 1996）[4]．横断面での灰白質の面積を計測すると，C4，C6，C7で対照例との間に差があった（**図13-13**）．そのほか，後索などにアミロイド小体が多く認められた[1]．

d）脊髄圧迫の4型

前方からの脊髄圧迫の形態を調べたところ，①腹側全体圧迫型（Type A），②腹側中央圧迫型（Type B），③片側腹外側圧迫型（Type C），④両側腹外側圧迫型（Type C＋C）の4型を認めた（**図13-11**）．Type Aは3例，Type Bは2例，Type Cは1例，Type C＋Cは1例に認めた[1]．

e）脊髄の扁平率

脊髄への圧迫の程度を判定するために脊髄扁平率を算定し，図に示した（**図13-14**）．C4，C5，C6で対照例との間に有意の差がある．脊髄の前後径をレベル別に検討すると，C4，C5，C6，Th1では危険率$p<0.01$で，C7，C8でも$p<0.05$でそれぞれ有意の差がある（**図13-15**）．

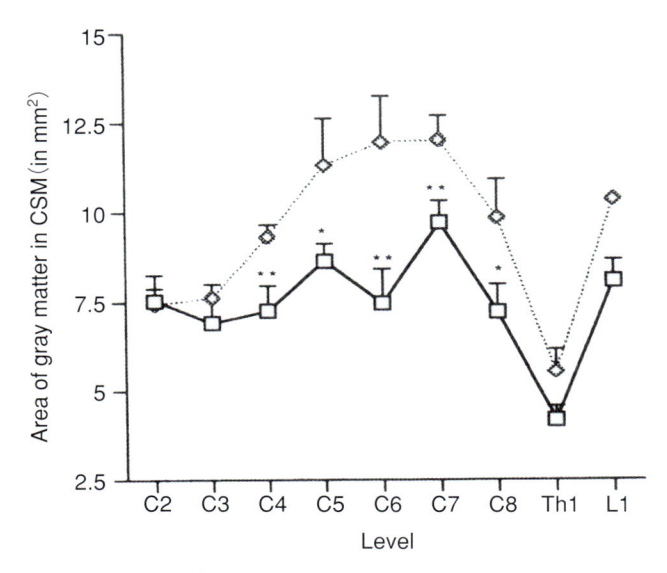

図 13-13 変形性頚椎症の頚髄灰白質横断面積のレベル別検討
□は頚部変形性脊椎症，◇は対照例で，各群 4 例平均．
C6 と C8 で有意差（p＜0.05），Th1 で有意差（p＜0.01）がある．

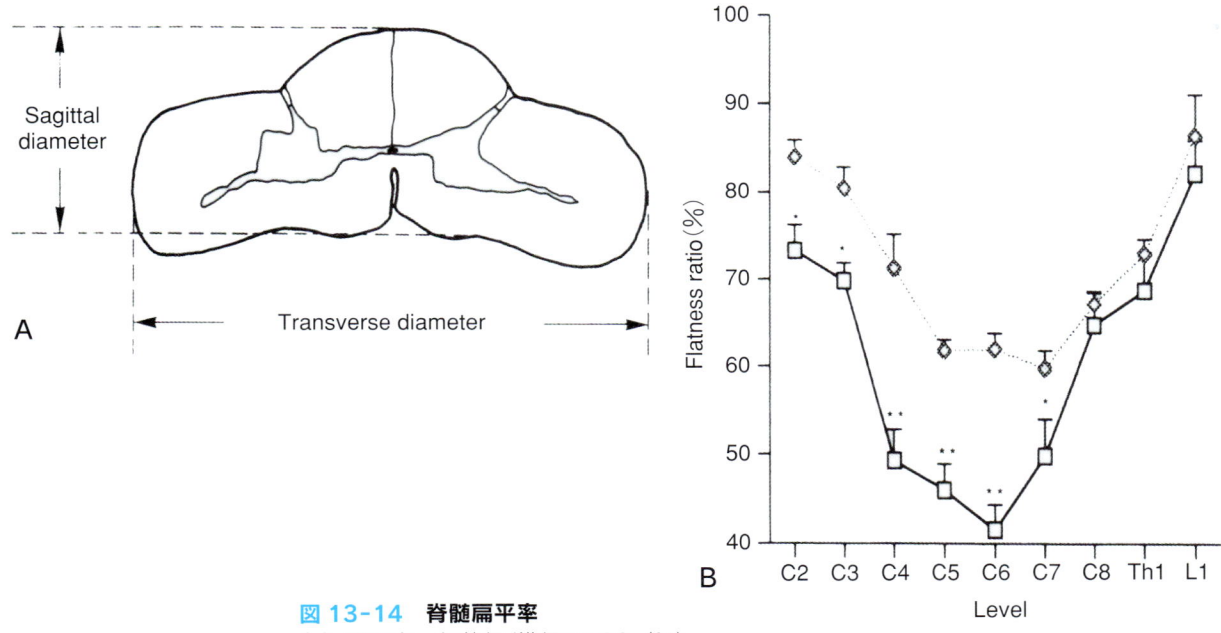

図 13-14 脊髄扁平率
(a) 扁平率＝矢状径/横径×100（％）
(b) □は頚部変形性脊椎症，◇は対照例で，各群 4 例平均
　　C4，C5，C6 は p＜0.01 で，C7 は p＜0.05 で有意差．

f）脊髄横断面積

脊髄の横断面積を図示すると，対照例に対して Th1，C8，C6 のレベルで差がある（図 13-16）．また，前述のように，灰白質の横断面積にも C4，C6，C7（p＜0.01）と，C5，C8（p＜0.05）でそれぞれ有意差がある（図 13-13）．

g）神経根への影響

上記の型分けのうち，C 型と C＋C 型では前根と後根の圧迫所見を認めた．対象例には認めなかったが，骨棘が椎間孔に飛び出して椎間孔が狭くなれば，神経根への圧迫を認めることもありうる．

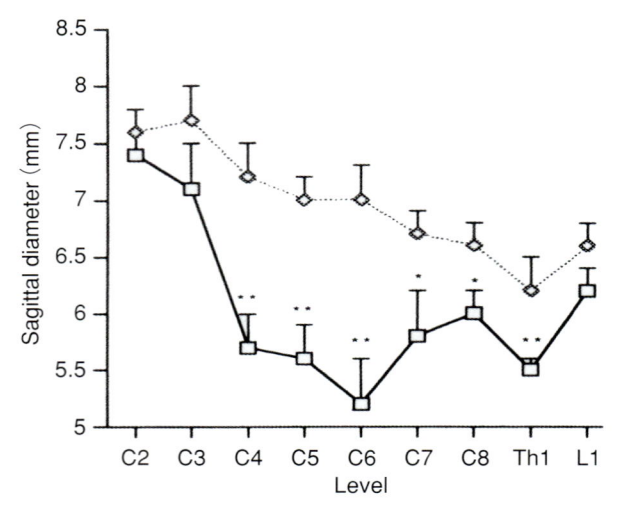

図 13-15　頚髄矢状径
□は頚部変形性脊椎症，◇は対照例で，各群 4 例平均．C4，C5，C6，Th1 は $p<0.01$ で，C7，C8 は $p<0.05$ で有意差．

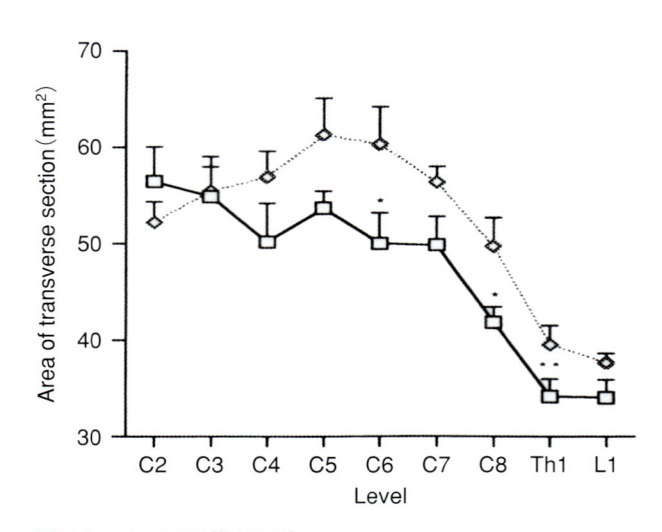

図 13-16　頚髄横断面積
□は頚部変形性脊椎症，◇は対照例で，各群 4 例平均．Th1 は $p<0.01$ で，C6 と C8 は $p<0.05$ で有意差．

2）脊髄外傷 spinal cord injury

「10．頭部外傷と脊髄損傷」（→p.196）を参照．

【2】脊髄腫瘍 spinal cord tumors[6]

　脊髄腫瘍は中枢神経系の原発性腫瘍の 15〜20％を占めるとされている．組織型では，シュワン細胞腫 schwannoma（23〜30％），髄膜腫 meningioma（22〜26％），神経膠腫 glioma（16〜23％）の順に多く，これらで全脊髄腫瘍の約 60〜80％を占める．脊髄腫瘍は発生部位により，硬膜外腫瘍，硬膜内髄外腫瘍および髄内腫瘍の 3 つに分けて整理するのが便利である．本稿では脊椎骨の腫瘍も含めて代表的な脊髄腫瘍について解説する．

1）硬膜外腫瘍 extradural tumors

　硬膜外（脊椎骨を含む）腫瘍として最も多いのは，癌の転移である．次いで脊椎骨原発の肉腫，脊索腫，稀にシュワン細胞腫，髄膜腫がみられる．癌転移は髄内よりも脊椎骨および硬膜外腔への転移の頻度が高く，原発巣としては，乳癌，肺癌，前立腺癌が多い．脊椎骨へ転移した癌が硬膜外腔，硬膜へと浸潤性に進展し，脊髄を圧迫することにより数髄節にわたる壊死をきたし，急性横断性脊髄症状を呈することがある．また，硬膜外腔への癌転移の場合，腫瘍による脊髄への圧迫がなくても，硬膜外静脈叢に腫瘍細胞の塞栓を生じると，脊髄白質の主に後索と側索に海綿状態や浮腫性軟化をきたし，急性横断性脊髄症状を発症する．

2）硬膜内髄外腫瘍 intradural extramedullary tumors

　硬膜内髄外腫瘍としては，シュワン細胞腫と髄膜腫が多く，この両者で全脊髄腫瘍の 50％以上を占める．これらのほかには，神経線維腫，類上皮腫，パラガングリオーマ，血管外皮腫，ependymal cyst や enterogenous cyst などの囊胞性腫瘤がある．

シュワン細胞腫は，くも膜下腔で脊髄（特に胸髄）後根に単発性に発生することが多い（図 11-17）．時に，椎間孔を挟んで亜鈴形 dumbbell-shaped または砂時計形 hourglass-shaped に発育することもある．組織学的には，聴神経に発生するものと同様である．

髄膜腫は頭蓋内のものと同様，女性に多い．かつシュワン細胞腫と同様，胸髄レベルでの発生が多い．脊髄のくも膜は脳のくも膜と異なり，腰仙部から馬尾の部分を除き，一般に硬膜と癒着している．脊髄神経根が硬膜を貫く部（くも膜下角 subarachnoid angle）には髄膜細胞が多く，このため脊柱管内の髄膜腫はこの部に発生する頻度が高く，ほとんどの例が硬膜に付着し，脊椎骨に浸潤することは稀である．組織像（図 11-17）は，頭蓋内に発生するものと同様であるが，psammomatous type や石灰化を示す例が多い．

腫瘍細胞が脊髄くも膜下腔に播種して増殖・発育する現象，すなわち脊髄播種 spinal dissemination は頭蓋腔内腫瘍や髄膜癌腫症 meningeal carcinomatosis に伴ってみられることが多い．頭蓋内腫瘍では膠芽腫 glioblastoma や髄芽腫 medulloblastoma，退形成性上衣腫 anaplastic ependymoma，胚腫 germinoma でみられることが多い．脊髄播種は腰仙部～馬尾レベルに好発し，著明な場合には脊髄神経根や脊髄を圧迫したり，実質内にまで浸潤する．

3）髄内腫瘍 intramedullary tumors

髄内腫瘍の 80% は神経膠腫 glioma である．そのうち，組織型では上衣腫 ependymoma が最も多く（63%），次いで星細胞腫 astrocytoma（32%）が多い．この両者で髄内神経膠腫の 95% を占める．乏突起膠腫 oligodendroglioma はきわめて少なく，3% を占めるに過ぎない．

脊髄は上衣腫の好発部位であり，全中枢神経系の上衣腫の約 50% を占める．頭蓋内の上衣腫が小児に好発するのに対し，脊髄上衣腫は成人の腰仙髄部に好発するのが特徴である．一般に周囲組織との境界は明瞭で，組織学的には頭蓋内上衣腫と同様である（図 11-12）．脊髄上衣腫のもう一つの特徴として，粘液乳頭状上衣腫 myxopapillary ependymoma の存在が挙げられる．この上衣腫は，常に終糸 film terminale から発生する．発育・増大により脊髄円錐を巻き込むが，くも膜下腔に存在する腫瘍である．

脊髄の星細胞系腫瘍はびまん性に増殖し，境界が不鮮明である．良性星細胞腫（astrocytoma, grade Ⅰ およびⅡ）が大部分を占め，悪性星細胞腫（astrocytoma, grade Ⅲ）および膠芽腫（glioblastoma, grade Ⅳ）はきわめて少ない．

4）脊髄腫瘍と脊髄空洞症 spinal cord tumors and syringomyelia

脊柱管内腫瘍，特に髄内腫瘍は高頻度に脊髄空洞症を伴うことが特徴である．中でも上衣腫と血管芽腫に脊髄空洞症を合併する頻度が高い．

空洞の発生部位は，腫瘍の上方レベルに多い．空洞は，組織型にかかわらず腫瘍の局在が高位なほど発生しやすい．腫瘍に伴う空洞は，腫瘍に連続または近接して存在し，脊髄中心管やくも膜下腔と交通することはない．また，空洞の周囲組織は微小な cavity や cyst を伴って著しく粗鬆化し，神経組織の消失とグリオーシスがみられることから，腫瘍による局所の虚血や浮腫，および脳脊髄液や細胞外腔液の循環障害が空洞の発生に重要な役割を果たしていると考えられる．

【3】筋萎縮性側索硬化症 amyotrophic lateral sclerosis（ALS）

「1．運動麻痺」（→p.46）を参照．

【4】多発性硬化症 multiple sclerosis（MS）

「15．眼と視覚の異常」（→p.270）を参照．

【5】フリードライヒ運動失調症 Friedreich ataxia

「2．運動失調」（→p.73）を参照．

【6】ヒトTリンパ球向性ウイルス脊髄症 HTLV-Ⅰ-associated myelopathy（HAM）

「1．運動麻痺」（→p.52）を参照．

【7】二分脊椎 spina bifida

「20．神経系の発達と発生異常」（→p.334）を参照．

【8】脊髄の血管奇形 spinal cord vessel anomaly

1）脊髄動静脈奇形 spinal arteriovenous malformation

脊髄動静脈奇形の頻度は脳動静脈奇形よりも低く，1/4～1/8程度とされている．古典的な報告はFoixとAlajouanine（1926）[5]のものがある．この疾患には別名がある．亜急性壊死性脊髄炎 subacute necrotizing myelitis, angiodysgenetic necrotizing myelopathy, Foix-Alajouanine病，Foix-Alajouanine syndrome，などである．臨床症状は間欠性進行性対麻痺で，しばしば非対称性である．痙性あるいは弛緩性筋萎縮のほか，下肢の疼痛やいろいろな知覚障害，膀胱障害，性機能障害を起こす．病理解剖所見は，胸腰髄表面の蛇行血管が認められ，組織学的には動脈静脈の区別のつかない血管が脊髄表面ばかりでなく，脊髄内部にも認められ，線維性肥厚を伴う．胸髄下部から腰仙髄にかけて灰白質に強い壊死巣がみられる．異常血管の組織像は脳動静脈奇形のものと本質的に変わらない．

「9．血管障害」（→p.176）を参照．

【9】亜急性脊髄連合変性症 subacute combined degeneration of the spinal cord

「23．代謝性疾患」（→p.366）を参照．

引用文献

【症候と解剖】
1) 後藤　昇，島田和幸：発生学と解剖．伊藤達雄，服部孝道，山浦　晶（編）：臨床脊椎脊髄医学，総論．三輪書店，東京，1996, pp 2-15.
2) Goto N, Otsuka N: Development and anatomy of the spinal cord. Neuropathology 17: 25-31, 1997.
3) 大浜栄作：神経根の解剖と病変．神経進歩 26：737-752，1982．
4) 後藤　昇，後藤　潤：脊髄と脊髄神経．マスターの要点，神経解剖学．理学療法 18：356-360，2001．
5) 後藤　昇，鈴木雅隆：頸椎/頸髄/神経根の解剖．神経進歩 37：178-187，1993．
6) 後藤　昇：臨床のための解剖学；脊髄の灰白質と白質（1）レベル診断．脊椎脊髄 1：767-770，1988．
7) Rexed B: A cytoarchitectonic atlas of the spinal cord in the cat. J Com Neurol 100: 297-379, 1954.

【画像】

1) Grossman RI, Yousem DM: Neuroradiology. The Requisites, 2nd ed. Mosby, Philadelphia, 2003, pp 756-757.
2) 菊池陽一：脊髄の画像診断，脊髄．1997年度放射線科専門医会ミッドサマーセミナー抄録集．1977，pp 45-48.
3) 柳下　章：脊髄梗塞．柳下　章（編）：エキスパートのための脊椎脊髄疾患のMRI．三輪書店，東京，2004，pp311-313.

【病理】

1) Shiraishi N, Zhang C, Goto N, Zhou M: Spinal cord findings in cervical spondylotic myelopathy: a morphometric analysis. Neuropathology 16: 117-125, 1996.
2) 後藤　昇，中西亮介，綾部真一，鈴木　淳，海野　誠：頚部変形性脊椎症の形態学的検討について．昭和医会誌 64：323-331，2004．
3) Trevor Hughes J：Cerebral spondylosis. in Pathology of the spinal cord, 2nd ed. Lloyd-Luke, London, 1978, pp166-176.
4) Ito T, Oyanagi K, Takahashi H, Takahashi HE, Ikuta F.：Cervical spondylotic myelopathy：clinicopathologic study on the progression pattern and thin myelinated fibers of the lesions of seven patients examined during complete autopsy. Spine 21：827-833, 1996.
5) Foix C, Alajouanine T: La myélite nécrotique subaigue. Rev Neurol 46: 1-42, 1926.
6) 大浜栄作，宮田　元：脊髄腫瘍の病理．日獨医報 44：479-486，1999．

参考文献

【症候と病理】

1) Burger PC, Scheithauer BW：Tumors of the central nervous system. Atlas of tumor pathology Third series Fascicle 10. Armed Forces Institute of Pathology, Washington DC, 1994.
2) Kleihues P, Cavenee WK（eds）：Pathology and genetics of tumours of the nervous system. IARC Press, Lyon, 2000.
3) McLendon RE, Rosenblum MK, Bigner DD（eds）：Russel & Rubinstein's pathology of tumors of the nervous system, 7th ed. Hodder Arnold, London, 2006.
4) 伊藤達雄，服部孝道，山浦　晶（編）：臨床脊椎脊髄医学．三輪書店，東京，1996．
5) De Girolami U, Frosch MP, Richardson EP Jr: Foix-Alajouanine syndrome（angiodysgenetic necrotizing myelopathy）. In Graham DI, Lantos PL（eds）：Greenfield's Neuropathology, 6th ed, Chap 18 Regional neuropathology: Diseases of the spinal cord and vertebral column, Arnold, London-Sydney-Auckland, pp1101-1104, 1997.

14. 顔面の異常

顔面の異常とは

　顔面の異常を起こす神経学的疾患と病態としては，顔面の麻痺，顔面筋拘縮，ミオパチー，仮性球麻痺，パーキンソニズム，重症筋無力症，アテトーゼ，筋萎縮性側索硬化症，ハンチントン舞踏病，顔面チック，顔面けいれんなどを挙げることができる．ここでは，顔面の麻痺についての形態学的な事柄を述べることとする．

　顔面麻痺には片側性と両側性とがあり，片側性に前額を含む末梢性顔面神経麻痺と，顔面半側の下半が侵される中枢性顔面神経麻痺がある（**図14-1**）．末梢性顔面麻痺をBell麻痺という．顔面神経のウイルス感染といわれている．Ramsay Hunt症候群の亜型にも顔面神経麻痺が起きる．なお，しかめ顔 grimace などの両側性の顔面の異常については割愛する．顔面の知覚の異常については「5. 知覚障害」の項（→p.94）で，顔面けいれん（チック）facial spasm（tic）や眼瞼けいれん blephalospasm は，「18. けいれん発作」の項（→p.295）でそれぞれ扱う．

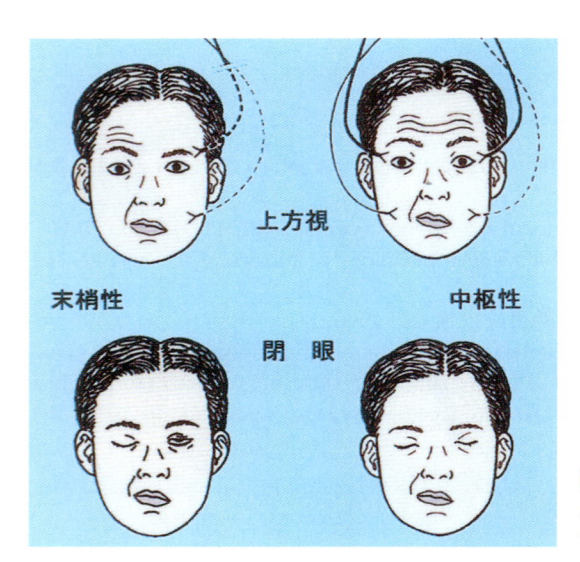

図14-1　顔面神経麻痺の2型（後藤，2005[1]）より引用）
片側の顔面が麻痺する末梢性顔面神経麻痺と，片側顔面下半が麻痺する中枢性顔面神経麻痺がある．

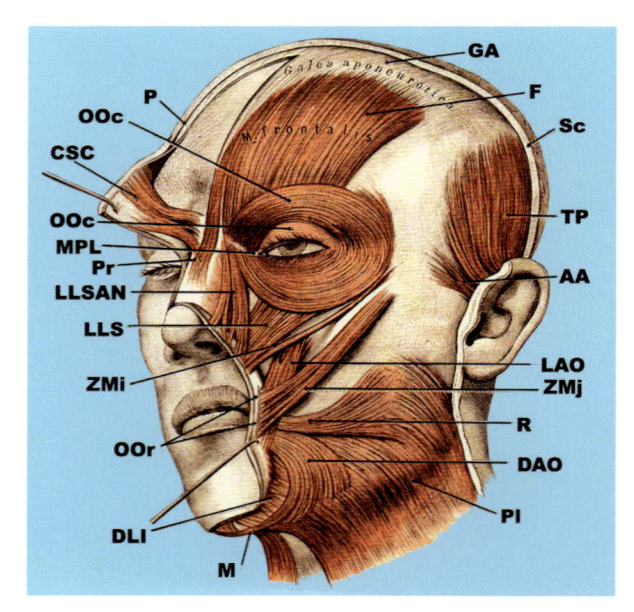

図14-2　顔面の表情筋（Toldt & Hochstetter, 1937[2]）を改変）
顔面の表情筋を実際に解剖してみるとわかるが，図のように剖出することは難しい．他の骨格筋とは異なり，筋の一端は皮膚に付着しているので，皮膚を動かしていろいろな表情をつくることができる．

略号：AA＝前耳介筋 anterior auricularis, CSC＝皺眉筋 collugator supercillii, DAO＝口角下制筋 depressor anguli oris, DLI＝下唇下制筋 depressor labii inferioris, F＝前頭筋 frontalis, GA＝帽状腱膜 galea aponeurotica, LAO＝口角挙筋（犬歯筋）levator anguli oris, LLS＝上唇挙筋（眼窩下筋）levator labii superioris, LLSAN＝上唇鼻翼挙筋（眼角筋）levator labii superioris alaeque nasi, M＝オトガイ筋 mentalis, MPL＝内側眼瞼靭帯 medial palpebral ligament, OOc＝眼輪筋 orbicularis oculi, OOr＝口輪筋 orbicularis oris, P＝頭蓋骨膜 pericranium, PL＝広頸筋 platysma, Pr＝鼻根筋 procerus, R＝笑筋 risorius, Sc＝頭皮 scalp, TP＝側頭頭頂筋 temporoparietalis, ZMi＝小頬骨筋 zygomaticus minor, Zmj＝大頬骨筋 zygomaticus major

表情筋と顔面神経の形態

顔面の表情筋には多くの筋がある（図14-2）．これらの特徴は皮筋で一端が皮膚に付着していることと，顔面神経の支配であることである．顔面神経の起始核である顔面神経核は橋下端から延髄上端にかけてあり（図21e，e2），いくつかの亜核から成る主核と単一の副核とから成る（図14-3）．顔面神経の走行は

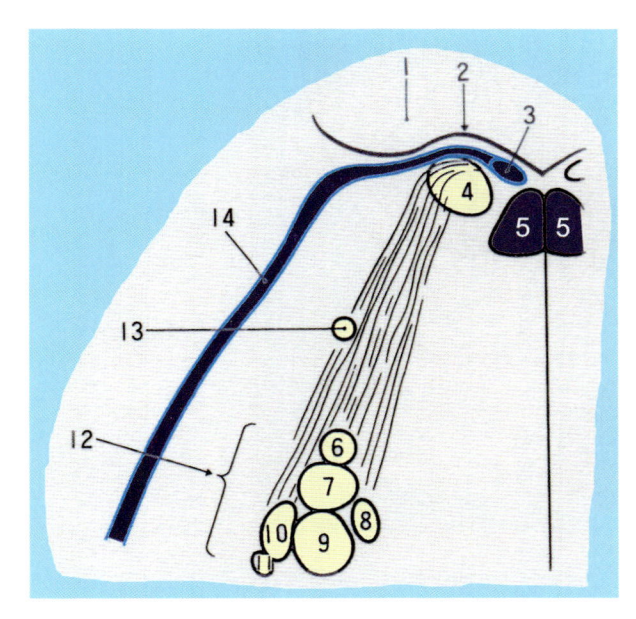

図14-3　顔面神経核の亜核と髄内根の走行
顔面神経核は大きな主核（6個の亜核）と小さな副核から成る．顔面神経の根は背側に向かい，外転神経核の背内側で顔面神経膝を形成し，第四脳室の近くから被蓋の外側端を通って腹側に向かい，中小脳脚の下方で脳表に現れる．
レベルは図17eに近い．
略号：1＝第四脳室 fourth ventricle，2＝顔面神経丘 colliculus nervi facialis，3＝顔面神経膝 genu nervi facialis，4＝外転神経核 abducens nucleus，5＝内側縦束 medial longitudinal fascicle，6＝背側亜核 dorsal subnucleus，7＝中間亜核 intermediate subnucleus，8＝内側亜核 medial subnucleus，9＝腹内側亜核 ventromedial subnucleus，10＝腹外側亜核 ventrolateral subnucleus，11＝外側亜核 lateral subnucleus，12＝顔面神経主核 facial main nucleus，13＝顔面神経副核 facial accessory nucleus，14＝髄内根 intramedullary root

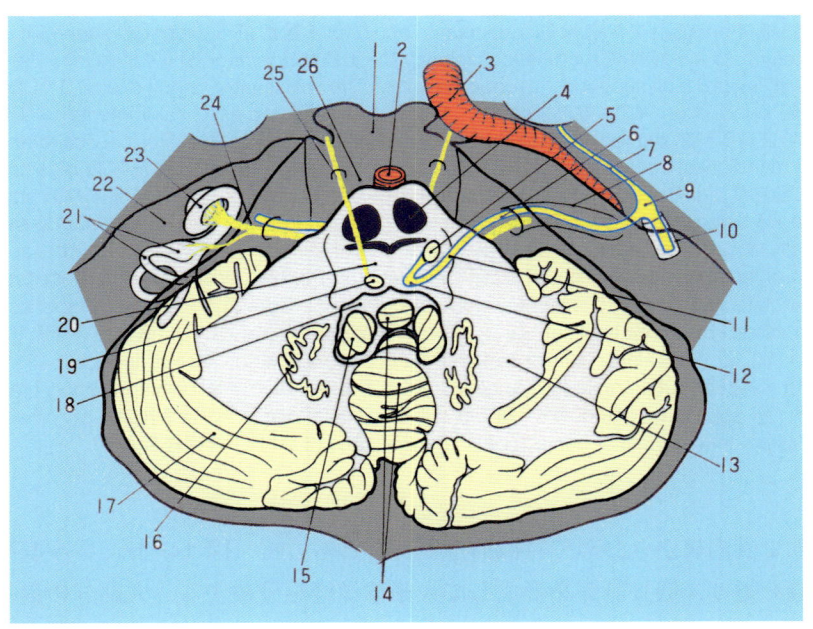

図14-4　顔面神経の走行
顔面神経核からの顔面神経の走行を描いた略図で，脳表に出た後に内耳道に入り膝神経節を形成し，さらに顔面神経管に入り，茎乳突孔から頭蓋外に現れる．
略号：1＝鞍背 dorsum sellae，2＝脳底動脈 basilar artery，3＝内頸動脈 internal carotid artery，4＝橋腹側部と縦束 pontine basal part and longitudinal fasciculi，5＝顔面神経核 facial nucleus，6＝顔面神経髄外根 facial extramedullary root，7＝大錐体神経 great pyramidal nerve，8＝内耳道 internal acoustic meatus，9＝膝神経節 geniculate ganglion，10＝顔面神経管 facial canal，11＝顔面神経髄内根 facial intramedullary root，12＝顔面神経膝 genu of facial nerve，13＝髄体 corpus medullaris，14＝小脳虫部 cerebellar vermis，15＝小脳扁桃 cerebellar tonsil，16＝歯状核 dentate nucleus，17＝小脳半球 cerebellar hemisphere，18＝第四脳室 fourth ventricle，19＝外転神経核 abducens nucleus，20＝橋背部 pontine dorsal part，21＝前庭と半規管 vestibule and semicircular duct，22＝側頭骨岩様部錐体 pyramis of temporal bone，23＝蝸牛 cochlea，24＝前庭蝸牛神経 vestibulocochlear nerve，25＝外転神経 abducens nerve，26＝斜台 clivus

第2章 症候から見た神経形態学

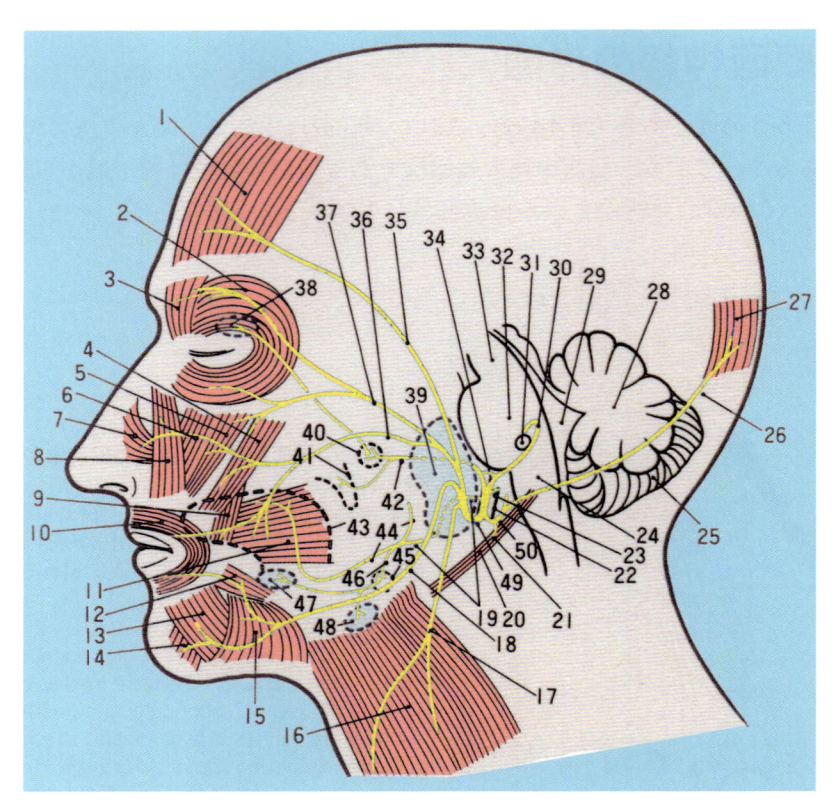

図 14-5 顔面神経の分布
顔面神経は茎乳突孔から出ると大部分は耳下腺の内部を通り，多数の枝に分かれる．この部分を耳下腺神経叢という．

略号：1＝前頭筋 frontalis，2＝眼輪筋 orbicularis oculi，3＝皺眉筋 collugator supercilli，4＝大頬骨筋 zygomaticus major，5＝小頬骨筋 zygomaticus minor，6＝上唇挙筋 levator labii superioris，7＝鼻筋 nasalis，8＝上唇鼻翼挙筋 levator labii superioris alaeque nasi，9＝口角挙筋 levator anguli oris，10＝口輪筋 orbicularis oris，11＝頬筋 buccinator，12＝笑筋 risorius，13＝下唇下制筋 depressor labii inferioris，14＝オトガイ筋 mentalis，15＝口角下制筋 depressor anguli oris，16＝広頚筋 platysma，17＝頚枝 cervical branch，18＝下顎縁枝 marginal mandibular branch，19＝鼓索神経 chorda tympani，20＝顎二腹筋後腹 digastricus, posterior belly，21＝二腹筋枝 digastricus branch，22＝顔面神経管 facial canal，23＝アブミ骨筋神経 stapedius nerve，24＝延髄 medulla oblongata，25＝小脳半球 cerebellar hemisphere，26＝後頭枝 occipital branch，27＝後頭筋 occipital belly of occipitofrontalis，28＝小脳虫部 cerebellar vermis，29＝第四脳室 fourth ventricle，30＝顔面神経膝 genu of facial nerve，31＝顔面神経核 facial nucleus，32＝橋 pons，33＝中脳 mesencephalon，34＝膝神経節 geniculate ganglion，35＝側頭枝 temporal branches，36＝頬筋枝 buccal branches，37＝頬骨枝 zygomatic branches，38＝涙腺 lacrimal gland，39＝耳下腺 parotid gland，40＝翼口蓋神経節 pterygopalatine ganglion，41＝軟口蓋 soft palate，42＝大錐体神経 great petrosal gland，43＝舌 tongue，44＝舌神経 lingual nerve，45＝顎下神経節 submandibular ganglion，46＝舌神経との交通枝 communicating branch to lingual nerve，47＝舌下腺 sublingual grand，48＝顎下腺 submandibular gland，49＝茎乳突孔 stylomastoid foramen，50＝後耳介神経 posterior auricular nerve，17，18，35，36，37＝耳下腺神経叢の枝

複雑である．橋内部で髄内根がきわめて特徴的な走行をとるのと（図 14-3），中小脳脚の下端から脳の外へ出てからも内耳道を通り，膝神経節を形成して大錐体神経を分枝する．大部分の残りの顔面神経は顔面神経管に入り（図 14-4），さらに茎乳突孔から頭蓋骨の外に出て，大部分は耳下腺内に入って耳下腺神経叢を形成し，側頭枝，頬骨枝，頬筋枝，下顎縁枝，頚枝に分かれる（図 14-5）．詳細は文献[3]を参照してほしい．

臨床的には，末梢性顔面神経麻痺と中枢性顔面神経麻痺のあることが古くから知られている．これを説明する図は良いものが少ない（図 14-6）．

14．顔面の異常

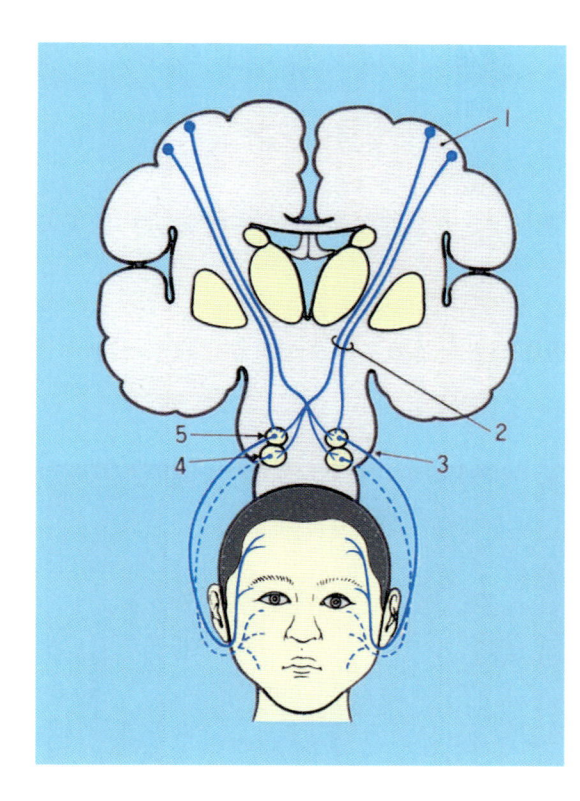

図 14-6　皮質核路の顔面神経核への連絡
顔面神経麻痺には中枢性と末梢性の2型がある．中枢性顔面神経麻痺（顔面下四半）を説明できる図がないので，著者の一人が描いたのがこの図である．両側顔面下半麻痺も説明できる．
顔面神経核は両側の皮質核路が連絡する部分と，反対側からの皮質核路が連絡する部分とに分けられるが，亜核との対応はわかっていない．
略号：1＝中心前回（体運動領）の顔面領域 precentral gyrus，2＝皮質核路 corticonuclear tract，3＝顔面神経核 facial nucleus，4＝頬筋枝・下顎縁枝・頸枝に対応する顔面神経の亜核群 facial subnuclei related to buccal, mandibulo-marginal and colli branches，5＝側頭枝・頬骨枝に対応する顔面神経亜核群 facial subnuclei related to temporal and zygomatic branches

顔面の異常の画像

顔面神経鞘腫 facial neurinoma

顔面神経を侵す神経鞘腫である．主訴は，通常はゆっくり進行する末梢性顔面神経麻痺と聴力の低下である．

画像所見

CT で顔面神経の走行に沿った管状の腫瘤があり，MRI で造影効果を認めることがある（図 14-7）．

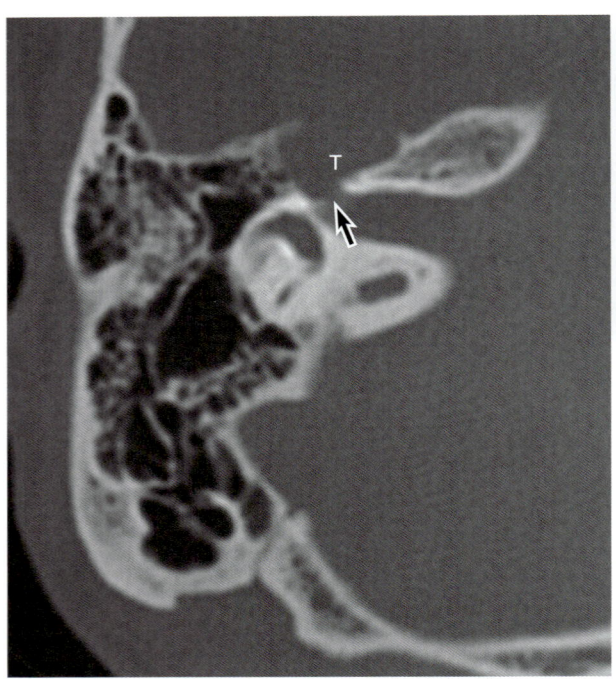

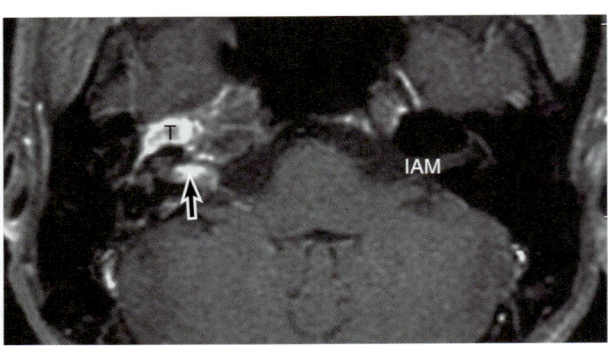

図 14-7　顔面神経鞘腫（25 歳，男性） 突然発症の右末梢性顔面神経麻痺と聴力低下
A：CT で，右顔面神経管の迷路部（→）および膝神経節窩（T）が拡大しているのがわかる．
B：造影後の MRI T1 強調画像では迷路部（→）から膝神経節窩（T）にかけて，造影効果のある腫瘤を認め，顔面神経鞘腫と考えられ，術中病理組織検査にて確認された．この症例は突然発症であり，比較的めずらしい．
略号：IAM＝内耳道 internal auditory meatus

顔面の異常の病理

　顔面麻痺をきたす疾患として画像で紹介された顔面神経鞘腫も，組織学的にはシュワン細胞腫である．小脳橋角部腫瘍は末梢性顔面神経麻痺の原因として重要であるが，そのほとんどは聴神経に発生するシュワン細胞腫（一般に聴神経腫瘍や聴神経鞘腫といわれるもの）や髄膜腫であり，顔面神経鞘腫は稀である．病理像の詳細は「11．脳腫瘍」（→p.215）を参照されたい．このほか，橋の病変（血管障害，腫瘍，多発性硬化症など）や側頭骨内顔面神経の障害（外傷，炎症など）もある．通常は障害部位に対応した随伴症状があり，それを見極めることが病巣部位の特定に重要である．多発性硬化症については「15．眼と視覚の異常」（→p.270）を，顔面けいれんについては「18．けいれん発作」（→p.303）を参照されたい．

引用文献

【症候と解剖】
1) 後藤　昇：臨床家のための顔面神経の解剖．Facial N Res Jpn 25：3-7，2005．
2) Hochstetter F, Toldt C: Anatomischer Atlas für Studierende und Ärzte. Siebzehnte Auflage, Zweiter Band. Urban & Schwarzenberg, Berlin, Wien, 1937.
3) 後藤　昇：顔面神経の走行と分布．Clin Neurosci 8：594-595，1990．

15. 眼と視覚の異常

眼と視覚の異常とは

眼に関する異常の訴えとしては，眼脂 eye discharge，異物感 foreign body feeling，眼痛 eye pain，灼熱感 heat feeling，掻痒 eye itching，眼球発赤 eye redness，流涙 lacrimal flow，羞明 photophobia，乾燥感 dry eye feeling，視力障害 visual disturbance，失明 loss of eyesight，視野狭窄 visual field contraction，暗点 scotoma，夜盲 nyctalopia or night blindness，眼精疲労 asthenopia，色覚異常 dyschromatopsia or color sensation disturbance，小視症 micropsia，複視 diplopia or double vision など，多数のものがある．そのうち神経系に関係のあるものとしては，視力異常 visual abnormalities，視野障害 visual field disturbances，眼瞼と眼球の異常 abnormalities of eyelids or eyeballs，複視あるいは斜視 strabismus or squint，共同偏視 conjugate deviation，眼振 nystagmus，瞳孔異常 pupillary abnormalities，眼底異常 disturbances of ocular fundus などがある．そのほか多発ニューロパチー，外眼筋麻痺，眼反射消失を起こす Miller Fisher 症候群がある．

Horner 症候群は 1865 年に報告され，片側の眼裂狭小，眼球陥凹，縮瞳がある．Parinaud 症候群は随意性上方注視麻痺である．

眼と視覚の構造

視覚器は光線の感受装置であり，眼と副眼器とに分けることができる．眼は眼球と視神経から成り，副眼器には，眼筋，眼瞼，結膜，涙器などがある．いずれも眼窩の中にある．

1）視覚伝導路 visual pathway

眼球の網膜に始まり，視神経 optic nerve，視交叉 optic chiasm，視索 optic tract，外側膝状体 lateral geniculate body，視放線 optic radiation を経て，後頭葉の有線領 area striata（Brodmann の Area 17）[1]に終わる経路を視覚伝導路 visual pathway，あるいは視覚路という（**図 15-1**）．Brodmann（1868-1918）はドイツの神経学者で，有名な大脳皮質の細胞構築学的研究の著書がある[2]．

2）網膜の形態 morphology of the retina

網膜は発生学的には中枢神経系の一部であり，間脳から伸びた眼胚から形成される．網膜を色素上皮層から内方に向かって，すなわち光を受けて反応した興奮が伝わる方向に次の 10 層に分ける（**図 15-2**）．
①網膜色素上皮層，②杆状体・錐状体層，③外境界膜，④外顆粒層，⑤外網状層，⑥内顆粒層，⑦内網状層，⑧神経節細胞層，⑨視神経線維層，⑩内境界膜

これらの層のうちの基本的な構造としては，杆状体・錐状体層の感覚上皮細胞の核がある外顆粒層と，これと連絡する内顆粒層の双極細胞層，さらに神経節細胞層の 3 つの層がある．

3）視神経 optic nerve

網膜の神経節細胞から始まる神経突起は，網膜の一点に集まって眼球の後極から視神経として眼窩の後端に向かい，視神経管を経て頭蓋内に入る．視神経の始まる部分は，感覚上皮などを欠く部分ができるので，その部分は視野上の盲点に対応する．そのほか，視覚伝導路の障害部位に対応して特徴的な半盲 hemianopsia がみられる（**図 15-1**）．

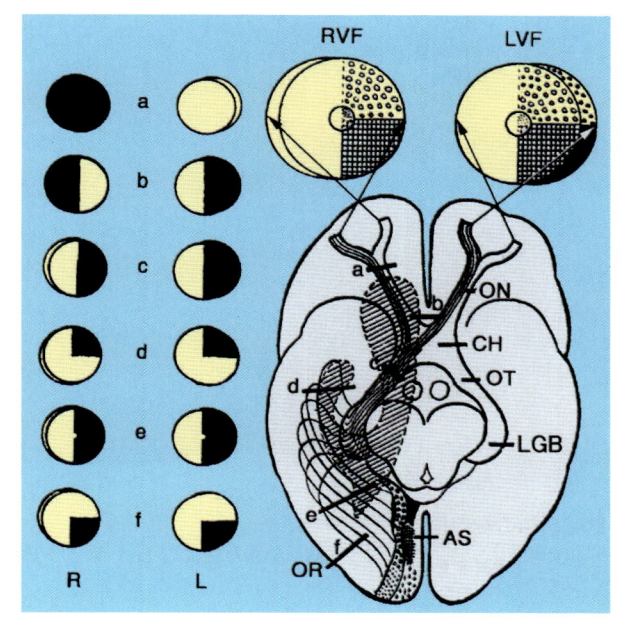

図 15-1　視覚伝導路・視野・半盲（Walshe, 1973[3]を改変）
視覚伝導路と半交叉，中心視野-周辺視野と有線領の後方-前方の対応などを覚えておこう．
略号：AS＝有線領 area striata（＝visual cortex），CH＝視交叉 chiasma opticum（＝optic chiasm），LGB＝外側膝状体 lateral geniculate body，LVF＝左視野 left visual field，ON＝視神経 optic nerve，OR＝視放線 optic radiation，OT＝視索 optic tract，RVF＝右視野 right visual field，a＝右視神経の障害 right optic nerve lesion，b＝両側の交叉線維の障害 bilateral crossing fibers lesion，c＝右視索の障害 right optic tract lesion，d＝右 Meyer ループの障害（左上四半半盲）right Meyer loop lesion，e＝右視放線の障害（黄斑回避のある左同名半盲）right optic radiation lesion，f＝右視放線の一部が上方から障害（下四半半盲）lesion involving the optic radiation from up

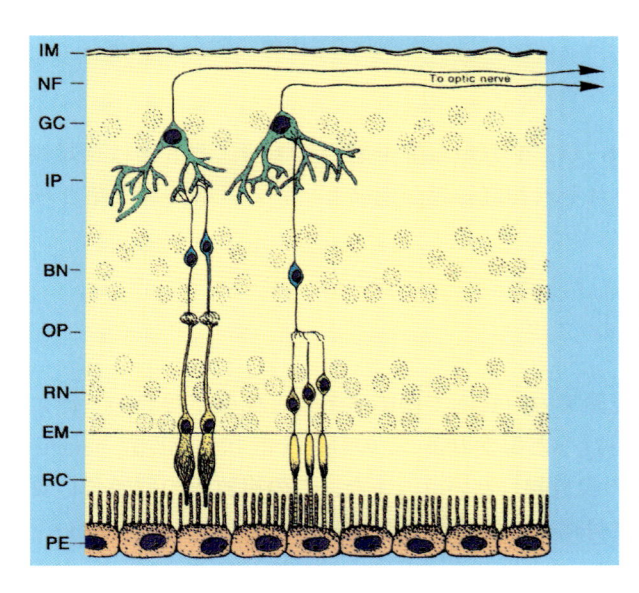

図 15-2　網膜の構造（Haerer, 1992[4]を改変）
網膜の構成を理解し，光刺激の受容と伝達の様式を理解しよう．
略号：BN＝内顆粒層（双極細胞）bipolar neuron，EM＝外境界膜 external limiting membrane，GC＝神経細胞層 ganglion cell layer，IM＝内境界膜 internal limiting membrane，IP＝内網状層 inner plexiform layer，NF＝神経線維層 nerve fiber layer，OP＝外網状層 outer plexiform layer，PE＝網膜色素上皮層 pigment epithelium layer，RC＝杆状体・錐状体層 rods and cones layer，RN＝外顆粒層 retinal nuclear layer（＝outer nuclear layer）

4）視交叉 optic chiasm

　頭蓋内に入った視神経は，すぐに半交叉をする．これは，左右の耳側視野に由来する神経線維がそれぞれ反対側に交叉し，両側の鼻側の視野に由来する神経線維は非交叉で，それぞれの視索に入り，外側膝状体へと連絡する（図 15-1）．視交叉部分では，中心視野の耳側部分に対応する線維は視交叉の後方を通っている（図 15-3）．

5）視索 optic tract

　反対側の耳側視野と同側の鼻側視野に対応する神経線維の束は，一緒になって視索を形成する．これは単に神経線維の約半数が反対側へ乗り換えるもので，ニューロンが替わるわけではない（図 15-1）．

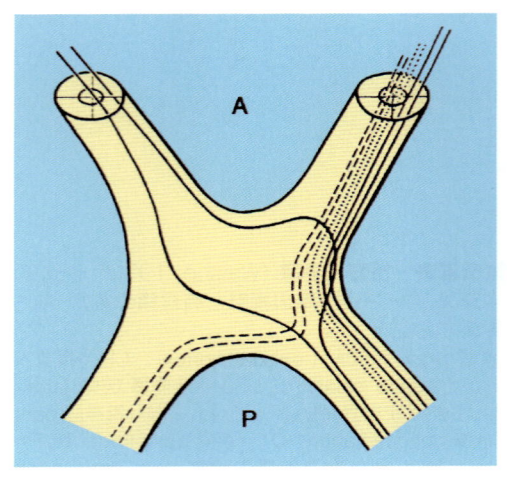

図15-3 視交叉の線維走行（Hoyt, 1964[5]を改変）

視交叉の障害部位と視野の異常については，臨床的に判明していたが，剖検で確認されるようになった．網膜中心部分からの神経線維に注意．
略号：A＝前方 anterior，P＝後方 posterior

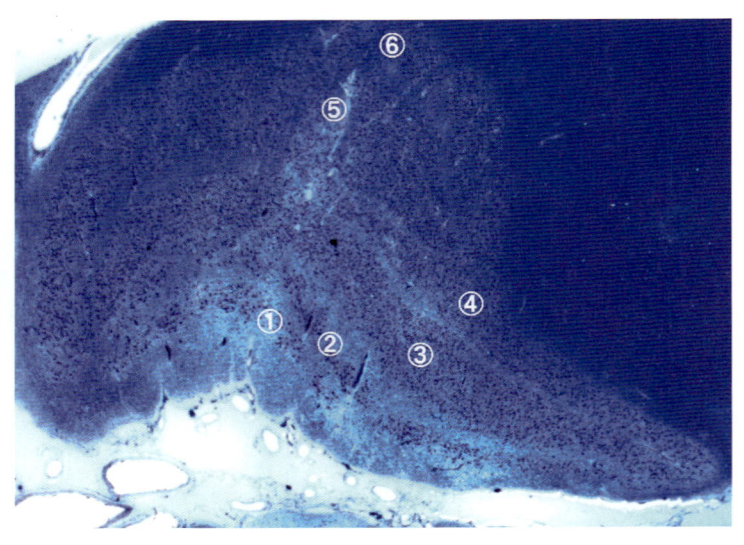

図15-4 外側膝状体の細胞構築
層構成がある（本文参照）．①②層の神経細胞は他の層よりも大きい．KB染色，前額断．スケールバーは1mm．

6）外側膝状体 lateral geniculate body

外側膝状体では，神経細胞が層を形成している（図15-4）．下方から第1層，第3層，第6層は反対側網膜から，第2層，第4層，第5層は同側の網膜からそれぞれ神経線維が連絡している．第1層と第2層の構成神経細胞は，他の層の神経細胞よりも大きい．

7）視放線 optic radiation

外側膝状体の神経細胞から始まる軸索は，側頭葉と後頭葉の白質内で側脳室下角と側脳室後角の下面に接した部分を通って後頭葉の有線領（BrodmannのArea 17）へと導かれる．この経路を膝状体鳥距路 geniculocalcarine tract（別名を視放線 optic radiation，Gratioletの視放線）という．また，この視放線の側頭葉白質内を前方に走ってから屈曲して後方に向かう部分は，反対側の上四半の視野に対応していて（図15-1），この側頭葉白質内の視放線の屈曲をMeyerのループとよんでいる．Meyer（1866-1950）はスイスの神経病理学者・精神医学者で，後にアメリカで活躍した．

8）有線領 area striata

後頭葉の内側面には，後頭極に向かうはっきりした大脳溝の鳥距溝 calcarine sulcus をみることができる．この溝に直角に脳を切ると，鳥距溝の上下の大脳皮質内に白い線維層がある．それはホルマリン標本で肉眼的に確認できる．この線状構造は，イタリアの内科医 Gennari（1752-1797）が若い学生時代に視覚領の外バイヤルジェ線維がきわめて発達していることを発見した．その線維層をジェンナリ条といい，この領域を有線領とよんでいる．鳥距溝の両側の大脳皮質の組織切片標本を作製して観察すると，白線に一致して第4層の内顆粒層の中央に横走する有髄線維層が発達している．Brodmannは，細胞構築学的な立場からこの領域をArea 17と命名した[1]．有線領は視放線が投射する視覚に対応する皮質である．さらに，有線領には網膜の部位との対応がわかっていて，視野の上半は鳥距溝の下半の有線領に，視野の下半は鳥距溝の上半の有線領に投射する．また，前方の有線領は周辺視野からの，後方の後頭極近くの有線領は中心視野からのそれぞれ投射があることがわかっている（図15-1）．

眼と視覚の異常の画像

1）多発性硬化症 multiple sclerosis（MS）

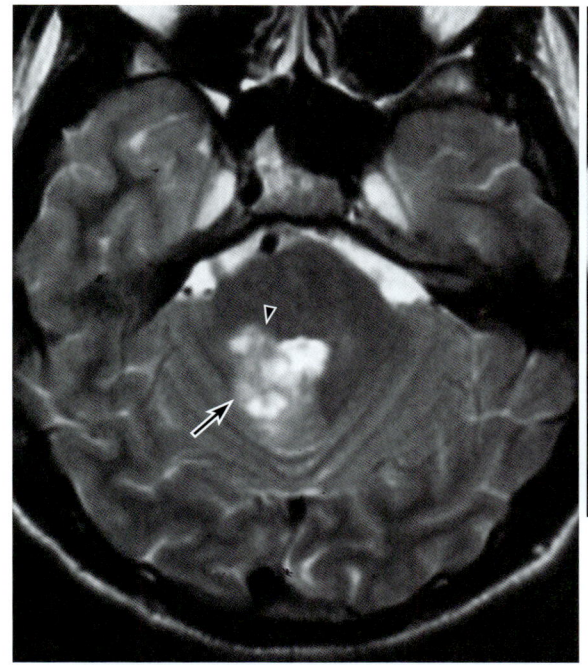

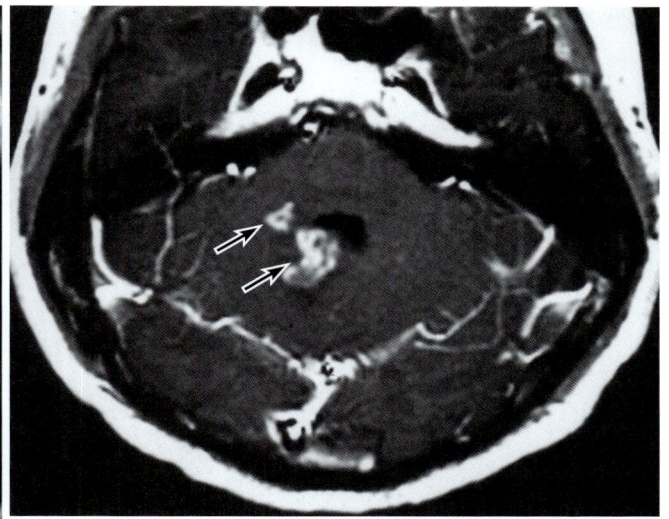

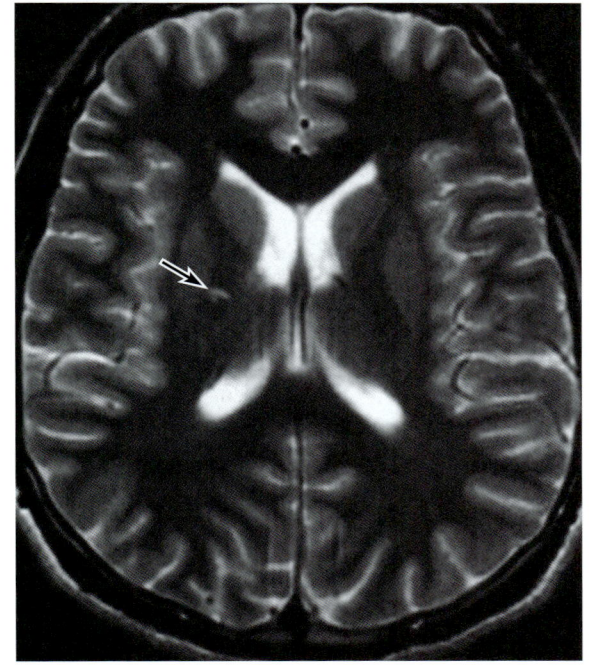

A|B
C|

図 15-5　多発性硬化症（23 歳，男性）

めまいおよびふらつきがあり，次の日には嘔吐，四肢および体幹の失調が認められ，小脳炎の疑いで入院した．脳脊髄液の細胞数は 17/3（リンパ球 16，好中球 1）．

A～C：T2 強調画像で右中小脳脚から小脳にかけて，不均一な高信号を示す病変があり（A→），第四脳室には軽い mass effect がある（A▶）．造影後の T1 強調画像では 2 カ所に造影効果を認める（B→）．腫瘍も考えられる所見ではあるが，右内包後脚内に点状の高信号を認める（C→）．この部位には造影効果を認めない（非掲載）．

若年者であり，多発性硬化症も考慮に入れるべき所見である．病歴を尋ねると，半年前にも意識消失発作があり，他院にて MRI を撮り，多発性の高信号領域を指摘されている．右内包後脚内の高信号領域はおそらくその古い病変と考えられた．したがって，多発性硬化症と診断した．ステロイドを使うことなく，自然治癒した（寛解という）．

2）後大脳動脈梗塞 posterior cerebral artery infarction

後大脳動脈（PCA）梗塞による症候群はその閉塞部位によって2つに分かれる．1つはPCAのP1部位の閉塞により，内側視床，同側大脳脚と中脳に梗塞を生じる（P1症候群）．もう1つはPCAと後交通動脈の境界部から末梢の閉塞により，側頭葉および後頭葉皮質の梗塞が起こるタイプである（P2症候群）．

A|B
C|D

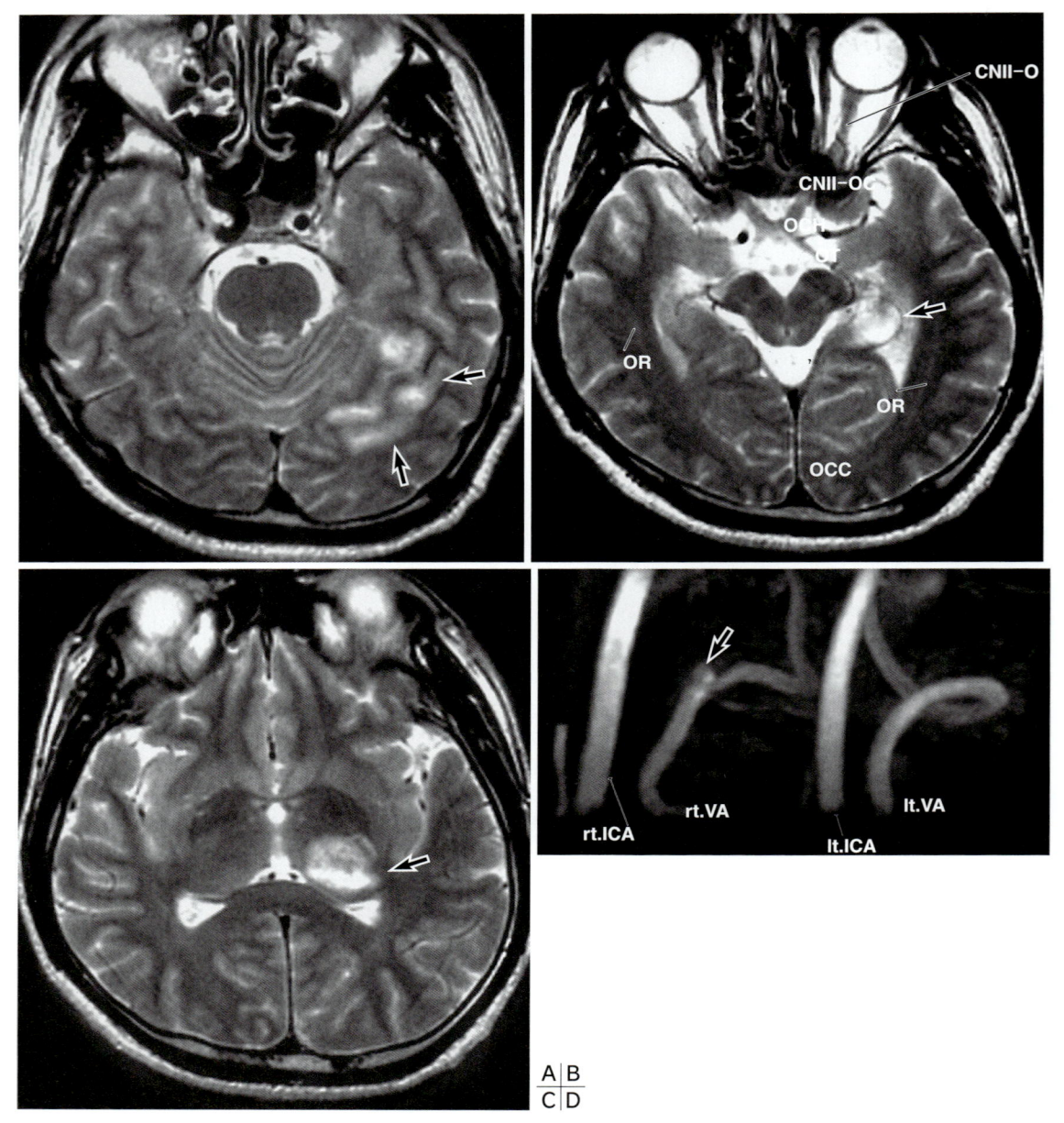

図15-6 視覚領域を含む後大脳動脈領域の梗塞（32歳，男性） 肩こりがあり，頭を横に向けたと同時にめまいや吐き気を覚えた．翌日，さらに右上肢のしびれが起こり，受診
A〜C：左視床（C→）および左側頭葉後部から後頭葉（A，B→）にかけて梗塞を認める．
B：眼窩内の視神経（CNⅡ-O），視束管内の視神経（CNⅡ-OC），視交叉（Och），視索（OT），視放線（OR）および後頭葉（OCC）を同定することができる．左海馬傍回に梗塞を認める（→）．
D：第1頸椎部位でのMRAに右椎骨動脈C1部の動脈瘤様拡張と壁の不整を認める（→）．動脈解離の所見と考えられ，この解離部位から血栓が飛び，梗塞を起こしたと推測した．
略号：CNⅡ-O＝眼窩内の視神経 intraorbital optic nerve, CNⅡ-OC＝視束管（＝視神経管）内の視神経 intracanalicular optic nerve, lt. ICA＝左内頸動脈 left internal carotid artery, lt. VA＝左椎骨動脈 left vertebral artery, OCC＝後頭葉 occipital lobe, Och＝視交叉 optic chiasm, OR＝視放線 optic radiation, rt. ICA＝右内頸動脈 right internal carotid artery, rt. VA＝右椎骨動脈 right vertebral artery

P2症候群では内側後頭葉と側頭葉に梗塞を認める．反対側の同名半盲がmacular sparingを伴って起こる．時に，視放線の下方ループの障害により上四半盲となる．視覚連合野を含まず鳥距皮質が侵されるときには視覚欠損が認識される．両側のPCAの末梢枝の閉塞により皮質盲が起こる．皮質盲では患者は盲であることに気がつかず，あるいはそれを拒否する（アントン徴候 Anton sign）．

3）内側縦束 medial longitudinal fascicle（MLF）症候群

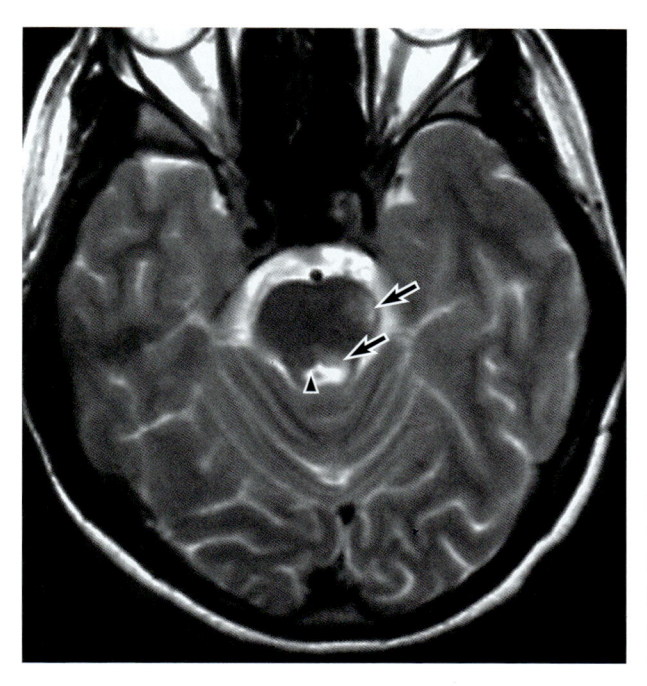

図15-7　多発性硬化症，左内側縦束症候群（13歳，女性）
橋上部に右側の内側縦束を同定できる（▶）．左側では，内側縦束を含む橋被蓋および底部（→）に多発性硬化症の病巣を認める．内側縦束を侵す病変では若年者では多発性硬化症が多く，高齢者では脳梗塞が多い．
略号：MLF＝内側縦束 medial longitudinal fascicle

第 2 章　症候から見た神経形態学 ［病理］

眼と視覚の異常の病理

多発性硬化症 multiple sclerosis（MS）

　多発性硬化症は中枢神経系の脱髄疾患 demyelinating diseases の代表的疾患である．脱髄 demyelination とは，神経線維の髄鞘のみが選択的に崩壊消失し，軸索は損傷を免れる病変をいい，自己免疫性機序によって生じる．

　MS では，脱髄病巣（脱髄斑 demyelinating plaque という）が中枢神経系に多発性に出現し（空間的多発），多彩な神経症状が寛解と再発を繰り返す（時間的多発）ことが特徴である．脱髄病巣の好発部位は，一般的には大脳白質，特に側脳室周囲白質（古くから Wetterwinkel とよばれてきた脳梁と尾状核頭との間で側脳室を取り囲む白質），視神経および脊髄白質であり，血管支配や神経伝導路に一致することなく不規則に分布する（図 15-8）．

病理所見

　肉眼的には，新鮮な脱髄病巣は赤みを帯びて軟らかく浮腫状であり，古い病巣は灰白色でゼラチン様，やや透明度を増してみえ，触ると硬い．本邦の MS は，脱髄病巣が視神経と脊髄に限局し，かつ，壊死傾向の強い例が多く，いわゆる Devic 型 MS という（図 15-9）．このような脱髄病巣は，時間経過とともに萎縮し，時に囊胞化したり空洞を形成する．

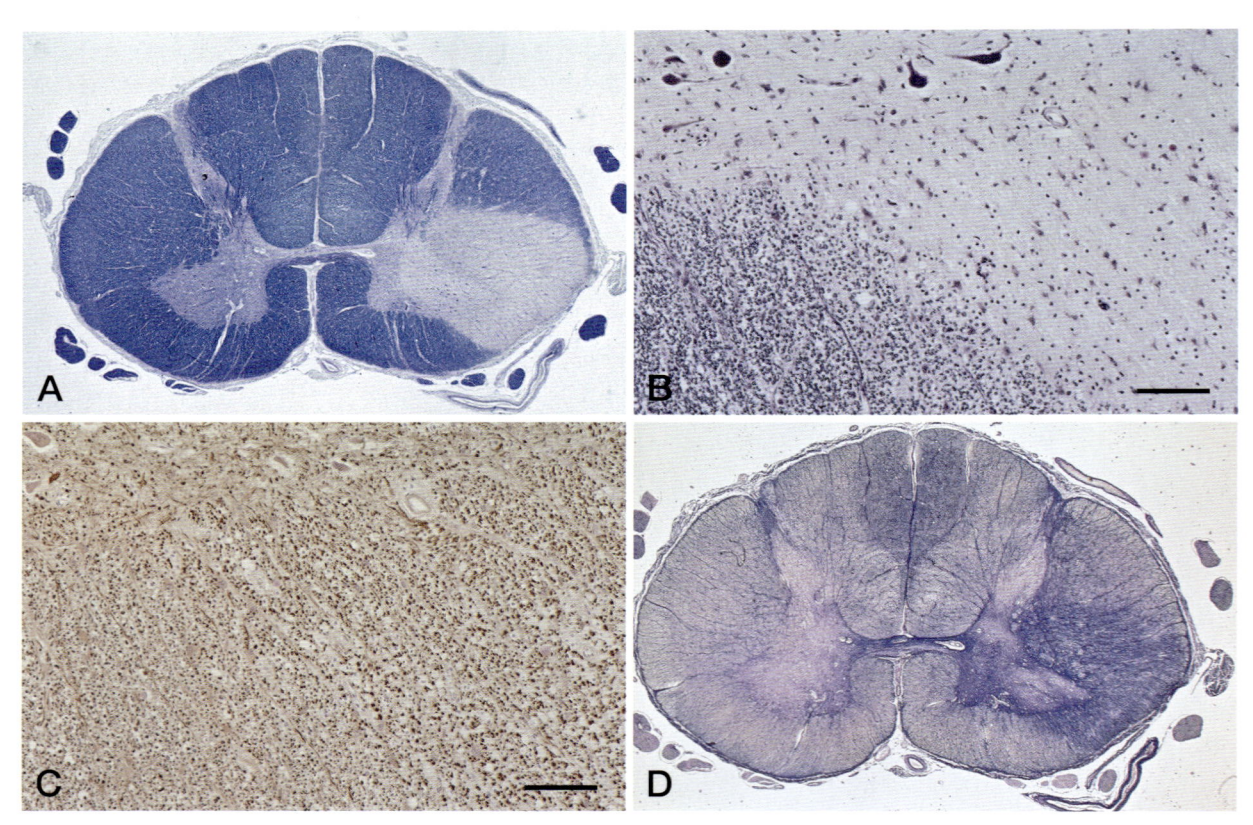

図 15-8　多発性硬化症
A：頸髄の典型的脱髄病巣（脱髄斑）．病巣は右側索から一部前角に及んでいる．KB 染色．
B：脱髄病巣（A）の境界部．病巣部の髄鞘は完全に消失しているが，前角細胞は保たれている．KB 染色，スケールバーは 100 μm．
C：ニューロフィラメント免疫染色により脱髄病巣部の軸索はよく保たれていることがわかる．スケールバーは 100 μm．
D：脱髄病巣は著明な線維性グリオーシスを示す．Holzer 染色．

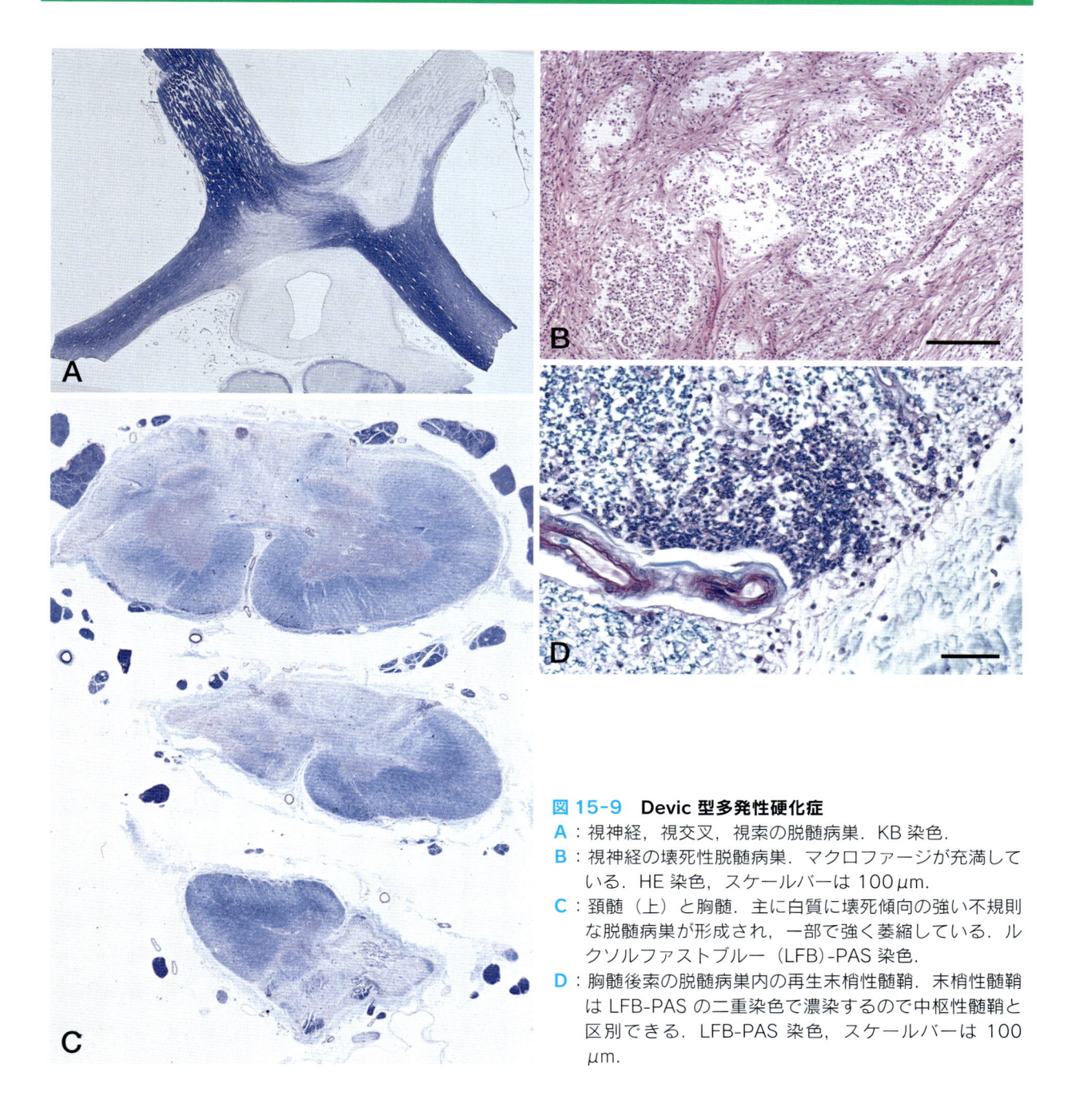

図15-9 Devic 型多発性硬化症

A：視神経，視交叉，視索の脱髄病巣．KB 染色．
B：視神経の壊死性脱髄病巣．マクロファージが充満している．HE 染色，スケールバーは 100μm．
C：頸髄（上）と胸髄．主に白質に壊死傾向の強い不規則な脱髄病巣が形成され，一部で強く萎縮している．ルクソルファストブルー（LFB）-PAS 染色．
D：胸髄後索の脱髄病巣内の再生末梢性髄鞘．末梢性髄鞘は LFB-PAS の二重染色で濃染するので中枢性髄鞘と区別できる．LFB-PAS 染色，スケールバーは 100μm．

　組織学的には，活動性脱髄病巣では，脱髄とともに小静脈周囲性のリンパ球浸潤がみられ，多数のマクロファージ（図 15-9B）と反応性アストロサイトの増多を伴っている．マクロファージは脂肪染色や PAS 染色で陽性に染まる髄鞘の崩壊産物や脂肪顆粒を含有している．非活動性病巣では，血管周囲性リンパ球浸潤は認められず，髄鞘は完全に消失し，著しい線維性グリオーシスに置き換わる（図 15-8D）．髄鞘染色標本では，境界明瞭な病巣として認められる（図 15-8 A，15-9 A）．典型的な脱髄病巣では軸索はよく保たれるが（図 15-8C），本邦に多い Devic 型 MS では軸索の消失も著しい．

引用文献
【症候と解剖】
1）Brodmann K: Vergleichende Lokalisationslehre der Grosshirnrinde in ihren Prinzipien dargestellt auf Grund des

Zellenbaues. Verlag von Johann Ambrosius, Barth, 1909.
2) Garey LJ (translated): Brodmann's localisation in the cerebral cortex. Smith‐Gordon, London, 1994.
3) Walshe FMR: Vision; organization and symptomatology. Diseases of the nervous system, 11th ed. Churchill Livingstone, Edinburgh, London, 1973, pp 43‐49.
4) Haerer AF: DeJong's the neurologic examination, 5th ed. JB Lippincott, Philadelphia, New York, London, Hagerstown, 1992, pp 93‐122.
5) Hoyt WF: The human chiasm: a neuroanatomical review of current concepts, recent investigations, and unsolved problems. in Smith JL (ed): the University of Miami Neuro-ophthalmology Symposium. Charles C Thomas Publisher, Springfield, 1964, pp 64‐111.
6) 後藤　昇，後藤　潤，江連博光：伝導路(5)視覚伝導路と聴覚伝導路．マスターの要点；神経解剖学．理学療法 19：356‐361，2001．

参考文献

【病理】
1) Prineas JW, McDonald WI: Demyelinating diseases. In Graham DI, Lantos PL (eds): Greenfield's Neuropathology, 6th ed, vol 1, Arnold, London‐Sydney‐Auckland, 1997, pp 813‐896.

16. 耳・聴覚・平衡覚の異常

耳・聴覚・平衡覚の異常とは

　多数の耳の異常症候で神経系に関係するものとしては，聴覚障害と前庭障害がある．聴覚障害 acoustic disturbances では，耳鳴り tinnitus，聴覚過敏 hyperacusis，難聴 deafness などがある．前庭障害 vestibular disturbance の症状としての訴えはめまい（眩暈）vertigo である．それ以外に前庭障害を明らかにするためには，自発眼振を見つけたり，温度刺激試験や頭部回転試験を行って誘発眼振をみたり，立ち直り検査（両足立ちによるロンベルグ徴候，継ぎ足立ち法や片足立ち法），偏倚試験，閉眼歩行試験，テーブル傾斜試験などを行って，平衡障害を正しく評価する必要がある．特発性症候性内リンパ水腫をメニエール Ménière 病という．吐気，嘔吐，めまい，耳鳴，低音域難聴がみられる．なお，めまいには，頭位変換とともに発症する頭位性眩暈があり，その 95％を占める良性（内耳性あるいは末梢性ともいう）頭位性眩暈と，5％を占める悪性（中枢性ともいう）頭位性眩暈とがある．2 つの頭位性眩暈の症候学的な差違は，良性頭位性眩暈では頭位変換によって生じためまいに減衰傾向を認めるが，悪性頭位性眩暈ではめまいの減衰傾向を認めない点にある．病巣の局在は，それぞれ良性頭位性眩暈では内耳，悪性頭位性眩暈では第四脳室の側壁直下にある傍索状体 juxtarestiform body にあることが実証されている[1]．耳科学全般については文献[2,3]を参照．

耳の構造

　耳は，外耳，中耳，内耳に分けられている（図 16-1）．外耳と中耳は，音を伝達する部分であり，内耳

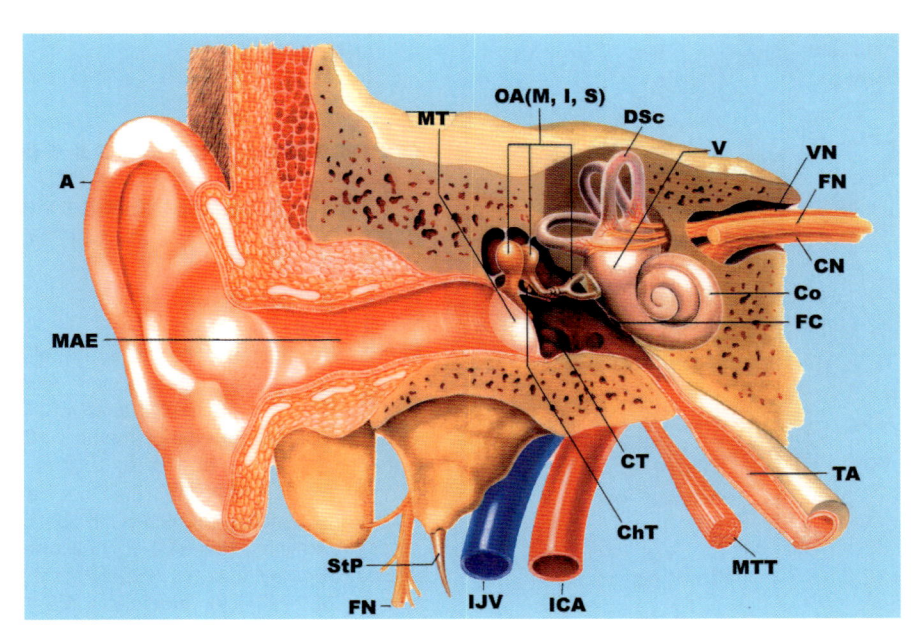

図 16-1　耳の構造
耳の構造はよくできている．外耳は音波の集音と伝達，中耳は固体の振動に変えて伝達，内耳は液体の振動として伝達し，その振動に選択的に反応する機構がよく備わっている．
略号：A＝耳介 auriculus（＝auricle），ChT＝鼓索神経 chorola tympani，CN＝蝸牛神経 cochlear nerve，Co＝蝸牛 cochlea，CT＝鼓室 cavitas tympani（＝tympanic cavity），DSc＝半規管 ductus semicircularis，FC＝蝸牛窓 fenestra cochlea（＝cochlear window），FN＝顔面神経 facial nerve，I＝キヌタ骨 incus，ICA＝内頚動脈 internal carotid artery，IJV＝内頚静脈 internal jugular vein，MAE＝外耳道 meatus acusticus externus（＝external acoustic meatus），M＝ツチ骨 maleus，MT＝鼓膜 membrana tympani，MTT＝鼓膜張筋 musculus tensor tympani，OA＝耳小骨 ossa acousticoe，S＝アブミ骨 stapes，StP＝茎状突起 styloid process，TA＝耳管 tuba auditiba，V＝前庭 vestibulum，VN＝前庭神経 vestibular nerve

は音の刺激を受ける部分と，平衡についての刺激を受ける部分とがある．内耳の内部には膜迷路 membranous labyrinth があり，内部の液体（内リンパ endolympha）を通じて感覚細胞が音や平衡についての刺激を感知する．膜迷路とその周囲の骨迷路 osseous labyrinth の間には外リンパ perilympha があり，膜迷路を保護している．

1）蝸牛とラセン器（コルチ器） cochlea and spiral organ（organ of Corti）

蝸牛は内耳の聴覚関連部位である．音は外気中の振動として，外耳道から入って鼓膜で固体の振動に変わり，中耳の耳小骨に伝わり（図 16-1），さらに内耳の迷路の蝸牛管の内部の内リンパを通じて液体の振動はラセン器（コルチ器，図 16-2，16-3）に伝えられ，周波数に対応する部位の有毛細胞で感知される．なお，Marchese A. Corti（1822-1888）はイタリアの組織学者で，ドイツで活躍した．

2）半規管，卵形嚢，球形嚢 semicircular duct, utricle, saccule

これらは平衡覚関連部位である．側頭骨の岩様部錐体内部にある膜半規管は，C字形の前半規管・後半規管・外側半規管がそれぞれ直角に位置し，卵形嚢と球形嚢を容れている前庭 vestibule に連なる（図 16-1）．各半規管 semicircular canals が前庭に連なる基部にはそれぞれ膨大部 ampullae があり，内部に膨大部稜 ampullary cristae がある（図 16-4）．卵形嚢と球形嚢の内部にはそれぞれ卵形嚢斑 utricular macula と球形嚢斑 saccular macula（図 16-4）がある．膨大部稜は頭部の動きに伴う内リンパの動きに反応する構造であ

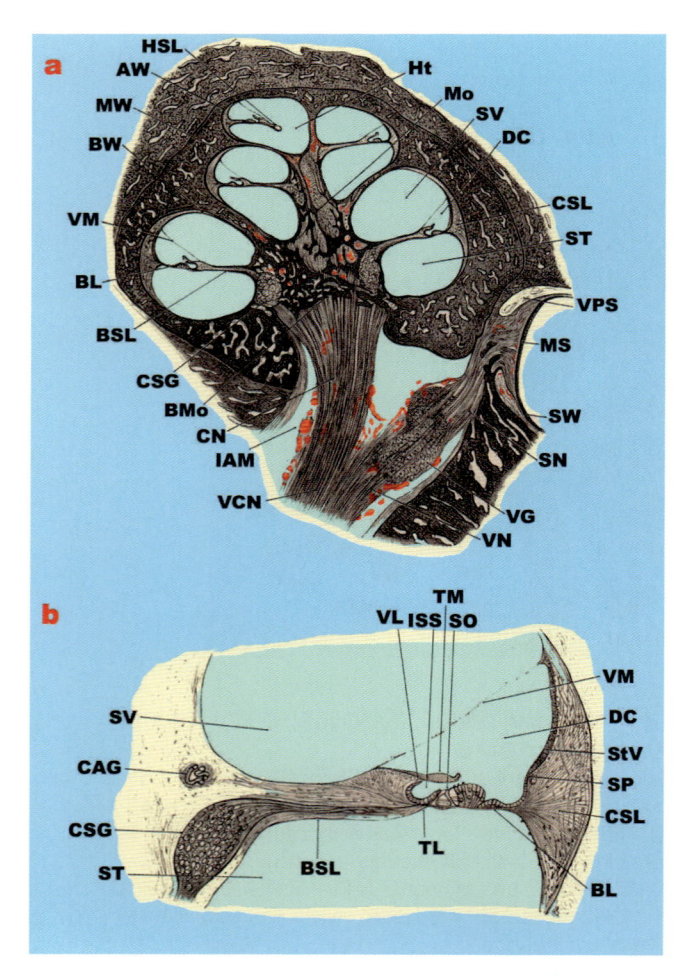

図 16-2 蝸牛とラセン器（コルチ器）の構造（Toldt-Hochstetter, 1937[7]を改変）

液体の振動として伝えられた音のエネルギーは，コルチ器の有毛細胞によって感知され，蝸牛神経によって脳に伝えられる．
a：蝸牛軸を通る断面．
b：ラセン器（コルチ器）．
略号：AW＝尖端回転 apex of whirlpool, BL＝基底板 basal lamina, BMo＝蝸牛底 basis modioli, BSL＝骨ラセン板 bony spiral lamina, BW＝基底回転 basal whirlpool, CAG＝蝸牛内動脈糸球 cochlear arterial glomerulus, CN＝蝸牛神経 cochlear nerve, CSG＝蝸牛ラセン神経節 cochlear spiral ganglion, CSL＝蝸牛ラセン靭帯 cochlear spiral ligament, DC＝蝸牛管 ductus cochlearis, HSL＝ラセン板鉤 hamulus of spiral lamina, Ht＝蝸牛孔 helicotrema, IAM＝内耳道 internal auditory meatus, ISS＝内ラセン溝 internal spiral sulcus, Mo＝蝸牛軸 modiolus, MS＝球形嚢壁 macula sacculi, MW＝中間回転 middle whirlpool, SN＝球形嚢神経 saccular nerve, SO＝ラセン器（コルチ器）spiral organ（organ of Corti）, SP＝ラセン隆起 spiral prominentia, ST＝鼓室階 scala tympani, StV＝血管条 stria vascularis, SV＝前庭階 scala vestibuli, SW＝球形嚢壁 saccular wall, TL＝鼓室唇 tympanic limbic labium, TM＝蓋膜 tectorial membrane, VCN＝前庭蝸牛神経 vestibulocochlear nerve, VG＝前庭神経節 vestibular ganglion, VL＝前庭唇 vestibular limbic labium, VM＝前庭膜 vestibular membrane, VN＝前庭神経 vestibular nerve, VPS＝前庭リンパ周囲間隙 vestibular perilymphatic spatium

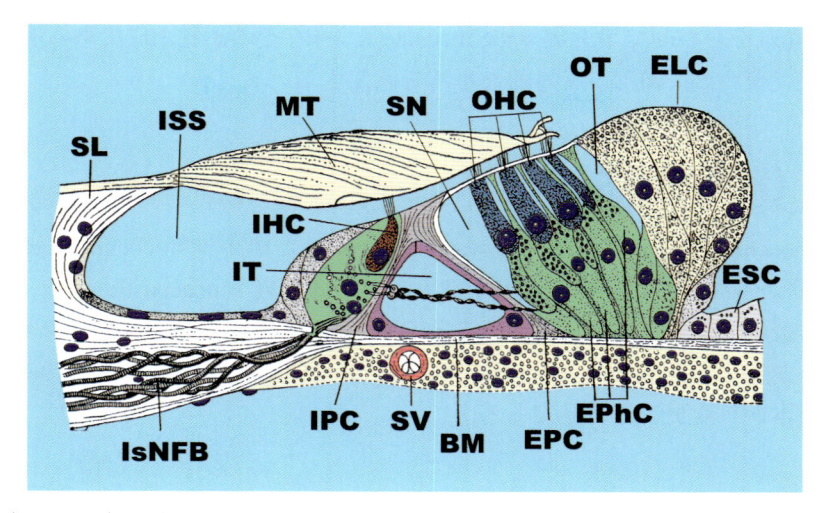

図 16-3 ラセン器（コルチ器）の微細構造（Williams & Warwick, 1975[8]）を改変）
電顕所見をもとに描かれたラセン器（コルチ器）の構造．
略号：BM＝基底膜（板）basal membrane（＝basal lamina），ELC＝外境界細胞 external limiting cell，EPC＝外柱細胞 external pillar cell，EPhC＝外指節細胞 external phalangeal cell（＝Deiters cell），ESC＝外支持細胞 external supporting cell（＝Claudius cell），IHC＝内有毛細胞 internal hair cell，IPC＝内柱細胞 internal pillar cell，IsNFB＝内ラセン神経線維 intraspiral nerve fiber bundle，ISS＝内ラセン溝 internal spiral sulcus，IT＝内トンネル internal tunnel（＝cuniculus internus，＝tunnel of Corti），MT＝蓋膜 membrane tectoria，OHC＝外有毛細胞 outer hair cell，OT＝外トンネル outer tunnel（＝cuniculus externus），SL＝ラセン板縁 spiral limbus，SN＝中トンネル（Nuel 隙）space of Nuel（＝cuniculus medius），SV＝ラセン血管 spiral vessels（＝vas spirale）

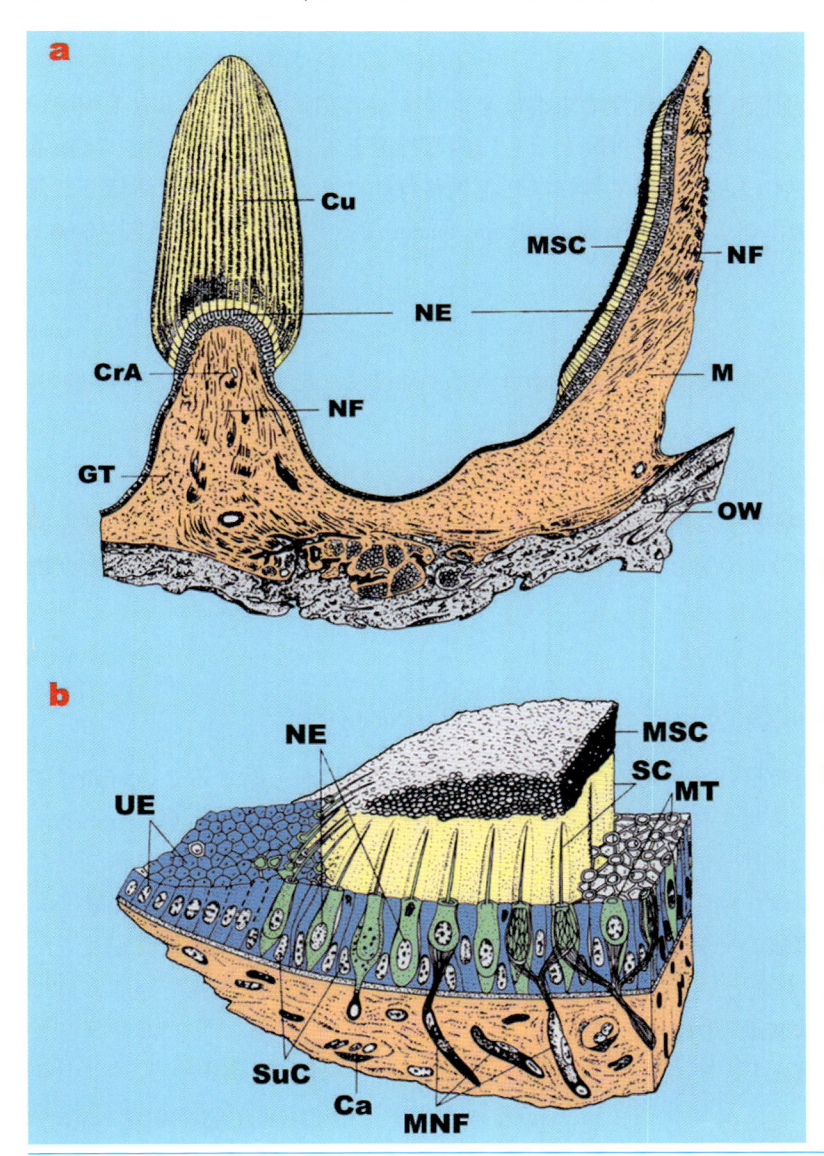

図 16-4 膨大部稜と平衡斑（金子，1973[9]）を改変）
膨大部稜の有毛細胞は頭の動きに反応して発生する半規管内のリンパ流を感知する．
平衡斑は頭部の絶対的な平衡を感知する．
a：膨大部稜と卵形嚢斑 ampulla and utricular macula.
b：平衡斑の構造 structure of static macula.
略号：Ca＝毛細血管 capillary，CrA＝膨大部稜 crista ampullaris，Cu＝頂（膨大部頂）ampulla，GT＝膠様組織 glial tissue，M＝平衡斑 maculae（＝maculae staticae），MNF＝有髄神経線維 myelinated nerve fibers，MSC＝平衡砂膜 membrana statoconiorum，MT＝分界膜 membrana terminalis，NE＝感覚上皮（有毛細胞）neuroepithelium，NF＝神経線維 nerve fibers，OW＝骨壁 osseal wall，SC＝感覚毛 sensory cilia（＝sensory hair），SuC＝支持細胞 supporting cells，UE＝卵形嚢の上皮 utricular epithelium

る．卵形嚢斑と球形嚢斑を合わせて平衡斑 static maculae といい，その感覚上皮である有毛細胞の表面は，平衡砂を含む平衡砂膜で覆われ，頭部の絶対的な平衡を感知する．

内耳神経（前庭蝸牛神経）

内耳神経 vestibulocochlear nerve は前庭神経 vestibular nerve と蝸牛神経 cochlear nerve（聴神経 acoustic nerve）の2つの部分から成る．その機能を表す別名を平衡聴神経 statoacoustic nerve ともいう．内耳神経の横断切片標本を作製して神経識別染色で染めると，前庭神経のほうが蝸牛神経よりも軸索の面積（太さ）が2倍以上もあり，加齢とともに蝸牛神経の軸索の太さが減少することがわかっている[4]．この事実は老人性難聴の原因を根本から変更する発見である．

1）前庭神経 vestibular nerve

前庭神経は，膨大部稜や平衡斑の有毛細胞の興奮を伝える．内耳道の底部に双極性の神経細胞体の集まった神経節（Scalpa 神経節）があり，その中枢枝の集まりで，肉眼的に確認できる部分が前庭神経である（図 16-1）．

2）蝸牛神経 cochlear nerve

蝸牛軸内部にあるラセン神経節の神経細胞は，双極性で末梢枝をコルチ器の感覚上皮である有毛細胞に送り，中枢枝は集まって蝸牛神経となり，さらに前庭神経とともに内耳神経となって内耳道を通って頭蓋腔内に入り，中小脳脚の下方から脳実質内に入って蝸牛神経は延髄橋移行部にある蝸牛神経腹側核と背側核で（図 16-5），前庭神経は橋から延髄にある前庭神経核 vestibular nuclei でそれぞれ終わる（図 16-6, 16-7）．

聴覚伝導路

1）聴覚伝導路 auditory pathways

聴覚に関係する伝導路（図 16-5）を構成する構造としては，迷路の蝸牛管中にあるコルチ器，蝸牛神経，蝸牛神経腹側核と背側核，内側上オリーブ核，外側毛帯，下丘，下丘腕，聴放線，横側頭回などがある．

2）蝸牛神経腹側核と背側核 ventral and dorsal nuclei of the cochlear nerve

蝸牛神経腹側核と背側核は，延髄と橋の移行部にある（図 16-5）．これらの核から始まる2次経路は不明な点が多いが，主要な経路としては主に蝸牛神経腹側核から始まり，反対側に交叉する台形体 trapezoid body（腹側聴条）を形成し，反対側の上オリーブ核や台形体核に終わるものと，直接反対側の外側毛帯に入るものとがある．そのほか動物実験では，蝸牛神経背側核から始まって反対側へ交叉して（背側聴条）から外側毛帯に入るもの，蝸牛神経腹側核の一部から始まって下小脳脚の背側を回って反対側に交叉して（中間聴条）から外側毛帯に入るものもあるという（図 16-5）．しかし，ヒトでは確認されているわけではない．ヒト蝸牛神経腹側核については文献[6]の報告を参照のこと．

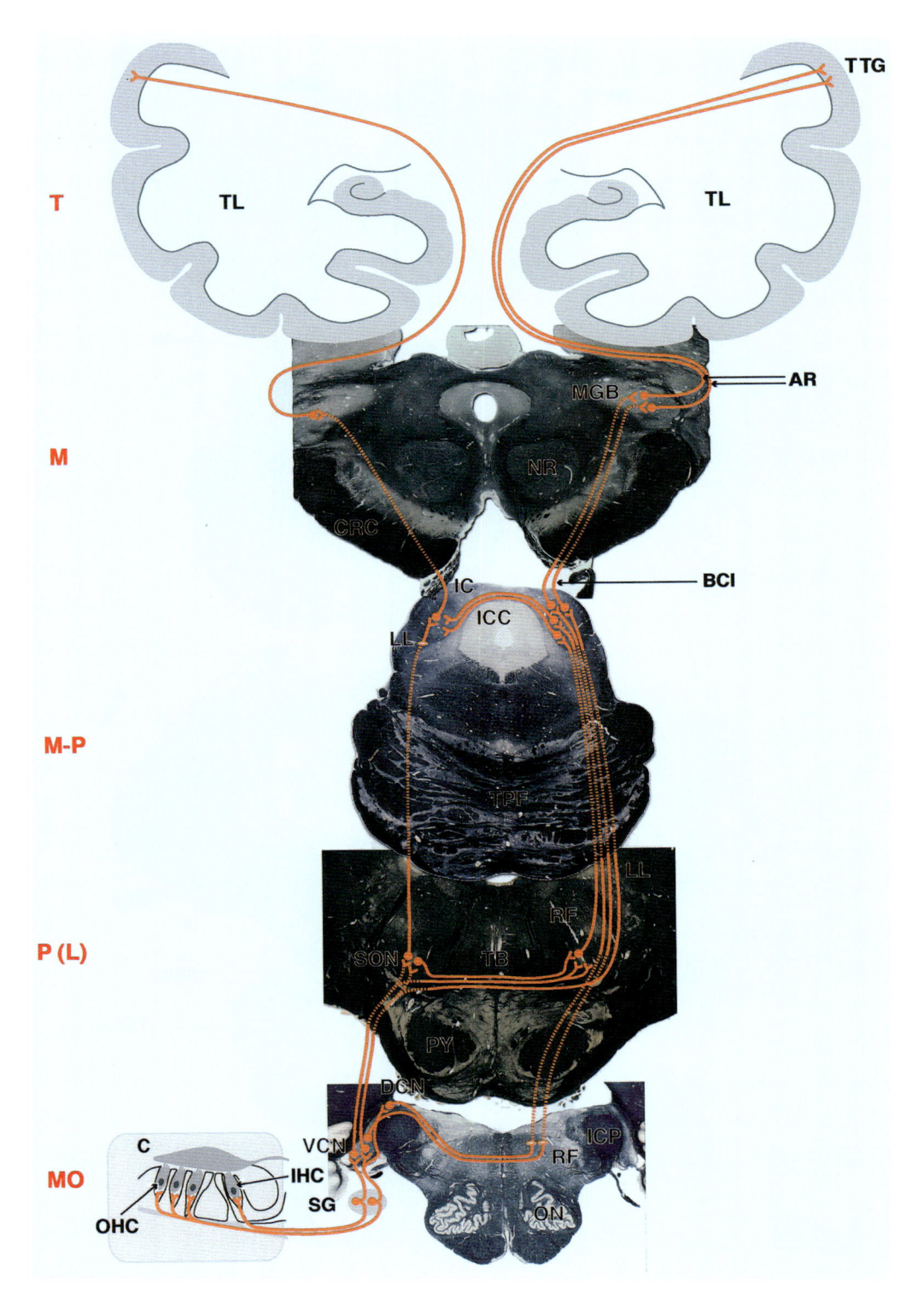

図 16-5　聴覚伝導路

聴覚の伝導路の主要経路のみを示してある．T＝終脳 telencephalon，M＝中脳 mesencephalon，M-P＝中脳橋移行部 mesencephalo-pontine junction，P(L)＝橋（下部）pons (lower level)，MO＝延髄 medulla oblongata

略号：AR＝聴放線 acoustic radiation，BCI＝下丘腕 brachium colliculi inferioris，C＝コルチ器 Corti organ，CRC＝大脳脚 crus cerebri，DCN＝蝸牛神経背側核 dorsal cochlear nucleus, IC＝下丘 inferior colliculus, ICC＝下丘交連 inferior collicular commissure，ICP＝下小脳核 inferior cerebellar peduncle，IHC＝内有毛細胞 inner hair cell，LL＝外側毛帯 lemniscus lateralis（＝lateral lemniscus），MGB＝内側膝状体 medial geniculate body，NR＝赤核 nucleus ruber，OHC＝外有毛細胞 outer hair cells，ON＝（下）オリーブ核 olivary nucleus（＝inferior olivary nucleus），PY＝錐体路（縦束）pyramidal tract（＝pontine longitudinal fibers），RF＝網様体 reticular formation（＝formation reticularis），SG＝ラセン神経節 spiral ganglion，SON＝内側上オリーブ核 superior olivary nucleus（＝medial superior olivary nucleus），TB＝台形体 trapezoid body，TL＝側頭葉 temporal lobe，TPF＝横橋線維 transverse pontine fibers，TTG＝横側頭回 transverse temporal gyrus，VCN＝蝸牛神経腹側核 ventral cochlear nucleus

第 2 章　症候から見た神経形態学

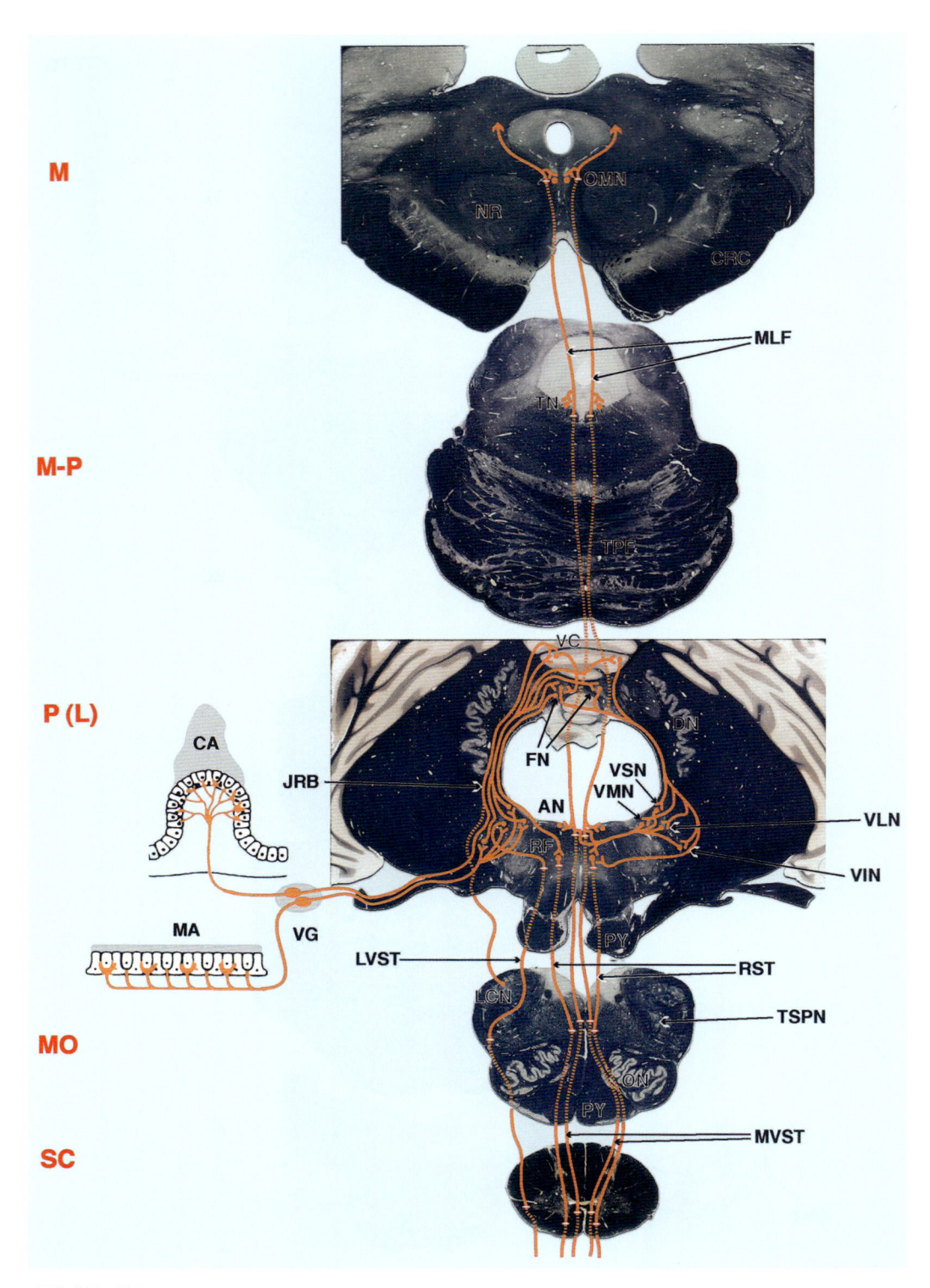

図 16-6　平衡覚伝導路

平衡覚は普段はあまり意識していないが，何かの障害があって平衡覚の異常を起こすとその大切さがわかる．その伝導路は比較的複雑である．M＝中脳 mesencephalon，M-P＝中脳橋移行部 mesencephalo-pontine junction，P（L）＝橋下部 pons（lower level），MO＝延髄 medulla oblongata，SC＝脊髄 spinal cord

略号：AN＝外転神経核 abducens nucleus，CA＝膨大部稜 crista ampullaris，CRC＝大脳脚 crus cerebri，DN＝歯状核 dentate nucleus，FN＝室頂核 fastigial nucleus，JRB＝傍索状体 juxtarestiform body，LCN＝外側楔状束核 lateral cuneate nucleus，LVST＝外側前庭脊髄路 lateral vestibulospinal tract，MA＝平衡斑 macula，MLF＝内側縦束 medial longitudinal fascicle，MVST＝内側前庭脊髄路 medial vestibulospinal tract，NR＝赤核 nucleus ruber，OMN＝動眼神経核 oculomotor nucleus，ON＝オリーブ核 olivary nucleus（＝inferior olivary nucleus），PY＝錐体 pyramis，RF＝網様体 reticular formation，RST＝網様体脊髄路 reticurospinal tract，TN＝滑車神経核 trochlear nucleus，TPF＝横橋線維 transverse pontine fibers，TSPN＝三叉神経脊髄路核 trigeminal spinal nucleus，VC＝小脳虫部 vermis cerebelli，VG＝前庭神経節 vestibular ganglion，VIN＝前庭神経下核 vestibular inferior nucleus（Roller），VLN＝前庭神経外側核 vestibular lateral nucleus（Deiters），VMN＝前庭神経内側核 vestibular medial nucleus（Schwalbe），VSN＝前庭神経上核 vestibular superior nucleus（Bechterew）

3）内側上オリーブ核 medial superior olivary nucleus

上オリーブ核はいくつかの亜核があり，動物の種類によって核の発達に差がある．ヒトでは内側上オリーブ核がよく発達している．反対側の蝸牛神経腹側核に始まる2次経路が主に終わっている核である．この核からの3次経路は，外側毛帯を通って上行する（図 16-5）．

4）外側毛帯 lateral lemniscus

外側毛帯は橋背部（橋被蓋）の外腹側にある線維束で，橋の下端近くから始まり，上行して中脳に入ると背側に移動して下丘に終わる（図 16-5）．

5）下丘 inferior colliculus

下丘の内部には神経細胞が集まっているが，特別な配列などはみられない．この核の腹側から外側毛帯が入り，背外側から下丘腕という線維束が出ている．きわめて大きな中継核である（図 16-5）．

6）下丘腕 brachium colliculi inferior

下丘の背方から始まる経路は集まって線維束を形成し，外方へと周り内側膝状体に連絡する．この線維束を下丘腕という（図 16-5）．

7）内側膝状体 medial geniculate body

下丘から下丘腕という線維束を受け入れているのが，間脳の視床後部 metathalamus に含まれる内側膝状体であり，やはり大きな中継核である（図 16-5）．内側膝状体には，腹側部分の大きい細胞の部分と，背側部分の小さな細胞の部分とがある．

8）聴放線 acoustic radiation

内側膝状体から始まる線維束を聴放線といい，上外方に向かい，側頭葉白質を通って上側頭回の続きが外側溝の中に入り込んだ部分の横側頭回に投射している（図 16-5）．

9）横側頭回 transverse temporal gyrus

側頭葉の上側頭回の続きが外側溝の中に入り込んだ部分を横側頭回といい，左右を比べると一般的に左側が発達している．この部分は聴覚の投射皮質であり，Brodmann の Area 41 と 42 に相当し，Heschl 回ともいう（図 6-3）．なお，Richard L. Heschl（1824-1881）は，オーストリアの解剖学者・病理学者である．

平衡覚伝導路

　平衡覚は，身体や頭の位置とそれらの運動についての情報を小脳や外眼筋支配核に伝えたり，反射運動にも関係する重要な感覚である．前庭系，眼球運動系，深部知覚運動系が関与している．

　入力系のうち，前庭系は半規管の膨大部稜，前庭の卵形嚢と球形嚢の平衡斑のそれぞれ有毛細胞が感覚上皮である（図16-4）．その受容刺激は，前庭神経を通って橋と延髄にある前庭神経核に伝えられる（図16-6）．また，一部は第四脳室側壁の直下にある傍索状体を通って小脳に入り，片葉 flocculus，小節 nodulus，虫部垂 uvula vermis，室頂核 nucleus fastigii などに連絡する．前庭神経核は，上核（Bechterew核）・外側核（Deiters核）・内側核（Schwalbe核）・下核（Roller核）の4核の集まりで，前庭神経節 vestibular ganglion からの中枢枝が集まって前庭神経核に連絡する．

　前庭神経核から脊髄や脳幹に連絡する経路には，内側前庭脊髄路 medial vestibulospinal tract，外側前庭脊髄路 lateral vestibulospinal tract，内側縦束 medial longitudinal fasciculus（MLF）がある（図16-7）．内側前庭脊髄路は，前庭神経内側核・下核・外側核から始まり，内側縦束を通って下行性に両側の脊髄前角に連絡する．外側前庭脊髄路は，前庭神経外側核から始まって脳幹網様体を通り，脊髄の前索側索移行部を通って下行して前角細胞に連絡する．前庭神経上核・内側核・外側核からは，両側性に内側縦束を通って外眼筋運動核（動眼神経核，滑車神経核，外転神経核）に連絡する．これらは主に反射運動に関与している．

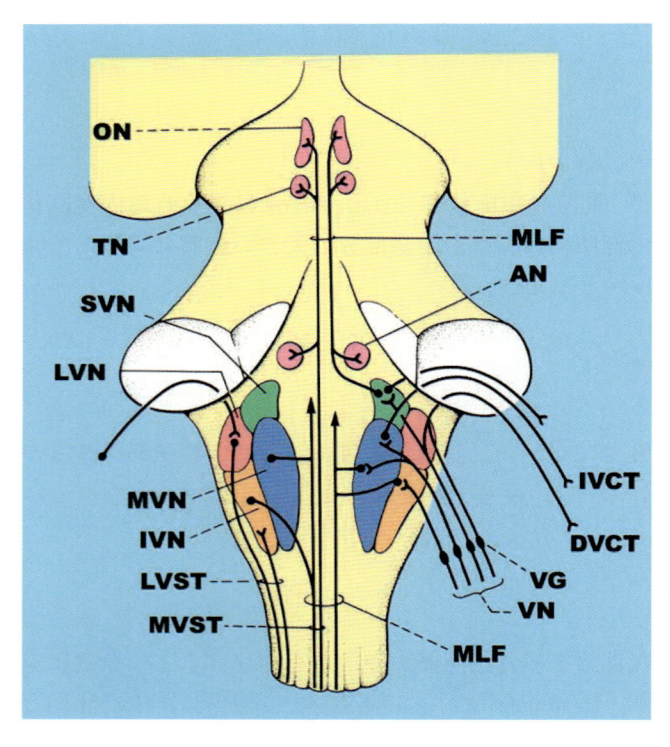

図16-7　前庭神経核と関連構造（Haerer，1992[10]）を改変）
図では小脳を除去して，菱形窩（第四脳室底）をみえるようにしてある．橋から延髄上部の背側部分には前庭神経核群があり，前庭神経が連絡するほか，内側縦束により外眼筋支配核や脊髄前角と連絡，そのほか小脳とも連絡する．
略号：AN＝外転神経核 abducens nucleus，DVCT＝直接前庭小脳路 direct vestibulo-cerebellar tract，IVCT＝間接前庭小脳路 indirect vestibulo-cerebellar tract，IVN＝前庭神経下核 inferior vestibular nucleus（Roller），LVN＝前庭神経外側核 lateral vestibular nucleus（Deiters），LVST＝外側前庭脊髄路 lateral vestibule-spinal tract，MLF＝内側縦束 medial longitudinal fasciculus，MVN＝前庭神経内側核 medial vestibular nucleus（Schwalbe），MVST＝内側前庭脊髄路 medial vestibule-spinal tract，ON＝動眼神経核 oculomotor nucleus，SVN＝前庭神経上核 superior vestibular nucleus（Bechterew），TN＝滑車神経核 trochlear nucleus，VG＝前庭神経節 vestibular ganglion，VN＝前庭神経 vestibular nerve

耳・聴覚・平衡覚の異常の画像

聴神経腫瘍 acoustic nerve tumors

シュワン細胞腫（神経鞘腫）は，髄膜腫に続いて多い脳実質外の腫瘍である．90％は第Ⅷ脳神経（内耳神経，あるいは前庭蝸牛神経や平衡聴神経ともよばれる）から発生する．そのため，症候学的に難聴，耳鳴などの蝸牛神経症状（聴覚障害）や前庭神経由来の症状（前庭障害）であるめまいが起きる．小脳橋角部の腫瘍では前庭神経由来の腫瘍が最も多い．成長のゆっくりな脳実質外の腫瘍である．

画像所見

小脳皮質を圧排し，腫瘍と脳との間に髄液腔を認める（図16-8）．

＜CT所見＞

石灰化を伴わない小脳橋角部の腫瘤で，等あるいは低吸収域を示し，内耳道の拡大を伴うことが多い．強い造影効果を示す．

＜MRI所見＞

T1強調画像で低信号，もしくは等/低信号の混在した信号強度を示す．症例の15％は腫瘍内囊胞を合併し，2％はくも膜嚢胞を合併する．1％に出血を認める．

T2強調画像で症例の95％は高信号を示す．造影効果は症例の2/3が均一，残り1/3がリング状あるいは不均一である．

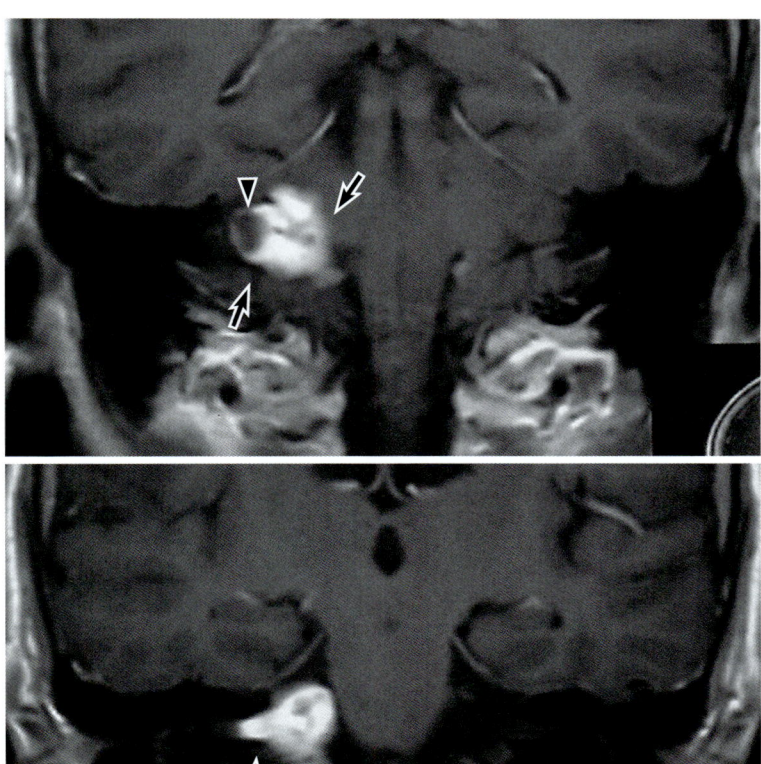

図16-8 聴神経腫瘍（60歳，女性）
めまいと右聴力低下にて発症
A：造影後のT1強調冠状断像にて小脳橋角部に造影効果のある腫瘤を認める（→）．その内側部には，造影効果のない囊胞部分を有する（▶）．
B：さらにより前方では，腫瘤が内耳道内に入り込んでいる所見が明瞭である（→）．

耳・聴覚・平衡覚の異常の病理

1）聴神経腫瘍 acoustic nerve tumors

聴神経腫瘍の大多数はシュワン細胞腫であり，第Ⅷ神経 nervus octavus あるいは内耳神経（前庭蝸牛神経 vestibulocochlear nerve）に発生する．その病理については「11．脳腫瘍」の中の末梢神経腫瘍の項を参照（pp.215-217）．

2）老人性難聴 presbyacusis

老人性難聴は生理的な加齢変化による聴覚系の障害である．50歳以降の一般健常人の約半数が老人性難聴になるという．老人性難聴は感音性難聴で語音明瞭度の低下と神経伝導速度の低下が認められる．その原因はこれまで明らかではなかった．Fujiiら[1]は42～93歳の12例のヒト内耳神経の標本をクロム酸二次固定後にセロイジンに包埋した横断切片で新しい染色（LPH染色[2]）を行って，画像解析装置，顕微鏡，コンピュータを組み合わせて蝸牛神経の軸索の横断面積を計測し加齢との関連を調べ，神経線維の軸索が加齢に伴って細くなることを証明した[1]．現在では，この事実が老人性難聴の原因として支持されている．このような計測には，切片作製時の標本収縮率が大切な要素であるが，本法では10±0%である．蝸牛神

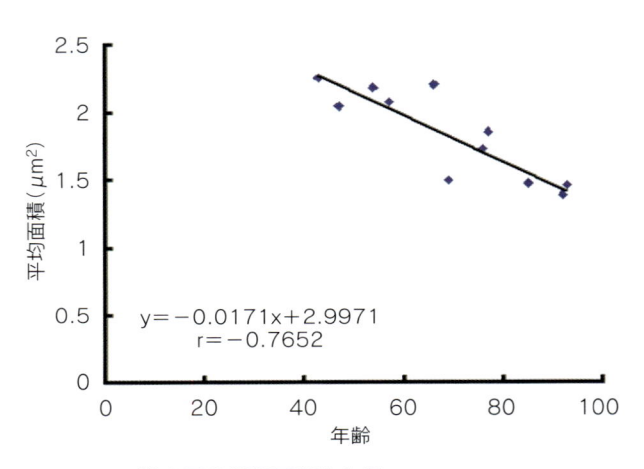

図 16-9　軸索平均横断面積と加齢

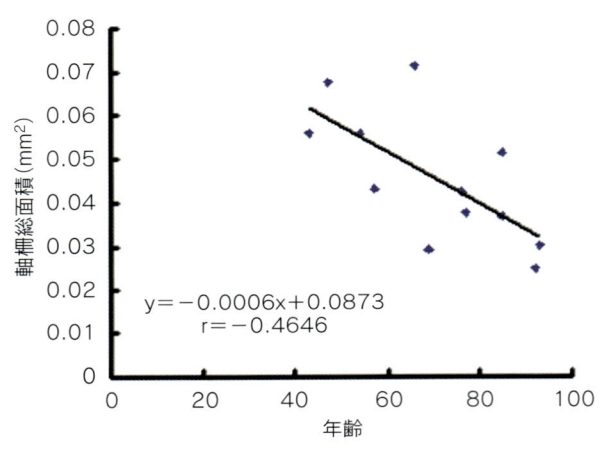

図 16-10　軸索総面積と加齢（片側）

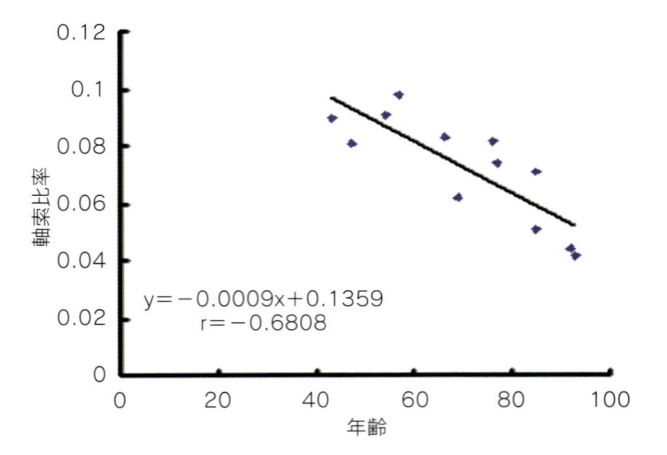

図 16-11　片側神経あたりの軸索比率

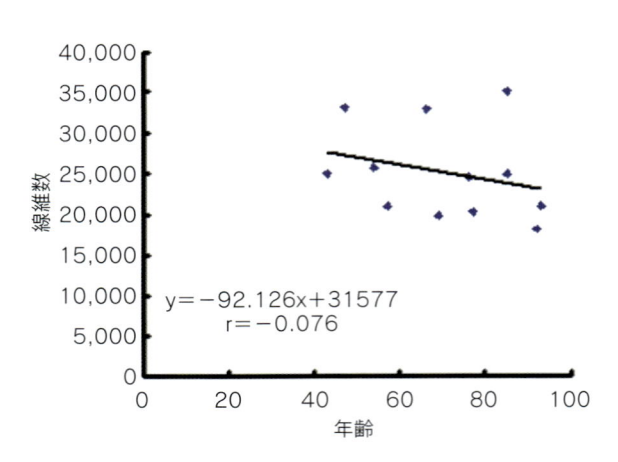

図 16-12　蝸牛神経線維総数（片側）

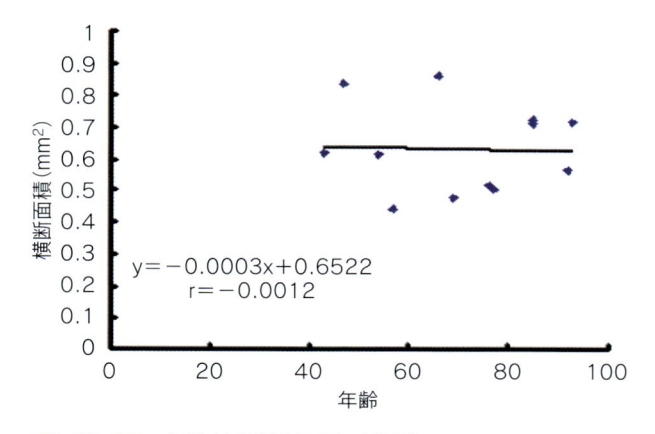

$y = -0.0003x + 0.6522$
$r = -0.0012$

図 16-13 蝸牛神経横断面積（片側）

経の軸索横断平均面積は 1.79 μm^2 で，前庭神経 4.02 μm^2 に比べて軸索は細い．蝸牛神経線維の軸索平均横断面積（図 16-9），蝸牛神経あたりの軸索総面積は平均 0.0455 mm^2（図 16-10）と神経横断面積あたりの軸索比率は平均 0.072（図 16-11）はいずれも加齢とともに減少の傾向を示した．なお，蝸牛神経線維総数は片側平均 25,098 本（図 16-12），蝸牛神経横断面積は平均 0.633 μm^2（図 16-13）で，いずれも加齢との相関を認めない．

3）中枢性頭位眩暈 central positional vertigo

病巣は第四脳室側壁の旁索状体 juxtarestiform body にある[3, 4]．

引用文献

【症候と解剖】

1) Goto N, Hoshino T, Kaneko M, Ishikawa H: Central positional vertigo: clinico-anatomic study. Neurol Med Chir（Tokyo）23: 534-540, 1983.
2) 野村恭也，平出文久，原田勇彦：新耳科学アトラス：形態と計測値．シュプリンガーフェアラーク東京，東京，1992．
3) 神崎　仁（編）：聴覚．野村恭也，小松崎篤，本庄　巖（総編集）：21 世紀耳鼻咽喉科領域の臨床 6．中山書店，東京，2000．
4) Fujii M, Goto N, Kikuchi K: Nerve fiber analysis and the aging process of the vestibulocochlear nerve. Ann Otol Rhinol Laryngol 99: 863-870, 1990.
5) 後藤　昇，後藤　潤，江連博光：伝導路．(5)視覚伝導路と聴覚伝導路．マスターの要点；神経解剖学．理学療法 19：356-361，2001．
6) Nara T, Goto N, Nakae Y, Okada A: Morphometric development of the human auditory system: ventral cochlear nucleus. Early Human Dev 32: 93-102, 1993.
7) Hochstetter F, Toldt C: Anatomischer Atlas für Studierende und Ärzte. Siebzehnte Auflage. Zweiter Band. Urban & Schwarzenberg, Berlin, Wien, 1937.
8) Williams PL, Warwick R: The spiral organ of Corti. Gray's anatomy, 35th ed. Churchill Livingstone, Edinburgh, London, 1975, p 1155.
9) 金子丑之助：日本人体解剖学，第 2 巻．南山堂，東京，1973，p 427．
10) Haerer AF: DeJong's the neurologic examination, 5th ed. JB Lippincott, Philadelphia, New York, London, Hagerstown, 1992.

【病理】

1) Fujii M, Goto N, Kikuchi K: Nerve fiber analysis and the aging process of the vestibulocochlear nerve. Ann Otol Rhinol Laryngol 99: 863-870, 1990.
2) Goto N: Discriminative staining methods for the nervous system: Luxol fast blue-periodic acid-Schiff-hematoxylin triple stain and subsidiary staining methods. Stain Technol 62: 305-315, 1987.
3) Goto N, Hoshino Y, Kaneko M, Ishikawa H: Central positional vertigo: Chinico-anatomic study. Neurol Med Chir（Tokyo）23: 534-540, 1983.
4) 後藤　昇，藤井まゆみ：Ⅱ．診察のための基礎的事項，1．めまいの理解に必要な解剖学．特集 めまいと失神，日本内科学会雑誌 84：516-521，1995．

17. 舌・咽頭・喉頭の異常

舌・咽頭・喉頭の異常とは

　神経系の異常により，舌 tongue（lingua），咽頭 pharynx あるいは喉頭 larynx のどれかになんらかの症候を呈するものをまとめる．

1）舌・咽頭・喉頭の観察 observation of the tongue, pharynx and larynx

　舌はまず口の中にある状態のまま観察する．表面をみて盛り上がり方に左右差はないか，萎縮はないか，舌の筋線維の一部が動いたりしていないかなどをみる．咽頭（図 17-1）は，通常開口させただけでもみることができるが，舌が盛り上がってみえない場合には舌圧子と照明があればみることができる．軟口蓋の観察も忘れてはいけない．喉頭は通常の状態ではみえないが，喉頭鏡と照明を使えば声帯までも観察できる（図 17-2）．

2）舌の運動障害 lingual movement disorders

　舌下神経に異常が起きると，舌を出させたときに患側の舌筋が麻痺して働かないために，舌が患側に曲がる．この状態が長く続くと，麻痺側の舌の萎縮がわかるようになる．

3）舌の知覚と味覚の障害 sensory and taste disturbance of the tongue

　舌の温度覚，痛覚，触覚を調べる．さらに舌の味覚を調べる．甘味・塩味・苦味・酸味の各味質について半定量できる濾紙ディスク法が便利である．これらの検査にあたっては舌の知覚神経についての正しい知識が大切である．

4）咽頭の運動障害 pharyngeal movement disorders

　咽頭の状態をみる．舌圧子で舌を押さえると見やすい．そのうえで発声をさせて咽頭後壁や軟口蓋の動きをみる．そのほか嘔吐反射を起こさせて観察する．少なくとも片側の麻痺があるときはわかるし，麻痺側の後壁が健側に引かれるカーテン徴候を観察できる．また，軟口蓋や咽頭にミオクローヌスを生じることがある．

5）咽頭などの知覚障害 sensory disturbance of the pharynx

　通常は長いゾンデや紙のこよりを使って咽頭後壁・口蓋弓・軟口蓋などの知覚や嘔吐反射を調べる．知覚脱失や舌咽痛の有無などをみる．

6）喉頭の運動障害 laryngeal movement disorders

　喉頭の筋自体の病変，中枢神経あるいは末梢神経の障害で喉頭の運動障害を起こす．喉頭の筋の障害のうち，臨床的に把握しやすいのは嗄声（嗄れ声）hoarseness や失声 aphonia などの発声筋の麻痺による異常である．そのほか，喉頭けいれんや喉頭ミオクローヌスなどを観察することがある．

17. 舌・咽頭・喉頭の異常

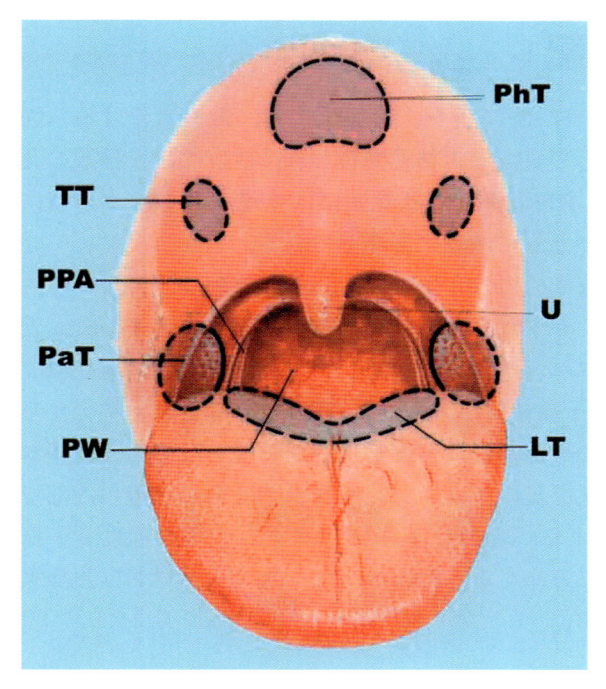

図 17-1　正常咽頭と扁桃
舌と咽頭を実際に観察しながら細部の名称を確認するとよい．
略号：LT＝舌扁桃 lingual tonsil，PaT＝口蓋扁桃 palatal tonsil，PhT＝咽頭扁桃 pharyngeal tonsil，PPA＝口蓋咽頭弓 palato-pharyngeal arch，PW＝咽頭後壁 posterior wall of pharynx，TT＝耳管扁桃 auditival tonsil，U＝口蓋垂 uvula

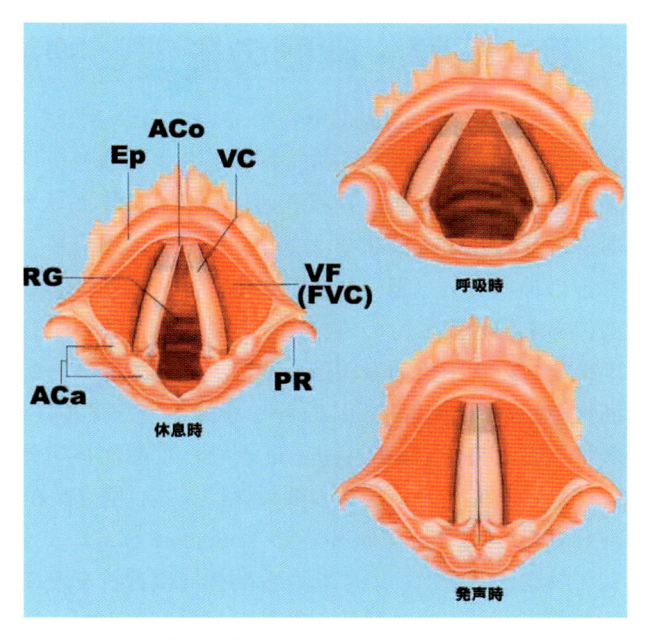

図 17-2　声帯の正常所見
声帯をみるためには少なくとも喉頭鏡と照明が必要である．
略号：ACa＝披裂軟骨 arytenoid cartilage，ACo＝前連合 anterior commissure，EP＝咽頭蓋 epiglottis，PR＝梨状陥凹 piriform recess，RG＝声門裂 rima glottidis，VC＝声帯 vocal cord（＝prica vocalis，＝vocal fold），VF（FVC）＝前庭ヒダ（仮声帯）vestibular fold（＝false vocal cord，＝prica vestibularis）

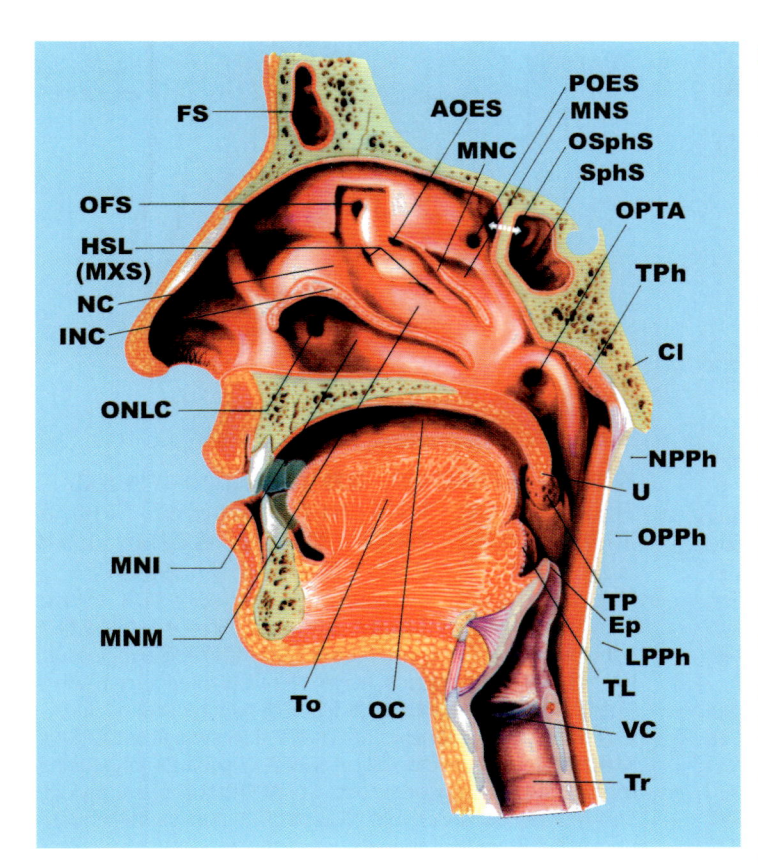

図 17-3　鼻腔・舌・咽頭・喉頭（正中矢状断）
鼻腔・口腔・咽頭・喉頭などの細部の構造を確認して理解しておかないと，医学を学ぶ者の知識としては不十分である．
略号：AOES＝篩骨洞前部の開口 anterior opening of ethmoidal sinus，Cl＝斜台 clivus，Ep＝咽頭蓋 epiglottis，FS＝前頭洞 frontal sinus，HSL（MXS）＝半月裂孔（上顎洞）hiatus semilunaris（maxillary sinus），INC＝下鼻甲介 inferior nasal concha，LPPh＝咽頭喉頭部（下咽頭）laryngeal part of pharynx，MNC＝中鼻甲介 middle nasal concha，MNI＝下鼻道 meatus nasalis inferior（＝inferior nasal meatus），MNM＝中鼻道 meatus nasalis medius（＝middle nasal meatus），MNS＝上鼻道 meatus nasalis superior（＝superior nasal meatus），MXS＝上顎洞 maxillary sinus，NC＝鼻腔 nasal cavity，NPPh＝咽頭鼻部（上咽頭）nasal part of pharynx，OC＝口腔 oral cavity，OFS＝前頭洞開口部 opening of frontal sinus，ONLC＝鼻涙管開口部 opening of nasolacrimal canal（or duct），OPPh＝咽頭口部（中咽頭）oral part of pharynx，OPTA＝耳管咽頭口 ostium pharyngeum tubae auditivae（＝pharyngeal opening of auditory tube），OSphS＝蝶形骨洞口 opening of sphenoid sinus，POES＝篩骨洞後部の開口 posterior opening of ethmoidal sinus，SphS＝蝶形骨洞 sphenoidal sinus，TL＝舌扁桃 tonsila lingualis（＝lingual tonsil），To＝舌 tongue（＝lingua），TP＝口蓋扁桃 tonsila palatinus（＝palatine tonsil），TPh＝咽頭扁桃 tonsila pharyngealir（＝pharyngeal tonsil），Tr＝気管 trachea，U＝口蓋垂 uvula，VC＝声帯 vocal cord

舌・咽頭・喉頭の形態と神経支配

口腔 oral cavity の底部を占めているのが舌である（図 17-3）。舌を，舌尖，舌体，舌根に分ける（図 17-4）。分界溝 sulcus terminalis で舌体と舌根を分ける。舌の表面は舌粘膜で覆われ，粘膜には 4 種類の乳頭がある（有郭乳頭，葉状乳頭，茸状乳頭，糸状乳頭）。有郭乳頭と葉状乳頭には味蕾 taste bud が豊富にある。茸状乳頭には味蕾はなく，糸状乳頭は角質であり，ともに触覚に関係している。

舌の神経支配（図 17-5，17-6）は複雑ではあるが，臨床的には大切である。舌の運動は，舌自体の内部にある内舌筋と舌の外部にある外舌筋によって行われ，いずれも舌下神経の支配である（図 17-5）。舌下神経の免疫染色顕微鏡像を示しておく（図 17-6，17-7）。舌の前 2/3 に相当する舌尖と舌体の温度覚，痛覚，触覚は舌神経 lingual nerve を通って三叉神経の枝の下顎神経に合流する。同部位の味覚は舌神経から離れ，鼓索神経 chorda tympani となって顔面神経管の中で顔面神経に合流し，中間神経として顔面神経本幹に付随して走り，延髄の弧束核に入る（図 17-8）。味覚線維の 1 次ニューロンは，顔面神経管の内部で神経細胞が集まって膝神経節 geniculate ganglion を形成する。舌の後 1/3 に相当する舌根の温度覚・痛覚・触覚・味覚は，いずれも舌咽神経の舌枝を経て延髄に連絡する。舌咽神経の 1 次ニューロンは頸静脈孔の直下に上下の神経節があり，神経細胞が集まっている。

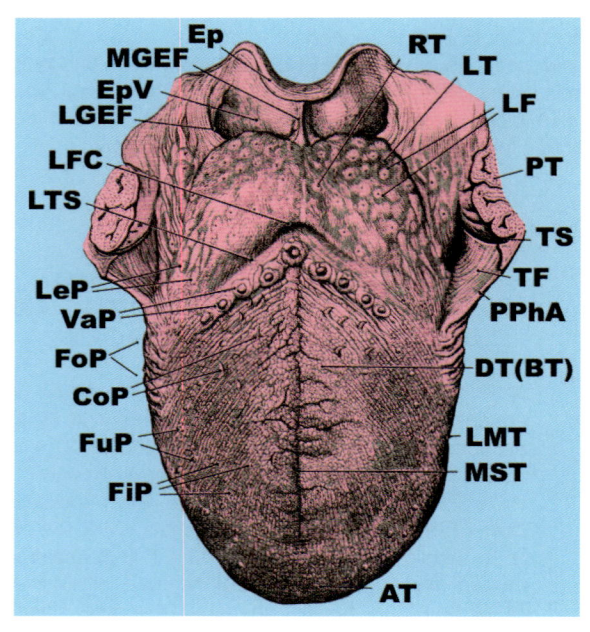

図 17-4 舌 (Toldt & Hochstetter, 1937[4])を改変)
これは舌根部の構造を詳しく調べるために用意した略図である。
略号：AT＝舌尖 apex of tongue, CoP＝円錐乳頭 conus papillae, DT (BT)＝舌背（舌体）dorsum of tongue (body of tongue), Ep＝咽頭蓋 epiglottis, EpV＝咽頭蓋谷 epiglottic vallecula, FiP＝矢状乳頭 filiform papillae, FoP＝葉状乳頭 foliate papillae, FuP＝茸状乳頭 fungiform papillae, LeP＝レンズ状乳頭 lentiform papillae, LF＝舌小胞 lingual follicles, LFC＝舌盲孔 lingual foramen cecum, LGEF 外側舌咽頭蓋ヒダ＝lateral glossoepiglottic fold, LMT＝舌外側縁 lateral margo of tongue, LT＝舌扁桃 lingual tonsil, LTS＝舌分界溝 lingual terminal sulcus, MGEF＝正中舌咽頭蓋ヒダ medial glossoepiglottic fold, MST＝舌正中溝 median sulcus of tongue, PPhA＝口蓋咽頭弓 palatopharyngeal arch, PT＝口蓋扁桃 palatine tonsil, RT＝舌根 root of tongue, TF＝三角ヒダ triangular fold, TS＝扁桃洞 tonsilar sinus, VaP＝有郭乳頭 vallate papillae

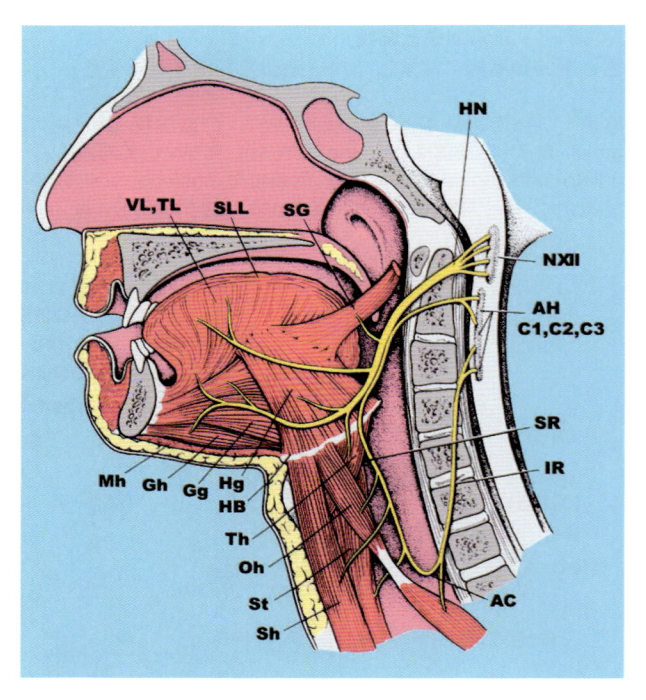

図 17-5 舌の神経支配，運動 (DeJong, 1992[5])を改変)
舌には運動・知覚・味覚を担当する神経が分布している。舌下神経，舌神経（下顎神経），顔面神経，舌咽神経，上顎神経などである。よく整理して理解する必要がある。
略号：AC＝頸神経ワナ ansa cervicalis, AH＝前角 anterior horn, Gg＝オトガイ舌筋 genioglossus, Gh＝オトガイ舌骨筋 geniohyoid, HB＝舌骨 hyoid bone, Hg＝舌骨舌筋 hyoglossus, HN＝舌下神経 hypoglossal nerve, IR＝下根 inferior root, Mh＝顎舌骨筋 mylohyoid, NXII＝舌下神経核 hypoglossal nucleus, Oh＝肩甲舌骨筋 omohyoid, SG＝茎突舌筋 styloglossus, Sh＝胸骨舌骨筋 sternohyoid, SLL＝上縦舌筋 superior longitudinal lingual, SR＝上根 superior root, St＝胸骨甲状筋 sternothyroid, Th＝甲状舌骨筋 thylohyoid, TL＝横舌筋 transverse lingual, VL＝垂直舌筋 vertical lingual

17．舌・咽頭・喉頭の異常

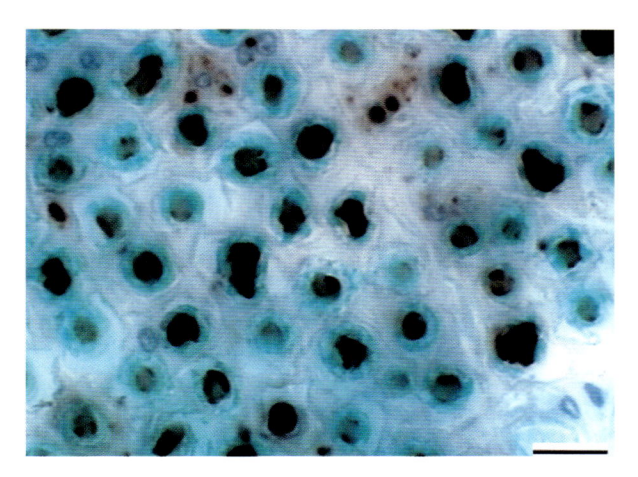

図 17-6 ヒト舌下神経のニューロフィラメント抗体免疫組織像
免疫組織学的手法を使えば，特定の構造を染め出すことができる．軸索が陽性に染まる．スケールバーは 10μm（提供：昭和大学医学部，後藤潤講師）．

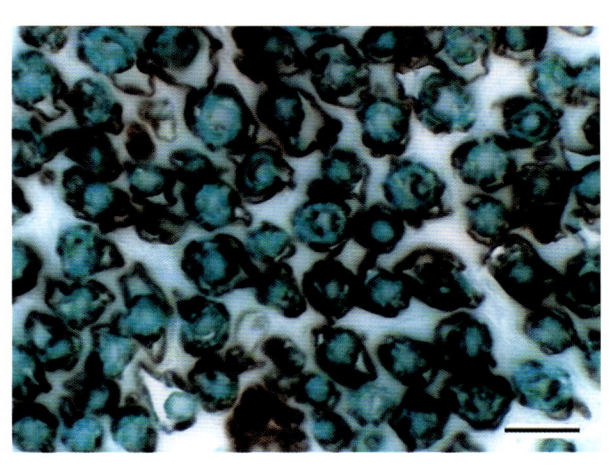

図 17-7 ヒト舌下神経の S100 抗体免疫組織像
基本的な構造を知らないと，免疫組織の手法も応用できない．髄鞘の周囲にあるシュワン鞘が陽性に染まる．スケールバーは 10μm（提供：昭和大学医学部，後藤潤講師）．

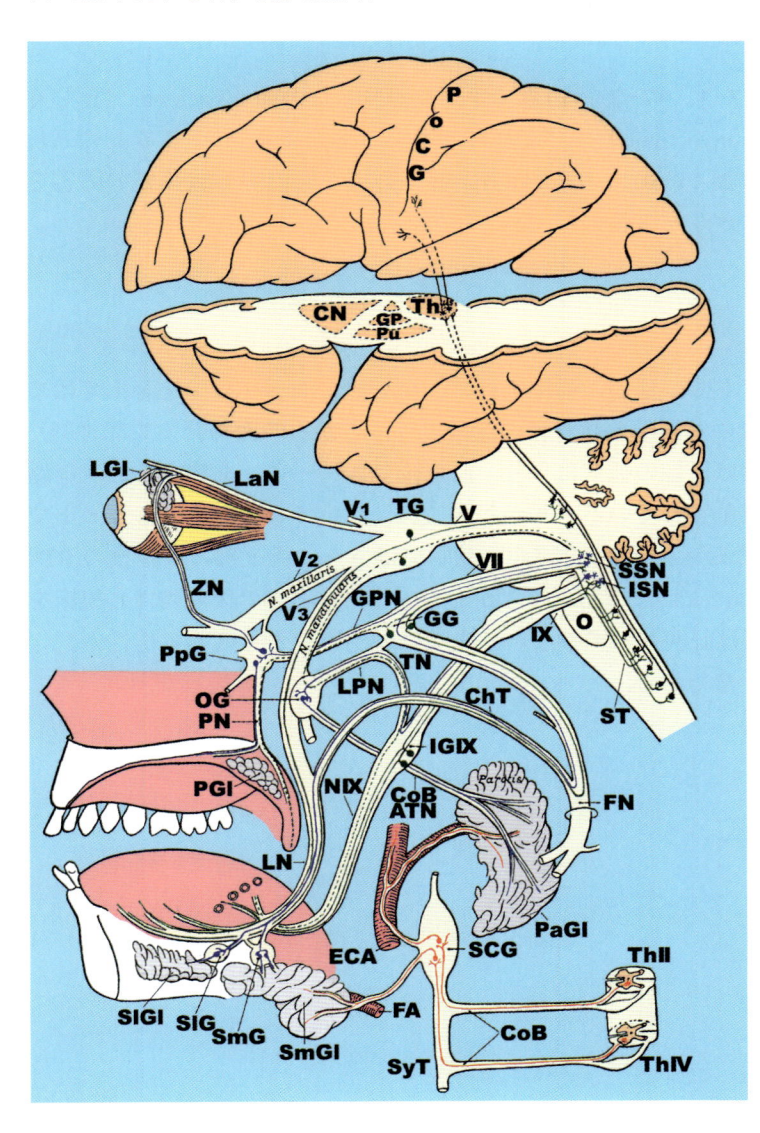

図 17-8 舌の味覚・唾液腺・涙腺などの神経支配（Bechterew と Zeiger の原図を引用した Rauber-Kopsch, 1943 の図を改変）
神経支配を要素ごとには理解していても，いくつかの神経が関与しているときには，それらの神経支配を正しく理解するうえで困難を伴う．
味覚の 1 次ニューロンは緑，2 次と 3 次ニューロンは黒，交感線維は赤，副交感線維は青で示してある．温痛触覚は描かれていない．
略号：V＝三叉神経根 trigeminal nerve root, V1＝眼神経 ophthalmic nerve, V2＝上顎神経 maxillary nerve, V3＝下顎神経 mandibular nerve, Ⅶ＝顔面神経根 facial nerve root, ChT＝鼓索神経 chorda tympani, CN＝尾状核 caudate nucleus, CoB＝交通枝 communicating branch, CoBATN＝耳介側頭神経との交通枝 communicating branch to auriculo-temporal nerve, ECA＝外頚動脈 external carotid artery, FA＝顔面動脈 facial artery, FN＝顔面神経 facial nerve, GG＝膝神経節 geniculate ganglion, GP＝淡蒼球 globus pallidus, GPN＝大錐体神経 great petrosal nerve, IGⅨ＝舌咽神経下神経節 inferior ganglion of glossopharyngeal nerve, ISN＝下唾液核 inferior salivary nucleus, Ⅸ＝舌咽神経根 glossopharyngeal nerve, LGl＝涙腺 lacrimal gland, LaN＝涙腺神経 lacrimal nerve, LN＝舌神経 lingual nerve, LPN＝小錐体神経 lesser petrosal nerve, NⅨ＝舌咽神経 glossopharyngeal nerve, O＝オリーブ oliva, OG＝耳神経節 otic ganglion, PaGl＝耳下腺 parotid gland, PGl＝口蓋腺 palatine gland, PN＝口蓋神経 palatine nerve, PoCG＝中心後回 postcentral gyrus, PpG＝翼口蓋神経節 pterygopalatine ganglion, Pu＝被殻 putamen, SCG＝上頚神経節 superior cervical ganglion, SlG＝舌下神経節 sublingual ganglion, SlGl＝舌下腺 sublingual gland, SmG＝顎下神経節 submandibular ganglion, SSN＝上唾液核 superior salivary nucleus, ST＝孤束 solitary tract, SyT＝交感神経幹 sympathetic trunk, TG＝三叉神経節 trigeminal ganglion（＝gaglion Gasseri）, Th＝視床 thalamus, ThⅡ＝第 2 胸髄 second thoracic cord, ThⅣ＝第 4 胸髄 fourth thoracic cord, TN＝鼓室神経 tympanic nerve, ZN＝頬骨神経 zygomatic nerve

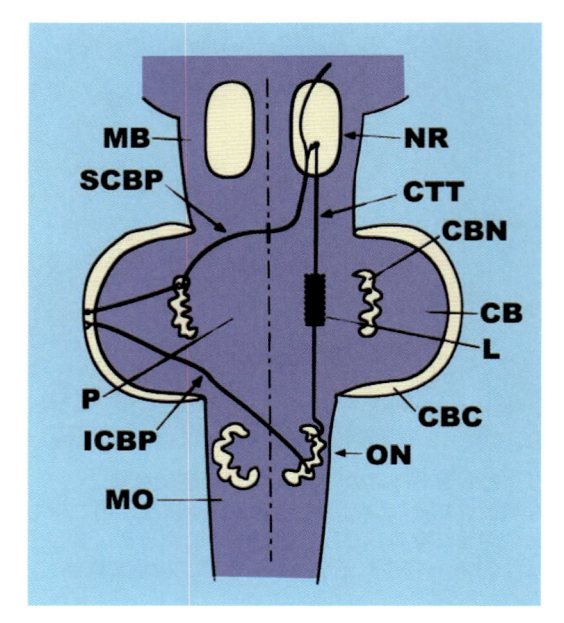

図 17-9 ギラン-モラレの三角（Guillain-Mollaret triangle）

赤核-中心被蓋路-オリーブ核-下小脳脚-反対側の小脳-上小脳脚-赤核で形成される三角をいう．その三角のどこかに破壊巣ができると，一定期間を経て不随意運動の口蓋ミオクローヌスが出現する．オリーブ核拡大が観察できる．
Guillain-Mollaret の三角を構成するものを確認したうえで，経時的にそれらがどう変化するかを理解し，口蓋ミオクローヌスの発症の時期を明らかにしなければならない．現在ではオリーブ核の拡大の完成を画像でも確認できる．
略号：CB＝小脳 cerebellum, CBC＝小脳皮質 cerebellar cortex, CBN＝小脳核 cerebellar nuclei, CTT＝中心被蓋路 central tegmental tract, ICBP＝下小脳脚 inferior cerebellar peduncle, L＝障害部位 lesion, MB＝中脳 midbrain（＝mesencephalon）, MO＝延髄 medulla oblongata, NR＝赤核 nucleus ruber, ON＝オリーブ核 olivary nucleus, P＝橋 pons, SCBP＝上小脳脚 superior cerebellar peduncle

咽頭を鼻部，口部，喉頭部に分ける（図 17-1, 17-3）．口蓋ミオクローヌス palatal myoclonus（正しくは palato-pharyngo-laryngo-oculo-diaphragmatic myoclonus）の発症に関連のある構造のギラン-モラレの三角（Guillain-Mollaret triangle）を図示しておく（図 17-9）[1]．図には障害部位の例として中心被蓋路の障害を挙げてある．受傷から数カ月を経て，延髄のオリーブ核の拡大がみられる[2]．

味覚伝導路

舌からの味覚の経路は上記のように複雑である．延髄の孤束を経て，孤束核でニューロンを替えて始まる 2 次経路についての味覚伝導路のこれまでの解剖学の教科書の記載では，舌から顔面神経（中間神経）および舌咽神経により伝えられる味覚の興奮は延髄の孤束に入り，孤束核でニューロンを替えた 2 次経路は反対側に交叉して脳幹被蓋を上行すると記載されている．しかし，これは誤っている．筆者らはヒトでの味覚の 2 次経路が橋被蓋を同側性に上行することを証明した[3]．動物ではさらに橋上部に中継核の PTA（pontine taste area）があり，傍腕核 parabrachial nucleus であることがわかっていて，その後両側性に視床を経て味覚領野に投射するが，ヒトではこれらは証明されていない．味覚投射皮質も 2 カ所の可能性が想定されている．側頭葉内側面と中心後回下端近傍である．

舌・咽頭・喉頭の異常の画像

　舌下神経は純粋の運動神経である．オトガイ舌筋をはじめとした舌の動きに関係した筋群を支配する．提舌（舌を突き出すこと）に際して重要な働きをこのオトガイ舌筋がする．一側舌下神経核以下の障害ではこのオトガイ舌筋の均衡が破れ，提舌に際して舌は障害側（麻痺側）に偏位する．障害側の舌に萎縮と線維束攣縮がみられる．舌下神経核は延髄の下部にて背側中央（舌下神経三角内）に位置し（p.20），左右一対である．その根は錐体とオリーブの間から出る．筋萎縮性側索硬化症あるいは延髄空洞症によって両側性あるいは片側性の舌下神経麻痺が起こる．

　口蓋，咽頭，喉頭，上部食道の横紋筋を支配する運動線維は疑核から出ている．大部分の筋は迷走神経の支配であり，茎突咽頭筋は舌咽神経の支配である．一側迷走神経麻痺の診断には発声時の軟口蓋，口蓋垂，後咽頭壁の動きが重要である．発声時には軟口蓋は正常側だけが収縮するために，麻痺側は正常側に比べて口蓋弓が低くなる．嗄声，嚥下障害を示す．疑核はオリーブ核の背方，孤束核の腹方の網様体内にある．延髄空洞症によって侵されることがある．

脊髄空洞症・延髄空洞症 syringomyelia・syringobulbia

　脊髄・延髄空洞症は，脊髄内あるいは延髄内にできた嚢胞性の空洞を指し（脊髄空洞症あるいは延髄空洞症），中心管との交通がある例（hydromyelia または hydrobulbia）とない例（syringomyelia または syringobulbia）とがある．

画像所見

　脊髄内の嚢胞性の腫大した病変を，T2 強調画像および T1 強調画像で認める（図 17-10）．原因が非腫瘍性の空洞症においては造影効果はない．腫瘍に伴って出現する空洞症では造影効果を認めることが多い．時に延髄あるいは橋まで伸展し，延髄空洞症あるいは橋空洞症 syringopontis とよばれる．

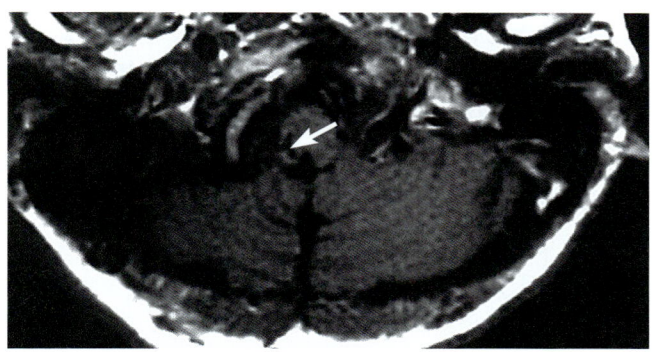

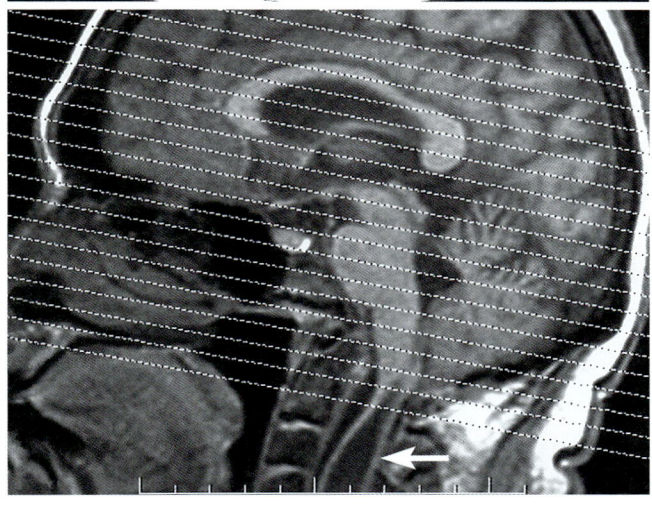

A/B

図 17-10　脊髄・延髄空洞症（48 歳，女性） 34 歳時嗄声あり，その後感冒から嚥下困難，呼吸障害

A：MRI T1 強調画像にて延髄右側に髄液とほぼ等信号のスリット状の病変を認める（→）．B の画像と合わせると，延髄空洞症であることがわかる．

B：同時期に撮像されたスカウト像にて脊髄空洞症（→）が描出されている．

このように臨床の現場においては，撮像されたフィルムをすべて見ることが重要である．

舌・咽頭・喉頭の異常の病理

口蓋ミオクローヌス palatal myoclonus

　正式名称は palato-pharyngo-laryngo-oculo-diaphlagmatic myoclonus と長いので，通常は PPLOD myoclonus，あるいは口蓋ミオクローヌスとよんでいる．前述のように，Guillain-Mollaret の三角のどこかに破壊が生じると，数カ月後に延髄のオリーブ核（あるいは下オリーブ核）の拡大とともに口蓋ミオクローヌスがみられる．ここでは原発性橋出血により中心被蓋路の破壊後に生じるオリーブ核の拡大の様子を，剖検例を用いて検討した報告[1]で解説する．

　原発性橋出血 27 剖検例から生存期間の異なる 8 例（24 時間，2 日間，3 日間，5 日間，7 日間，21 日間，8.5 カ月間，9.5 カ月間）を選び，延髄上部のクロム酸二次固定後セロイジン包埋の横断切片を作製して，髄鞘染色，KB 染色，HE 染色，PTAH 染色などを行った．顕微鏡観察後，画像解析装置を使用してオリーブ核の構成要素の形態計測を行った．髄鞘染色では発症後 24 時間〜7 日間はオリーブ核は髄包の変性のみであり，その拡大は発症後 21 日（非拡大 12 側のオリーブ核の平均面積値の 134.7％）からであり，8.5 カ月で極期（非拡大 12 側のオリーブ核の平均面積値の 296.2％）に達し，9.5 カ月ではやや減少していた（非拡大 12 側のオリーブ核の平均面積値の 156.5％）．

　オリーブ核拡大の構成要素の検討では，発症後 7 日間までは変化がなく，発症後 21 日間から神経細胞の軽度肥大（正常例面積の 150％）と虫食い像（全神経細胞の 3％），8.5 カ月では神経細胞の肥大（正常例面積の 190％）と空胞変性像（全神経細胞の 4％），星状膠細胞の肥大（正常例面積の 400％で gemestocytic astrocyte）がみられ，9.5 カ月では神経細胞の肥大はやや軽度（正常例面積の 160％）となり，星状膠細胞の肥大（正常例面積の 300％）がみられた．星状神経膠の数の増減はない．

　上記の 8 例とは別の例で[2]，視床出血発症から 10 カ月後に死亡した 61 歳の男性例で，植物状態であったために口蓋ミオクローヌスは観察できなかった．剖検時に片側の中心被蓋路の破壊を認めたために，延髄上部横断切片標本を作製し，同時に拡大オリーブ核から電顕用標本を作製した．本例では光学顕微鏡標本では延髄オリーブ核拡大はあるが，神経細胞も星状膠細胞ともに変化がないことが確認できたので，電顕用標本の撮影像から形態計測により要素解析を行った．構成要素のうち星状膠細胞の突起の腫大とその中に微細顆粒状物質 fine granular substance（FGS）を認めた．形態計測では神経細胞面積比 15.3％，星状膠細胞面積 9.4％であり，オリーブ核拡大例の神経細胞面積比 19.4％と 18.0％，星状膠細胞面積比 51.7％と 52.5％に比較して少なく，神経細胞や星状膠細胞の細胞体以外の要素（すなわち腫大した星状膠細胞の突起）の増大のためであった．

　中心被蓋路破壊後のオリーブ核の変化のステージ分類をまとめると，以下のようになる．
1．無変化期 stage of no olivary change：24 時間以内
2．髄包変性期 stage of olivary amiculum degeneration：2〜7 日 + α
3．神経細胞肥大期 stage of olivary neuronal hypertrophy：21 日 ± α
4．星状膠細胞初期変化期 stage of initial astrocytic changes：数カ月？
5．極期オリーブ核拡大期 stage of culminant olivary enlargement：8.5 カ月 ± α
6．オリーブ核仮性肥大期 stage of olivary pseudohypertrophy：9.5 カ月 ± α
7．オリーブ核萎縮期 stage of olivary atrophy：2 年 ± α

口蓋ミオクローヌスはオリーブ核拡大の時期から現れるが，その発生機序は不明である．

17．舌・咽頭・喉頭の異常 ［病理］

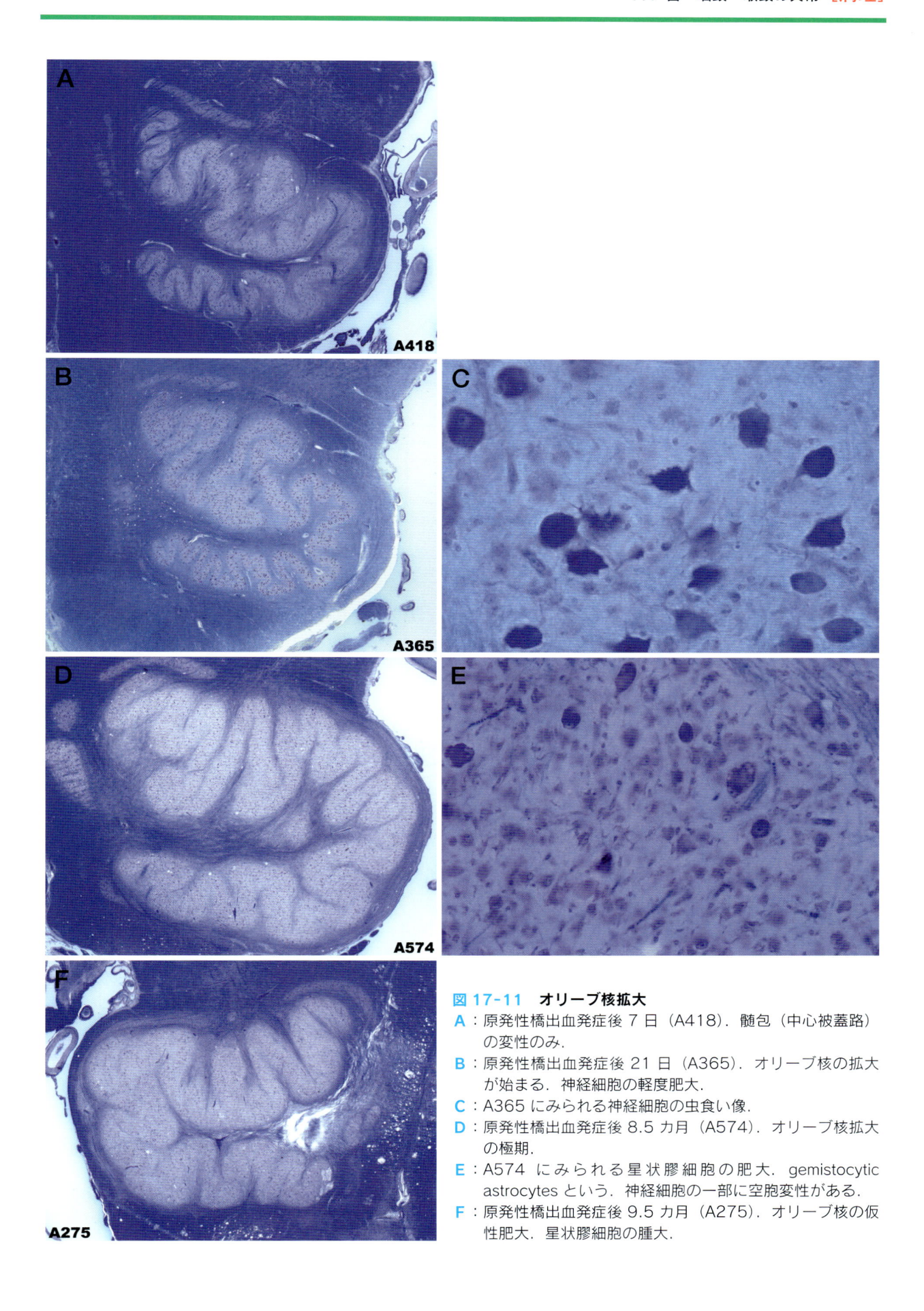

図 17-11　オリーブ核拡大

A：原発性橋出血発症後 7 日（A418）．髄包（中心被蓋路）の変性のみ．
B：原発性橋出血発症後 21 日（A365）．オリーブ核の拡大が始まる．神経細胞の軽度肥大．
C：A365 にみられる神経細胞の虫食い像．
D：原発性橋出血発症後 8.5 カ月（A574）．オリーブ核拡大の極期．
E：A574 にみられる星状膠細胞の肥大．gemistocytic astrocytes という．神経細胞の一部に空胞変性がある．
F：原発性橋出血発症後 9.5 カ月（A275）．オリーブ核の仮性肥大．星状膠細胞の腫大．

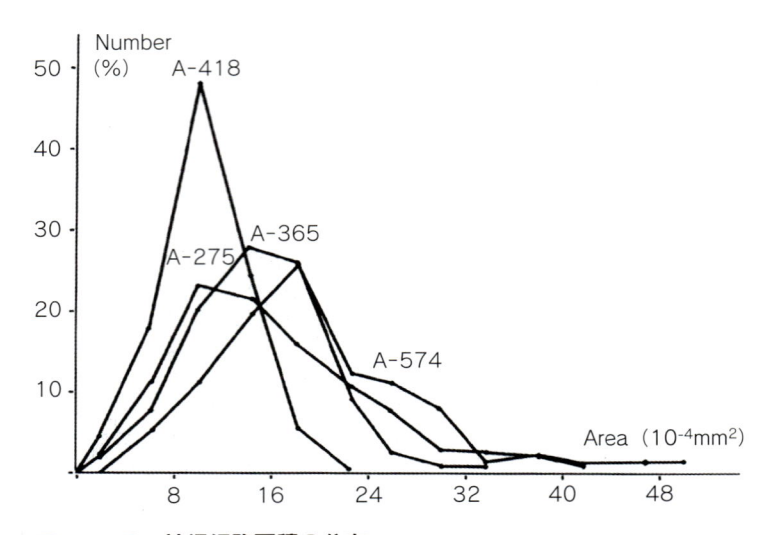

第 2 章　症候から見た神経形態学 ［病理］

図 17-12　神経細胞面積の分布

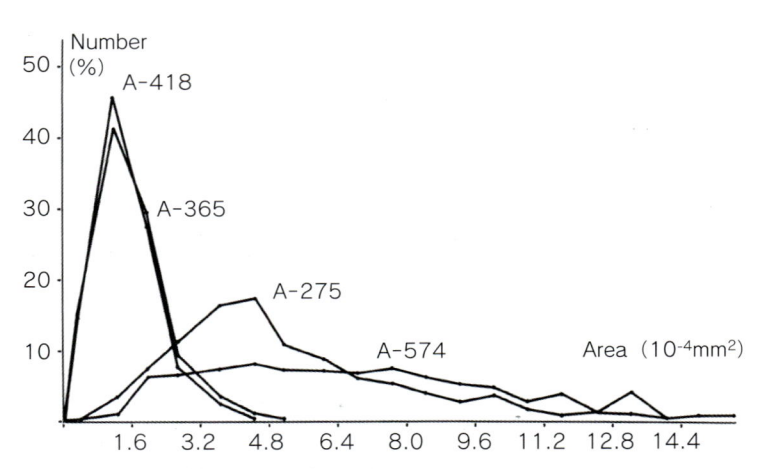

図 17-13　星状膠細胞面積の分布

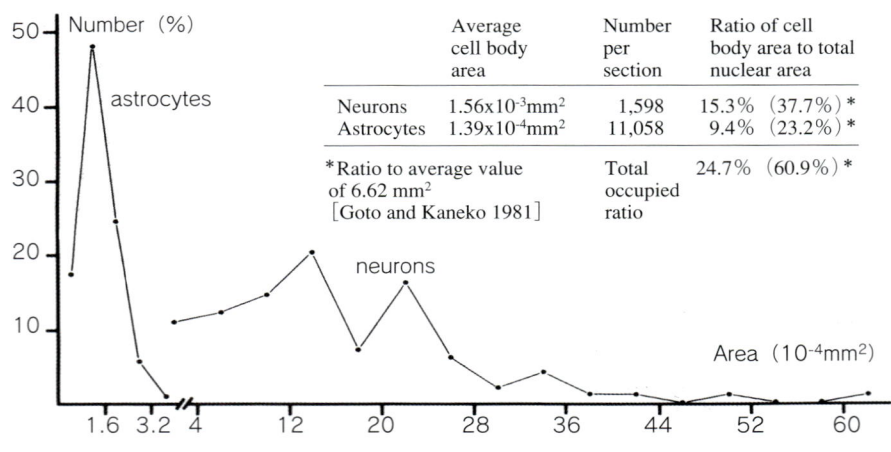

	Average cell body area	Number per section	Ratio of cell body area to total nuclear area
Neurons	$1.56 \times 10^{-3} \text{mm}^2$	1,598	15.3%　(37.7%)*
Astrocytes	$1.39 \times 10^{-4} \text{mm}^2$	11,058	9.4%　(23.2%)*
*Ratio to average value of 6.62 mm² [Goto and Kaneko 1981]		Total occupied ratio	24.7%　(60.9%)*

図 17-14　オリーブ核拡大，星状膠細胞初期変化の神経細胞と星状膠細胞の細胞面積

17. 舌・咽頭・喉頭の異常 [病理]

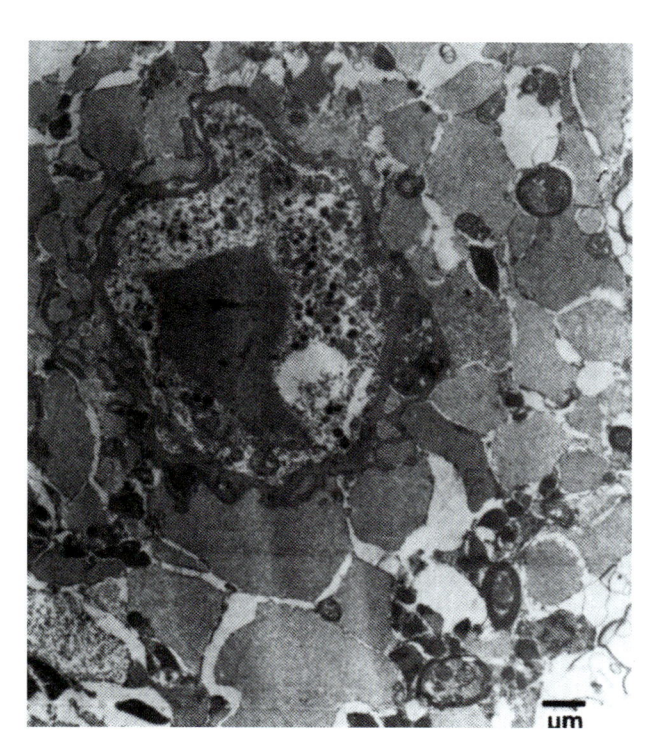

図 17-15　毛細血管周囲の星状膠小足
微細顆粒物質 FGS を内部に有する.

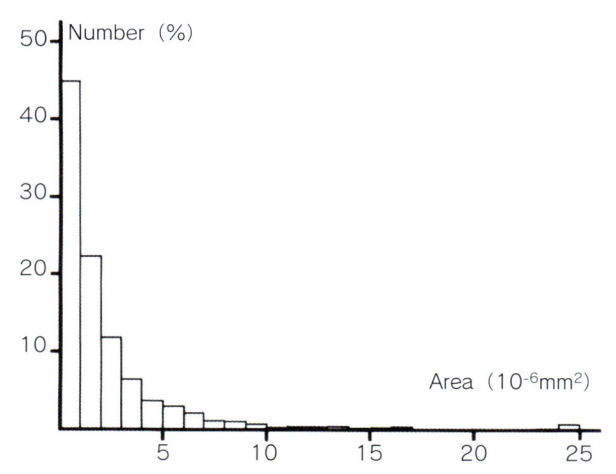

図 17-16　星状膠細胞突起の面積分布
単位面積の 89% の領域を占める.

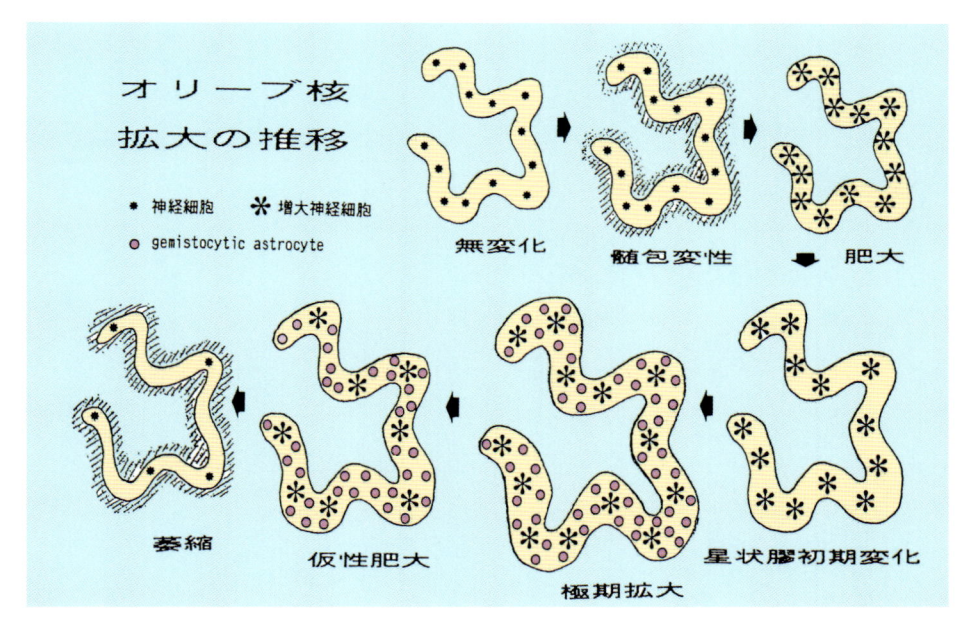

図 17-17　オリーブ核拡大の推移

引用文献

【症候と解剖】

1) Guillain G, Mollaret P: Deux cas de myoclonies synchrones et rhythmées vélopharyngo-laryngo-oculo-diaphragmatiques. Le problème anatomique et physiologique. Rev Neurol (Paris) T 2: 545-566, 1931.
2) Goto N, Kaneko M: Olivary enlargement: chronological and morphometric analyses. Acta Neuropathol (Berl) 54: 275-282, 1981.
3) Goto N, Yamamoto T, Kaneko M, Tomita H: Primary pontine hemorrhage and gustatory disturbance: clinicoanatomic study. Stroke 14: 507-511, 1983.
4) Hochstetter F, Toldt C: Anatomischer Atlas für Studierende und Ärzte. Siebzehnte Auflage. Zweiter Band. Urban & Schwarzenberg, Berlin, Wien, 1937.
5) Haerer AF: DeJong's the neurologic examination, 5th ed. JB Lippincott, Philadelphia, New York, London, Hagerstown, 1992.

【病理】

1) Goto N, Kaneko M: Olivary enlargement: chronological and morphometric analyses. Acta Neuropathol (Berl) 54: 275-282, 1981.
2) Goto N, Kakimi S, Kaneko M: Olivary enlargement: stage of initial astrocytic changes. Clin Neuropathol 7: 39-43, 1988.

18. けいれん発作

けいれん発作とは

けいれん spasm（convulsion）は不随意に起きる筋収縮であり，間代性けいれん clonic spasm（convulsion）と強直性けいれん tonic spasm（convulsion）とに分けられる．間代性けいれんの例は，眼瞼けいれん blepharospasm，顔面けいれん facial spasm（convulsion），吃逆 hiccup（横隔膜の間代性けいれん）など，持続が短くて反復するのが特徴である．強直性けいれんの例は，破傷風テタヌス，低カルシウム血症やアルカローシスのテタニー tetany であり，持続して長い筋収縮を起こすのが特徴である．また，その部分症が牙関緊急 trismus，後弓反張 opistotonus などである．けいれんを伴うけいれん性疾患 convulsive diseases としてまとめられているものには，てんかん（癲癇）epilepsy，いろいろな脳障害，脳腫瘍，脳血管障害，脳感染症，頭部外傷，先天的脳器質性疾患，低血糖，アルコールや重金属の中毒，子癇，高血圧性脳症，熱性けいれんなど多数の疾患がある．突発性の脳律動異常を招く状態を総称的に「てんかん」とよび，真性てんかんと症候性てんかんに分けられる．前者は原因が明らかではないが，後者は脳に器質的な病変のあるものをいう．症候性てんかんの中に焦点性てんかんとよばれている Jackson* の観察したジャクソン型けいれん Jacksonian seizure，あるいはジャクソン型てんかん Jacksonian epilepsy がある．けいれんが身体のごく一部に始まり，順に隣接部分に波及して拡大していく，いわゆるジャクソンマーチ Jacksonian march という特別なけいれん発作があり，最終的には全身性のてんかん大発作に移行することもある．これは，大脳皮質の運動領あるいはその近傍に病変があることを示している（図 18-1）．小児ではローランドてんかんがあり，中心溝付近の病変によるとされているが，通常は予後良好のてんかんである．顔面にけいれんを生じるものにチック tic，眼瞼攣縮がある．また，開眼不全発作を起こす特発性顔面ジストニア（メージュ症候群）がある．てんかん学の記載は文献[1]を参照．Alpers 病（乳児進行性脳灰白質ジストロフィー）はけいれん発作を主な症候とする灰白質の変性症で予後不良．

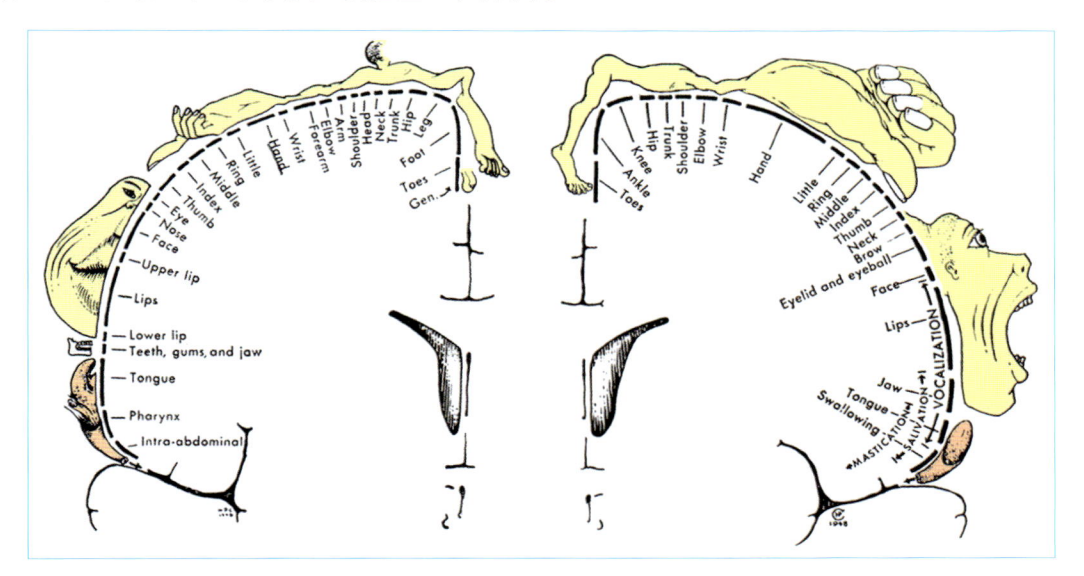

図 18-1 中心前回と中心後回の身体部位局在 (Penfield-Rasmussen, 1957[2]を改変)
Penfield と Rasmussen の有名な図を組み合わせたものである．
左半分に中心後回の知覚の配列を，右半分に中心前回の運動の配列をそれぞれ示してある．

---

*John Hughling Jackson

第 2 章　症候から見た神経形態学

けいれん発作の関連構造

　けいれんに関連の深い脳の構造としては，まずは大脳皮質を挙げなくてはならない．そのほかに間脳が病変部位となるほか，脳幹や末梢神経も関連することがある．動脈による顔面神経の圧迫のために顔面けいれんを起こしたり（図 18-2），横隔神経の刺激のために横隔膜のけいれんを起こしたりすることはよく知られている（図 18-3）．

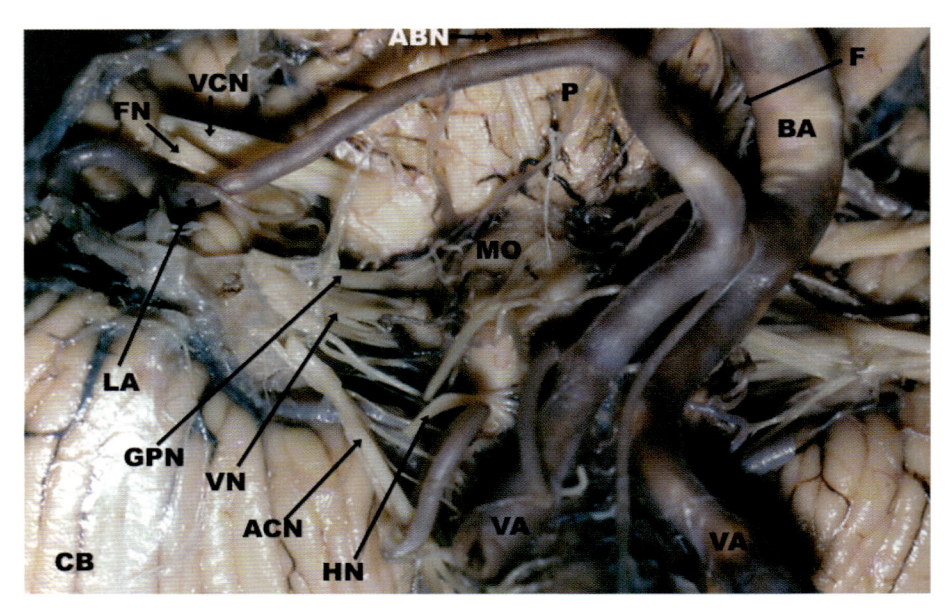

図 18-2　顔面神経と脳底部動脈系
顔面けいれんは，多くの場合動脈が顔面神経に触れて起きる刺激症状である．
この例では，脳底部での動脈系の異常がみられる．脳底動脈（BA）の窓形成（F），BA の一部であるはずの無名の動脈から分岐する動脈〔前下小脳動脈と迷路動脈 LA との共通枝〕が内耳道に入る部分（それ以後は LA）で，顔面神経（FN）の圧迫がある．LA は再び内耳道から頭蓋腔に戻り（この時点で後下小脳動脈となる？），副神経（ACN）や舌下神経（HN）の後方を通って小脳谷に入り，延髄後方と小脳後下面に分布する．
略号：ABN＝外転神経 abducens nerve，ACN＝副神経 accessory nerve，BA＝脳底動脈 basilar artery，CB＝小脳 cerebellum，F＝窓形成 fenestration，FN＝顔面神経 facial nerve，GPN＝舌咽神経 glossopharyngeal nerve，HN＝舌下神経 hypoglossal nerve，LA＝迷路動脈 labyrinthine artery，MO＝延髄 medulla oblongata，P＝橋 pons，VA＝椎骨動脈 vertebral artery，VCN＝前庭蝸牛神経（蝸牛神経）vestibulocochlear nerve，VN＝迷走神経 vagal nerve

18. けいれん発作

図 18-3　横隔神経と迷走神経の走行（Hochstetter, 1937[3]を改変）

横隔神経が横隔膜を支配している．横隔神経は肺の壁側胸膜と，心臓を覆っている線維性心膜の壁側板の間を通っている．

略号：AA＝上行大動脈 aorta ascendens, ABCN4＝第 4 頸神経前枝 anterior branch of fourth cervical nerve, BLPN＝左横隔神経への枝 branch to left phrenic nerve, BP＝腕神経叢 brachial plexus, BRB＝気管支枝 bronchial branch, D＝横隔膜 diaphragm, HP＝肺門 hilus pulmonis (＝pulmonary hilum), ICB＝下心臓枝 inferior cardiac branch, ICG＝下頸神経節 inferior cervical ganglion, LILN＝左下咽頭神経 left inferior laryngeal nerve, LPAB＝左横隔神経分枝 left phrenicoabdominal branch, LPN＝左横隔神経 left phrenic nerve, LRN＝左反回神経 left recurrent nerve, LSCN＝左鎖骨下神経 left subclavian nerve, LVN＝左迷走神経 left vagus nerve, P＝心膜 pericardium, PCB＝心膜枝 pericardiac branch, PPU＝肺神経叢 plexus pulmonis (＝pulmonary plexus), RPAB＝右横隔神経分枝 right phrenicoabdominal branch, RPN＝右横隔神経 right phrenic nerve, RRN＝右反回神経 right recurrent nerve, RVN＝右迷走神経 right vagus nerve, SCAM＝前斜角筋 scalenus anterior muscle, SCLA＝鎖骨下動脈 subclavian artery, VCS＝上大静脈 vena cava superior

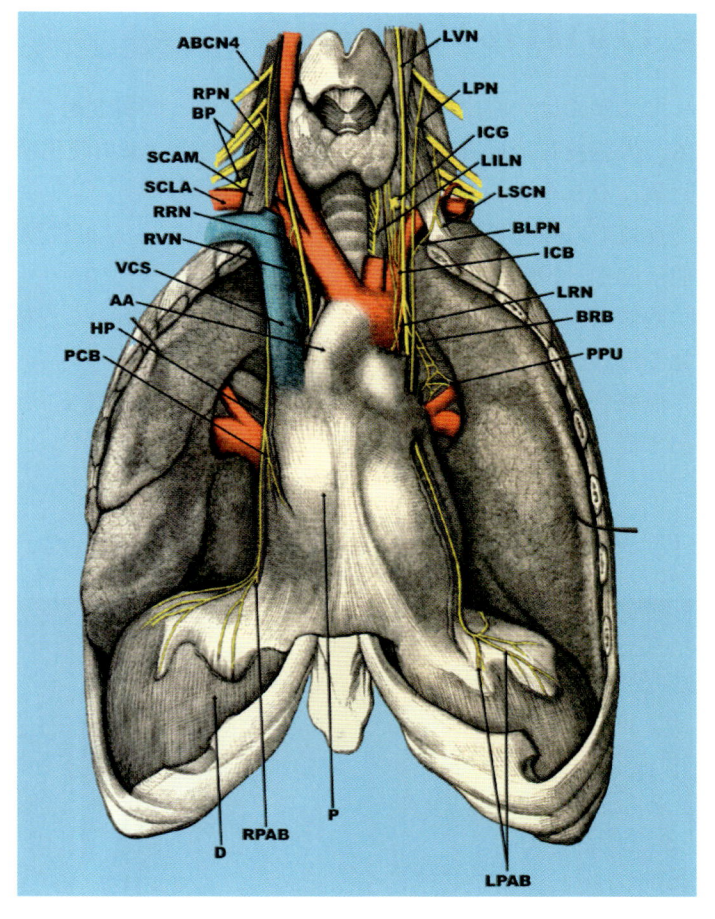

けいれん発作の画像

てんかんは大脳皮質のあらゆる疾患によって引き起こされるが，ここでは，難治性てんかんの代表である，大脳皮質形成障害[1]と内側側頭葉硬化症（海馬硬化症）[2]を取り上げる．ともに，てんかん外科の手術対象になりうる．

皮質形成障害の中では，限局性皮質異形成[3]，結節性硬化症，孤発性皮質結節[4]，滑脳症，多少脳回，片側巨脳症[5]を提示する．

内側側頭葉硬化症は，小児や成人の側頭葉てんかん，特に難治性の複雑部分発作の病因とされ，MRI 所見で海馬の萎縮と高信号領域を認める[2]．

海綿状血管腫は先天性血管奇形で，やはり難治性てんかん原となりうる[6]．その場合は手術によって摘出する（病理「その他の難治性てんかん」p.309 参照）．

1）限局性皮質異形成 focal cortical dysplasia（FCD）

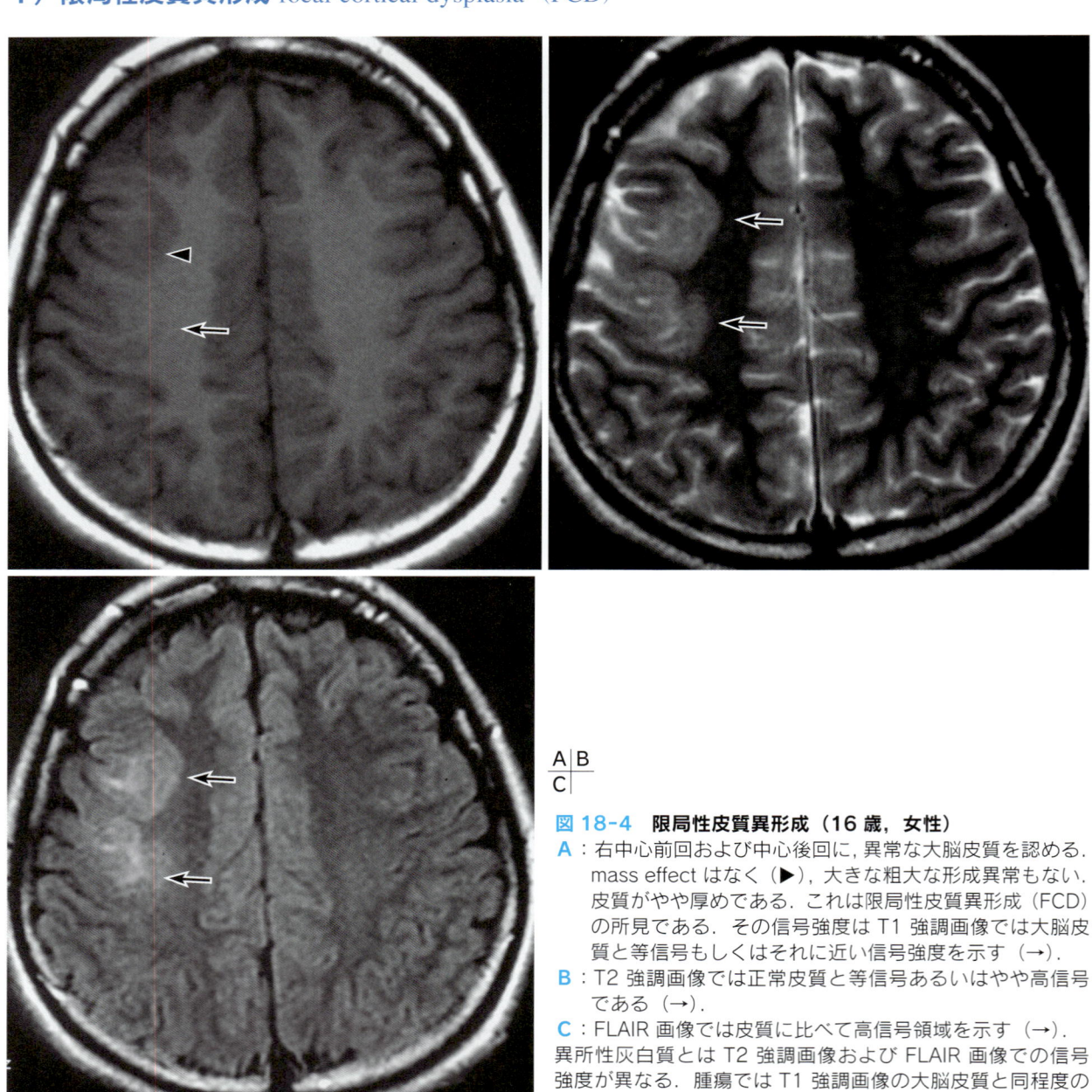

A	B
C

図18-4 限局性皮質異形成（16歳，女性）

A：右中心前回および中心後回に，異常な大脳皮質を認める．mass effect はなく（▶），大きな粗大な形成異常もない．皮質がやや厚めである．これは限局性皮質異形成（FCD）の所見である．その信号強度は T1 強調画像では大脳皮質と等信号もしくはそれに近い信号強度を示す（→）．

B：T2 強調画像では正常皮質と等信号あるいはやや高信号である（→）．

C：FLAIR 画像では皮質に比べて高信号領域を示す（→）．
異所性灰白質とは T2 強調画像および FLAIR 画像での信号強度が異なる．腫瘍では T1 強調画像の大脳皮質と同程度の信号強度が合いにくいので，鑑別ポイントとなる．

18. けいれん発作 ［画像］

2）結節性硬化症，皮質結節 cortical tubercle of tuberous sclerosis complex（TSC）

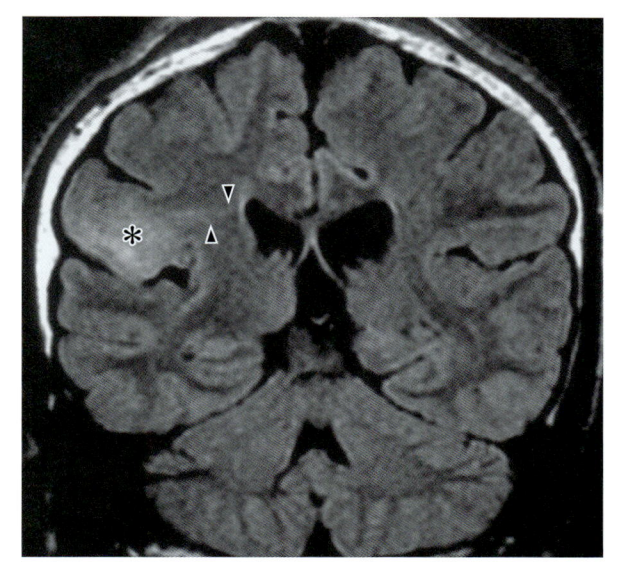

図 18-5　結節性硬化症，皮質結節（24 歳，男性）
FLAIR 冠状断像にて，左頭頂葉に皮質結節を認める（＊）．その結節から側脳室に向かって白質内に線状の高信号領域（▶）を認める．皮質結節に伴う white matter band を示す．

3）孤発性皮質結節 sporadic cortical tubercle

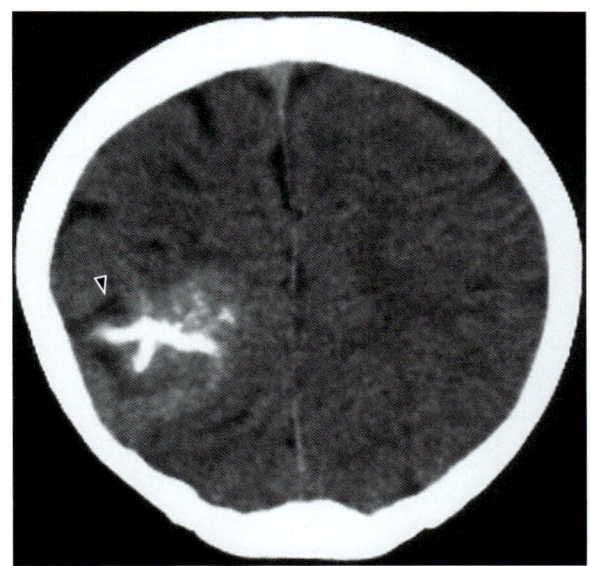

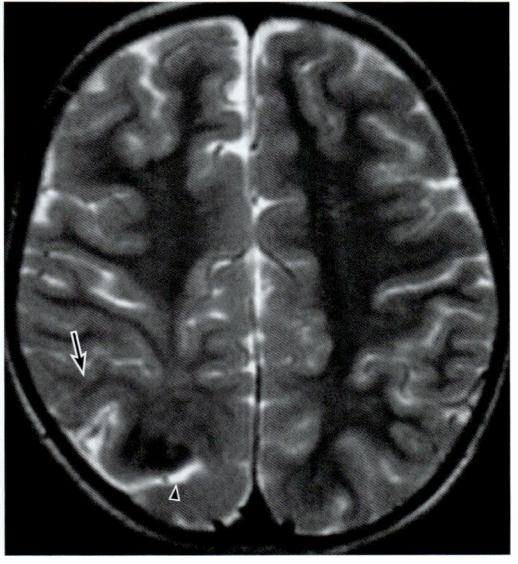

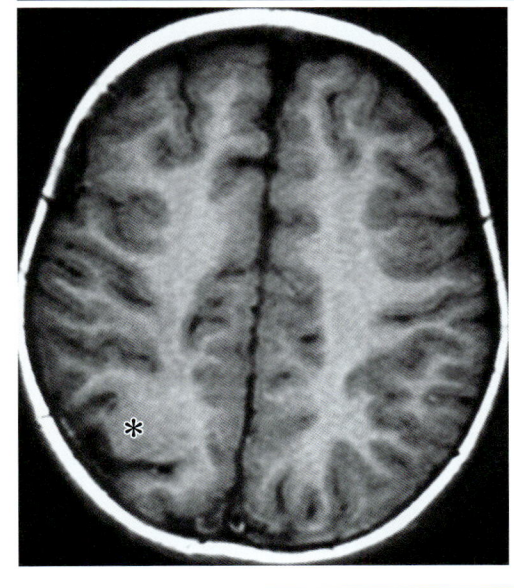

A	B
C	

図 18-6　孤発性皮質結節（4 歳，女子）（文献 1）より引用）
A：CT にて右頭頂葉に粗大な石灰化を認める．その周囲の脳溝には拡大を認める（▶）．
B：T2 強調画像にて，石灰化のある部位は低信号領域を示す．その周囲脳溝は拡大している（▶）．前方の右脳回内の白質は左に比べて不鮮明である（→）．
C：T1 強調画像では石灰化のある部位は皮質と等信号を示し（＊），厚い皮質あるいは腫瘤様にみえる．周囲の脳溝に拡大がある．石灰化があり腫瘤様にみえるが，周囲脳溝の拡大や白質の信号強度の上昇あるいは皮質白質境界の不鮮明など，奇形要素をもつ腫瘤は孤発性の皮質結節の特徴である．本症では結節性硬化症のほかの徴候を認めない．

4）滑脳症 lissencephaly（LIS）

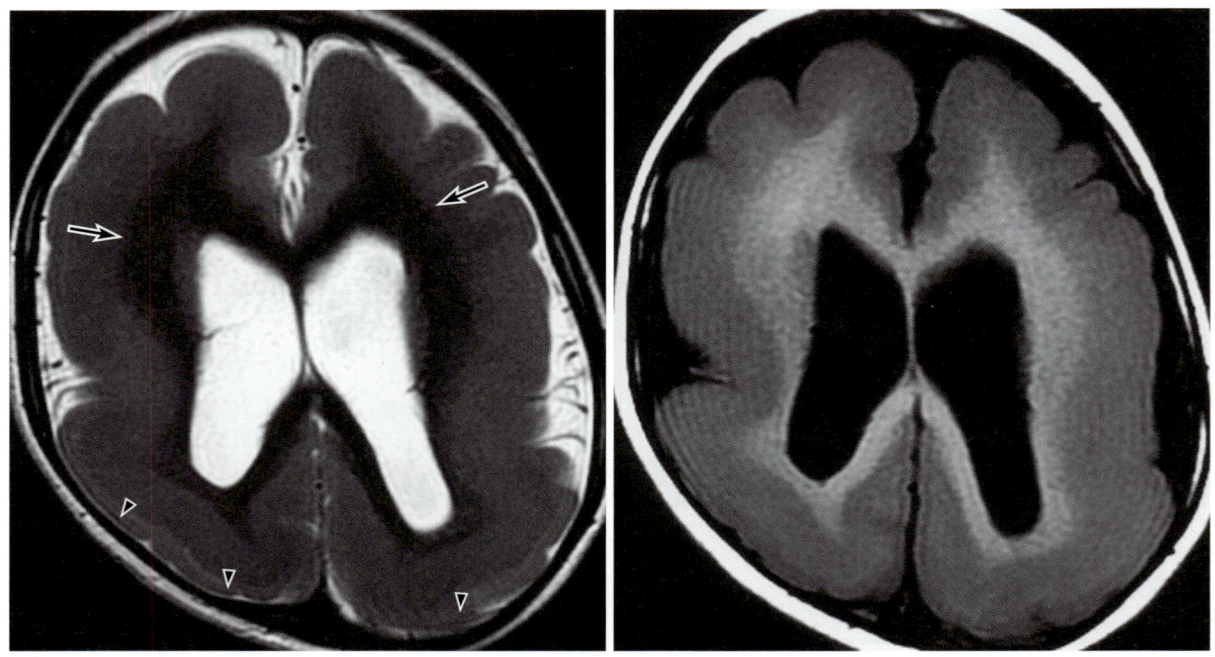

A|B

図 18-7 滑脳症（5歳，女子） 難治性てんかん，低緊張
A：T2強調画像では厚い皮質と薄い白質を有し，白質髄枝の入り込みがない平坦な白質を認める（→）．脳溝は前頭葉に一部あるが，後頭部ではほとんどない（▶）．異常な皮質の信号強度は正常のそれと同様である．
B：T1強調画像でも同様な画像所見である．信号強度異常はない．

5）多小脳回 polymicrogyria（PMG）

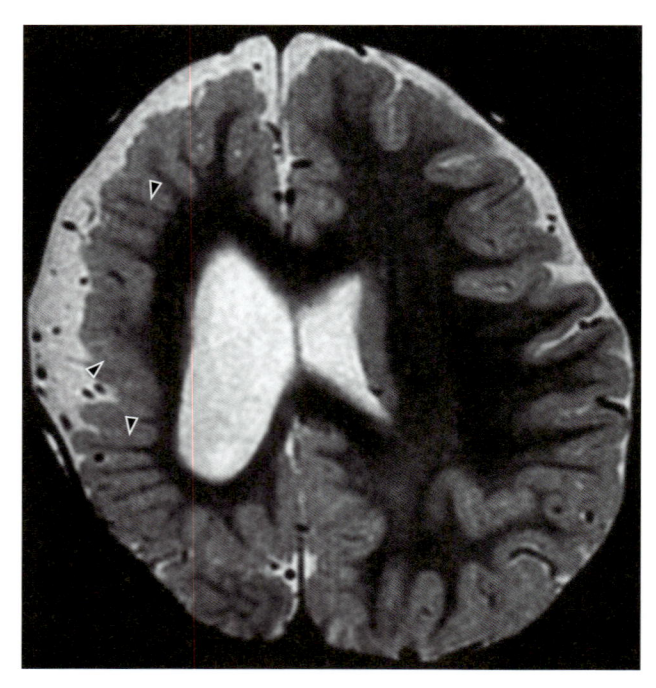

図 18-8 多小脳回（2歳，女子）
fast STIR法にて，右半球は左に比べて小さく，くも膜下腔は拡大している．右半球皮質は正常に比べてやや厚くみえるが，正常に比べて細い多数の白質髄枝の入り込みが認められる（▶）．皮質の信号強度異常はない．T2強調画像およびT1強調画像にて異常な皮質の信号強度は正常のそれと同一である（非掲載）．

6) 片側巨脳症 hemimegalencephaly（HMG）

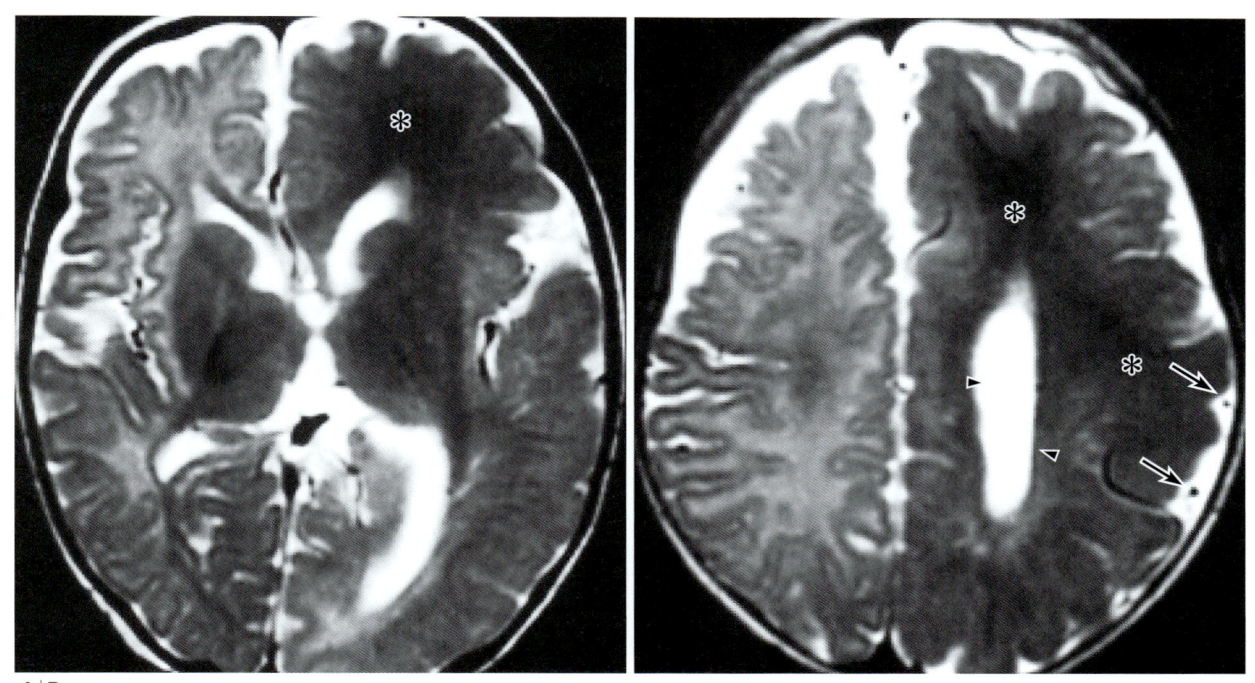

A|B

図 18-9　片側巨脳症（5歳，男子）
A：T2 強調画像にて，左半球は右に比べて大きく，脳溝が少なく，粗大な脳回を示す．脳室も大きい．左半球の白質（*）は右に比べてより低信号領域を示し，異常である．より髄鞘化が進展しているようにみえる．
B：左半球くも膜下腔内には正常に比べて大きな血管（おそらく静脈）があり（→），側脳室は大きい（▶）．左大脳白質は右に比べてより低信号領域を示す（*）．

7) 内側側頭葉硬化症 medial temporal sclerosis（MTS）〔海馬硬化症 hippocampal sclerosis（HS），Ammon's horn sclerosis（AHS）〕

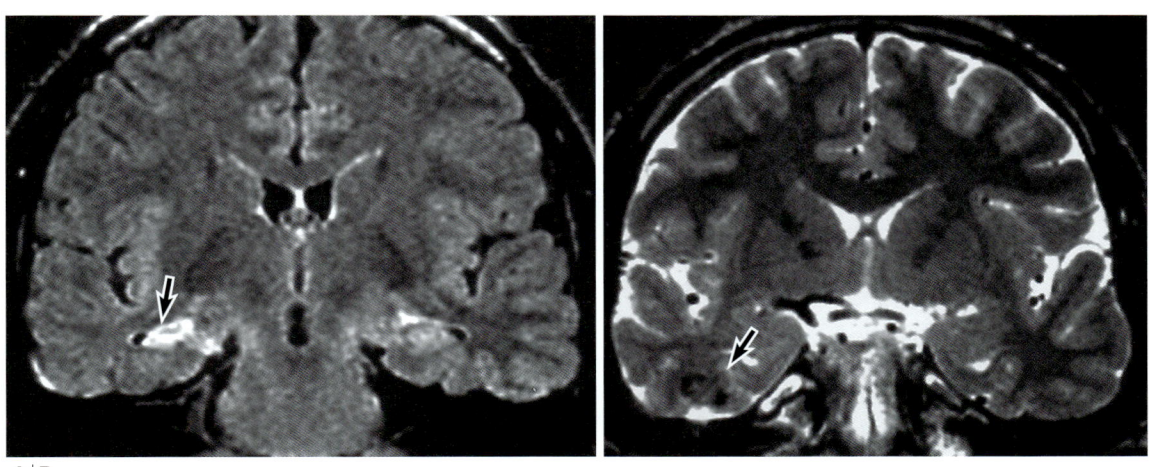

A|B

図 18-10　内側側頭葉硬化症（22歳，男性）　15歳より複雑部分発作（口より流涎し，意識減損する）
A：FLAIR 冠状断像にて左海馬体部の萎縮と高信号領域を認める（→）．内側側頭葉硬化症がある．
B：T2 強調冠状断像では，同側の紡錘状回から下側頭回に海綿状血管腫を認める（→）．
両者ともにてんかん原となりうる．てんかんを呈する病巣は常に 1 つとは限らないので，注意深い読影が必要である．

8）スタージ-ウェーバー症候群 Sturge-Weber syndrome

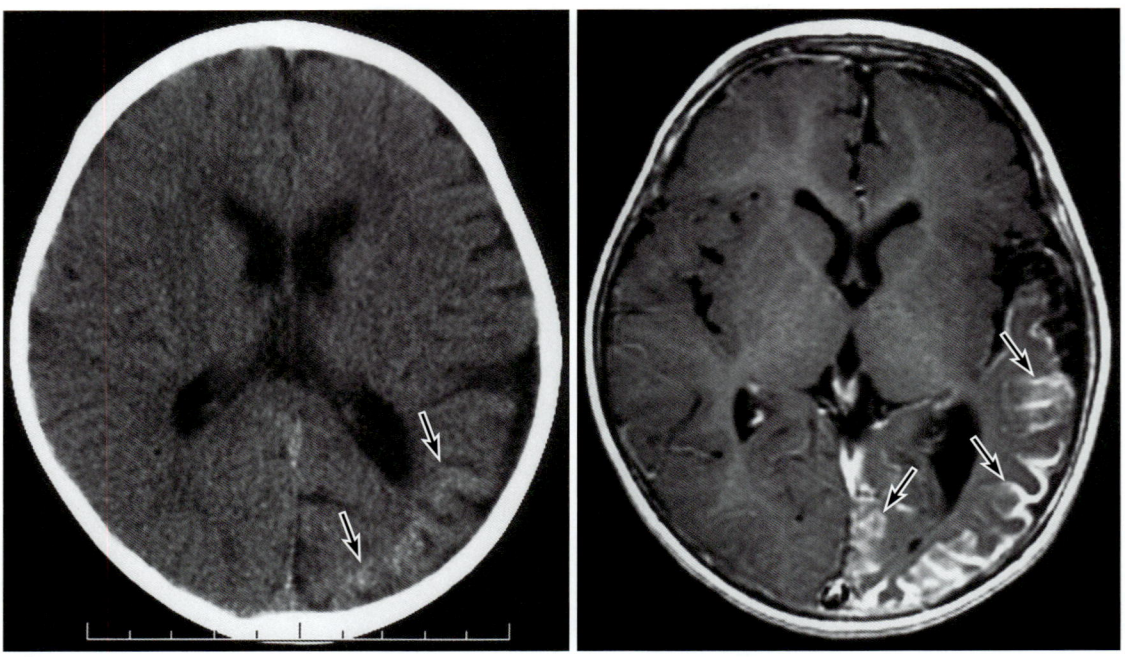

A|B

図 18-11　スタージ-ウェーバー症候群（1 歳 7 カ月，女児）　生後 8 カ月でけいれん発作，顔面に血管腫を認めない（文献6）より引用）
A：CT にて左半球に萎縮を認め，左頭頂・後頭葉の脳表沿いに淡い石灰化が認められる（→）．
B：同時期の造影後の T1 強調画像にて左側頭・頭頂・後頭葉に造影効果を認め，軟膜下血管腫と考えられる（→）．左側頭葉には萎縮がある．顔面に血管腫を認めない症例はスタージ-ウェーバー症候群の 2％前後と考えられている．

けいれん発作の病理

【1】片側顔面けいれん hemifacial spasm（HFS）

　片側顔面けいれんは顔面神経が支配する顔面筋が不随意的に小さな攣縮 twitching を繰り返すものである．米国ミネソタ州における統計によると，罹患率 incidence は人口 10 万人あたり年間 0.78 人，有病率 prevalence は人口 10 万人あたり女性 14.5 人，男性 7.4 人と女性が男性の約 2 倍多い[1]．中高年者（40～79 歳）に好発し，症状は左側に多い傾向がある[2]．典型的な顔面けいれん（92%）は眼輪筋の攣縮から始まり，経過とともに他の顔面筋にも及ぶ．口輪筋の攣縮から始まる非典型的なものもあるが頻度は少ない（8%）[3]．けいれんは睡眠中も継続することがあり，特に緊張などのストレスや疲労によって悪化しやすい．脳血管による顔面神経の root exit zone における圧迫（図 18-12）が原因として最も多い[4]．その他の原因として，脳動脈瘤や脳実質外腫瘍による圧迫，脳実質内腫瘍，多発性硬化症，髄膜炎などもある．脳血管の圧迫による場合は外科的に圧迫を解除することで症状が改善する（頭蓋内微小血管減圧術 neurovascular or microvascular decompression，またはジャネッタ手術ともいう）．本術式名の由来でもある Peter J. Jannetta による HFS 366 手術症例の解析[2]では，男性 123 例，女性 243 例，男女比約 1：2 と女性に多く，平均発症年齢は 43（6～71）歳であった．左側 214 例，右側 152 例（両側 4 名を含む）と左側が障害される例がやや多い．227 例（62%）で 1 本の，96 例（26.2%）で複数の動脈による圧迫が認められ，動静脈による圧迫も 33 例（9.0%）で観察され，以上を合わせると手術症例の約 97% で頭蓋内動脈による顔面神経の圧迫が確認されている．

　Jannetta ら[3]は責任血管として後下小脳動脈 posterior inferior cerebellar artery（PICA）が 68.2% と最も多いと記載しているが，Fukushima[5]によれば前下小脳動脈 anterior inferior cerebellar artery（AICA）（42%），PICA（26%），AICA＋PICA（8%），椎骨動脈 vertebral artery（VA）（22%）で，報告者により若干異なっている．いずれにしても AICA または PICA あるいは両者が責任血管である症例が 70% 以上を占めていると考えられる．

　HFS の発生機序については，主に電気生理学的検討から，圧迫を受けた部の局所性脱髄と軸索相互間のエファプシス ephapsis（人工接触伝導）とする仮説が提唱されていた[6,7]．すなわち，血管による拍動性圧迫 pulsatile compression という外的刺激のために異所性興奮をきたしやすい状態であるうえに，髄鞘を失った，いわば裸状態の軸索同士がシナプスを介すことなく隣接する神経線維へ興奮を直接伝導してしまう

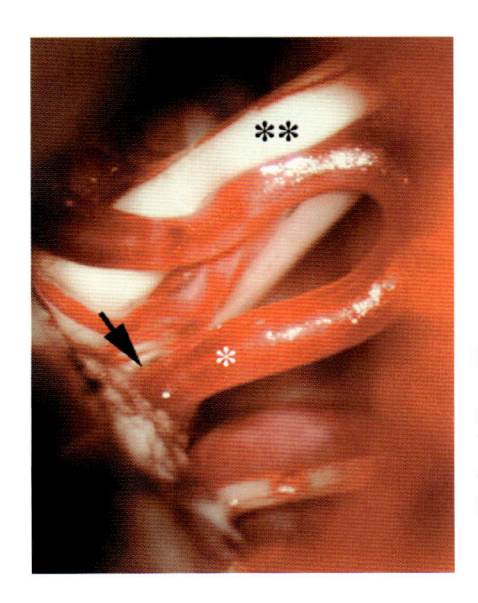

図 18-12　片側顔面けいれん hemifacial spasm（50 歳，女性）
右顔面けいれん．右後頭下開頭．屈曲蛇行した前下小脳動脈（＊）の一部が顔面神経（＊＊）の root exit zone を圧迫している（→）．AICA を顔面神経から離して圧迫を解除したところ，症状は改善した（松江市立病院佐々木亮先生のご厚意による）．

（ephaptic transmission）というものであり，ちょうど絶縁体を失った電線から漏電しているようなものである．実は，HFSと同様に頭蓋内血管による脳神経や脳幹の圧迫が原因と考えられている興奮性神経機能障害 hyperactive dysfunction はほかにもあり，これらを hyperactive neurovascular compression syndromes として包括することができる．三叉神経痛 trigeminal neuralgia の大部分が上小脳動脈や AICA による圧迫が原因であるし，膝神経痛 geniculate neuralgia（鼓膜，外耳道，耳垂，乳様突起部など顔面神経の枝である中間神経の支配領域の痛み），舌咽神経痛 glossopharyngeal neuralgia，耳鳴・めまい（前庭・蝸牛神経），痙性斜頚 spasmodic torticollis（副神経 accessory nerve）などの少なくとも一部は脳血管による神経圧迫によるものが含まれている．

Love ら[8,9]は三叉神経痛の手術の際に神経根切断術 rhizotomy により部分切除された三叉神経の root entry zone を組織学的に検索し，中枢・末梢境界部の中枢神経側で血管による圧迫部位に一致した局所性髄鞘変性を示し，さらに同部で髄鞘変性をきたした個々の軸索がアストロサイトを介すことなく相互に直接接して走行していることを電顕的に示した．同様の所見は多発性硬化症による三叉神経痛症例で部分切除された三叉神経にも観察され，エファプシス仮説を支持する形態学的所見として重要視されている．このことは HFS やその他の興奮性神経機能障害でも同様の組織学的変化が起こっていることを示唆している．

【2】てんかん epilepsy

1）大脳皮質異形成症 malformations of cortical development（MCDs，表 18-1, 18-2）

大脳皮質形成異常は，てんかんの原因の 20% を占めるともいわれる．過去に神経細胞移動障害 neuronal migration disorders（NMDs）として分類されていた疾患も MCDs に含まれている．特に新生児期の点頭てんかん infantile spasms（ISS）や小児期の難治性てんかんと強い関連があり，その原因の一つとして重要視されている．現時点で MCD の原因遺伝子が少なくとも 9 種類同定されている（表 18-1）．

（1）限局性大脳皮質異形成　focal cortical dysplasia（FCD，図 18-13）

大脳皮質神経細胞の限局性層構築異常や配列異常を主体とする病変である（表 18-2）．

MCD の中でも Taylor ら（1971）が提唱した限局性大脳皮質異形成 focal cortical dysplasia of Taylor type

表 18-1 genetics of MCD syndromes

	MCD subtypes	Gene	Chromosome	Encoded protein
1.	Miller-Dieker type lissencephaly	LIS1	17p13	PAFAH1B1
2.	X-linked lissencephaly（XLIS）	DCX	Xq22	DCX or doublecortin
3.	subcortical band heterotopia（SBH）	DCX	Xq22	DCX or doublecortin
4.	X-linked lissencephaly with absent corpus callosum and ambiguous genitalia（XLAG）	ARX	Xp22.13	ARX
5.	periventricular nodular heterotopia（PH）	FLN1	Xq28	filamin1
6.	tuberous sclerosis complex（TSC）	TSC1	9q34	hamartin
7.	tuberous sclerosis complex（TSC）	TSC2	16p13	tuberin
8.	lissencephaly with cerebellar hypoplasia（LCH）	RELN	7q22	reelin
9.	Fukuyama congenital muscular dystrophy（FCMD）	FCMD	9q31	fukutin
10.	muscle-eye-brain disease（MEB）	POMGnT1	1p32	POMGnT1

ARX＝X-linked aristaless-related homeobox gene, DCX＝doublecortin, FLN1＝filamin1, PAFAH1B1＝platelet activating factor acetylhydrolase β subunit, POMGnT1＝protein O-mannose β1,2-N-acetylglucosaminyl-transferase, RELN＝reelin

18. けいれん発作 [病理]

表 18-2　major histopathologic features of cortical dysplasia(Mischel ら, 1995[10]より改変)

cortical laminar disorganization	100.0%
single heterotopic neurons within deep white matter or layer I	98.7%
neuronal cytomegaly	55.8%
neuronal cytoskeletal abnormalities	51.9%
macroscopically visible neuronal heterotopias, usually in the subcortical white matter	41.6%
neuroglial excrescences in the subarachnoid space	29.9%
balloon cell change	22.1%
foci of polymicrogyria	14.3%

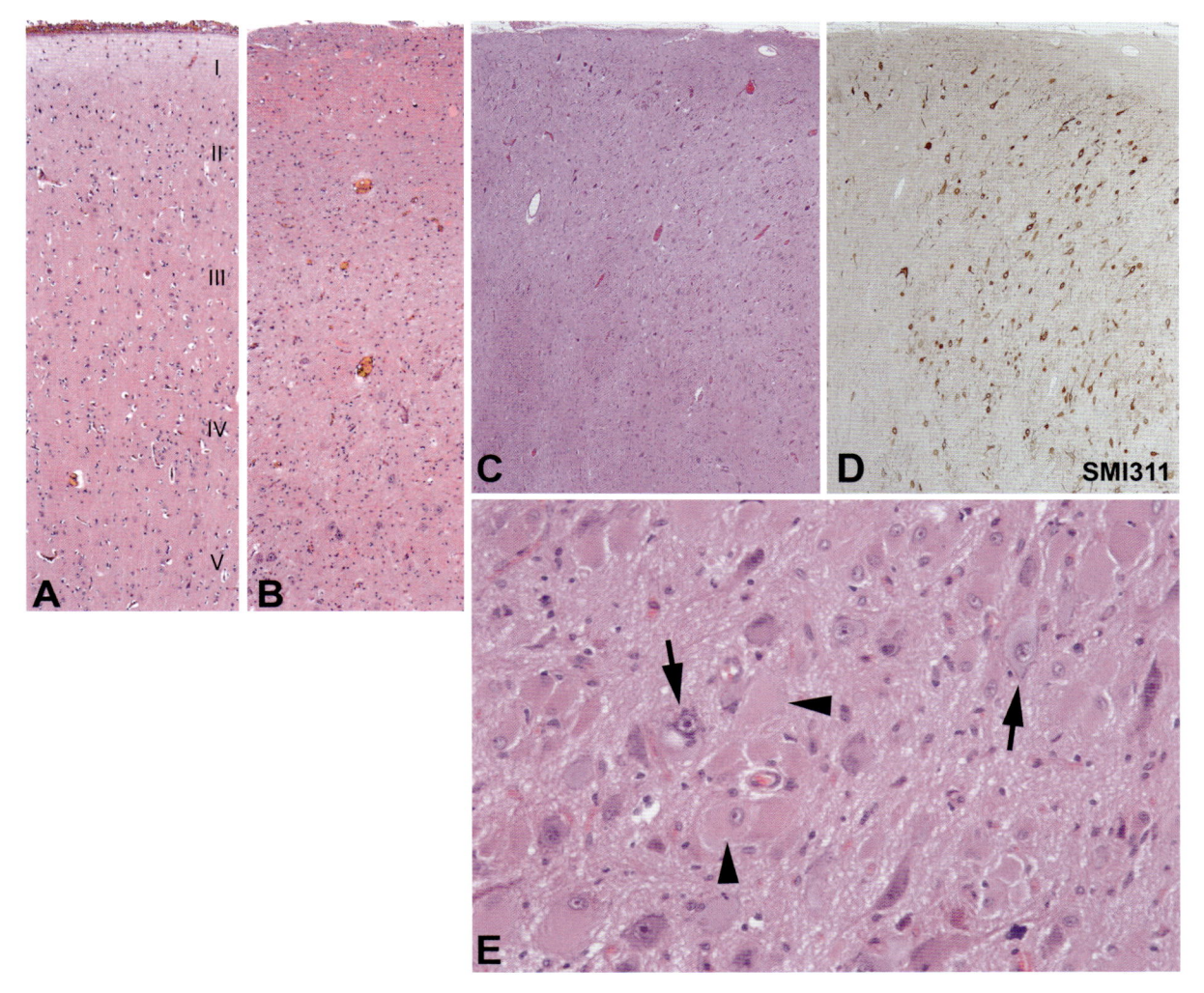

図 18-13　大脳皮質異形成症 cortical dysplasia

A：正常大脳皮質の 6 層構造．ただし第 6 層は撮影範囲から外れている（図 6-2 も参照のこと）．

B：てんかん原性病変から外科的に摘出された異常大脳皮質．大脳皮質には層構築が認められず，むしろ神経細胞の配列が乱れている（等倍率）．

C～E：限局性大脳皮質異形成症（T-FCD）の外科切除組織．

C：大脳皮質の著明な層構築の乱れ．

D：非リン酸化ニューロフィラメント（SMI 311）による免疫組織化学では神経細胞を選択的に検出することができるため，神経細胞の個々の形態や配列，極性の乱れなどの評価にたいへん有用である．

E：異形成性皮質は大型の異形成性神経細胞 dysplastic cytomegalic neurons（→）と偏在する核とエオジン好性の丸く広い胞体を有する gemistocytic astrocyte 様の，いわゆる balloon cells（▶）が種々の割合で不規則に混在した組織である．この balloon cells は本症と結節性硬化症の皮質結節でのみ特異的に観察される異常細胞であり，GFAP やニューロフィラメントを発現し，グリア細胞と神経細胞の両方の性質を同時に示しうるほか，幹細胞マーカーも発現し，未熟な細胞としての性質も併せ持っている．

(T-FCD) は，近年の画像診断技術の向上と良好な手術治療成績に伴い，臨床的にも病理学的にも強い関心を集めている．その病理組織像は，大脳皮質層構築の乱れ，個々の神経細胞の極性の乱れ，大型の異形成性神経細胞 dysplastic neuron および balloon cells の出現を特徴とする．balloon cells は皮質異形成において特異的にみられる細胞で，種々の程度に GFAP やニューロフィラメントを発現し，グリア細胞と神経細胞の両方の性質を同時に示しうるほか，nestin や CD34 class Ⅱ などの幹細胞マーカーも発現し，未熟な細胞としての性質も併せ持っている．この異常な細胞は多くの場合，異形成性皮質の深層から直下の白質にかけて，あるいは時に軟膜直下に集簇してみられる．その病理発生機序は発生学的，遺伝学的，分子生物学的背景を含め，いまだ明らかにされていない．てんかん発作のメカニズムとして，病変部における興奮性と抑制性回路の不均衡など諸種の説が報告されているが，最近では異形成性神経細胞自体が異常興奮する可能性が電気生理学的に示されている．

(2) 結節性硬化症における皮質結節

顔面の血管線維腫，てんかん，精神発達遅滞，自閉症などを主症状とする常染色体優性遺伝性疾患である．9番染色体長腕の *TSC1* 遺伝子または 16 番染色体短腕の *TSC2* 遺伝子の germ line mutation による場合があるが，両者の臨床症状に大きな差異はない．遺伝性疾患である本症も de novo mutation の頻度が高く，約半数の症例は孤発例である．皮膚症状は特徴的であり，顔面の血管線維腫以外に，爪の線維腫 ungal fibroma，木の葉様の白斑 hypomelanotic macules，仙尾部の鮫肌様斑 shagreen patch がある．

結節性硬化症 tuberous sclerosis complex (TSC) における脳病変として上衣下巨細胞性星細胞腫 subependymal giant cell astrocytoma (SEGA) や上衣下小結節 subependymal nodule が有名であるが，大脳皮質に皮質結節 cortical tuber が多発し，infantile spasms や難治性てんかんの原因となることが知られている．この皮質結節は T-FCD とともに MCDs の一群であり，その病理組織像は T-FCD と本質的に同質のものである．このように両者の病理組織像がきわめて類似していることから T-FCD は「皮質結節もどき form fruste」ともいわれる．TSC は腫瘍抑制遺伝子 *TSC1* または *TSC2* の異常による常染色体優性遺伝性疾患であるが，Taylor type FCD は遺伝子異常を含め原因は明らかにされていない．また，病理組織像のみからは *TSC1* と *TSC2* のいずれに起因するものであるかを同定することはできない．

TSC1 および *TSC2* 遺伝子産物はそれぞれ hamartin および tuberin であり，それらの機能については，齧歯類やショウジョウバエを用いた分子生物学的解析により，細胞内シグナル伝達系においてさまざまな役割を演じていることが明らかにされ，①細胞周期制御，②細胞接着・移動，③細胞極性の形成，④細胞形

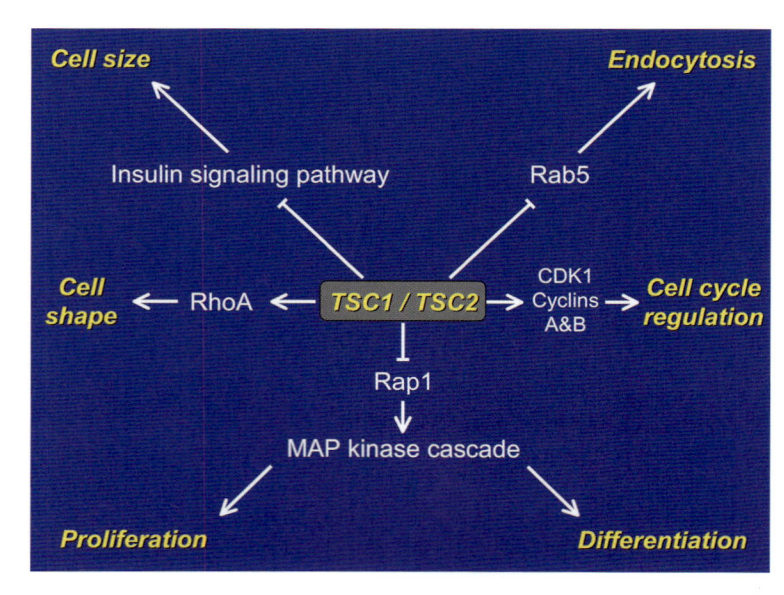

図 18-14　TSC 遺伝子の多様な機能

18. けいれん発作 [病理]

態変化，⑤細胞増殖・分化の調節，⑥インスリンシグナル伝達系制御による蛋白合成量の調節など，脳の正常発生に重要な役割を果たしていることが明らかにされている（図18-14）．

(3) 滑脳症Ⅰ型 type 1 lissencephaly（図18-15）

代表的なものに *LIS-1* 遺伝子異常による Miller-Dieker type lissencephaly と *DCX* 遺伝子異常（男性）による X-linked lissencephaly がある．大脳の外表所見は平坦脳回または無脳回を呈し，脳溝の数がきわめて少ない．この所見が *LIS-1* 遺伝子異常では前頭葉側に著しく後頭葉側に軽い，*DCX* 遺伝子異常では逆に前頭葉側では軽度で後頭葉側に著しいという病変分布の特徴がある．組織学的に皮質は4層構造 4-layered cortex を呈す．*LIS-1* は platelet activating factor acetylhydrolase β subunit (PAFAH1B1) を，*DCX* は doublecortin をコードする遺伝子である．

(4) 滑脳症Ⅱ型 type 2 lissencephaly（図18-16）

いわゆる，敷石状滑脳症 cobblestone lissencephaly を意味する．基底膜の形成不全や機能不全がその病態に関与すると考えられている．これに関連して神経芽細胞が大脳表層のグリア限界膜を越えて過剰移動し，髄膜と神経上皮組織が混在した組織が大脳表層に多数形成される．小脳でも小葉の癒合が認められる．このような脳の異常形態を示すものには，*FCMD* 遺伝子異常による福山型先天性筋ジストロフィー Fukuyama congenital muscular dystrophy (FCMD) と *POMGnT1* 遺伝子異常による筋・眼・脳病 muscle-eye-brain disease (MEB) など知られている．なお，*FCMD* は fukutin を，*POMGnT1* は protein O-mannose β1,2-N-acetylglucosaminyltransferase をそれぞれコードする遺伝子である．

(5) 多小脳回 polymicrogyria（図18-17）

きわめて小さな脳回が多数集簇している状態をいう．脳溝の形成を伴う場合は敷石状の外表所見を呈するが，平坦脳回や滑脳症の外表所見であっても，組織学的には小さな大脳皮質構造が形成されていながら脳溝が形成されていない状態もある．多くの場合は胎生期の脳破壊性機序，特に虚血性病変によるものと

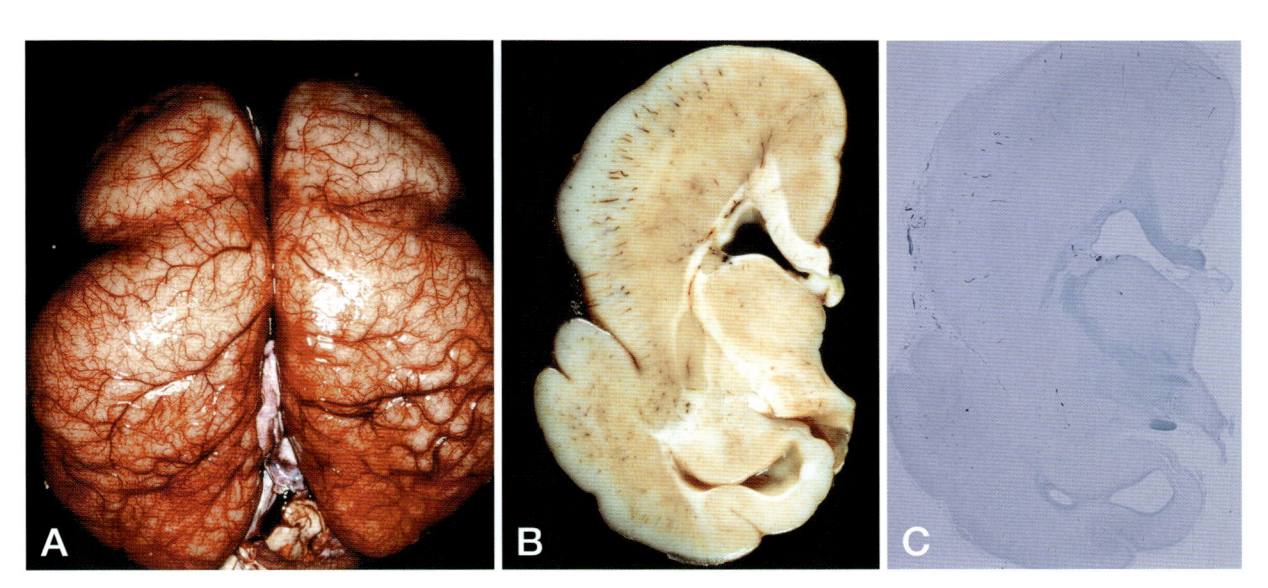

図18-15 滑脳症Ⅰ型 lissencephaly, type 1
A：前頭葉から頭頂葉にかけて脳回の形成が認められないが，後頭葉では脳回の形成が認められる．このような病変分布の特徴は Miller-Dieker type lissencephaly を強く示唆する．
B：同症例の前頭葉冠状断．前頭葉では脳回の形成がなく，側頭葉でも脳溝が浅い．前頭葉と側頭葉で皮質が異常に厚く，脳梁を除き白質の面積がきわめて狭い．滑脳症Ⅰ型では組織学的に大脳皮質が4層構造を示すことが知られている．
C：同前の Klüver-Barrera 染色．

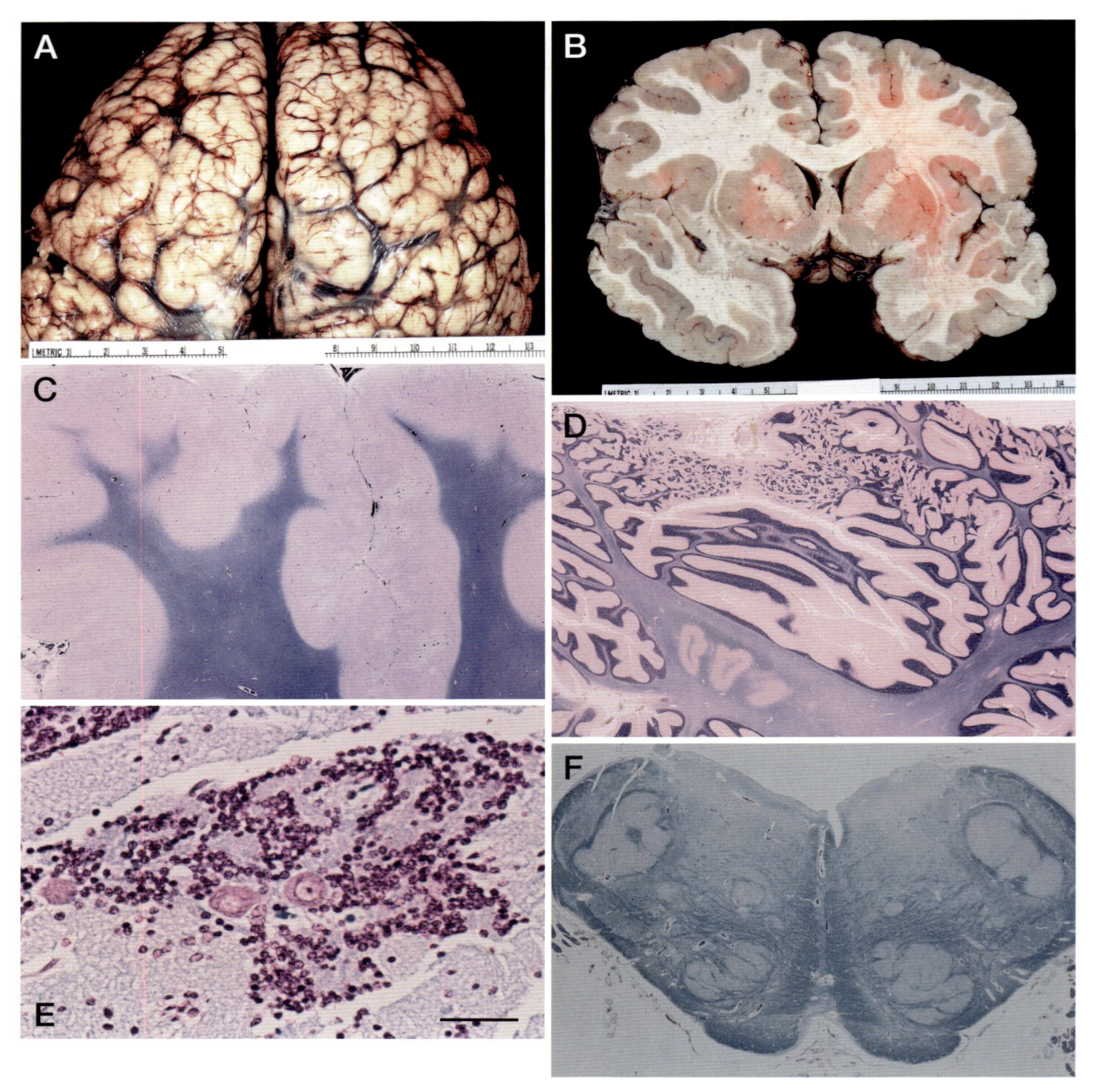

第2章 症候から見た神経形態学 ［病理］

図18-16 滑脳症Ⅱ型 lissencephaly, type 2
A：福山型先天性筋ジストロフィー．前頭葉円蓋部に多小脳回が認められる．
B：同症例の前頭葉冠状断．前頭葉と側頭葉は多小脳回を呈している．
C：側頭葉の多小脳回 polymicrogyria．Klüver-Barrera 染色．
D：同症例の小脳半球．小脳にも多小脳回 polymicrofolia が多発している．
E：小脳白質内の異所性灰白質．Klüver-Barrera 染色．スケールバーは 50μm．
F：同症例の延髄下オリーブ核の形成異常．Klüver-Barrera 染色．

考えられている．組織学的には滑脳症Ⅰ型と同様に4層構造から成る皮質がみられることもあるが，このような層構築のまったくみられないこともあり，脳破壊性機序の発生時期により運命づけられているようである．

(6) 異所性灰白質 heterotopic gray matter （図 18-18）
　原因遺伝子の明らかなものでは，Filamin 1（*FLN1*）遺伝子異常による脳室周囲結節性異所性灰白質

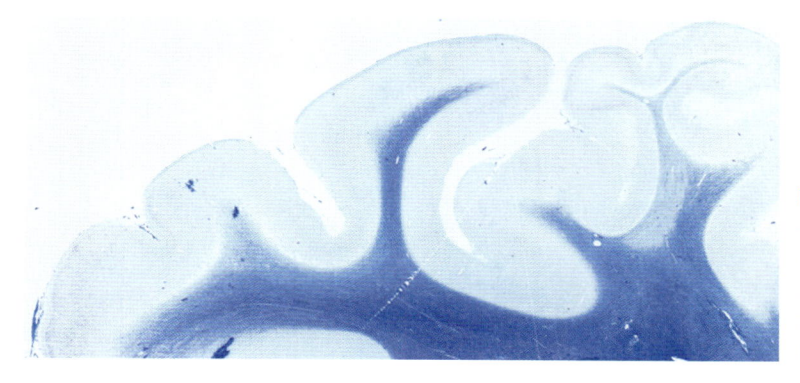

図 18-17　多小脳回 polymicrogyria
写真右上に局所性多小脳回がみられ，直下の白質では髄鞘が淡明化している．ここには異所性神経細胞の集簇（異所性灰白質）が存在している．
Klüver-Barrera 染色．

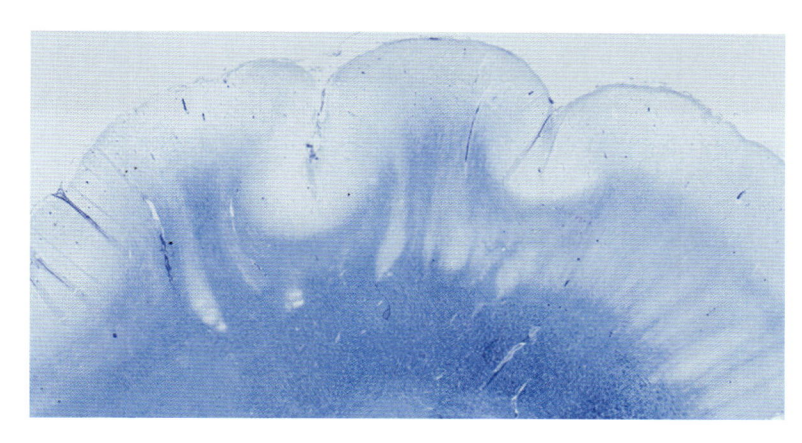

図 18-18　皮質下異所性灰白質 heterotopic gray matter
大脳皮質直下の白質に異所性灰白質が多数みられ，一部（写真右半分）では大脳皮質が二重にみえる．
Klüver-Barrera 染色．

periventricular nodular heterotopia（PH）と，女性の doublecortin（*DCX*）遺伝子異常による皮質下帯状異所性灰白質 subcortical band heterotopia（SBH）または重複皮質症候群 double cortex syndrome が代表的であるが，原因の明らかでない皮質下異所性灰白質も少なくない．発生機序として胎生期における神経芽細胞の移動障害のみならず，germinal matrix におけるプログラム細胞死の欠如による神経芽細胞の過剰産生も考えられている．

（7）白質の異所性神経細胞　single heterotopic neurons

正常でも大脳白質には異所性神経細胞が散見される．しかし，その数が常軌を逸脱して多い場合は発生異常，特に神経芽細胞の移動障害としての性格を帯びてくる．てんかん外科病理では，本所見以外に特異的変化の認められない症例も少なくないことから，てんかん原性となりうる可能性は否定しえない．しかしながら，現時点では正常と異常とを区別する明確な判定基準は定められていない．

（8）片側巨脳症 hemimegalencephaly（図 18-19）

一側大脳半球が対側半球に比して大きい状態である．巨脳側は，肉眼的にも顕微鏡的にも種々の程度の皮質異形成を呈する．結節性硬化症や神経線維腫症 1 型に伴ってみられることがあるが，多くの場合は原因不明である．

2）その他の難治性てんかん other intractable epilepsies

（1）アンモン角硬化症 Ammon's horn sclerosis（図 18-20）

20〜30 歳前後の成人に好発する薬物治療抵抗性の側頭葉てんかん症例では，発作焦点となっている海馬や扁桃核を切除することにより約 80％の症例で治療効果が得られている．

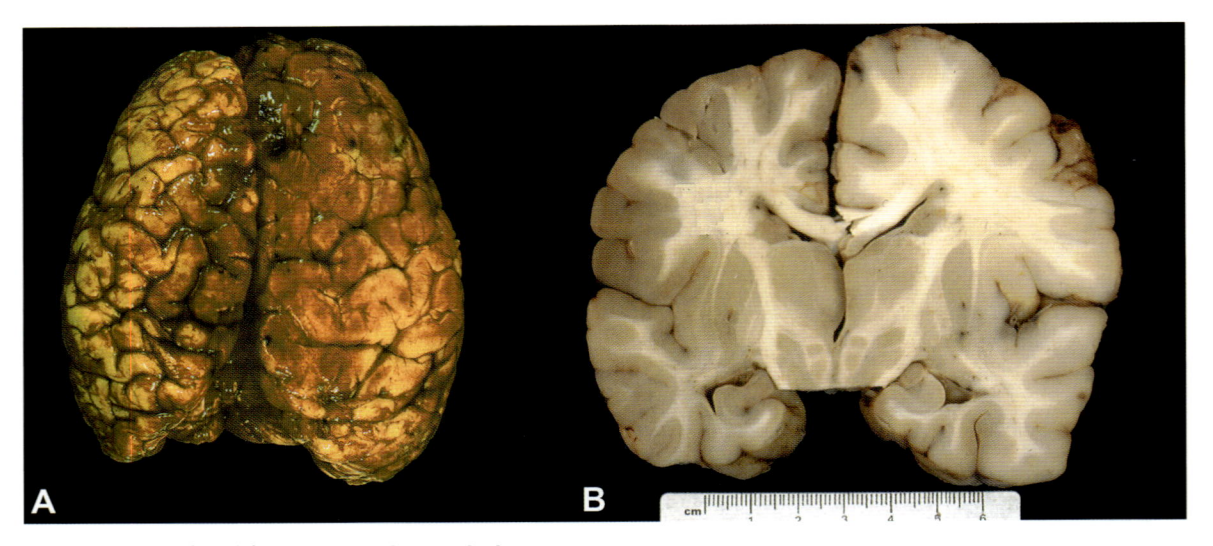

図18-19　片側巨脳症 hemimegalencephaly
A：大脳円蓋部．右大脳半球は左に比して明らかに大きく，各脳回の幅も広い．
B：同症例の冠状断．右大脳半球では各脳回の幅が大きいだけでなく，大脳皮質のリボンの幅も厚く，皮質の色調は薄く白色調を呈している．このような皮質幅の異常や色調異常，皮質白質境界の不明瞭化は皮質異形成を示唆する肉眼的所見でもある．大脳基底核や視床には明らかな左右差はみられない．

　肉眼的に焦点側海馬は著明に萎縮し，組織学的には錐体細胞の高度の脱落（CA1＞CA3 ≒ CA4 ≫ CA2）と線維性グリオーシス（アンモン角硬化症）を示す．さらに，歯状回顆粒細胞の軸索である苔状線維 mossy fibers が歯状回の内分子層に向かって異常な発芽 sprouting を起こす．辺縁系，皮質下，新皮質，脳幹からの線維は嗅内野に集まり，この部からの貫通線維が歯状回顆粒細胞層に投射している．投射を受けた顆粒細胞からはその軸索である苔状線維が CA3 錐体細胞に投射している．てんかん発作に伴い CA3 錐体細胞や歯状回門多形細胞（CA4）が脱落すると，線維連絡する相手を失った苔状線維が変性・脱落するとともに，歯状回門多形細胞からの歯状回分子層への線維も変性する．これに伴い苔状線維が内分子層の変性した領域に向かって発芽し，新たなシナプスを形成すると考えられている．苔状線維のシナプス終末には亜鉛が豊富に存在するため，これを組織化学的に検出する Timm 染色で陽性になる．また，dynorphin 免疫染色でも陽性帯として観察される．この現象は，歯状回の反回抑制に関与する門細胞群が脱落することで，脱抑制によるグルタミン酸などの興奮性アミノ酸の過剰状態を引き起こす可能性があるうえに，さらに本来あるべき姿でない興奮性回路の異常な形成をも示唆し，しかも海馬硬化の明らかでない側頭葉てんかん症例でも観察されることから，難治性てんかん発作のメカニズムを説明しうる所見の一つとして重要視されてきた．ただし，マウスやラットのカイニン酸てんかんモデルやキンドリングモデルでも苔状線維の発芽現象が確認されており，以上の病理組織学的変化はいずれも側頭葉てんかんの原因というよりはむしろ結果である可能性が高い．一方，しばしば歯状回顆粒細胞はその数が減少するのみならず，個々の顆粒細胞がばらけて分布する，いわゆる dispersion という所見を呈す．個々の顆粒細胞が異形成性神経細胞様の形態を呈することや，顆粒細胞層の重複が観察されることもある．本所見については，てんかん発作による二次的変化であるという意見と発生異常（granule cell dysplasia）であるとする見解に分かれている．同様に，海馬の残存神経細胞も核細胞質比の高い未熟な形態学的特徴を示すことが多い．

　なお，側頭葉てんかん症例の切除組織ではしばしばアンモン角硬化症の所見に加えて，側頭葉新皮質に海綿状血管腫や髄膜腫あるいは顕微鏡的な小さな皮質異形成といった，てんかんの原因となりうる異常所見が見出されることがあり dual pathology といわれる．しかしながら dual pathology に関する統一した定義や病理学的意義づけはいまだ定まっていない．内側側頭葉硬化症 medial temporal sclerosis や海馬硬化症 hippocampal sclerosis，あるいは endofolium sclerosis といった表現は本質的には同じ病態を意味する同義語

18. けいれん発作 [病理]

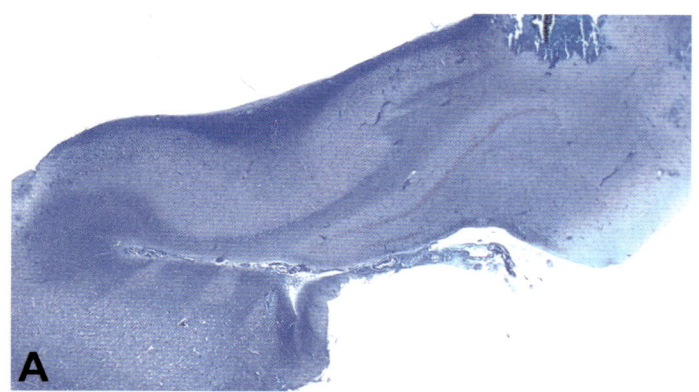

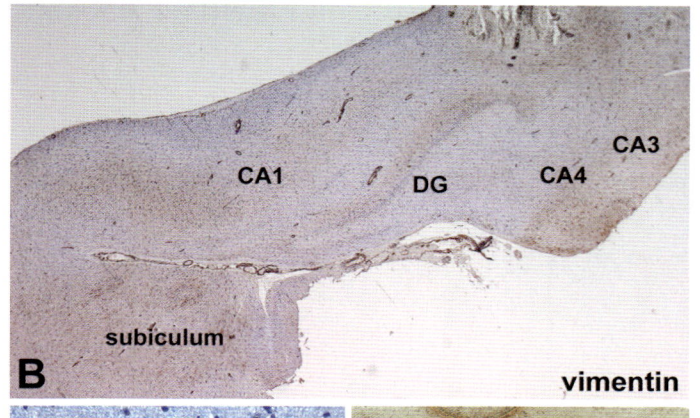

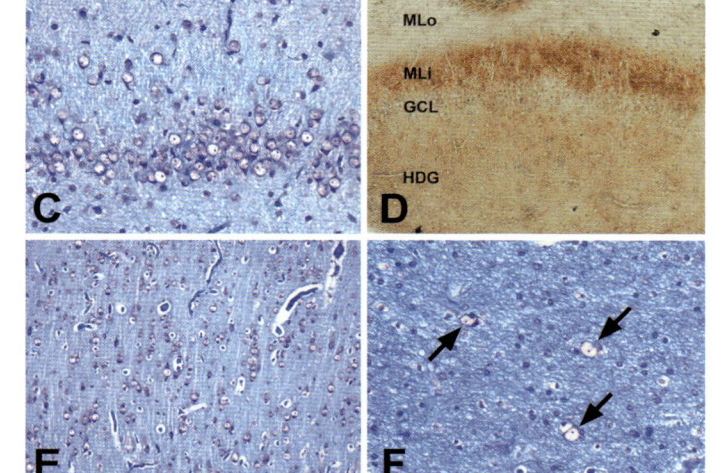

図 18-20 難治性側頭葉てんかん intractable epilepsy（海馬硬化症 Amman's horn sclerosis），海馬切除術後

A：アンモン角では CA4，CA3，CA1 の神経細胞脱落とグリオーシスがみられる．残存神経細胞の多くは核細胞質比の高い丸い異形成性神経細胞様の形態を呈している．歯状回門多形細層の神経細胞脱落もみられるが，海馬の神経細胞脱落に比較してその程度は軽い．Klüver-Barrera染色．

B：ビメンチン免疫染色では CA3，CA1 から海馬支脚 subiculum および歯状回分子層にグリオーシスが観察される．海馬支脚の神経細胞は良く保たれている．

C：granule cell dispersion．個々の歯状回顆粒細胞は丸く腫大し，ばらけて配列しているように見える．

D：歯状回内分子層（MLi）に Timm 染色陽性像が観察される．

E：傍海馬回皮質では神経細胞の柱状配列が目立つ．本所見は下側頭回を含め内側側頭葉新皮質では正常に認められる所見ではあるが，個々の神経細胞は核細胞質比の高い丸い異形成性神経細胞様の形態を呈している．

F：白質には異所性神経細胞が散見されるが（→），どの程度の数をもって異常と判定するかは容易ではなく，現時点では統一見解はない．

略号：GCL＝顆粒細胞層 granule cell layer，HDG＝歯状回門 hilus dentate gyrus，MLi＝内分子層 inner molecular layer，MLO＝外分子層 outer molecular layer

である．

(2) ラスムッセン脳炎 Rasmussen encephalitis（図 18-21）

5〜10 歳に好発し，85％が 10 歳以下で発症する．一側大脳半球を侵し，持続性部分発作 epilepsia partialis continua，患側大脳半球の進行性萎縮とこれによる進行性神経脱落症状を特徴とし，末期には半身麻痺，半盲，失語などに至る．両側性ラスムッセン脳炎はきわめて稀である．てんかんの発症までは患児は正常発達を示す．1950 年代後半に Rasmussen らによって記載された．通常は薬物治療に抵抗性であり，半球切除術によりてんかん発作の抑制が可能であることから，本術式は小児期発症例に対する標準的治療の一つである．早期発見・早期治療が重要視されている．たとえ一側大脳半球を切除することにより半身麻痺をきたしても，発達期の脳は可塑性に富んでおり，成人に達する頃までには残存する大脳半球が神経脱落症状

第2章　症候から見た神経形態学［病理］

を補うまでに回復するからである．

　病理組織像は無菌性髄膜脳炎の所見であり，炎症所見が散在性に分布する特徴がある．活動期病変では髄膜および脳実質内に血管周囲性リンパ球浸潤，神経食現象 neuronophagia，グリア結節，神経細胞脱落，グリオーシスおよび毛細血管増生がみられ，慢性期病変では著明なグリオーシスと微小囊胞形成による海綿状態 spongy state をきたす．切除標本では活動期病変と慢性期病変が混在してみられる．ウイルス感染の際にしばしば認められる核内封入体はみられず，これまで原因として同定されたウイルスや微生物はない．グルタミン酸受容体（GluR3）に対する自己抗体が原因として有力視されたこともあるが，動物実験では脳炎の再現は可能であっても一側性病変は再現できない．しかしながら，最近でもラスムッセン脳炎症例において T-cell を介した細胞障害機序による神経細胞死が報告されるなど，原因として少なくとも自己免疫を含む免疫学的機序が中心的な役割を演じていることは有力視されている．病因はいまだ明らかにされていない．

(3) スタージ-ウェーバー症候群 Sturge-Weber syndrome（図18-22）

　三叉神経第1枝領域を含む顔面の毛細血管腫 port wine stain，てんかん，半身麻痺，精神発達遅滞などを

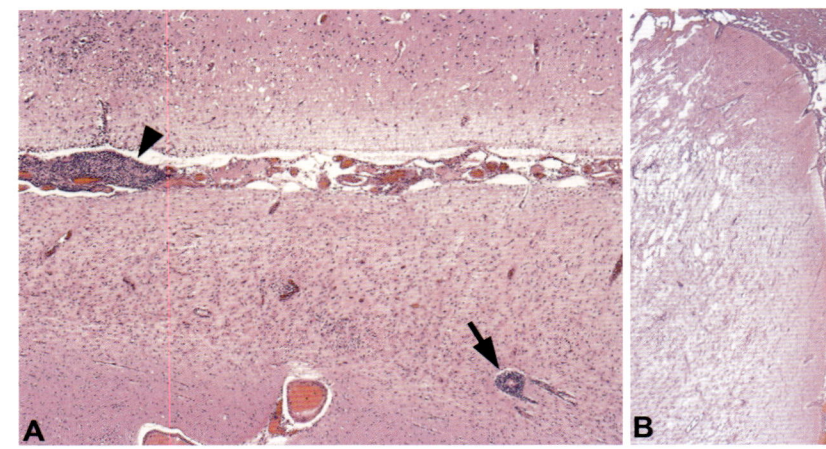

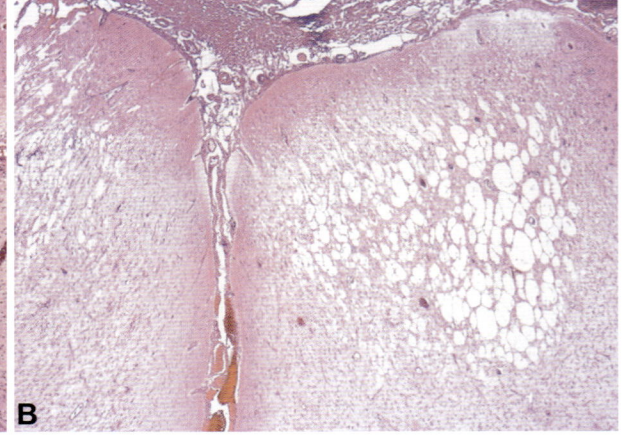

図18-21　ラスムッセン脳炎 Rasmussen encephalitis
A：ラスムッセン脳炎の活動期病変．本症の組織学的特徴は無菌性髄膜脳炎の所見である．すなわち髄膜の炎症細胞浸潤（▶）と血管周囲性のリンパ球浸潤（→）がみられるほか，神経食現象も観察される．これらの病変が局所的かつ散在性に分布する，すなわち病変と病変の間には形態学的に正常組織が介在する特徴がある．
B：病変は慢性期になると組織全体が粗鬆化し，著しい海綿状態を呈する．ラスムッセン脳炎では通常，活動期と慢性期の病変が混在してみられる．

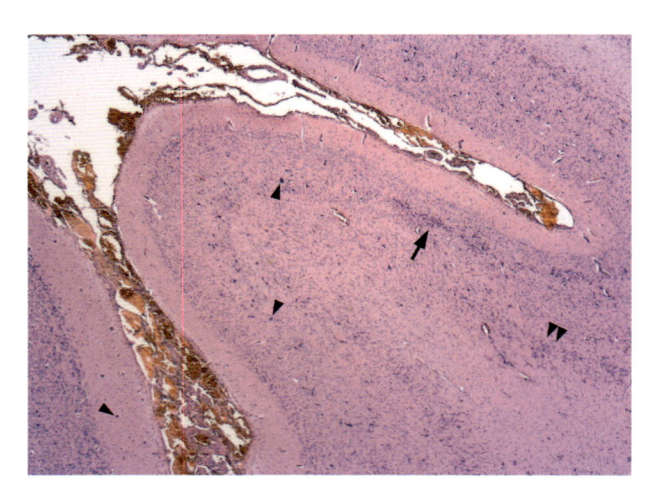

図18-22　スタージ-ウェーバー症候群 Sturge-Weber syndrome
切除後頭葉．大脳皮質には不完全ながら特徴的な二重の線状石灰化（→と重複矢頭）や神経細胞脱落およびグリオーシスがみられる．また散在性の石灰化巣もみられる（▶）．本症では髄膜の血管腫症または静脈性血管腫が好発し，本例でもくも膜下腔の血管成分がやや多い．

特徴とする疾患である．他の神経皮膚症候群と異なり，大部分の症例が孤発例で，遺伝性は明らかにされていない．てんかんは本症のほぼ全例に認められ，髄膜血管腫と関連が強い．脳顔面血管腫症 encephalo-facial angiomatosis という名称もある．

髄膜 leptomeninges の血管腫症 angiomatosis，または静脈性血管腫 venous angioma は後頭葉に好発する．直下の大脳皮質には，特徴的な二重の線状石灰化 tram-track pattern や神経細胞脱落およびグリオーシスがみられる．これらの変化は静脈性血管腫による静脈灌流障害が，組織の低酸素状態を惹起することによるものと考えられている．

引用文献

【症候と解剖】
1) 秋元波留夫, 山内俊雄（編）：てんかん学の進歩．岩崎学術出版社，東京，1996．
2) Penfield W, Rasmussen T: The cerebral cortex of man: a clinical study of localization of function. MacMillan, New York, 1957.
3) Hochstetter F: Toldt, Anatomischer Atlas. Siebzehnte Auflage, Dritter Band. Urban & Schwarzenberg, Berlin, Wien, 1937.

【画像】
1) 柳下　章：画像—大脳皮質形成障害．柳下　章，新井信隆（編）：難治性てんかんの画像と病理．秀潤社，東京，2007，pp63-92．
2) 柳下　章：画像—側頭葉てんかん．柳下　章，新井信隆（編）：難治性てんかんの画像と病理．秀潤社，東京，2007，pp47-56．
3) Yagishita A, Arai N, Maehara T, Shimizu H, Tokumaru AM, Oda M: Focal cortical dysplasia: appearance on MR images. Radiology 203: 553-559, 1997.
4) Yagishita A, Arai N: Cortical tubers without other stigmata of tuberous sclerosis: imaging and pathological findings. Neuroradiology 41: 428-432, 1999.
5) Yagishita A, Arai N, Tamagawa K, Oda M：Hemimegalencephaly：signal changes suggesting abnormal myelination on MRI. Neuroradiology 40：734-738, 1998.
6) 柳下　章：画像—血管性病変．柳下　章，新井信隆（編）：難治性てんかんの画像と病理．秀潤社，東京，2007，pp161-178．

【片側顔面けいれんの病理】
1) Auger RG, Whisnant JP: Hemifacial spasms in Rochester and Olmsted County, Minnesota, 1960 to 1984. Arch Neurol 47: 1233-1234, 1990.
2) Jannetta PJ: Microvascular decompression of the facial nerve for hemifacial spasm. in Wilson CB（ed）: Neurosurgical procedures, personal approaches to classic operations. Williams & Wilkins, Baltimore, 1992, pp154-162.
3) Barker FG 2nd, Jannetta PJ, Bissonette DJ, Shields PT, Larkins MV, Jho HD: Microvascular decompression for hemifacial spasm. J Neurosurg 82: 201-210, 1995.
4) Maroon JC: Hemifacial spasm: a vascular cause. Arch Neurol 35: 481-483, 1978.
5) Fukushima T: Microvascular decompression. in Kikuchi H, Hakuba A（eds）: Illustrated techniques in microneurosurgely. Igaku-Shoin, Tokyo, 1990, pp259-267.
6) Nielsen VK: Pathophysiology of hemifacial spasm: I. Ephaptic transmission and ectopic excitation. Neurology 34: 418-426, 1984.
7) Nielsen VK, Jannetta PJ: Pathophysiology of hemifacial spasm: III. Effects of facial nerve decompression. Neurology 34: 891-897, 1984.
8) Hilton DA, Love S, Gradidge T, Coakham HB: Pathological findings associated with trigeminal neuralgia caused by vascular compression. Neurosurgery 35: 299-303, 1994.
9) Love S, Coakham HB: Trigeminal neuralgia: pathology and pathogenesis. Brain 124: 2347-2360, 2001.

参考文献

【てんかんの病理】
1) Catania MG, Mischel PS, Vinters HV: Hamartin and tuberin interaction with the G2/M cyclin-dependent kinase CDK1 and its regulatory cyclins A and B. J Neuropathol Exp Neurol 60: 711-723, 2001.
2) Crino PB, Miyata H, Vinters HV: Neurodevelopmental disorders as a cause of seizures: neuropathologic, genetic, and

mechanistic considerations. Brain Pathol 12: 212-233, 2002.
3) ten Donkelaar HJ, Lammens M, Hori A: Clinical neuroembryology: development and developmental disorders of the human central nervous system. Springer-Verlag, Berlin, 2006.
4) Friede RL: Developmental neuroopathology, 2nd revised and expanded ed. Springer-Verlag, Berlin, 1989.
5) Johnson MW, Miyata H, Vinters HV: Ezrin and moesin expression within the developing human cerebrum and tuberous sclerosis-associated cortical tubers. Acta Neuropathol 104: 188-196, 2002.
6) Mischel PS, Nguyen LP, Vinters HV: Cerebral cortical dysplasia associated with pediatric epilepsy: review of neuropathologic features and proposal for a grading system. J Neuropathol Exp Neurol 54: 137-153, 1995.
7) Miyata H, Chiang ACY, Vinters HV: Insulin signaling pathways in cortical dysplasia and TSC-tubers: tissue microarray analysis. Ann Neurol 56: 510-519, 2004.
8) Miyata H, Chute DJ, Fink J, Villablanca P, Vinters HV: Lissencephaly with agenesis of corpus callosum and rudimentary dysplastic cerebellum: a subtype of lissencephaly with cerebellar hypoplasia (LCH). Acta Neuropathol 107: 69-81, 2004.
9) Miyata H, Vinters HV: Pathology of childhood epilepsies. in Wallace SJ, Farrell K (eds): Epilepsy in children, 2nd ed. Edward Arnold, London, 2004, pp81-94.
10) Parent A: Carpenter's human neuroanatomy, 9th ed. Williams & Wilkins, Philadelphia, 1996.
11) Vinters HV, Miyata H: Tuberous sclerosis. in Golden JA, Harding BN (eds): Pathology & genetics: developmental neuropathology. ISN Neuropath Press, Basel, 2004, pp79-87.

19. 自律神経異常

自律神経異常とは

　通常は自律神経失調症 autonomic imbalance（あるいは自律神経緊張異常症 neurovegetative dystonia）という．間脳の自律神経中枢の異常反応のために自律神経系の失調をもたらし，自律神経機能検査 autonomic nervous function test で異常が見つかる．症状は多彩で，頭痛 headache，めまい dizziness，頻脈 tachycardia，起立性低血圧 orthostatic hypotension，心悸亢進（動悸）palpitation，胃腸症状 gastrointestinal symptoms，多汗 hypersweating，皮膚描画症 dermographia or dermographism などが現れる．神経症や心身症などとも混同されやすい．詳細は文献[1~3)]を参照．自律神経の異常で四肢末端の血流不全が起きて，指趾の蟻走感，蒼白，冷感，疼痛，チアノーゼなどを起こすものをレイノー病 Raynaud disease という．

自律神経系とは

　内臓，脈管，皮膚などの平滑筋の運動や，いろいろな腺の分泌機能に関与する自律神経系 autonomic nervous system は，いわゆる植物性機能（消化，呼吸，循環，排泄など）を統括している（図 19-1）．これらの神経系は，個体の意思や意識レベルに影響されることが比較的少ないために，自律神経系とよばれている．自律神経系の線維連絡の図を示しておく（図 19-2）．中枢神経系の内部にも明らかに自律神経系に関連する部位がありながら，その全貌が明らかにされていないために，自律神経系は取り扱いの便宜から末梢神経系に入れられている．自律神経系は交感神経 sympathetic nerves と副交感神経 parasympathetic nerves に分けられている．

1）交感神経 sympathetic nerves

　交感神経の節前線維は胸髄レベルの側柱（または側角）の神経細胞（図 19-3）から始まり，前根 ventral root を通って脊柱管から出ると白交通枝 white communicating branches により交感神経幹 sympathetic trunk の幹神経節に連絡する（図 19-4）．

　頸部では左右に上・中・下の頸神経節があり，下頸神経節は時に第 1 胸神経節と合わさって星状神経節 stellate ganglion を形成することがある．交感神経幹の胸部には左右とも 10～12 の幹神経節がある（図 19-4）．幹神経節はやや小型の神経細胞の集まりである．

2）副交感神経 parasympathetic nerves

　副交感神経は別名を頭仙系 craniosacral system ともいい，動眼神経（瞳孔括約筋と毛様体筋に分布），顔面神経（涙腺，顎下腺，舌下腺に分布），舌咽神経（耳下腺に分布），迷走神経（頸部，胸部，骨盤を除く腹部の内臓の平滑筋や腺に分布）などの脳神経を介する経路と仙骨神経を介する骨盤内臓神経とがある．ここでは迷走神経の分布（図 19-4）と，仙骨神経叢の分布（図 19-5）を示しておく．そのほか，呉　健は脊髄副交感神経について報告していて，脊髄後角の基部に起始細胞があり，血管拡張や汗腺分泌抑制などの働きがあるという．

3）生理活性物質 activator substance

　交感神経系には神経節があり，神経節に連絡する節前線維と，神経節から出る節後線維がある．最近ま

第 2 章　症候から見た神経形態学

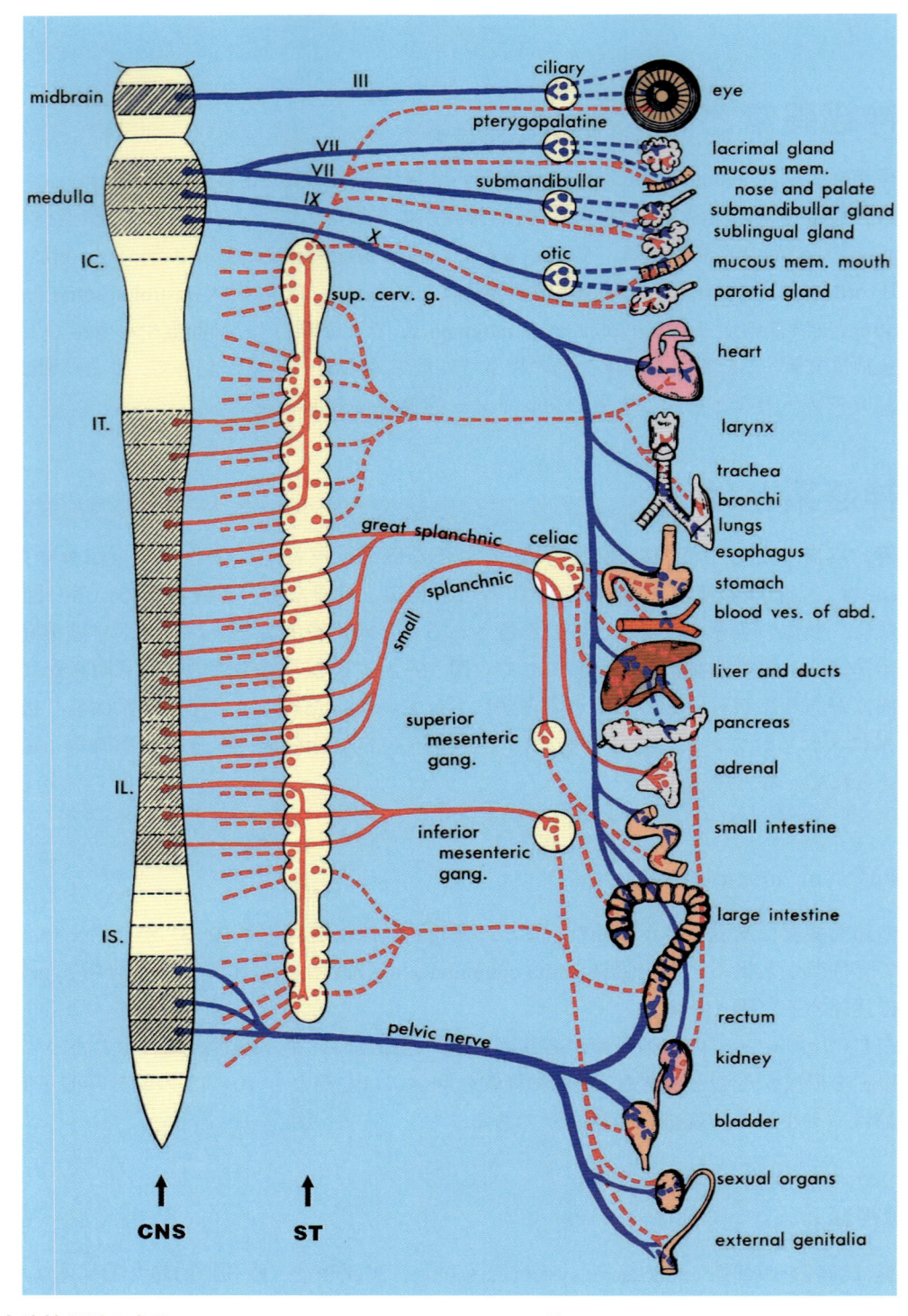

図 19-1　自律神経系の全貌（Meyer & Gottlieb を Williams & Warwick[7] が Gray's anatomy, 1980 に引用，それを Crouch, 1985 が引用[6]，本書はさらに改変）

自律神経系の全体を描いてあるのはこの図と，これから派生した類似のものが多い．概念を理解することが大切である．
自律神経系の遠心性伝導路を図示してある．副交感性神経路は青，交感性神経路は赤，そのうち赤破線は脳脊髄神経系の節後線維を示している．

略号：CNS＝中枢神経系，ST＝交感神経幹，1C＝第 1 頸髄，1L＝第 1 腰髄，1S＝第 1 仙髄，1T＝第 1 胸髄，Ⅲ＝動眼神経，Ⅶ＝顔面神経，Ⅸ＝舌咽神経，Ⅹ＝迷走神経，adrenal＝副腎，bladder＝膀胱，blood ves. of abd.＝腹部血管，bronchi＝気管支，celiac＝腹腔神経節，ciliary＝毛様体神経節，esophagus＝食道，external genitalia＝外陰部，eye＝眼球，great splanchnic＝大内臓神経，heart＝心臓，inferior mesenteric gang.＝下腸間膜神経節，kidney＝腎臓，lacrimal gland＝涙腺，large intestine＝大腸，larynx＝喉頭，liver and ducts＝肝臓と胆管，lungs＝肺，medulla＝延髄，midbrain＝中脳，mucous mem. mouth＝口腔粘膜，mucous mem. nose and palate＝鼻腔口蓋粘膜，otic＝耳神経節，pancreas＝膵臓，parotid gland＝耳下腺，pelvic nerve＝骨盤神経，pterygopalatine＝翼口蓋神経節，rectum＝直腸，sexual organs＝生殖器，small intestine＝小腸，small splanchnic＝小内臓神経，stomach＝胃，sublingual gland＝舌下腺，submandibullar＝顎下神経節，submandibular gland＝顎下腺，sup. cerv. g.＝上頸神経節，superior mesenteric gang.＝上腸間膜神経節，trachea＝気管

19. 自律神経異常

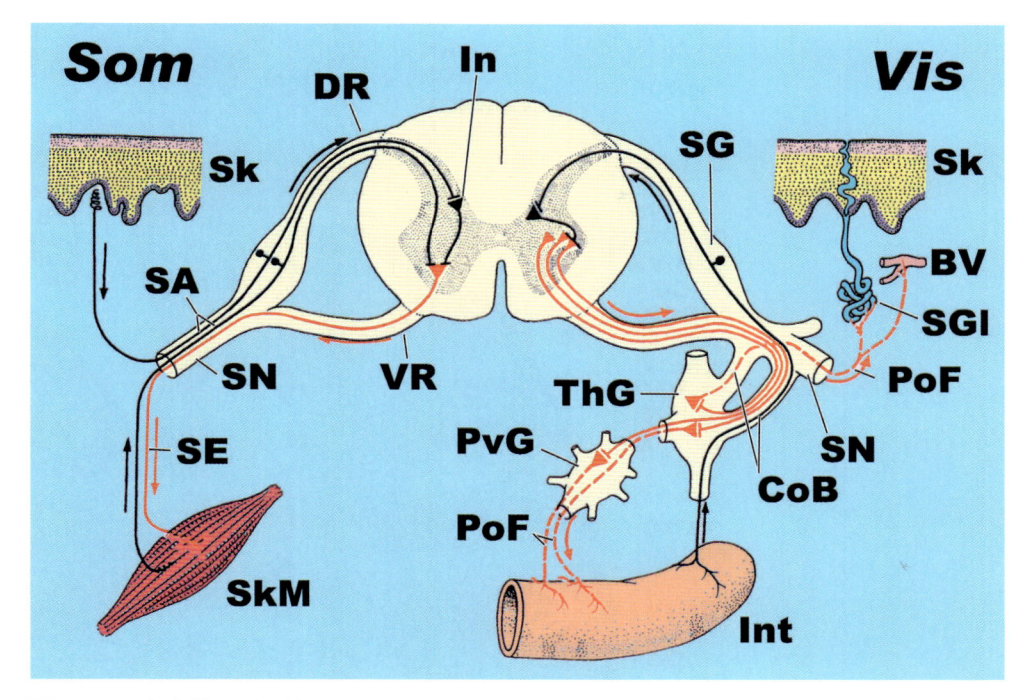

図 19-2 自律神経系の線維連絡（Copenhaver & Bunge, 1971[9]）を Schiebler, Schmidt, Zilles, 1995[10]）が引用，本書ではさらに改変）
自律神経系と脊髄神経の線維連絡の比較検討した図はきわめて少ない．図の左半に体性神経系を，右半に自律神経系を対比させている．
略号：BV＝血管 blood vessel，CoB＝交通枝 communicating branch，DR＝後根 dorsal root，In＝介在ニューロン intermediate neuron，InT＝腸管 intestine，PoF＝節後線維 postganglionic fibers，PvG＝椎前神経節（自律神経叢神経節）prevertebral ganglion，SA＝体性求心性 somatic afferent，SE＝体性遠心性 somatic efferent，SG＝脊髄神経節 spinal ganglion，SGl＝汗腺 sweating gland，Sk＝皮膚 skin，SkM＝骨格筋 skeletal muscle，SN＝脊髄神経 spinal nerve，Som＝体性 somatic，ThG＝胸神経節 thoracic ganglion，Vis＝内臓性 visceral，VR＝前根 ventral root

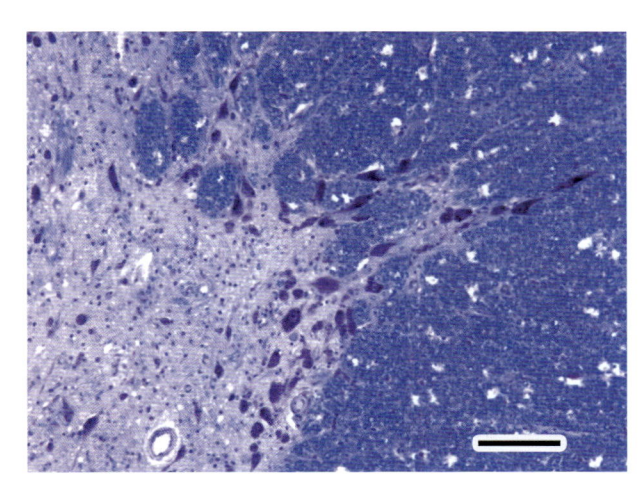

図 19-3 胸髄側角の神経細胞（中間外側核）
胸髄側角の神経細胞の略図はあるが，実際に中間外側核の顕微鏡写真をみる機会は少ないと思う．
KB 染色，スケールバーは 100 μm．

第 2 章　症候から見た神経形態学

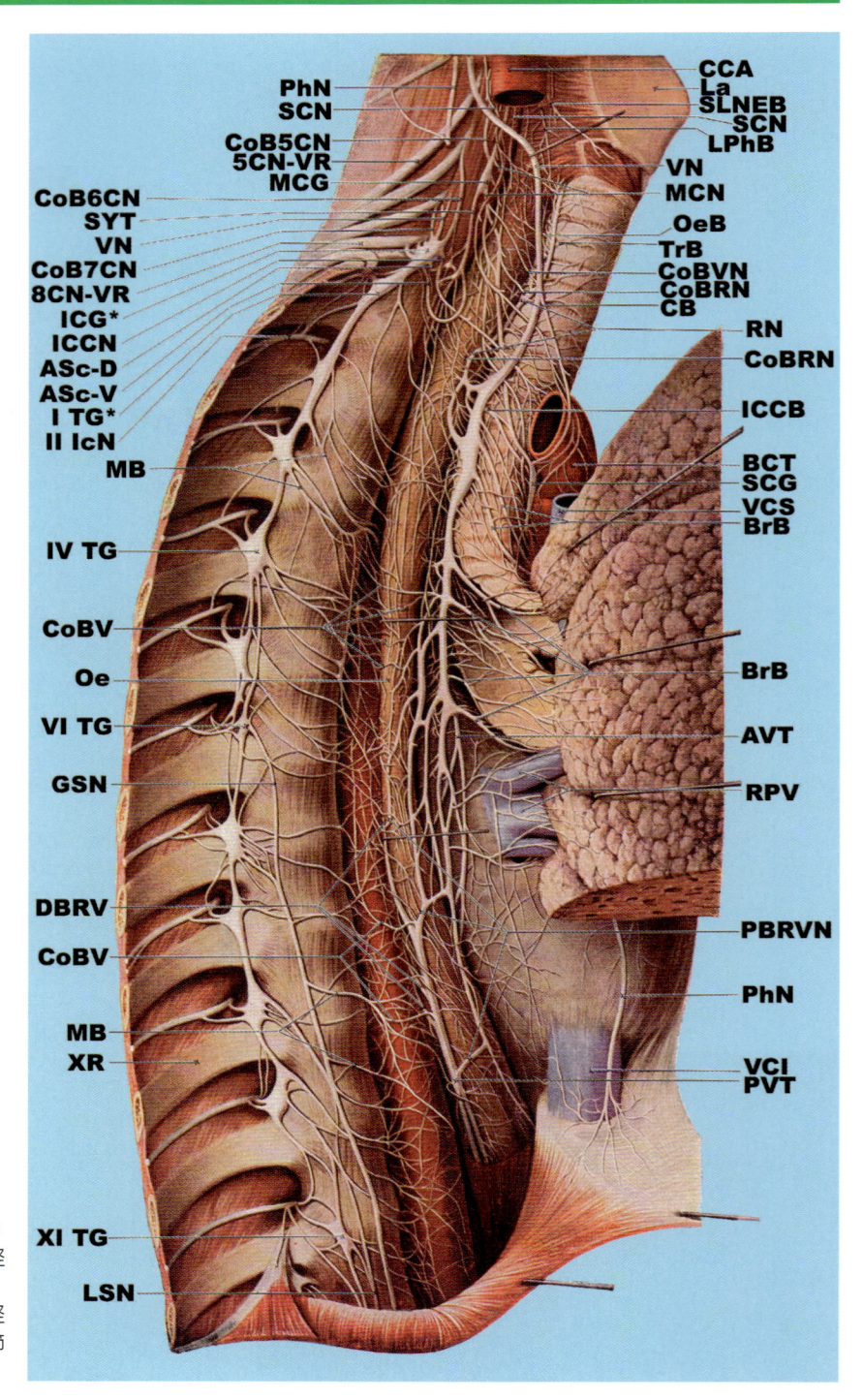

図 19-4　交感神経幹と迷走神経
（Braeucker, 1927[4]を改変）
交感神経系と迷走神経（副交感神経系）の両方をわかりやすく示した図．
＊下頚神経節と第 1 胸神経の幹神経節はしばしば合わさって星状神経節を形成する．

略号：5CN-VR＝第 5 頚神経前枝 fifth cervical nerve-ventral root, 8CN-VR＝第 8 頚神経前枝 eighth cervical nerve-ventral root, Ⅰ TG＝第 1 胸神経節 first thoracic ganglion, Ⅱ IcN＝第 2 肋間神経 second intercostal nerve, Ⅳ TG＝第 4 胸神経節 fourth thoracic ganglion, Ⅵ TG＝第 6 胸神経節 sixth thoracic ganglion, Ⅺ＝第 11 胸神経節 eleventh thoracic ganglion, ⅩR 第 10 肋骨＝tenth rib, ASc-D＝鎖骨下ワナ後脚 ansa subclavia-dorsal limb, ASc-V＝鎖骨下ワナ前脚 ansa subclavia-ventral limb, AVT＝前迷走神経幹 anterior vagus trunk, BCT＝腕頭動脈 brachiocephalic trunk, BrB＝気管支枝 bronchial branch, CB＝心臓枝 cardiac branch, CCA＝総頚動脈 common carotid artery, CoB5CN＝第 5 頚神経交通枝 communicating branch of fifth cervical nerve, CoB6CN＝第 6 頚神経交通枝 communicating branch of sixth cervical nerve, CoB7CN＝第 7 頚神経交通枝 communicating branch of seventh cervical nerve, CoBRN＝反回神経交通枝 communicating branch of recurrent nerve, CoBVN＝迷走神経交通枝 communicating branch of vagus nerve, DBRV＝右迷走神経背側核 dorsal branch of right vagus nerve, GSN＝大内臓神経 greater splanchnic nerve, ICCB＝下頚心臓枝（副交感）inferior cervical cardiac branch, ICCN＝下頚心臓神経（交感）inferior cervical cardiac nerve, ICG＝下頚神経節 inferior cervical ganglion, La＝喉頭 larynx, LPhB＝喉頭咽頭枝 laryngeal pharyngeal branch, LSN＝小内臓神経 lesser splanchnic nerve, MB＝縦隔枝 mediastinal branch, MCG＝中頚神経節 middle cervical ganglion, MCN＝中頚心臓神経（交感）middle cervical cardiac nerve, Oe＝食道 oesophagus, OeB＝食道枝（副交感）oesophageal branch, PBRVN＝右迷走神経後枝 posterior branch of right vagus nerve, PhN＝横隔神経 phrenic nerve, PVT＝後迷走神経幹 posterior vagus trunk, RN＝反回神経 recurrent nerve, RPV＝右肺静脈 right pulmonary vein, SCN＝上頚心臓神経（交感）superior cervical cardiac nerve, SCG＝上頚神経節 superior cervical ganglion, SLNEB＝上喉頭神経外枝 superior laryngeal nerve, external branch, SYT＝交感神経幹 sympathetic trunk, TrB＝気管枝 tracheal branch, VCI＝下大静脈 vena cava inferior, VCS＝上大静脈 vena cava superior, VN＝迷走神経 vagus nerve

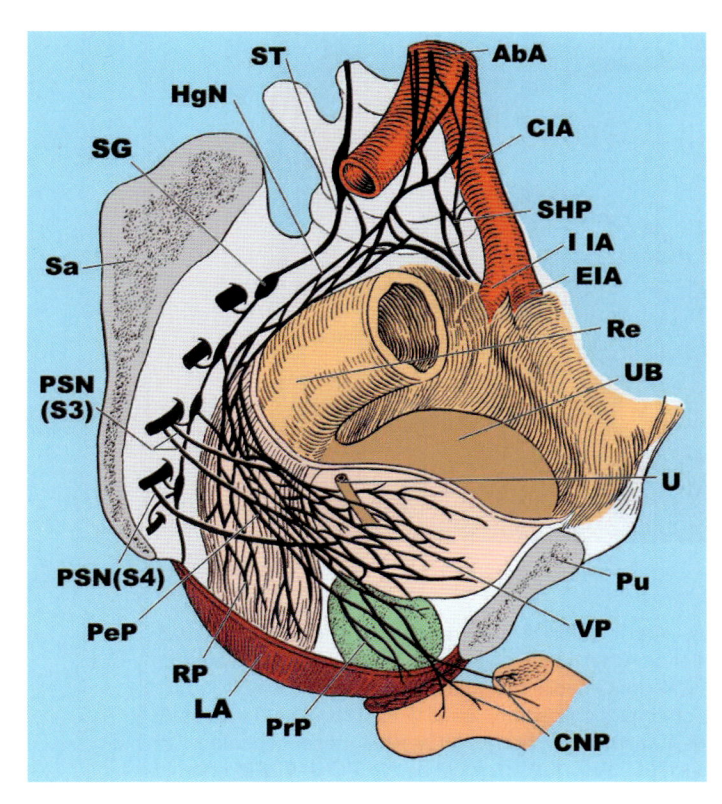

図 19-5　上下腹神経叢と下下腹神経叢
（Holinshead & Rosse, 1985[8]）を改変）
骨盤腔は神経分布の豊富な部位である．それをわかりやすく示してある．
下下腹神経叢は別名を骨盤神経叢ともいい，直腸神経叢，前立腺神経叢，膀胱神経叢，精管（子宮膣）神経叢などを合わせたものの名称である．
略号：AbA＝腹大動脈 abdominal aorta, CIA＝総腸骨動脈 common iliac artery, CNP＝陰茎海綿体神経 cavernous nerves of penis, EIA＝外腸骨動脈 external iliac artery, HgN＝下腹神経 hypogastric nerve, IIA＝内腸骨動脈 internal iliac artery, LA＝肛門挙筋 levator ani, PeP＝骨盤神経叢 pelvic plexus, PrP＝前立腺神経叢 prostatic plexus, PSN(S3)＝骨盤内臓神経（第3仙骨神経）pelvic splanchnic nerve (third sacral nerve), PSN(S4)＝骨盤内臓神経（第4仙骨神経）pelvic splanchnic nerve (fourth sacral nerve), Pu＝恥骨 pubic bone, Re＝直腸 rectum, RP＝直腸神経叢 rectal plexus, Sa＝仙骨 sacrum, SG＝幹神経節（交感）sympathetic ganglion, SHP＝上下腹神経叢 superior hypogastric plexus, ST＝交感神経幹 sympathetic trunk, U＝尿管 urether, UB＝膀胱 urinary bladder, VP＝膀胱神経叢 vesical plexus

での研究では節前線維からはアセチルコリンが，節後線維からはノルアドレナリンが放出されて神経伝達が行われるとされ，これらの化学物質は神経伝達物質 neurotransmitter，あるいは交感神経化学伝達物質 chemical transmitter of the sympathetic nervous system と呼ばれてきた．その後さらに，ドパミン，サブスタンス P，エンケファリン，グリシン，GABA，グルタミン酸，エンドルフィン，セロトニンなどが見つかった．これらはシナプスを通って他のニューロンや標的細胞に興奮性あるいは抑制性に働く物質群であり，しかもこれらの物質は神経終末のみでなく，それ以外でも見つかり，作用機序も神経伝達以外のものもあるのでホルモンとも区別できない面もあり，ホルモンも含めて生理活性物質と呼ばれるようになった．かなりのものがいまだ動物実験レベルで，人ですべてが実証されたわけではない．

視床下部の構造

間脳の一部で，第三脳室の前下部の側壁と下壁を形成する．脳底部にみられる構造は，視交叉，漏斗，灰白隆起，乳頭体である．間脳にはいくつかの核がある（図 19-6）．そのうち，神経分泌に関連する室傍核 paraventricular nucleus と視索上核 supraoptic nucleus はきわめてはっきりとした神経細胞集団として観察でき，その神経突起は漏斗を通って下垂体後葉に入る（図 19-7）．また，乳頭体もまとまった乳頭体核を形成しているが，他の核は境界がそれほどはっきりしない．

下垂体門脈系

下垂体漏斗の付着部に正中隆起という膨らみがあり，上下垂体動脈から枝分かれした微細血管はこの部分で血管叢を形成する（1次血管叢，図 19-7）．さらにそれらは集まって漏斗を下降し，下垂体前葉内で再び血管叢を形成する（図 19-7）．2つの血管叢をつなぐ漏斗の部分の静脈を下垂体門脈 hypophyseal portal vein といい，これら全体を下垂体門脈系 hypophyseal portal system とよんでいる．

第2章 症候から見た神経形態学

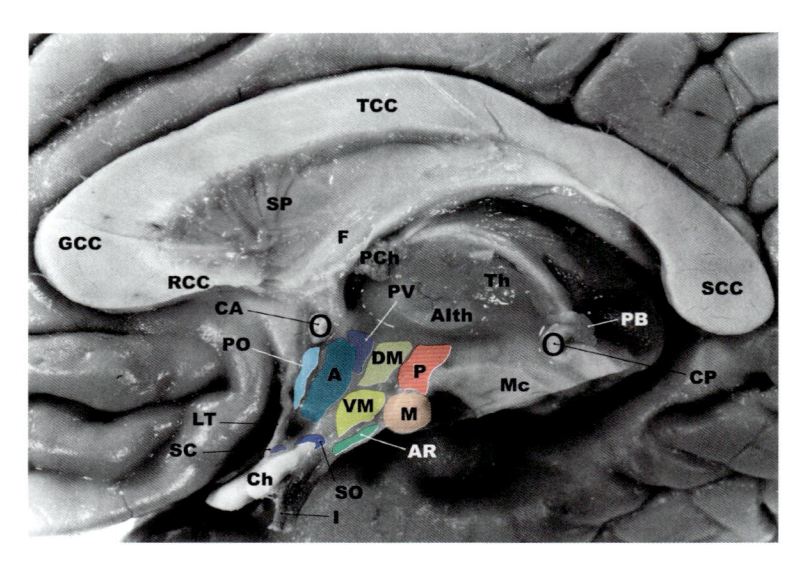

図 19-6　視床下部の核
視床下部は多数の亜核が集まっている．
略号：A＝前核 anterior hypothalamic nucleus，AIth＝視床間橋 adhesio interthalamica，AR＝弓状核 arcuate nucleus，CA＝前交連 commissura anterior，Ch＝視交叉 chiasma opticum（＝optic chiasma），CP＝後交連 commissura posterior，DM＝背内側核 dorsomedial hypothalamic nucleus，F＝脳弓 fornix，GCC＝内包膝 genu corporis callosi（＝genu of corpus callosum），I＝漏斗 infundibulum（＝pituitary stalk），LT＝終板 lamina terminalis，M＝乳頭体 mammillary body，MC＝中脳 mesencephalon（＝midbrain），P＝後核 posterior hypothalamic nucleus，PB＝松果体 pineal body，PCh＝脈絡叢 choroid plexus，PO＝視索前域 preoptic nucleus，PV＝室傍核 paraventricular nucleus，RCC＝脳梁吻 rostrum corporis callosi（＝rostrum of corpus callosum），SC＝視交叉上核 suprachiasmatic nucleus，SCC＝脳梁膨大 splenium corporis callosi（＝splenium of corpus callosum），SO＝視索上核 supraoptic nucleus，SP＝透明中隔 septum pellucidum，TCC＝脳梁幹 truncus corporis callosi，Th＝視床 thalamus，VM＝腹内側核 ventromedial hypothalamic nucleus

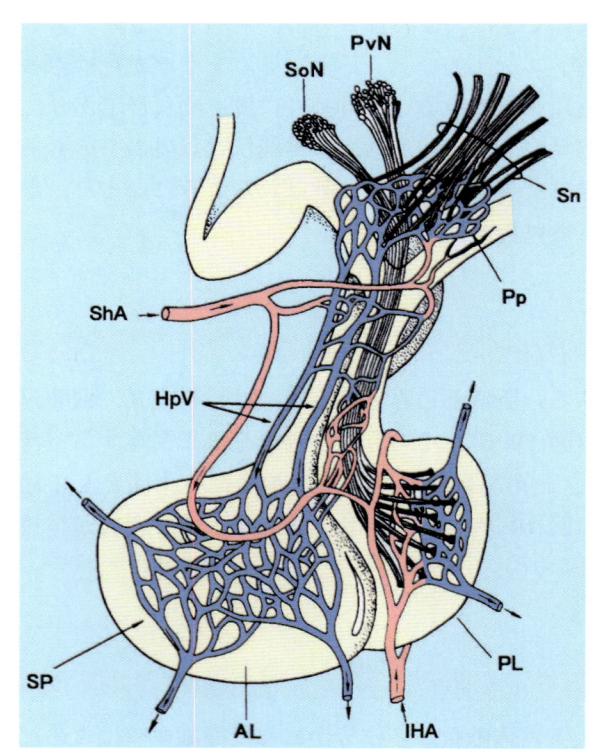

図 19-7　下垂体門脈系
下垂体門脈系という毛細血管叢を2カ所にもつ．
略号：AL＝前葉 anterior lobe，HpV＝下垂体門静脈 hypophyseal portal vein，IHA＝下下垂体動脈 inferior hypophyseal artery，PL＝後葉 posterior lobe of pituitary gland（＝neurohypophysis），Pp＝一次血管叢 primary plexus of hypophyseal portal system，PvN＝室傍核 paraventricular nucleus，ShA＝上下垂体動脈 superior hypophyseal artery，Sn＝分泌ニューロン secretory nucleus，SoN＝視索上核 supraoptic nucleus，SP＝二次血管叢 secondary plexus

19. 自律神経異常 ［画像］［病理］

自律神経異常の画像

シャイ-ドレーガー症候群 Shy-Drager syndrome は，現在では多系統萎縮症の一つの症状としてとらえられている（→「2. 運動失調」の画像の項，p.59 を参照）．

自律神経異常の病理

「2. 運動失調」の多系統萎縮症の項（p.63）に記載されているので参照のこと．

引用文献

【症候と解剖】
1) Appenzeller O: Clinical autonomic failure. Elsevier, Amsterdam, New York, Oxford, 1986.
2) Wilson-Pauwels L, Stewart PA, Akesson EJ: Autonomic nerves. B. C. Decker Inc, Hamilton, London, 1997.
3) 服部孝道, 安田耕作：神経因性膀胱の診断と治療. 医学書院, 東京, 1985.
4) Braeucker(1927): Kopsch F: Rauber-Kopsch Lehrbuch und Atlas der Anatomie des Menschen. Band III. Georg Thieme, Leipzig, 1943, p 326.
5) Kopsch F: Rauber-Kopsch Lehrbuch und Atlas der Anatomie des Menschen. Band III. Georg Thieme, Leipzig, 1943, p 277, 285.
6) Crouch JE: Functional human anatomy, 4th ed. Lea & Febiger, Philadelphia, 1985, p 356.
7) Williams PL, Warwick R: Gray's anatomy, 36th ed. Churchill Livingstone, Edinburgh, London, Melbourne, New York, 1980, p 1, 122.
8) Holinshead WH, Rosse C: Textbook of anatomy, 4th ed. Harper & Row, Philadelphia, 1985, p 753.
9) Copenhaver W, Bunge R(eds): Bailey's textbook of histology, 16th ed. Williams & Wilkins, Baltimore, 1971.
10) Schiebler TH, Schmidt W, Zilles K: Anatomie. 6te Aufl. Springer, Berlin, 1995.
11) 呉　健：脊髄交感神経. 分担解剖学 2 巻, 金原出版, 東京, 1982, p 492.

参考文献
1) 清野　裕, 千原和夫, 名和田　新, 平田結喜緒（編）：ホルモンの事典. 朝倉書店, 2004, pp1-687.

20. 神経系の発生と発生異常

神経系の発生とは

　神経系の発生障害を理解するためには，神経系の正常な発生を理解しなければならない．ここでは，中枢神経系の初期発生，中枢神経系の表面成熟，脳の内部構造の成熟に分けて，正常発生の概略を述べ，中枢神経系の発生異常について簡単に触れる．詳細な内容は文献[1,2]を参照してほしい．

神経系の正常発生

1）中枢神経系の初期発生 early stage development of the central nervous system

　神経系の発生は胎児期 fetus stage から始まり，初期発生は胎生3週齢の終り頃から胎生8週齢の終りまでの胚子（胎芽）embryo の時期である．この時期に神経管 neural tube の形成（図20-1），頭端の3脳胞から5脳胞の形成（図20-2），脊髄尾側の管腔形成（図20-3），大脳の急速な発育などが観察できる（図20-4，20-5）．

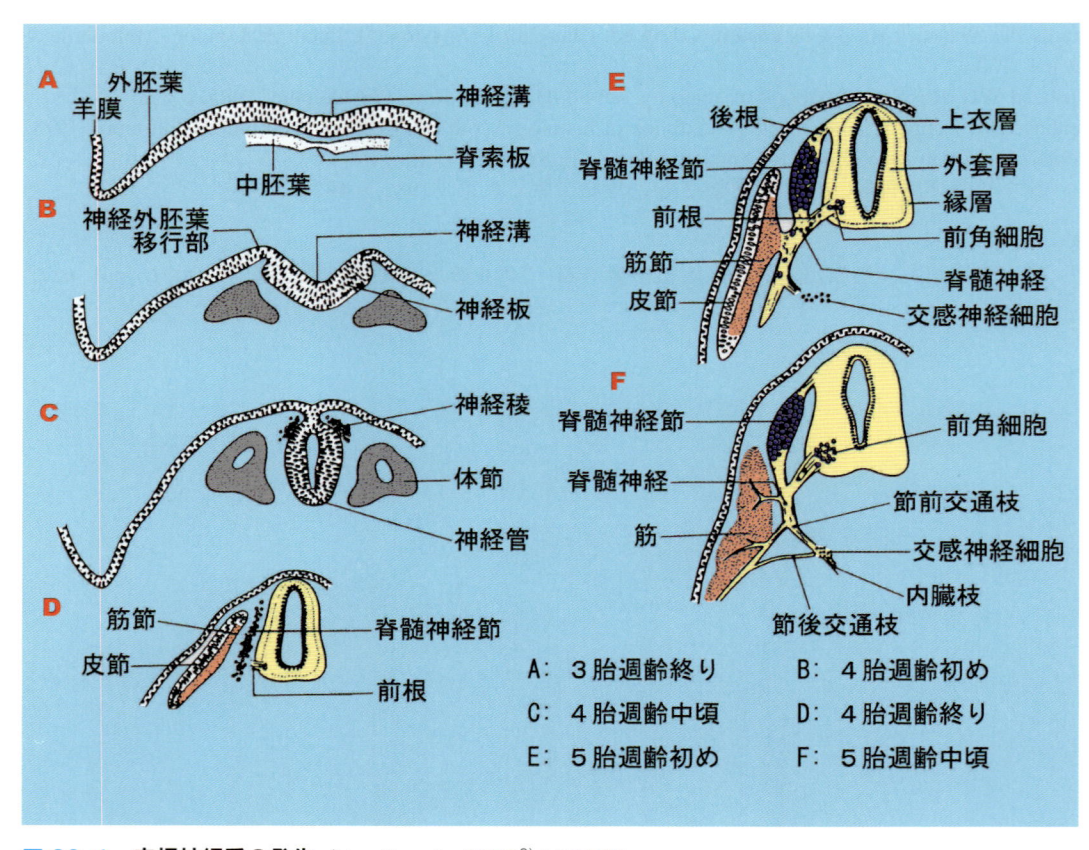

図20-1　中枢神経系の発生（Hamilton ら，1972[3]より改変）
神経管が形成される過程を理解してほしい．

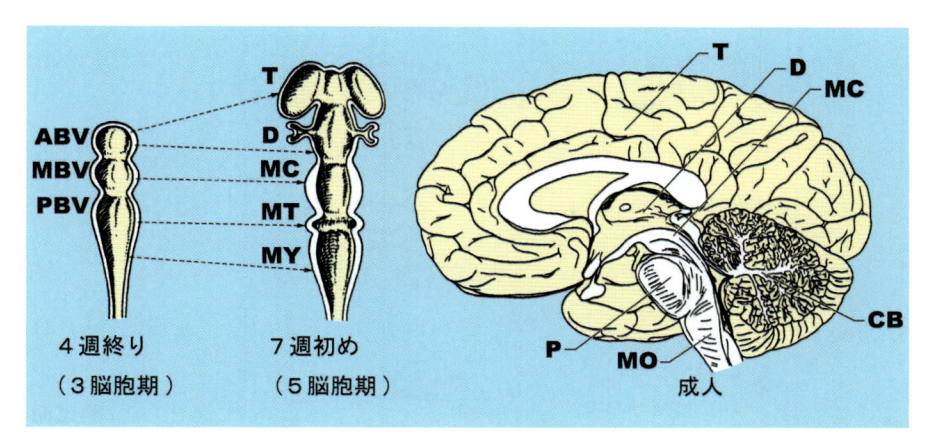

図 20-2　脳の発達
3 脳胞期と 5 脳胞期に脳のどの部分ができるかを理解してほしい．
略号：ABV＝前脳胞 anterior brain vesicle, CB＝小脳 cerebellum, D＝間脳 diencephalon, MBV＝中脳胞 middle brain vesicle, MC＝中脳 mesencephalon（＝midbrain）, MO＝延髄 medulla oblongata, MT＝後脳 metencephalon, MY＝髄脳 myelencephalon, P＝橋 pons, PBV＝後脳胞 posterior brain vesicle, T＝終脳 telencephalon

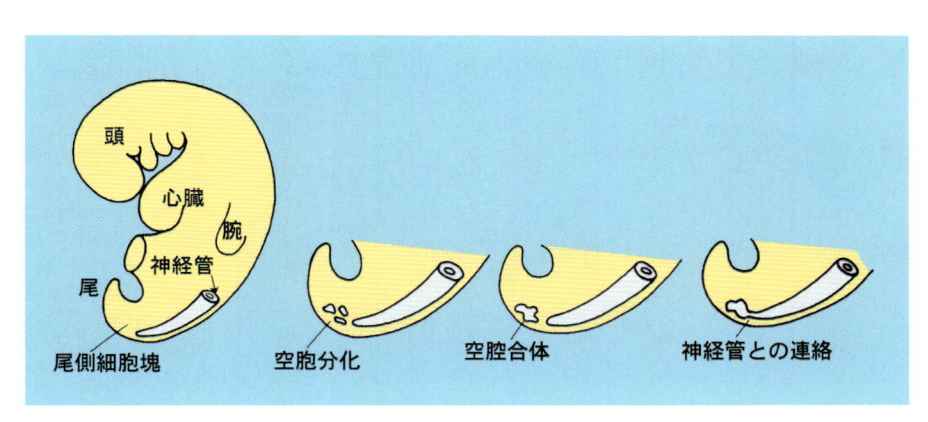

図 20-3　脊髄の尾側端の分化と管腔形成（Lemire, 1975[4]より改変）
脊髄の上半と下半は形成のされ方が異なる．

2）中枢神経系の表面成熟 superficial maturation of the central nervous system

　胎児期は 9〜40 胎週齢で，その時期にみられる脊髄尾側端の見かけ上の退行分化（図 20-6）と脳の大きさの変化と表面の大脳溝形成の様子を図に示しておく（図 20-4，20-5）．また，脳梁の発生の様子も図で示してある（図 20-7）．

第2章 症候から見た神経形態学

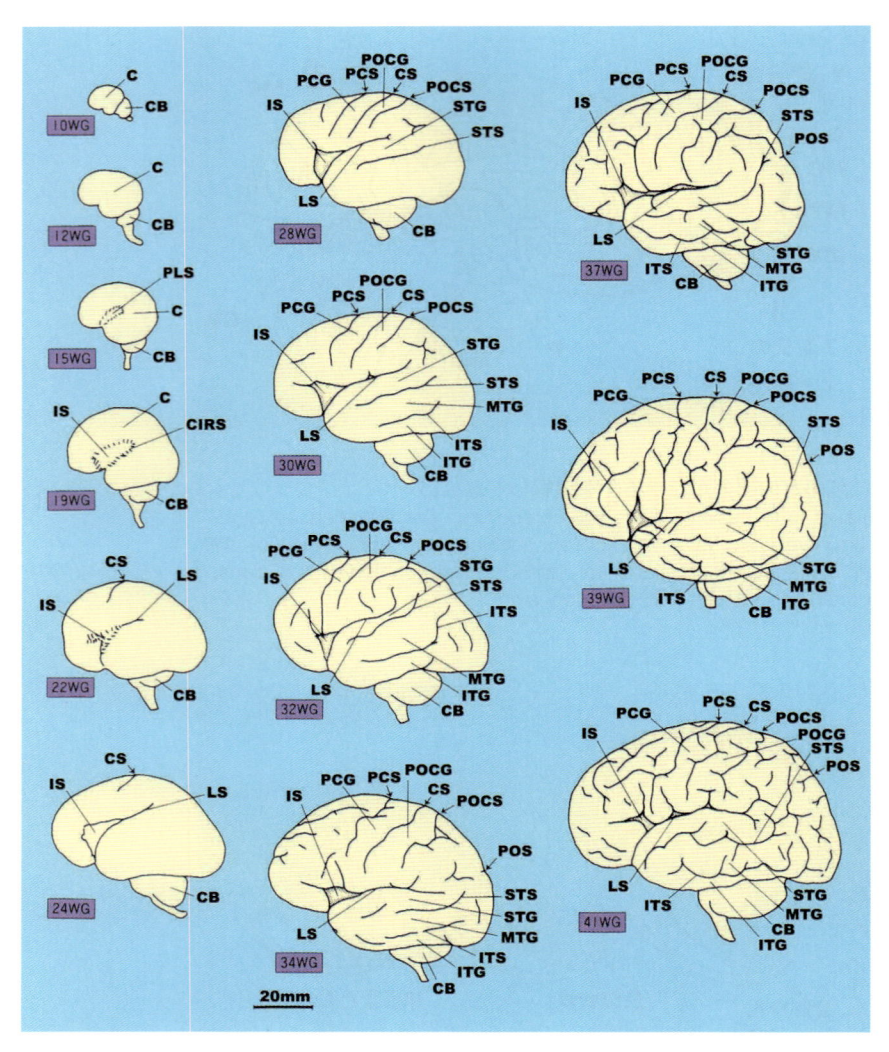

図20-4 胎児期の脳の発達（外側面）（Larroche, 1966[5]より改変）

脳の発達を主に外側面でまとめてある．どのような溝から形成が始まるかがわかると思う．

略号：C＝大脳 cerebrum, CB＝小脳 cerebellum, CIRS＝輪状溝 circular sulcus, CS＝中心溝 central sulcus, IS＝島 insula, ITG＝下側頭回 inferior temporal gyrus, ITS＝下側頭溝 inferior temporal sulcus, LS＝外側溝 lateral sulcus, MTG＝中側頭回 middle temporal gyrus, PCG＝中心前回 precentral gyrus, PCS＝中心前溝 precentral sulcus, PLS＝原始外側溝 primitive lateral sulcus, POCG＝中心後回 postcentral gyrus, POCS＝中心後溝 postcentral sulcus, POS＝頭頂後頭溝 parietooccipital sulcus, STG＝上側頭回 superior temporal gyrus, STS＝上側頭溝 superior temporal sulcus, WG＝胎週齢 weeks of gestation

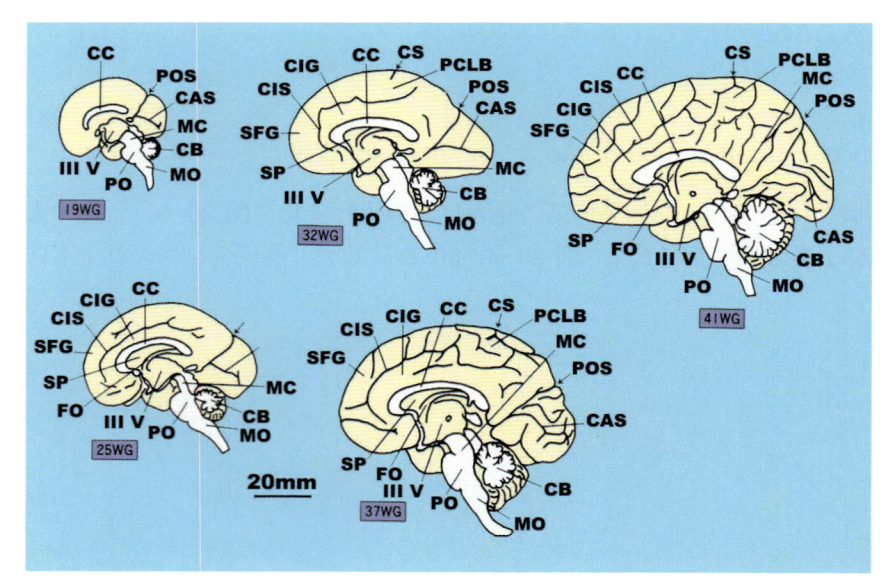

図20-5 胎児期の脳の発達（正中矢状面）（Larroche, 1966[5]より改変）

略号：ⅢV＝第三脳室 third ventricle, CAS＝鳥距溝 calcarine sulcus, CB＝小脳 cerebellum, CC＝脳梁 corpus callosum, CIG＝帯状回 cingulate gyrus, CIS＝帯状溝 cingulate sulcus, CS＝中心溝 central sulcus, FO＝脳弓 fornix, MC＝中脳 mesencephalon, MO＝延髄 medulla oblongata, PCLB＝中心傍小葉 paracentral lobule, PO＝橋 pons, POS＝頭頂後頭溝 parietooccipital sulcus, SFG＝上前頭回 superior frontal gyrus, SP＝透明中隔 septum pellucidum, WG＝胎週齢 weeks of gestation

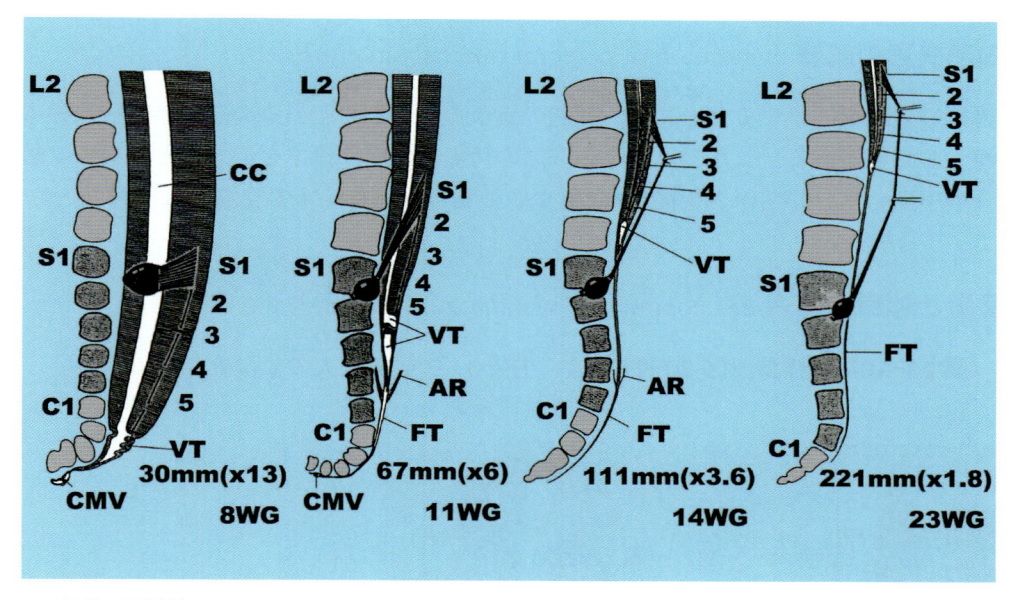

図 20-6 脊髄の尾側端の発達形態（Streeter, 1919[6]）より改変）
脊柱の発育と脊髄の発育に差を生じていく様子がよくわかる．
略号：AR＝くも膜 arachnoidea（＝arachnoid membrane），C1＝第 1 尾椎 first coccyx，CC＝中心管 central canal，CMV＝遺残尾髄 coccygeal medullary vestige，FT＝終糸 filum terminale，L2＝第 2 腰椎 second lumbar vertebra，S1＝第 1 仙椎 first sacral vertebra，VT＝終室 ventriculus terminalis（＝terminal ventricle），WG＝胎週齢 weeks of gestation

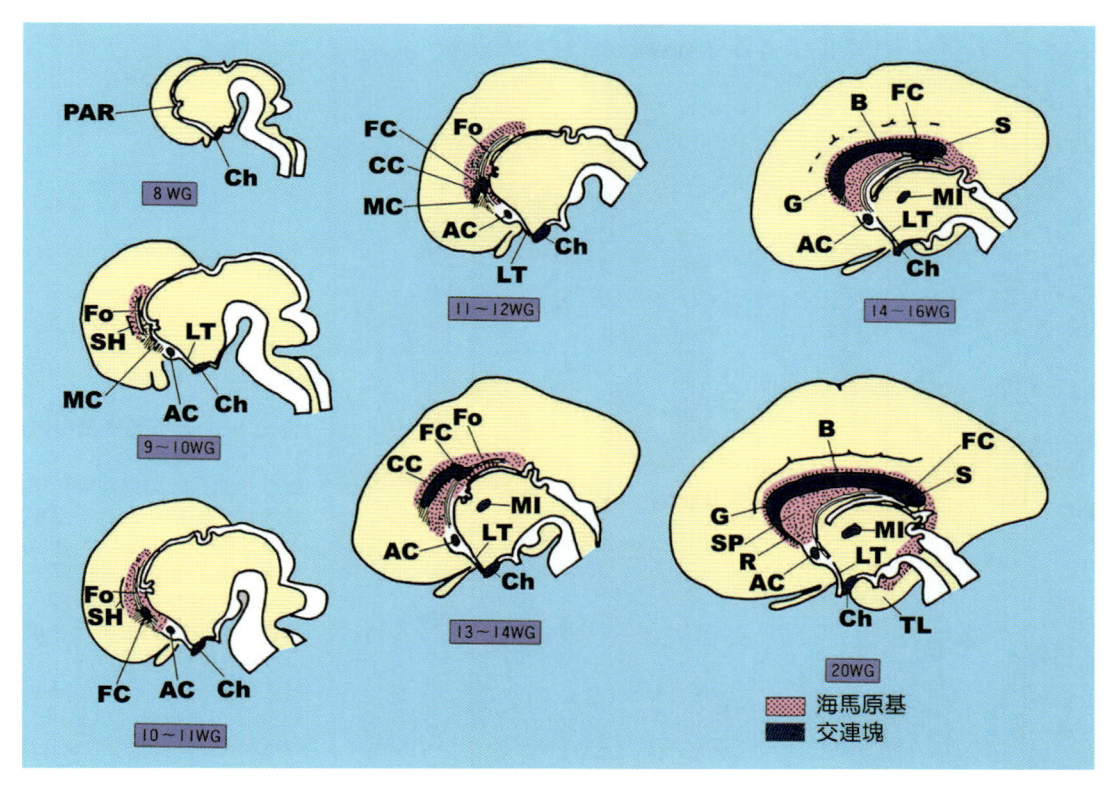

図 20-7 脳梁の発生（Rakic & Yakovlev, 1968[7]）より改変）
脳梁の発達はかなり早期から始まることがわかる．
略号：AC＝前交連 anterior commissure，B＝脳梁幹 body of corpus callosum（＝truncus corporis callosi），CC＝脳梁 corpus callosum，Ch＝視交叉 chiasma opticum（＝optic chiasma），FC＝脳弓交連 commissure of fornix（＝commissura fornicis），Fo＝脳弓 fornix，G＝脳梁膝 genu of corpus callosum，LT＝終板 lamina terminalis，MC＝交連塊 massa commissuralis，MI＝中間質（視床間橋）massa intermedia（＝adhesio interthalamica），PAR＝蓋板薄膜層 paraphysis，R＝脳梁吻 rostrum of corpus callosum，S＝脳梁膨大 splenium of corpus callosum，SH＝半球溝 sulcus, hemispheric，SP＝透明中隔 septum pellucidum，TL＝側頭葉 temporal lobe，WG＝胎週齢 weeks of gestation

3）脳の内部構造の成熟 maturation of cerebral internal structures

　脳の内部構造の成熟を観察するためには，週齢の異なる多数例の胎児脳の連続染色切片標本を作製して注意深く観察する必要がある．ここでは，その一部の代表的な切片標本を示すにとどめる（図20-8）．髄鞘の形成は，胎児期の早い時期から生後10歳頃までの長い時間をかけて完成する（図20-9）．

4）脳の重量と体積の発達 development of weight and volume of the brain

　脳の重量（図20-10）と体積（図20-11）は，生後2，3歳で成人の値に近くなる．

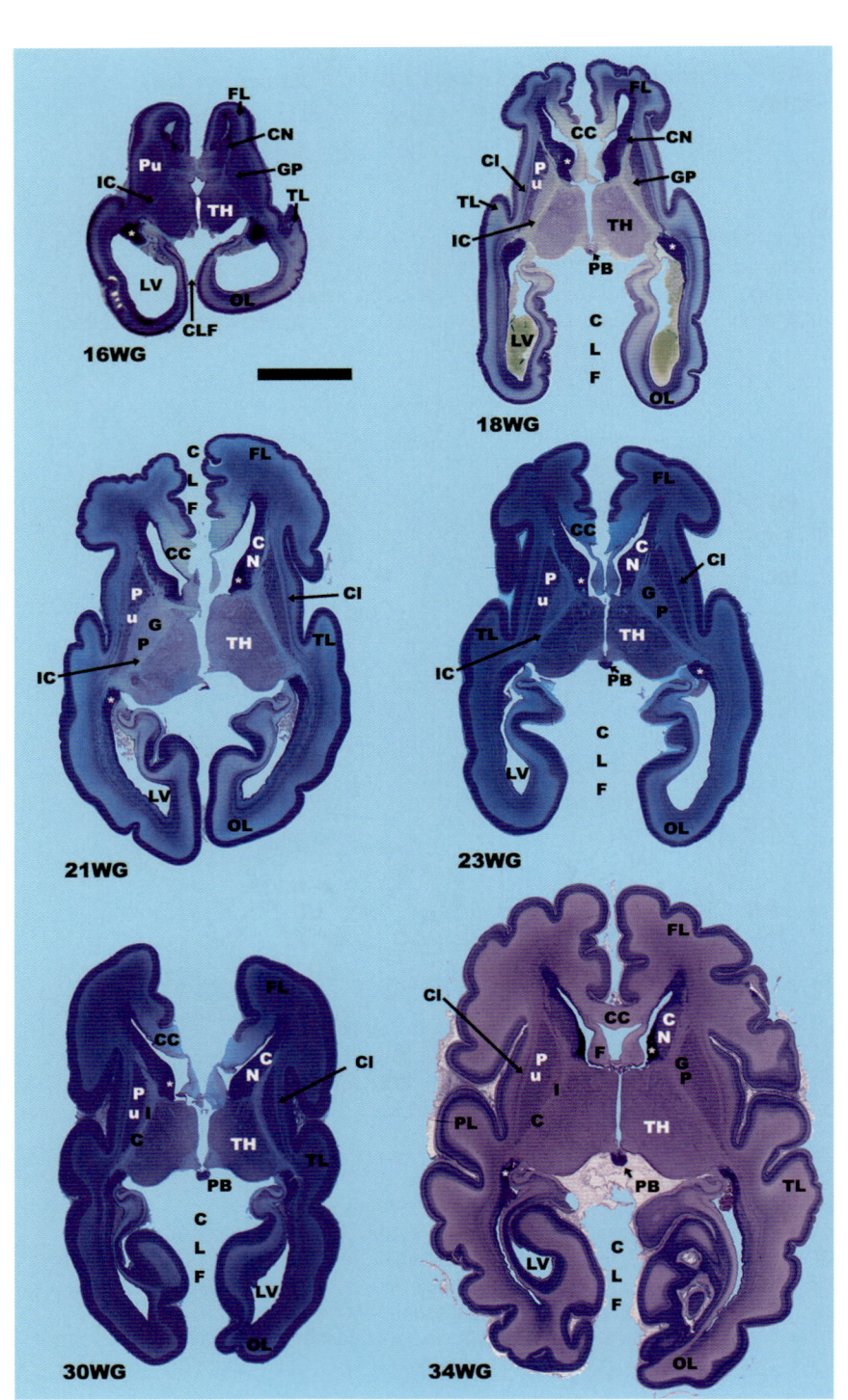

図20-8　ヒト胎児脳の内部構造の発達

異なる胎週齢の連続染色切片から，視床や大脳核が現れる水平断面を選んで比較してある．大きさの変化，内部構造の変化，部位別の発達の違いなどのほか，顕微鏡レベルでは神経細胞の発達の様子などがわかる．スケールバーは10 mm.

略号：CC＝脳梁 corpus callosum, Cl＝前障 claustrum, CLF＝大脳縦裂 cerebral longitudinal fissure, CN＝尾状核 caudate nucleus, FL＝前頭葉 frontal lobe, GP＝淡蒼球 globus pallidus, IC＝内包 internal capsule, LV＝側脳室 lateral ventricle, OL＝後頭葉 occipital lobe, PB＝松果体 pineal body, PL＝頭頂葉 parietal body, Pu＝被殻 putamen, TH＝視床 thalamus, TL＝側頭葉 temporal lobe, WG＝胎週齢 weeks of gestation, ＊＝胎児期脳室周囲細胞層 fetal periventricular cell layer

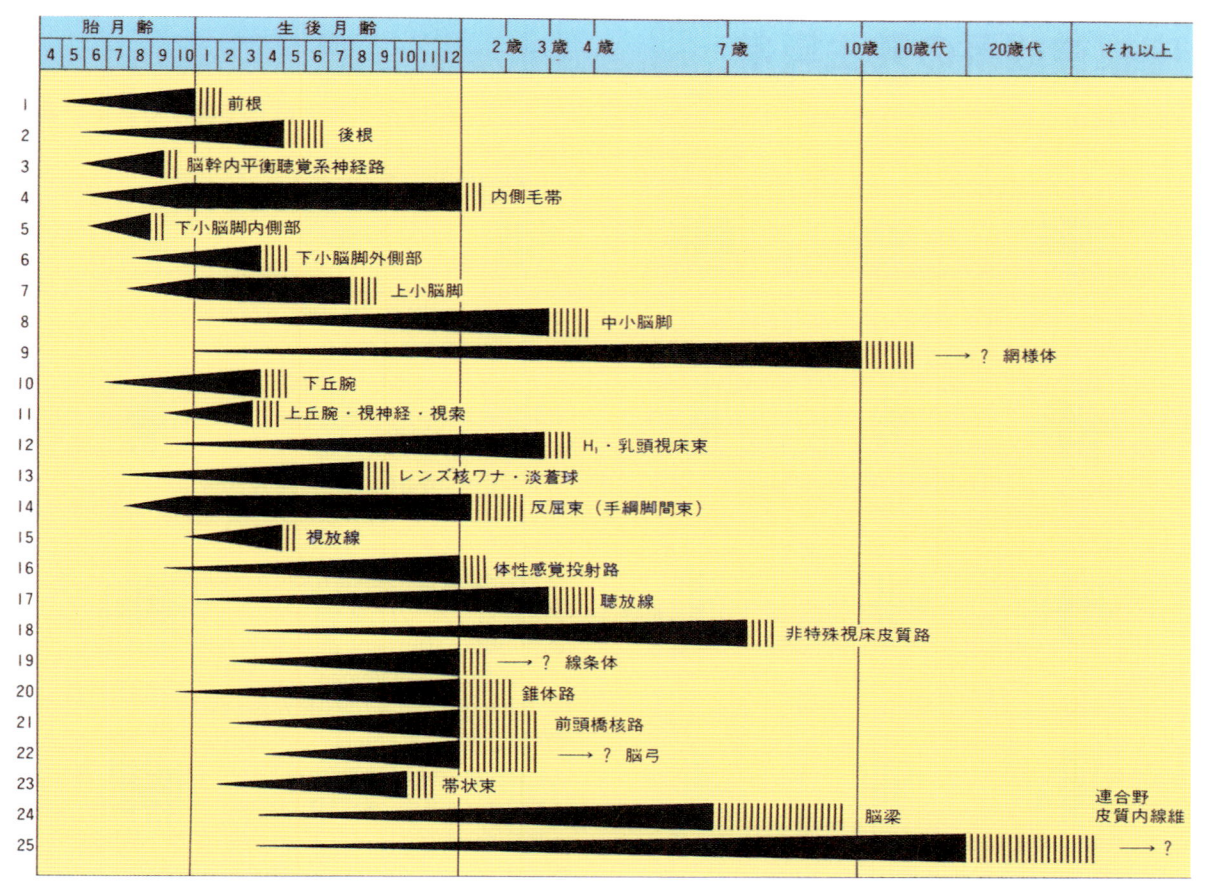

図 20-9　中枢神経系の髄鞘形成（Yakovlev & Lecours, 1967[8]を改変）
中枢神経系の発達を，①神経細胞が形成されていく過程，②その突起が形成されていく過程，③突起（神経線維）に髄鞘が形成される過程，に分けることができる．髄鞘の形成は全体としては最後の過程で，しかもかなりの部分が生後に形成される．

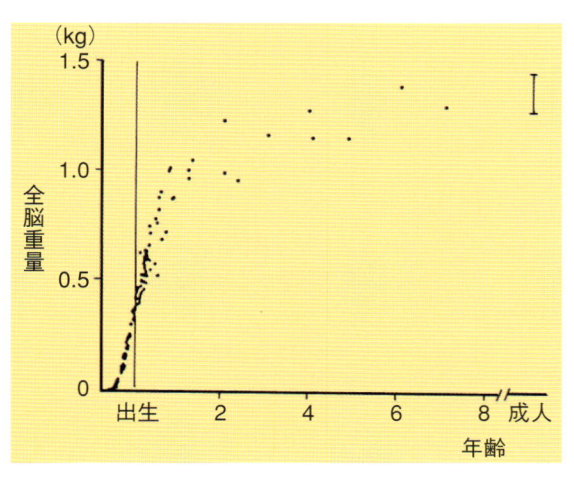

図 20-10　脳重量の発達（Dobbing ら，1973[9]を改変）
脳の重量は生後 2〜3 歳で大人の範囲（図の右端）に近づいていることがわかる．

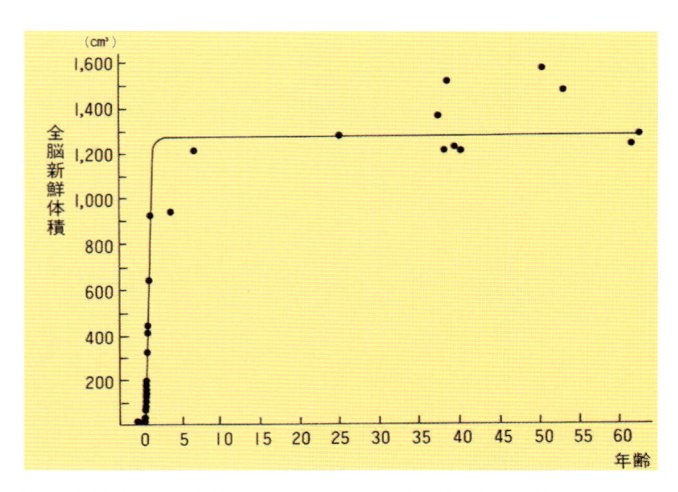

図 20-11　脳体積の発達（Koop ら，1986[10]を改変）
脳の体積も脳の重量と同じ傾向がある．

中枢神経系の発生異常

中枢神経系の発生異常を初期発生の異常と胎児期の発生異常に分け，一覧表にして掲げてある（**表20-1**）．

表20-1　主な中枢神経系の発生異常の一覧（後藤＆島田，1991[11]より引用）

a：初期発生の異常（胚子（胎芽）期 3〜8 胎週齢の終り）

(1) 神経胚形成と一次脳胞形成期
　　　——神経管閉鎖不全か再離開，正常な皮膚の被覆はない
- 髄膜脊髄瘤 meningomyelocele（二分脊椎 spina bifida を伴う）
- 脊髄嚢瘤 myeocystocele（二分脊椎 spina bifida を伴う）
- 重複脊髄症 diplomyelia（分離脊髄症 diastematomyelia）
- 頭蓋脊椎離開 craniorachischisis
- 無脳症 anencephaly
- 外脳症 extencephaly

(2) 神経管尾側分化・退行と二次脳胞形成以後の脳発育の時期
　　　——この時期の発生異常は正常な皮膚に覆われている
- 髄膜瘤 meningocele（二分脊椎や後頭骨形成異常を伴う）
- 髄膜脳瘤 meningoencephalocele（後頭骨の形成異常を伴う）
- 全前脳症 holoprosencephaly（alobar, semilobar and lobar）
- 無嗅脳症 arhinencephaly
- 水頭無脳症 hydranencephaly
- 小脳欠損症 cerebellar agenesis
- 小脳虫部欠損症 agenesis of cerebellar vermis

b：胎児期の発生異常（胎児期，9 胎週期以降）

(1) 中枢神経系の構造の全体的な発生異常
- 小頭症 microcephaly（小脳髄症 microencephaly）
- 大頭蓋症 macrocephaly（巨脳症 macroencephaly, megalencephaly）
- 厚脳回症 pachygyria（細胞移動の異常）
- 滑脳症 lissencephary（大脳回欠損症 agyria, 細胞移動の異常）

(2) 脳室系の異常
- 先天性水頭症 congenital hydrocephalus
- ダンディ-ウォーカー奇形 Dandy-Walker malformation
- 透明中隔腔 cavun septi pellucidi
- ヴェルガ腔 cavum Vergae

(3) 中枢神経系の構造の部分的な発生異常
- 外形成と異所形成 ectopia and heterotopia（細胞移動の異常）
- 多小脳回症（多矮小脳回症）polymicrogyria（細胞移動の異常）
- 大脳回瘢痕性萎縮（瘢痕回）ulegyria
- 大理石様状態 status marmoratus
- 裂脳症 schizencephaly
- 孔脳症 porencephaly
- 脳梁欠損症 agenesis of corpus callosum
- 大脳半側形成不全 cerebral hemidysplasia
- 小脳形成不全 cerebellar hypoplasia
- アーノルド-キアリ奇形 Arnold-Chiari malformation
- 錐体路形成不全 pyramidal tract hypoplasia
- 歯状核形成不全 dentate nucleus hypoplasia
- オリーブ核形成不全 olivary nucleus hypoplasia
- メビウス症候群 Möbius syndrome
- 脊髄空洞症 syringomyelia，延髄空洞症 syringobulbia
- 水脊髄症 hydromyelia
- くも膜囊胞 arachnoid cyst
- 結節性硬化症 tuberous sclerosis（Bourneville-Pringle 病）
- フォン ヒッペル-リンダウ血管腫症 angiomatosis of von Hippel-Lindau
- スタージ-ウェーバー症候群 Sturge-Weber syndrome（脳顔面血管腫症 encephalofacial angiomatosis）

中枢神経系の発生は 3 胎週齢に始まり，8 胎週齢終りまでの胚子（胎芽）embryo の時期にすべての原基が形成され，9 胎週齢以後の胎児 fetus の時期に急速な発達を遂げ，分娩期を過ぎて生後も脳の発育は続いている．胚子（胎芽）期の初期発生を次の 3 つの段階に分ける．
①神経管形成と 3 脳胞形成の時期（3 胎週齢終り〜4 胎週齢初め）
②神経管の尾側分化と 5 脳胞形成の時期（4 胎週齢終り〜7 胎週齢初め）
③神経管の尾側退行分化と脳発育の時期（7 胎週齢終り〜8 胎週齢）：初期発生の終るまでに左右の大脳半球・脳幹・小脳はほぼそろっている．中枢神経系の発生異常を，a：初期発生の異常と，b：胎児期の異常に分けて一覧表にしてある．

神経系の発達の画像

髄鞘形成 myelination

乏突起細胞（稀突起膠細胞）が髄鞘の形成と維持管理をする．MRI上の正常の髄鞘化は胎生16週から始まり，2歳にてほぼ終了する．髄鞘の成長は尾側から吻側へ，中央から末梢へ，背側から腹側へと，必要性の高い順番から進む（中心溝周囲および視覚皮質は早い）．

画像所見

画像は，髄鞘内の水と脂質との比，および髄鞘の密度によって決まる．髄鞘化を決める際には，修正年齢を知る必要がある．髄鞘化に伴い，T2およびT1強調画像ともに信号強度は短縮する（図20-12）．

髄鞘化のMRIでの診断には月齢8カ月より前ではT1強調画像，それより以降はT2強調画像がより有効である[1]．

【T1強調画像での髄鞘化の指標（髄鞘化が認められる時期）】

- a）出生時：脳幹背側，小脳深部白質，内包後脚，視床外側，放線冠から中心前回および後回
- b）月齢1カ月：内包前脚，視放線
- c）月齢3カ月：橋腹部，小脳白質
- d）月齢4〜8カ月：脳梁が進行性に髄鞘形成，半卵円中心
- e）月齢8カ月：大脳白質の末梢部

【T2強調画像での髄鞘化の指標（髄鞘化が終了，T2強調画像では低信号を示す部位）】

- a）出生時から月齢3カ月：脳幹の背側，内包後脚後部（錐体路を含む），中心後の前後（中心前回および中心後回）
- b）月齢4カ月：中心前回および後回にはより広い範囲，脳梁膨大部，内包の前方への伸展
- c）月齢8カ月：脳梁膝部，内包前脚，半卵円中心および視放線，基底核および視床の低信号
- d）月齢12カ月：外包，半卵円中心の低信号領域の拡大，中心後および後頭極の髄枝
- e）月齢16カ月：脳幹および基底核の核がより明瞭になる，頭頂葉の髄枝
- f）月齢18カ月：前頭葉の末梢髄枝を除くすべての領域，三角部周囲のterminal zoneは残る
- g）月齢36カ月：成人パターン

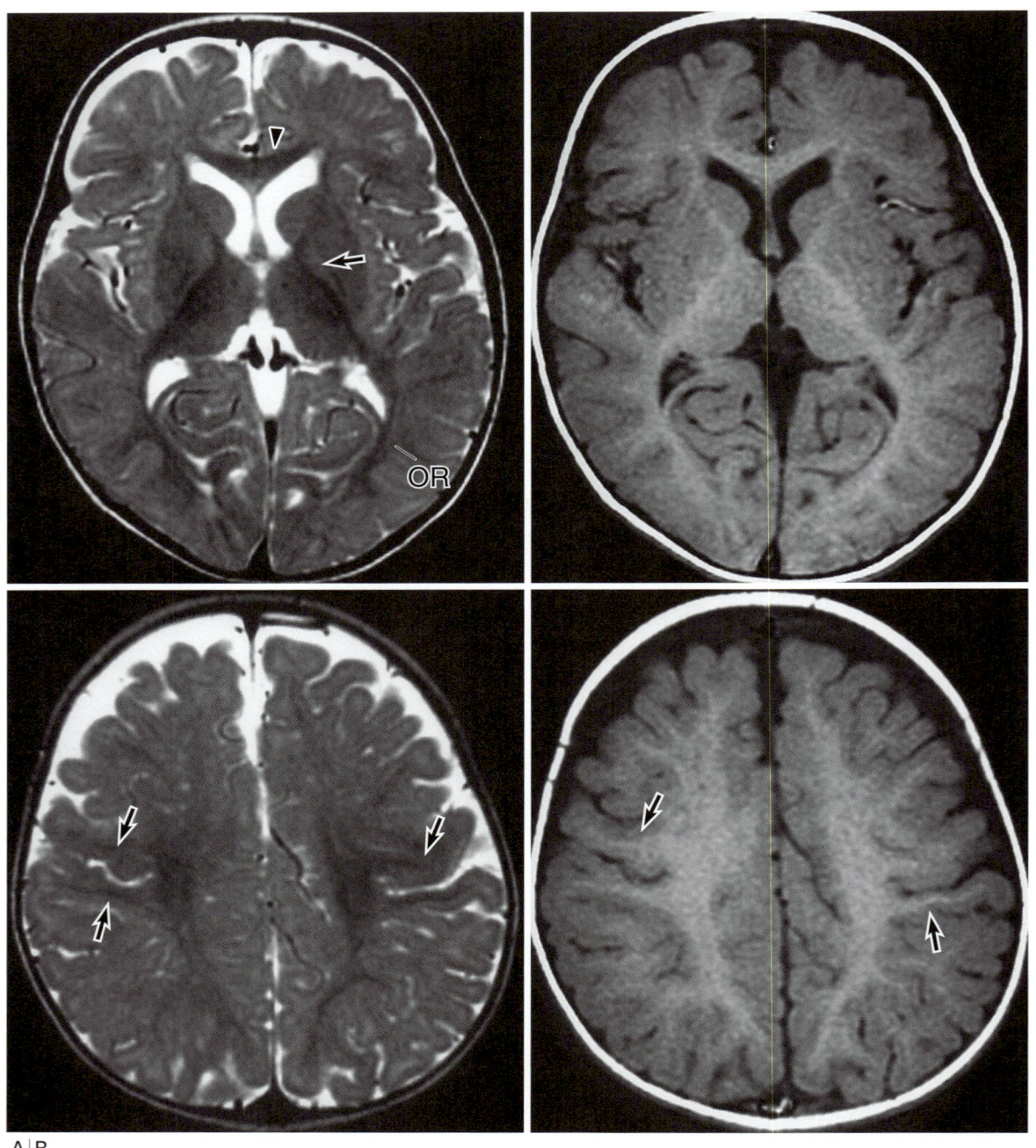

第 2 章 症候から見た神経形態学 ［画像］

A	B
C	D

図 20-12　脳の髄鞘化（9 カ月，男児）

A，B：T2 強調画像（**A**）にて，内包後脚，前脚，脳梁膝部（▶），視放線（OR）に低信号を認め，髄鞘化を認める．淡蒼球（→）は成人のように低信号を示さず，鉄の沈着が少ないことを示している．後頭葉の髄枝の一部に髄鞘化を認める．T1 強調画像（**B**）では同様な部位の白質が高信号を示し，髄鞘化を認める．さらに，前頭葉髄枝の一部も高信号を示し，髄鞘化が進行している．

C，D：T2 強調画像（**C**）および T1 強調画像（**D**）ともに，頭頂部では中心前回・後回に髄鞘化が進行し（→），頭頂葉および前頭葉の一部の白質髄枝に髄鞘化を認める．

20. 神経系の発達と発生異常 ［画像］

神経系の発達障害の画像

1）脊髄髄膜瘤 myelomeningocele

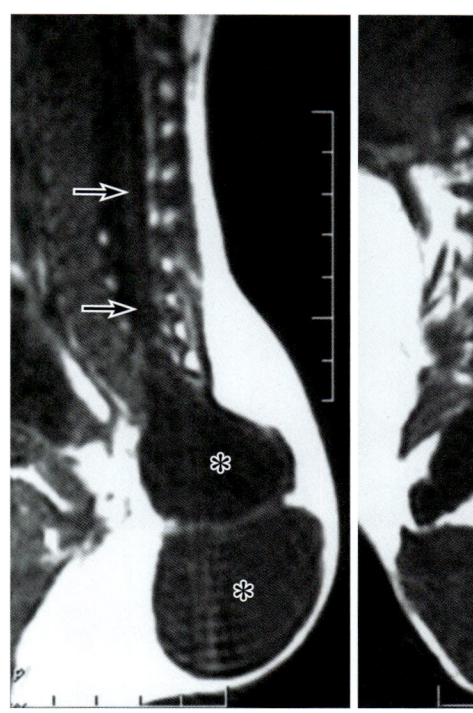

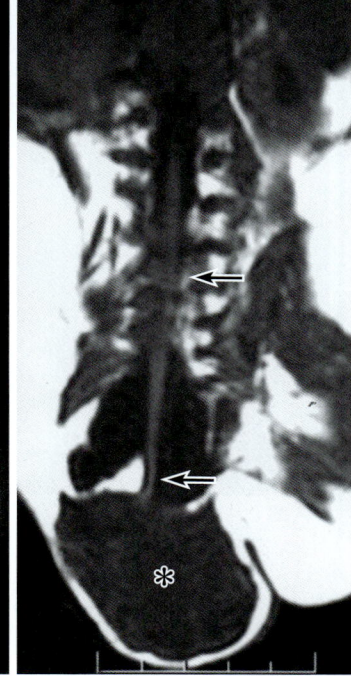

A|B

図 20-13 脊髄髄膜瘤（生後 6 週，女児） 右臀部腫瘤にて来院

A：T1 強調画像の矢状断像にて仙骨部の骨欠損を伴い，脊柱管から連続して髄液と同様な信号強度を示す腫瘤（＊）が串団子状に認められる．右臀部に延び，皮下脂肪に覆われている．脊柱管内を脊髄（→）が正常に比べて下部まで降りている．

B：腫瘤（＊）にまで，脊髄（→）が延びており，脊髄髄膜瘤である．

2）孔脳症 porencephaly

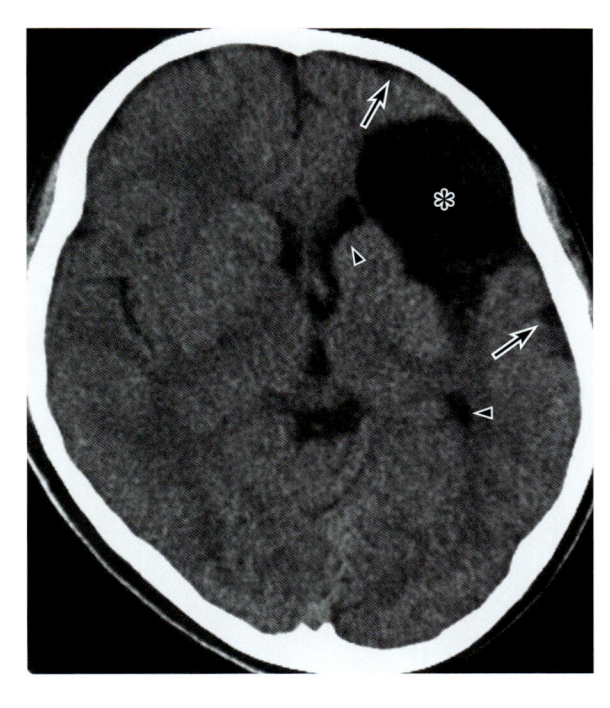

図 20-14 孔脳症（12 歳，女子） 右片麻痺

CT にて左前頭葉を中心として，髄液と同様な吸収値をもつ空洞がある（＊）．くも膜下腔とは連続しているが，側脳室との交通はない．周囲に mass effect はなく，むしろ左側脳室は軽い拡大があり（▶），左半球の脳溝は拡大し（→），左半球に萎縮を認める．空洞の周囲には異常な皮質は存在しない．孔脳症の所見であり，図 20-20 に示す裂脳症とは異なる画像所見である．出生前後に脳実質を破壊すること（血管障害が考えやすい）が起こり，その結果として脳実質に融解が起こり，髄液に満たされた裂隙（あるいは空洞）が形成されたと考えられる．

3）裂脳症 schizencephaly

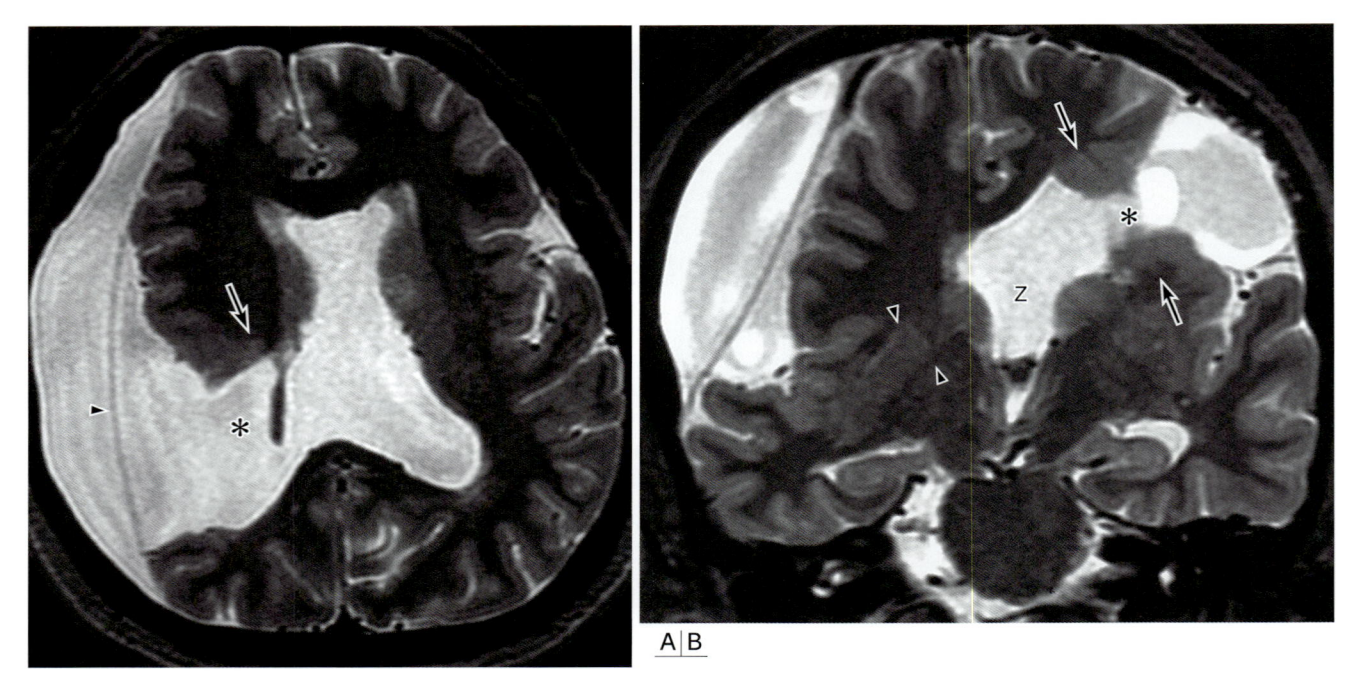

図 20-15　**裂脳症（56歳，女性）**　精神発達遅滞，左痙性片麻痺
A：fast STIR 法による軸位像では右半球に大きな裂隙（＊）があり，脳表面から側脳室上衣下まで及ぶ．その裂隙の表面には異常な皮質が存在する（→）．右脳表には硬膜下水腫を認め，その膜が厚くなっている（▶）．
B：冠状断像では左半球にも同様に，脳表から側脳室上衣下につながる裂隙（＊）があり，その表面には異常な皮質（→）を認める．右半球にも異常な皮質が脳表から側脳室にかけて延び（▶），他のスライス面では同部位に裂隙がある．前角には透明中隔の欠損があり，異常な形態をとっている（Z）．
画像診断においては，裂脳症は上記に示すように，脳表から側脳室上衣下につながる裂隙があり，その表面に異常な皮質構造をとるものをいう．孔脳症では裂隙の表面には皮質を認めない．

発生異常・奇形の病理

1 神経管欠損 neural tube defects（NTD），癒合不全・閉鎖不全 dysraphism

【1】頭蓋の癒合不全 cranial dysraphism

1）無脳症 anencephaly（図20-16）

胎生3～4週の神経管閉鎖障害により，視床以外のテント上構造がすべて欠損する．同時に頭蓋も欠損し，皮膚と脳組織の間に血管・結合織と多彩な中枢神経系組織の混在した特徴的な組織，いわゆるarea cerebrovasculosaが存在する．このような特徴を欠き，頭蓋が形成されている場合には，無終脳症・無前脳症スペクトラムの範疇に入る．2pトリソミーおよび2番染色体短腕の部分重複による無脳症の報告がある．環状18番染色体，20番染色体短腕トリソミー，13q症候群，環状13番染色体，18トリソミーなどでも無脳症をきたしうる．

2）脳瘤 encephalocele

二分頭蓋（cranium bifidum）による頭蓋骨欠損部を経て脳組織が頭蓋外へ逸脱した状態である．多くは後頭部に発生する（後頭部脳瘤 occipital encephalocele）．

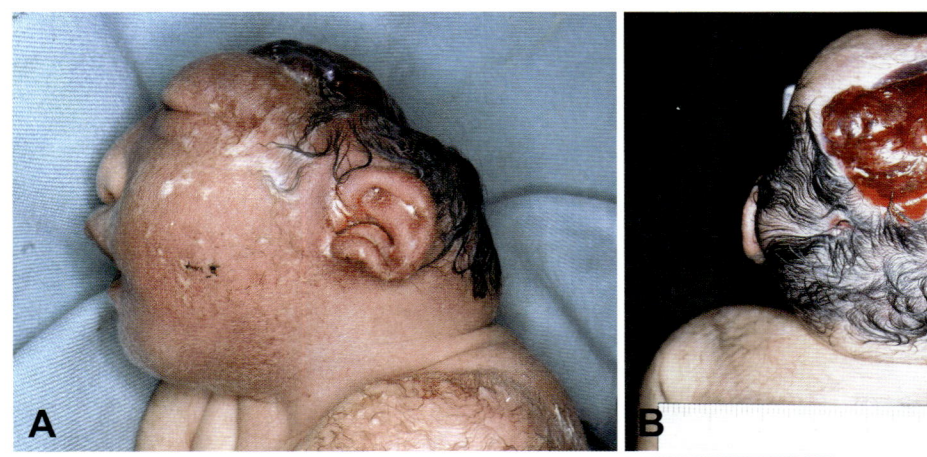

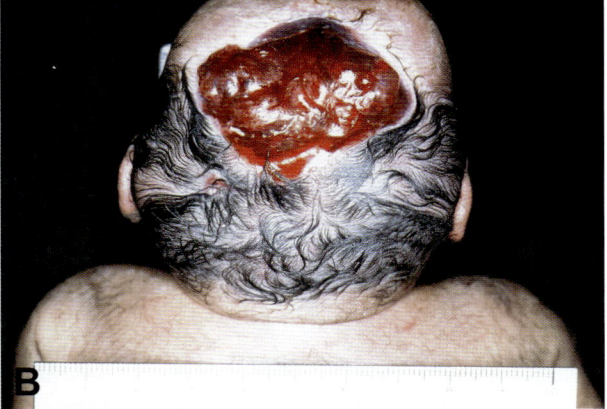

図20-16 無脳症 anencephaly
A：頭蓋骨の形成不全がみられる．
B：頭部後面の頭蓋骨欠損部には赤色の脳血管野（area cerebrovasculosa）が露出している．
C：脳血管野の組織像．壁の薄い多数の異常血管と中枢神経組織が混在し，さらに脳脊髄液を容れた空洞から成っている．スケールバーは50μm．

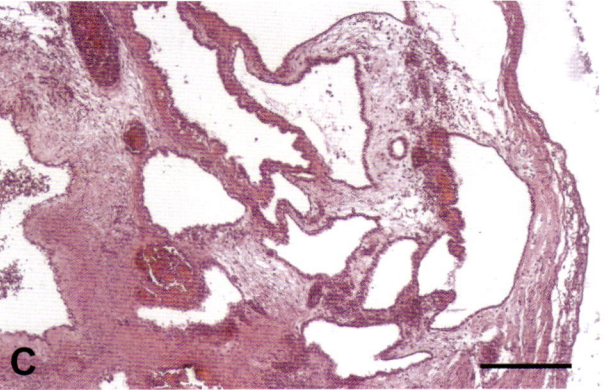

【2】脊椎の癒合不全 spinal dysraphism

二分脊椎 spina bifida

　脊椎の椎弓が先天的な癒合不全あるいは形成不全により単一または多椎体にわたり欠損している状態を総称して spinal dysraphism（脊椎閉鎖不全，脊椎癒合不全，脊椎破裂症などと訳す）という．髄膜や脊髄組織が脊柱管内にとどまっているか，あるいは脊柱管外へ逸脱しているかの違いによって潜在性二分脊椎と囊胞性二分脊椎に大きく分けることができる．

a) 潜在性二分脊椎 spina bifida occulta

　脊椎破裂症の中では最も程度の軽い形態異常である．1椎体または多椎体に及ぶ椎弓欠損があるが，髄膜や神経組織は脊柱管内にとどまっているものである．脊髄は種々の異常所見を示し，以下の4つが含まれる．特に臨床的に問題となるのは係留脊髄 tethered cord をきたす場合であり，しばしば外科的治療の適応となる．

1) 水脊髄症 hydromyelia

　脊髄中心管が拡大した状態で，腰髄に好発する．おおよそ40％の症例はキアリⅡ型奇形に伴うものである．脊髄空洞症の一種といえる（図20-18A）．

2) 重複脊髄 diplomyelia

　脊髄神経根を欠く不完全な脊髄 accessory spinal cord が正常脊髄の腹側または背側に孤立性に存在する状態を指す．両者は単一脊柱管内および単一硬膜内に存在する．ちなみに二重脊髄 dimyelia は脊髄全長にわたる脊髄の完全重複を意味し，それぞれが独立した脊柱管内に存在する点で大きく異なる．なお現在，diplomyelia と dimyelia に対する日本語訳（重複脊髄と二重脊髄）の双方が混乱して用いられているので注意を要す．

3) 割髄症・脊髄正中離開 diastematomyelia

　骨性隔壁（骨棘）や軟骨性ないしは線維性隔壁により脊髄が左右2つに分かれた状態を指す．この隔壁の存在が後に述べる係留脊髄の原因となる．

4) 先天性皮膚洞 congenital dermal sinus

　腰仙部正中ないし傍正中に好発する皮膚陥凹で，表面は重層扁平上皮で覆われている．皮膚陥凹部や皮膚洞開口部周囲に血管腫や多毛症を伴う．この陥凹した皮膚によって形成される皮膚洞がさまざまな程度の深さに達する．皮膚洞はしばしば硬膜内に達することもあり，髄膜炎や膿瘍形成の原因となる．皮膚洞が線維性の結合組織に移行して脊髄に達するものは係留脊髄をきたす．先天性皮膚洞に類皮腫 dermoid や脂肪腫 lipoma などの良性腫瘍を伴うこともある．

b) 囊胞性二分脊椎 spina bifida cystica

　椎弓欠損部から髄膜や神経組織の逸脱を伴い，腰仙部の皮膚が囊状に膨隆したものである．

1) 髄膜瘤 meningocele

　椎弓欠損部から硬膜やくも膜といった髄膜成分が逸脱したものである．脊髄は脊柱管内にとどまっている．表面は皮膚で覆われる．

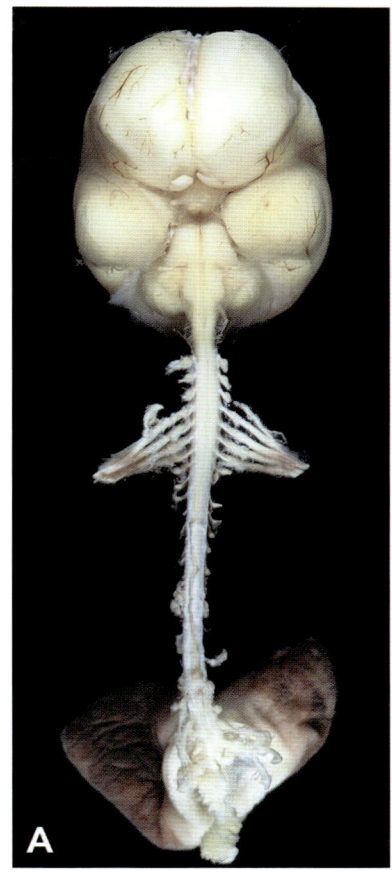

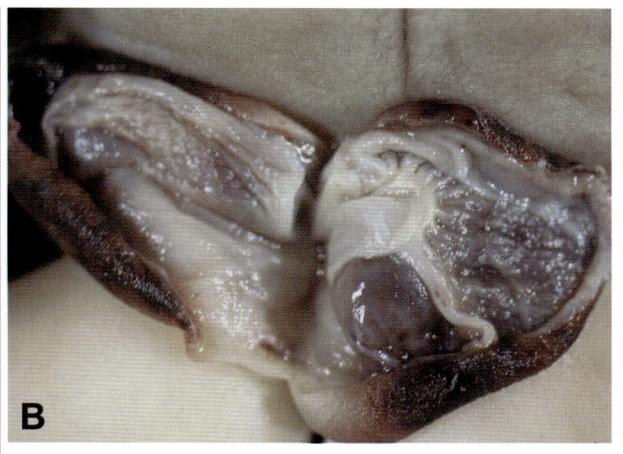

図 20-17 脊髄髄膜嚢瘤 myelomeningocystcele
在胎 23 週 5 日，死産．男児．腰仙部正中に皮膚の嚢胞状膨隆が認められ，内部には透明な液体（髄液）が貯留していた．この嚢胞内には腰髄の一部と脊髄神経が含まれていた．
A：脊髄腰仙部で脊髄が皮下組織に移行している．腰仙部以外の脊髄や大脳には明らかな異常所見はみられない．
B：腰背部の皮膚膨隆部を正中切開したところ．内部には透明な髄液が充満していた．髄膜瘤の内部壁には脊髄および脊髄神経と思われる組織が付着している．腰髄には脊髄中心管と連続する嚢胞が形成されていた．このような場合は脊髄髄膜嚢瘤と診断される．

2）脊髄髄膜瘤 myelomeningocele

椎弓欠損部から髄膜と脊髄，脊髄神経根が逸脱し，嚢内に嵌入したものである．腰仙部に好発し，しばしばキアリⅡ型奇形に伴ってみられる．

3）脊髄嚢瘤 myelocystcele，脊髄髄膜嚢瘤 myelomeningocystcele（図 20-17）

脊髄中心管が局所的に高度に拡大してできた嚢胞すなわち脊髄背側部が二分脊椎部から逸脱し腰仙部嚢内に入り込んだものが脊髄嚢瘤，嚢胞が髄膜成分とともに腰仙部嚢内に入り込んだものが脊髄髄膜嚢瘤である．

4）脊髄瘤・脊髄裂 myelocele・myeloschisis

脊髄が腰仙部皮膚欠損部に露出した状態である．この部の脊髄は神経管閉鎖障害のため板状の形態を示す．

［付録］
1．係留脊髄 tethered cord
　係留脊髄は下肢運動障害や感覚障害，神経因性膀胱などの神経症状をきたすことがあり，外科的な係留解除 untethering の適応となる．係留脊髄をきたす病変としては，割髄症，先天性皮膚洞，脂肪腫，類皮腫，肥厚終糸 thick filum terminale などがあり，これらが単独または合併してみられる．

2．脊髄脂肪腫 spinal lipoma
　腰仙部皮下に存在する脂肪塊である．二分脊椎部では硬膜欠損部を介して脊柱管内に連続し，脊髄円錐や神経根，終糸などに付着するため，係留脊髄の原因になる．このように通常は二分脊椎に伴ってその背側にみられ，脂肪脊髄瘤 lipomyelocele（脂肪織に脊髄が連続する）や脂肪脊髄髄膜瘤 lipomyelomeningocele（脂肪織に脊髄や末梢神経のほか，硬膜やくも膜といった髄膜成分が混在する）の形態をとる．硬膜が保たれ硬膜内脂肪腫 intradural lipoma の形態をとることもある．

【3】頭蓋・脊椎の癒合不全 cranial and spinal dysraphism

癒合不全が頭蓋と脊椎の両者にみられるものを頭蓋脊椎裂 craniorachischisis という．神経管閉鎖障害の中で最重度の奇形である．

【4】キアリ奇形 Chiari malformations（図 20-18）

頭蓋内圧亢進によらない小脳扁桃ヘルニアを中核所見とする一連の奇形である．背景に狭い後頭蓋窩，頭蓋底陥入症，頸肋などの種々の骨格異常を伴い，脊髄空洞症をきたしやすい（図 20-18）．本奇形の名称は，Chiari（1891）が水頭症を伴う小脳の形態異常として Type Ⅰ～Ⅲ の 3 型に分類して報告したことに由来する．さらに数年後，Chiari は Type Ⅳ を追加報告している．

1）Type Ⅰ

頭蓋内圧亢進によらない小脳扁桃ヘルニアである．しばしば無症状に経過することもあるが，新生児期から小児期では下位脳神経麻痺（嚥下障害，誤嚥など），睡眠時無呼吸症候群や突然死，成人では小脳失調や遅発性水頭症をきたしたり，高率（90%）に脊髄空洞症を合併し（図 20-18），四肢・体幹の知覚障害，筋力低下，疼痛などをきたす．

2）Type Ⅱ

小脳扁桃ヘルニアのみならず小脳虫部もヘルニアを起こし，二分脊椎（腰仙部脊髄髄膜瘤）を伴う．高率に水頭症を合併する（80%以上）．アーノルド-キアリ奇形 Arnold-Chiari malformation ともいう．脳幹の下方への変異や延髄の屈曲や下丘の癒合による四丘体のくちばし様変形といった脳幹の変形がみられる．

3）Type Ⅲ

いわゆる小脳扁桃ヘルニアはないが，高位頸椎から後頭骨にかけての骨欠損（二分脊椎，二分頭蓋）による後頭部髄膜脳瘤を形成するものであり，瘤内部には小脳が嵌入している．発生頻度はきわめて稀とされている．一般にキアリⅡ型奇形に比して脳幹形成異常もより重篤で予後はきわめて悪く，生後数日から数週間以内に死亡する．

4）Type Ⅳ

小脳形成不全である．したがって小脳扁桃ヘルニアはみられない．本奇形は次に述べるダンディ-ウォーカー奇形またはダンディ-ウォーカー変異として包含されうることから，最近，神経病理学の成書ではキアリⅣ型奇形という言葉はもはや使用されないのが一般的である．

2 前脳の左右分離障害 separation disorder of the prosencephalon

全前脳胞症 holoprosencephaly

胎生初期に，前脳胞 prosencephalon，中脳胞 mesencephalon および菱脳胞 rhombencephalon から成る一時脳胞期（3 脳胞期）を過ぎると，やがて二次脳胞期に入り前脳胞からは終脳 telencephalon と間脳 diencephalon，および眼球や嗅神経が発生する．この時期に前脳胞の発達障害により「脳の左右分離不全」を最大の特徴とする奇形が生じる．その程度により，①無葉全前脳胞症 alobar holoprosencephaly，②半葉全前脳胞症 semilobar holoprosencephaly，あるいは③分葉全前脳胞症 lobar holoprosencephaly などと亜分類されることもあるが，本奇形の本質にかかわるものではなく，前脳の左右分離不全に基づく一連の奇形スペクトラムとしてとらえられる．多くの場合嗅神経が欠損するが，存在する症例もある．種々の程度に顔面奇形を

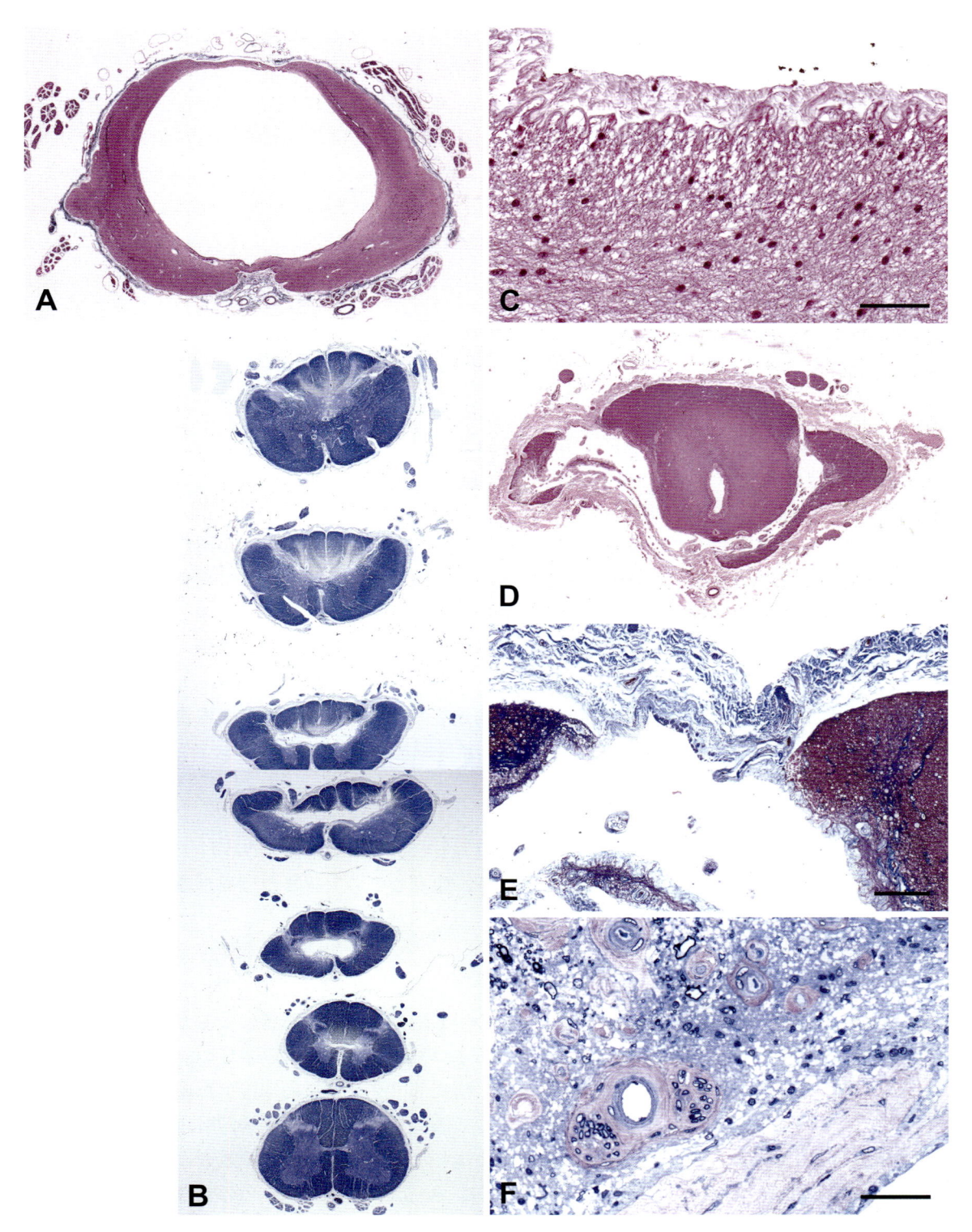

20．神経系の発達と発生異常 ［病理］

図 20-18 キアリ奇形に伴う脊髄空洞症 syringomyelia with Chiari malformations
A：キアリⅠ型奇形に伴った脊髄空洞症（水脊髄症）．第 7 頚髄．空洞は中心管が著しく拡大したものである．
　Azan-Mallory 染色．
B：キアリⅡ型奇形に伴った脊髄空洞症．上から第 3，第 7，第 8 頚髄．空洞は中心管と交通し，両側灰白質の
　中間質から後角に広がっている．Klüver-Barrera 染色．
C：空洞壁の内面は膠原線維で覆われ，その周囲に著しいグリオーシスを伴っている．HE 染色．スケールバー
　は 50 μm．
D：第 5 頚髄．空洞は後角ないし後根進入部でくも膜下腔と交通している．HE 染色．
E：後根進入部．この部で空洞の内面を覆う膠原線維は肥厚した脊髄軟膜に連続している．Azan-Mallory 染色．
　スケールバーは 40 μm．
F：空洞の内面を覆う膠原線維とその外側の実質内小動脈．著明に肥厚した血管周囲の膠原線維内に有髄線維を
　混じた aberrant nerve fibers がみられる．エポン包埋，トルイジンブルー-サフラニン染色．

合併することも特徴の一つであり，最も重要なのが単眼症 cyclopia とその直下に形成される「鼻」に相当する proboscis である．ただし本症での顔面奇形は必発のものではなく，顔面奇形をまったく示さない症例もあり，脳奇形の程度とも相関しないという．脳奇形と顔面奇形を結びつける明確な機序は明らかにされていない．大脳では左右分離不全のため単一脳室 monoventricle を呈し，頭頂葉から後頭葉にかけて発育が悪く，同部は dorsal sac といわれる囊胞性変化によって置き換わっている．本邦では数例の報告がある[1,2]．

本症の原因はさまざまであり，染色体異常（13 トリソミー，18 トリソミー），母体の糖尿病，アルコールなどのほか，各種遺伝子異常によるものも知られており，現在までに少なくとも HPE1〜12 を含め 14 種類が同定されている．

3 脳破壊性病変 encephaloclastic lesions

1) 無終脳症 atelencephaly

欠損部位が大脳半球，線条体，側脳室，第三脳室に限られ，視床は形成されている．すなわち脳の欠損部位は無脳症のそれと同様である．小頭ながら頭蓋が形成されている点で形態学的に無脳症とは異なる．多くは胎生期の虚血や子宮内感染症などなんらかの脳破壊性機序により一度は正常に形成された終脳 telencephalon や大脳半球が二次的に破壊され消失したものと考えられている．小頭ながらも頭蓋内組織の容積に比して頭蓋冠の発達が良好であることも，大脳半球がある時期まで正常に発育した後に破壊・消失したことを示唆している．随伴奇形として，口唇・口蓋裂，横隔膜ヘルニア，陰茎の低形成，停留睾丸，大理石様皮膚などがさまざまの程度にみられる．病理解剖所見として頭皮，頭蓋骨，髄膜は正常である．テント上には大脳半球の形成が認められず，polymicrogyria, pachygyria, gliomesenchymal scar や異栄養性石灰化から成る塊状組織が存在する．大脳の欠損に関連して，延髄錐体と脊髄の皮質脊髄路の形成もみられない．稀には SIX3 遺伝子変異や 13q 症候群に伴う無終脳症も報告されている．

2) 無前脳症 aprosencephaly

欠損部位が無終脳症の範囲を越えて，視床，乳頭体，眼球などの欠損または異形成を示す．

3) 孔脳症 porencephaly, 裂脳症 schizencephaly

裂脳症という用語は，Yakovlev らが，孔脳症をその形態所見から発達障害によるものと，脳破壊性のものとに分類し，前者を裂脳症と記載したのが最初である．彼らは，両側大脳半球の対称性部分欠損が大脳皮質の連続構造として脳表から脳室上衣組織に達し，病変部にグリア反応や瘢痕形成がみられず皮質構造が保たれているものを発達障害と考えた．これに対して後に Friede は，形態学的所見のみでは発達障害性病変と脳破壊性病変を区別することができないことを示した．現在では，裂脳症のほとんどが脳破壊性病変と考えられている．しかしながら神経放射線学的には，いまだに Yakovlev らの見解をそのまま踏襲した分類を用いる場合や，その病因の如何を問わず脳室やくも膜下腔と交通のある裂隙を裂脳症とする場合，あるいは程度の強い両側性の孔脳症性裂隙を特に裂脳症という場合もある．このように裂脳症という用語の定義は，はなはだ曖昧であるうえに乱用されているきらいがある．つまり当初，裂脳症という言葉自体に発達障害の意味が含まれていたのに対し，現在では少なくともその意味合いは薄れ，裂脳症＝脳破壊性裂脳症であり，これはすなわち孔脳症にほかならない．したがって裂脳症という用語の使用は慎むべきであるという意見もある．

病因として，胎児期の脳循環障害が重要視されている．その他には出血，炎症，変性などがありうる．ウイルス感染による実験孔脳症が報告されており，さらにはサイトメガロウイルス感染による裂脳症の報

告もある．脳破壊性機序の加わる時期は，概して第 2 トリメスター the second trimester（胎生 4～6 カ月）と想定されているが，正確に決定することはできない．脳室周囲の異所性灰白質の存在は，神経芽細胞 neuroblast の移動障害を示唆するが，異所性灰白質自体は破壊性機序による二次的な変化と考えられており，皮質の多小脳回も同様である．破壊の程度が限局性であれば孔脳症または裂脳症となるであろうし，両側性の大脳破壊の範囲が非常に広範囲で，帯状回とその周辺組織の遺残物から成る細い索状組織が前頭葉と後頭葉を弓状に連絡し，あたかも籠のようにみえる状態が basket brain といわれ，孔脳症と水無脳症との中間型と解釈されている．さらに破壊の時期が胎生早期であれば無終脳症，胎生末期から新生児期にかけての障害であれば multicystic encephalomalacia または cystic-gliotic encephalopathy となる．すなわち，脳破壊性機序の発生時期とその程度の違いが異常形態の形成に重要と考えられ，1 つの疾患の経時的スペクトラムに包含されうるものである．

病変は多くの場合，大脳のシルビウス裂近傍や中心溝近傍に存在するが，他の部位にも生じうる．通常は両側性にみられるが一側性のこともある．病理学的には病変部に近接する脳回は多小脳回を呈していたり，脳回そのものは正常であっても，その配列に異常を認めることがある．脳室系やくも膜下腔と交通をもたない孤立性の空洞は，閉鎖性孔脳症あるいは偽孔脳症として区別することがある．

遺伝子異常に関連する孔脳症・裂脳症としては，ホメオボックス遺伝子 EMX2 の germline mutation による家族性および孤発性裂脳症が報告されている．この遺伝子は発達途上の前脳の形態形成に関与するといわれている．また，常染色体優性遺伝形式をとり，13 番染色体長腕にリンクする周産期脳出血を伴う孔脳症も報告されている．本症では Type IV コラーゲンの分泌を抑制する procollagen typeIV alpha 1 遺伝子（*COL4A1*）の点突然変異によることが示されている．

4 先天性水頭症 congenital hydrocephalus

脳室内の脳脊髄液が種々の原因で過剰になった状態を水頭症という（**図 20-19**）．脳脊髄液は脈絡叢で 1 日あたりおよそ 500 m*l* 産生され，脳室内やくも膜下腔を循環し，くも膜顆粒から吸収され硬膜静脈洞に入る．ちなみに成人の脳脊髄液は全体で約 150 m*l* である．先天性水頭症の原因としては脳形成異常（X 染色体連鎖性水頭症，水無脳症，孔脳症など）や胎児子宮内感染症（トキソプラズマ，風疹，サイトメガロウイルス，単純ヘルペスウイルスなど）が重要である．

髄液が貯留する機序には次の 2 つがある．

1）交通性（非閉塞性）水頭症

髄液の産生過多や髄液の吸収障害によるが，水無脳症 hydranencephaly といった脳形成不全性水頭症や脈絡叢乳頭腫による髄液過剰産生が原因の二次性水頭症などが挙げられる．

2）非交通性（閉塞性）水頭症

髄液通過路にその流れを妨げるなんらかの原因があり脳室拡大をきたすものである．代表的なものに中脳水道における髄液通過障害がある．発生異常ではいわゆる先天性中脳水道狭窄症 aqueductal stenosis がある．本症では中脳水道を肉眼的に指摘することは困難である．組織学的にはきわめて細い痕跡的な中脳水道（中脳水道狭窄）がみられたり，一層の上衣細胞から成る小管腔構造 ependymal canal や上衣細胞の小集簇 ependymal cell nest が散在した状態（forking という）である中脳水道閉鎖 aqueductal atresia が観察され，中脳水道の形成異常を示す．このような異常は原因不明のこともあれば種々の先天性奇形に合併してみられることもある．例えば X 染色体連鎖性水頭症 X-linked hydrocephalus ではしばしば中脳水道狭窄が認められる．別名 hydrocephalus due to stenosis of aqueduct of Sylvius（HSAS）ともいう．X 染色体長腕（Xq28）に存在する *L1CAM* 遺伝子の変異によるものであり，本遺伝子は接着分子 neural cell adhesion molecule L1（L1CAM）をコードしている．遺伝子異常による L1 接着分子の機能不全によりさまざまな臨床病型が知

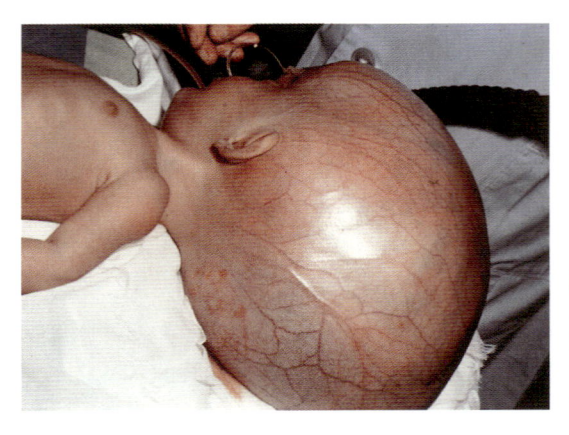

図 20-19　先天性水頭症 congenital hydrocephalus
生後 10 日，男児．胎児期に水頭症を指摘され帝王切開により出生．頭囲の著明な拡大と頭皮静脈の怒張がみられる．落葉現象も認められた．脳室腹腔短絡術を行った（松江市立病院佐々木亮先生のご厚意による）．

られており，mental retardation, aphasia, shuffling gait, and adducted thumbs（MASA）syndrome, spastic paraparesis type 1（SP1），X-linked ageneis of corpus callosum（ACC）などといわれるが，これらを総称して corpus callosum hypoplasia, retardation, adducted thumbs, spastic paraplegia, and hydrocephalus（CRASH）syndrome ともいう．

5 小脳の奇形 cerebellar malformations

1）ダンディ-ウォーカー奇形 Dandy-Walker malformation
　　ダンディ-ウォーカー変異 Dandy-Walker variant

以下の 3 つの特徴を中核所見とする奇形である．
①第四脳室の囊胞状拡大
②小脳虫部無形成ないし低形成
③後頭蓋窩の拡大と小脳テント，横静脈洞，静脈洞交会の挙上

　この所見は 1914 年に Dandy と Blackfan が報告した症例のイラストに描写されている．現在ではダンディ-ウォーカー奇形の定義はこのような形態異常であり，上記 3 つの所見を満たさない類似症例はダンディ-ウォーカー変異と記載される．ただし現時点ではダンディ-ウォーカー奇形とダンディ-ウォーカー変異が同一の疾患スペクトラムに包含されうるものであるか，あるいは両者が独立した疾患概念ないしは疾患群をなすものであるかについては明らかにされていない．
　ダンディ-ウォーカー奇形・変異は単独または他のさまざまな中枢神経系奇形の一部分症としてもみられる．本奇形の成因については諸説あるが一定の見解は定まっていない．
　出生時は無症状のこともあるが，数日ないし数週間の経過で閉塞性水頭症による頭蓋内圧亢進症状と小脳虫部欠損による小脳失調や眼振が出現する．ただし，水頭症自体は本奇形を診断するうえでは必須のものではない．

2）ジュベール症候群 Joubert syndrome

　小脳虫部欠損，小脳白質の異所性灰白質，小脳歯状核形成異常，下オリーブ核形成異常（C-shaped），皮質脊髄路形成異常などが報告されている．臨床的には，発作性多呼吸・無呼吸，眼球運動異常，運動失調，筋緊張低下，精神発達遅滞を示す．

20. 神経系の発達と発生異常 ［病理］

＜正常錐体路＞

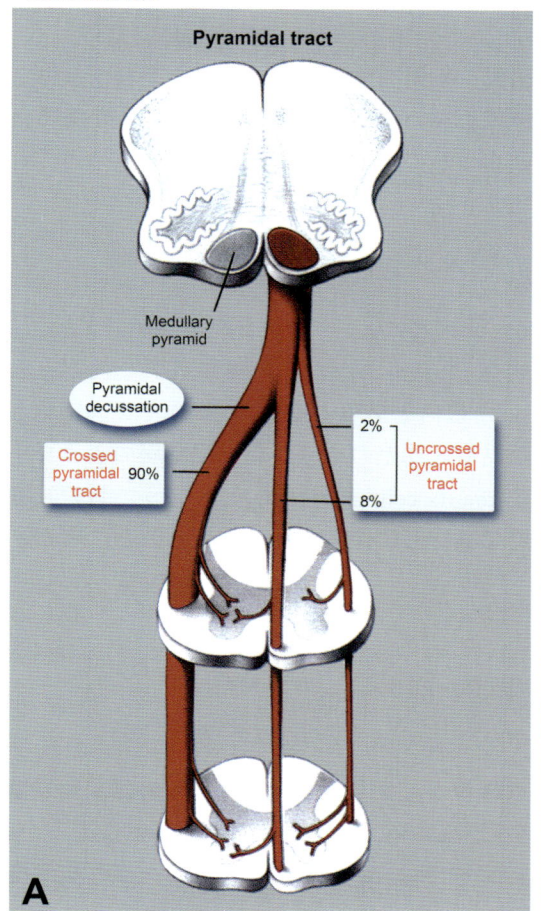

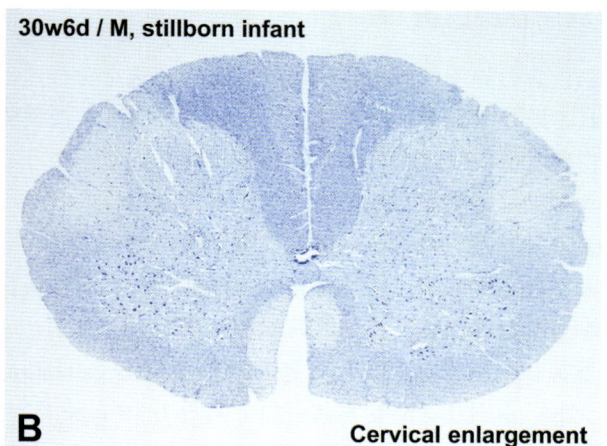

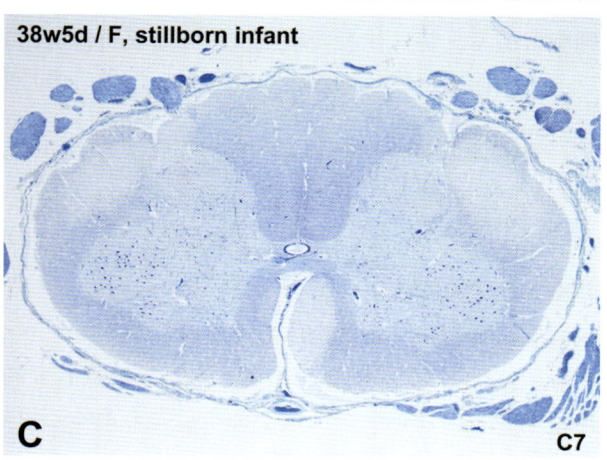

＜錐体路形成異常＞

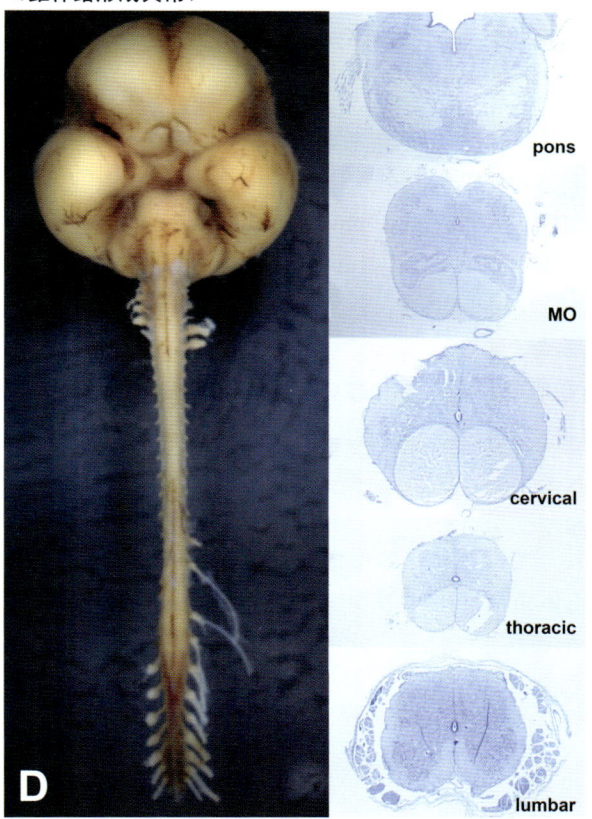

図20-20　正常錐体路（A～C）と錐体路形成異常（D）

A：皮質脊髄路は延髄錐体交叉でおおよそ75～90％の線維が反対側に交叉し，脊髄で外側皮質脊髄路を形成する．一方，非交叉性線維のほとんどは前皮質脊髄路を形成する（Carpenter's Human Neuroanatomyより著者改変）．

B：在胎30週，死産児．胎児期や新生児期は錐体路の髄鞘化が未完成であるので，髄鞘染色により錐体路は白く抜けてみえる．頚膨大部．外側皮質脊髄路と前皮質脊髄路の面積比はほぼ80：20で，かつ左右均等である．

C：在胎38週，死産児．第7頚髄．錐体路の交叉・非交叉の割合には個人差があり，図のように非交叉性線維が比較的優位であったり，錐体交叉・非交叉の割合に左右差がみられることもある．

D：在胎23週，死産男児．羊水検査で18トリソミーと判明．脳・脊髄に明らかな肉眼的異常所見は認められないが，延髄ではオリーブ核の形成異常（O-またはC-shaped）と錐体路の過形成がみられ，延髄下部の錐体交叉では交叉線維がほとんどみられず，頚髄から下部胸髄にかけて非常に太い前皮質脊髄路（非交叉性線維）が認められる．外側皮質脊髄路は同定困難である．

3）異所性灰白質 heterotopic gray matter

小脳白質の異所性灰白質（異所性神経細胞を含む）は胎児や小児剖検脳では，疾患を問わずしばしば認められる所見である．中枢神経系にほかに明らかな異常を認めない症例でも認められることがある．異所性灰白質を構成する神経細胞の種類により下記のようにいくつかの種類が知られている．

①大型神経細胞が単独で散在するもの
②大型神経細胞のみから成る異所性灰白質
③大型神経細胞と小型神経細胞の混在した異所性灰白質
④小型神経細胞のみから成る異所性灰白質

大型神経細胞はカルシウム結合蛋白である calbindin D28K やカルシウムの代謝に重要な役割を演じるイノシトール三リン酸受容体蛋白である IP3R type 1 といった蛋白を発現する点で，プルキンエ細胞と共通の性質を示す．小型神経細胞は顆粒細胞様であったり，胎児や乳幼児の小脳外顆粒細胞層のような小型紡錘形細胞である．特に後者の細胞から成る異所性灰白質を matrix cell heterotopia ともいう．顆粒細胞のみから成る異所性灰白質は正常小脳ではみられず，他の重篤な脳奇形に伴って稀に認められることがある．

6 脊髄の奇形 spinal cord malformations

1）錐体路の発生異常 pyramidal tract abnormality（図 20-20）

a）非交叉性皮質脊髄路

一般に皮質脊髄路は延髄錐体交叉でおおよそ 75〜90% の線維が交叉し，脊髄で対側の外側皮質脊髄路を形成する．一方，非交叉性線維のほとんどは前皮質脊髄路を形成する．しかしこの割合には個人差があり，ごく稀には非交叉性線維が優位であることもある．筆者の経験では 18 トリソミーで非交叉性線維優位の症例を経験している（図 20-20D）．

錐体路の形成異常，特に非交叉性線維優位状態はこのほか，

①後頭部脳瘤 occipital encephaloceles
②ダンディ-ウォーカー奇形 Dandy-Walker malformation
③ジュベール症候群 Joubert syndrome（6q23.3, 9q34.3, 11p12-q13.3）
④メビウス症候群 Möbius syndrome（3q21-q22, 10q21.3-q22.1, 13q12.2）
⑤horizontal gaze palsy and progressive scoliosis（HGPS）（Robo3 gene mutation, 11q24.2）

などでも観察されることがあり，さらには，滑脳症で錐体交叉が後索に向かった例の報告もある．

b）過形成

X 染色体連鎖性カルマン症候群では両側錐体路の過形成が報告されている．Xp22.32 に存在する Kal1 遺伝子の変異によるもので，本遺伝子は anosmin-1 をコードしている．

c）低形成，無形成

L1 遺伝子異常による CRASH syndrome（L1 disease）では錐体路の低形成ないし無形成がみられる（詳細は「先天性水頭症」の項を参照）．このほか，染色体異常（18 トリソミーなど）でも錐体路の低形成をきたす．滑脳症でも錐体路低形成を生じるが，大脳形成異常に伴う二次的変化と考えられる．

2）その他

重複脊髄や割髄症などの脊髄奇形は「二分脊椎」の項で詳述した．

20. 神経系の発達と発生異常 ［病理］

引用文献

【症候と解剖】
1) 後藤 昇：中枢神経系の発生と成熟：成熟異常と画像診断を考慮して．佐藤 潔，高嶋幸男，中野仁雄（編）：胎児・新生児の神経学，第 1 章 中枢神経系の発達．メディカ出版，東京，1993，pp 2-26.
2) O'Rahilly R, Müller F: The embryonic human brain: an atlas of developmental stages. Wiley-Liss, New York, Chichester, Brisbane, Toronto, Singapore, 1994.
3) Hamilton WJ, Mossman HW: Human embryology. Williams & Wilkins, Baltimore, 1972.
4) Lemire RJ, Looser JD, Leech RW, Alvord EC Jr: Normal and abnormal development of the human nervous system. Harper & Row Publishers, Hargers-town, 1975.
5) Larroche JC: Development of the nervous system in early life. Part II, the development of the central nervous system during intrauterine life. in Falkner F(ed): Human development. WB Saunders, Philadelphia, 1966, pp 257-276.
6) Streeter GL: Factors involved in the formation of the filum terminale. Am J Anat 25: 1-11, 1919.
7) Rakic P, Yakovlev PI: Development of the corpus callosum and cavum septi in man. J Comp Neurol 132: 45-72, 1968.
8) Yakovlev PI, Lecours AR: The myelogenetic cycles of regional maturation of the brain. Regional development of the brain in early life. Blackwell Scientific Publication, Oxford, Edinburgh, 1967, pp 3-70.
9) Dobbing J, Sands J: Quantitative growth and development of human brain. Arch Dis Child 48: 757-767, 1973.
10) Koop M, Rilling G, Herrmann A, Kretschmann H-J: Volumetric development of the fetal telencephalon, cerebral cortex, diencephalon and rhombencephalon including the cerebellum in man. in Kretschmann H-J(ed): Brain growth. Bibliotheca Anat 28. S Karger, Basel, 1986, pp 53-78.
11) 後藤 昇，島田司巳：中枢神経系の発生異常．神経精神薬理 13：297-305，1991.

【画像】
1) Barkovich AJ: Normal postnatal brain development. in Pediatric neuroimaging, 4th ed. Lippincott Williams & Wilkins, Philadelphia, 2005, pp30-41.

【病理】
1) 熊谷公明，関 泰志，後藤 昇：Holoprosencephaly の 3 例．神経進歩 16：293-301，1972.
2) 関 泰志，熊谷公明，後藤 昇：Holoprosencephaly．金沢医大誌 3：117-125，1978.

参考文献

【病理】
1) ten Donkelaar HJ, Lammens M, Hori A: Clinical neuroembryology. Development and developmental disorders of the human central nervous system. Springer-Verlag, Berlin, 2006.
2) ten Donkelaar HJ, Lammens M, Wesseling P, Hori A, Keyser A, Rotteveel J: Development and malformations of the human pyramidal tract. J Neurol 251: 1429-1442, 2004.
3) Friede RL: Developmental neuropathology, 2nd revised and expanded ed. Springer-Verlag, Berlin, 1989.
4) Golden JA, Harding BN（eds）: Pathology & genetics: developmental neuropathology. ISN Neuropath Press, Basel, 2004.
5) 宮田 元，船越泰作，大浜栄作：脳破壊性無終脳症．別冊日本臨牀 領域別症候群シリーズ 28 神経症候群Ⅲ．日本臨牀社，大阪，2000，pp681-684.
6) 宮田 元，船越泰作，大浜栄作：脳破壊性裂脳症．別冊日本臨牀 領域別症候群シリーズ 28 神経症候群Ⅲ．日本臨牀社，大阪，2000，pp691-693.
7) Roessmann U, Hori A: Agyria (lissencephaly) with anomalous pyramidal crossing: case report and review of literature. J Neurol Sci 69: 357-364, 1985.
8) Sarnat HB: Cerebral dysgenesis: embryology and clinical expression. Oxford University Press, New York, 1992.
9) Sarnat HB, Flores-Sarnat L: Neuropathologic research strategies in holoprosencephaly. J Child Neurol 16: 918-931, 2001.

21. 筋と筋力の異常

筋と筋力の異常とは

　筋に異常があるかどうかを調べるときには，まず本人の訴えをよく考えてみる必要がある．例えば，患者はよく「しびれ」を訴えることがある．その内容を聞いてみると，筋力の低下であったり，知覚の異常であったり，それらの両方であったりと，必ずしも一定の状態を表しているわけではない．
　筋の異常は，①筋力の異常，②筋緊張の異常，③筋の動きの異常，④筋の形やサイズの異常に分けて考えるとよい．

1）筋力の異常 abnormality of muscle power

　通常，筋力の異常は筋力の低下 muscle weakness である．筋が収縮して関節の運動を生じたり，それを維持することが困難となる．どの筋の筋力が低下しているかを詳しく調べることで，筋自体の異常，筋を支配する末梢神経の異常，末梢神経支配領域を超えた筋群の異常などを見極めることができる．筋力の評価は徒手筋力検査 manual muscle test で行い，その程度を 0〜5 までの 6 段階法か，その一部をさらに 2 つに分けた 7 段階法を用いる．徒手筋力検査については詳しい書籍がある[1]．
　筋無力症は筋力の低下を招く．神経筋接合部の異常による重症筋無力症 myasthenia gravis，胃アトニー，血管硬化性筋無力症などがある．

2）筋緊張の異常 abnormality of muscle tone

　筋緊張は筋自体を押したときの硬さ，関節の他動的な動き，関節の伸展性や懸振性などでその程度を把握できる．筋緊張の程度により，筋力の低下した麻痺を弛緩性麻痺 flaccid palsy と痙性麻痺 spastic palsy に分ける．被殻出血の病初期には弛緩性麻痺であり，それ以後には痙性麻痺となる．また，筋緊張が持続的に亢進した筋強剛（筋硬直，筋固縮）muscular rigidity の有無を調べることも大切である．筋強剛は筋の抵抗性の状況により，歯車様 cogwheel や鉛管様 lead-pipe などと表現する．これはパーキンソン病や筋緊張症候群 myotonic syndrome などで観察できる．

3）筋の動きの異常 abnormality in muscular movement

　この範疇には，一つの筋の線維束が律動的に収縮する筋線維束性攣縮 fascicular twitches（fasciculation），筋または筋群の急激な不随意収縮の筋攣縮 muscular convulsion or cramps などがある．就寝中の高齢者のふくらはぎなどに出現する有痛性筋攣縮 painful muscular spasms がある．四肢の筋以外の特殊なものとしては，眼瞼けいれん blephalospasm，顔面けいれん facial spasm or tic，痙性斜頚 spastic torticollis などがある．骨格筋の速い不随意性収縮をミオクローヌス（筋間代）myoclonus といい，その範囲はいろいろである．その代表的なものとして，①てんかんの 1 つのミオクローヌスてんかん，②安静時ミオクローヌスには，口蓋ミオクローヌス palatal myoclonus がある．安静時ミオクローヌスは，口蓋のほか，咽頭，喉頭，横隔膜，外眼筋などに同期性に発生する．赤核・オリーブ核・反対側の小脳を結んだ Guillain-Mollaret の三角（図 17-9）のどこかに病変がある．そのほか，身体の一部にミオクローヌスをみる脊髄性ミオクローヌスがある．③動作性ミオクローヌスは，四肢の随意運動に伴って発生する激しいミオクローヌス様不随意運動である．

4）筋の形やサイズの異常 abnormality of muscular shapes and sizes

筋の形やサイズの異常の大部分は，筋萎縮 muscular atrophy である．筋・末梢神経系・中枢神経系のどこの病変でも筋萎縮を起こす．筋肉自体の炎症性病変の後や筋肉を使用しない状態が長く続いたとき，筋肉を支配する末梢神経が働かない状況や錐体路の病変などで筋萎縮を起こす．

筋肥大 muscular hypertrophy は，通常は筋線維の太さが大きくなる．長期間に及ぶ肉体労働は，労働の内容によって特定の筋に真の肥大をもたらす．筋の脂肪浸潤・腫瘍・炎症などによる外見上の大きさの増大を偽性肥大 pseudohypertrophy といい，真の肥大とは区別している．

筋拘縮 muscular contracture は，筋が瘢痕化や線維化により伸展性がなくなり，結果として筋の長さが短くなる状態である．その多くはこれまで反復して行った筋肉注射が原因であり，三角筋拘縮症や大腿四頭筋拘縮症などが発生している．

筋の形態

全身の筋の数は，300種，400〜650個である．数に幅があるのは，どれを1個の筋と同定するかが学者によって見解が異なるのと，筋には変異がかなりあるためである．ここでは全身の筋肉を示し，主要な名称を挙げるのにとどめる（図21-1）．

骨格筋の基本的な形態としては，紡錘状の形で，中央の太い部分を筋腹という．両端は腱に移行し，関節を挟んで骨に付着する．付着端のうち固定している側を「起始」，動きのある側を「停止」という．また，起始側を筋頭，停止側を筋尾という．

筋の所在部位からの命名には，前頭筋，大胸筋，大殿筋，上腕筋，下腿三頭筋などが，形からの命名は，紡錘状筋，羽状筋，半羽状筋，二腹筋，多腹筋，二頭筋，三頭筋，四頭筋，三角筋，輪状筋，方形筋などがある．さらに大きさからの命名としては，大・小・長・短などをつけたり，筋の働きからは，屈筋，伸筋，外転筋，内転筋，挙筋，下制筋，回外筋，回内筋，括約筋，張筋などと命名されている．四肢筋の萎縮を証明するために画像検査が行われるが，画像と比較できるように上腕・前腕・大腿・下腿の横断面の写真を示しておく（図21-2）．

筋線維の顕微鏡形態としては，筋線維の縦断組織切片の染色標本（図21-3）を作製すれば，明らかな横紋構造を観察することができる．筋線維の横断HE染色像では，比較的太さのそろった筋線維が観察できる（図21-4）．特殊な染色をすれば，赤筋・白筋・中間筋の区別ができる（図21-5，21-6，方法の説明は文献[2]を参照）．筋線維の構成は加齢とともに変化する．壮年期までは白筋線維が多くて数が多いが，老年期に入ると白筋線維が小さくなり，赤筋線維が大きくなり，数も増加する（図21-5，21-6）．白筋線維は瞬発的収縮のときに働き，赤筋線維は持続的収縮のときに働く．筋線維の間隙にあって，筋肉の収縮の速さと強さを感知する装置が筋紡錘 muscle spindles（図21-7）で，その内部にある筋線維群を錘内筋 intrafusal muscle という．この筋線維には，神経線維のc線維が連絡している．

第 2 章 症候から見た神経形態学

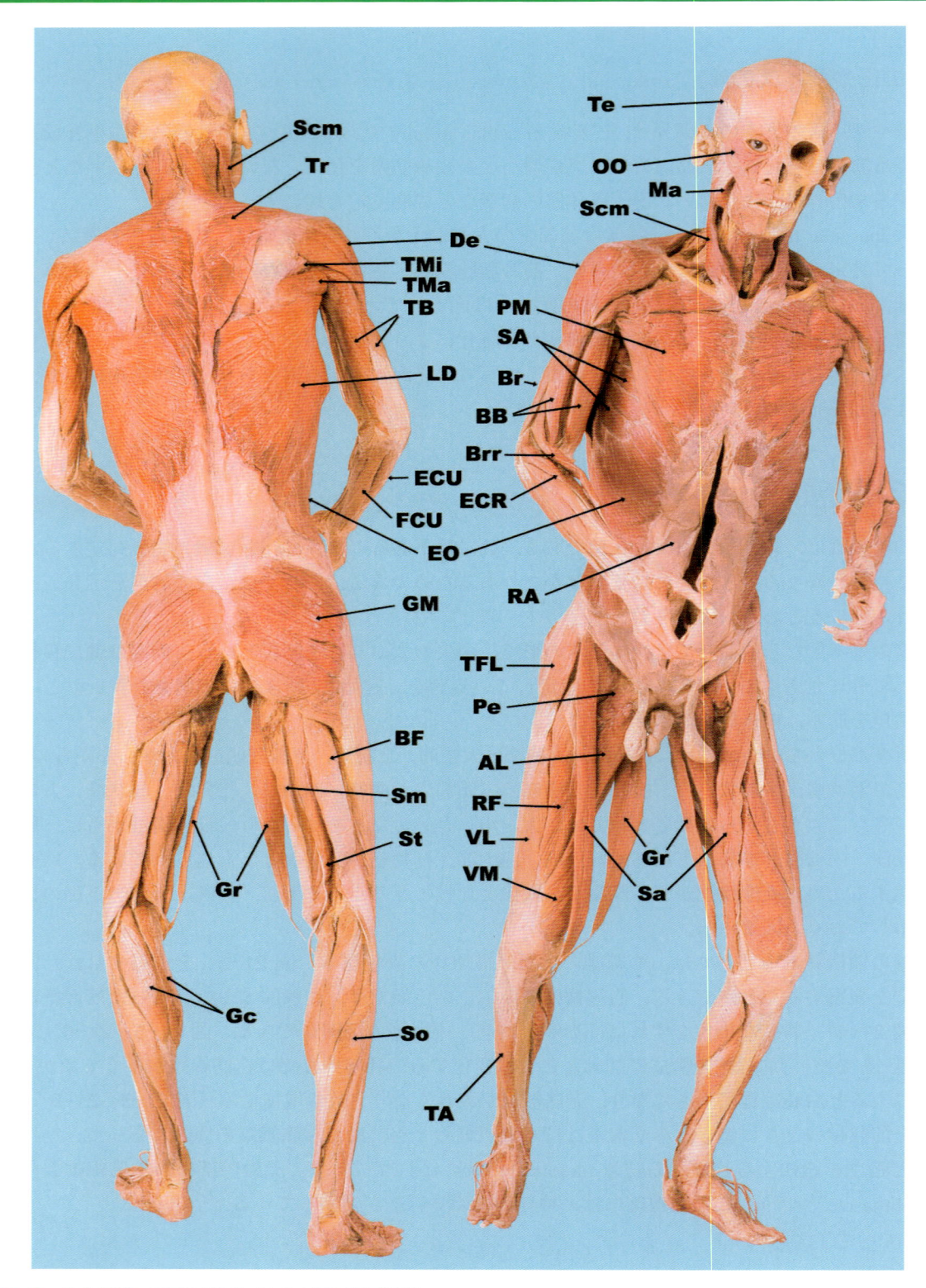

図 21-1 全身の筋（前面と後面）（人体の不思議展提供）
全身の表層の筋肉を見るのに適した標本写真である．
略号：AL＝長内転筋 adductor longus, BB＝上腕二頭筋 biceps brachialis, BF＝大腿二頭筋 biceps femoris, Br＝上腕筋 brachialis, Brr＝腕橈骨筋 brachioradialis, De＝三角筋 deltoideus, ECR＝橈側手根伸筋 extensor carpi radialis longus et brevis, ECU＝尺側手根伸筋 extensor carpi ulnalis, EO＝外腹斜筋 external oblique, FCU＝尺側手根屈筋 flexor carpi ulnalis, Gc＝腓腹筋 gastrocunemius, GM＝大殿筋 gluteus maximus, Gr＝薄筋 gracilis, LD＝広背筋 latissimus dorsi, Ma＝咬筋 masseter, OO＝眼輪筋 orbicularis oculi, Pe＝恥骨筋 pectineus, PM＝大胸筋 pectralis major, RA＝腹直筋（腹直筋鞘の中）rectus abdominis, RF＝大腿直筋 rectus femoris, SA＝前鋸筋 seratus anterior, Sa＝縫工筋 sartorius, Scm＝胸鎖乳突筋 sternocleidomastoid, Sm＝半膜様筋 semimembranosus, So＝ヒラメ筋 soleus, St＝半腱様筋 semitendinosus, TA＝前脛骨筋 tibialis anterior, TB＝上腕三頭筋 triceps brachialis, Te＝側頭筋 temporalis, TFL＝大腿筋膜張筋 tensor fasciae latae, TMa＝大円筋 teres major, TMi＝小円筋 teres minor, Tr＝僧帽筋 trapezius, VL＝外側広筋 vastus lateralis, VM＝内側広筋 vastus medialis

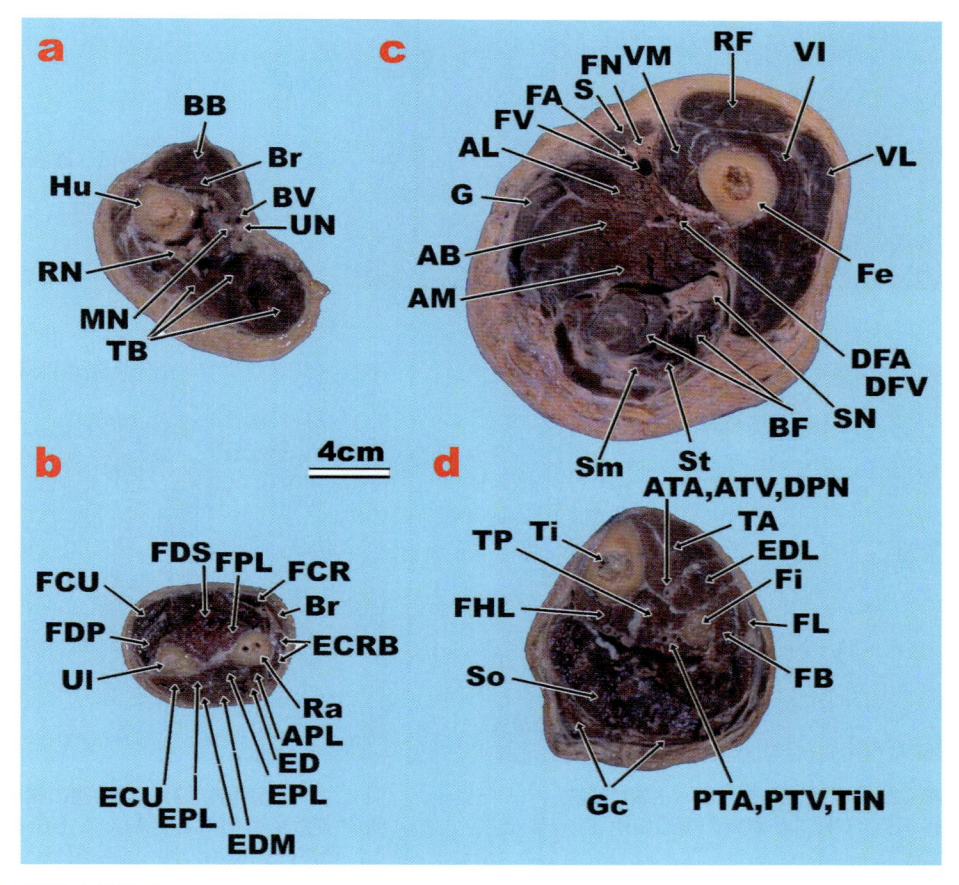

図 21-2　四肢の横断面

解剖学実習のときに片側の上肢と下肢のみ横断した標本を作製し，医学生に横断面をスケッチしてもらい，反対側の通常の解剖と比較しながら骨・神経・血管・筋などに名称を入れてもらったことがある．当時は参考にできる参考書がなく，学生諸君は戸惑ったらしい．しかし，臨床の勉強が終了した時点で，あれはやっておいて良かったと言われた．スケールバーは 4 cm.

a：上腕中央
　略号：BB＝上腕二頭筋 biceps brachii，Br＝上腕筋 brachialis，BV＝尺側皮静脈 basilic vein，Hu＝上腕骨 humerus，MN＝正中神経 medial nerve，RN＝橈骨神経 radial nerve，TB＝上腕三頭筋 triceps brachii，UN＝尺骨神経 ulnar nerve

b：前腕中央
　略号：APL＝長拇指外転筋 abductor pollicis longus，Br＝腕橈骨筋 brachioradialis，ECRB＝短橈側手根伸筋 extensor carpi radialis brevis，ECU＝尺側手根伸筋 extensor carpi ulnaris，ED＝指伸筋 extensor digitorum，EDM＝小指伸筋 extensor digiti minimi，EPL＝長拇指屈筋 extensor pollicis longus，FCR＝橈側手根屈筋 flexor carpi radialis，FCU＝尺側手根屈筋 flexor carpi ulnaris，FDP＝深指屈筋 flexor digitorum profundus，FDS＝浅指屈筋 flexor digitorum superficialis，FPL＝長拇指屈筋 flexor pollicis longus，Ra＝橈骨 radius，Ul＝尺骨 ulna

c：大腿中央
　略号：AB＝短内転筋 adductor brevis，AL＝長内転筋 adductor longus，AM＝大内転筋 adductor magnus，BF＝大腿二頭筋 biceps femoris，DFA＝深大腿動脈 deep femoral artery，DFV＝深大腿静脈 deep femoral vein，FA＝大腿動脈 femoral artery，Fe＝大腿骨 femur，FN＝大腿神経 femoral nerve，FV＝大腿静脈 femoral vein，G＝薄筋 gracilis，RF＝大腿直筋 rectus femoris，S＝縫工筋 sartorius，Sm＝半膜様筋 semimembranosus，SN＝坐骨神経 sciatic nerve（＝nervus ischiadicus），St＝半腱様筋 semitendinosus，VI＝中間広筋 vastus intermedius，VL＝外側広筋 vastus lateralis，VM＝内側広筋 vastus medialis

d：下腿中央
　略号：ATA＝前脛骨動脈 anterior tibial artery，ATV＝前脛骨静脈 anterior tibial vein，DPN＝深腓骨神経 deep peroneal nerve（＝deep fibular nerve），EDL＝長趾伸筋 extensor digitorum longus，FB＝短腓骨筋 fibularis brevis（＝fibularis brevis），FHL＝長母趾屈筋 flexor hallucis longus，Fi＝腓骨 fibula，FL＝長腓骨筋 fibularis longus（＝peroneus longus），GC＝腓腹筋 gastrocunemius，PTA＝後脛骨動脈 posterior tibial artery，PTV＝後脛骨静脈 posterior tibial vein，So＝ヒラメ筋 soleus，TA＝前脛骨筋 tibialis anterior，Ti＝脛骨 tibia，TiN＝脛骨神経 tibial nerve，TP＝後脛骨筋 tibialis posterior

第 2 章　症候から見た神経形態学

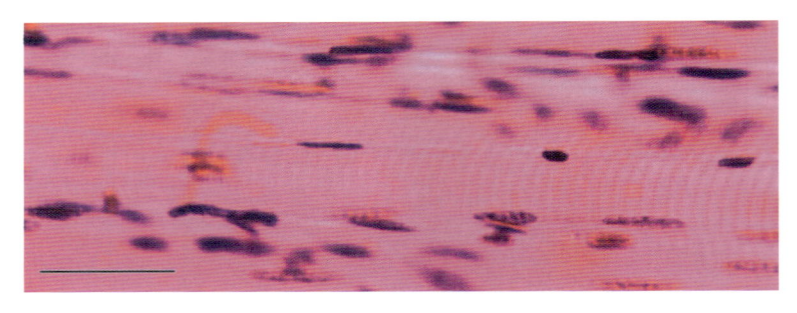

図 21-3　筋組織（1）　筋線維の縦断面，前脛骨筋
骨格筋線維を縦断にしないと筋線維の横紋はみえない．
HE 染色．スケールバーは 50 μm．

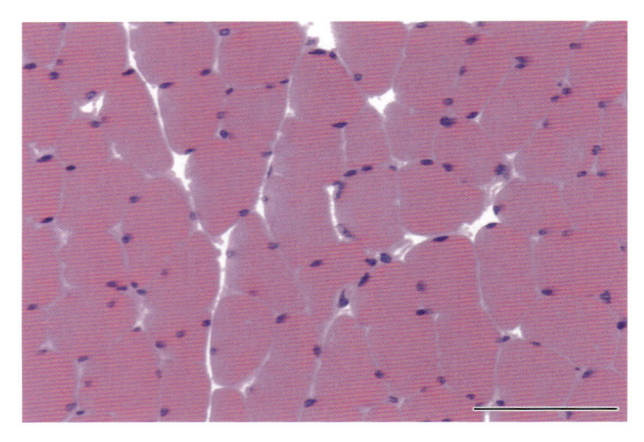

図 21-4　筋組織（2）　筋線維の横断面（上腕二頭筋）
筋線維束を横断にすると，核は筋線維の周辺に点在していることがわかる．
HE 染色．スケールバーは 50 μm．

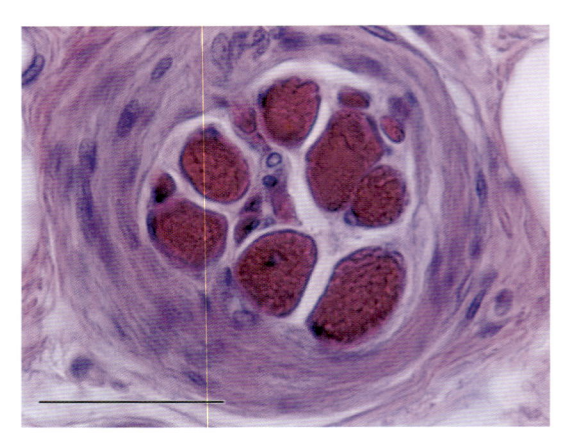

図 21-7　筋組織（3）　筋紡錘の横断面
筋の横断組織切片を作製して HE 染色で観察すると，通常の筋線維の間に結合組織のカプセルに包まれたやや細い筋線維束を観察できる．これは筋紡錘とよばれ，筋肉の収縮や伸展の程度を中枢神経系に伝える．
HE 染色．スケールバーは 50 μm．

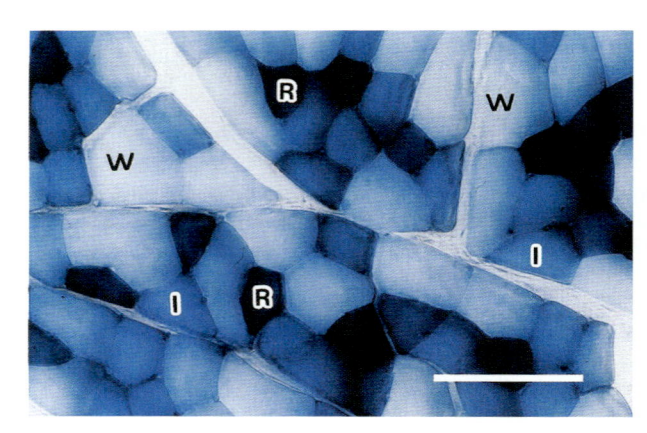

図 21-5　筋線維構成（a）　42 歳，男性の前脛骨筋
Sudan 黒 B 染色．スケールバーは 50 μm（木村忠直氏提供）．
略号：I＝中間筋 intermediate muscle，R＝赤筋 red muscle，W＝白筋 white muscle

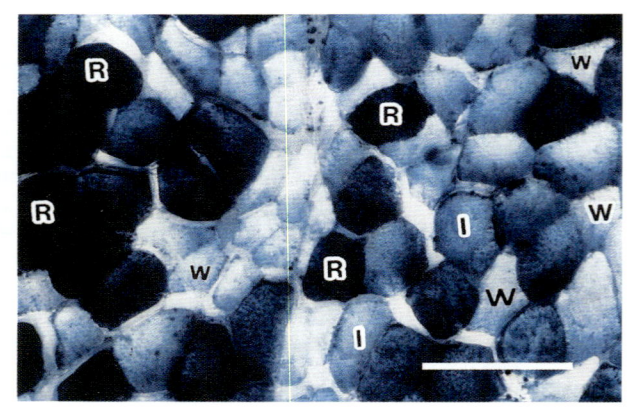

図 21-6　筋線維構成（b）　73 歳，男性の前脛骨筋
Sudan 黒 B 染色．スケールバーは 50 μm（木村忠直氏提供）．加齢とともに白筋線維が細くなる．
略号：I＝中間筋 intermediate muscle，R＝赤筋 red muscle，W＝白筋 white muscle

筋と筋力の異常の画像

筋疾患の画像検査は筋病変の質や程度，分布を判断するうえでたいへん重要である．筋の画像検査ではエコー，CT，MRI，RIシンチグラフィーなどがある．その中で，MRIは筋の炎症を最もよくとらえることができ，筋炎の画像検査では不可欠なものとなっている．特に脂肪抑制後のT2強調画像が病変を明瞭に描出する．筋炎の診断だけではなく，生検部位の決定にも役立つ（図21-7）．

1）大腿中央部の筋肉 muscles through the middle level of thigh（図21-7）

2）多発性筋炎 polymyositis，皮膚筋炎 deromatomyositis（図21-8）

多発性筋炎は亜急性の炎症性筋疾患であり，成人発症が主だが，稀に小児例を存在する．紅斑を認めない．通常は全身性の免疫疾患を合併することが多い．

進行性のしばしば対称性の筋力低下をきたす．椅子から立ち上がることや階段を昇るなどの近位筋を使

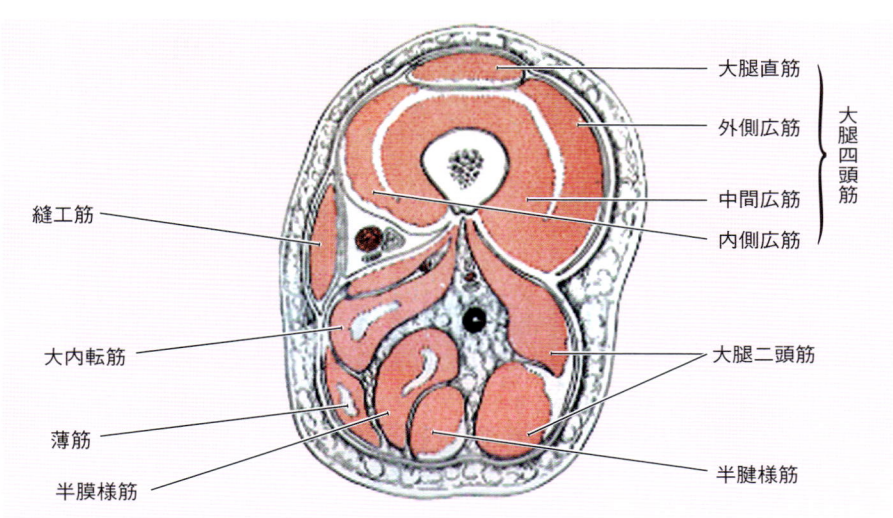

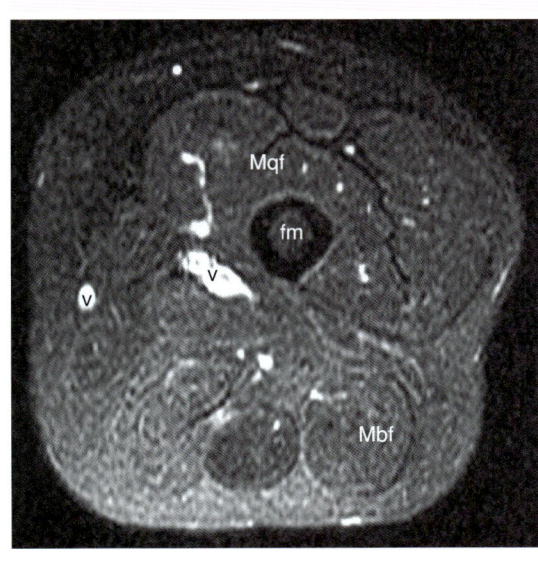

A / B

図21-7 大腿中央部の筋肉
A：大腿中部筋肉の解剖．
B：大腿中央部脂肪抑制後のMRI T2強調画像（正常）．
中央に大腿骨（fm）があり，その前方周囲に大腿四頭筋（Mqf），後方外側に大腿二頭筋（Mbf）などが認められる．大腿前部より後部がより信号強度が高いのは，脂肪抑制の不備によるアーチファクトである．
略号：fm＝大腿骨 femor, Mbf＝大腿二頭筋 biceps femoris, Mqf＝大腿四頭筋 quadriceps femoris, v＝血管 vessel

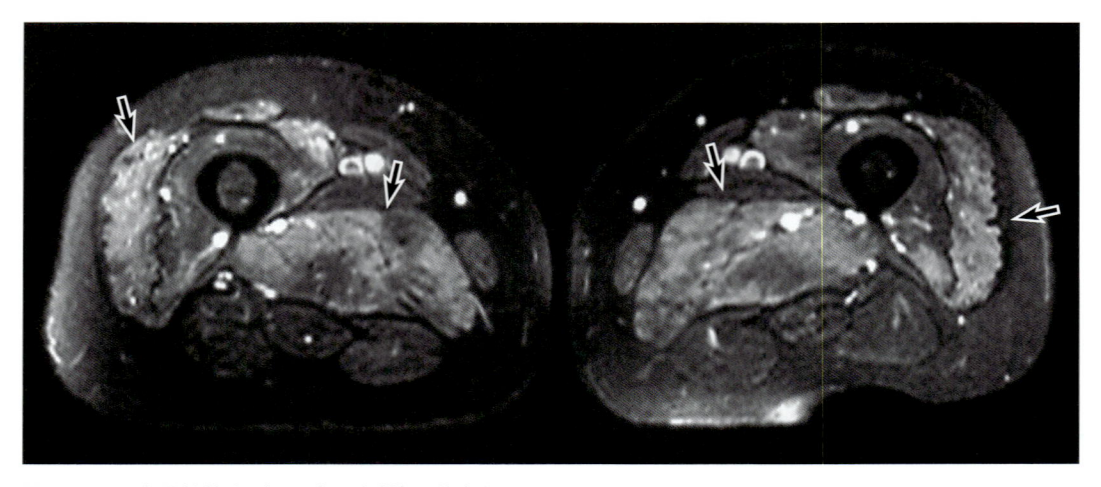

図 21-8　多発性筋炎（65 歳，女性）　筋力低下
MRI T2 強調画像（脂肪抑制）で，大腿部の筋肉の一部に筋炎によると考えられる高信号を認める（→）．

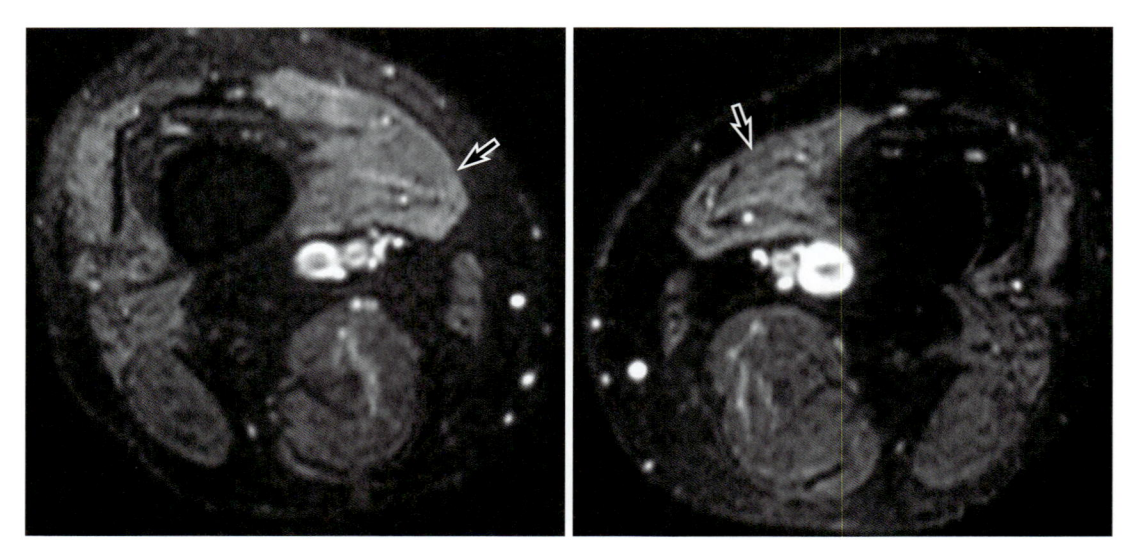

図 21-9　封入体筋炎（71 歳，男性）　20 年前より緩徐に進行する高クレアチニンホスフォキナーゼ（CPK）血症（500～600 mg/dl）と両下肢の近位筋の筋萎縮を伴った筋力低下
脂肪抑制下で施行した MRI T2 強調画像では大腿中央部にて大腿四頭筋のうち，内側広筋と中間広筋に高信号と軽い萎縮を認め（→），炎症性筋炎と考えられる．同部位の生検にて封入体筋炎と診断された．

用する日常の動作に困難をきたす．外眼筋や顔面筋は侵されない．
　多発性筋炎では脂肪抑制後の T2 強調画像にて炎症部位が高信号領域として認められる（図 21-8）．
　皮膚筋炎は紅斑が先行あるいはそれを伴って筋力低下が起こる．

3）封入体筋炎 inclusion body myositis（図 21-9）

　封入体筋炎の臨床的特徴としては，50～60 歳代の発症で，男性に多く，罹病期間が半年以上で遠位筋，近位筋が一緒に侵されるものの，手関節および手指に関しては屈筋が伸筋より優位に筋力低下をきたすなどがある．
　筋肉の MRI 所見は炎症部位が脂肪抑制後の T2 強調画像にて高信号領域を示す（図 21-9）．前腕で屈筋群優位の筋萎縮と高信号を示すと報告されている．

筋と筋力の異常の病理

骨格筋の疾患は，大きく 3 つに分けられる．

1）神経原性筋萎縮 neurogenic muscular atrophies

筋を支配する神経（主に下位運動ニューロン，脊髄前根，運動性末梢神経）の障害により，その支配する筋線維が萎縮するものである．筋萎縮性側索硬化症や脊髄性筋萎縮症〔(Werdnig-Hoffmann 病，Kugelberg-Welander 病，Kennedy-Alter-Sung 症候群（球脊髄型筋萎縮症）など〕，Charcot-Marie-Tooth 病〔遺伝性運動・感覚性ニューロパチーII型 hereditary motor and sensory neuropathy II（HMSN II）〕などが神経原性筋萎縮をきたす代表的な疾患であるが，炎症，血管障害，腫瘍，外傷などによる脊髄病変によっても起きる．

神経原性筋萎縮の組織学的特徴は，神経支配を断たれた筋線維が小径化し，横断像で角張ってみえることで，小角化線維 small angular fiber と呼ばれる（図 21-10）．こうした小角化線維は群を成して存在する傾向があり（grouped atrophy），初期または軽度の場合は少数の萎縮線維から成る小群萎縮 small groups of small fibers としてみられるが，進行期または重症化すると大群萎縮 large groups of small fibers として認められるようになる（図 21-11）．筋萎縮性側索硬化症や Werdnig-Hoffmann 病の剖検例の四肢骨格筋では，ほぼ常に大群萎縮がみられる．神経原性筋萎縮では，一般に筋線維が単純に萎縮するのみで，筋原性萎縮・ミオパチーでほぼ常にみられる筋線維の壊死や再生像および間質の結合組織の増加（fibrosis）や脂肪組織の増加（lipomatosis）をみることはない．しかし，Kugelberg-Welander 病や Charcot-Marie-Tooth 病では，神経原性筋萎縮の像に加えて間質の結合組織の増加や脂肪組織の増加をみることがむしろ特徴である．

2）神経筋接合部の異常による筋疾患 neuromuscular diseases related to neuromuscular junction disorder

重症筋無力症や Lambert-Eaton 症候群などの神経筋疾患である．

重症筋無力症は，自己免疫性機序により神経筋接合部のニコチン作動性アセチルコリン受容体蛋白に対する自己抗体が産生されることにより引き起される自己免疫疾患である．自己抗体産生の場として胸腺の過形成または胸腺腫を高率に合併する．臨床的には日内変動を示す筋の易疲労性を特徴とし，患者血清中には抗アセチルコリン受容体抗体が高率に陽性である．

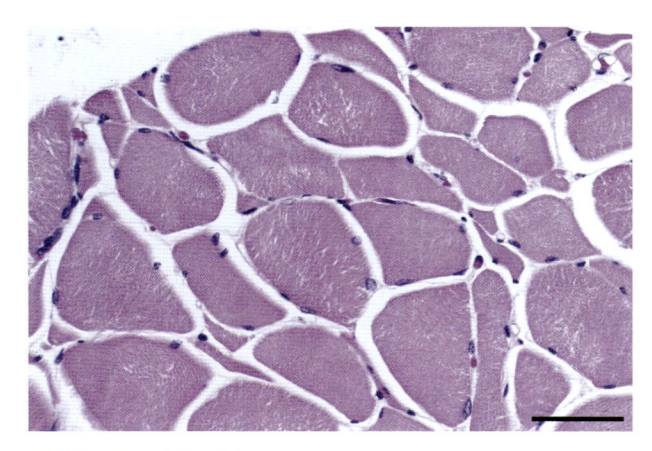

図 21-10　小群萎縮
小径化し，角張った萎縮線維が小グループを成している．筋萎縮性側索硬化症初期の生検筋．HE 染色．スケールバーは 50 μm．

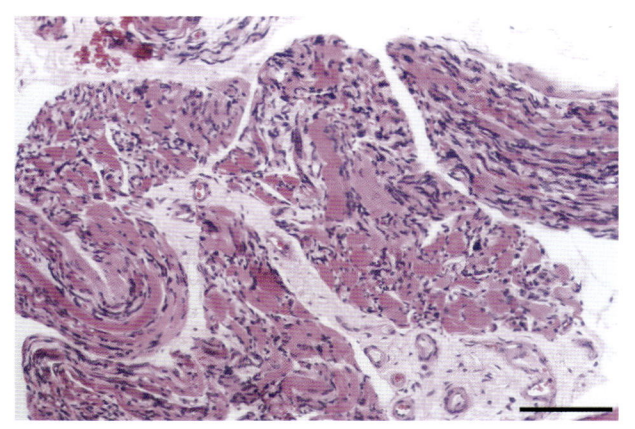

図 21-11　大群萎縮
筋束内のほぼすべての筋線維が小角化線維である．筋萎縮性側索硬化症の剖検筋．HE 染色．スケールバーは 100 μm．

第2章　症候から見た神経形態学 ［病理］

　筋病理所見は，明瞭な臨床的および電気生理学的所見に比し，組織学的には筋線維に異常はみられず，間質にリンパ球の浸潤（lymphorrhage）をみるのみである．

3）筋原性疾患（ミオパチー）　myopathies

　筋自体に一次的原因がある疾患群で，進行性筋ジストロフィーをはじめ，多種多様な数多くの筋疾患がある．

　進行性筋ジストロフィーは，主に遺伝形式により5型（X染色体性劣性，常染色体性劣性，常染色体性優性，遠位型，眼筋型）に分類されている．デュシェンヌ型筋ジストロフィー Duchenne type muscular dystrophy（DMD）が最も頻度が高く，X染色体性劣性遺伝形式をとり，男児に発症する．

　DMDの筋病理所見の特徴は，筋線維の壊死像および再生像と間質の線維化である（**図 21-12**）．末期には筋線維はほぼ完全に消失し，結合組織と脂肪組織に置換される．DMD遺伝子はXp21にあり，分子量約400 kdの蛋白であるジストロフィン dystrophin をコードしている．DMD患者はDMD遺伝子の欠失や重複を有している．抗ジストロフィン抗体を用いて免疫染色を行うと，正常骨格筋では筋線維の細胞膜が明瞭に染色される（**図 21-13**）のに対し，DMD患者では一部の例外を除き染色されない（**図 21-14**）の

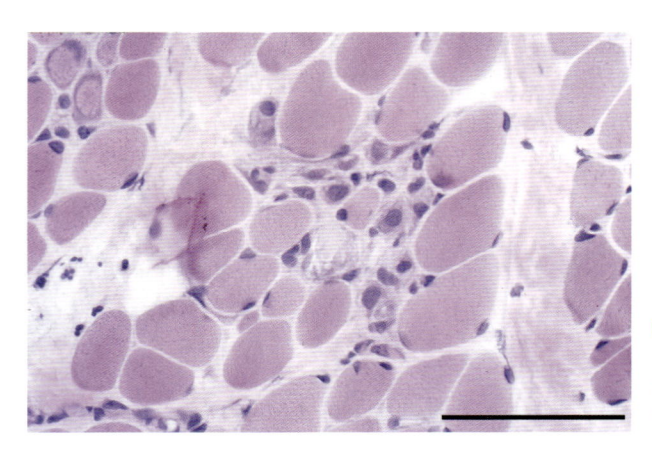

図 21-12　デュシェンヌ型筋ジストロフィー Duchenne type muscular dystrophy（DMD）
筋線維の大小不同．円形化，壊死線維，間質の線維化がみられる．HE染色．スケールバーは50 μm．

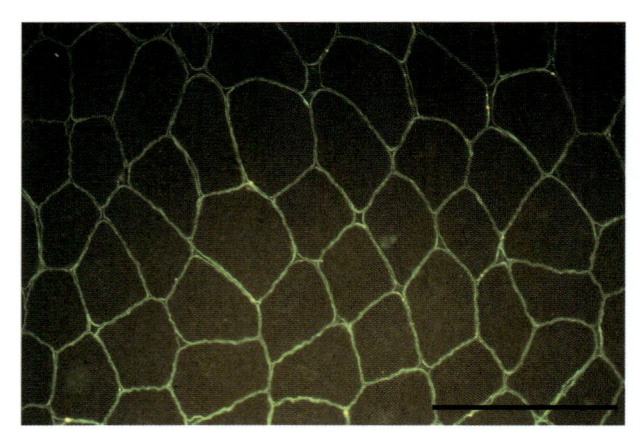

図 21-13　正常骨格筋のジストロフィン免疫蛍光染色
すべての筋線維の細胞膜が陽性に染まっている．スケールバーは50 μm．

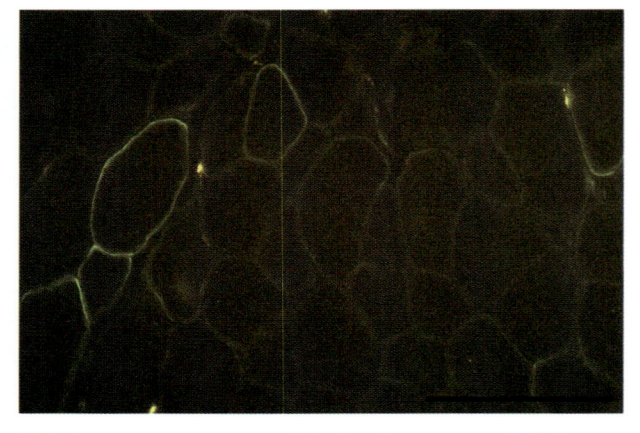

図 21-14　デュシェンヌ型筋ジストロフィーの骨格筋のジストロフィン免疫蛍光染色
大多数の筋線維の細胞膜は染色されない．スケールバーは50 μm．

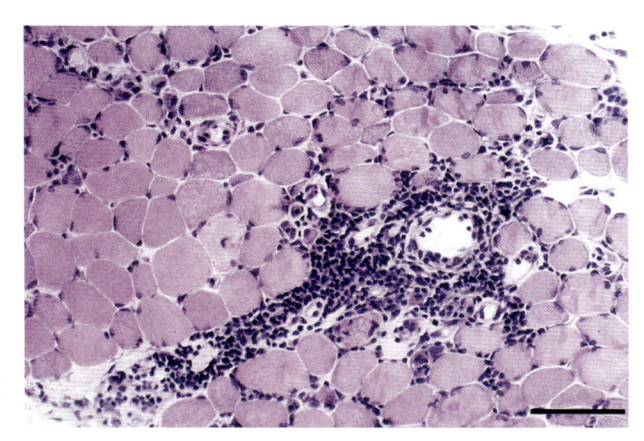

図 21-15　多発性筋炎 polymyositis
主にリンパ球から成る炎症性細胞浸潤が間質，一部筋束内にみられる．HE 染色．スケールバーは 100 μm．

で，診断にきわめて有用である．ジストロフィンは，筋細胞膜の保持や強化に重要な役割を果たしており，この欠損による筋細胞膜の異常が筋線維の壊死を引き起こすと考えられる．

　多発性筋炎 polymyositis，皮膚筋炎 dermatomyositis は炎症性筋疾患の中で最も頻度が高く，小児から成人までのどの年代にも発症し，筋肉痛と筋力低下を呈する．筋病理所見は，血管周囲や筋束内のリンパ球浸潤（図 21-15）と筋束辺縁部の筋線維の萎縮（perifascicular atrophy）が特徴である．筋線維の壊死，再生もみられる．

　各種筋疾患の筋病理所見は文献[1]に詳細に記載されている．

引用文献
【症候と解剖】
1) Kendall FP, McCreary EK, Provance PG, Rodgers MM, Romani WA: Muscles: testing and function with posture and pain, 5th ed. Lippincott Williams & Wilkins, Baltimore, Philadelphia, 2005.
2) 埜中征哉：臨床のための筋病理，第 3 版．日本医事新報社，東京，1999．

【画像】
1) 松原四郎：皮膚筋炎/多発性筋炎．治療 84：1735-1739，2002．
2) 松原四郎：小児皮膚筋炎．別冊領域別症候群シリーズ 35 骨格筋症候群（上）．日本臨牀社，大阪，2001，pp279-283．

【病理】
1) 埜中征哉：臨床のための筋病理．日本医事新報社，東京，1993．

22. 中毒性疾患

中毒性疾患とは

　各種の毒物による中毒性神経疾患には，食物中毒（アルコール，毒キノコなどの植物性，フグなどの動物性）によるもの，薬品中毒（医薬品，工業薬品，農薬や殺虫剤，環境汚染）によるもの，細菌毒性中毒（ジフテリア菌，ボツリヌス菌）によるもの，動物毒性中毒（ハブ，マムシ，サソリ，毒蜘蛛）によるものなどがある．その主なものを解説する．

1) 一酸化炭素中毒 carbon monoxide poisoning

　ガス中毒の中では最も多い．一酸化炭素はヘモグロビンとの親和性が強く，酸素との結合を阻害して組織の低酸素症を引き起こす．臨床的には湯沸かし器やストーブ，練炭などの使用や炭鉱爆発などで発症する．悪心・嘔吐，激しい頭痛，めまい，意識障害，視力障害，幻覚，呼吸促迫，けいれん，呼吸停止などを招く．重症例の後遺症では，性格変化，健忘症，認知症（痴呆），失外套症候群，パーキンソニズムなどがみられる．

2) アルコール性神経障害 alcohol intoxication

　過剰な飲酒に伴って発症するもので，急性アルコール中毒，慢性アルコール中毒，アルコール依存症，飲酒に伴う栄養障害や電解質異常などがある．
　急性アルコール中毒では興奮状態から始まり異常酩酊へと移行し，運動失調，知覚鈍麻，反射の低下，記憶障害がみられ，アルコール性昏睡，呼吸不整，心拍促進，体温低下，呼吸停止へと進む．
　慢性アルコール中毒では，記銘力低下，歩行障害，下肢優位の小脳性運動失調がみられ，診断画像では前頭葉を主とする大脳皮質萎縮，脳室拡大，小脳上部（半球と虫部）の萎縮が現れる．
　アルコール依存症では飲酒渇望と禁断症状（手指振戦，不穏や幻覚，けいれんや発熱，発汗，頻脈）などが現れる．

3) キノホルム中毒 chinoform intoxication（SMON）

　キノホルム中毒は腹部症状に引き続き下肢の運動・知覚の障害，視力障害が現れるために，subacute myelo-optico-neuropathy（SMON）と命名された．1970年に腹部症状（腹痛，下痢）に対して投与された整腸剤（キノホルム）が原因であることが明らかになった．神経症候としては，足先から上行する強い異常知覚（しびれ感，ピリピリ感，痛み，冷感）を訴え，全知覚の鈍麻，下肢末端から始まる運動麻痺も現れる．アキレス腱反射は消失する．

4) 有機水銀中毒（水俣病）organic mercury poisoning（Minamata disease）

　水俣湾に流された工場排水のメチル水銀に汚染された魚介類を食べた住民に，1953〜1960年に発生したメチル水銀中毒である．口囲・舌・四肢のしびれ，けいれん，精神症状，意識障害などがみられ，死亡することもある．女性の患者から生まれた新生児は，脳性麻痺や重い知能障害をもつ胎児性水俣病であった．

5）鉛中毒 lead poisoning

鉛を含む塗料，蓄電池などを扱う労働者に発症する代表的な重金属中毒である．急性鉛脳症では，けいれん，意識障害，せん妄，知能障害などが現れる．末梢性神経障害ではニューロパチーが現れ，麻痺は伸筋群に優位にみられる．

6）有機リン中毒 organic phosphorus poisoning

農薬の主成分の有機リンによる中毒である．急性中毒ではコリンエステラーゼ阻害作用のために，発汗過多，流涎，縮瞳，筋線維束性攣縮，意識障害などが現れる．慢性中毒では不定愁訴が主体で，不安，不眠，全身倦怠感，意欲低下，思考力低下，記憶力低下，知覚異常などが現れる．

7）有機溶剤中毒 organic solvent poisoning

有機溶剤は揮発性で脂溶性である．吸入により体内に入り，神経系に移行しやすい．トルエン，ベンゼン，n-ヘキサン，キシレンなどによるものが代表的である．急性中毒では多幸感，めまい，意識障害，小脳性運動失調が，慢性中毒では視神経障害，小脳性運動失調，多発ニューロパチーなどが現れやすい．

8）麻薬中毒 narcotic intoxication

モルヒネ，ヘロイン，コデインなどのアヘンアルカロイド系の麻薬が主なものである．薬物への依存と，中断による禁断症状がある．気分変調，性格変化，意欲の減退，人格荒廃などを招く．

中毒性疾患の画像

1）一酸化炭素中毒 carbon monoxide poisoning

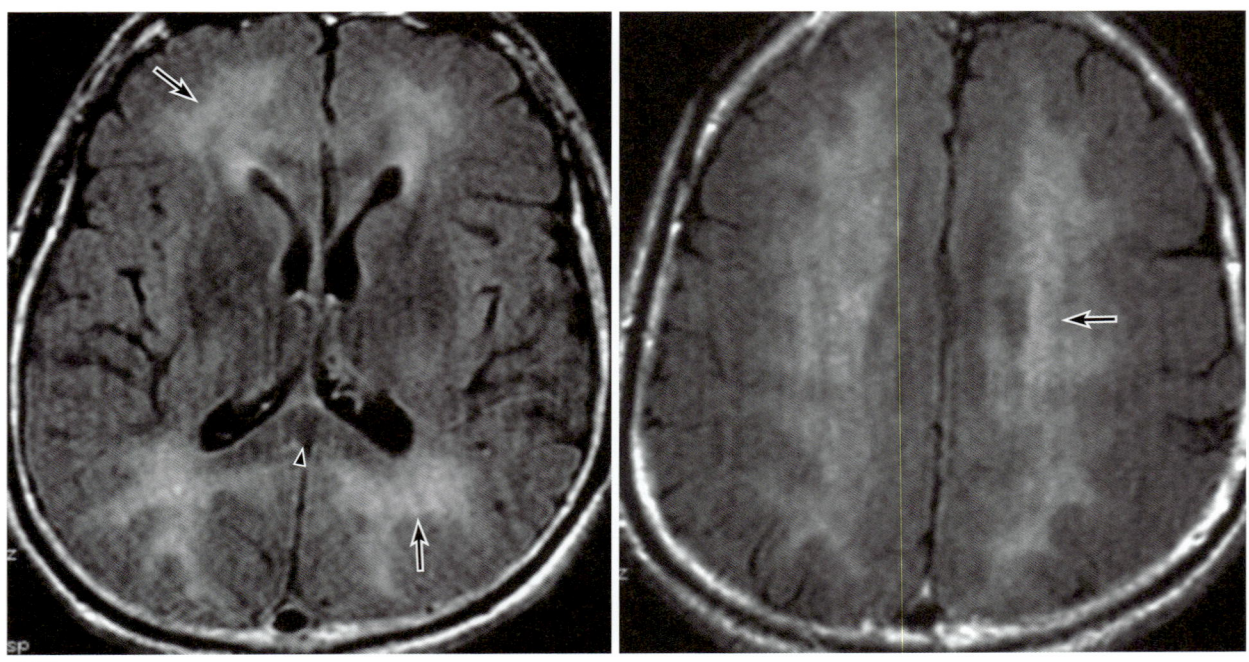

A|B

図 22-1 一酸化炭素中毒（間欠型，40 歳，男性）
車内で練炭自殺を図ったが致死に至らず，警察に保護された．そのときには異常がなかったが，34 日後より情緒不安定，異常行動が出現，40 日目に当院精神科に保護入院となった．42 日目の MRI．
FLAIR 画像にて側脳室周囲白質および大脳深部白質に高信号領域を認める（→）．脳梁膨大部は比較的保たれている（▶）．一酸化炭素中毒間欠型の画像所見として矛盾しない．淡蒼球には異常を認めない．
高圧酸素療法によって，急速な臨床所見の改善を認めた[1〜5]．

2）アルコール性小脳萎縮症 alcoholic cerebellar atrophy

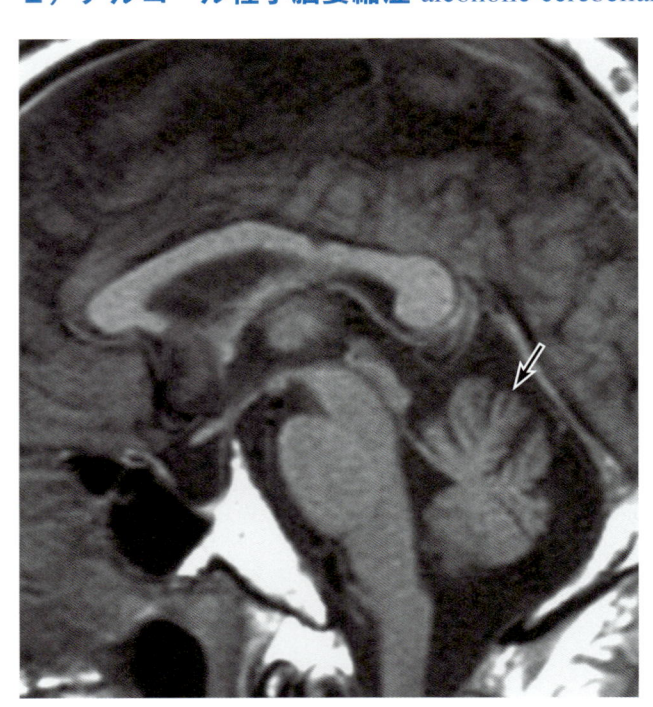

図 22-2 アルコール性小脳萎縮症（59 歳，男性）
6 年ほど前より歩くときにふらつくことに気づく．お酒を飲むとバランスが悪い．この 1 年で平坦なところでも倒れることがあり，ふらつきが進行している．小脳虫部上部を中心に萎縮を認める（→）．小脳に信号強度異常はなく，脳幹も正常である．アルコール性小脳萎縮症と考えた．

中毒性疾患の病理

1）一酸化炭素中毒 carbon monoxide poisoning

　一酸化炭素 carbon monoxide（CO）は，炭素の不完全燃焼により発生し，無色，無臭，非刺激性だが，毒性の強いガスである．CO中毒は家庭内での事故や火災，自動車排ガス，自殺目的で用いた練炭などにより発生する．本邦における CO 中毒死亡者数は年間約 3,000 人，患者発生数は約 30,000 人に達すると推定されている．死亡者の 80〜90％は自殺によるという．

　CO は hemoglobin（Hb）に対する親和性が酸素 O_2 の 250 倍も強く，容易に carbonyl hemoglobin（COHb）を形成して O_2 の輸送を阻害し，anemic hypoxia をきたす．また，直接心筋に作用して（多分心筋ミオグロビンと結合して）心筋収縮能を低下させ，低血圧を招来する[1]．また，CO は脳内の鉄含有量の高い部位（淡蒼球と黒質網状帯）でヘム鉄と直接結合して組織毒性を示し，O_2Hb の解離曲線を左方移動させることにより，O_2 が組織に放出されることを妨げる．さらに，CO は血小板からのフリーラジカル，一酸化窒素（NO）の放出を数百倍増加させ，NO から生成される過酸化窒素（$ONOO^-$）は強力な過酸化能を有する．

臨床事項

　急性 CO 中毒の臨床症状は，血中 COHb 濃度（全 Hb に対する比率％）により，おおよそ次のような症状がみられる．10〜30％で頭痛，めまい，手足の冷感，脱力感など，40〜50％で悪心・嘔吐，視力障害，聴力障害，けいれん，意識障害など，50〜60％で昏睡，60％以上で死亡する．血中 COHb 濃度が 70％以上になると皮膚が鮮紅色を呈する．

　急性 CO 中毒は，その経過によって，非間欠型と間欠型に分けられる．非間欠型は急性期の意識障害から回復した後も引き続き，せん妄，無動性無言，健忘，失見当識，自発性欠如，パーキンソニズム，錐体路症状，失語，失認，失行，ゲルストマン症候群などを呈する．間欠型は急性期の意識障害から回復した後，数日〜数週間の無症状の期間（意識清明期）をおいて，急激に失見当識，健忘，意識障害などが発現するもので，英語圏では delayed neuropsychiatric sequelae（遅発性神経精神症状）ともよばれる．

病理所見

　急性 CO 中毒の脳病変の主座は大脳白質と淡蒼球である．大脳白質は U 線維を残してびまん性の髄鞘脱落と軸索の崩壊・消失を示す（図 22-3A）．グリオーシスは髄鞘や軸索病変に比し，不活発で，斑状の傾向を示す．時期によりさまざまな程度のマクロファージの浸潤がみられる．高度な病変は囊胞化する．こうしたびまん性病変のほかに，Grinker's myelinopathy とよばれる独得の病変がしばしばみられる（図 22-3B）．この病変では，髄鞘脱落と比較的保たれた軸索から成る多数の小病巣が，皮質下白質から深部にかけて散在し，互いに癒合して斑状ないし不規則な地図状の病変を示す．びまん性病変と同様，U 線維は保たれるが，これに加えて，血管周囲領域も保たれることが特徴である．両病変とも，非間欠型，間欠型のいずれでもみられるが，間欠型では Grinker's myelinopathy を呈する例が多い．そのほかに，血管周囲性の比較的小さな病巣が深部白質や脳梁，前交連，内包，視神経などに多発性，散在性に出現することもある．淡蒼球病変は，1 週間以上の生存例では肉眼的に同定でき，時間の経過とともに囊胞化する．通常両側性であるが，左右差を示すことが多く，稀に片側性である．内節の前方部かつ背側部に限局することが多い．組織学的には梗塞と同じである（図 22-3C）．黒質網状帯にも同様の病巣がみられることがある．大脳皮質，小脳，脳幹，脊髄は虚血性変化が加わらないかぎり変化を免れる．

　急性 CO 中毒における脳病変の発生機序は，桶田のグループ[1]のヒトおよび一連の動物実験によってかなりの部分が明らかにされた．彼らによると，大脳白質および淡蒼球病変の発生には，低酸素状態と心機能低下による血圧低下（脳血流量の低下）の 2 つの要因が必須である．血圧低下の原因は CO の心筋に対

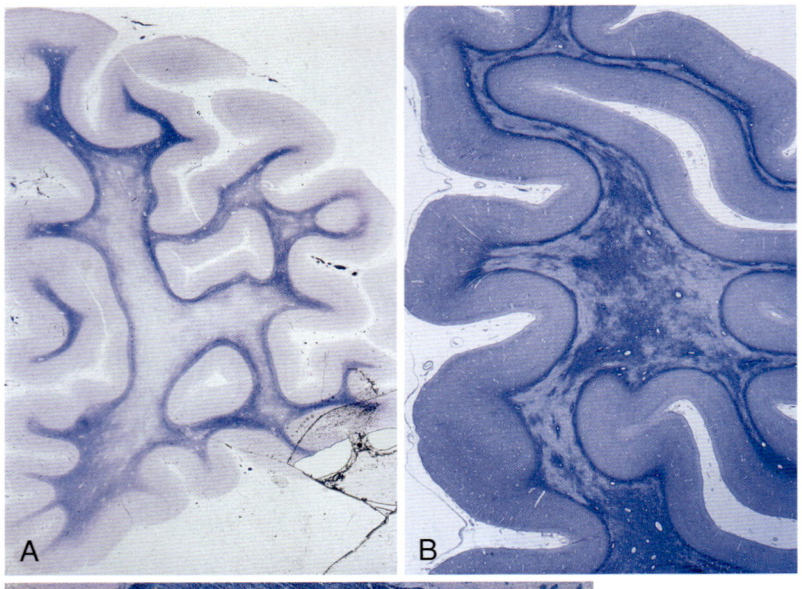

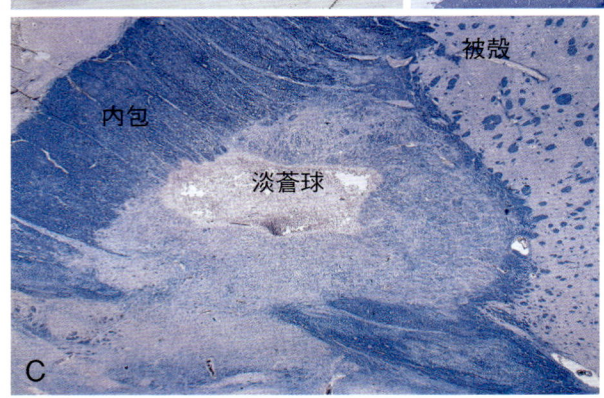

図 22-3 間欠型一酸化炭素中毒 carbon monoxide poisoning

A：44 歳，男性．2 年 4 カ月生存．右前頭葉．深部白質はびまん性に変性．U 線維は保たれている．KB 染色．

B：78 歳，女性．55 日生存．右前頭葉．Grinker's myelinopathy を示す．U 線維は保たれている．KB 染色．

C：B と同一症例．右淡蒼球の主に内節，一部外節にかかる壊死（梗塞）像．KB 染色．

する直接作用（多分心筋ミオグロビンとの結合）による収縮機能の低下である．低酸素状態は，CO に限らず窒素ガス吸入によるものでもよく，これに血圧低下が加われば，CO 中毒と同様の大脳白質および淡蒼球病変が形成される．また，組織毒であるシアン化合物（ミトコンドリアの呼吸酵素チトクローム C を阻害して細胞内エネルギー産生を低下させる）による組織の低酸素状態であっても，血圧低下が加われば同様の脳病変が発生する．すなわち，原因のいかんにかかわらず，脳組織の高度の低酸素状態とそれに続く血圧低下による軽度の脳虚血が必要十分条件である．この 2 つの条件下で大脳白質と淡蒼球が選択的に障害される理由は，この両部位を灌流する動脈の解剖学的特徴，すなわち，白質動脈は走行距離が長く，内側線条体動脈は径が小さいため，同じ血圧でも血流量低下がより高度になることによる．彼らはネコを用いて CO 吸入による軽度～中等度の低酸素症と低血圧の負荷により，Grinker's myelinopathy と類似の病変をつくることにも成功している[1]．

　間欠型経過の発生機序については，従来より緩徐進行性の白質病変が機能障害を生じる程度にまで達することによって，急激に症状が発現すると考えられてきた．最近 Thom ら[2]は，ラットを用いた実験により髄鞘破壊は活性化ミクログリアと CD4 陽性 T 細胞との相互作用を介した免疫性機序によることを示唆している．

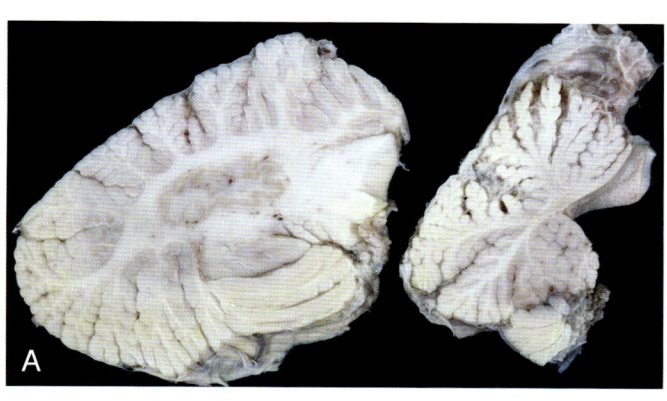

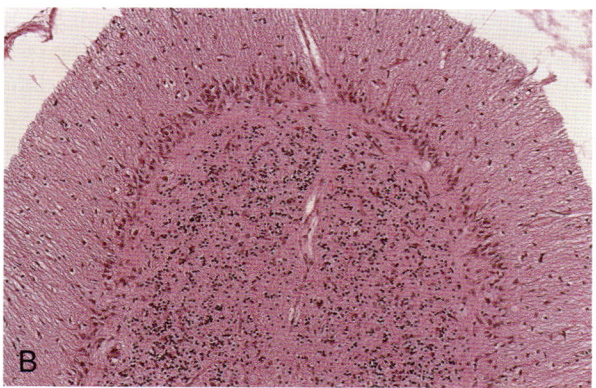

図 22-4　アルコール性小脳変性症 alcoholic cerebellar degeneration
A：71 歳男性，全経過 10 カ月．小脳半球（左）と虫部（右）の矢状断・虫部の前葉（小葉小舌，中心小葉，山頂）および後葉の上部（山腹）の萎縮が強い．
B：A の虫部山頂の皮質．プルキンエ細胞は完全に脱落し，著明な Bergmann グリアの増多を示す．顆粒細胞も中等度脱落し，特にプルキンエ細胞層直下で強く，apical scar となっている．HE 染色（×33）．

2）アルコール性小脳変性症 alcoholic cerebellar degeneration

　慢性アルコール中毒症患者にみられる小脳変性症である．Torvik ら[3]によると，慢性アルコール中毒症患者の 27％に，また，ウェルニッケ-コルサコフ症候群を有する慢性アルコール中毒症患者では 39％に認められる．

　臨床的には，失調性歩行と下肢の協調運動障害が特徴的である．

　肉眼的には，小脳虫部前葉（小脳小舌，小脳中心小葉，山頂）の萎縮が強い（図 22-4A）．組織学的には，プルキンエ Purkinje 細胞の消失と Bergmann グリアの増多が著しい（図 22-4B）．小脳虫部前葉では顆粒細胞の脱落も著明で，apical scar をみることもある（図 22-4B）．白質では，皮質の変化の強い小葉で有髄線維の脱落とグリオーシスがみられる．下オリーブ核の所見は特徴的で，虫部前葉へ投射する背側副オリーブ核では神経細胞脱落が著しいのに対し，虫部後葉へ線維を送る内側副オリーブ核はよく保たれる．小脳半球へ投射する主オリーブ核では，全体的に軽度の神経細胞脱落をみるのみである．このように，下オリーブ核の変化は，線維連絡のうえで小脳皮質病変とよく対応していることから，小脳皮質病変の二次的変化と考えられている．

　上記の小脳皮質および下オリーブ核の所見は，アルコール性および非アルコール性のウェルニッケ脳症やウェルニッケ-コルサコフ症候群にみられるものと区別できない．また，アルコールを多飲しない栄養不良者でもみられ，栄養障害性小脳変性症 malnutritional cerebellar degeneration とも記載されている[4]．しかも，これらのすべてがビタミン B_1 の投与によって臨床症状が改善することから，ビタミン B_1 欠乏が最も重要な病因と考えられている．

引用文献

【画像】
1) 柳下　章：一酸化炭素中毒．柳下　章，林　雅晴（編）：症例から学ぶ神経疾患の画像と病理．医学書院，東京，2008，pp111-112．
2) 松下晴雄，高橋昭喜，日向野修一，栗原紀子，坂本澄彦，洞口正之：一酸化炭素中毒 13 例の MR imaging ― 臨床経過と白質病変の関係を中心とした検討．日本医放会誌 56：948-954，1996．

3) Kim JH, Chang KH, Song IC, Kim KH, Kwon BJ, Kim HC, Kim JH, Han MH: Delayed encephalopathy of acute carbon monoxide intoxication: diffusivity of cerebral white matter lesions. AJNR Am J Neuroradiol 24: 1592-1597, 2003.
4) Sener RN: Acute carbon monoxide poisoning: diffusion MR imaging findings. AJNR Am J Neuroradiol 24: 1475-1477, 2003.
5) 赤岩靖久, 保住 功, 寺島健史, 他：進行性のびまん性白質病変と脳浮腫を呈し, 主に一酸化炭素を含んだガス中毒が疑われた1例. 脳神経 54：493-497, 2003.

【病理】
1) 桶田理喜：急性一酸化炭素中毒. 桶田理喜 (著)：病理学からみたヒト脳の宿命. 神経病理学における組織構築の意義. シュプリンガー・フェアラーク東京, 東京, 2003, pp14-37.
2) Thom SR, Bhopale VM, Fisher D, Zhang J, Gimotty P: Delayed neuropathology after carbon monoxide poisoning is immune-mediated. PNAS 101: 13660-13665, 2004.
3) Torvik A, Torp S: The prevalence of alcoholic cerebellar atrophy. A morphometric and histological study of autopsy material. J Neurol Sci 75: 43-51, 1986.
4) Adams RD: Nutritional cerebellar degeneration. Elsevier, Amsterdam, 1976.

23. 代謝性疾患

代謝性疾患とは

代謝性疾患には，リピドーシスやアミノ酸代謝異常などの先天性疾患と，糖尿病，尿毒症，ビタミン欠乏症などの後天性疾患とがある．

1）リピドーシス lipidosis

酵素欠損に伴うスフィンゴリピドの代謝異常により，リンパ組織，特別な部位の血管内皮（肝臓，副腎皮質，骨髄，下垂体前葉など），脳，心臓，腎臓などに脂質が蓄積する．脳では神経細胞に脂質が蓄積する．リピドーシスには GM_1 ガングリオシドーシス，GM_2 ガングリオシドーシス（Tay-Sachs 病，Sandhoff-Jatkiewicz 病，若年型 Sandhoff 病，成人型 GM_2 ガングリオシドーシス），Gaucher 病（グリコシルセラミド脂質症成人型，同急性乳児型，同若年型），Niemann-Pick 病（スフィンゴミエリン蓄積症 A〜F 型），Fabry 病，Bassen-Kornzweig 症候群（無 β リポ蛋白血症），Refsum 病，脳腱黄色腫症などがある．

2）アミノ酸代謝異常 aminoacid metabolic disorders, aminoacidopathies

アミノ酸代謝関連酵素の欠損によって，アミノ酸の蓄積や欠損を伴って神経症候を発症する．フェニルケトン尿症，悪性高フェニルアラニン血症，メープルシロップ尿症，ハートナップ病，ホモシスチン尿症などがある．

3）レッシュ-ナイハン症候群（プリン代謝異常）Lesch-Nyhan syndrome

プリン代謝酵素（hypoxanthine-glutamin phosphoribosyl transferase）の欠損による．X 染色体劣性遺伝性で男子に発症する．尿酸の過剰産生により腎臓や関節に沈着し，腎不全，関節障害を起こし，口唇や手指を噛み切る自傷行為，不随意運動，脳性麻痺，精神発達遅滞などを示す．

4）ポルフィリン症 porphyria

ヘモグロビン前駆物質のヘム合成系酵素の遺伝的欠損で，尿中ポルフィリン体の排泄増加を示す．急性腹部症状（腹痛，便秘，嘔吐など）と末梢神経障害（弛緩性麻痺，しびれ感やぴりぴり感を伴う知覚障害など）が出現する．尿を放置しておくと暗褐色になる．

5）ウィルソン病 Wilson disease

遺伝性銅代謝異常症で銅結合蛋白のセルロプラスミンが減少し，非結合銅は増加して銅の尿中排泄量が増加し，脳や肝臓に銅が沈着する．常染色体劣性遺伝で 10 歳代に発症し，肝硬変となる．筋固縮，振戦，ジストニア，けいれん，知能低下，構音障害による発語困難，嚥下障害，腱反射亢進，病的反射，静止時振戦や羽ばたき振戦などを呈する．角膜に銅が沈着すると Kayser-Fleischer 輪（図 23-1）を観察できる．MRI T2 強調画像で尾状核や被殻に高信号を観察できる．

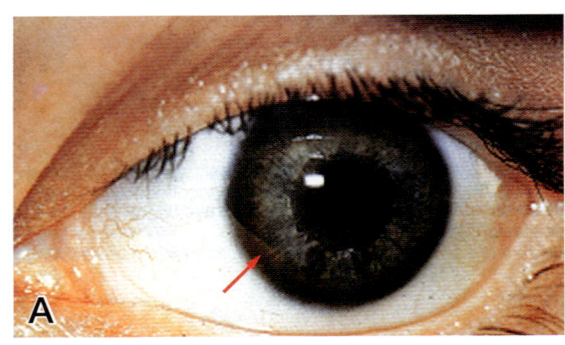

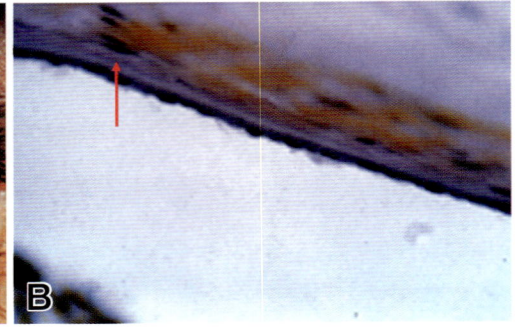

図 23-1 カイザー-フライシャー Kayser-Fleischer 輪
A：角膜の周辺部に褐色調の輪（→）．日本人では虹彩が褐色調のために肉眼では気づかないことが多い．
B：組織切片で角膜の Descemet 膜の銅粒子の沈着（→）．

6）アミロイドーシス amyloidosis

アミロイド蛋白の沈着により障害を起こす疾患群である．主要なものは家族性アミロイドニューロパチーのⅠ型とⅣ型である．Ⅰ型は温痛覚障害，自律神経障害（下痢や便秘，排尿障害，起立性低血圧，インポテンツなど）で発症し，筋萎縮や筋力低下をきたす．Ⅳ型は末梢神経障害のほかに角膜格子様変化，顔面神経麻痺が現れる．そのほかにもいくつかの病型がある．肝移植以外に有効な治療法はない．

7）ビタミン欠乏症 vitamin deficiency

神経系の障害を起こすのは，ビタミン B_1 欠乏によるウェルニッケ脳症（眼振，外眼筋麻痺，意識障害，小脳性運動失調），脚気（筋痛，筋力低下），ペラグラ（下痢，嘔吐，口角炎，舌炎，口内炎，皮膚炎，意識障害，精神症状，知能低下）が挙げられる．また，ビタミン B_{12} 欠乏により亜急性脊髄連合変性症 subacute combined degeneration of the spinal cord（SCD）．症候としては四肢の知覚障害，後索性運動失調，痙性麻痺を生じる．

8）糖尿病性神経障害 diabetic neuropathy

糖尿病で神経系に異常を起こすのは糖尿病性ニューロパチーと糖尿病性昏睡である．前者のいくつかの臨床病型のうち，対称性遠位性ポリニューロパチーが典型的である．下肢の遠位から知覚障害，振動覚低下，下肢腱反射消失，自律神経障害などが現れる．外眼筋支配神経の障害を伴うことがある．糖尿病性昏睡では全身倦怠，悪心・嘔吐に続き，意識障害が現れる．ケトアシドーシス昏睡と高浸透圧ケトン血性昏睡とがある．

9）尿毒症性神経障害 uremic neuropathy

慢性腎臓病末期に現れる高度の代謝異常である．尿毒症性脳症（いろいろなレベルの意識障害，けいれん，幻覚，不穏状態など）と尿毒症性ニューロパチー（四肢の異常知覚，筋萎縮，筋力低下，時に静止不能下肢症候群 restless leg syndrome）とがある．

23. 代謝性疾患 ［画像］

代謝性疾患の画像

1）慢性後天性肝脳変性 chronic aquired hepatocerebral degeneration

A | B
C |

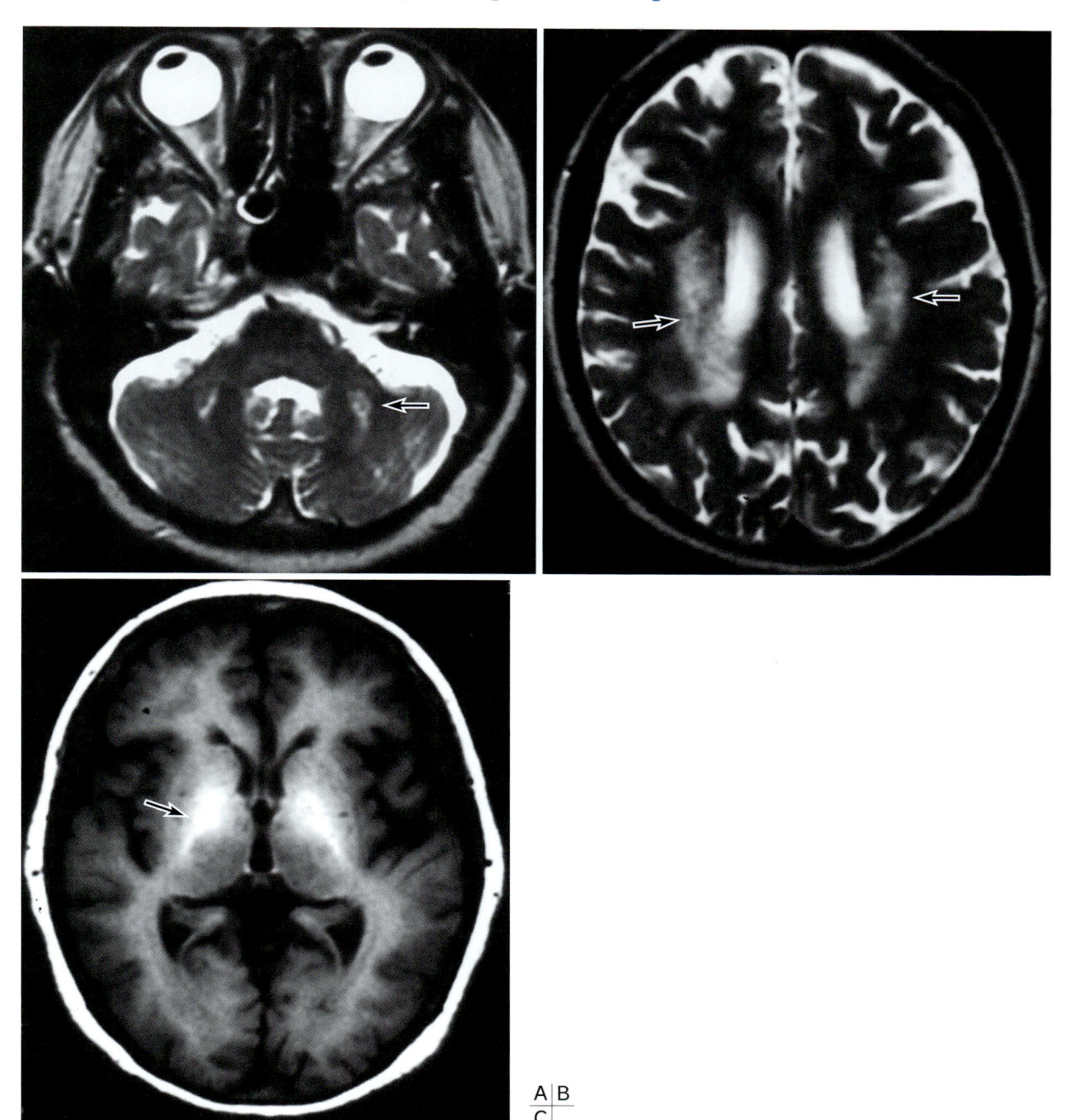

図 23-2　慢性後天性肝脳変性（60 歳，女性）（文献 1）より引用）
約 18 カ月前に発症したパーキンソン症状と小脳失調がある．門脈圧亢進，肝障害を認める．アンモニア高値である．
A，B：T2 強調画像にて両側の中小脳脚（**A**→），放線冠（**B**→）に左右対称性の高信号を認める．放線冠は大脳後部優位にある．
C：T1 強調画像では淡蒼球（**C**）に高信号領域を認めている．高マンガン血症による．
慢性後天性肝脳変性に合致する所見である．アミノレバンなどの投与により臨床所見の改善があり，約 2 年後の MRI T2 強調画像では大脳白質の高信号領域が明らかに減少している[1~6]．

2）ウェルニッケ脳症 Wernicke encephalopathy

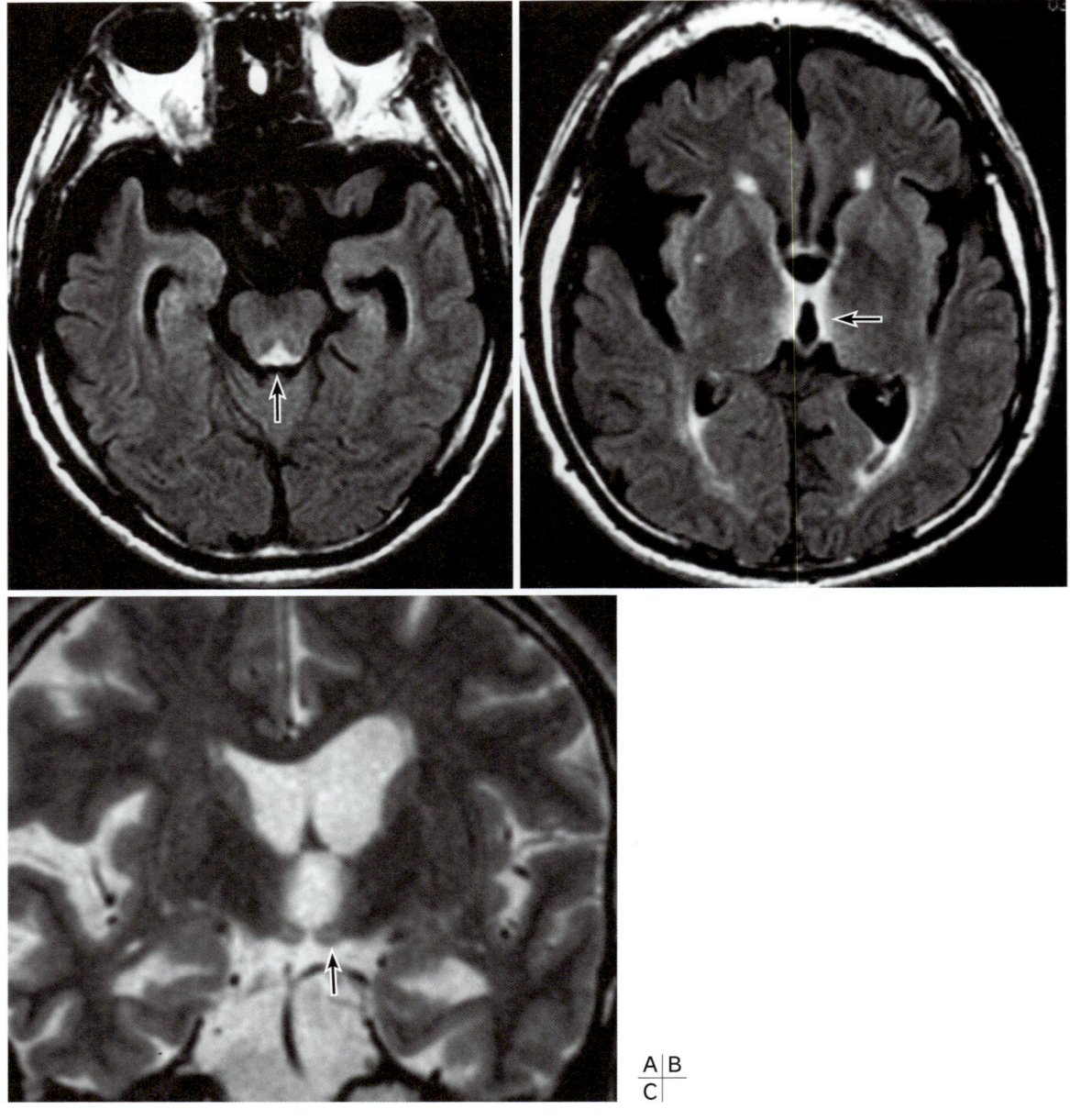

図 23-3　ウェルニッケ脳症（53歳，男性）（文献 7）より引用）
脳性麻痺のため，自宅療養中，7月半ばより日付がわからなくなり，さらに 8 月 22 日ヘルパーさんの区別がつかなくなった．同 26 日近医にて記銘力障害，眼球運動障害を指摘される．意識不鮮明で，眼球運動障害がある．

A, B：FLAIR 画像にて，中脳視蓋，中脳水道周囲に高信号領域を認め（A→），視床内側，第三脳室周囲にも高信号領域を両側性に認める（B→）．

C：T2 強調冠状断像にて両側乳頭体に高信号領域を認める（→）．造影後の T1 強調冠状断像（非掲載）では同部位に造影効果を認めた．

ウェルニッケ脳症の画像所見である．患者はきちんとした食事を取らず，夕方には食事の代わりに酒を飲む生活をしたために，サイアミン（ビタミン B_1）不足になり，グルタミン酸の蓄積による神経細胞への損傷が生じたと考えられる[7〜10]．

代謝性疾患の病理

1）ウェルニッケ脳症 Wernicke encephalopathy（WE），ウェルニッケ-コルサコフ症候群 Wernicke-Korsakoff syndrome（WKS）

　ウェルニッケ脳症（WE）はビタミン B_1（thiamin）欠乏による脳症である．コルサコフ症候群（KS）は，当初慢性アルコール中毒患者にみられる特殊な精神症状（健忘，失見当識，作話）として，WE とは別の概念として提唱されたが，後に原因と病理像が同じであることが判明し，同一疾患のスペクトラムとみなされるようになり，ウェルニッケ-コルサコフ症候群（WKS）ともよばれる．WE 急性期の意識障害から回復した後に KS に移行する例が多い．

　ビタミン B_1 は中枢神経系において糖代謝に必須な 3 つの酵素（transketolase, pyruvate dehydrogenase complex, α-ketoglutarate dehydrogenase）の補酵素として働き，また，細胞膜に対する直接作用も有している．それらの生化学的な変化は，①エネルギー代謝の障害，②乳酸増加によるアシドーシス acidosis，③NMDA 受容体を介する神経毒性，④血液脳関門の破綻などをきたしうると考えられるが，ビタミン B_1 欠乏が WE を引き起こす機序の詳細は不明である．

　WE は現在でも慢性アルコール中毒患者での発症が最も高頻度であるが，近年はビタミン B_1 添加なしでブドウ糖を主とする高カロリー輸液や点滴静注を受けている患者での発症が増加している．消化管手術後，悪性腫瘍，慢性消耗性疾患などによる低栄養状態，ビタミン B_1 需要が増大する妊娠悪阻や高齢者での発症も報告されている．

臨床事項

　臨床症状は，急性発症の意識障害，眼球運動障害，失調性歩行が古典的 3 徴として有名である．しかし，Harper ら[1]によると，剖検で確定された WKS 131 例のうち古典的 3 徴を有したのは 16％にすぎず，最も多いのは意識障害，次いで眼球症状，失調症状の順であり，19％は臨床徴候をまったく示さなかった．Caine ら[2]は，慢性アルコール中毒患者における WE と WKS との鑑別のための新しい診断基準を次のように提唱している．①食事摂取不足（body mass index が正常の 2 SD 未満など），②眼球運動障害，③小脳性失調，④精神状態の異常（失見当識，意識障害，数字復唱の異常）または軽度の記憶障害の 4 項目中，2 項目以上あれば WE（感度，特異度とも 100％），2 項目に加えて健忘があれば WKS（特異度 98～100％）と診断しうるという．

病理所見

　病変の分布と性状がともに特徴的である．病変は乳頭体，第三脳室・中脳水道周囲灰白質，第四脳室底部，上丘，下丘などに左右ほぼ対称性に認められる[3]．急性期には点状出血を伴った軟化・壊死巣としてみられ，亜急性期から慢性期に至ると，乳頭体は萎縮し褐色調を帯びる（図 23-4A）．組織学的には，ニューロピルが粗鬆化ないしは囊胞化し（図 23-4B），小動静脈の内皮細胞の腫大と内腔の拡張，蛇行，細動脈・毛細血管のフィブリノイド変性[4]，ヘモジデリン含有マクロファージの出現，反応性アストロサイトの増多などがみられる．神経細胞は末期に至るまで比較的保たれる（図 23-4C）．上記の部位に加えて，視床の背内側核もほぼ恒常的に侵されるが，ここでは神経細胞の変性・脱落とグリオーシスをみるのみで（図 23-4D），ニューロピルや血管の変化，出血などをみることはなく，乳頭体などの病変とは性状が異なる．Harding ら[5]によると，視床背内側核は WE でも WKS でも，すなわち健忘の有無にかかわらず侵され，WKS でより高度であるが，健忘を有する WE，すなわち WKS では背内側核に加えて前核にも高度の神経細胞消失とグリオーシスが常に存在し，肉眼的にも明らかな萎縮が認められる．このことから，WKS における健忘の責任病巣は視床前核であるとしている．

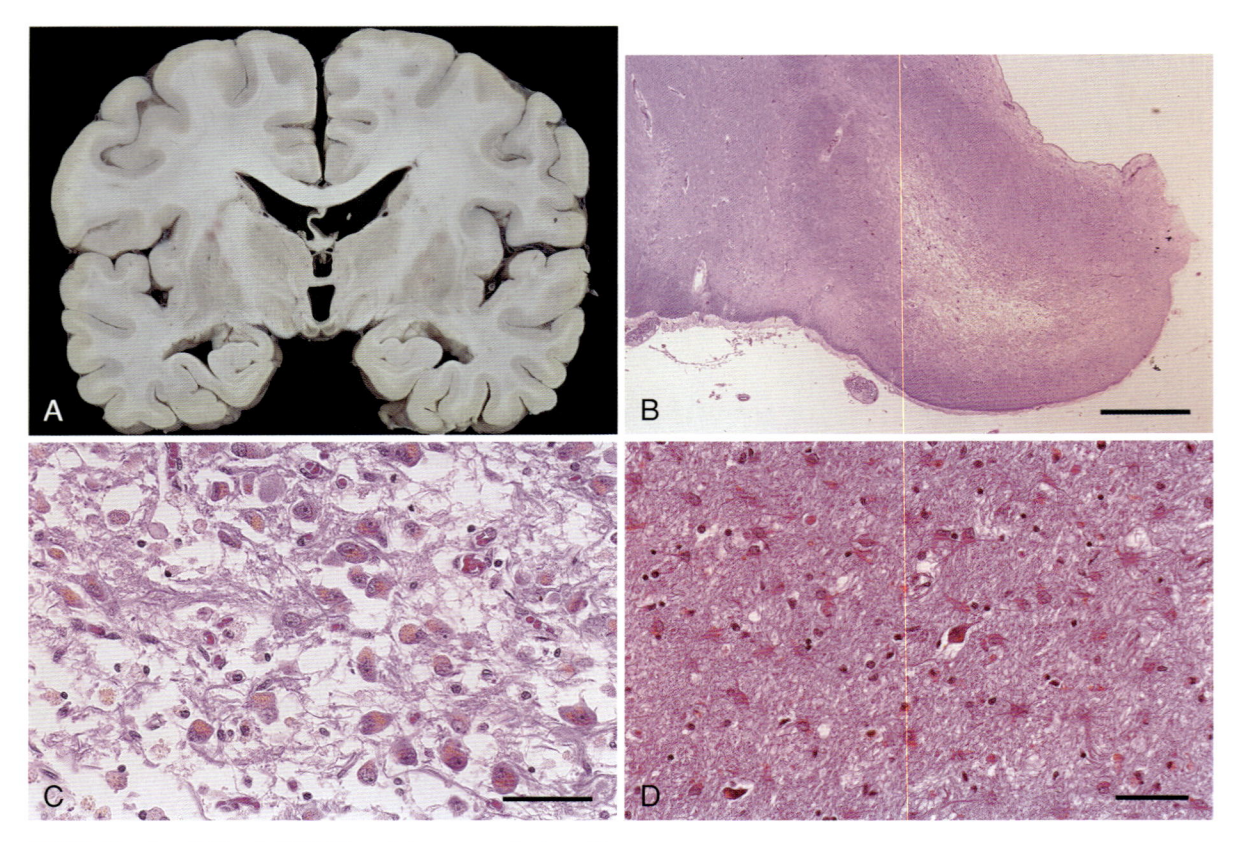

図 23-4　ウェルニッケ脳症 Wernicke encephalopathy
A：両側乳頭体は萎縮し，褐色調を帯びている．
B：Aの乳頭体．組織が淡明化している．HE染色．スケールバーは 1 mm.
C：Aの乳頭体．ニューロピルが粗鬆化し，マクロファージが散在．神経細胞は保たれている．スケールバーは 50 μm.
D：Aの視床背内側核．神経細胞脱落とグリオーシス．HE染色．スケールバーは 50 μm.

2）亜急性脊髄連合変性症 subacute combined degeneration of the spinal cord（SCD）

臨床事項

　亜急性脊髄連合変性症（SCD）は，ビタミン B_{12}（コバラミン）欠乏（または葉酸欠乏）によって生じるミエロパチーである．

　ビタミン B_{12}（B_{12}）は体内では合成できず，食物から摂取しなければならない．供給源は動物性食品（肉，魚，乳製品など）に限られる．食物中の B_{12} は胃粘膜の壁細胞がつくる糖蛋白である内因子と結合し，回腸遠位部粘膜の受容体と結合して吸収され，門脈に入る．門脈に入った B_{12} はトランスコバラミンと結合して肝に運ばれ，さらに全身の組織に搬送される．

　極端な菜食主義者が稀に B_{12} 欠乏を示すことがあるが，B_{12} 欠乏の原因の多くは吸収障害である．悪性貧血に伴う SCD は自己免疫性機序による胃粘膜壁細胞の破壊や萎縮により内因子の産生が不十分となり，B_{12} の吸収障害をきたすことによる．北欧やアフリカ系米国人では最も一般的な原因とされているが，アジアでは比較的少ない．胃の全摘や部分切除術後，遠位回腸の障害（腸管切除，クローン病，熱帯性スプルーなど）なども B_{12} 欠乏の原因となる．盲係蹄症候群（腸内細菌異常増殖症候群）は，腸管の解剖学的異常（狭窄，憩室，吻合，盲係蹄など）や腸管運動の低下により，小腸内で異常に増殖した大腸菌が，B_{12} が吸収される前に消費してしまうため B_{12} 欠乏をきたす．広節裂頭条虫（さなだ虫）は回腸に寄生し B_{12} を大量に奪取する．ガス麻酔薬として用いられる亜酸化窒素 N_2O（笑気）は，内因性 B_{12} を破壊する．通常の使用法では B_{12} 欠乏に至らないが，長時間（6時間以上）または反復使用により，特に B_{12} 貯蔵に余

裕のない高齢者では高度の B_{12} 欠乏をきたしうる．コルヒチン，P-アミノサリチル酸（PAS），ネオマイシンなどの薬物も B_{12} の吸収を阻害する．

臨床症状：手袋・靴下型 globe and stocking type の異常感覚（通常対称性で下肢に強い）で初発し，亜急性の経過（数週〜数カ月）をとって四肢の深部感覚障害，筋力低下，痙縮（いずれも下肢に強い）が加わり，次第に歩行困難となる．後索が側索より早期に障害されるため，失調症状が前景に出る例が多い．視神経障害や精神症状〔易刺激性，無関心，錯乱，抑うつ，健忘，認知症（痴呆）など〕，自律神経障害（膀胱直腸障害，起立性低血圧など）などがみられる例もある．

病理所見

肉眼的に脊髄は萎縮性で，割面では後索と側索が灰白色に変色している．組織学的には，後索と側索に多数の小空胞が散在ないし癒合して海綿状変化を呈する vacuolar myelopathy である（図 23-5A）．薄束や楔状束，皮質脊髄路はほぼ常に障害されるが，病変はこれらの神経路を選択的に侵すものではない．早期には髄鞘の空胞化がみられ，軸索は保たれる．大径有髄線維が主に障害される．髄鞘破壊の進行に伴って泡沫状マクロファージの出現，二次性の軸索変性，グリオーシスがみられる（図 23-5B）．オリゴデンドログリアに異常はみられない．病変は胸髄中部から下部に最も強いが，頚髄から延髄に及ぶ例もある．頚髄上部の後索や脊髄小脳路，腰髄下部の皮質脊髄路にはワーラー変性がみられる．B_{12} 欠乏食によるサルの実験的 SCD は分布，性状ともヒトと同一の病変を示すが，その電顕所見によると，最も早期の病変は髄鞘の minor dense line での離開による小空胞 intramyelinic vacuole の形成であり，これが進行して完全な髄鞘の破壊に至る[6]．大脳白質にも同性状の病変が形成されることがある[7,8]．

B_{12} はヒトでは 2 つの酵素，メチルマロニル CoA ムターゼとメチオニン合成酵素の補酵素として働く．メチルマロニル CoA ムターゼはメチルマロニル CoA をサクシニル CoA に変換する酵素である．B_{12} 欠乏によるこの酵素の活性低下は，神経組織内にメチルマロニル CoA とその前駆体であるプロピオニル CoA を蓄積させ，その結果，非生理的脂肪酸が合成される．これが細胞膜や髄鞘の重要な構成要素であるリン脂質に取り込まれることになる．メチオニン合成酵素はホモシステインからメチオニンを合成する酵素である．メチオニンは細胞膜や髄鞘の主要構成成分であるリン脂質の生成やミエリン塩基性蛋白のメチル化に必要である．B_{12} 欠乏による神経障害の少なくとも一部はこれらの 2 つの酵素の関与する代謝過程の障

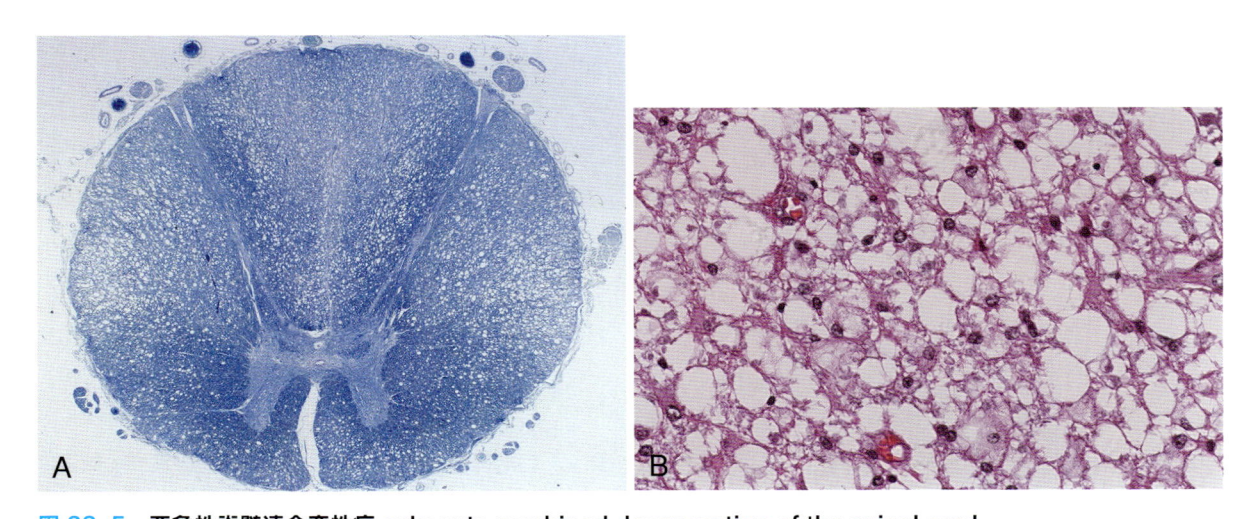

図 23-5 亜急性脊髄連合変性症 subacute combined degeneration of the spinal cord
A：43 歳女性．全経過約 6 カ月．第 8 胸髄．後索と側索，一部前索に多数の小空胞が散在〜集簇している．KB 染色．
B：A の後索．多数の小空胞の間に少数のマクロファージが散在．グリオーシスを伴っている．HE 染色（×100）．

第2章　症候から見た神経形態学 [病理]

害によると考えられている．一方，Scalabrinoら[9]によると，B_{12} は上記した補酵素の作用とは別に，正常中枢神経系（CNS）においてTNF-αなどのサイトカインおよびepidermal growth factor（EGF）などの神経栄養因子の合成を調節している．SCD患者の髄液では，正常CNSと逆に，TNF-α濃度の上昇とEGF濃度の低下がみられることから，B_{12} 欠乏によるこれらの異常がSCDの病因に重要な役割を演じている[10]．

3）橋中心髄鞘崩壊 central pontine myelinolysis（CPM），橋外髄鞘崩壊 extrapontine myelinolysis（EPM）

慢性アルコール中毒，ウェルニッケ脳症，低栄養，重症肝・腎障害，電解質異常などを有する患者に好発し，低Na血症の急速な補正が最も重要な病因と考えられている．

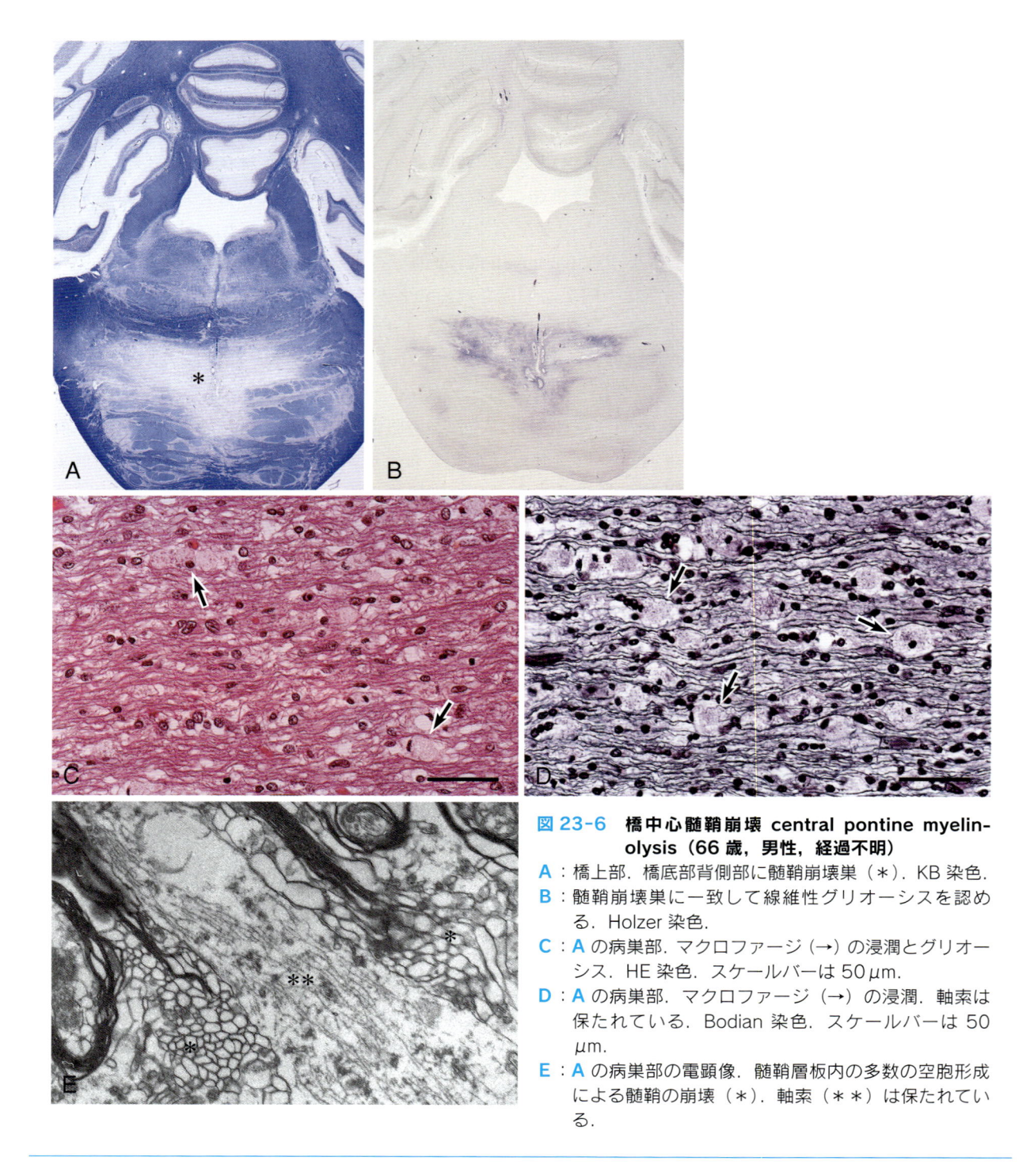

図23-6　橋中心髄鞘崩壊 central pontine myelinolysis（66歳，男性，経過不明）

A：橋上部．橋底部背側部に髄鞘崩壊巣（＊）．KB染色．
B：髄鞘崩壊巣に一致して線維性グリオーシスを認める．Holzer染色．
C：Aの病巣部．マクロファージ（→）の浸潤とグリオーシス．HE染色．スケールバーは50μm．
D：Aの病巣部．マクロファージ（→）の浸潤．軸索は保たれている．Bodian染色．スケールバーは50μm．
E：Aの病巣部の電顕像．髄鞘層板内の多数の空胞形成による髄鞘の崩壊（＊）．軸索（＊＊）は保たれている．

23. 代謝性疾患 [病理]

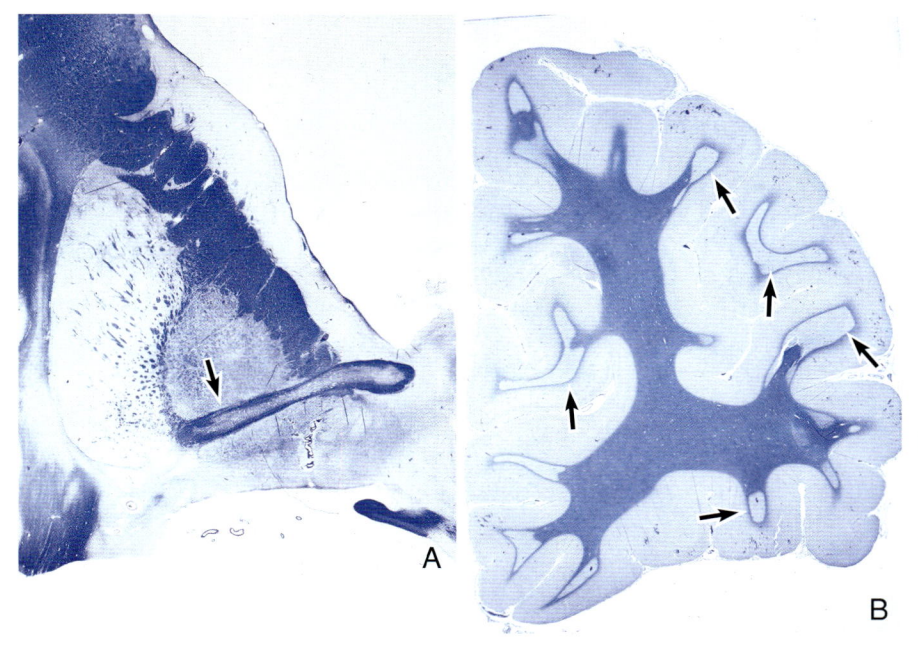

図 23-7 橋外髄鞘崩壊 extrapontine myelinolysis
A：前交連の脱髄性病巣（→）．KB 染色．
B：前頭葉脳回内白質の多発性の脱髄性病巣（→）．KB 染色．

　臨床的には，基礎疾患の治療中に，意識障害，けいれん，眼球運動障害，構音障害，嚥下障害，四肢麻痺，深部腱反射の亢進などが急性に出現し，進行性である．

病理所見

　橋中心髄鞘崩壊（CPM）の病変は橋上部〜中部の中心部に好発し，橋底部背側を底辺とする境界明瞭な逆三角形または蝶形の病巣として認められる（図 23-6A，B）．病巣に隣接する橋被蓋の内側縦束に病変が及ぶことはない．組織学的には，髄鞘の崩壊・消失，泡沫状マクロファージがみられ，オリゴデンドログリアの数が減少する（図 23-6C）．髄鞘に比し軸索はよく保たれる（図 23-6D）が，慢性期には変性・脱落する．病巣内の橋核の神経細胞はよく保たれ，血管にも異常はない．髄鞘の崩壊は，橋縦束よりも横走線維（橋小脳線維）で強い．電顕では，minor dense line の離開による髄鞘内空胞形成とその破裂（図 23-6E），髄鞘の完全な消失，denuded axon などが認められる[11]．

　橋外髄鞘崩壊（EPM）は，同様の病変が橋以外の部位に出現するものである．CPM の約 10％にみられるとされるが，橋外病巣のみを呈する例もある．好発部位は，大脳基底核，視床，外側膝状体，前交連（図 23-7A），大脳白質，小脳白質などである．大脳白質では，脳回内白質や脳回頂部の皮質直下の白質（図 23-7B）に，小脳では小葉内白質に出現することが多い[12]．

　低 Na 血症の急激な補正が，いかなる機序でこのように特徴的な好発部位と性状を示す病変を引き起こすかは不明である．Norenberg は[12]，脳内浸透圧の変化が血管内皮細胞を障害し，これによる髄鞘障害因子の遊離と血管原性浮腫がオリゴデンドログリアまたは髄鞘を障害すると考えている．桶田[13]によると，本症の病変好発部位は線維束と灰白質とが混在するという構造的特徴を有しており，この構造的特異性が病変の発生に重要な役割を演じているという．

引用文献
【画像】
1) 柳下　章：慢性後天性肝脳変性．柳下　章，林　雅晴（編）：症例から学ぶ神経疾患の画像と病理．医学書院，東京，2008，pp11-12．
2) Finlayson MH, Superville B: Distribution of cerebral lesions in acquired hepatocerebral degeneration. Brain 104: 79-

95, 1981.
3) Lee J, Lacomis D, Comu S, Jacobsohn J, Kanal E: Acquired hepatocerebral degeneration: MR and pathologic findings. AJNR Am J Neuroradiol 19: 485-487, 1998.
4) Kulisevsky J, Ruscalleda J, Grau JM: MR imaging of acquired hepatocerebral degeneration. AJNR Am J Neuroradiol 12: 527-528, 1991.
5) Adamas RD: Acquired hepatocerebral degeneration. in Vinken PJ, Bruyn GW (eds): Handbook of clinical neurology vol 6 Diseases of the basal ganglia. North-Holland Publishing, Amsterdam, 1968, pp279-297.
6) Matsusue E, Kinoshita T, Ohama E, Ogawa T: Cerebral cortical and white matter lesions in chronic hepatic encephalopathy: MR-pathologic correlations. AJNR Am J Neuroradiol 26: 347-351, 2005.
7) 柳下 章：ウェルニッケ脳症．柳下 章，林 雅晴（編）：症例から学ぶ神経疾患の画像と病理．医学書院，東京，2008，pp87-88．
8) Bae SJ, Lee HK, Lee JH, Choi CG, Suh DC: Wernicke's encephalopathy: atypical manifestation at MR imaging. AJNR Am J Neuroradiol 22: 1480-1482, 2001.
9) 木下良正，井上義通，津留英智，安河内秀興，横田 晃：皮質病変を伴ったWernicke脳症のMRI所見．脳神経 53：65-68, 2001．
10) 山崎峰雄：Wernicke-Korsakoff症候群．神経内科 45：288-295, 1996．

【病理】

1) Harper CG, Giles M, Finlay-Jones R: Clinical signs in the Wernicke-Korsakoff complex: a retrospective analysis of 131 cases at necropsy. J Neurol Neurosurg Psychiatry 49: 341-345, 1986.
2) Caine D, Halliday GM, Kril JJ, Harper CG: Operational criteria for the classification of chronic alcoholics: identification of Wernicke's encephalopathy. J Neurol Neurosurg Psychiatry 62: 51-60, 1997.
3) Torvik A: Topographic distribution and severity of brain lesions in Wernicke's encephalopathy. Clin Neuropathol 66: 25-29, 1987.
4) Okeda R, Taki K, Ikari R, Funata N: Vascular changes in acute Wernicke's encephalopathy. Acta Neuropathol 89: 420-424, 1995.
5) Harding A, Halliday G, Caine D, Kril J: Degeneration of anterior thalamic nuclei differentiates alcoholics with amnesia. Brain 123: 141-154, 2000.
6) Agamanolis DP, Victor M, Harris JW, Hines JD, Chester EM, Kark JA: An ultrastructural study of subacute combined degeneration of the spinal cord in vitamin B12 deficient rhesus monkeys. J Neuropathol Exp Neurol 37: 273-299, 1978.
7) Adams RD, Kubik CS: Subacute degeneration of the brain in pernicious anemia. N Eng J Med 231: 1-9, 1944.
8) Chatterjee A, Yapundich R, Palmer CA, Marson DC, Mitchell GW: Leukoencephalopathy associated with cobalamin deficiency. Neurology 46: 832-834, 1996.
9) Scalabrino G: Subacute combined degeneration one century later. The neurotrophic action of cobalamin (vitamin B12) revisted. J Neuropathol Exp Neurol 60: 109-120, 2001.
10) Scalabrino G, Carpo M, Bamonti F, Pizzinelli S, D'Avino C, Bresolin N, Meucci G, Martinelli V, Comi GC, Peracchi M : High tumor necrosis factor-α in levels in cerebrospinal fluid of cobalamin-deficient patients. Ann Neurol 56: 886-890, 2004.
11) Powers JM, Mckeever PE: Central pontine myelinolysis. An ultrastructural and elemental study. J Neurol Sci 29: 65-81, 1976.
12) Norenberg MD: A hypothesis of osmotic endothelial injury. A pathogenetic mechanism in central pontine myelinolysis. Arch Neurol 40: 66-69, 1983.
13) 桶田理喜：Central pontine myelinolysis（CPM）とpontine and extrapontine myelinolysis（PEM）．桶田理喜（著）：病理学からみたヒト脳の宿命．神経病理学における組織構築の意義．シュプリンガー・フェアラーク東京，東京，2003，pp57-61．

24. 大脳白質の病変

大脳白質の病変とは

大脳白質に病巣が形成されることについて，病理解剖学的にはいくつかの疾患が知られてはいたが，それが臨床的に確認されるようになったのは画像診断が始まってからである．

大脳白質に病変があるものは，白質ジストロフィー leukodystrophy，白質粗鬆化 leukoaraiosis，縊死脳病変 hanging brain lesions，ビンスワンガー病 Binswanger disease などである．

1) 白質ジストロフィー leukodystrophy

遺伝性変性疾患の一群で，中枢神経系または末梢神経系の髄鞘が選択的に障害を受ける．少なくとも 10 の独立疾患単位とその亜型が分類されている[1]．グロボイド細胞白質ジストロフィー（Krabbe 病），X 染色体連鎖遺伝群（副腎白質ジストロフィー，Pelizaeus-Merzbacher 病），異染性白質ジストロフィー，Alexander 病，Canavan 病などがある．

2) 白質粗鬆化 leukoaraiosis

大脳深部白質，特に脳室周囲や半卵円中心に認められる CT で低吸収域，MRI T2 強調像で高信号域を表現した画像所見上の用語である．病理組織学的変化を特定したものではない．臨床的には高齢者，高血圧の既往，運動麻痺，バビンスキー反射，多発梗塞性認知症（痴呆），ラクナ梗塞，血管周囲腔の拡大などと関連がある．

3) 縊死脳病変 hanging brain lesions

縊死は自殺の場合が多い．頸部での気道の圧迫と頸部での血管圧迫により死に至るとされている．頸部での血管圧迫は頸動脈の圧迫によるとされてきたが，著者の一人が 5 例の縊死脳を調べたところ，全例で血管病変の分布に共通の形態学的特徴を見いだした．それは静脈起源の病巣分布によるもので，時間の経過とともに，両側大脳全体の腫脹，両側半卵円中心の左右対称的な静脈分水嶺領域の髄鞘変性，同部位の軟化巣，同部位の空洞形成へと進展する[2]．しかし，動脈支配領域に対応する病変分布は認めなかった．この事実は従来の教科書や論文にも記載が認められない．

4) ビンスワンガー病 Binswanger disease

全身の動脈硬化を有する中年や高血圧患者に好発する疾患で，認知症（痴呆），歩行障害，尿失禁のほか，けいれん，錐体路症状，錐体外路症候，小脳症状などが，徐々にあるいは階段状に発現する．脳血管障害の一型であり，皮質下性認知症（痴呆）である．本症の神経病理学的検討は Nissl および Alzheimer によってなされた．大脳白質の細小動脈硬化，ラクナ梗塞のほか，前頭葉や頭頂葉の白質に広範な変性と萎縮を認め，脳室拡大を伴う．ビンスワンガー病は Binswanger が初めて肉眼像を記載し，Alzheimer が命名した．診断基準も決められている[3]．病理学的記述は血管性認知症（痴呆）の項にある（p.178）．

第 2 章　症候から見た神経形態学　[画像]

大脳白質の病変の画像

副腎白質ジストロフィー adrenoleukodystropy（ALD）

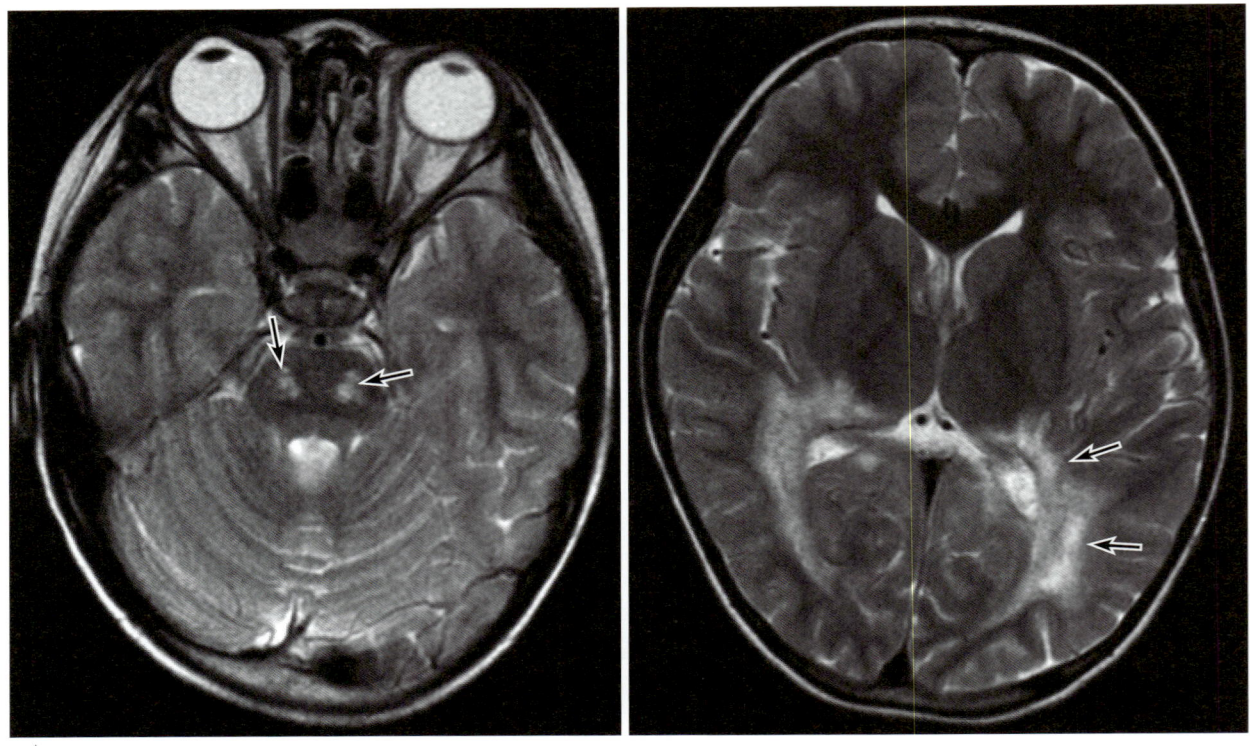

A|B

図 24-1　副腎白質ジストロフィー（ALD，6 歳，男児）
約 1 カ月前より性格変化をきたし，さらに，学力低下，運動能力低下，視野障害が出現した．意識障害を認め入院．
T2 強調画像にて左右対称性に両側の橋底部錐体路（A→）と外側膝状体から視放線にかけて高信号領域を認める（B→）．
小児型の ALD に合致する所見である（国立精神・神経センター武蔵病院放射線診療部，佐藤典子先生のご厚意による）．

大脳白質の病変の病理

1）縊死脳病変 hanging brain lesions

縊死脳の剖検所見を詳しく調べた報告は少ない[1]．縊死脳は両側の半卵円中心 centrum semiovale に前後に長い左右対称的な病変を生じ（図 24-2），これは大脳の静脈灌流域の境界部分に始まる変化である（venous watershed lesion）．縊首による内頚静脈系の血流不全により始まる一連の所見である．静脈周囲の虚血による小さな髄鞘変性，軽度の腫脹から高度の腫脹へと進み，壊死軟化による軽度破壊巣，高度破壊巣による空洞形成へと進行する[1]．

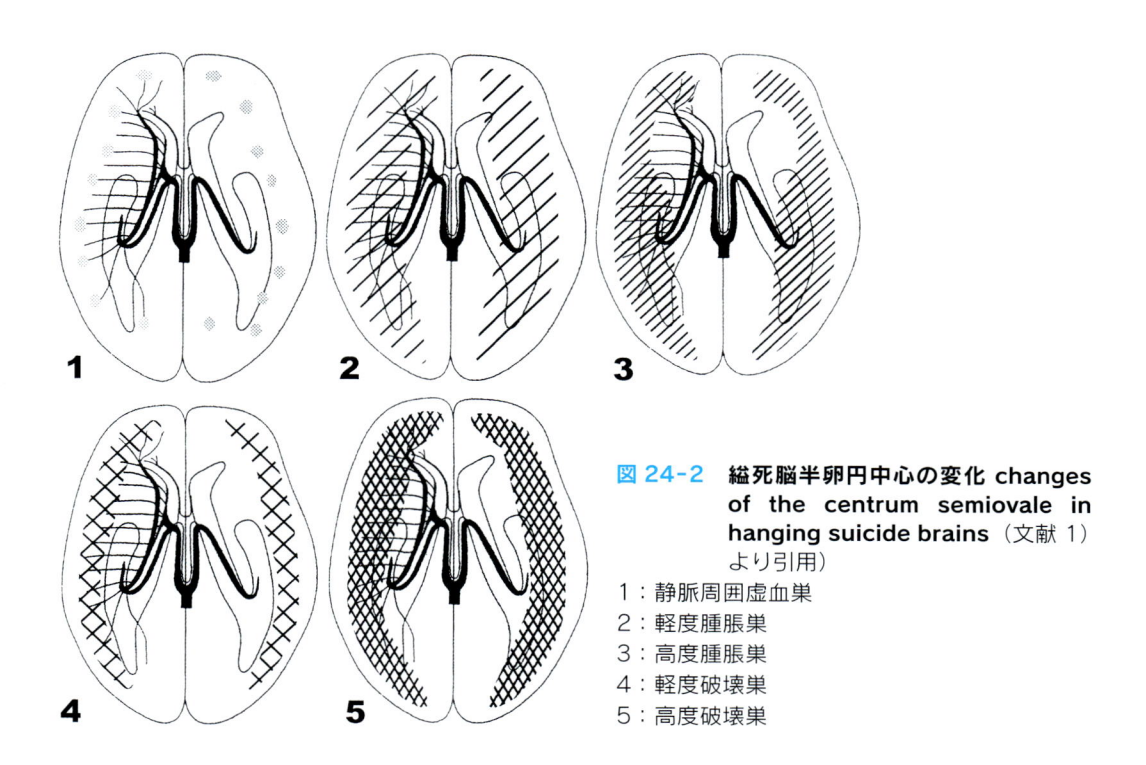

図 24-2 縊死脳半卵円中心の変化 changes of the centrum semiovale in hanging suicide brains（文献 1 より引用）
1：静脈周囲虚血巣
2：軽度腫脹巣
3：高度腫脹巣
4：軽度破壊巣
5：高度破壊巣

2）ビンスワンガー病 Binswanger disease

病理所見は「9．血管障害」の項に記載されている（p.178）．

引用文献
【症候と解剖】
1) Baraister M: The genetics of neurological disorders, 2nd ed. Oxford University Press, Oxford, 1990.
2) He HJ, Goto N, Goto J, Ezure H, Takaoki E: Distributions of lesions in hanging suicide brains. Okajimas Folia Anat Jpn 78: 253-258, 2002.
3) Bennett DA, Wilson RS, Gillen DW, Fox JH: Clinical disgnosis of Binswanger's disease. J Neurol Neurosurg Psychiaty 53: 961-965, 1990.

【病理】
1) He HJ, Goto N, Goto J, Ezure H, Takaoki E: Distributions of lesions in hanging suicide brains. Okajimas Folia Anat Jpn 78: 253-258, 2002.

第3章

補遺：
その他の知っておきたい事項

1. 脳血管障害の大型染色切片

　神経疾患の患者を診察したり，画像をみるときは，二つの診断をしなければならない．それは，解剖学的診断と病理学的診断である．解剖学的診断は部位診断であり，病理学的診断は病因や病変の性状，その経過の診断である．

　画像診断を正しく進め，正しい解剖学的診断を導く訓練のために，代表的な脳血管障害症例を選んで大型染色切片を作製した．

　症例は，被殻出血（33歳，女性，腎性高血圧合併），視床出血（68歳，男性），中大脳動脈梗塞（57歳，女性），原発性橋出血（TB型，66歳，女性），原発性橋出血（T型，65歳，男性）である．

　出血例では，血腫 hematoma の局在や進展（拡がり）がわかる．

　梗塞例では，病巣の局在を正しく理解することが可能である．脳の血管分布の正しい知識があれば，支配血管の検討ができる．構造名はスケッチが添えてあるので，略号から判断が容易にできる．「9. 血管障害」の項（**図 9-7**），文献[1]などから理解ができると思う．

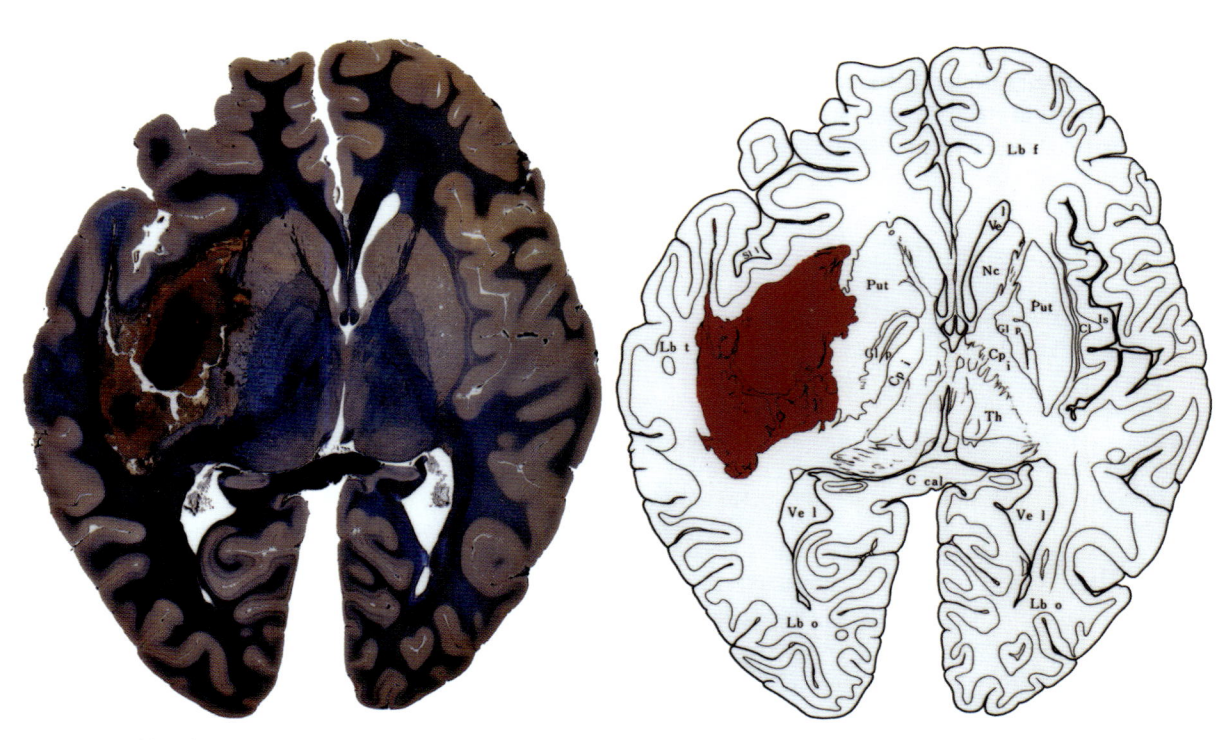

図補 1-1　被殻出血 putaminal hemorrhage
大脳水平断，Kultschitzky 染色．
略号：C cal＝脳梁 corpus callosum，Cl＝前障 claustrum，Cp i＝内包 capsula interna，Gl p＝淡蒼球 globus pallidus，Is＝島 insula，Lb f＝前頭葉 lobus frontalis，Lb o＝後頭葉 lobus occipitalis，Lb t＝側頭葉 lobus temporalis，Nc＝尾状核 nucleus caudatus，Put＝被殻 putamen，Sl l＝外側溝 sulcus lateralis，Th＝視床 thalamus，Ve l＝側脳室 ventriculus lateralis

第3章　補遺：その他の知っておきたい事項

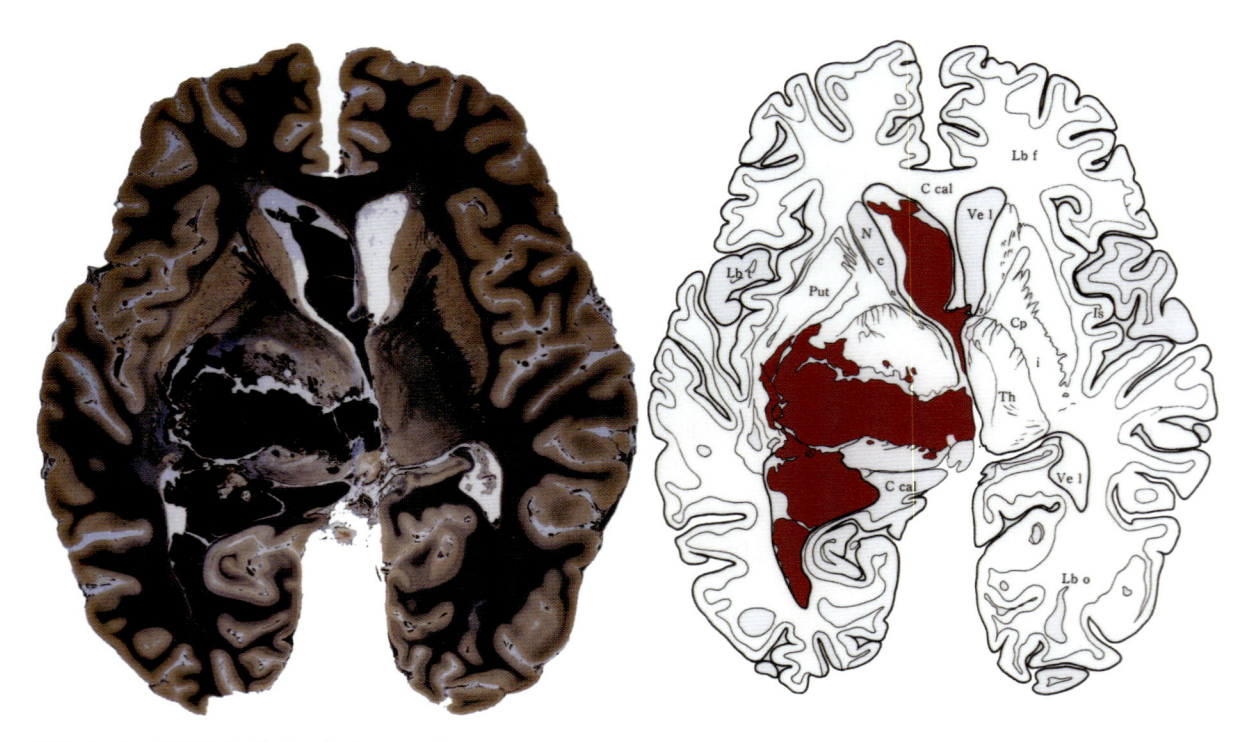

図補 1-2　視床出血 thalamic hemorrhage
視床出血は内包後脚へ拡がり，側脳室および第三脳室へ穿破している．
大脳水平断，Kultschitzky 染色．略号は図補 1-1 を参照．

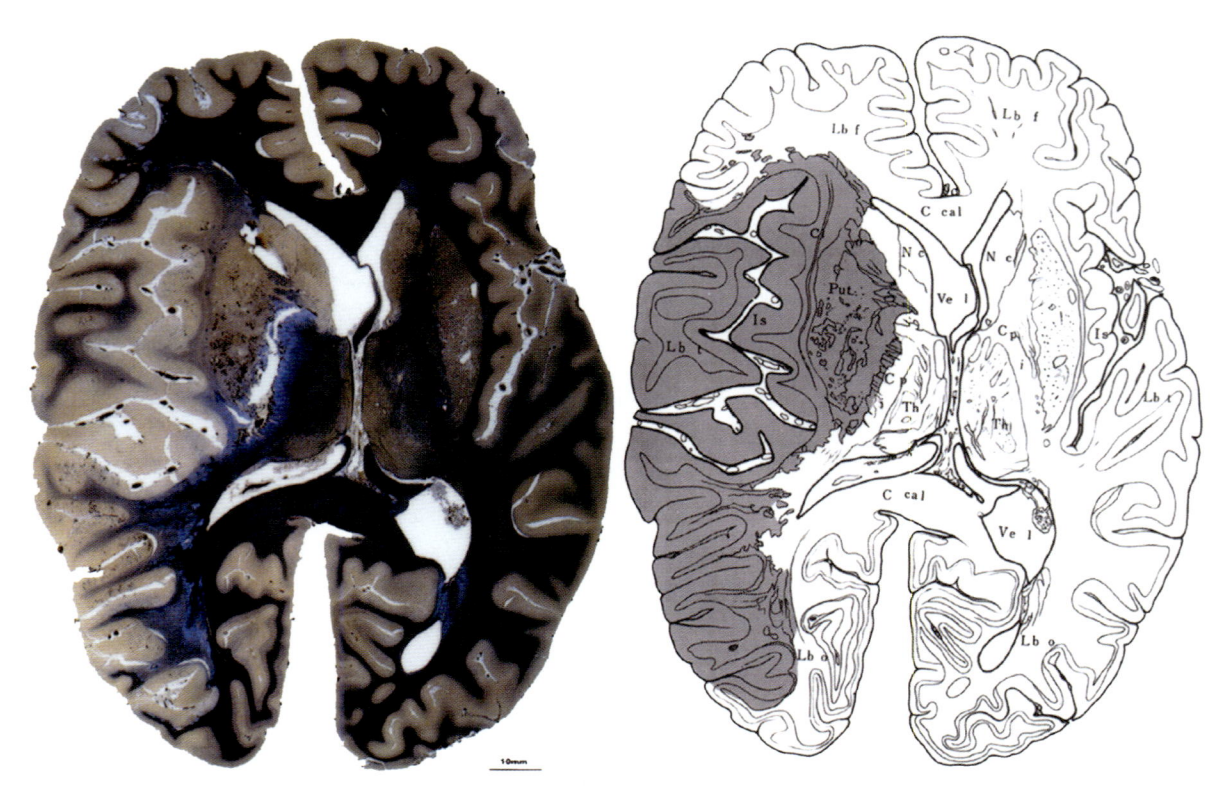

図補 1-3　中大脳動脈梗塞 middle cerebral artery infarct
大脳水平断，Kultschitzky 染色．略号は図補 1-1 を参照．

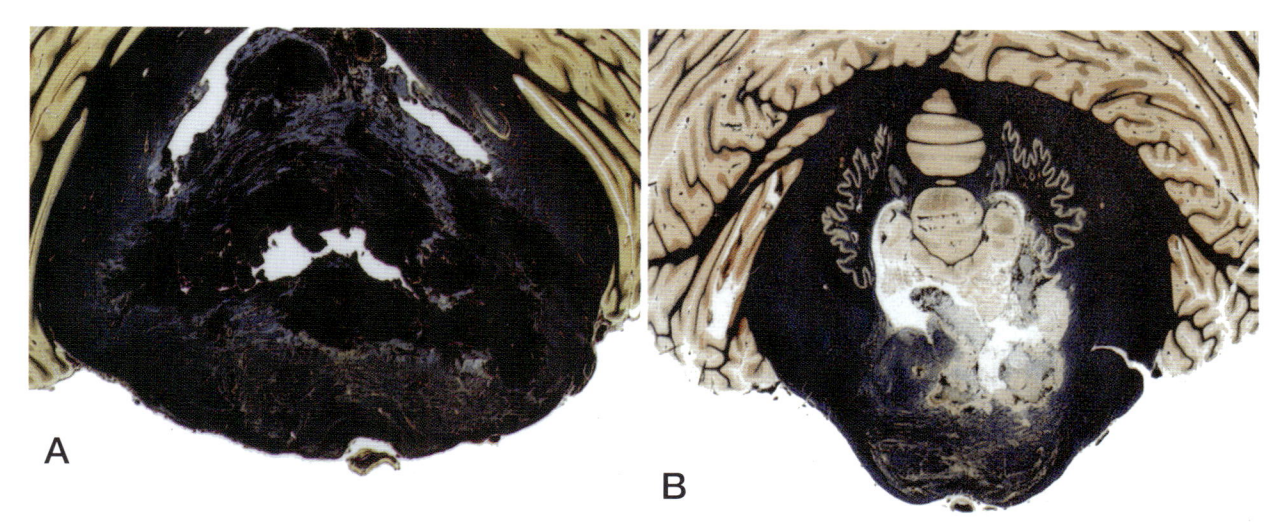

図補 1-4　原発性橋出血 primary pontine hemorrhage
横断，Kultschitzky 染色．
A：TB 型 tegmentobasilar type，B：T 型 tegmental type．いずれも第四脳室へ穿破している．

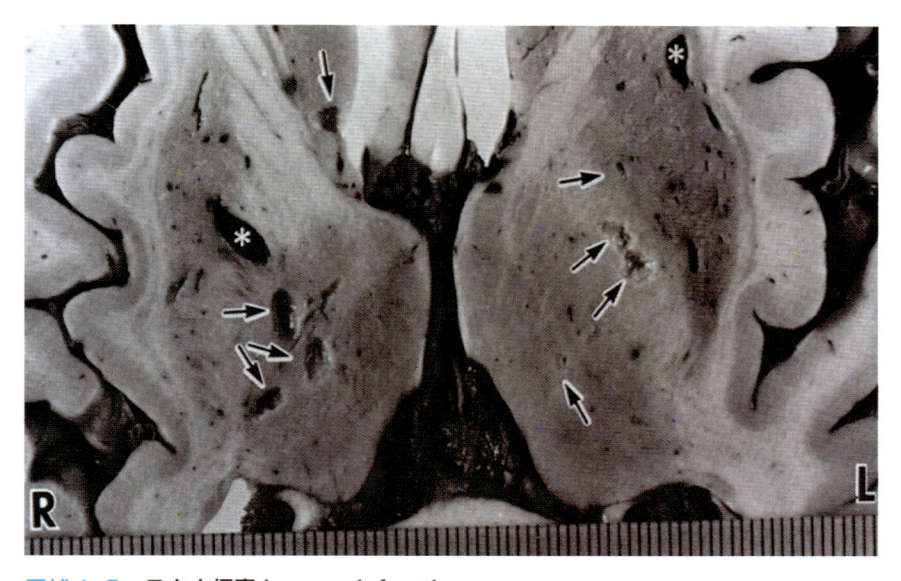

図補 1-5　ラクナ梗塞 lacunar infarction
＊は出血，→は亜急性期〜慢性期の小梗塞を示す．

引用文献
1) 後藤　昇，後藤　潤：脳血管障害と脳血管系の解剖．インターベンション時代の脳卒中学 改訂第 2 版上．日本臨牀 64：61-65，2006．

2. 神経皮膚症候群 neurocutaneous syndrome（母斑症 phacomatosis）

1）神経線維腫症 1 型 neurofibromatosis type 1

全身の多発性神経線維腫，視神経膠腫やその他の膠腫，悪性神経鞘腫や線維肉腫などの悪性腫瘍，皮膚の色素斑（カフェ オ レ斑：café au lait spots），腋窩や鼠径部の色素沈着斑 freckling，Lisch 結節（虹彩の過誤腫）などを特徴とする常染色体優性遺伝性疾患である．フォン レックリングハウゼン病 von Recklinghausen disease ともいう．NF1 遺伝子は第 17 番染色体上に存在する大きな遺伝子である．遺伝子産物の neurofibromin は Ras GTPase activating protein（GAP）として機能し，Ras シグナルを抑制している．したがってさまざまな NF1 遺伝子異常による neurofibromin の機能不全により腫瘍化のシグナルが活性化し，NF1 の病理像の形成につながるものと考えられている．遺伝性疾患ではあるが約半数の症例は新規 germ line mutation による孤発例である．

2）神経線維腫症 2 型 neurofibromatosis type 2 （図補 2-1）

第 22 番染色体上にある NF2 遺伝子の変異や欠損により，シュワン細胞，くも膜細胞およびグリア細胞の腫瘍化や異形成を特徴とする常染色体優性遺伝性疾患である．シュワン細胞腫が多発し，両側聴神経鞘腫は診断価値が高い．髄膜腫も多発し，meningioangiomatosis も特徴の一つである．これは，大脳皮質内の血管周囲にくも膜細胞や線維芽細胞様の細胞が増殖した状態である．このように NF1 とは異なり頭蓋内良性腫瘍の頻度が高い．グリア細胞の異常としては多発性脊髄上衣腫が多く，その他，大脳皮質の microhamartoma が知られている．microhamartoma を構成する細胞は一般に GFAP 陰性，S-100 陽性の異形成性グリア系細胞とされる．NF2 遺伝子産物は schwannomin あるいは merlin と呼ばれ，アクチン結合性蛋白として知られる ERM（ezrin, radixin, moesin）蛋白様の物質（moesin, ezrin, radixin-like protein）である．したがって細胞の移動や極性，形などを規定する因子として考えられてきたが，最近では Ras シグナルの下流に位置する PAK というキナーゼを阻害する機能も明らかにされており，NF1 と同様に Ras シグナルの下流で細胞の腫瘍化を制御していることが示唆されている．

本症も NF1 と同様に約半数の症例が germ line mutation による孤発例である．

3）フォン ヒッペル-リンドウ病 von Hippel-Lindau disease

中枢神経系の血管芽腫 hemangioblastoma，腎癌，褐色細胞腫などを特徴とする常染色体優性遺伝性疾患である．3 番染色体短腕に存在する腫瘍抑制遺伝子 VHL の germ line mutation による．

〈hemangioblastoma, WHO grade I〉

本腫瘍は小脳，脳幹，脊髄に好発し，テント上は稀である．フォン ヒッペル-リンドウ病では多発する傾向が強い．血管成分に富む境界明瞭な腫瘍であり，組織学的には良く発達した毛細血管網と，個々の血管の間に泡沫状の明るい胞体を有する間質細胞 stromal cell が増殖する．stromal cell の発生由来は明らかにされていない．

4）スタージ-ウェーバー症候群 Sturge-Weber syndrome

詳細は「18. けいれん発作」のてんかんの項を参照されたい（pp.312〜313）．

2. 神経皮膚症候群

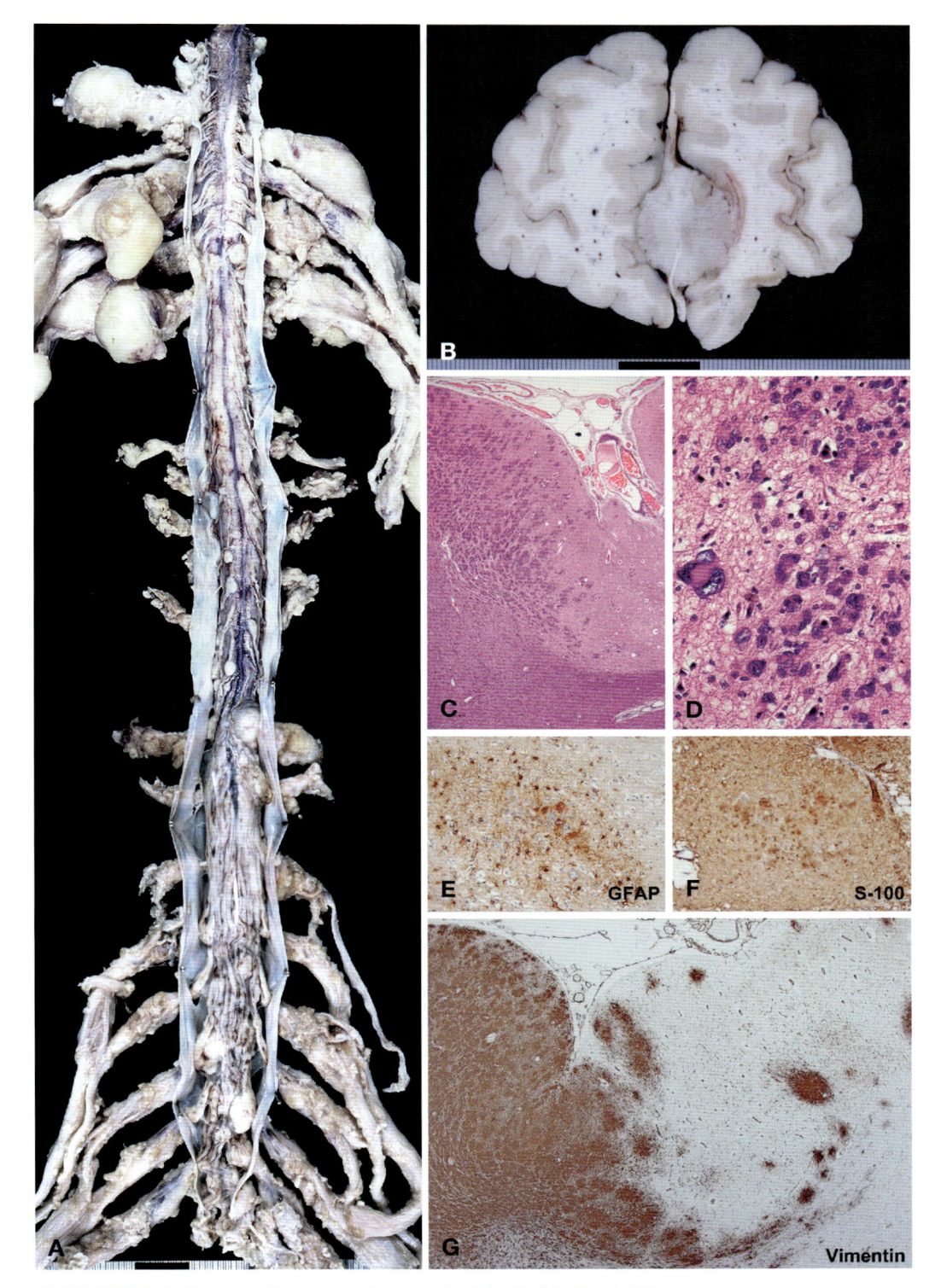

図補2-1　神経線維腫症2型 neurofibromatosis type 2（死亡時20歳，女性）

家族内に同症なし．生前に全身の皮下腫瘤，カフェ オ レ斑 café au lait spots，頭蓋内多発性髄膜腫，両側聴神経鞘腫，脊髄神経鞘腫および髄膜腫を指摘され，多数回の摘出術を受けた．

A：剖検脊髄および末梢神経．脳神経や脊髄神経および末梢神経にはシュワン細胞腫と髄膜腫が多発している．

B，C：脳の割面ではところどころに皮質白質境界部の不明瞭な部が散見され，このような部位では microhamartoma が多発している．大脳鎌髄膜腫も認められる（B）．microhamartoma が多発してもいわゆる腫瘍とは異なり占拠性病変となることはなく，大脳皮質が microhamartoma に置き換わっている状態である点が特徴である（C）．

D〜G：microhamartoma を構成する細胞はクロマチンの増加した異型核とエオジン好性の胞体を有しアストロサイトの形態学的特徴を有しており（D），免疫組織化学的に種々の程度に GFAP（E）や S-100（F）を発現し，すべての異常細胞がビメンチン強陽性である（G）．microhamartoma にみられる gemistocytic astrocyte 様の細胞は，形態学的および免疫組織化学的に結節性硬化症の皮質結節や Taylor type focal cortical dysplasia でみられる balloon cell と共通の形態学的特徴も有するが，各種蛋白の発現様式に関しては異なる点も多い．

5）結節性硬化症 tuberous sclerosis complex（TSC）あるいはブルヌビル-プリングル病 Bourneville-Pringle disease（表補 2-1）

母斑症の 1 型で，幼小児期に発症する．3 主徴は顔面の脂腺腫，けいれん発作，知能発達障害である．本症における特徴的脳病変として，以下が挙げられる．
①多発性の皮質結節
②脳室上衣下結節
③上衣下巨細胞星細胞腫

皮質結節は難治性てんかんの原因となり，その詳細は「18．けいれん発作」のてんかんの項を参照されたい（pp.306〜307）．

表補 2-1 major features of tuberous sclerosis complex（TSC）

1. facial angiofibromas
2. non-traumatic ungal or periungal fibroma
3. hypomelanotic macules（3 or more）
4. Shagreen patch（connective tissue nevus）
5. retinal hamartomas
6. cortical tuber
7. subependymal nodule
8. subependymal giant cell astrocytoma（SEGA）
9. cardiac rhabdomyoma
10. lymphangiomyomatosis
11. renal angiomyolipoma

3. 神経形態学人名録

　神経系の領域には人名がかなり多く登場する．初心者はあまりの多さにたじろぎ，あるいは拒否反応まで起こすこともある．しかし，われわれの共有する知識は先人たちの弛まざる努力によって培われていることを肝に銘じて日々の努力研鑽が不可欠と考えて，主な人名をまとめてみた．人となりの一部でも垣間見ることができれば，親しみが湧いてくるであろうと期待している．

A

Achilles　ギリシャ神話に出てくるギリシャ軍の英雄．ギリシャ神話の国の Myrmidons の王 Peleus と海の女神の Thetis の子．Homer 作の Iliad に出てくるトロイ戦争でのギリシャ軍の英雄，彼の唯一の弱点であった踵（かかと，heel）を敵将 Paris に矢を射られて倒れた．アキレス腱は下腿三頭筋腱に付けられた俗称．

Achillini, Alessandro（1463-1512）　ボローニャの解剖学者．海馬の初めての観察をした．また，内耳の迷路，槌骨，キヌタ骨の記載を行った．

Adams, Robert（1771-1875）　ダブリンの医師．→Stokes

Adamkiewicz, Albert（1850-1921）　ポーランドの Krakow の病理学者．脊髄の血管についての多数の研究（1981, 1982）で知られている．Adamkiewicz の動脈は脊髄の大前根動脈として知られている．彼は"大脊髄動脈"と呼んだ．

Adie, William John（1886-1977）　イギリスの眼科医．オーストラリアに生まれ，後にイギリスの住人となった．1932 年に報告の Adie の瞳孔は，患者さんが長い時間暗い環境にいたときのみゆっくりとした輻輳と対光反応が起きるもの．

Alajouanine, Théophile（1890-1980）　フランスの神経学者．Joseph Jules Dejerine の弟子で，特に失語症に興味があった．1947 年に Guillain の後継者としてフランスのサルペトリエール病院の神経学主任教授に選ばれた．Foix-Alajouanine 病は，脊髄に分布する小血管の閉塞により，怒張血管の存在と灰白質の軟化巣を形成する稀な疾患である．

Alexander, W. Stewart（?-?）　Alexander 病は神経変性疾患で 1949 年に神経組織学的に明らかにされた．その内容は Rosenthal 線維と呼ばれる線維を含む変性星状膠細胞があり，これは髄鞘異常と関連している．身体的，精神的，行動的な発達遅滞，頭部の進行性の増大（macrocephaly），けいれん，痙性があり，一部は水頭症，痴呆，ぎこちない動作などがある．Canavan 病，Aicardi-Goutières 症候群とともに白質ジストロフィーに属し，髄鞘の形成の障害がある．80％は幼児型で 6 カ月〜2 歳に発症して平均 3 年の生存，14％は若年性で 4〜10 歳に発症して 8 年の生存，成人発症はきわめて稀で，球麻痺や仮性球麻痺，痙性などを示す．

Alpers, Bernard Jacob（1900-1981）　アメリカの神経外科医．ハーバード大の Medical School を卒業後，1923 年にヨーロッパに渡り，ハンブルグの Jacob の下で神経病理学を学び，その後ペンシルバニア大で神経外科を学んだ．1939 年に Jefferson Medical College の Dept of Nervous and Mental Disease の長になり，すぐに神経学部門を独立させた．
Alpers BJ：Diffuse progressive degeneration of the grey matter of the cerebrum. Arch Neurol Psychiat 25：469-505, 1931.

Alzheimer, Alois（1864-1915）　ドイツの神経病理学者．現在，アルツハイマー病として知られている痴呆の大脳皮質の特徴的な病理学的変化を初めて記載した（1904）．これらの変化はアルミニウムを高濃度に含む斑と神経原線維変化からなる．Mynert 基底核の神経細胞脱落はこの疾患の大きな特徴と言われている．アルツハイマー病関連蛋白 ADAP がつかまっているし，第 21 染色体の遺伝子欠損も関連するとされている．

Andersch, Carl Samuel（1732-1777）　ドイツのゲッチンゲンの解剖学者で，Haller の弟子．Andersch の神経節は舌咽神経の下神経節．Andersch の神経は舌咽神経の分枝の鼓室神経 tympanic nerve で，Jacobson 神経ともいう．

André-Thomas（1867-1961）　フランスの神経学者．パリ生まれ．パリで医学教育を Raymond, Bouchard, Dejerine に師事した．Dejerine の実験室主任として 1917 年までサルペトリエールにいたがスタッフにはなれなかった．1911 年から亡くなるまで聖ヨゼフ病院で働いた．同時期の生理学者である André Thomas と区別するために，クリスチャン名との間にハイフンを付けるようになった．彼の研究は小脳と脊髄の臨床解剖学的研究で，精神療法と神経生理学をも行った．78 歳から新生児の発達に関する研究を始め，1954 年に画期的な教科書"The neurological examination of the infant"を著した．

Anton, Gabriel（1858-1933）オーストリアの神経学者で精神医学者．ボヘミアに生まれ，プラークで医学の学位，1887 年にウィーンに行き，Mynert の下で教えを受けた．1891 年にインスブルックに移り，精神医学の教授と大学病院の指導者となった．1894 年にグラーツに移り，1905 年に Halle an der Saale で Karl Wernicke の後任となった．Anton 徴候は後頭葉病変により失明に対する病態失認があり，失明を否認する．Anton-Babinski 症候群は頭頂葉病変で身体部位の失認を呈する．

Antoni, Nils（1887-1968）　スウェーデンの神経学者．神経鞘腫 neurilemoma（Schwannoma）には組織学的に 2 種類の構造がある．Schwann 細胞が行進様に平行して並ぶ palisading（Antoni type A）と，核と線維が集簇して形成する Verocay 小体（Antoni type B）がみられる．

Araki, Chisato（1901-1976） 荒木千里．日本の神経外科医の先駆者．1926年京都帝大医学部卒，1927年京都帝大医学部助手，1931年同講師，1932年学位取得，1936年シカゴ大 Bailey 教授のもとに留学，アメリカとヨーロッパに合わせて2年間滞在して，各地の施設の調査を行い，帰国後の京大に神経外科学部門を創設した．1941年に京都帝大教授．

Aranzio（＝Arantius）, Giulio Cesare（1530-1589） イタリアの医師で解剖学者．パドゥアの Vesalius の弟子．彼は解剖学のいろいろな分野で多くの記述をし，側脳室の下角を記述した．Arantius の脳室は第四脳室の下方の先細りの部分．

Archambault, LaSalle（1879-1940） アメリカの神経学者．Archambault ループは視放線の側頭葉ループで，しばしば Meyer ループと呼ばれる．

Argyll Robertson, Douglas Moray Cooper Lamb（1837-1909） スコットランドの眼科外科医．Argyll Robertson 瞳孔は縮瞳で対光反射がなく，輻輳反射が保たれている状態．

Arimura, Akira（?-2007） 有村 章．日本出身のアメリカの生理学者で医師．1951年名古屋大医学部卒，1957年名古屋大生理学で医学博士，1956～1958年エール大で postdoctoral fellow，1958～1961年アメリカのチューレイン大医学部内科学講師，1961～1965年北大医学部生理学講師，1968～1973年チューレイン大医学部内科学助教授，1973年～同教授．ペプチドホルモン・神経ペプチドを多数発見したことで有名．

Ariëns Kappers, Cornelius Ubbo（1877-1946） オランダのアムステルダムの解剖学者．比較神経解剖の研究で有名．彼は1914年に細胞移動の神経生物走性の主張を紹介し，比較解剖学のわかりやすい論説を1936年に GC Huber と EC Crosby とともに英語で出版した．

Arnold, Friedrich（1803-1890） ドイツの解剖学者．脳と耳の多くの構造を記載した．Arnold 神経節（耳神経節），Arnold 神経（迷走神経耳介枝）は1828年に記載された．Arnold 管（側頭骨の錐体内あり，神経が通る），Arnold 反回神経（眼神経と滑車神経の連絡枝），Arnold 路（前頭橋路と側頭橋路），Arnold 領野（迷走神経三角），Arnold 靱帯（中耳の天蓋部分からキヌタ骨を吊り下げている靱帯），Arnold の表在層（延髄表面の腹側外弓状線維）などがある．

Arnold, Julius（1835-1916） ドイツの神経病理学者で，Friedrich Arnold の息子．Arnold-Chiari 奇形は Chiari H の報告の3年後の1894年に出版された．この発達異常は小脳が引き伸ばされて延髄の背側に瘤状となり，さらに大後頭孔から脊柱管に入り込む．脳幹全体も引き伸ばされて位置が変わる．上部頸神経や下部脳神経の根の位置の異常や，第四脳室の連絡口が閉塞して水頭症となる．

Aschoff, Karl Alvert Ludwig（1866-1942） ドイツの病理学者．Aschoff-Tawara 結節は心臓の刺激伝導系の房室結節．→Tawara

Auerbach, Leopold（1828-1897） ドイツのブレスローの解剖学者で神経病理学者．1862年報告の Auerbach 神経叢は筋間神経叢．Auerbach 神経節は筋間神経叢内の副交感神経節．

Avellis, Georg（1864-1916） ドイツの耳鼻咽喉科医．1888年に医師となり，ギーセンで Franz Riegel の助手を務め，さらにフランクフルトアムマインでは Moritz Schmidt の弟子となった．亡くなる1916年まで耳鼻咽喉科医として働いた．多数の咽頭の麻痺患者の中に反対側の片麻痺を伴うことがあることを見つけている．Marcel Lermoyez により Avellis 症候群と命名された．舌咽神経性交代性片麻痺とでもいうべきものである．

Ayala, A. G.（1878-1943） イタリアの神経学者．Ayala の被殻下神経核は線状体下灰白質の外側部分．

B

Babinski, Josef François Felix（1857-1932） ポーランド系の医師で，一般医学を修めてから神経学の研究に入った．腸チフスに関する研究（1882）に始まり，ヒステリーの研究（1930）までのうち，1896年に報告した，いわゆる Babinski 徴候の内容は高く評価された．足底の外側縁近くを擦過すると，錐体路障害のある患者では母趾の背屈と他趾の開扇現象がみられる．そのほかにも彼は神経学の分野では数多くの貢献をしている．

Bailey, Perceval（1892-1973） アメリカの神経外科医で解剖学者．シカゴ大，ノースウエスタン大で研修の後，ハーバード大で Cushing の下で研究．シカゴ大，パリ大に転じた後にハーバード大に戻って脳腫瘍の研究に従事，1928年にシカゴ大で神経学・神経外科学教授となった．1940年にイリノイ大に移り，定年まで仕事を続けた．

Baillarger, Jules Gabriel François（1809-1890） フランスの神経学者で精神医学者．パリ大で医学を学んだ．1840年に Salpêtrière で地位を得て，すぐに Ivry の精神病保護収容所の所長になった．1840年に大脳皮質が灰白質と白質が交互の6層に分けられることを発見した．大脳皮質のⅣ層とⅤ層には線維層があり，内および外バイヤルジェ線維と呼ばれている．

Bárány, Robert（1876-1936） ハンガリー出身の耳科医でウィーンで修練し，後にウプサラ大に移った．1914年に前庭器官の生理学と病理学の研究でノーベル医学生理学賞を受賞．彼は広く使われる前庭機能検査を発明した．Bárány 徴候は外耳道に温水と冷水を注入して生じる眼振からなり，それは内耳の病理によって変化する．

Barré, Jean Alexandre（1880-1967） フランスの神経学者．Guillain-Barré 症候群 →Guillain

Barrera, E（?-?） Klüver H とともに神経系の特殊染色法を考案．本法は神経系の染色法としては世界中でもっとも使われている．髄鞘とニッスル小体や核などを染め分ける．→Klüver H

Klüver H, Barrera E: A method for the combined staining of cells and fibers in the nervous system. J Neuropath Exp Neurol 12：400-403, 1953.

Bassen, Frank A（1903-2003） アメリカの医師．Bassen-Kornzweig症候群は無βリポ蛋白血症abetalipoproteinemiaであり，1950年にBassenとKornzweigにより報告された先天性代謝障害による小児の遺伝性神経疾患．網膜色素変性症，小脳失調症，末梢神経障害，脂漏，知覚発育不全を主徴とする．赤血球の形態異常，脂肪の吸収障害，血中脂質の減少，特にβリポ蛋白の欠如．

Bechterew（＝Bekhterev）, Uladimir Mikhailovich（1857-1929） ロシアの神経病理学者．神経解剖学，神経生理学，臨床神経学の分野でも貢献は著しい．上前庭神経核と上中心縫線核はともにBechterew核として知られている．Bechterew網様核は腹外側被蓋核で，Bechterew束は脊髄オリーブ路と彼の名前を冠した構造が多い．

Beevor, Charles Edward（1854-1907） イギリスの神経学者で神経生理学者．大脳皮質の局在の先駆的研究で知られている．

Bell, Sir Charles（1774-1842） スコットランドの神経学者で，解剖学者でもある．ロンドンで活躍した．1811年に前根が運動機能であることを実験で確認した．Bell-Magendiの法則は，脊髄の後根は求心性神経線維からなり，前根は遠心性神経線維からなるという事実を指す．後根の切断は知覚障害を，前根の切断は運動麻痺を生じる．これには多少の例外もあるが本質は変わらない．

Benedikt, Moritz（1835-1920） ウィーンの医師．ハンガリー生まれ．Benedikt症候群は動眼神経と赤核の中脳傷害で起きる．動眼神経麻痺と対光反射と輻輳反射を病巣側に起こし，企図振戦を反対側に起こす．

Bergmann, Gottlieb Heinrich（1781-1861） ドイツの医師．いくつかの名前を冠した構造がある．Bergmann's cords or conductorsは第四脳室の髄条である．Bergmann's layerは星状膠細胞の層．Bergmann glial cellsは小脳皮質のPurkinje細胞周囲にあり，Purkinje細胞の変性に伴って肥大をするもので，ニューロンの発達にも役割を果たしている．

Betz, Vladimir Aleksandrovich（1834-1894） ロシアのキエフの解剖学者．Betzの名前を冠したBetz細胞は中心前回の運動領野（Area 4）の第Ⅴ層にある巨大錐体細胞である（1874）．片側で3〜4万個のBetz細胞がある．

Bielschowsky, Max（1869-1940） ドイツの神経病理学者．神経細胞と神経線維を銀で染め出す技術を開発した（Bielschowsky法）．多くの神経障害で病理を明らかにしようと研究を行った．

Bing, Robert Paul（1878-1956） スイスの神経科医で神経病理学者．Horsley, His, Edinger, Oppenheim, Dejerineに師事し，バーゼル大の神経科教授に就任．1909年に発刊の"Kompendium"は臨床神経解剖学の知識に基づく臨床神経局所診断の卓越したマニュアルで，1969年にWeb Haymakerが英訳書の改訂を行った．神経学を目指す者の必読の入門書として名声が高い．

Binswanger, Otto Ludwig（1852-1929） スイス出身でドイツで活躍した精神医学者．チューリッヒで医学を修め，ウィーン大でMeynertに精神医学を学び，イエナ大の精神科教授に就任．1894年に出された"The differentiation of progressive general paralysis"に痴呆性疾患の原因が梅毒よりも血管性であることを指摘した．現在Binswanger病と呼ばれている疾患はAlzheimerの命名で，病態は亜急性進行性皮質下動脈硬化性脳症，あるいはラクナ性痴呆である．

Blumenau, Leonid Wassiljewitsch（1862-1932） ロシアの神経学者．→Monakow

Blackwood, William（1911-1990） イギリスの神経病理学者．Greenfieldの弟子で，ロンドンのNational Hospital for Nervous Diseases, Queen Square, Institute of Neurologyの神経病理部門の後継者となり，ロンドン大神経病理学教授となった．

Bodian, David（1910-1992） アメリカの解剖学者．家族はウクライナからアメリカに帰化し，セントルイスに移住したが3歳のときシカゴに移る．シカゴ大に進み，1931年に動物学の学士，1929年にPhD，1937年にMDを得ている．1940年にクリーブランドのWestern Reserve大の医学部で肉眼解剖学と神経解剖学を教え始めたときにはすでに有名な科学者になっていた．彼は若干30歳で鍍銀法を発明していた．それはパラフィン切片で神経線維を染め出す重要な方法で，世界で広く使われる方法である．鍍銀法でポリオに関する研究を精力的に行っている．1946年に助教授，1957年に主任教授となっている．数々の医学雑誌の編集に携わり，政府の多くの委員会委員を歴任した．J of Anatomy（1994）に数々の功績を述べた長文の追悼文が掲載されている．

Bourneville, Désiré-Magloire（1840-1909） フランスの医師．彼はパリで医学を学び，Hôpitaux de la Bicêtre, Salpêtrière, St. Louis, Pitiéのインターンとなり，1866年の大流行のコレラのときには彼は奉仕を名乗り出て，疲れも知らずに働いたので，病気の終息後に市の感謝の意を表す彫刻の入った金時計を贈られた．普仏戦争のときには陸軍の部隊の外科医となり，後に野戦病院の医学担当官助手となった．彼は完成した医師であったがドイツ軍の砲火で覆われたPitiéでさらにインターンを終了した．1870年にパリで学位を得た．1871年のパリの市自治体で，暴力的な革命家たちは負傷した政敵たちを処刑しようとしたが，Bournevilleは個人的に間に入って彼の患者の何人かを救った．1879〜1905年はBicêtreで小児科診療の医師であり，外国人治療医の資格をもっていた．また，その時代の精神的に異常な子どもについての欧州きっての権威者であった．Bourneville病あるいはBourneville-Pringle病は結節性硬化症tuberous sclerosisである．常染色体優性遺伝の母斑症で，古典的な3主徴はけいれん発作，精神遅滞，脂腺腫である．そのほか，上衣下の石灰化奇形腫，大脳皮質の非石灰化結節で，はっきりした病巣では大細胞性星状膠細胞腫への悪性化像があり，皮膚，血管筋脂肪腫，腎細胞癌の発症のリスクが高い．

Braak, Heiko（1937生まれ） ドイツの神経解剖学者で神

経病理学者．彼の妻の Eva Braak（1939-2000）とともにドイツのフランクフルトの Johann Wolfgang Goethe 大の解剖学研究所教授．Gallyas 鍍銀法を使ったアルツハイマー病やパーキンソン病の神経病理学的研究で有名．Gallyas-Braak 法　→Gallyas

Brain, Lord W. Russell（1895-1966）　イギリスの著名な神経学者．

Breschet, Gilbert（1784-1845）　パリの解剖学者．Breschet 静脈は板間静脈．Breschet 静脈洞は蝶形頭頂静脈洞（1834 年）．

Broca, Paul Pierre（1824-1880）　フランスの医師，解剖学者，人類学者．彼のもっとも興味を示した研究は脳の比較解剖学である．神経解剖学者として彼は辺縁系と嗅脳の解明に重要な貢献をした．言語機能の局在の研究は脳機能の左右差へのまったく新しい研究へと導いた．Broca 領野は運動性言語領野として有名であるが，Broca は左下前頭回の傷害の症候として運動性失語があることを記載した．

Brodmann, Korbinian（1868-1918）　ドイツの神経学者．哺乳類の大脳皮質の細胞構築の研究で有名．特に 1909 年の彼のヒト大脳皮質の細胞構築学地図（脳図）は知られている．彼は細胞構築学的特徴から 11 の基本的領野と多くの小さな領野に分類し，1～52 の番号を付けた．

Brown-Séquard, Charles Édouard（1817-1894）　イギリスの生理学者で神経学者．アイルランド出身の父親 Brown とフランスのプロヴァンス出身でモーリシャス島で生まれた母親 Séquard から出生．それぞれ両方の姓を取って Brown-Séquard と名乗る．1846 年パリで MD となり，1852 年にはアメリカに移住，ニューヨークに住んだ．しかし，1853 年にアメリカで結婚した妻を伴ってパリに戻り，生まれ故郷のモーリシャスに赴任．1855 年にはヴァージニア医科大に教授で呼ばれた．しかしすぐに心変わりしてパリに戻る．1858 年にはロンドンの Royal College of Surgeons of England で中枢神経系の生理学と病理学についての講義をし，さらにエジンバラ，ダブリン，グラスゴーでも講義をした．1859 年には新たに設立されたロンドンの Queen Square の国立神経疾患病院で内科医に任命．彼は彼の脊髄症候群で有名になった．1863 年には国立神経疾患病院を辞して名誉内科医となり，ハーバード大の神経系の生理学と病理学の教授となる．1868 年にパリに戻る．1869～1872 年はパリの医学校で比較実験病理学の責任者を務め，1872 年にパリからニューヨークに移り，内科医として働き，1875 年にロンドンを経てパリに移る．1877 年にはジュネーブで生理学の主任となり，1878 年にはフランスの大学で実験医学の教授となり，彼自身の死まで勤めた．Brown-Séquard 症候群（1850）は脊髄半切に由来するもので，傷害レベル以下の同側性の筋の麻痺，関節位置覚消失，振動覚消失，識別触覚の消失がある．また，傷害レベルより 1 髄節位下方の反対側全体に一般知覚の脱失がある．

Brudzinski, Josef von（1874-1917）　ポーランドの医師．1897 年にモスクワ大を卒業し，小児科を専攻．彼は髄膜炎やくも膜下出血に関連した異常な反射に興味を持ち，検者が患者の頚部を前屈させると，股関節の屈曲を起こすという徴候を 1908 年に発見した．Brudzinski の頚部徴候という．Kernig 徴候ほど鋭敏ではない．

Bucy, Paul C（1904-1992）　アメリカの神経外科医．長年にわたり神経外科領域で外科医として，また，教師として世界的な権威であった．名前を冠した有名な Klüver-Bucy 症候群は左右両側の側頭葉内側部が機能障害を起こすと，行動異常が起きる．扁桃体はこの症候群の病因として特に脳の責任部位であった．

Bunina, TL（?-?）　Bunina 小体は神経細胞内の封入体で，好酸性の円形または細長い小体である．筋萎縮性側索硬化症の脊髄，脳幹，大脳皮質の運動ニューロン内にみられる．

Burdach, Karl Friedrich（1776-1847）　ドイツの解剖学者で生理学者．1800 年にライプチッヒ大で医学を修め，1811 年 Dorpat 大の生理学教授，1815 年ケルニッヒスベルグ大の生理学教授．頚部脊髄の楔状束は Burdach 束，延髄後索核の楔状束核は Burdach 核と呼ばれている．

C

Cajal, Santiago Ramón y（1852-1934）　正式な氏名は Ramón y Cajal, Santiago．スペインの偉大な神経組織学者．神経系の組織学と病理学についての無数の貢献がある．鍍銀法を使った技術を開発して，ニューロンを供覧した．1909 年と 1911 年に神経系の正常組織について彼自身の手で描いた 2 巻の教科書を出版した．Cajal はニューロン説を提唱する主唱者であった．網状説を唱える Golgi との学問上の対立は有名．Cajal の業績はフランス語で執筆された書籍しかみることはできなかったが，現在では英語に翻訳されている．
Santiago Ramón y Cajal：Texture of the nervous system of man and the vertebrates. Translated and edited by Pedro Pasik and Tauba Pasik, Vols. 1-3, Springer, Wien-New York and Barcelona, 1999, 2000, 2002.

Calleja y Sanchez, Camilo（?-1913）　スペインのマドリードの解剖学者．Calleja 島は前有孔質内の腹側線状体の小型神経細胞の集団である．それらはエストロゲンとゴナドトロピンホルモン放出ホルモンの受容体の場所で，たぶん血管系を循環するホルモンの目標として働く．

Campbell, Alfred Walter（1868-1937）　オーストラリアの医師で解剖学者．エジンバラ，ウィーン，プラハで教育を受けた．彼は Brodmann と Vogt たちとともに大脳皮質の細胞構築学の開拓者であった．

Canavan, May Myrtelle（1879-1953）　アメリカの神経病理学者．ミシガン州立大，ミシガン大，ペンシルバニア女子医科大で学んだ．卒業後 1905 年に医学の仲間の James Francis Canavan と結婚．1907 年にマサチューセッツ Danvers 州立病院検査室ポストを得た．そこで彼女は Wlmar Ernest Southard 教授により神経病理学への影響を受けた．彼らは後に神経学的疾患の臨床病

理学的関連についての多くの論文を出版した．1910年にボストン州立病院常勤病理学者として働き，1914年には精神疾患マサチューセッツ部門の病理学者になった．1924年にはボストン大の神経病理学准教授，2年後にバーモント大で神経病理学の指導者になり，彼女の最後の就任はハーバード医学校のWarren解剖学博物館の館長であった．Canavan自身はパーキソン病で亡くなった．Canavan病は進行性の中枢神経系の変性性疾患で，白質の海綿状変化が特徴．
Canavan MM：Schilder's encephalitis periaxialis diffusa. Report of a case in a child aged sixteen and one-half months. Arch Neurol Psychiatr 25：299-308, 1931.

Carpenter, Malcolm B（?-?）　アメリカの神経解剖学者．
Carpenter MB, Sutin J：Human neuroanatomy, 8th ed, Williams & Wilkins, Baltimore-London, 1983.

Chaddock, Charles Gilbert（1861-1935）　アメリカのセントルイスの神経科医．Chaddok反射のうち，①外果徴候はBabinski反射の別法で，外果の後方の皮膚を外果を回るように擦過すると母趾の背屈が起きる．逃避反射が出にくいという利点があるので，Babinski反射よりも鋭敏である．②手首徴候は前腕下部尺側の皮膚を擦過すると手首の屈曲と手指の外転が起きる．①②のいずれも皮質脊髄路の障害の場合に観察できる．

Charcot, Jean-Martin（1825-1893）　フランスの神経学者で解剖病理学の教授．パリに生まれ，有名なSalpêtrière病院で33年間働き，教育をした．彼の教育者としての名声はヨーロッパ全土から学生たちを引き寄せた．1988年にSalpêtrière病院にヨーロッパで最初の神経クリニックを設立した．Charcotの最初の焦点は神経学であった．彼が名付け，そして最初に記載したのは多発性硬化症であった．その他，Charcot関節，固有知覚の消失，脳の局所機能，脳出血の動脈の役割，Charcot-Marie-Tooth病，その他多数の研究がある．

Charpy, Adrian（1848-1911）　フランスの医師で解剖学者．

Chaussier, François（1746-1828）　フランスの医師．
Chaussier線は脳梁の正中線．

Chiari, Hans（1851-1915）　ドイツの病理学者．彼が1891年に出版した脳の発達上の欠損は，現在ではArnold-Chiari奇形と呼ばれている．Arnoldよりも3年早い．→ Arnold, Julius

Clarke, Jacob Augustus Lockhart（1817-1880）　イギリスの生理学者で神経学者．彼はロンドンのGuy's HospitalとSt. Thomas Hospitalで医学を修めて，1851～1868年までSt. George's Hospitalで研究を続けた．St. Andrewsから医学の学位を1869年に得て，Member of the Royal College of Londonとなり，1871年にNational Hospital, Queen Squareの前身の病院に職を得て，そこで生涯研究を続けた．この時代が彼の研究面でも充実した時期で，すでに1951年に彼は初めて背核の場所を確立してposterior vesicular columnsと呼んだ．Clarkeの背核と呼ばれている．また中間外側核を記載した．外側楔状束核（神経病理学者Constantin von Monakowの名を冠してMonakow核と呼ばれている）から内側楔状束核を区別した．多数の研究が行われている．

Cormack, Allan MacLeod（1924生まれ）　南アフリカ出身の物理学者．後にアメリカで活躍．彼の研究は現在コンピュータ断層撮影として全世界で使われている画像技術のための基礎となった．1979年にHounsfieldとともに脳の検査のための非侵襲的方法の開発の貢献に対してノーベル賞を受賞した．

Corti, Marchese Alfonso Giacomo Gaspare（1822-1888）　イタリアの解剖学者．1849～1851年までドイツのヴュルツブルクのKoelliker研究室で哺乳類の聴覚系の顕微鏡的研究を行った．また彼は顕微解剖学における新しい染色法を開発し，これが蝸牛の複雑な構造を明らかにするのに役立った．1851年に哺乳類の蝸牛の知覚器を初めて記載した．Corti器と呼ばれている．

Cotugno（=Cotunnius）, Domenico Felice Antonio（1736-1822）　イタリアの解剖学者，ナポリ大の解剖学教授．迷路系とその液体を含む耳の研究で知られ（1761年），彼は脳脊髄液の最初の記述（1764年）をも出版した．Cotunnius水道（前庭水道），Cotunnius液，Cotunnius神経などに名を残す．

Creutzfeldt, Hans-Gerhard（1885-1964）　ドイツの神経病理学者．ハンブルグで生まれ，JenaとRostockの大学で医学を修め，1909年にRostockで学位を得ている．ハンブルグのSt. George's Hospitalで実務研修を行っている．その後，船医として大西洋を航海している．ドイツに戻り，ハンブルグのSt. George's Hospital，フランクフルトの神経研究所，さらにブレスロー，キール（1938年主任教授），ベルリンの精神神経クリニック，ミュンヘンのドイツ精神医学研究所で働き，第二次世界大戦の始まったときは54歳で，家や診療施設が被災して苦労を味わっている．

Critchley, MacDonald（1900-1997）　イギリスの神経学者．彼はロンドンにあるKing's College病院とNational Hospital, Queen Squareで神経学者としての専門的な生涯を歩んだ．彼が臨床研修医となったのは1927年であった．知識への彼の貢献は単に技術ばかりでなく，ヒトの感受性と行動についての臨床観察力と細心の分析で定評があった．脳の中でも頭頂葉機能についての豊富な知識と経験に基づく洞察は他の追随を許さないものがあった．患者の診察には常に中型のカバンにありとあらゆる物を入れて秘書さんに持たせて現れ，そのような用具を使っての診察には居並ぶ医師たちを驚嘆させるものがあった．「Critchleyの魔法のカバン」と呼ばれていた．彼はQueen Squareの神経学研究所の所長になり，後に世界神経学協会の会長になった．彼の不朽の名著と言われたのは，次の書籍である．

MacDonald Critchley：The parietal lobes. Hafner Press, New York, 1953.

Crosby, Elizabeth Caroline（1888-1983）　アメリカの神経解剖学者．長年ミシガン大学に勤め，後にアラバマ大学に移った．彼女の中枢神経系の傷害とそれが原因

となる臨床神経症候との関係に対する専門的知識で有名．彼女はまた比較神経解剖学でも傑出していて，教師としても愛された．

Cushing, Harvey Williams（1869-1939） アメリカの神経外科医で脳外科手術の先駆者．オハイオ州のクリーブランドで生まれ，エール大で学び，ハーバード医学校で医学を修め，1895 年に卒業．バルチモアにある Johns Hopkins Hospital で有名な外科医 William Stewart Halsted の指導のもとに外科の修練をした．ハーバード医学校で外科学教授となり，1933 年から亡くなるまでエール大学医学部に勤めた．脳腫瘍の診断に X 線の使用を始めた．第一次世界大戦ではヨーロッパでアメリカ遠征軍の外科医として軍の医療団で奉仕活動をした．

D

Dandy, Walter Edward（1886-1946） アメリカの脳外科医．Johns Hopkins 大学教授．髄液の循環動態の研究，水頭症の手術療法，三叉神経痛の手術，小脳橋角部腫瘍の手術法，経脳梁松果体手術法，などを研究した．1918 年に気脳室造影法，1919 年には脳室造影法を開発．脳動脈瘤に初めてクリップをかけた脳外科医でもある．Dandy-Walker 症候群は同僚の Walker とともに発表したもので，第四脳室と小脳の奇形で，ルシュカ孔とマジャンディ孔の閉塞と小脳正中部分の発育不全があり，後頭部が突出．

Darkschewitsch, Liverij Osipovich（1858-1925） ロシアの神経学者で，モスクワ大とサンクトペテルブルグ大で教鞭を取る．中脳の Darkschewitsch 核，Darkschewitsch 路などの記載がある．

Deiters, Otto Friedrich Karl（1834-1863） ドイツの解剖学者．Virchow の弟子でボンに在住．耳と神経系の関連の研究で知られている．Deiters 細胞は蝸牛のラセン器にある外指節細胞をいう．Deiters 核（1865）は外側前庭神経核，あるいは外側前庭神経核と下前庭神経核を合わせていう場合もある．

Dejerine, Joseph Jules（1849-1917） フランスの一時代を画した著名な神経学者．スイスのジュネーブで生まれた．父親はその地の運送屋の経営者であった．フランス・プロシャ戦争のときに Dejerine はジュネーブ病院で奉仕者として働き，1871 年の春にパリで医学の勉強をすることを決心した．1877 年に Hôpital Bicêtre に採用された．そこでは病理研究室を始めた．1886 年に教授資格者になり，神経学に努力を傾注する機会を見つけた．彼は 1895 年から Hôpital Salpêtrière で働き，1901 年に医学史の教授になった．1911 年にはパリ大学医学部の神経学教授として Hôpital Salpêtrière で上級の資格を与えられた．Dejerine は脳の機能の局在の研究では先駆者の一人で，語盲は縁上回と角回の傷害の結果として起きることを初めて示していた．在任時代には多数の弟子に恵まれ，多くの研究がある．

DeJong, Russell Nelson（1907-1990） アメリカのミシガン大の神経学教授．American Academy of Neurology の会長を務め，その機関紙 Neurology の創設編集者であった．出版の中には彼の教科書"The Neurologic Examination"（最終出版 1979 年）や，1982 年出版の"A History of American Neurology"がある．

Del Rio Hortega →Hortega

Descemet, Jean（1732-1810） フランスの医師で，パリの解剖学と外科学の教授．1758 年に角膜の内面を裏打ちしている膜を記載した（Descemet 膜）．しかし，イギリスの眼科医 Duddell によってすでに報告されていたと言われている．

Devic, Eugene（1869-1930） フランスの心臓病専門医．1894 年に視神経脊髄炎の詳しい記述を行っている．Devic 病，あるいは Devic-Gault 症候群と呼ばれているが，1870 年の Albutt，1880 年 Erb，Chisholm の報告のほうが早い．

Down, John Langdon Haydon（1828-1896） イギリスの医師で，精神発達遅滞の研究とケアに生涯を捧げた．Down 症候群は正式には mongolism 蒙古症と呼ばれ，遺伝的に伝えられる精神異常である．大部分の患者は第 21 番染色体のトリソミーで総数 47 の染色体を有する．

Drager, Glenn A（1917-?） アメリカの神経学者．
　→Shy-Drager 症候群

Duchenne de Boulogne, Guillaume-Benjamin Armand（1806-1875） フランスの神経学者．筋疾患の研究で有名．Duchenne's muscular or pseudomuscular dystrophy（DMD）は重症で進行性の小児期の筋疾患で，ほとんどが少年である．後に遺伝性疾患であることが分かり，X 染色体に遺伝子異常がある．Duchenne's paralysis は進行性の球麻痺であり，Duchenne-Erb paralysis は脊髄神経 C5 と C6 の損傷のための上腕の麻痺である．

Duke-Elder, Sir William Stewart（1898-1978） 世界的に有名なスコットランドの眼科医．後にロンドンへ．生涯を通じて，彼は彼の成果に対して無数の名誉を与えられた．金字塔のような教科書"Textbook of ophthalmology"は後に 15 巻の"System of ophthalmology"へと発展した．

Duncan, Daniel（1649-1735） フランスの医師．Cavum septi pellucidi 透明中隔腔を Duncan の脳室という．しかし，上衣細胞が内腔を覆っていないので，正しくは脳室ではない．

Duret, Henri（1849-1921） フランスの神経外科医．Charcot 研究室で脳の血管支配と関連する血管病理を研究した．Duret の病巣は第四脳室の脳出血や，Duret の動脈は脳底動脈の上端から分岐して間脳に分布する後内側中心枝（別名：Duret の視床穿通動脈，Foix の視床動脈など）などに名を残している．

E

Eccles, Sir John Carew（1903 年生まれ） オーストラリアの神経生理学者．彼と Sir Alan Lloyd Hodgkin と Sir Andrew Huxley は，彼らの神経インパルスの生理学についての発見が評価されてノーベル医学生理学賞を 1963 年に受賞した．

Economo, Constantin von（1876-1931） ギリシャ系のルーマニア生まれの神経学者．彼はオーストリア，フランス，ドイツで学び，生涯の残りをウィーンで修練した．Von Economo 病は嗜眠性脳炎（1917 年）．

Edinger, Ludwig（1855-1918） ドイツのフランクフルトの解剖学者で神経学者．1914 年にはフランクフルト大の設立者の一人である．同年プロシャ王によりドイツの最初の神経学教授に任じられた．Edinger は 1872～1877 年までハイデルベルグとストラスブルグで医学を学んだ．1877～1882 年までギーセンで内科助手としてその時代に始まった神経学を学んだ．1881 年から神経学の研究を始め，ここで講師になった．彼はベルリン，ライプチッヒ，パリで働き，1883 年にフランクフルトで自身の神経学クリニックを開いた．1885 年に動眼神経核群の上端に縮瞳と輻輳に関与する副交感性の副核があることを報告し，Edinger-Westphal 核と呼ばれている．Edinger の指導により 1885 年に病理学者 Carl Weigert がフランクフルトの解剖の研究所長になった．Weigert は 1902 年に友人である Edinger に彼の研究所で働く場を提供したので，Edinger は彼自身の神経病部門を始めるのに十分な場所を得た．しかし 1909 年に Edinger はフランクフルト大に移った．教授としての任命書にはその部門の経済的な責任がある旨の言葉が書かれてあった．1918 年初めに Edinger は心臓発作のために急死した．

Ehrlich, Paul（1854-1915） シレジア生まれで，後にベルリンの神経組織学者．メチレンブルーによる神経組織の生体染色を紹介した．神経細胞化学の開拓者．

Elliot Smith, Sir Grafton（1871-1937） イギリスの神経解剖学者で民族学者．オーストラリア生まれで，ロンドン在住．何年間もカイロにも滞在．彼の仕事は特に大脳皮質の形状の比較形態学で，エジプトの墳墓からの解剖学的標本の分析は彼に広範な認識をもたらした．

Erb, Wilhelm Heinrich（1840-1921） ドイツの神経学者．彼は反射打腱槌の使用と神経学的検査の一部として腱反射を調べることを紹介した．彼はハイデルベルクでカリキュラムの一部に神経学の採用にも責任を持っていた．Erb の現象は破傷風で運動ニューロンの電気的易刺激性の亢進があること．Duchenne-Erb 麻痺は腕神経叢の上部（C5 と C6）の分娩時損傷による上肢の麻痺．

Erlanger, Joseph（1874-1965） アメリカの神経生理学者．器楽における熟練と自律神経系の機能の研究で有名．彼と以前の学生の H. Gasser は 1944 年に個々の神経線維の高度に分化した機能の発見でノーベル医学生理学賞を受賞した．

Euler, Ulf Svante von（1905 年生まれ） スウェーデンの神経生理学者．交感神経の節後終末にある神経伝達物質はノルアドレナリンであり，アドレナリンではないことを発見．この業績により 1970 年に J. Axelrod と B. Katz とともにノーベル医学生理学賞を受賞．

Eustachius, Bartolommeo（1510 または 1520-1574） イタリアの医師で，ローマの解剖学者．彼は耳の部分を含む多くの構造を発見し，記述した．Eustachian 管は耳管．

Exner, Siegmund（1846-1926） ウィーンの生理学者．Exner の書字中枢は中前頭回の後部に局在．Exner の神経叢は大脳皮質の浅層にある神経線維層である（1881 年）．

F

Falloppio（＝Fallopius）, Gabrielle（1523-1562） イタリアの解剖学者．有名な Vesalius の弟子で，後に Padua 大の教授になった．Fallopian canal（aqueduct）は側頭骨内の顔面神経管．

Fañanás, J（?-?） スペインの医師．Fañanás 細胞は小脳皮質の分子層にある神経膠細胞で feather cell とも呼ばれる．

Fisher→Miller Fisher

Flechsig, Paul Emil（1847-1929） ドイツの神経解剖学者．ライプチッヒの精神医学教授．髄鞘発生と中枢神経系の伝導路の研究で有名．彼が名前を残しているものとしては，Flechsig の卵円野（腰髄レベルの後索の後中隔に接した部分の下行路）．Flechsig 路は後脊髄小脳路．Flechsig's loop は視放線の側頭葉部分で，Meyer のループと同じもの．Flechsig の弓状核は視床後内側腹側核（VPM）．Flechsig は pyramidal tract 錐体路の命名をした．

Fleischer, Bruno Richard（1848-1904） ドイツの医師．Kayser-Fleischer 輪は Kayser を見よ．

Flourens, Marie Jean Pierre（1794-1867） フランスの生理学者で解剖学者．大脳は思考と意思の力に関連し，小脳は運動の協調することに関係することを証明した．

Foerster, Otfrid（1873-1941） ドイツの神経学者で神経外科医．大脳皮質の細胞構築学や脊髄神経の皮膚分節様式などを含む多くの研究で有名．彼はまた疼痛の除去の外科的手法として伝導路切断術を紹介した．

Foix, Charles（1882-1927） フランスの神経学者．Marie の弟子．彼の主な関心はいろいろな動脈の閉塞による症候であった．1921 年に彼とその仲間たちはパーキンソン病では黒質が特に関与することを示した．

Fontana, Abbada Felice Gaspar Ferdinand（1720 または 1730-1805） イタリアのピサとフローレンスの解剖学者．神経学の知識への貢献は広い領域の対象に及んでいる．

Forel, August Henri（1848-1931） スイスのチューリッヒの神経学者．脳には Forel の名前を冠した構造が多数ある．Forel 交連は乳頭上交連，Forel 交叉は腹側被蓋交連，Forel 野は間脳の腹側視床にある．Forel の H 野は視床束に入る前の赤核前野で歯状核視床路，赤核視床路，淡蒼球視床線維，などを含む．Forel の H_1 野は背側視床と無名野との間で視床束を含む狭い線維領である．Forel の H_2 野はレンズ核束の線維と視床下核包を含む無名野と視床下核の間の狭い部位である．H, H_1, H_2 の呼称は被蓋のドイツ語 Haubenregion に基づくものである（1877 年）．

Foster Kennedy, Robert（1884-1952）アイルランド出身の神経学者．ダブリンの Royal University of Ireland で医学を修め，卒業後 1906 年に National Hospital, Queen Square に移り，そこで Sir William Gowers, John Hughling Jackson, Sir Victor Horsley, Sir Henry Head の指導を受けた．1910 年に彼は New York Neurological Institute に呼ばれた．しかし第一次世界大戦のために，彼はヨーロッパに戻った．戦後ニューヨークの Bellevue Hospital で働き，そこで Samuel Alexander Kinnier Wilson と出会う．Foster Kennedy はコーネル大の神経学教授になり，1940 年にアメリカ神経学会の理事長に選ばれた．1911 年に報告された Foster Kennedy 症候群は前頭葉腫瘍による脳の下方圧排時にみられ，球後視神経炎，中心暗点，病巣側の視神経萎縮，反対側の乳頭浮腫．

Foville, Achille Louis（1799-1878）フランスの神経学者．Achille Louis François Foville の父親．Foville's fasciculus は stria terminalis．

Foville, Achille Louis François（1831-1887）フランスの神経学者，解剖学者，生理学者．パリのサルペトリエール病院で教育を受け，ルーアン養育院を経て，パリに戻った．Foville 症候群は表情筋の麻痺，病巣側への外眼筋の注視麻痺，反対側の片麻痺からなり，この症候は橋の片側の傍正中領域の傷害によるもので，顔面神経膝，外転神経核，内側縦束，皮質脊髄路などを破壊している．

Freud, Sigmund（1856-1939）ウィーンの神経学者で精神科医．精神分析の創始者．

Friede, Reinhard L（?-?）ドイツのゲッチンゲン大，神経医学センターの神経病理部門教授．1989 年に著書 "Developmental Neuropathology" を発刊．

Friedemann, Max（?-?）ドイツの神経学者．1912 年頃にベルリンで活躍．Friedemann の半月核は視床の腹側後内側核 ventral posteromedial nucleus（VPM）．

Friedreich, Nikolaus（1825-1882）ドイツのヴュルツブルクとハイデルベルグの神経病理学者．Friedreich 失調症（1875）は家族性の脊髄性失調症で，位置覚の消失，通常は常染色体劣性遺伝である．薄束，楔状束，脊髄小脳路の神経線維の変性を認める．

Fujisawa, Koushirou（?- ）藤澤浩四郎．日本の神経病理学者．東大医学部卒，東大精神科，脳研究施設神経病理部門，東京都神経科学総合研究所神経病理部門を経て，鵬友会ほうゆう病院院長，聖マリアンナ医大客員教授，東京都神経科学総合研究所客員研究員，日本神経病理学会名誉会員．

Fujita, Setuya（?- ）藤田哲也．日本の病理学者．1955 年に京府医大卒，病理学を専攻し 1959 年に学位を得る．同医大の病理学教授，後に学長となる．中枢神経系の発生学の研究で有名．現在 Louis Pasteur Center の Secretary General．

Fujita, Tsuneo（1929-）藤田恒夫．日本の解剖学者．東大医学部卒，同大解剖学教室で組織学を専攻．新潟大解剖学教授，日本歯科大新潟歯学部教授．基底顆粒細胞の研究を推進し，パラニューロンの概念を提唱した．肉眼解剖学者の藤田恒太郎は父．

Fuse, Gennosuke（?-?）布施現之助，日本の解剖学者．東大卒後にスイスに留学，1816 年東北大医学部の前身の東北医科大学教授，さらに東北大医学部教授．後に医学部長を務めた．日本で初めての脳の解剖学者．

G

Gajdusek, Daniel Carleton（1923 生まれ）アメリカの小児科医．感染症の原因および伝播についての新しいメカニズムの発見によって，1976 年にノーベル生理学賞受賞．

Galen → Galenus

Galenus, Claudius（AD129-200 or 216*）
*生存期間は諸説があり，AD131-201 という説もある．Galenus はペルガモン（現在はトルコ領）に生まれ，20 歳までは数年間，アスクレピウスの治療師として地方の寺院で奉仕をしていた．Galenus は人体構造の勉強や死体の解剖をすることを好んだが，それはローマの法律では禁じられていた．それで動物を使うことに興味をもった．法律的な制限は身体の概念に多数の誤りをもたせることを余儀なくされた．彼は父親の死後，おそらく AD148 か 149 年にペルガモンを去り，コリントとアレクサンドリアで 12 年間勉強をした．AD157 年に Galenus は生まれ故郷に戻り，拳闘士の学校で医師として 3～4 年間働いた．この時代に外傷や創傷の治療で多くの経験をした．後にそれを身体構造への窓と表現した．Galenus は多くの大胆な，脳や眼の外科手術を含む治療を手がけた．それらはその後ほとんど 2000 年近くも行われることはなかった．AD162 年に彼はローマに移り，講義をしたり，多数の記載をしたり，解剖学的な知識を市民に披露した．彼は経験豊富な医師としての名声を博した．彼の技術に多くの顧客を引きつけた．その中に執政官のフラヴィウス ベチウスがいて，彼を宮廷に紹介し，皇帝のマルクス アウレリウスの侍医となった．AD166～169 年はペルガモンに帰った．Galenus の大大脳静脈は中脳の背方にある無対の太い静脈で，脳底静脈や内大脳静脈が流入し，直静脈洞に送る．

Gall, Franz Joseph（1758-1828）ドイツの解剖学者．脳の知識に大いに貢献した．

Gallyas, Ferenc（?-?）ハンガリーの科学者．ブタペストで化学を学び，Pecs 大の生物学で学位を受けた．1975 年にゲッチンゲンの Max-Planck 生物物理化学研究所で働き，1982 年にその大学の形態学センターに 1 年間滞在した．1988 年にはニューヘブンのエール大で客員教授になった．そして同年 Pecs 医科大の神経病理学の教授に任命された．Gallyas-Braak 染色はアルツハイマー病やパーキンソン病の脳の形態学的な変化の研究に使われる鍍銀法．

Gasser, Herbert Spencer（1888-1963）アメリカの神経生理学者．Erlanger の弟子で，後に同僚として 1944 年に個々の神経線維についての研究でノーベル生理学医学賞を共同受賞．

Gasser, Johan Laurentius（1702-1777） オーストリアのウィーンの解剖学者．三叉神経節すなわち三叉神経の知覚性神経節は彼の弟子の Antonius Hirsch によって彼の名誉を称えて 1765 年に Gasser の神経節と名付けられた．

Gaucher, Philippe Charles Ernest（1854-1918） フランスの皮膚科医．ニエーヴルで生まれ，医学の学位を 1882 年に得た．そのすぐ後に Necker で診療所長になった．その翌年には彼はパリのいくつかの病院で指導者になった．彼は皮膚科学と同様に病理解剖学，細菌学，組織学を教えた．1902 年に大学の皮膚科学と梅毒学の主任として Jean Alfred Fournier（1832-1914）の後任となった．彼は後に Gaucher 病として知られる疾患の記述で記憶に残るようになった．学生であった 1882 年に彼は肥大した脾臓をもつ 32 歳の女性で彼の名前を冠した病気を発見した．そのとき Gaucher は脾臓の癌と考えた．彼の所見を学位論文に"網様系の上皮腫，白血病のない網様系の特発性肥大"として出版した．しかしながら，Gaucher 病の真の生化学的本質が理解された 1965 年までは世に現れなかった．

Gennarelli, Thomas A（?- ） アメリカの神経外科医で外傷性頭部損傷の分野で有名な研究者．1999 年に Froedtert の神経外科部門とウィスコンシン医科大学の主任教授に任命された．1982 年にびまん性軸索損傷の分類を行っている．

Gennari, Fransisco（1752-1797） イタリアのパルマの生理学者．学生時代に後頭葉の大脳皮質に線状構造を肉眼的に発見した．これは Gennari 条あるいは視覚線条であり，1776 年に見つかり，1782 年に記載された．17 野の第Ⅳ層のこの線維層は視覚皮質のよく発達した外 Baillarger 条であり，大部分が視放線の投射領域で，おそらく追加的な連合線維もある．

Gehrig, Lou（1903-1941） アメリカの野球選手．彼自身が筋萎縮性側索硬化症（ALS）に侵され，彼の死後にその病気は社会的に広く認知された結果，Lou Gehrig 病として知られるようになった．

Gerstmann, Josef（1887-1969） オーストリアの神経学者で，後にアメリカに移住．ウィーン大で医学を修め，同大精神科で助手となった．第一次世界大戦ではイタリアアルプスに医療班として従軍し，多くの兵士の治療に当たった．1928 年にウィーン大精神科の主任教授となった．10 年後にはナチスの迫害を恐れてアメリカに移住した．アメリカでは多くの施設に顧問として迎えられて活躍した．梅毒感染の進行麻痺，手指失認，後に彼の名を冠した Gerstmann 症候群の症例を報告した．

Gerstmann 症候群は神経学的な異常で，手指失認（指の名前を答えたり認識することが困難），書字失行（書くことができない），失計算（算数計算をすることができない），左右失認（左右の認識の混乱）などからなる．左の角回の病巣によるものである．詳細な内容は次の文献にある．

Critchley M：The enima of Gerstmann's syndrome. Brain 89：183-198, 1966.

Gerstmann-Sträussler-Scheinker 症候群はきわめて稀な神経変性疾患である．ほとんどが遺伝性で世界中で数家族しか発見されていない．病気の発症は通常 35〜55 歳である．初期には筋の共同運動を欠くいろいろな段階の失調症を経験し，ぎこちなさ，不安定さ，歩行困難などがある．

Geschwind, Norman（1926-1984） アメリカの神経学者．ハーバード大で神経学を学び，その後にイギリスの国立病院，ボストン大で研鑽を重ね，ハーバード大の神経学教授，マサチューセッツ工科大心理学教授，ボストン市立病院とボストンのベス-イスラエル病院の神経科部長を歴任．ボストン失語症研究センターの設立者で，大脳離断症候群，てんかん，精神症状の器質的基盤，大脳半球優位性と非対称性，失行，失語などに特に貢献が著しい．

Golgi, Camillo（1844-1926） イタリアの解剖学者．ロンバルディアで生まれ，パヴィアで教育を受けた．パヴィアの組織学・解剖学の教授となった．1873 年にクロム酸銀や，硝酸銀とオスミウム酸による鍍銀法を開発した．彼の鍍銀法で神経細胞の形態を明確にとらえることができるようになった．1906 年に Cajal とともにノーベル賞を受賞した．

Goll, Friedrich（1829-1903） スイスの解剖学者．Goll 束は延髄下部と頚髄にある薄束を，Goll 核は延髄下半の後索核の中の薄束核を指す．深部知覚系の中継核．

Gordon, Alfred（1874-1953） フランス系アメリカ人の神経学者および精神科医で，パリで生まれて医学を修め，移民としてフィラデルフィアに移住，ジェファーソン医科大学のスタッフとなった．神経反射の研究に情熱を傾けた．①Gordon 反射は Babinski 反射の変法で，腓腹筋を握ると爪先の第 1 趾が背屈する．錐体路障害でみられる．②強直性反射は膝蓋腱を叩くと，伸展した下腿がすぐに元に戻らない現象．③Gordon 伸展徴候は豆状骨の橈側深部に圧迫を加えると，屈曲している指が伸展し，ときに開扇現象を伴う．④Gordon 徴候は 2 つの現象からなる．錐体路障害があるときに手首で豆状骨の上を押さえると，第 1 指と第 2 指の屈曲が起きる（スーク徴候，手指徴候）．腕が受動的に持ち上げられたときに，指が開扇して肘関節が伸展すること．健常者でも起こるが片麻痺患者では顕著．⑤Gordon 症候群は先天性異常症候群で，網膜色素変性症，神経性難聴，錐体路徴候，関節拘縮，精神発達遅滞を呈する．Gordon 症候群にはまったく別のものがあり，糸球体濾過は正常で，高血圧，尿細管性アシドーシス，高カリウム血症があるもので，二次性高カリウム性周期性四肢麻痺を伴うこともある．

Gowers, Sir William Richard（1845-1915） イギリスの神経学者．多数の注目に値する神経学的異常の記述の出版で有名．眼底鏡の有効さを初めて認めて，多数の疾患で網膜所見を記載した一人である．19 世紀のイギリスの指導的な神経学者でもある．1872 年に Queen Square の大学付属病院兼国立病院に採用され，ロンドン大臨床医学教授となる．1879 年にイギリス医師会とイギリス学士院の特別会員に選出され，1897 年にはナ

イトに叙せられる．最高の名著といわれた"Textbook of diseases of the nervous system"（1886）をはじめ数々の著書がある．Gowers 路は通常は彼が 1880 年に記載した前脊髄小脳路を指すが，この術語は脊髄視床路を示したり，ときどき脊髄の前外側の上行性の複合物全体を指して使われることもある．

Gratiolet, Louis Pierre（1815-1865） フランスの解剖学者で動物学者．その名前を冠したものには，Gratiolet の放線が有名で，外側膝状体から有線領（視覚領）に投射する視放線を指す．ときどき脚ワナ ansa peduncularis をも含むこともある．Gratiolet の大脳回は後頭葉の外側面の下層に埋まっている小さな大脳回を指している．Gratiolet 管は前交連を含む脳の連絡をいう．

Greenfield, Joseph Godwin（1884-1958） イギリスの神経病理学者．エジンバラと Queen Square の国立病院で研鑽し，1914 年に Queen Square の国立病院で神経病理学者として採用された．彼の研究室から優秀な論文が多数生み出され，その時代の規範となった多数の著書が出版された．1958 年には "Neuropathology" は最新の情報を平易に解説されていると絶賛されたが，Greenfield は Queen Square を定年退職後にアメリカのベセスダで働いていて出版の直前に亡くなった．著書は Blackwood，McMenemey らの弟子たちによって引き継がれ，現在は Graham & Lantos による第 6 版が出版されている．

Gudden, Johannes Bernhard Aloys von（1824-1886） ドイツの神経学者で精神科医．チューリッヒで活躍．Gudden の名前を冠した構造が多数ある．Gudden 交連は視交叉内の交叉．Gudden 路は乳頭被蓋路，Gudden 核は背側被蓋核，Gudden の神経節は脚間核，Gudden の萎縮はある大脳皮質領域の破壊後の背側視床の逆行性変性など．

Guillain, Georges（1876-1961） フランスの神経学者．ルーアンとパリで医学を修め，サルペトリエールの Raymond に師事し，その後アメリカとドイツで研鑽．1923 年にサルペトリエール病院で Charcot，Raymond，Dejerine，Marie と続いた神経学主任教授の後任に任命された．多くの研究業績をまとめて出版し，1947 年に退職して Alajouanine に引き継がれた．Guillain-Barré 症候群は時に Landry-Guillain-Barré 症候群とも呼ばれ，急性の特発性多発神経炎で，筋力低下あるいは対麻痺で知覚障害を伴わない特徴がある．通常は回復するが，急激に進行して呼吸の管理がないと死に至ることがある．そのほか，Guillain-Mollaret 三角は赤核-オリーブ核-小脳を結ぶフィードバック回路で，脳幹と脊髄の運動核の結合に関与して運動活動を制御する．

H

Haller, Albrecht von（1708-1777） スイスの解剖学者で生理学者．Haller の交連は最下交連，Haller 層は眼球の脈絡膜の血管層，Haller 線は脊髄腹側正中線，Haller ワナは顔面神経と舌咽神経の間に形成される．

Hallervorden, Julius（1882-1965） ドイツの神経病理学者．ケーニッヒスベルク大で医学を修め，ランズベルク大で精神科医として働く．1922 年にミュンヘン大で彼の師の Hugo Spatz とともに症候群を記載した（Hallervorden-Spatz）．後にベルリンのカイザーヴィルヘルム研究所，世界大戦後にはフランクフルトで Spatz に合流した．Hallervorden-Spatz 病は別名に Martha-Alma 病，進行性淡蒼球変性，成人黒内障性白痴などがある．稀な疾患で，劣性遺伝性で小児期に発症する．淡蒼球と黒質内の鉄その他の色素の沈着，神経膠細胞の増殖，大脳の髄鞘変性，大脳基底核と視床の軸索と神経細胞体あるいは樹状突起内のスフェロイド（球状体）の存在が特徴的．臨床的には，視神経萎縮，網膜色素変性，進行性ジストニー，舞踏病，構音障害，精神衰退，パーキンソン症候，錐体路徴候がみられる．5〜20 年で死に至る．

Hammond, William Alexander（1828-1900） アメリカの神経学者．Hammond 病はアテトーシス．

Head, Sir Henry（1861-1940） イギリスの神経学者．皮膚の神経支配を研究し，自分の末梢神経切断後の知覚の変化を研究した．彼の研究により第一次世界大戦中および戦後に脳外傷兵士で失語症と関連する異常の知識は大いに進歩した．

Heidenhain, Rudolf Peter（1834-1897） ドイツの精神科医で病理学者．Heidenhain-Woerke 染色は髄鞘染色法．Heidenhain 病は神経細胞の消失と神経膠症を伴う成人の大脳皮質にみられる緩徐進行性の海綿状変性で，重い痴呆，皮質盲，固縮，アテトーゼ，運動失調，構音障害，小脳徴候，ミオクローヌスなどを呈し，発症後数カ月で死亡．臨床症状と病理所見はクロイツフェルト-ヤコブ病に酷似している．その差異はまだはっきりしていない．

Held, Hans（1866-1942） ドイツの解剖学者．Held 束は内側視蓋脊髄路，Held 交連は蝸牛神経腹側核からの二次聴覚線維が反対側へ交叉する部分，などをはじめ名前を冠した多数の構造がある．

Helweg, Hans Kristian Saxtorph（1847-1901） オランダの内科医．脊髄の三核路は Helweg 路とも言われ，オリーブ脊髄路である．

Henle, Friedrich Gustav Jacob（1809-1885） ドイツの解剖学者．顕微解剖学の分野で多数の貢献をした．Henle 鞘は神経内膜で個々の末梢神経線維の繊細な間葉系の結合組織成分である．

Herophilus of Chaldecon（335-280 BC） ギリシャ出身のアレクサンドリアの医師．脳および脳硬膜と静脈洞を最初に記載した．脊髄から運動や知覚の神経が出ることなど，多くの解剖生理学的事実を記載した．脳は知能の器官であり，第四脳室を魂の座ととらえた．Torcular Herophili（Herophilus の貯蔵室）は静脈洞交会に与えられた名称で，内後頭隆起の部分にある．

Heschl, Richard L（1824-1881） オーストリアのウィーンのオルムス大の解剖学，クラクフ大で病理学，グラーツ大で臨床医学のそれぞれ教授であった．1855 年に記載された Heschl 回は外側溝の中の側頭葉上面の横側頭回を指す．聴覚の処理を行う大脳皮質．横側頭回をみると，優位半球のほうが大きいことがわかっている．

Hess, Walter Rudolf(1881-1973) スイスの神経生理学者．間脳の研究と行動と自律神経系の活動との解剖学的関連の研究で知られている．1949年にMonizとともにノーベル生理学医学賞を受賞．

Heubner, Johann Otto Leonhard(1843-1926) ドイツのライプチッヒ，ベルリン，ドレスデンで活躍した小児神経学者．Heubnerの動脈は反回動脈とも呼ばれ，前大脳動脈の基部から分かれて，前有孔質から脳内に入り，尾状核頭などに分布する．

Hippel, Eugen von(1867-1938) ドイツの眼科医．ケーニッヒスベルグで生まれ，ギーセン，フライベルグ，ベルリンで学び，1890年に医学の学位を得た．ハイデルベルグでは眼科医Theodore Leber(1840-1917)と神経科医Wilhelm Heinrich Erb(1840-1917)のもとで学んだ．1897年ハイデルベルグで教授の称号を得た．1909年にはハレの眼科学教授となった．さらに1914年にはゲッチンゲンの眼科学教授となった．1904年に網膜の稀な異常について記述し，1911年にこの病気の解剖学的な原因を発見して網膜血管腫症と命名した．しかしながら，1926年にスウェーデンの病理学者Arvid Lindauが網膜血管腫症と小脳や中枢神経系の他の部位の血管芽腫との関連を明らかにするまでは日の目を見ることはなかった．今日ではこの状態はvon Hippel-Lindau(VHL)病として知られている．von Hippelは眼の解剖と疾病についての教科書の記載にいくつかの貢献をしている．彼は，角膜移植のパイオニアのArthur von Hippel(1841-1916)の息子で，ドイツ系アメリカ人の内科医Arthur R. von Hippel(1898-2003)の叔父である．

Hirano, Asao(1926-) 平野朝雄．日本出身のアメリカの神経病理学者．京大卒，学位取得後1953年に臨床研修と神経病理学を学ぶためにアメリカに渡る．1955年にニューヨークのモンテフィオーレ医学センターで神経病理学の修練を始めた．1959～1960年にNIHの客員研究員としてアルツハイマー病とパーキンソン病に類似の風土病の研究のためにグアム島に移住．彼の研究はアルツハイマー病の標準的な特徴が何であるかを同定した．それは現在では平野小体として知られている．彼は1961年にWeil AwardをAmerican Association of Neuropathologistsから受け，1992年にアメリカ下院議会の，1998年にグアム議会のそれぞれ推賞を受けた．Asao Hiranoは30年以上もモンテフィオーレ医学センターの神経病理部門の主任とAlbert Einstein医科大の教授を務め，神経科学のこれらの任務で彼は次の時代を担う神経科学者を育成するためにインターンや医学生を熱心に指導した．日本政府は神経病理学での際立った貢献に対して叙勲を行った．

Hirasawa, Kou(1900-?) 平澤 興．日本の解剖学者．新潟県出身，1924年京大医学部卒，同時に京大医学部解剖学助手から後に解剖学助教授．さらに新潟医大解剖学助教授，アメリカに2年半留学，1930年に新潟医大解剖学教授．1945年に京大医学部解剖学教授，その後京大総長．線条体と大脳皮質の線維連絡を研究．

Hirsch, Anton Balthasar Raymond(1743-?) L Gasserの弟子．三叉神経節にGasser神経節の命名をした．

Hirschprung, Harald(1830-1916) デンマークのコペンハーゲンの卓越した小児科医．Hirschprung病は小児期の結腸の異常で，神経堤細胞の尾側への移動による副交感神経節の形成ができなかったために起きる．腸管の尾側部分の神経支配ができないために，先天性巨大結腸症となる．

Hochstetter, Ferdinand(?-?) オーストリアの解剖学者．Toldt-Hochstetterの人体解剖アトラスを出版．

Hoffmann, Johann(1857-1919) ドイツのハイデルベルグ大の神経学教授．小児の脊髄性筋萎縮の記述は1893年に行われ，Werdnigの報告よりも2年後であった．Werdnig-Hoffmann病と呼ばれている．常染色体劣性遺伝のこの疾患は通常は4歳までに死亡する．Hoffmann反射は手指屈曲反射で，中指先を軽く弾くと母指や他の指に屈曲反射が起きる．Babinski反射などと同じ意義のものとされ，錐体路損傷のときに出やすい．

Holmes, Sir Gordon Morgan(1876-1965) イングランド・アイルランド系のイギリスの神経学者．ダブリンとドイツで修練の後，1909～1941年の長年にわたりロンドンの国立病院に勤めた．イギリス神経学の父とも言われている．視覚系，小脳系，脊髄系の優れた論文が多数ある．若い時代のドイツでの修練はWeigertとEdingerのもとで薫陶を受け，神経解剖学や神経生理学に精通していたために，正確で緻密な観察には定評があり，彼の著書の"An introduction to clinical neurology"は今でも最高の神経学入門書と言われている．

Holzer，履歴などは見つからない．
　Holzer染色は燐モリブデン酸とクリスタル紫を使って神経膠細胞を染め出すもので，線維性星状膠細胞の証明に優れている．

Horner, Johann Friedrich(1831-1886) スイスの眼科医．チューリッヒ大の眼科学教授．1869年に交感神経の障害で出現する眼の変化を初めて記載した．眼裂の狭小，眼球の陥凹，縮瞳がある．

Hortega, Pio del Rio(1882-1945) スペインの神経解剖学者．Cajalのもとで学んだ．Cajalの鍍銀法を改良して，小膠細胞と希突起膠細胞を同定した．Cajalと意見が対立し，その後パリ，オックスフォード，ブエノスアイレスで仕事を続けた．Hortega細胞は小膠細胞microgliaを指す．

Hounsfield, Godfrey Newbold(1919-?) イギリスのエレクトロニクス技師．Cormackの発見した理論を発展させて，脳の検査の非侵襲的方法であるコンピュータ断層撮影法computerized axial tomographyを開発した．1979年にCormackとHounsfieldはその貢献に対してノーベル賞を受賞した．

Hunt→Ramsay Hunt

Huntington, George Sumner(1850-1916) アメリカのロングアイランドの医師．ニューヨークで医学を修め，卒後1年でオハイオで開業した．1872年に家族性の痴呆についての記載を初めて行った．彼の名前を冠してHuntington舞踏病と呼ばれ，一般的に20～40歳代で発症し，異常運動（舞踏様運動），人格や認知能力の低

下，精神障害を呈する．思考緩慢，学習障害，思考過程や注意の転換などに障害が認められる．病理学的には尾状核の萎縮があり，尾状核と前頭葉の大脳皮質の神経細胞の脱落を認める．常染色体優性遺伝で，第4染色体のトリプレットコドン反復の異常のために起こる進行性神経変性疾患．

I

Ingram, Walter Robinson（1905-1978） アメリカの神経解剖学者．イギリスで生まれ，アイオワ大で教えた．彼の研究は行動の神経学的基礎，特に視床下部の解剖学と生理学で有名．Nucleus intercalates of Ingram は外側乳頭体核の背側部，Lateral mamillary nucleus of Ingram はその腹側部分．

Ikuta, Fusahiro（1929- ） 生田房弘．1955年新潟大医学部卒，1960年新潟大院修了，新潟大脳研究所病理学教授，新潟大脳研究所長．新潟大名誉教授，グリアについての多くの業績がある．

Ishii, Tsuyoshi（?- ） 石井　毅．東京都精神医学研究所長．

Ito, Tatsuji（?- ） 伊藤辰治．日本の病理学者．新潟大病理学教授，新潟大学長．脳腫瘍病理学の開拓．

J

Jackson, John Hughling（1835-1911） イギリスの医師．ヨークシャー生まれで，ヨークで医学を修めた．ロンドンの St. Bartholomew 病院で修練し，ヨークの Poor 病院，ロンドンのロンドン病院，Moorfields Eye Hospital などで研鑽の後，1862年 Brown-Séquard の推薦で国立病院で助手として働き，翌年ロンドン病院のスタッフに加わった．1878年に雑誌 "Brain" の創刊に尽力した．彼の神経学での先駆者的な研究は注目に値する．現在では神経学の古典となっているてんかんについての多くの記述と他の神経学的異常について神経系の構造と機能についても出版した．ジャクソンてんかんは大脳皮質の障害領域のニューロンの突然の異常放電である．けいれんの始まる領域に病巣がある．

Jakob, Alfons Maria（1884-1911） ドイツの神経病理学者．ミュンヘン，ハンブルク，ベルリンで医学を修め，1908年にシュトラスブルク大を卒業，Krepelin, Nissl, Alzheimer に師事した．その後ハンブルクに戻り，精神医学の研鑽に努めた．脳外傷，脱髄疾患，神経梅毒，錐体外路疾患，脳解剖，脳組織学などに貢献した．Creutzfeldt（1920）に遅れて 1921年に spongiform degeneration of the brain の3症例報告をしている．現在はクロイツフェルト-ヤコブ病と呼んでいる．

Jannetta, Peter J（1932生まれ） アメリカの神経外科医．ペンシルバニア大医学部で医学を修め，1971〜1997年までピッツバーグ大の神経外科学教授を務めた．現在は Allegheny General Hospital で神経外科学教授．脳神経の障害と微小血管外科の専門家で，動脈による脳神経根の圧迫除去の手術は Jannetta の手術として有名．

Joubert, Marie（?-?） カナダの神経学者．Joubert 症候群は小脳虫部の部分あるいは全部の無形成からなる常染色体劣性遺伝の異常でヒポトニー，発作性過呼吸，精神遅滞，異常眼球運動があり，多くは幼児期に死亡．

K

Kayser, Bernard（1869-1954） ドイツのシュツットガルトの眼科医．Kayser-Fleischer 輪を報告．Wilson 病の診断の確定に必要．銅代謝の異常によるもの．Kayser-Fleischer ring は Wilson 病の虹彩の辺縁の Descemet 膜に銅の粒子が沈着したものをいう．→ Descemet

Kennedy→Foster Kennedy

Kernig, Vladimir Michalovich（1840-1917） ロシアの神経学者．Kernig 徴候は 1884年に報告され，受動的な膝の伸展により膝関節屈曲筋のスパスムのために動きの制限がある．これは髄膜炎を示す徴候である．

Kernohan, James Watson（1897-1981） アイルランド出身のアメリカの病理学者．アイルランドの Queen's University で医師の資格を取り，1931年にアメリカに移り，Mayo Clinic で病理学者となった．Kernohan 切痕は脳の圧が高くなり，反対側の小脳テントの辺縁に押し付けられて大脳脚に切れ込みができる．

Klüver, Heinrich（1897-1979） アメリカの実験精神医学者．ドイツで生まれ，1914年ベルリン大に入学，1920年に卒後研修でハンブルグ大で Gestalt 精神医学者 Max Wertheimer に3年間師事，1923年にはアメリカに移る．1924年にスタンフォード大精神医学講座で PhD．1924〜1926年にミネソタ大を経てコロンビア大で2年間，その後シカゴ大精神科と生物科学部門．1938年に神経外科医の Paul Bucy とともに Klüver-Bucy 症候群を記載．サルの両側頭葉の内側面の大きな傷害で，精神盲様行動，何でも口に持っていく oral tendency, hypermetamorphosis という視覚刺激に対して強制されたような行動，怒りや恐怖に対する情動反応の欠如，性行動の異常亢進，食習慣の変化などがみられる．後に Klüver は神経解剖学に転じて染色法の開発をする．Klüver-Barrera 法は神経細胞と髄鞘を染め分ける特殊染色として開発され，現在世界中で使われている．63歳で1960年に退職．

Barrera E とともに神経系の特殊染色法を考案．本法は神経系の染色法としては世界中でもっとも使われている．髄鞘とニッスル小体や核などを染め分ける

Klüver H, Barrera E：A method for the combined staining of cells and fibers in the nervous system. J Neuropath Exp Neurol 12：400-403, 1953.

Kölliker, Rudolf Albert von（1817-1905） スイスの解剖学者．神経線維は神経細胞の突起であることを最初に示した．彼は Waldeyer と Cajal が打ち立てたニューロン説に50年近く先行していた．

Kornzweig, Abraham L（1900-1982） アメリカの内科医．1922年にコロンビア大を卒業．1925年にニューヨーク大医学校から医学博士の学位．Mount Sinai 病院のコンサルタント．1950年に Frank A Bassen とともに後に Bassen-Kornzweig 症候群と命名された症例を報

告.

Korsakoff, Sergei Sergeivich（1853-1900） ロシアの精神科医．コルサコフ症候群は健忘，作話，失見当からなる．それはときどき，しかし常にではなく，アルコール性で起こり，通常は乳頭体や，ときに中隔領域や海馬の両側性病変と関連がある．

Kosaka, Kenji（1941- ） 小阪憲司．日本の精神科医．1965 年に金沢大医学部卒，1970 年名古屋大精神医学講座助手，1974 年同講師，東京都精神医学総合研究所副参事研究員，1977～1978 年ドイツの Max-Planck 精神医学研究所客員研究員，1991 年横浜市大精神科教授．1996～1998 年付属浦舟病院長兼任．2005 年横浜市大名誉教授，福祉村病院院長．2007 年聖マリアンナ医学研究所所長．2009 年横浜ほうゆう病院長．大脳に Lewy 小体の出現する Lewy 小体病の提唱．

Krabbe, Knud Haraldsen（1885-1965） 著名なデンマークの神経学者．多くの重要な科学的な貢献をしている．Krabbe 病（1913 年）は小児の神経変性疾患で，常染色体性劣性遺伝．2 歳までに死に至る．

Krause, Wilhelm Johann Friedrich（1833-1910） ドイツの解剖学者．ゲッチンゲン大と，後にベルリン大で解剖学教授となった．Krause 小体は口唇や亀頭などにある円形の知覚終末装置．

Kugelberg, Erik Klas Henrik（1913-1983） スウェーデンの神経学者．ストックホルムのカロリンスカ研究所で医学を学び，1948 年に臨床神経生理学の初代教授となった．1954 年にカロリンスカ Sjukhuset の神経学主任に任命された．その時代のスウェーデンの神経学者の中で Kugelberg は顕著であった．神経生理学と組織化学の分野で多大の貢献をした．
Wohlfart-Kugelberg-Welander 症候群は遺伝性の若年性脊髄性筋萎縮で，その特徴は前角細胞の変性による緩徐進行性筋力底下である．

Kultschitzky,
Kultschitzky 染色は Weigert 系の髄鞘染色である．

Kuré, Ken（1883-1940） 呉 健．1921 年に九州大（当時は福岡医科大）内科学教授，1926 年東京大内科学教授．脊髄交感神経の研究を行った．血管拡張作用，汗腺分泌抑制，立毛筋抑制などに関与するという．

Kuru, Masaru（?-?） 久留 勝．日本の外科医．金沢大外科学教授，癌研究所総長などを歴任．癌患者の疼痛除去の目的で脊髄側索切截術を行って痛みからの開放を図り，死後に脊髄を Marchi 法を用いて伝導路の研究を行った．その業績は世界的に有名．
久留　勝：人体脊髄並に脳幹に於ける知覚伝導路，創元社，1949.

Kuzuhara, Shigeki（1944-） 葛原茂樹．日本の神経学者．東大医学部卒，筑波大を経て，三重大神経内科学教授，国立精神・神経センター武蔵病院長．Lewy 小体への ubiquitin の沈着を発見．

L

Labbé, Leon（1832-1916） フランスのパリの外科医．Labbé の静脈は下吻合静脈 inferior anastomotic vein で，大脳表在静脈系のうちの横静脈洞に流入する下部群のうちの浅中大脳静脈に入る中部群と吻合するものをいう．→Trolard

Landouzy, Louis Théophile Joseph（1845-1917） フランスの神経学者．彼は Dejerine と多くの研究で協力した．Landouzy-Dejerine 病は顔面肩甲上腕型の筋ジストロフィーで常染色体優性遺伝のものをいう．

Landry de Thézillat, Jean Baptiste Octave（1826-1865） フランスの医師．麻痺のいくつかの種類に際立った知識があった．Landry-Guillain-Barré 症候群　→Guillain

Lanterman, A. J.（?-?） アメリカの解剖学者．1876 年にストラスブルクで活躍．Schmidt-Lanterman の切痕は髄鞘の切痕．

Larroche, J-C（?-?） フランスの胎児脳発達の研究者．
Larroche J-C：Development of the nervous system in early life. Part II, The development of the central nervous system during intrauterine life. In Falkner F（ed）：Human development. WB Saunders, Philadelphia, 1966, pp257-276.

Larsell, Olaf（1886-1964） アメリカの神経解剖学者．スウェーデンで生まれた．特に小脳の比較神経解剖の研究で有名．

Lasègue, Ernest Charles（1816-1883） フランスの生理学者で病理学者．Lasègue 徴候は，坐骨神経の疼痛を意味していて，彼の弟子の J. J. Frost が 1881 年に記述した．下肢が持ち上げられたときに，膝が伸展しているときには疼痛があるが下肢（大腿と下腿）が屈曲しているときには疼痛がないという現象．

Leigh, D（?-?） Leigh syndrome は subacute necrotizing encephalomyelopathy で 1951 年に Leigh が初めて記載した．主な異常はチトクローム C オキシダーゼの欠損である．臨床像は精神運動発達異常，脱力，筋緊張低下，摂食困難，成長障害，ジストニー，けいれん，ミオクローヌス，視神経萎縮，代謝性アシドーシス，嘔吐，頻呼吸，無呼吸発作，意識障害，眼振，錐体路徴候，肝腫大など．

Lemire, Ronald J（1933 生まれ） アメリカの小児科医．神経系の発達の研究で有名．1975 年に脳の発達の詳しい著書を発刊．
Ronald J. Lemire, John D. Loeser, Richard W. Leech, Ellsworth C. Alvord：Normal and abnormal development of the human nervous system. Harper & Row, Publishers, Hagerstown-Maryland-New York-Evanston-San Fransisco-London, 1975.

Lesch, Michael（1939 生まれ） 1964 年にジョンズホプキンス大の医学生 Lesch は医師の Nyhan とともに Lesch-Nyhan 病を報告．知能生涯，筋緊張低下や不随意運動などの脳性麻痺様症状，自己咬傷，高尿酸血症を主徴とする先天性疾患．伴性劣性遺伝で男児に発症し，緩やかな進行．

Lewy, Frederic Henry（Friedrich Heinrich Lewy）（1885-1950） ドイツ生まれの神経学者．アメリカで活躍．1910 年に彼は医学の学位をベルリン大とチューリッヒ大から得た．その後，彼はミュンヘンの神経精

神研究所で働き，パーキンソン病の形態学的な特徴を見出す努力をした．そして後に彼の名前を冠する細胞体内封入体の詳細を記載した．Max Lewandowsky の Handbook of Neurology に 1912 年に初めてパーキンソン病に関連してこの小体を記載した．1919 年に C. Tretiakoff がこの小体を Lewy 小体と命名した．1933 年にナチによってベルリンの神経学研究所とクリニックの主任の座を追われた．1934 年にアメリカに移住した．また名前をアメリカ式に変更した．

Lhermitte, Jean（1877-1959） フランスの神経学者．Lhermitte 徴候は電撃痛で，頚部脊髄の傷害を示唆する現象．

Lindau, Arvid（1892-1958） スウェーデンの病理学者．1926 年に発表した Lindau 病はいろいろな数の発達異常や新生物からなり，小脳や網膜の血管芽腫のほか，身体の他の臓器の囊胞や新生物を伴う．常染色体優性の遺伝子異常である．→Hippel

Lissauer, Heinrich（1861-1891） ドイツの神経学者．Lissauer 束は脊髄の後根の進入部分の近くの伝導路で細い有髄ならびに無髄の線維からなる．

Little, William John（1810-1894） イギリスの整形外科医．Little 病は先天性痙性対麻痺をいう．

Lorente de Nó, Rafael（1902-1990） スペイン生まれの神経解剖学者で神経生理学者．彼は Ramón y Cajal と Bárány のもとで研究をした．そしてニューヨークのロックフェラー大で何年かを過ごした．彼は大脳皮質の研究で，また電気的化学的な基礎の神経伝導の研究で有名である．

Luschka, Hubert von（1820-1875） ドイツのチュービンゲンの解剖学者．有名な Luschka 孔は 1863 年頃に報告された第四脳室の外側口である．そのほかときどき Luschka の神経という用語が使われ，これは後篩骨神経であったり，ときには脊柱管の内部の構造に分布する脊髄神経の硬膜枝で静脈洞椎骨枝であったりする．

Luys, Jules Bernard（1826-1897） フランスの医師．ルイ体（corpus Luysii）あるいは Luys 核は視床下核で，その部分の病巣はヘミバリスムスを起こす．

M

Magendi, François（1783-1855） フランスのパリの生理学者．彼は 1825 年に脳脊髄液と第四脳室正中口，別名 Magendi 孔を記載した．また，1820 年頃に，彼は前根が運動性であるという Bell の初期の所見を確定し，後根が知覚性であることを決定した．Bell-Magendi の法則という．→ Bell

Marcet, A（?-?） 初めての外側延髄症候群の臨床報告．Dr. Gaspard Viesseux の自己体験を本人に代わって代読．

Marcet A：History of a singular nervous or paralytic affection, attended with anomalous morbid sensation. Medico-Chir Trans 2：217-235, 1817.

Marchi, Vittorio（1851-1908） イタリアの医師で解剖学者．Golgi の弟子で，神経線維の変性した髄鞘をその細胞体とは別に染め出す Marchi 法という技術を開発した．部分的に変性した髄鞘をオスミウム酸で選択的に黒色に染め出すが，正常か完全に変性した髄鞘は染まらないで残る．この方法はニューロン説を打ち立てるのに役立ち，最近では中枢神経系の神経線維の伝導の経路と方向を決定する研究手段として使われている．

Marie, Pierre（1853-1940） フランスの神経学者で Charcot の弟子．Dejerine の後任として Salpêtrière で臨床神経学の主任となった．Marie は失語症を含む数多くの神経学的異常の研究で著名．Marie の失調症は遺伝性小脳失調症．腓骨筋の萎縮を起こす Charcot-Marie-Tooth 病など．

Marinescu, Georges（1864-1938） ルーマニアの神経学者で Charcot の弟子．ブカレスト大での長くて輝かしい経歴のうちで，彼とその仲間は多くの神経学的異常について報告した．それには家族性の疾患，パーキンソン病の振戦と黒質の傷害の関連，視床症候群の解剖学的基礎などが含まれている．

Marshall, John（?-?） ロンドンの National Hospital for Nervous Diseases, Queen Square の Department of Clinical Neurology で教授．1964 年に TIA の発症に心臓や頚動脈の血栓が遊離して末梢部に血小板血栓を形成して一過性脳虚血発作 TIA を起こすことを突き止め，治療に低容量アスピリンの投与療法を始めた．

Martinotti, Giovanni（1857-1928） イタリアの医師で解剖学者．Golgi の生徒．Martinotti 細胞は大脳皮質のニューロンで，錐体細胞と交じり合っている．その軸索は大脳皮質の表面に向かっていて，それが通り抜けようとする層に側枝を出して，そして分子層に水平方向に広がって終止する．

Matsushita, Masaaki（1935 生まれ） 松下正明．日本の精神科医．1962 年東大医学部卒．1966 年都立松沢病院医員，1973 年東京都精神医学総合研究所・副参事研究員，1986 年横浜市大精神科助教授，1987 年同教授，1989 年東大医学部精神科教授，1998 年東京都精神医学研究所長，1998～2003 年日本神経病理学会理事長，2001 年都立松沢病院長を併任．2006 年退職．精神医学のうち老年精神医学と司法精神医学で日本の主導的役割．

Mazzoni, Vittorio（1880-1958） イタリアの医師．Golgi-Mazzoni 小体は知覚神経終末であり，圧受容体と言われている．Pacini 小体と類似のものであるが，小さくて，構造が単純である．

Meige, Henri（1866-1940） フランスの神経学者．パリで学び，Charcot のもとで研究をした．1910 年に口下顎ジストニーで顔面の対称性ジストニー攣縮とミュンヒハウゼン症候群について初めての優れた記述を行った．Meige 症候群は特発性口顔面ジストニーともいい，成人発症，無表情，うつ病，チック，球脱力，固縮，舞踏病，ジストニー，静止時振戦などを特徴とする．

Meissner, Georg（1829-1905） ドイツのバーゼルとゲッチンゲンの解剖学者で生理学者．1853 年に胃腸管の粘膜下神経叢（Meissner 神経叢）と皮膚乳頭層にピーナッツ形の触覚小体（Meissner 小体）があることを報告．

Menière, Prosper（1799-1862） フランスの耳科医．内耳の障害の Menière 症候群は耳鳴りと難聴を伴って繰り返す眩暈発作を特徴としている．

Menkes, John H（1928 年生まれ） アメリカの医師．1962 年に Menkes はニューヨークのコロンビア大の彼の同僚とともに，はっきりとした遺伝疾患の 5 人の男の幼児について科学論文を出版した．この症候群は，現在は Menkes の縮れ毛病として知られているが，体内の銅代謝の障害と同定されている．身体のある部分（血漿，肝，脳）では十分な量の銅がないが，他方体の他の部分（腎，脾，骨格筋）などでは不必要に蓄積されていた．

Merkel, Friedrich Siegmund（1845-1919） ドイツの解剖学者．Merkel はエルランゲン，グライフスバルト，ゲッチンゲンで教育を受けた．1869 年にエルランゲンで学位を得てエルランゲン解剖学研究所の死体解剖者になった．1870 年に解剖学の教員資格を得た．1872 年にロストックで常勤者となる招聘を受けた．1883 年にはケーニッヒスベルク，1885 年にゲッチンゲンに移動．1875 年に報告した Merkel 小体は表皮の特殊な神経終末で触覚小体ともいう．

Merzbacher, Ludwig（1875-1942） ドイツの医師．ストラスブルクで医学を修め，おもにアルゼンチンで活躍した．Pelizaeus-Merzbacher 病 →Pelizaeus

Meyer, Adolph（1866-1950） スイスの神経病理学者で精神科医．後にアメリカで活躍．Meyer のループは視放線の側頭葉内部分．

Meynert, Theodor Hermann（1833-1892） オーストリアのウィーンの精神科医で神経学者．神経系の研究で多大な貢献をした．彼は大脳の連合線維を記載した．名称を冠したものには，Meynert 交叉＝背側被蓋交叉（1869），Meynert 束＝手綱核脚間核路（＝反屈束），無名質の中の Meynert 核，Meynert 交連＝腹側視交叉上交連，ときに背側視交叉上交連の一部を意味することもある．

Miller Fisher, Charles（1913-?） カナダの神経学者．トロント大の医学部を 1938 年に卒業．第二次世界大戦中の 3 年半の間，ドイツの収容所にいた．彼は他の収容者のために医師になり，ドイツ語を学ぶ機会ができた．このことは後にカナダへ帰るに際して，脳血管の病気についての重要なドイツ語の文献を入手させることになった．彼はモントリオール総合病院で，さらにマサチューセッツ総合病院とハーバード医学校で働いた．彼は脳血管障害について膨大な記述を行った．臨床観察の強い信念と脳血管病理の関心とともに，彼は脳卒中の新しい領域へ注意を向けた．第一に，頚動脈の狭窄が脳卒中の原因になることを観察した．第二に，彼は小さな血塊が脳卒中の警告であることを記述した．これらの警告の発作は一過性脳虚血発作と呼ばれた．そのことはアスピリンや他の薬剤が血塊の形成を予防することにより発作を防ぐことができるという発見へと導いた．彼は心臓の拍動のリズムの乱れが脳卒中の別の原因となることを同定した．

Miller Fisher 症候群は Guillain-Barré 症候群の近縁疾患で，外眼筋の麻痺を伴うものを指す．

Minkowski, Mechyslav（1884-?） ポルトガル生まれの神経学者．スイスで活躍．大脳皮質の機能，特に視覚系の研究で有名．彼は後頭葉の後部と中部は視覚皮質であることを確立させた．

Miura, Kinnosuke（1864-1950） 三浦謹之助．日本の内科医．東京帝大教授．Charcot の弟子で日本にフランス流の神経学を導入．同愛記念病院長．

Möbius（＝Moebius）, Paul Julius（1853-1907） ドイツの神経学者．ライプチッヒで修練した．Möbius 症候群は先天性の顔面神経麻痺で，ときに他の脳神経で支配される筋の麻痺を伴う．それは運動核の発達不全のためであり，常染色体優性遺伝である．

Mollaret, Pierre（1898-?） フランスの神経学者．Guillain-Mollaret 三角や，Mollaret の髄膜炎に名前を残す．→Guillain

Monakow, Constantin von（1853-1930） ロシアの神経学者．スイスで活躍．彼の他の成就したものには，1897 年に神経病理学の仕事で記念すべき報告がある．Monakow 領域は延髄の三叉神経脊髄路と同核の間に外側脊髄視床路がある．Monakow の核は副楔状束核，Blumenau 核とも言う．Monakow 束は赤核脊髄路である．

Moniz, Egas（1874-1955） ポルトガルの医師．彼の本名は Antonio Caetano de Abreu Freire である．ポルトガルの国民的な英雄の Egas Moniz の名前は洗礼で付け加えられた．彼は 1927 年に診断的手法として脳血管撮影を始めた．1949 年に精神外科の手段としての前頭前野の白質切截術の開発に対してノーベル生理学医学賞を受賞した．

Monro, Alexander（1733-1817） スコットランドの 3 人の同名の解剖学者の二番目の年代に相当する．1797 年に Monro 孔すなわち室間孔を報告．Monro 溝は視床下溝，Monro 腔は第三脳室の前部（終脳不対脳室＝透明中隔腔？）．

Müller, Heinrich（1820-1864） ドイツの解剖学者．眼の研究で有名．それにはロドプシンの発見（1851）も含まれる．Müller 筋は眼瞼の平滑筋で，目を開けておくことを助ける．毛様体の放射状の毛様体筋の円形線維も Müller 筋という．Müller 細胞は支持細胞の神経膠タイプで，網膜にある．その核は 7 層にあり，その細い突起は網膜の全層に伸びている．

N

Nakata, Mizuho（1893-1975） 中田瑞穂．日本の神経外科医の草分け．1917 年東京帝大卒．1919 年東京帝大助手．1922 年新潟医大外科学助教授．1927 年同教授．1951 年新潟大外科学部門に神経外科学講座を創設．1952 年新潟大学医学部教授．後に，1957 年脳研究所に発展改組．

Nageotte, Jean（1866-1948） フランスの解剖学者．Nageotte は Besançon で医学を修め，パリで勉強した．1889 年に病院のインターンとなり 1893 年にパリで学位を得た．1898 年に Hôpital Bicêtre に勤めた．1912 年

に Louis Antoine Ranvier の後任として Salpêtrière に招かれた．同時に Collège de France の比較組織学の主任となった．Salpêtrière では彼の研究を進める機会を与えられた．Nageotte が好んだ研究分野は神経系の解剖学で，顕微解剖学の重要性を強調した．神経線維の解剖学的そして変性性の多大な研究を進めた．その中には Tabes dorsalis の研究がある．

Netter, Frank Henry（1906-1991）　アメリカの医師，芸術家，特に有名な医学イラストレーター．彼は高校時代に国立デザインアカデミーの勉強をするための奨学金を貰い，高校を続けながら夜間に勉強をした．さらにニューヨーク美術生連盟で学んで，商業美術の経歴を始め，すぐに成功を収め，Saturday Evening Post と New York Times の仕事を得た．しかしながら家族は彼の芸術家としての経歴に不承認であった．彼も同意して医学の勉強を始めた．ニューヨーク市立大の学位を得た後，ニューヨーク大の医学校を卒業し，Bellevue 病院で外科インターンを始めようとした．医学修練の合間に絵描きを始め，特に製薬会社が高額の報酬を与えるようになり，彼は医学修練を諦めてしまった．1936 年に CIBA 製薬会社が掛け軸式の心臓のイラストレーションをジギタリスの販売のために委託した．これが医師たちに有名になり，広告なしのリプリントがさらに有名になった．他の臓器の図や，カード式の図，病理イラストレーションなどが作成されたが，1948 年から 8 巻 13 冊の CIBA Collections of Medical Illustrations が企画された．1989 年には Dr. Netter's Atlas of Human Anatomy が作成され，Netter は約 4,000 枚ものイラストレーションを作成したことになる．彼は数々の賞を受賞し，その後も制作を続け，1991 年に亡くなったが，彼の仕事は本や電子媒体として生き続け，健康科学全般の専門家の教育を世界中で続けている．

Niemann, Albert（1880-1921）　ドイツの小児科医．Niemann-Pick 病は Niemann が 1914 年に脳と末梢神経系の障害のある子どもを報告し，後に 1920 年代に Pick が患児の死後に解剖して，それまで記述されたものとは異なる新しい障害の証拠を提供した．現在では Niemann-Pick の範疇には A 型の急性小児型，B 型の慢性非神経学型，C 型の生化学的遺伝学的に特異な型の 3 型がある．

Nissl, Franz Alexander（1860-1919）　ドイツのハイデルベルグの神経病理学者で精神科医．1894 年の神経細胞の中の小体（Nissl 顆粒）の発見でよく知られている．顆粒はアニリン系の色素を用いた染色で染まる．

Nuel, Jean Pierre（1847-1920）　ベルギーの Ghent と Liêje の生理学者で耳科医．Nuel 腔は蝸牛のラセン器の外柱細胞と外有毛細胞の間の空隙．

Nyhan, William Leo（1926 生まれ）　アメリカの小児科医．1949 年にコロンビア大で医学を修め，エール大小児科で卒後研修．1951～1953 年アメリカ陸軍に．1958 年にイリノイ大で学位を受ける．後にカリフォルニア大サンジェゴ校で小児科学主任教授．　→Lesch

O

Obersteiner, Heinrich（1847-1922）　オーストリアの神経病理学者．ウィーン大の神経学研究所の設立者．彼の研究は臨床的な面から，多くの神経学と精神医学の異常のその背景となっている病理学にわたっている．Obersteiner-Redlich の空間あるいは領域は，脳脊髄とグリアから神経鞘への移行帯との間の神経根の部分である．

Ogawa, Teizou（1901-1984）　小川鼎三．日本の神経解剖学者．東大卒，東北大の布施現之助に師事し，脳の解剖学を専攻，東大解剖学教授となる．鯨の脳の研究，赤核の解剖，医学史の研究．

Okamoto, Michio（1913- ）　岡本道雄．日本の解剖学者．京都府舞鶴市生まれ，1941 年京都帝大医学部卒，その後，京都帝大大学院神経解剖学特別研究生修了，1959 年京都大学医学部教授（解剖学），1970 年京都大学医学部長，京都大学名誉教授，1970～1979 年京都大学総長，1980～1989 年科学技術会議常任議員，そのほか医道審議会会長などを歴任．

Olszewski, Jerzy（1913-1964）　カナダの神経解剖学者．1937 年で Wilno 大で医学を修め，同大の脳研究所長の Maximilian Rose 教授の研究助手となる．彼の科学的経歴のもっとも成果のある年月は Schwarzwald の Neustadt の Oscar Vogt 教授の脳研究所との連携で 1944～1948 年に研究共同者として働いたときである．Vogt 教授の影響下で彼は脳の解剖学的構造の細胞構築学的作図という難しい勤勉な芸術を習得した．これは後に脳のいくつかの細胞構築学図譜の作成につながった．その図譜は世界中のいろいろな神経研究施設で常に使われることになった．1948 年に Olszewski は Penfield の招きでモントリオール神経学研究所に移った．そこでは Olszewski のおもな興味は神経解剖学から神経病理学，特に放射線感受性のヨードアルブミンをトレーサーとした血管透過性の研究へとシフトした．彼はこのテーマで多くの研究論文を出した．1956 年に彼は Saskatchewan 大に新設の医学校の神経病理部門に移り，さらに 1959 年にトロント大の Banting 研究所の神経病理学主任教授となった．そこでさらに多くの弟子を育てた．

Steele-Richardson-Olszewski 症候群　→Steele

Onufrowicz, Wladislaus（1836-1900）　スイスの解剖学者．1899 年に報告の Onufrowicz 核は第 1～3 仙髄の前角腹側のやや小さい前角細胞の集団からなり，細胞周囲に明調の部分があるので，わかりやすい．骨盤底部の筋（肛門括約筋や尿道括約筋）を支配する．これは筋萎縮性側索硬化症の患者の死後の脊髄の研究で他の前角細胞が脱落しているのに，第 1～3 仙髄の Onufrowicz 核は残存している事実が確認された．

Oppenheim, Hermann（1858-1919）　ドイツのベルリンの神経学者．Oppenheim 病は先天性筋緊張症で，彼自身は dystonia musculorum deformans と呼んだ．Oppenheim 徴候は脛骨の前面を下方に強く押し付けるのに反応して母趾の背屈が起きる．この現象は皮質脊髄路

の損傷を意味している．→Babinski

P

Pacchioni, Antonio（1665-1726） イタリアのローマとチボリの解剖学者．1705年に記載されたPacchioni小体は上矢状静脈洞の拡大したくも膜顆粒．Pacchioni孔はテント切痕を意味する．

Pacini, Filippo（1812-1883） イタリアのフローレンスの解剖学者．Pacini小体あるいはVater-Pacini小体は神経終末で多層の結合組織性カプセルをもつ．皮下の結合組織内にあり，圧覚に対する受容装置と考えられている．Vaterが1730年に記載し，Paciniが1844年に再び記載した．→Vater

Papez, James Wenceslaus（1883-1958） アメリカのコーネル大の著名な神経解剖学者．彼は1937年報告のPapazの回路でもっとも知られている．それは海馬から乳頭体への海馬采と脳弓を経ての連絡，乳頭体視床束で背側視床前核，前視床放線による帯状回への投射，帯状回から海馬傍回とさらに海馬への連絡からなる．Papezはこの回路は情動に対する機序を提供すると考えたが，この効果についてはわずかな証拠しかなかった．しかし，このアイデアは辺縁系の概念の発展にとって力強い刺激となった．

Parinaud, Henri（1844-1905） フランスの眼科医．1883年に報告のParinaud症候群は水平面から上方への共同視，垂直，視運動性眼球運動などの麻痺からなり，松果体腫瘍が上丘より上部を圧迫したときに起こる．後に，もし腫瘍が大きくなり，隣接部位を巻き込むと，上方への眼球運動や時には下方への眼球運動も障害される．

Parkinson, James（1755-1824） イギリスのロンドンの医師．1817年に彼は著書Shaking palsyに初めて振戦麻痺paralysis agitansの症候を記述した．パーキンソン病は進行性の筋強鋼，振戦，その他の基底核の機能不全の徴候を特徴とする．パーキンソン振戦は"静止時"，"交互性"，"非企図性"の振戦とも呼ばれる．それは通常4〜6Hzの頻度で起こり，リズム正しく拮抗筋の交互の収縮と特徴づけられる．指に起きるとpill-rolling（丸薬を丸める）振戦，一側あるいは両側の腕，足，体幹，頭部に振戦が起きる．

Pelizaeus, Friedrich（1850-1917） ドイツの神経学者．1885年に症例報告．Merzbacherは同様例を1910年に報告．

Pelizaeus-Merzbacher病はスダン好性白質ジストロフィー，あるいは白質脳症の1型で，通常は男児だけを侵す．生後早い時期から発症する，神経系の慢性疾患である．回転性の眼振，失調症，企図振戦，痙性，痴呆を呈する．

Penfield, Wilder Graves（1891-1976） アメリカのシアトル生まれで，オックスフォード大に入りSherringtonの影響を受け，さらにジョンホプキンス大で医学を続け，1918年に学位を得ている．外科インターンの後に，さらにボストンで脳外科医のHarvey Cushingの薫陶を受け，1928年にカナダのマックギル大の神経外科医となる．1954年に定年退職するまでにPenfieldの指導で1,132例の患者の治療が行われた．彼は常にきわめて多くの賛辞を受けたが，彼自身の念頭には常に彼の治療を必要とする患者のことが第一であった．彼は特に大脳皮質の機能を含む神経生理学の分野で数多くの貢献をした．彼の研究の重要な部分をまとめた著書で，いまだに世界に冠たる定評を得ているのは，次の書籍である．

Wilder Penfield & Theodore Rasmussen：The cerebral cortex of man. A clinical study of localization of function. Macmillan, New York, 1950.

Piccolomini, Archangelo（1526-1586） イタリアの解剖学者．Piccolomini線維は第四脳室の床の髄条で，弓状小脳路．

Pick, Arnold（1851-1924） オーストリア人の両親から生まれた，チェコの精神科医で神経病理学者．1892年に報告されたPick病は失語，初老期痴呆からなり，アルツハイマー病とは臨床像が異なる．前頭葉と側頭葉の脳萎縮がある．それはおそらく常染色体優性遺伝である．Pick束は皮質脊髄路と随行する皮質延髄路で疑核に終わる．診断基準としてA．進行性の痴呆．B．前頭葉症状および多幸症，感情鈍麻，社会的行動の荒廃，行動の脱抑制，無感情あるいは不穏状態などの症状の出現．C．記憶障害に先行する行動異常．また前頭葉症状は側頭葉症状や頭頂葉症状よりも顕著な点がアルツハイマー病と異なる．

Pick, Ludwig（1868-1944） ドイツの小児科医．ケーニッヒスベルク大を卒業，さらにベルリン大で病理学を学び，病理解剖学教授となった．1926年に症例を報告．さらに1927年にニーマン-ピック病とゴーシェ病の鑑別の論文を発表した．1943年にユダヤ人強制収容所に入れられ，そこで死亡．

Niemann-Pick病　→Niemann

Pringle, John James（1855-1932） イギリスの皮膚科医．スコットランドに生まれ，1876年に医学を修め，その後海外に旅に出た．ダブリン，ウィーン，パリ，ベルリンを回って勉強をした．そして1882年にロンドンに落ち着いた．1888〜1920年ミドルセックス病院に勤務．彼は結核に罹り，1903年の6カ月をサナトリウムで過ごした．彼は完全には回復することなく，旅行の期間中健康を回復させようとしたが，ニュージーランドのクライストチャーチで亡くなった．彼はSir John Pringleに叙せられた．

Bourneville-Pringle病は結節性硬化症tuberous sclerosisである．→Bourneville

Prusiner, Stanley Ben（1942年生まれ） アメリカの神経学者で生化学者．アイオアで生まれ，ペンシルバニア大で化学の学士，さらに同医学部で医学の学位．UCSFでインターン，NIHに移り，Eal Stadtmanの研究室で大腸菌のグルタミナーゼの研究をした．3年間の後，UCSFに戻って神経学の修練，1974年に神経学部門に加わった．1997年に牛海綿状脳症とクロイツフェルト-ヤコブ病の原因についての新しい解釈，核酸を欠く感染蛋白粒子の発見，術語"プリオン"の提唱に対

してノーベル生理学医学賞を受賞．現在は UCSF の Institute of Neurodegenerative Diseases の所長．1992 年には National Academy of Science の一員に選ばれ，その後に多くの委員，役員などに選ばれている．

Purkinje, Johannes Evangelista（Purkyně, Jan Evangelista）（1787-1869） チェコの解剖学者で生理学者．ボヘミアに生まれ，ブレスローとプラハで大学教授として活躍．Purkinje 細胞は大型の細胞で，小脳皮質の分子層と顆粒層の間に点在する．その樹状突起は分子層内に伸びている．登上線維と平行線維で活性化し，分子層の籠細胞と星状細胞で抑制化する．Purkinje 細胞の神経突起の大部分は小脳核の細胞に抑制的に働く．彼は 1839 年に心臓の Purkinje 線維も記載している．

Q

Queckenstedt, Hans Heinrich Georg（1876-1918） ドイツの医師．1900 年にライプチッヒ大で医学を学び，続いて Sigbert Josef Maria Ganser のもとで働いた．1904 年に学位をとると，Rostock の Friedrich Martius 教授もとで働いた．1913 年に講師となり，第一次世界大戦中はハンブルクの近くのハルブルク陸軍医療施設の主任．落馬したところを車に轢かれて急死した．診断的手法および治療的な手段としての脊柱管への穿刺の開発で有名．

R

Rakic, Pasko（出生年記録なし） アメリカの神経生物学と神経学の教授．神経生物学分野主任．エール大の Kavli 神経科学研究所長．ユーゴスラビアで生まれる．ベルグラード大で医学を修めた．1962 年からハーバード大でフェローとなり研究生活を始めた．研究対象は大脳皮質の発達，ニューロン産生の制御，細胞の大脳皮質への移動の間の相互作用である．彼とその同僚たちはすでにニューロンの産生，移動，分化，死を制御する多数の遺伝子や分子を同定したり性格づけたりしている．

Ramón y Cajal, Santiago →Cajal

Ramsay Hunt, James（1872-1937） アメリカの神経学者．フィラデルフィア，パリ，ベルリンで学び，帰国してコーネル大に勤め，後にコロンビア大に神経学教授となった．

Ramsay Hunt 症候群という疾患名は実際にはまったく異なる 3 種類の病態に使われている．①ミオクローヌス性小脳性共同収縮異常症 dyssynergia cerebellaris myoclonica は小児および若年期に始まる激しい活動性ないし刺激過敏性ミオクローヌス，進行性運動失調，大発作の三徴候がある．その他構音障害や凹足がある劣性遺伝性疾患．いくつかの亜型がある．②顔面神経ヘルペスは帯状疱疹ウイルスの顔面神経への感染により顔面神経麻痺を伴って外耳や口腔粘膜の帯状疱疹がみられ，内耳神経，舌咽神経，迷走神経などに感染することもある．膝神経節ヘルペスという用語も使われるが，本来は正しくない．③歯状核赤核淡蒼球ルイ体萎縮症 dentato-rubro-pallido-luysian atrophy にも Ramsay Hunt 症候群という疾患名が使われることもある．

Ranson, Stephen Walter（1880-1922） アメリカのノースウェスタン大の著名な神経解剖学者．その教科書 "The anatomy of the nervous system" は多くの版を重ね，長年にわたり神経解剖学を学ぶ多数の学生や卒後生のためのバイブルであった．

Ranvier, Louis-Antoine（1835-1922） フランスの解剖学者，組織学者，病理学者．彼はリヨンで医学の勉強を始め，パリに移って 1860 年に修了，パリの病院で働き，1865 年に学位を取得．Claude Bernard の抜擢によりコレージュドフランスで組織学の指導を担当．まもなく解剖学教授となり，組織学で幅広い貢献をした．1878 年に神経線維の有名な絞輪を報告した．Ranvier の絞輪と呼ばれている．

Rasmussen, Theodore Brown,（1910-2002） アメリカの神経外科医．父親の Andrew Theodore Rasmussen はミネソタ大の神経解剖学の教授．1934 年にミネソタ大で医学を修めて医学士になり，1934～1935 年にニューヨークのブルックリンの病院でインターン．1936～1939 年は Mayo Foundation の神経学でフェロー．1939～1942 年にモントリオール神経学研究所で Wilder Penfield, William Cone, Arthur Elvidge のもとで神経外科学の修練を終えた．1939 年に神経学修士になった．その後，合衆国陸軍に召集され，合衆国陸軍医療団の神経外科部門の主任として，中国-インド-ビルマの戦地の第 14 撤収病院で奉仕をした．彼は中佐のランクで退役した．その後，モントリオール神経学研究所に戻り，神経外科の講師となり，マギル大で神経学と神経外科学の講師となった．1947 年にシカゴ大の神経外科学の教授となった．1954 年にモントリオール神経学研究所とマギル大に戻り，Wilder Penfield の後任となった．1960 年に研究所長となった．神経学研究所の任務の傍ら Royal Victoria 病院で神経外科主任も務めた．Rasmussen はてんかんの外科治療での細心の注意を払った仕事でよく知られ，その資料の編纂でも有名である．1955～1980 年の 25 年間におそらく世界中のどの外科医よりも多くのてんかんの手術を行っている．1950 年から神経外科学会の会員で，1970 年に会長，1989 年に学会の卓越奉仕賞を受けた．→Penfield

Rathke, Martin Heinrich（1793-1860） ドイツのダンチッヒとケーニッヒスベルクの解剖学者．ラトケ嚢は胎生第 4 週の終わり頃に，口咽頭膜直前の原始口腔背側壁に現れる外胚葉上皮の袋状小室である．その後に原始口腔との連絡を失って間脳から伸びた漏斗の前面と密着して下垂体前葉となる．

Raynaud, Maurice（1834-1881） フランスの医師．パリ大で医学を修め，その卒業論文で局所失神と名付けた現象を取り上げ，自律神経機能障害に起因することを指摘した．この現象はレイノー現象と呼ばれている．普段は健康な女性に発現し，四肢が蒼白，チアノーゼ，赤色の順に変化し，数分～数時間持続して最後には激

しい痛みを伴う．1862年に学位を取得．1865年から病院内科医となったが，それ以上の地位には就かなかった．

Recklinghausen, Friedrich Daniel von（1833-1910）ドイツのストラッスブルクの病理学者．彼は1852～1855年ボンで医学を学び，ヴュルツブルクとベルリンに移り，1855年に22歳で医学の学位を得ている．さらに彼はRudojf Virchouのもとで学び，その後ウィーン，ローマ，パリで修行した．1858～1864年はベルリンの病理解剖研究所で助手として過ごし，ケーニッヒスベルクの病理解剖学の教授に任命された．その後1966～1872年はヴュルツブルクの教授となり，1872～1906年はストラッスブルクの教授．1881年に記載した神経線維腫症von Recklinghausen病の報告で特に有名である．1877年には大学の学長となり，死の直前までその職にあった．

Refsum, Sigvald Bernhard（1907-1991）ノルウェーの医師．彼はオスロー大で医学を修め，目立った医師としてDikemark UllevålやRikshospitaletの病院で助手を務めた．ある期間はロンドンのNational Hospital for Nervous Diseasesに滞在した．1946年にオスロー大で学位を得た．1947年からアメリカのアカデミックセンターで過ごし，1948～1954年はベルゲンにあるHaukeland sykehusで主任医師，1953～1954年はベルゲン大の神経学教授．1954～1978年までオスロー大の神経学の主任教授．Refsum病は稀な疾患で，末梢神経ニューロパチー，失調症，網膜色素変性，骨と皮膚の変化などの臨床症候．血中ならびに組織にフィタニン酸の蓄積を起こすのが特徴．

Reichert, Carl Bogislaus（1811-1884）ドイツの解剖学者．彼の脳のアトラスに無名質substantia innominataを初めて描いた．しかし命名はしてない．Reichertの無名質と言っている．

Reil, Johann Christian（1759-1813）デンマークの生理学者，解剖学者，精神科医．1779年にゲッチンゲン大で医学の勉強を始め，ハレ大に移り，2年後に卒業．数年間を故郷で医師として働き，1787年にハレ大に戻って講師となり，彼の師Goldhagenの後任として臨床教授，臨床部門長に就任した．1796年に島（いわゆるライル島），島の底部を形成する三角部について初めて記載した．1810年にWilhelm von Humboldtの招きで新設のベルリン大の教授．

Remak, Robert（1815-1865）ドイツの神経学者．1836年に初めて髄鞘の数の計側と，1838年には無髄の神経線維を同定した．C線維あるいはRemakの線維という．Remakの神経節は心臓壁表面にある副交感神経節の集団である．Remakの反射は，足先の大きな3趾の足底への屈曲反応で，ときに足全体の足底屈曲が起きる．大腿の前面上部を擦るのに反応して膝関節の伸展が起きる．

Renshaw, Birdsey（1911-1948）アメリカの神経生理学者．Renshaw細胞の報告者．脊髄の前角細胞の近傍にある小ニューロンで反回性の副突起をもつとされ，運動ニューロンプールと拮抗筋の相互抑制をつかさどるIa抑制性介在ニューロンを抑制する．直接的，間接的に協働収縮を弱める．しかし，ヒトでは確定していない．

Rexed, Bror（1914-2002）スウェーデンの神経科学者でウプサラ大の教授．脊髄の灰白質の細胞構築と分類（層構成I～X）で国際的に知られている．ネコなどで行われた研究であるが，ヒトでもこの分類は当てはまる．いわゆる前角細胞はRexed IX層の細胞に相当する．

Reye, R Douglas（1912-1978）オーストラリアの病理学者．1963年にオーストラリアのGraehame MorganとJim BaralによってLancetに発表された論文で，初めて報告したはっきりした症候群の報告者の名前をとってReye症候群と名付けられた．原因は確定していないが，インフルエンザ，下痢，水痘などのウイルス疾患の回復期に現れて小児に発症する．ウイルス疾患の発熱の治療にアスピリンを使用することが，この症候群の発症の引き金になるかもしれないと考えられている．

Richardson, John Clifford（1909-?）カナダの神経学者．Steele-Richardson-Olszewski症候群は，核上性動眼神経麻痺などがある．→Steele

Robin, Charles Philippe（1821-1885）フランスの解剖学者．フランスのパリの医師で組織学者．彼は脳の血管の周囲腔についてきわめて詳しく記述を行った．Virchow-Robin腔はVirchowが以前に記述を行っている．→Virchow

Rolando, Luigi（1773-1831）イタリアのチュリンの解剖学者．彼はチュリン大の教授として脳の解剖の研究に生涯を捧げた．大学での講義で大脳の中心溝について述べている．1839年にFrançois Leuretが彼の名誉を称えてRolando溝と名付けた．しかし，中心溝の記載はVicq d'Azyrのほうが早い．中心溝に関連のある他の構造は，Rolando領野が中心前回と中心後回，Rolandic veinは中心溝に沿って走る静脈を指し，大脳表在静脈の1つ（必ずあるとは限らない）で上矢状静脈洞に注ぐ，などその他にもたくさんの名称がある．脊髄後角のRexedの層構成IにRoland膠様質の名称．

Roller, Friedrich Wilhelm（1802-1878）ドイツの神経学者で精神科医．Roller中心核に名前を残している．

Roller, Christian Friedrich Wilhelm（1844-1884）ドイツの神経学者．Roller核は舌下核sublingual nucleusを指し，舌下神経近傍核parahypoglossal nucleiの1つ．前庭神経核下核（脊髄路核）もRoller核の命名．

Romberg, Moritz Heinrich（1795-1873）ドイツの神経学者．Romberg徴候は1840年に報告され，閉眼で立位を続けて平衡をとることが困難な状況．原因は関節位置覚の障害のためである．神経学の彼の貢献は有名な徴候ばかりでなく神経学的検査の基本的な部分にまで入っている．彼は近代神経学の設立者と見なされている．1837年までにベルリン大に神経学クリニックを開設した．初めての神経学教科書を書き，1840～1846年までに出版した．

Rosenthal, Friedrich Christian（1780-1829）ドイツの

解剖学者．Rosenthal の静脈は 1 対の脳底静脈で，中脳の外方の迂回槽 ambient cistern を後方に向かい大大脳静脈に注ぐ．→ Galenus

Rossolimo, Grigorij Ivanovich（1860-1928） ロシアの神経学者．Rossolimo 徴候あるいは反射は伸展反射で，足先の足底面を軽く打つことに反応して，足先の足底への屈曲からなり，皮質脊髄路の障害を示すものである．

Roussy, Gustave（1874-1948） スイスの医師．後にパリへ移住．Dejerine とともに視床症候群の出版に加えて，彼は神経学的文献への他の追加的な貢献をした．

Ruffini, Angelo（1864-1929） イタリアの解剖学者（組織学と胎生学）．彼はその生涯をボローニャ大とシエナ大に捧げた．1898 年の Ruffini 終末あるいは小体は伸びた円柱状の神経終末で，薄い結合組織のカプセルをもち，神経線維を含んでいる．皮下の結合組織中のこれらの終末は温覚の受容体と考えられている．Ruffini の従属的な鞘は神経内膜である．

Russell, James Samuel Risien（1863-1939） イギリスの神経学者．Russell 束は大脳の鈎状束．

S

Sachs, Bernard Parney（1858-1944） アメリカのドイツ系小児神経学者．ハーバード大で学位を取得．ヨーロッパに渡り，ストラスブール大で，さらにベルリン，ウィーン，パリ，ロンドンで研鑽の後，アメリカに戻り，ニューヨークのポリクリニックの内科，神経科教授などを務めた．1877 年にガングリオシドーシスの家族性黒内障性白痴の報告をし，別に Warren Tay も同じ疾患を記載したために，Tay-Sachs 病と呼ばれた．

Sandhoff, Konrad（1939- ） ドイツの生化学者．彼はミュンヘンにあるルートヴィヒ・マクシミリアン大で化学を学んで 1964 年に卒業した．1965 年に彼はミュンヘンにある Max-Planck 精神医学研究所に Horst Jatzkewitz 教授の化学助手として加わった．同年"The amaurotic idiocy of man as a derangement of glycosphingolipid metabolism"という論文をまとめて学位を取得した．彼は神経化学部門の先頭に立ち，1972 年にはミュンヘン大で講師となった．1979 年までそこで働き，1972～1974 年はアメリカのジョンズホプキンス大で，1976 年にはイスラエルの Weizman 研究所でそれぞれ客員教授となった．1979 年にミュンヘン大で教授になったが，その後，ボン大の生化学の教授となった．1992～1994 年はそこの学長となり，1994～1996 年は数学と自然科学の学長代行になった．
Sandhoff 病は 1968 年に Sandhoff が生化学的酵素学的な面を調べて報告．常染色体劣性の脂質貯蔵疾患で，脳と脊髄の神経細胞の進行性破壊を起こす．

Sapolini, Giuseppe（1812-1893） イタリアの解剖学者．Sapolini 神経は中間神経．

Scarpa, Antonio（1747-1832） イタリアのパヴィアの解剖学者．Morgagni の弟子．彼は腕の良い外科医で眼科医で利発なイラストレーターでもあった．彼は内耳の仕事でよく知られ，彼の名前はこの領域の数々の構造に関連がある．Scarpa の神経節（1779 年）は前庭神経節，Scarpa 膜は耳の正円窓を覆う第二鼓膜，Scarpa の液は内リンパ液，Scarpa 神経は鼻口蓋神経．

Schaffer, Károly（1864-1939） ハンガリーの先駆的な解剖学者で神経学者．彼はウィーンで生まれた．海馬の CA3 から CA1 ニューロンへの軸索は Schaffer collateral と命名されている．

Scheinker, Ilya Mark（1902-1954） 在外のロシアの医師．ロシアで生まれ，ラトヴィアとイェーナで教育を受けた．ウィーン大を卒業．約 10 年間いろいろな場所で登録医として働き，パリの Salpêtrière で講師に任命された．彼はドイツがパリの支配をする直前にフランスから逃れ，1949～1952 年は神経病理学者と神経学者としてシンシナチにいた．それから彼はニューヨークに移り，数カ月後に心臓発作で死亡．Gerstmann-Sträussler-Scheinker 症候群は成人発症で進行性の痴呆と斑状沈殿物を伴う脊髄小脳性運動失調症．第 20 染色体のプリオン蛋白遺伝子の突然変異が本症候群とクロイツフェルト-ヤコブ病の双方で同定されている．

Schilder, Paul Ferdinand（1886-1940） ウィーン出身のアメリカの神経学者で精神科医．Schilder 病はびまん性脳硬化症で，小児と若年者のおもに大脳の白質の髄鞘変性が主病変で，進行性の痴呆と痙性と失明がみられる．

Schlemm, Friedrich（1795-1858） ドイツの解剖学者．Schlemm 管は強膜の静脈洞（1830）．

Schmidt, Henry D（1823-1888） アメリカの解剖学者で病理学者．Schmidt-Lanterman 切痕に名を残す．

Schütz, Hugo（19 世紀） ドイツの解剖学者．Schütz 束は背側縦束 dorsal longitudinal fascicle．自律系の連絡路とされている．

Schwalbe, Gustav Albert（1844-1916） ドイツの解剖学者．Schwalbe 核は前庭神経内側核．

Schwann, Theodor（1810-1882） ドイツの解剖学者で生理学者．ベルギーのリエージュ大の教授．1839 年に末梢神経線維の神経線維鞘の発見（Schwann 鞘）．

Seitelberger, Franz（1916-2007） オーストリアの神経病理学者．ウィーン大で医学を学び，学位を取得．1950 年に神経学と精神医学で専門家として認定された．1950 年に神経学，神経解剖学，神経病理学の教員資格を得て，1958 年にはウィーン大で員外教授になった．1959～1987 年はウィーン大の神経学講座の主任となった．1970～1990 年はオーストリア科学アカデミー脳研究所の主任を務めた．1975～1977 年にはウィーン大学長，1977～1978 年に副総長を務めた．彼は神経学，神経解剖学，神経病理学の分野で，特に脳の加齢と神経変性過程に関して重要な貢献をした．彼は 400 以上の科学論文の出版をし，1987 年にオーストリア科学アカデミーの Erwin Schrödinger 賞を与えられた．

Seki, Yasushi（1927-1994） 関　泰志．日本の神経解剖学者．1949 年東大医専卒，1950 年東大医学部研究生（脳研究施設），医師免許取得後，東邦医大助手（解剖

学），1959年医学博士（東大）．1960年日大医学部講師（第二解剖学），同年に日大医学部助教授．1965～1966年 NIH国際研究員としてペンシルバニア大に留学．1973年に金沢医大解剖学教授．脳の比較解剖学，錐体路の比較解剖学的研究，大型切片や連続切片作成のための固定法の改良を行い，同一セロイジンブロックからの切片で Weigert 系髄鞘染色（Kultschitzky 染色）と Klüver-Barrera 染色を可能にした．切片収縮率が少なく形態計側にも使用できる．

Senator, H（?-?）ドイツの病理学者．外側延髄症候群の剖検例の初めての報告（1881, 1883）．

Séquard →Brown-Séquard

Sherrington, Sir Charles Scott（1857-1952）イギリスの偉大な神経生理学者．神経生理学分野での多大な貢献に加えて，運動性活動の解析は有名．1931年に彼と Lord E. D. Adrian はニューロンの機能の発見に対してノーベル医学生理学賞を受賞．Sherrington は際立った教師でもあり，彼の多くの弟子たちからは著名な臨床家や科学者を輩出した．

Shiraki, Hirotsugu（1917-2004）白木博次．日本の神経病理学者．1941年に東京帝大医学部卒，1942～1945年海軍軍医大尉，1946年東京帝大医学部精神科医，1949年同助手，1950年学位取得，1955～1956年アメリカ留学，1956年東大医学部脳研究施設病理部助教授，1959年同教授，1966～1974年日本神経病理学会理事長，1968年東大医学部長，1970年東京都参与，1975年東大教授辞任．環境問題の先駆者．神経疾患（水俣病・スモンなど）が環境汚染に起因することを解明．

Shy, George Milton（1919-1967）アメリカの神経学者．Shy-Drager 症候群は起立性低血圧，男性性交不能，便秘，排尿切迫ないし尿貯留，無汗症，などの自律神経機能不全を発症．パーキンソン症候や小脳失調を伴うものがある．

Smith, Marion C（?-?）イギリスの神経解剖学者．ロンドンの National Hospital for Nervous Diseases, Queen Square で Marchi 法を用いてヒト脊髄の伝導路の研究を行った．ヒトの脊髄小脳路は動物とは異なり，3種類の経路があることを発見した．

Sobotta, Johannes（1869-1945）ドイツの解剖学者．ボン大の解剖学教授．1903年に"Atlas der deskriptiven Anatomie des Menschen"を出版．

Soemmering, Samuel Thomas（1755-1830）ドイツの解剖学者．ポーランド生まれ．Substantia gelatinosa と substantia nigra は以前は Soemmering's substance と呼ばれた．Soemmering's nerve は陰部神経，Soemmering's yellow spot は網膜の黄斑．

Sommer, Wilhelm（1852-1900）ドイツのババリアの医師．1880年のてんかんの研究でアンモン角の変性を記載した．この領域は Sommer sector と呼ばれ，その錐体神経細胞は酸素不足に感受性が強い．

Spatz, Hugo（1888-1969）ドイツの神経科医，神経病理学者，神経解剖学者．ミュンヘン大で医学の勉強を始め，1914年にハイデルベルグ大を卒業．戦後はハイデルベルグの Nissl 研究所で働き，1919年にミュンヘンのドイツ Kraepelin 精神医学研究所の解剖学部門に加わり，Franz Nissl や Walther Spielmeyer と一緒に働いた．彼は特に Spielmeyer の影響を受けた．1921年に Spatz はミュンヘンのドイツ精神医学研究所で Julius Hallervorden に出会った．そこで Hallervorden が持参した少女の脳の研究が始まった．生前進行性の筋強剛があり，淡蒼球と黒質網状部は過剰な鉄のため錆びた褐色であった．Hallervorden-Spatz 病が生まれた．

Sperry, Roger Wolcott（1913生まれ）アメリカの神経生物学者．"分離脳"の研究で有名．1981年に彼は大脳の2半球の異なるまた特殊な機能を示す研究でノーベル医学生理学賞を受賞．

Spielmeyer, Walther（1879-1935）ドイツの神経精神科医．ハレ大で医学を修め，精神医学と病理学を学んだ．1905年に神経元セロイドリポフスチン症の亜型を報告した．1912年に Kraepelin の招聘により Alzheimer の後任としてミュンヘン大の教授となった．末梢神経系を含めた研究を続けた．

Spitzer, A（1868-1943）オーストリアの解剖学者．Spitzer 束は lemniscal quintothalamic tract ともいう．顔面などからの深部知覚の伝導路．三叉神経主知覚核からの二次経路で，交叉性に反対側の橋被蓋の中央を通り，中脳近くで内側毛帯に加わって視床の後内側腹側核 VPM に連絡する．

Steele, JC（?-?）カナダの医師．Steele-Richardson-Olszewski 症候群は進行性の神経学的異常で，その臨床的特徴は核上性動眼神経麻痺，眼瞼の後退，仮性球麻痺，構音障害，頚部と体幹の筋緊張の亢進，痴呆などである．

Steiner, Gabriel（1883-1965）ドイツの神経学者．Steiner の Wetterwinkel は脳梁と尾状核の間で側脳室の外側縁の近くの大脳白質部分で，大脳半球の白質からの小静脈を集める静脈が前後に走る．

Stilling, Benedict（1810-1879）ドイツの解剖学者．脳や脊髄の組織学的観察に凍結切片作成法を採用して多くの研究を行った．その頃は組織標本作製のための包埋剤が開発されていなかった．

Stokes, William（1804-1878）ダブリン在住のアイルランドの医師．永続性の徐脈を伴う失神発作を記載．Adams-Stokes-Morgani 症候群．

Straüssler, E（?-?）Gerstmann-Straüssler-Scheinker 症候群に名前を残す．→Gerstmann

Streeter, George Linius（1873-1940）アメリカの解剖学者．1895年 Union College 卒，1899年コロンビア大から学位．彼は1903～1906年にジョンズホプキンス大で解剖学を教え，その後の7年間はミシガン大で解剖学を教えた．1914年にバルチモアに帰り，ワシントンのカーネギー研究所の彼の前任 Franklin P. Mall 所長の発生学分野に加わった．1918年に Mall の死とともに Streeter は所長に任命された．彼の研究は100以上の主題に及ぶ科学論文を産み出し，その主なものはヒト胚の神経系の発達，ヒト胚の初期段階，胚の脳への血管支配，比較胎生学，胎児の病理などである．

Sturge, William Allen（1850-1919） イギリスの医師．ロンドン大学病院で研修，National Hospital, Queen Square に入り，パリで Charcot とともに働き，帰国して王立慈善病院で指導医を勤めた．1879 年にポートワイン母斑に運動性焦点発作のある症例を報告し，発作が脳の基礎疾患によるものであると提唱したが，受け入れられなかった．1922 年に Parkes Weber によって同様な報告がされて，初めて Sturge-Weber 症候群が認知された．

Sydenham, Thomas（1624-1689） イギリスの医師．多くの疾患を記載した．Sydenham 舞踏病を彼自身は St. Vitus' dance と呼び，子どもの急性の舞踏病で通常はリウマチ熱と関連がある．

Sylvius, Fransiscus（1614-1672） ドイツの医師．ラテン名は Franz de la Boë．オランダのライデン大で 1658～1672 年に内科学教授．医学生の実習に病棟観察を導入した．脳の大脳溝で発生学的に最初に現れる外側溝を記載した．Caspar Bartholin によってシルビウス裂 Sylvian fissure と命名された．

Sylvius, Jacob（1478-1555） フランスの解剖学者．中脳水道を記載した．Sylvian aquaeduct という．

T

Tapia, Antonio（1875-1950） スペインの耳喉科医．Tapia 症候群は口蓋，咽頭，喉頭，舌の半側の麻痺で，延髄の病巣に起因する．舌下神経核，疑核を含む病巣によるか，舌下神経，迷走神経などの脳神経を障害するもの．
Garcia Tapia, Antonio という呼称もある．

Tateishi, Jun（1931- ） 立石 潤．日本の神経病理学者で精神科医．岡山大で医学を修め，同大精神科に所属，その後，1974～1996 年九州大脳研究施設の神経病理学教授．1992～1998 年日本神経病理学会理事長．クロイツフェルト-ヤコブ病の脳からげっ歯類への感染，血液や髄液などの脳以外のものも感染源となり得ることを証明．

Tawara, Sunao（1873-1938） 田原 淳．日本の病理学者．1901 年東京帝大医学部卒，1903 年ドイツのマールブルク大の病理学教授アショッフのもとに留学，1906 年に心臓の刺激伝導系の発表，その中に房室結節を初めて記載．1908 年に九州大病理学教授．心臓の刺激伝導系の Tawara 結節＝房室結節の発見．

Tay, Warren（1843-1927） イギリスの眼科医．1866 年に医師の資格を得た．同病院のスタッフに就任．1869 年に外科医の資格も得た．ムーアフィールド眼科病院の外科医でもあり，外科医の Jonathan Hutchinson の同僚．1874 年にはロンドン眼科病院で，Tay は目の黄斑の周りの脈絡膜に小さな白や黄色の点からなる状態を初めて記載した．それは老人性の黄斑変性症で，今日では，ときどき外科医の名前を冠した Hutchinson 病に表れる．ロンドン病院で研修の後，1881 年に Tay-Sacchs 病の患者の網膜の red spot を初めて記載．そこで彼は神経学的問題のある小児で症候を記載した．Tay-Sachs 病はガングリオシドーシスである．Sachs とは別々に報告．→Sachs

Tinel, Jules（1879-1952） フランスの神経学者．第一次世界大戦中にフランスの負傷者を治療中に，末梢神経損傷のある患者は損傷神経の分布領域にひりひりとした痛みをもつことを発見し，それが損傷神経の再生を示すことを 1915 年に報告．同じ年に同じ現象をドイツの兵士で Hoffmann も報告．Tinel のサイン．

Toldt, Karl（1840-1920） オーストリアの医師で解剖学者．ウィーン大の解剖学教授．人体解剖アトラスを出版．
Toldt-Hochstetter：Anatomischer Atlas. Urban Schwarzenberg, München-Berlin, 1927

Tooth, Howard Henry（1856-1925） イギリスの医師．1886 年に彼の学位論文に腓骨筋の萎縮を記述．同じ年に Charcot と Marie が同様な観察を報告．現在では，Charcot-Marie-Tooth 病として知られている．

Toyokura, Yasuo（1923- ） 豊倉康夫．日本の神経学者．1947 年東京帝大医学部卒，1948～1964 年東大医学部第三内科，1964～1984 年東大医学部脳研究施設神経内科教授．1984～1900 年東京都老人医療センター院長．その後，東大名誉教授，東京都老人医療センター名誉院長．

Trolard, Paulin（1842-1910） フランスの解剖学者．Trolard の静脈は上吻合静脈で，大脳表在静脈系の上矢状静脈洞に流入する上部群のうち浅中大脳静脈に流入する中部群と吻合するものをいう．
→Labbé

Türck, Ludwig（1810-1868） オーストリアの神経学者．多くの基礎的な神経学的発見がある．二次変性の彼の研究から多くの伝導路の方向を決定した．前皮質脊髄路は Türck 路，側頭橋核路も Türck 路とも言う．

Turner, Sir William Aldren（1832-1916） イギリスの神経学者．エジンバラ大の解剖学教授．大脳の形態の研究で有名．Turner 溝は頭頂間溝．

V

Varolio, Constanzo（1543-1575） イタリアの解剖学者．1573 年に橋を記載した．そのために pons Varolii の名前が使われるようになった．

Vater, Abraham（1684-1751） ドイツの解剖学者．1702 年にヴィッテンベルク大に入り，哲学と医学を学んだ．彼は哲学博士を 1706 年に，医学博士をライプチッヒ大で 1710 年に与えられた．その後，ドイツ，オランダ，イギリスに修行に回った．ヴィッテンベルク大に戻って 2 年後に講師となった．1719 年に彼は解剖学と植物学の員外教授となり，1732 年には正教授となった．1737 年には彼は病理学の主任となった．しかし彼は解剖学を教えることに集中した．1946 年には治療学の教授に就任した．
大型のカプセルをもった神経終末を初めて記録（1730）．Pacini（1844）が後に再発見して，Vater-Pacini 小体と呼ばれるようになった．

Verga, Andrea（1811-1895） イタリアの解剖学者で精神科医．Verga 腔は透明中隔腔の後方への延長，ときどき

第六脳室と呼ばれるが，厳密には上衣細胞が覆っていないので脳室ではない．

Verocay, José Juan（1876-1927） ウルグアイ生まれの病理学者で Prague の病理学研究所の Chiari, Kretz, Ghon などの人物のもとで働いた．1910 年に神経線維腫の論文で今日では Verocay 小体として知られている構造を記載した．シュワン細胞腫は Verocay 神経鞘腫として知られ，他の間葉系腫瘍でもみられる．

Vesalius, Andreas（1514-1564） フランドルの解剖学者．ブリュッセルで生まれ，後にパドゥア大で外科学と解剖学の教授となった．彼の記念すべき仕事のヒトの脳の解剖に基づいたイラストと説明は神経系の知識の転換点となった．

Vicq d'Azyr, Félix（1748-1794） フランスのパリの神経解剖学者．いろいろな構造に名前が残っている．Vicq d'Azyr 束（1781）は乳頭視床束．Vicq d'Azyr の縞は大脳皮質の第二層にある神経線維層をいう．Vicq d'Azyr 体は黒質をいう．また，1839 年に François Leuret が Roland の名誉を称えて Rolando 溝と名付けたが，中心溝の記載は Roland よりも Vicq d'Azyr のほうが早い．

Viesseux, Gaspard（18 世紀） スイスの医師．自身が体験した外側延髄症候群の症候をまとめ，Marcet が代わって代読して会合で報告した（1810, 1817）．Wallenberg の同様例の報告（1895）よりもはるかに早い．

Virchow, Rudolf Ludwig Carl（1821-1902） ドイツの医師，病理学者，生理人類学者．ベルリンで医学を学んだ．Johannes Müller の弟子．彼は細胞病理学の創始者として知られている．1851 年に彼は固定した切片で中枢神経系に入る血管の周囲腔を記録．後に Robin によりこの腔の詳細が記述された．Virchow-Robin 腔として知られている．この腔はパラフィン切片では存在するが，セロイジン切片や電子顕微鏡のエポン樹脂切片では存在しない．現在の知識では Virchow-Robin 腔という恒常的な血管周囲腔の存在は疑問視されている．ただ，血管周囲に細胞の浸潤などは実際に起きるので，それに対応するスペースが形成されることも確かである．

Vogt, Cécile Mugnier（1875-1962） フランスの際立った，後にドイツの神経学者で神経病理学者．彼女とその夫の Oskar Vogt は大脳皮質の細胞構築学の研究とその基礎の上に展開する神経学的異常の研究で有名．

Vogt, Oskar（1870-1959） ドイツの著名な神経学者で精神科医．Kaiser Wilhelm 脳研究所の所長．

von Economo →Economo

von Euler →Euler

von Hippel →Hippel

von Monakow, Constantin →Monakow

von Recklinghausen, Friedrich Daniel →Recklinghausen

W

Waldeyer-Hartz, Heinrich Wilhelm Gottfried von（1836-1921） ドイツの解剖学者で病理学者．1881 年に神経系の最小単位となる細胞をニューロン neuron（神経元）と名付けた．Waldeyer のリンパ組織輪は鼻腔および口腔と咽頭の境界に形成されるリンパ節の輪状構造．

Walker, Arthur Earl（1907-1995） カナダ出身のアメリカの神経学者．カナダのウィニペックで生まれ，1930 年にアルバータ大で医学を修めた．彼は神経学と神経外科学の修練ののちに，すぐに科学に立脚する若い世代の神経外科のリーダーとなった．彼はさらにエール，アムステルダム，ブリュッセルで学び，1937 年にシカゴ大で神経外科の指導者となった．第二次世界大戦中はマサチューセッツの Cushing 総合病院で外傷後てんかん部門の責任者となった．1964 年にボルチモアのジョンズホプキンス大の神経外科学教授となった．1972 年にジョンズホプキンス大を定年となり，アルバカーキのニューメキシコ大医学部で神経学と外科学，神経外科学の名誉教授となった．Walker は 300 以上の医学論文と数冊の著書を出版した．Dandy-Walker 症候群は同僚の Dandy とともに報告した．→Dandy

Wallenberg, Adolf（1862-1949） ドイツの医師でダンチッヒの神経解剖学者．後にアメリカに移住．彼の症例報告（1895, 1901）により，Wallenberg 症候群は一世を風靡したが，Miller Fisher が多数の同様の剖検例での検討から，Wallenberg が副題に "後下小脳動脈の閉塞" としたことが正しくないとされ，大部分が椎骨動脈の閉塞であったことから，現在では外側延髄症候群 lateral medullary syndrome が使われるようになった．

Waller, Augustus Volney（1816-1870） イギリスの生理学者．彼は 1930 年の父の死まで南フランスのニースで育てられた．彼がイギリスに戻ったときは 14 歳で Dr. Lacon Lambe とその後 William Lambe と過ごした．物理学の初期の学習の後パリで医学を修めた．そして 1840 年に MD の学位を得た．

その後，Waller は神経線維はその細胞体に栄養と機能の完全性を頼っていることを証明し，その細胞体から離れた神経線維は完全な変性を起こし，二次変性または Waller 変性と呼ばれることを示した．

Walsh, Frank Burton（1895-1978） カナダの神経眼科医．マニトバに生まれ，その地で医学を修めた．第一次世界大戦で負傷後，眼科の訓練を受けて，ボルチモアの Willmer Eye Institute に神経眼科専門部門を設立した．後にその名誉教授になった．

Walshe, Sir Francis Martin Rouse（1885-1973） イギリスの神経学者．イギリスの傑出した神経科医であった．University College 付属病院で医学を修め，Sir Victor Horsley に師事し，その後，オックスフォード大で Sherrington に師事した．その後，University College 付属病院と Queen Square の国立病院に迎えられた．医学雑誌 "Brain" の編集者，英国医師会会長，英国学士院特別会員などを歴任した．

Warwick, R（?-?） イギリスの解剖者．
Williams P and Warwick R (eds)：Gray's Anatomy, Oxford University Press, を出版．→Williams

Weber, Frederick Parkes（1863-1962） Sir Herman David Weber の息子．彼はケンブリッジ大の Charterhouse School で教育を受け，その後ロンドンの St. Bartholomew's Hospital で医学を修めた．また同様にケンブリッジ，パリ，ウィーンでも学んだ．Weber は 1892 年にケンブリッジ大で学位を得た．その後，St. Bartholomew's Hospital で House Surgeon と House Physician のポストを得た．また Brompton Hospital for Chest Diseases でも House Physician となり，1894 年にはロンドンの German Hospital, Queen Square の名誉内科医となった．

Weber, Sir Herman David（1823-1918） ドイツのボン大で医学を修め，イギリスに移住し，ガイ病院の医学校で再度医学を修めてイギリスでの医師資格を取得して，ロンドンで臨床医として成功を収めた．Weber 症候群をはじめ，Weber の法則，Weber 試験など名前を冠した成果が多くある．

Weed, Lewis Hill（1886-1952） アメリカの解剖学者．Lewis Hill Weed はオハイオのクリーブランドで生まれた．エール大で 1908 年に BA，1909 年に MA を受けた．1912 年にジョンズホプキンス大医学部から MD. 医学部を卒業すると，Weed は前任教授の Harvey Cushing のもとでハーバード大の外科学研究部門の Arther Tracy Cabot フェローとして 2 年間を勤め，1914 年に医学部の解剖学指導者としてジョンズホプキンス大医学部に戻った．1919 年に部門の主任になり，1923〜1929 年は医学部長となった．1946 年まで理事長として働いた．1939 年には National Research Council の医科学部門の委員長になった．1947 年にこの仕事に専念するためにジョンズホプキンス大のポストを辞任した．Weed の研究は脳脊髄液を広く扱い，また中枢神経系を包む膜の発達の研究を手がけた．彼は脳脊髄液の起源を発見し，その循環を図示し，多くの臨床的な発展の業績に輝いた．

Weigert, Carl（1848-1904） ドイツの病理学者．シレジア（現在ポーランド領）で生まれた．ブレスラウ大で医学を修めた．彼はベルリンで研究を続け，Rudolf Virchow の文筆助手を務めた．その後ウィーンでも少しの期間学び，1866 年にベルリン大で医学の学位を得た．2 年後にブレスラウ大の病理学教授である Waldeyer-Hartz の助手となった．1871 年に Hermann Lebert の臨床助手となり，1874 年には Julius Cohnheim の助手となった．1875 年に病理学の教師となった．1878 年に Weigert は Cohnheim とともにブレスラウ大からライプチッヒ大に移り，翌年に Cohnheim は Ernst Leberecht Wagner の後任となる．Weigert は 1880 年にライプチッヒ大で病理解剖学の員外教授に就任．しかしながら，Cohnheim は病に倒れ，Weigert は講義や剖検で Cohnheim を助けたが，1884 年の Cohnheim の死後にその後継には選ばれなかった．翌年 Weigert は辞任してフランクフルトアムマインの病理解剖研究所の病理部門主任に招かれた．研究所は，古い山小屋風で設備も悪かった．Paul Ehrlich と Ludwig Edinger が別部門の主任であった．3 人は力を合わせて，他のドイツの研究所と肩を並べるまでにその地位を上げた．Weigert は多くの国からの学生を引き寄せた．彼は 59 歳での死までこの地位にあった．彼は数々の仕事を手がけたが，数多くの染色法を特に髄鞘を染める方法を開発した．

Welander, Lisa（1909-2001） スウェーデンの神経学者．初めての女性の神経学教授として Ume大学で 1964 年に任命された．カロリンスカ研究所での医学研究に続いて Lisa Welander はストックホルムの Serafimerlasarettet で神経学の専門家研修を受けた．1940 年代に彼女は Gästrikland のある地区からの一群の患者を調べた．その症候は手足の筋の機能の欠如であった．Lisa Welander は 1951 年に疾患とその遺伝様式を学位論文に記載した．彼女は 1952 年からカロリンスカ研究所で，1953 年から Góthenburg（Götheborg）の医科大学で教師であった．彼女は Ume大学で教授職を拝命するまでそこにとどまった．遺伝性の運動ニューロパチー（3 型）は Kugelberg-Welander 症候群と呼ばれている．

Werdnig, Guido（1844-1919） オーストリアのグラーツの神経学者．1891 年に彼は小児性脊髄性筋萎縮，通常は 4 歳までに死亡する小児の家族性筋変性疾患を記載した．J. Hoffmann もこの障害を報告した（1893）．現在では一般的に Werdnig-Hoffmann と呼ばれている．

Wernicke, Karl（1848-1905） ドイツの医師，精神科医，解剖学者，神経学者．彼は現在のポーランドの Gory で生まれた．ブレスラウ大で医学を修め，1870 年に医学の学位を得た．Paul Broca が現在 Broca の領野に原因がある言語障害についての所見を報告してすぐに，Wernicke は話し方と言語についての脳の病変の影響についての彼の研究にとりかかった．Wernicke はすべての言語の欠落は Broca 領野の損傷の結果ではないことに気づいた．むしろ彼は左上側頭回の後方の損傷は言語理解の欠落を起こすことに気づいた．この部位は現在では Wernicke 領野と言われ，その関連する症候は，彼の発見に因んで Wernicke 失語として知られている．彼はドイツで自転車事故の負傷で死亡した．

Westphal, Karl Friedrich Otto（1833-1890） ドイツの精神科医，神経学者，解剖学者．彼は 1851 年からベルリン，ハイデルベルグ，チューリッヒで学び，ウィーンとパリで修行の後，学位を取得．1857 年に Westphal はベルリン Charité の天然痘部門の助手となった．1 年後の 1858 年彼は精神障害部門に移り，助手で Wilhelm Griesinger, Wilhelm von Horn, Karrl Wilhelm Ideler と働いた．1861 年にベルリン大の精神科の私設講師として移った．1868 年に Westphal は天然痘部門と内科部門の主任となった．1 年後の 1869 年に彼は精神科の員外教授となり，精神神経疾患部門の内科主任で臨床教師となり，1874 年に精神科の主任教授となった．彼のもとからは多数の著名な神経学者が育った．Arnold Pick, Hermann Oppenheim, Carl Wernicke などで，息子の Alexander Karl Otto Westphal は神経学者で精神医学者である．→Edinger

Williams, PL（?-?） イギリスの解剖学者．
Williams P and Warwick R（eds）：Gray's Anatomy, Oxford University Press，を出版．

Willis, Thomas（1621-1675） イギリスのロンドンの医師．脳の解剖学への貢献で有名．彼はオックスフォード大で古典を学び，医学を修めた．1660～1675年まで同大の自然哲学の教授を務めた．1664年に著書を出版し，脳神経の再分類を行って，脳底部に大脳動脈輪（Willis動脈輪）を記述，脊髄の副神経（Willisの副神経）を記載した．ある時期は三叉神経の眼神経はWillisの神経と呼ばれた．Willisのparacusis，または偽のparacusisは聴力が雑音の中のほうが静かな周囲よりも良いということで特徴づけられている．1666年からロンドンに移り，医師として開業した．その後の10年間は当時最新の知識のうえに治療を行い，生涯でもっとも裕福な恵まれた時期であった．Royal Societyの有力メンバーで国王Charles2世の侍医を勤めた．ロンドンのWestminster寺院の床に彼の墓がある．

Wilson, Samuel Alexander Kinnier（1878-1937） イギリスの神経学者．アメリカのニュージャージーで生まれた．アイルランド出身の聖職者であった父はSamuelが1歳のときに死亡．家族はエディンバラに戻った．彼はエディンバラのジョージ・ワシントン大学で教育を受けた．ギリシャ語やラテン語などいくつかの語学に才能を発揮した．彼は次にエディンバラ大で医学を修めた．卒後1902年にWilsonはSir Byrom Bramwellのもとで Royal Edinburgh Infirmaryの医師となった．彼が生涯続く関心を神経学にもったのはここであった．1903年に生理学で科学修士を得ると，パリに行きPierre Marieのところで働き，さらにBicêtreでJoseph Babinskiのもとで1年間を過ごした．ライプチッヒを短期間訪問した後にロンドンに戻り，1904年にNational Hospital for Nervous Diseases, Queen Squareに医師として仕事を始め，登録医および病理学者となり，ついに名誉医師になった．ここで彼はSir William Richard Gowers, John Hughling Jackson, Henry Charlton Bastian, Sir Victor Alexander Haden Horsleyたちと専門家としての大部分を過ごした．

Woelke,（?-　） Woelkeの髄鞘染色を考案．

Y

Yakovlev, Paul Ivan（1894-1983） ロシアの神経学者で神経病理学者．サンクトペテルスブルク大で医学を修め，Pavlovの講義を聴いて神経学に方向転換．優秀な成績で大学を卒業．革命ロシアを逃れて1919年にフィンランドに移住．その後イギリスからパリへ行き，MarieやBabinskiらと研究の機会をもった．学位取得後にアメリカに移り，Stanley Cobbのもとでボストン市立病院神経科，神経病理部門に職を得た．後にハーバード大医学校に籍を置いた．脳の切片標本作成方法を改良して，大脳の奇形，てんかん患者の大脳皮質の異常について多数の報告をした．彼のもっとも重要な著作は，辺縁系と視床皮質路の神経解剖学的，機能解剖学的なものである．

Yonezawa, Takeshi（?-?） 米澤　猛．日本の神経病理学者．1974～1982年京府医大病理学教授．1977～1992年日本神経病理学会理事長．

Yoshikura, Norimitsu（1907-1987） 吉倉範光．日本の小児神経学の創始者のひとり．ご本人から直接伺った経歴では，まず早稲田大の仏文科を卒業され，仏文科の講師をされていたという．その後，慈恵医大で医学を修められ，医師としての人生が始まった．富士山の近くで病院長をされたとも伺った．その後，第二次世界大戦の影響が日本にも迫ってくる頃，赤羽で医院を開業されていた．戦後すぐにソルボンヌの留学生としてパリで神経学を学び，小児神経学の名医André-Thomasの薫陶を受けた．帰国後は東大の脳研究施設に脳の解剖学の勉強のために小川鼎三教授のもとに通われたという．50歳代の終わり近くに日大医学部小児科の教授に招聘され，医学生や他学の小児科医などが多数通ってくる小児神経外来を精力的に担当され，実に楽しそうに診察をされていた．学生が病巣の部位を質問すると，メモ用紙に脳の肉眼レベルや組織切片の図をたちどころに描かれては渡されるのが常であった．定年後に聖マリアンナ医大で客員教授となったが，日大駿河台病院の小児神経外来は80歳まで続けた．80歳で黄泉の国にたたれた．

Z

Zellweger, Hans Ulrich（1909-1990） スイス生まれのアメリカの小児科医．チューリッヒ，ハンブルク，ベルリン，ローマで学び，チューリッヒ大で1934年に学位を得た．そしてLucerneでさらに修練を積んだ．1937～1939年には彼は仏領赤道アフリカのGabon州のLambarénéのOgoooué川の堤にあるアルバートシュバイツァージャングル病院で働いた．1939年からチューリッヒの小児病院でGuido Fanconiの助手であった．1951年にレバノンのベイルートでアメリカ大の小児科教授となった．1959年にアイオワ大の小児科教授に就任するためにアメリカに移住した．1977年に名誉職になったので，Zellwegerはアイオワ州の地域遺伝部門に就任した．Zellweger症候群は先天性心奇形，自然骨折を伴う骨破壊，長骨の屈曲，発育遅滞，その他の奇形を伴う．Fanconi-Albertini-Zellweger症候群ともいう．

和文索引

【あ】

亜急性硬化性全脳炎　236
　　──の病理学的所見　237
亜急性脊髄連合変性症　366,367
悪性末梢神経鞘鞘腫　218
悪性リンパ腫　221
圧迫性脊髄障害　251
アテトーシス　82
アミノ酸代謝異常　361
アミロイドβ蛋白免疫染色　126
アミロイドーシス　362
アミロイドカスケード仮説　127
アミロイド小体　119,120
アルコール性小脳萎縮症　356
アルコール性小脳変性症　359
アルコール性神経障害　354
アルツハイマー型認知症（痴呆）の病期分類　124
アルツハイマー型老年認知症（痴呆）　116,121,123
アルツハイマー神経原線維変化　119,120,126
アルツハイマー病　116,121,123
　　──の診断基準　123,124
　　──の組織学的所見　126
　　──の肉眼所見　125
　　──の病変の好発部位　125
鞍上部くも膜嚢胞に伴う閉塞性水頭症　230
アントン徴候　269
アントン皮質盲　106
アンモン角　109
アンモン角硬化症　309

【い】

医原性プリオン病　142
縊死脳半卵円中心の変化　373
縊死脳病変　371,373
異所性灰白質　308,342
胃腸症状　315
一過性脳虚血発作　173
一酸化炭素中毒　354,356,357,358
遺伝性皮質性小脳萎縮症　60,67
遺伝性プリオン病　136
咽頭　284
　　──と扁桃　285
　　──などの知覚障害　284
　　──の運動障害　284
陰部神経叢　246

【う】

ウィルソン病　77,361
ウィルヒョウ-ロバン腔　229
ウェルニッケ-コルサコフ症候群　365
ウェルニッケ失語　106
ウェルニッケ脳症　364,365,366
牛海綿状脳症　143
右前頭葉底面のくも膜下出血を伴う脳挫傷　190
右椎骨動脈の器質化血栓　104
運動失調　54
　　──の画像　59
　　──の病理　63
運動失調関連の伝導路　58
運動皮質の異常　44
運動麻痺　39
　　──の画像　44
　　──の種類と関連部位　39
　　──の病理　46

【え】

延髄　4
延髄空洞症　289
延髄膠腫　207,209
鉛筆状軟化または壊死　195,196

【お】

横隔神経と迷走神経の走行　297
横側頭回　279
大型神経細胞の脱落　126
オヌフ核　47,48,244,245,247
オリーブ核拡大　291,292
　　──の推移　293
オリーブ脊髄路　82,83
温度覚　97

【か】

カーテン徴候　284
カーノハン切痕　147,151
介在ニューロン　40
外傷性くも膜下出血　190
外側延髄症候群　103
外側延髄領域の梗塞　104
外側膝状体　266
外側毛帯　279
外套体積と加齢　118
海馬回ヘルニア　149
海馬硬化症　301,311
海馬鉤や海馬傍回のヘルニア　147
海馬の位置　109
海馬の構造　109
海馬の線維連絡　110
海綿状血管腫　168
海綿状変化　138
海綿静脈洞　159
解離性知覚障害　94
下オリーブ核　290
下下腹神経叢　319
下丘　279
蝸牛　274
蝸牛神経　276
蝸牛神経横断面積　283
蝸牛神経線維総数　282
蝸牛神経腹側核と背側核　276
下丘腕　279
架橋静脈　191
下肢の異常感覚　241
下肢の脱力　241
下肢の皮膚支配神経　96
下垂体腺腫　201,223
　　──の病理学的所見　224
　　──の免疫組織化学　224
下垂体門脈系　319,320
仮性球麻痺様　106
家族性海綿状血管腫　169
家族性筋萎縮性側索硬化症　49,50
　　──における遺伝子変異　49
家族性クロイツフェルト-ヤコブ病　141
滑脳症　300
滑脳症Ⅰ型　307
滑脳症Ⅱ型　307,308
顆粒空胞変性　119,120
加齢に伴う触覚小体の変化　96,105
眼窩回ヘルニア　152
感覚性失語　106,107
眼窩底吹き抜け骨折　188,189
眼瞼攣縮　295
関節位置覚　97
完全横断脊髄障害　105,184
感染性プリオン病　141
間脳　4
陥没骨折　188
顔面神経核の亜核と髄内根の走行　259
顔面神経鞘腫　262
顔面神経と脳底部動脈系　296
顔面神経の走行　259
顔面神経の分布　260
顔面神経麻痺の2型　258
顔面の異常　258
　　──の画像　262

409

索引

――の病理　263
顔面の皮膚神経支配　95
顔面の表情筋　258
間葉系・非くも膜細胞の腫瘍　221

【き】

キアリ奇形　336
　　――に伴う脊髄空洞症　337
記憶障害　106
奇形腫　223
キノホルム中毒　354
記銘力の障害　106
球形嚢　274
急性化膿性髄膜炎　234
　　――の病理学的所見　235
急性硬膜外血腫の術中所見　192
急性硬膜下血腫　186,191
　　――の術中所見　192
旧線条体　82
橋　4
橋外髄鞘崩壊　368,369
橋膠腫　208
胸髄核　245
胸髄側角の神経細胞　317
共存するアルツハイマー病変の評価　128
橋中心髄鞘崩壊　368
強調画像　27,33
局所性脳機能障害　173
巨大脳動静脈奇形　168
起立性低血圧　315
筋萎縮性硬化症　48
筋萎縮性側索硬化症　44,45,46,47,48
　　――の診断基準　46
筋緊張の異常　344
筋原性疾患　352
筋固縮　82
筋線維構成　348
筋組織　348
筋と筋力の異常　344
　　――の画像　349
　　――の病理　351
筋の動きの異常　344
筋の形やサイズの異常　345
筋の形態　345
筋紡錘　348
筋力の異常　344

【く】

クールー　135,141
くも膜下腔・血管周囲腔・軟膜下腔の模型図　229
くも膜下出血　169,175
くも膜顆粒の微細構造　228
くも膜細胞の腫瘍　218
クラーク柱　71

クラーク柱-脊髄小脳路　73
クラーク背核　57
グリオーシス　138
クリューバー-ビューシー症候群　106,121
クロイツフェルト-ヤコブ病　116,122,135
グロボイド細胞白質ジストロフィー　371

【け】

頸神経叢　243,246
　　――と腕神経叢　246
頸髄横断面積　254
頸髄矢状径　254
頸椎変化のレベル　252
頸部変形性脊椎症　251
　　――の頸髄灰白質横断面積　253
　　――の脊髄圧迫形式　251
頸部変形性脊椎症所見のある標本　252
頸膨大　25,241
けいれん　77
けいれん発作　295
　　――の画像　298
　　――の関連構造　296
　　――の病理　303
血管芽腫　221
血管周囲腔　229
血管周皮腫　221
血管障害　153
　　――の画像　161
　　――の病理　172
血管性認知症（痴呆）　173,178
血管内悪性リンパ腫症　221
結節性硬化症　299,382
　　――における皮質結節　306
結節性硬化症遺伝子の多様な機能　306
ゲルストマン-シュトロイスラー-シャインカー病　136,141
ゲルストマン症候群　106
ケルニッヒ徴候　227
原因不明のくも膜下出血　170
限局性大脳皮質異形成　304
限局性皮質異形成　298
原形質性星細胞腫　206
幻視　106
原始触覚　97
原始神経外胚葉性腫瘍　215
原線維性星細胞腫　206
原発性橋出血　379

【こ】

後外側腹側核　97,101
口蓋ミオクローヌス　290

膠芽腫　200,206,208
交感神経　315
交感神経幹　25
　　――と迷走神経　318
高血圧性血管症　173
　　――の組織像　174
高血圧性脳出血の病理学的所見　174
高血圧性脳内出血　163
後索　73,244
後索内側毛帯系　97,100
高次脳機能障害　106
　　――の画像　111
　　――の関連構造　106
　　――の病理　113
膠腫の組織学的特徴　205
後大脳動脈梗塞　268
後大脳動脈の圧迫　147
喉頭　284,285
　　――の運動障害　284
後頭葉障害　106
後頭葉の出血性梗塞　149
後内側腹側核　97,101
後脳　4
孔脳症　331,338
鈎ヘルニア　148,149
硬膜外血腫　185,189,191
　　――と硬膜下血腫の発生機序　189
硬膜外腫瘍　254
硬膜下血腫　186,191,193
　　――の新生膜　193
硬膜血管の走行　182
硬膜静脈洞　156
　　――の全貌　159
硬膜内髄外腫瘍　254
黒質　82,88
　　――の神経メラニン含有神経細胞　88
古典型クロイツフェルト-ヤコブ病　136,137
孤発性クロイツフェルト-ヤコブ病　136
　　――の分類　137
孤発性皮質結節　299
コルチ器　274
　　――の微細構造　275
混合胚細胞性腫瘍　223
根糸　242

【さ】

細胞構築学　108
柵状配列　217
嗄声　284
三叉神経視床路　97
　　――の走行　99
三叉神経の走行　95

【し】

ジェンナリ条　266
視蓋延髄路　82
視蓋脊髄路　82
視覚性失認　106
視覚伝導路　264,265
視覚領域を含む後大脳動脈領域の梗塞　268
耳下腺神経叢　260
識別触覚　97
視空間失認　106
軸索総面積と加齢（片側）　282
軸索平均横断面積と加齢　282
視交叉　265
　　──の線維走行　266
視索　265
四肢の横断面　347
視床下核　77,82
歯状核赤核淡蒼球ルイ体萎縮症　70,72
視床型クロイツフェルト-ヤコブ病　140
視床下部の核　320
視床下部の構造　319
視床出血　102,164,378
視床症候群　103
歯状靱帯　242
矢状断像　33
視床の核と大脳皮質への連絡　101
視神経　264
視神経管骨折　188
ジストニア　77,82
舌　284,286
　　──の運動障害　284
　　──の神経支配，運動　286
　　──の知覚と味覚の障害　284
　　──の味覚・唾液腺・涙腺などの神経支配　287
舌・咽頭・喉頭の異常　284
　　──の画像　289
　　──の病理　290
舌・咽頭・喉頭の観察　284
舌・咽頭・喉頭の形態と神経支配　286
室間孔　227,228
失禁　241
失行　106
失書　106
失声　284
失読　106
失認　106
視放線　265,266
視野　265
ジャクソン型けいれん　295
ジャクソン型てんかん　295
ジャクソンマーチ　295

斜頚　82
自由神経終末　97
終脳　4
絨毛癌　223
ジュベール症候群　340
シュワン細胞腫　215,217
上衣下巨細胞性星細胞腫　207
上衣下腫　212
上衣腫　211
上下腹神経叢　319
小群萎縮　351
上行性テント切痕ヘルニア　148,149,151
上矢状静脈洞の流れ方　159
上肢の皮膚支配神経　95
常染色体優性遺伝性脊髄小脳変性症　61
上大脳静脈　156,182
小動脈瘤　173,174
　　──の部位別発生頻度　174
小脳　4,21,22
　　──の奇形　340
　　──の Gross-Nissl 像　55
　　──の鍍銀像のまとめ　55
　　──の表面構造　22
小脳核　23
小脳系以外の錐体外路系　83
小脳系錐体外路　56
小脳性失調症　54
小脳皮質の構造　23
小脳扁桃ヘルニア　149
上部脳幹の二次性出血　147
触覚　97
触覚小体　96
自律神経異常　315
自律神経系　315
　　──の線維連絡　317
　　──の全貌　316
シルビウス裂　10
心悸亢進　315
神経管欠損　333
神経筋接合部の異常による筋疾患　351
神経系の正常発生　322
神経系の全体像　3
神経系の発達障害の画像　331
神経系の発達と発生異常　322
神経系の発達の画像　329
神経系の分類　3
神経原性筋萎縮　351
神経原線維変化　124
神経根痛　241
神経根への影響　253
神経細胞体内部のリポフスチン　120
神経細胞脱落　124,138
神経細胞面積の分布　292
神経周皮腫　218

神経上皮組織腫瘍　206
神経節膠細胞腫　213
神経節細胞腫　213
神経線維腫　218
神経線維腫症1型　380
神経線維腫症2型　380,381
神経叢　243
神経皮膚症候群　380
進行性核上性麻痺　84,89,91,92,116
　　　　　　──の臨床診断基準　89
進行性核上性麻痺疫学診断基準　90
進行性多巣性白質脳症　239
　　　　　　──の病理学的所見　238
進行麻痺　116
振戦　77,82
新線条体　82
振戦麻痺　84
身体認知障害　106
振動覚　97
深部静脈系　153
深部知覚　94,97
深部知覚伝導路　100

【す】

髄液圧低下症候群　231
髄腋検査時の穿刺部位　229
髄芽腫　214,216
髄鞘形成　329
錐体外路症候　82
　　──の画像　84
　　──の病理　86
錐体骨骨折　188,189
錐体路形成異常　341
錐体路の起始　41
錐体路の走行　40
錐体路の発生異常　342
錐体路の命名　41
水頭症　230
髄内腫瘍　255
髄膜　227
　　──とくも膜顆粒　227
　　──と脳脊髄液の異常　227
　　──と脳脊髄液の異常の画像　230
　　──と脳脊髄液の異常の病理　234
　　──の形態　227
　　──の神経支配と血管分布　229
髄膜腫　201,218
　　──の各種組織型と悪性度の判定基準　220
髄膜腫瘍　218
スクレイピー　135
スタージ-ウェーバー症候群　302,312,380
頭痛　315

【せ】

性格変化　106
正常圧水頭症　227,231
正常MRアンギオグラフィー像　33
正常下垂体前葉細胞　224
正常画像　31
星状膠細胞初期変化　292
星状膠細胞突起の面積分布　293
星状膠細胞面積の分布　292
正常構造と画像解剖　3
正常骨格筋のジストロフィン免疫蛍光染色　352
正常脳の加齢による形態学的変化　116
精神盲　106
精神聾　106
声帯の正常所見　285
正中線の偏位　149
青斑核のメラニン含有神経細胞　88
生理活性物質　315
赤核　82
脊髄圧迫　252
脊髄圧迫症候群　241
脊髄圧迫性変化　196
脊髄横断染色切片　244
脊髄横断面　55
　──の模型図と名称　243
脊髄横断面積　253
脊髄外傷　196,254
脊髄灰白質の細胞構築　245
脊髄空洞症　255,289
脊髄血管の解剖　160,248
脊髄後索性失調症　54
脊髄後索の神経線維の体部位局在　101
脊髄梗塞　250
脊髄視床路　97
　──と脊髄視蓋路の走行　98
　──の体部位局在　101
脊髄腫瘍　254,255
脊髄小脳失調症　54,61
脊髄小脳路　56,57
脊髄神経節　242,243
脊髄神経の肉眼構造　241
脊髄髄膜嚢瘤　335
脊髄髄膜瘤　331
脊髄損傷　182,184
脊髄動静脈奇形　256
脊髄と脊髄神経根　242
脊髄と脊髄神経節の顕微鏡像　247
脊髄と脊髄神経の構造　241
脊髄と脊髄神経の障害　241
脊髄と脊髄神経の障害の画像　248
脊髄と脊髄神経の障害の病理　251
脊髄の横断性損傷例の伝導路変性　184

脊髄の奇形　342
脊髄の血管奇形　256
脊髄の静脈系　160
脊髄の正常画像　34
脊髄の動脈系　160
脊髄の内部構造　243
脊髄の肉眼構造　25,241
脊髄の尾側端の発達形態　325
脊髄の尾側端の分化と管腔形成　323
脊髄半側横断障害　105
脊髄表面と内部の名称　242
脊髄表面に連絡する動脈　160
脊髄への影響　252
脊髄への血管支配　249
脊髄扁平率　252,253
脊柱管　5
脊柱と靱帯　7
脊柱の全体像　7
脊柱を支える靱帯　6
脊椎の形態　6
脊椎の癒合不全　334
舌下神経のS100抗体免疫組織像　287
舌下神経のニューロフィラメント抗体免疫組織像　287
舌口唇ディスキネジア　77
楔状束　54
線維性星状膠細胞腫　199
前額断　31
仙骨神経叢　246
潜在性二分脊椎　334
線状骨折　188
線条体　82
全身の筋　346
全前脳胞症　336
前庭蝸牛神経　276
前庭障害　273
前庭神経　276
前庭神経外側核　278,280
前庭神経下核　280
前庭神経核と関連構造　280
前庭神経上核　278,280
前庭神経内側核　278,280
前庭脊髄路　82
先天性水頭症　339,340
前頭側頭型認知症（痴呆）　131
　──の神経病理学的診断基準　134
　──の臨床的診断基準　133
前頭葉障害　106
前脳　4
　──の左右分離障害　336
全脳型クロイツフェルト-ヤコブ病　139

【そ】

窓形成　154
造血器腫瘍　221
側角　245,317
側頭葉障害　106
側脳室周囲白質　270
組織学的悪性度の評価　204

【た】

大群萎縮　351
退形成性上衣腫　212
退形成性星細胞腫　206
退形成性乏突起膠腫　211
大後頭孔と小脳扁桃ヘルニアの位置関係　151
胎児期の脳の発達　324
胎児性癌　222
胎児性腫瘍　214
　──の分類　215
代謝性疾患　361
　──の画像　363
　──の病理　365
帯状回ヘルニア　148,149
大腿中央部の筋肉　347,349
大大脳静脈　153,158
大脳　4
　──の断面　12
　──の内部構造　14
　──の皮質髄質比率と加齢・性差　117
　──の葉　10
　──の葉を分ける部位　10
　──の葉を分ける部位の計測による決定法　10
大脳鎌　4
大脳脚の損傷　147,151
大脳血管の支配領域　161
大脳膠腫症　213
大脳静脈系　153
大脳深部静脈系　158
大脳髄質体積と加齢　118
大脳髄質の静脈　158
大脳水平断染色切片　16,17
大脳水平断の切断面　13
大脳性失調症　54
大脳前額断の切断面　12
大脳動脈の走行　155
大脳動脈輪　153,154
大脳白質の病変　371
　──の画像　372
　──の病理　373
大脳白質の変性　140
大脳半球矢状断染色切片　18
大脳半球前額断染色切片　14,15
大脳皮質異形成症　304,305

索 引

大脳皮質基底核変性症　111,113
　　――の臨床診断基準　113
大脳皮質体積と加齢　118
大脳皮質と機能局在　107
大脳皮質の細胞構築学的領野　108
大脳皮質の錐体細胞の加齢変化の経過　119
大脳皮質の層構成　107
大脳表在静脈系　156
　　――の変異　157
大脳鎌下ヘルニア　148
タウオパチー　132
多汗　315
多形黄色星細胞腫　207
多系統萎縮症　54,59,60,61,63
　　――の除外診断基準　64
　　――の診断カテゴリー　64
　　――の診断基準　63
　　――の病理学的所見　65,66
多小脳回　300,307,309
他人の手徴候　111
多発性筋炎　349,350,353
多発性硬化症　267,269,270
多発性脳梗塞　166
単純ヘルペス脳炎　234
　　――の病理学的所見　236
男女別脳重量　117
男性の皮質髄質比率と加齢　117
淡蒼球　77,82
淡蒼球内節　69
ダンディ-ウォーカー奇形　340
ダンディ-ウォーカー変異　340

【ち】

知覚過敏　94
知覚関連構造　97
知覚終末装置　97
知覚障害　94,106
　　――の画像　102
　　――の病理　103
知覚脱失　94
知覚鈍麻　94
致死性家族性不眠症　141
チック　77,295
中間外側核　70,71,245,317
中間質外側部　243
中硬膜動脈　182
中心管　244
中心溝・運動皮質のMRIでの同定　30
中心前回と中心後回の身体部位局在　295
中心前回の身体部位局在　41
中枢神経系の構成要素　197
中枢神経系の初期発生　322
中枢神経系の髄鞘形成　327
中枢神経系の発生　322

中枢神経系の発生異常　328
　　――の一覧　328
中枢神経系の表面成熟　323
中枢神経系を容れる骨の構造　5
中枢性神経細胞腫　214
中枢性頭位眩暈　283
中大脳動脈梗塞　378
中毒性疾患　354
　　――の画像　356
　　――の病理　357
中脳　4
中脳黒質の高度の脱色素　70
聴覚過敏　273
聴覚障害　273
聴覚伝導路　276,277
超急性期の梗塞　167
蝶形骨小翼部分を越えてのヘルニア　152
聴神経腫瘍　281,282
聴放線　277,279
直撃損傷　190
直静脈洞の流れ方　159

【つ】

椎間孔　7
椎骨動脈　153
　　――の重複　153,154
椎骨脳底動脈の変異　154
椎骨の形態　8
対側損傷　190
対麻痺　182
痛覚　97

【て】

低髄液圧症候群　231,232
ディスキネシア　77
テーブル傾斜試験　273
デュシェンヌ型筋ジストロフィー　352
　　――の骨格筋のジストロフィン免疫蛍光染色　352
転移性腫瘍　225
転移性脳腫瘍の原発巣別頻度　225
てんかん　304
伝達　135
伝達性海綿状脳症　135
テント切痕　147
テント切痕ヘルニア　149

【と】

頭位性眩暈　273
頭蓋咽頭腫　223,224
頭蓋腔　4,5
頭蓋骨骨折　182,188
頭蓋・脊椎の癒合不全　336

頭蓋底骨折　188
頭蓋底と脳神経の根　24
頭蓋内圧亢進症状　197
頭蓋内圧亢進と脳ヘルニアの画像　148
頭蓋内圧亢進と脳ヘルニアの関連構造　147
頭蓋内圧亢進の肉眼所見　150
頭蓋内および脊柱管内に発生する腫瘍・腫瘍性病変の病理　203
頭蓋内出血　182
頭蓋内膨隆性病変　147
頭蓋の癒合不全　333
動眼神経の圧迫　147
動悸　315
頭頂葉障害　106
糖尿病性神経障害　362
等皮質　107
頭部外傷　182
　　――での脳の損傷部位　190
　　――と脊髄損傷の画像　185
　　――と脊髄損傷の関連構造　182
　　――と脊髄損傷の病理　188
　　――による閉鎖性頭蓋内損傷　183
頭部の重量　252
島葉と弁蓋の障害　106
トルコ鞍部腫瘍　223

【な】

内頚静脈　156
内頚動脈　153
内耳神経　276
内側膝状体　279
内側縦束症候群　269
内側上オリーブ核　279
内側側頭葉硬化症　301
内大脳静脈　153,158
内頭蓋底と脳幹小脳　21
内頭蓋底と脳神経の走行　24
内包後脚内の正常皮質脊髄路のMRIでの描出　30
内包後脚内の皮質脊髄路の異常　44
鉛中毒　355
難治性側頭葉てんかん　311
難聴　273

【に】

二次性脳幹出血　151
鈍い感じ　241
二分脊椎　334
尿毒症性神経障害　362
認知症（痴呆）　116
　　前頭側頭型――　131
　　――の画像　121
　　――の病理　123

413

索引

――を伴う筋萎縮性側索硬化症　50

【ね】

粘液乳頭状上衣腫　212

【の】

脳アミロイドアンギオパチー　176
　　――による出血　177
脳アミロイド血管症　163
脳横断面における穿通枝支配領域　162
脳回の扁平化　149
脳幹　4,9
　　――の横断連続切片　19
　　――の表面構造と脳神経　9
脳幹小脳静脈系　153,158
脳幹小脳の正中矢状断と第四脳室　21
脳幹・小脳の内部構造　19,20
脳血管撮影　153
脳血管障害　173
　　――の大型染色切片　377
　　――の臨床的分類　172
脳血管性痴呆（認知症）の病理学的分類　178
脳梗塞　165,166,177
　　――の病理学的所見　178
脳溝の狭小化　149
脳挫傷　182,185,190
脳室上衣細胞系腫瘍　211
脳室容積と加齢　118
脳重量と加齢　116
脳重量の発達　327
脳出血　173
脳腫瘍　197
　　――の画像　199
　　――の症候　197
　　――の発生部位　204
　　――の分類　203
　　――の理解に必要な解剖　197
嚢状動脈瘤　171,175
脳神経損傷　182
脳神経の症候　197
脳神経の根　9
脳振盪　182
脳脊髄液の産生・循環・排出　228
脳脊髄液の産生・排出　227
脳脊髄血管の解剖　153
脳卒中　173
脳体積の発達　327
脳底静脈　153,158
脳底動脈のアテローム硬化　180
脳底動脈の窓形成　153,154
脳底部の動脈系の本幹　154
脳底部の動脈本幹の変異　155

脳動静脈奇形　165,176
　　――の病理学的所見　176
脳動脈瘤　175
脳内出血の経時的病理所見と MRI 所見　164
脳内部の動脈の分布領域　156
脳に分布する動脈系の全体像　154
脳の区分　4
脳の重量と体積の発達　326
脳の髄鞘化　330
脳の正常画像，冠状断像　31
脳の正常画像，横断像　27
脳の生理的萎縮　118
脳の巣症状　197
脳の組織学的な生理的変化　119
脳の体積と加齢　116
脳の大脳回と大脳溝　11
脳の内部構造の成熟　326
脳の発達　323
脳の平均体積と性差　117
脳の葉を分ける大脳溝の位置と前頭極・後頭極周長　10
脳破壊性病変　338
脳浮腫　182
脳ヘルニア　147,148
嚢胞性二分脊椎　334
脳葉出血　163
脳葉型出血　176
脳瘤　333
脳梁と中心部分の障害　106
脳梁の発生　325
脳梁離断症候群　106

【は】

パーキンソニズム　77
　　――を呈する主要な疾患　87
パーキンソニズム痴呆複合　77
パーキンソン病　82,84,86
　　――の診断基準　86
　　――の中脳黒質と橋青斑核　88
胚芽異形成性神経上皮腫瘍　202,213,214
背核　245
胚細胞腫　222
胚細胞性腫瘍　222
排尿障害　241
背部痛　241
白質ジストロフィー　371
白質粗鬆化　371
白質の異所性神経細胞　309
薄束　54
発生異常・奇形の病理　333
発生由来不明のグリア系腫瘍　213
馬尾　25,241,242
ハラーフォルデン-シュパッツ病　77
バリスム　82

バリント症候群　106
半規管　274
反対側大脳脚の損傷　147
ハンチントン病　78,79,80
ハンチントン舞踏病　77,116
半盲　106,265

【ひ】

非遺伝性皮質性小脳萎縮症　61
被殻　82
被殻出血　377
鼻腔・舌・咽頭・喉頭　285
非交叉性皮質脊髄路　342
微細三叉神経視床路　97
皮質下異所性灰白質　309
皮質核路　39,40
皮質核路の顔面神経核への連絡　261
皮質下出血　163
皮質結節　299
皮質髄質体積比率の性差　117
皮質性小脳萎縮症　67
皮質性小脳変性症　60
皮質脊髄路　39,40
皮質聾　106
尾状核　82
微小腺腫　201
ビタミン欠乏症　362
ピック球　130
ピック嗜銀球　130
ピック小体　130
ピック病　116,121,130
　　――の病理学的所見　131
ヒト胎児脳の内部構造の発達　326
ヒト T リンパ球向性ウイルス脊髄症　45,51,52
肥胖性星細胞腫　206
皮膚筋炎　349
皮膚書字覚　97
皮膚描画症　315
びまん性軸索損傷　193,194
びまん性星細胞腫　206
表在静脈系　153
表在知覚　94,97
表情筋と顔面神経の形態　259
ヒリヒリ感　241
ビンスワンガー病　180,371,373
　　――の病理学的所見　179
頻脈　315

【ふ】

ファーター-パチニ小体　97
封入体筋炎　350
フォン　ヒッペル-リンドウ病　380
副交感神経　315

副腎白質ジストロフィー　371,372
副楔状束核　57
不随意運動　77,82
　　──と関連構造　77
　　──の画像　78
　　──の病理　79
舞踏アテトーシス運動　77
舞踏病　82
ブニナ小体　47,48
フリードライヒ運動失調症　73,74
フリードライヒ失調症　54
プリオン　135
プリオン病　135
　　──の概念の変遷　135
　　──の診断基準　138
プリン代謝異常　361
プルキンエ細胞　23,55
ブルジンスキー徴候　227
ブルヌビル-プリングル病　382
ブローカ失語　106
粉砕骨折　188

【へ】

閉眼歩行試験　273
平衡覚伝導路　278,280
平衡斑　275
ヘミバリスム　77
ヘルペス脳炎　233
変異型クロイツフェルト-ヤコブ病　143
偏倚試験　273
片側顔面けいれん　303
片側巨脳症　301,309,310
片側神経あたりの軸索比率　282
片側錐体路の変性　42
便秘　241

【ほ】

旁索状体　283
傍腫瘍性小脳変性症　73,75
紡錘状動脈瘤　175
膨大部稜　275
乏突起膠細胞系腫瘍　209
乏突起膠腫　209,210
母斑症　380
ポリグルコサン小体　119
ポリグルタミン病　68
ポルフィリン症　361

【ま】

マイスナー小体　96,97
　　──の加齢変化　96
マイネルト基底核　127,129
マシャド-ジョセフ病　61,68,69,70,71

マジャンディ孔　227
末梢神経腫瘍　215
末梢神経の知覚レベル　94
麻薬中毒　355
慢性後天性肝脳変性　363
慢性硬膜下血腫　183,192,227
　　──の外膜の組織像　193

【み】

ミオクローヌス　77,82
ミオパチー　352
味覚伝導路　288
水俣病　354
未破裂動脈瘤　170
未破裂囊状動脈瘤　175
耳・聴覚・平衡覚の異常　273
　　──の画像　281
　　──の病理　282
耳の構造　273
脈絡叢　227
　　──の顕微鏡像　228

【む】

無終脳症　338
無症候性血管障害　173
無前脳症　338
無動　82
無脳症　333

【め】

迷路性失調症　54
メージュ症候群　295
眼と視覚の異常　264
　　──の画像　267
　　──の病理　270
眼と視覚の構造　264
メニエール病　273
めまい　315
メルケル小体　97

【も】

毛細血管周囲の星状膠小足　293
毛帯三叉神経視床路　97,100
網膜の形態　264
網膜の構造　265
毛様細胞性星細胞腫　207
網様三叉神経視床路　97
網様体脊髄路　82,83
モンロー孔　227,228

【ゆ】

有機水銀中毒　354
有機溶剤中毒　355

有機リン中毒　355
有線領　266
誘発眼振　273
癒合不全・閉鎖不全　333

【よ】

腰神経叢　243,246
葉性萎縮　130
腰膨大　25,241

【ら】

ラクナ　178,179
ラクナ梗塞　177,379
ラスムッセン脳炎　311,312
ラセン器　274
　　──の微細構造　275
ラセン神経節　276
ランヴィエ絞輪　197
卵黄囊腫瘍　222
卵形囊　274

【り】

立体覚　97
リピドーシス　361
リポフスチン　119,120
菱形窩　9
菱脳　4
リン酸化タウ蛋白の抗体　126
リンパ腫　221

【る】

ルイ体　31,69
ルシュカ孔　227

【れ】

レイノー病　315
レッシュ-ナイハン症候群　361
裂脳症　332,338
レビー小体型認知症（痴呆）　127
　　──の改訂臨床診断基準　128
レビー小体病　116
レビー小体病変型の分類　127,129
レビー小体病変が認知症（痴呆）に関与している可能性の評価　129,130
レビー小体病変の検索部位　127,129
レビー小体病変の評価　127

【ろ】

老人性難聴　276,282
老人斑　119,120,124,126

老年期認知症（痴呆）　116
ローランド溝　10
ロンベルグ試験　54
ロンベルグ徴候　273

【わ】

腕神経叢　243,246

欧文索引

【A】

abnormality in muscular movement　344
abnormality of corticospinal tract in the posterior limb of internal capsule　44
abnormality of motor cortex　44
abnormality of muscle power　344
abnormality of muscle tone　344
abnormality of muscular shapes and sizes　345
acoustic disturbances　273
acoustic nerve tumors　281,282
acoustic radiation　279
activator substance　315
acute purulent meningitis　234
acute subdural hematoma　191
adrenoleukodystropy（ALD）　372
akinesia　82
alcoholic cerebellar atrophy　356
alcoholic cerebellar degeneration　359
alcohol intoxication　354
Alexander 病　371
alien hand sign　111
Alpers 病　295
Alzheimer disease（AD）　121,123
aminoacid metabolic disorders　361
aminoacidopathies　361
Ammon's horn sclerosis（AHS）　301, 309,311
ampulla　275
amyloidosis　362
amyotrophic lateral sclerosis（ALS）　46
amyotrophic lateral sclerosis with dementia　50
anaplastic astrocytoma　206
anaplastic ependymoma　212
anaplastic oligodendroglioma　211
anatomy of the spinal cord vessels　248
anencephaly　333
anesthesia　94

Antoni A pattern　217
Antoni B pattern　217
Anton sign　269
Anton 皮質盲　106
aphonia　284
apoplexy　173
aprosencephaly　338
area striata　266
arterial circle of Willis　153
arteriovenous malformation（AVM）　176
astrocytic plaque　114
asymptomatic cerebrovascular disease　173
atelencephaly　338
athetosis　82
auditory pathways　276
autosomal dominant hereditary spinocerebellar degenerations　61

【B】

Babinski　39
Balint 症候群　106
Balint-Holmes 症候群　106
ballism　82
ballooned neuron　114
basilar vein　153,158
Bechterew　278,280
Bell 麻痺　258
berry aneurysm　171
Bielschowsky 鍍銀法　119
Binswanger disease　179,371,373
Bourneville-Pringle disease　382
bovine spongiform encephalopathy（BSE）　143
brachium colliculi inferior　279
brainstem　4
bridging vein　191
Broca 失語　106
Brodmann　108
buccolingual dyskinesia　77
Bunina body　47
Burdach 核　100
Burdach 束　54,100

【C】

CAG リピート病　68
Cajal　55
Canavan 病　371
carbon monoxide poisoning　354,356, 357,358
cauda equina　241,242
caudate nucleus　82
cavernous angioma　168
central canal　244
central neurocytoma　214
central pontine myelinolysis（CPM）　368
central positional vertigo　283
cerebellar ataxia　54
cerebellar malformations　340
cerebellum　4
cerebral apoplexy　173
cerebral amyloid angiopathy（CAA）　163,176
cerebral arteriovenous malformation　165
cerebral ataxia　54
cerebral concussion　182
cerebral contusion　182,185,190
cerebral corticomedullary ratio, aging and gender differences　117
cerebral edema　182
cerebral hemorrhage　173
cerebral infarction　165,177
cerebral lobes　10
cerebral stroke　173
cerebrum　4
cervical enlargement　241
cervical spondylosis　251
changes of the centrum semiovale in hanging suicide brains　373
Chiari malformations　336
chiasma opticum　265
chinoform intoxication（SMON）　354
chorea　82
choreoathetosis　77
choriocarcinoma　223

chorioid plexus 227,228
choroid plexus 227,228
chronic aquired hepatocerebral degeneration 363
chronic subdural hematoma 192
cingulate herniation 148,149
Clarke 56,245
classic type Creutzfeldt-Jakob disease 137
Claudius cell 275
closed sulci 149
cochlea 274
cochlear nerve 276
complete transverse spinal cord injury 105
compression myelopathies 251
congenital hydrocephalus 339,340
contracoup injury 190
convulsion 77
corpora amylaceae 119,120
corpus Luysi 31
corpus striatum 82
Corti 274
cortical cerebellar atrophy（CCA） 67
cortical cerebellar degeneration 60
cortical dysplasia 305
cortical tubercle of tuberous sclerosis complex（TSC） 299,382
corticobasal degeneration（CBD） 111,113
corticomedullary ratio（CMR） 117
corticomedullary volume ratio（CMVR） 117
corticonuclear tract 39,40
corticospinal tract 39,40
coup injury 190
cranial and spinal dysraphism 336
cranial cavity 5
cranial dysraphism 333
cranial nerve injuries 182
craniopharyngioma 223,224
Creutzfeldt-Jakob disease（CJD） 122,135
cytoarchitecture 108

【D】

Dandy 158
Dandy-Walker malformation 340
Dandy-Walker variant 340
deafness 273
deep sensation 94
Deiters 278,280
Deiters cell 275
dementia with Lewy bodies（DLB） 127
dentate ligament 242
dentatorubropallidoluysian atrophy（DRPLA） 70
dermatomyositis 349
dermographia 315
dermographism 315
development of weight and volume of the brain 326
Devic 型多発性硬化症 271
diabetic neuropathy 362
diencephalon 4
diffuse astrocytoma 206
diffuse axonal injury 193
disconnection syndrome 106
discriminative sense 97
dissociated sensory disturbance 94
dizziness 315
dorsal nucleus of Clarke 245
Duchenne type muscular dystrophy 352
duplication 153
dural sinuses 156
dysembryoplastic neuroepithelial tumor（DNT） 202,213,214
dysesthesia 241
dyskinesia 77
dysraphism 333
dystonia 77,82

【E】

early stage development of the central nervous system 322
embryonal carcinoma 222
embryonal tumors 214
encephalocele 333
encephaloclastic lesions 338
ependymal tumors 211
ependymoma 211
epidural/extradural hematoma 191
epidural hematoma（EDH） 185,189
epilepsy 304
extradural tumors 254
extrapontine myelinolysis（EPM） 368,369

【F】

facial neurinoma 262
familial amyotrophic lateral sclerosis（FALS） 49
familial Creutzfeldt-Jakob disease（fCJD） 141
fasciculus cuneatus 54
fasciculus gracilis 54
fatal familial insomnia（FFI） 141
fenestration 153,154
fibrillary astrocytoma 206
fibrous astrocytoma 199
fila radicularia 242

flattened gyri 149
florid 斑 142,143
focal brain dysfunction 173
focal cortical dysplasia（FCD） 298,304
Friedreich ataxia（FA） 54,73
frontotemporal dementia（FTD） 131

【G】

Gajdusek 135,142
Galenus 153,158,159
Gallyas-Braak 法 132
gangliocytoma 213
ganglioglioma 213
Gasser 100
gastrointestinal symptoms 315
gemistocytic astrocytoma 206
genetics of malformation of cortical development syndromes 304
Gennarelli 194
Gennari 266
germ cell tumors 222
germinoma 222
Gerstmann-Sträussler-Scheinker disease（GSS） 136,141
Gerstmann 症候群 106
glioblastoma 200,206,208
glioma of the medulla oblongata 209
gliomatosis cerebri, 213
globus pallidus 82
Golgi 鍍銀法 119
Goll 核 100
Goll 束 54,100
Gowers 束 98
graphesthesia 97
Gratiolet の視放線 266
great cerebral vein 153,159
Gross-Nissl 像 56
Guillain-Mollaret の三角 288

【H】

Hallervorden-Spatz 病 392
HAM（HTLV-Ⅰ-associated myelopathy） 45,51,52
hanging brain lesions 371,373
headache 315
head injury 182
hemangioblastoma 221
hemangiopericytoma 221
hematopoietic neoplasms 221
hemiballism 77
hemifacial spasm（HFS） 303
hemimegalencephaly（HMG） 301,309,310
hemisection disorder of spinal cord 105

hemorrhagic infarct in the occipital lobe　149
herpes simplex encephalitis　233,234
Heschl　279
heterotopic gray matter　308,309,342
hippocampal herniation　149
hippocampal sclerosis（HS）　301
histological and physiological changes of the brain　119
hoarseness　284
Holmes 型遺伝性運動失調症　67
holoprosencephaly　336
Horner 症候群　264
Hösel-Wallenberg　99
Hösel-Wallenberg 束　97
Huntington disease　78,79
Huntington 舞踏病　77
Hutchings & Weller　229
hydrocephalus　230
hyperacusis　273
hyperesthesia　94
hypersweating　315
hypertensive angiopathy　173
hypertensive intracerebral hemorrhage　163
hypoesthesia　94
hypophyseal adenoma　201

【I】

iatrogenic prion disease　142
inclusion body myositis　350
infectious prion disease　142
inferior colliculus　279
inferior vestibular nucleus　280
inherited prion disease　141
intermediolateral nucleus　245
internal carotid artery　153
internal cerebral vein　153
internuncial neuron　40
interventricular foramen　227
intracranial bleeding　182
intracranial hypotension syndrome　231
intracranial inflating lesion　147
intractable epilepsy　309,311
intradural extramedullary tumors　254
intramedullary tumors　255
intravascular malignant lymphomatosis　221
involuntary movements　82
isocortex　107

【J】

Jackson　295
Jacksonian epilepsy　295
Jacksonian march　295

Jacksonian seizure　295
Jannetta　303
joint position sense　97
Joubert syndrome　340
jugular vein　156
juxtarestiform body　283

【K】

Kayser-Fleischer 輪　361,362
Klüver-Barrera 染色法　19,20
Klüver-Bucy 症候群　106
Krabbe 病　371
Kultschitzky 髄鞘染色法　19,20
kuru　135,142
Kuru 束　97,99

【L】

Labbé　156,159
labyrinthine ataxia　54
lacuna　178,179
lacunar infarction　177,379
Larsell　229
laryngeal movement disorders　284
larynx　284
lateral geniculate body　266
lateral horn　245
lateral lemniscus　279
lateral medullary syndrome　103
lateral vestibular nucleus　280
lead poisoning　355
Lesch-Nyhan syndrome　361
leukoaraiosis　371
leukodystrophy　371
light touch sensation　97
lingua　284
lingual movement disorders　284
lipidosis　361
lipofuscin　119,120
lissencephaly（LIS）　300
lobar atrophy　130
lobar hemorrhage　163,176
lumbar enlargement　241
Luys　15
lymphomas　221

【M】

Machado-Joseph disease（MJD）　68
macroscopic structures of spinal nerves　241
macroscopic structures of the spinal cord　241
maculae　275
maculae staticae　275
major histopathologic features of cortical dysplasia　305

malformations of cortical development（MCDs）　304
malignant lymphoma　221
malignant peripheral nerve sheath tumor　218
Marchi 法　42,184
maturation of cerebral internal structures　326
medial geniculate body　279
medial longitudinal fascicle（MLF）　269
medial superior olivary nucleus　277, 279
medial temporal sclerosis（MTS）　301
medial vestibular nucleus　280
medulla oblongata　4
medulloblastoma　214,216
Meissner 小体　96,97
Ménière 病　273
meninges　227
meningioma　201,218
Menkes 病　397
Merkel 小体　97
mesencephalon　4
mesenchymal, non-meningothelial tumors　221
metastatic tumors　225
metencephalon　4
Meyer ループ　265,266
microadenoma　201
microaneurysm　173
middle cererral artery infaoct　378
middle meningeal artery　182
midline shift　149
Miller Fisher 症候群　264
mixed germ cell tumors　223
Monitz　153
Monro　228
morphology of the retina　264
morphology of vertebrae　6
multiple sclerosis（MS）　267,270
multiple system atrophy（MSA）　54, 59,63
muscles through the middle level of thigh　349
myelination　329
myelomeningocele　331
myelomeningocystcele　335
myoclonus　77,82
myopathies　352
myxopapillary ependymoma　212

【N】

Nageotte 結節　70,74
narcotic intoxication　355
neostriatum　82
nerve plexus　243

neural tube defects（NTD） 333
neurocutaneous syndrome 380
neurofibrillary tangles 124
neurofibroma 218
neurofibromatosis type 1 380
neurofibromatosis type 2 380,381
neurogenic muscular atrophies 351
neuromuscular diseases related to neuromuscular junction disorder 351
neuronal and mixed neuronal-glial tumors 213
nidus 176
Nissl 小体 247
node of Ranvier 197
normal pressure hydrocephalus（NPH） 227,231
nucleus basalis of Meynert 129
nucleus ruber 82,83
Nuel 隙 275
numbness 241

【O】

observation of the tongue, pharynx and larynx 284
oligodendroglioma 209,210
olivospinal tract 82
Onufrowicz nucleus 245,247
optic nerve 264,265
optic radiation 266
optic tract 265
organic mercury poisoning 354
organic phosphorus poisoning 355
organic solvent poisoning 355
organ of Corti 274
orthostatic hypotension 315
other intractable epilepsies 309

【P】

pain sensation 97
palatal myoclonus 290
paleostriatum 82
palisading 215,217
palpitation 315
paralysis agitans 84
paraneoplastic cerebellar degeneraion（PCD） 73
paraplegia 182
parasympathetic nerves 315
Parinaud 症候群 264
Parkinson disease（PD） 86
Pelizaeus-Merzbacher 病 371
pencil-shaped softening or necrosis 195
Penfield 41,106,295
Penfield-Rasmussen 295
perineurioma 218

perivascular space 229
phacomatosis 380
pharyngeal movement disorders 284
pharynx 284,285
physiological atrophy of the brain 118
Pick body 130
Pick disease 121,130
pilocytic astrocytoma 207
pituitary adenoma 223
pleomorphic xanthoastrocytoma 207
polyglucosan body 119
polymicrogyria（PMG） 300,307,309
polymyositis 349,353
pons 4
pontine glioma 208
porencephaly 331,338
porphyria 361
posterior cerebral artery infarction 268
presbyacusis 282
primary pontine hemorrhage 379
primitive neuroectodermal tumor（PNET） 215
prion 136
prion diseases 135
progressive multifocal leukoencephalopathy（PML） 239
progressive supranuclear palsy（PSP） 84,89,116
prosencephalon 4
protoplasmic astrocytoma 206
PrP^{SC}の蓄積 140
Prusiner 136,142
Purkinje cell 23,55
putamen 82
putaminal hemorrhage 377
pyramidal tract abnormality 342

【Q】

Queckenstedt 現象 227

【R】

Ramón y Cajal 55
Ramsay Hunt 258
Ranvier 197
Rasmnssen 41,106,228,295
Rasmussen encephalitis 311,312
Raynaud disease 315
Recklinghausen disease 380
Reil 17
Renghow 40
reticulospinal tract 82
retina 264
Rexed 243,245
Reye 症候群 401

rhombencephalon 4
rigidity 82
Rolando 溝 10
Roller 278,280
Romberg test 54
Rosenthal 153,158

【S】

saccule 274
Scalpa 神経節 276
schizencephaly 332,338
Schwalbe 278,280
schwannoma 215,217
scrapie 135
secondary brainstem hemorrhage 151
semicircular duct 274
senile dementia of Alzheimer type（SDAT） 121,123
senile plaques 124
sensory and taste disturbance of the tongue 284
sensory disturbance of the pharynx 284
sensory dysphasia 106
separation disorder of the prosencephalon 336
single heterotopic neurons 309
skull fracture 182,188
Smith 42,58,184
sphenoidal herniation 152
spina bifida 334
spina bifida cystica 334
spina bifida occulta 334
spinal arteriovenous malformation 256
spinal cord compression 196
spinal cord infarction 250
spinal cord injury 182,196,254
spinal cord malformations 342
spinal cord tumors 254,255
spinal cord vessel anomaly 256
spinal dysraphism 334
spinal ganglion 242,243
spinal posterior funicular ataxia 54
spinocerebellar ataxia（SCA） 54
spinothalamic tract 97
spiral organ 274
Spitzer 100
Spitzer 束 97,100
spongiform change 138
sporadic cortical tubercle 299
Steele-Richardson-Olszewski 症候群 84,89,116
stereognosis 97
stroke 173
Sturge-Weber syndrome 302,312,380
subacute combined degeneration of

the spinal cord（SCD） 366,367
subacute sclerosing panencephalitis（SSPE） 236
subarachnoid hemorrhage 169,175
subcortical hemorrhage 163
subdural hematoma 186,191
subependymal giant cell astrocytoma 207
subependymoma 212
subfalcine herniation 148
substantia nigra 82
subthalamic nucleus 82
superficial maturation of the central nervous system 323
superficial sensation 94
superior cerebral veins 182
superior vestibular nucleus 280
Sylvian fissure 10
Sylvius 水道 20
sympathetic nerves 315
syringobulbia 289
syringomyelia 255,289
syringomyelia with Chiari malformations 337

【T】

T1 強調画像 33
T2 強調画像 27,34
tachycardia 315
Tauopathies 132
tectobulbar tract 82
tectospinal tract 82
telencephalon 4
temperature sensation 97
tentorial herniation 149
teratoma 223
thalamic hemorrhage 102,378
thalamic syndrome 103
thalamic form Creutzfeldt-Jakob disease 140
thoracic nucleus 245
tic 77,295

tingling 241
tongue 284
tonsillar herniation 149
torticollis 82
transient ischemic attack（TIA） 173
transmissible spongiform encephalopathy 135
transmission 135
transverse temporal gyrus 279
traumatic subarachnoid hemorrhage 190
tremor 77,82
Trolard 156,159
truncus encephali 4
tuberous sclerosis 382
tuberous sclerosis complex（TSC） 306,382
tumors of cranial and paraspinal nerves 215
tumors of meningothelial cells 218
tumors of the meninges 218
tumors of the neuroepithelial tissue 206
tumors of the sellar region 223
tunnel of Corti 275
type 1 lissencephaly 307
type 2 lissencephaly 307,308

【U】

uncal herniation 149
Upton & Weller 228
upward transtentorial herniation 148, 149
uremic neuropathy 362
utricle 274

【V】

variant Creutzfeldt-Jakob disease（vCJD） 143
vascular dementia 173,178
Vater-Pacini 小体 97

ventral and dorsal nuclei of the cochlear nerve 276
ventral posterolateral nucleus（VPL） 97
ventral posteromedial nucleus（VPM） 97
Verocay body 217
vertebrae 6
vertebral artery 153
vestibular disturbance 273
vestibular inferior nucleus 278
vestibular lateral nucleus 278
vestibular medial nucleus 278
vestibular nerve 276
vestibular superior nucleus 278
vestibulospinal tract 82
vibratory sense 97
Virchow-Robin 腔 229,234
visual pathway 264
vitamin deficiency 362
volume of the brain and aging 116
von Hippel-Lindau disease 380
von Monakow's nucleus 58
von Recklinghausen disease 380

【W】

Weed 227
weight of the brain and aging 116
Wernicke-Korsakoff syndrome（WKS） 365
Wernicke encephalopathy（WE） 364, 365,366
Wernicke 失語 106
Wetterwinkel 270
Willis 154
Wilson disease 361
Woelke 髄鞘染色 50

【Y】

yolk sac tumor 222

臨床のための神経形態学入門

発　行	2008年12月10日　第1版第1刷Ⓒ
著　者	後藤　昇・柳下　章・大浜栄作・宮田　元
発行者	青山　智
発行所	株式会社 三輪書店
	〒113-0033　東京都文京区本郷6-17-9
	TEL 03-3816-7796　FAX 03-3816-7756
	http://www.miwapubl.com
印刷所	三報社印刷株式会社

本書の内容の無断複写・複製・転載は，著作権・出版権の侵害となることがありますのでご注意ください．

JCLS 〈㈱日本著作出版権管理システム委託出版物〉
本書の無断複写は著作権法上での例外を除き，禁じられています．複写される場合は，そのつど事前に㈱日本著作出版権管理システム（電話03-3817-5670, FAX 03-3815-8199）の許諾を得てください．

ISBN978-4-89590-320-2　C 3047